Muriel Deutsch Lezak

レザック
神経心理学的
検査集成

Neuropsychological Assessment Third Edition

総監修◯鹿島晴雄

監　訳◯三村　將
村松太郎

創造出版

Neuropsychological Assessment Third Edition

Muriel Deutsch Lezak

To Sidney

総監修
鹿島　晴雄　　慶應義塾大学医学部教授

監　訳
三村　　將　　昭和大学医学部助教授
村松　太郎　　慶應義塾大学医学部講師

訳　者（50音順）
大川原　浩　　東京歯科大学市川総合病院
大江　康雄　　東銀座クリニック
小川　弘美　　江戸川病院高砂分院
鹿島　晴雄　　慶應義塾大学医学部精神神経科
加藤元一郎　　慶應義塾大学医学部精神神経科
坂村　　雄　　東京電力病院
佐久間　啓　　あさかホスピタル
重盛　憲司　　洗足クリニック
斎藤　寿昭　　都立大塚病院
斎藤　文恵　　慶應義塾大学医学部精神神経科
道関　京子　　東京慈恵会医科大学
橋詰　玲子　　慶應義塾大学医学部精神神経科
半田　貴士　　済生会中央病院
前田　貴記　　慶應義塾大学医学部精神神経科
水野　雅文　　慶應義塾大学医学部精神神経科
三村　　將　　昭和大学医学部精神医学
村松　太郎　　慶應義塾大学医学部精神神経科
村松美映子　　学習院大学
山田　耕一　　関内メンタルクリニック
吉益　晴夫　　昭和大学横浜市北部病院
吉野　文浩　　東京歯科大学市川総合病院

日本語版への序文

本書を通じて日本における臨床神経心理学の教育と実践のお役に立てることは私の大きな名誉であり，本書が神経心理学に関する有益な日本語文献のひとつとなることを願っています。

私が本書を執筆したそもそもの理由は，私の学生も私自身も，神経心理学的業務のための科学的基盤となり，同時に臨床に直結する本を必要としていたことにありました。第1版から改訂を進める過程でもこの目的は変わりませんでした。したがって私は，神経心理学の実践と教育において必要とされると思われる，ありとあらゆる学問的研究，臨床所見，評価方法を盛り込んできました。その結果本書には，神経心理学的評価法に対する私自身のアプローチと臨床神経心理学者の役割についての私の考えが強く反映されています。また同時に，行動神経学や神経心理学，検査の基本的統計データ，200を超える検査の総説という性格も持った本になっています。

本書をお読みになると，方法論上の記載が目立つことに気づかれると思います。そのなかで特に重要な点は，検査法をそれぞれの患者のニーズと能力に応じて，適切に，答えやすく，つまり個別的に改変することが大切であるということです。方法論上の他の記載は，ここから派生したものといえます。たとえば，検査の得点は医学的診察の所見と同列に扱うことはできません。むしろ神経心理学に精通した経験豊かな検者による観察所見のうちのひとつなのです。検査の得点を個別に取り扱うことも重要です。IQや障害指数を算出するときのように，本質的に異なった検査の得点をひとまとめにして合計したり平均したりすることは，観察データを曇らせてしまうのです。さらに本書で私が強調していることは，検査成績における質的側面の重要性です。すなわち「被検者がどのようにして課題を解決しようとしているか」ということの方が，「どのような答が得られたか」ということよりはるかに情報的価値が高いということです。神経心理学の実践と教育においては，以上のような方法論上の基本姿勢が最も重要であると私は考えています。というのは「検査を通じて得られる所見」のかなりの部分は，「被検者がどのようにして課題を解決しようとしたか」という観察から得られることだからです。本書によってこのような私の主旨が適切に伝えられることを願っています。

Muriel D. Lezak Ph. D.
Portland, Oregon

まえがき

本書は，Muriel Deutsch Lezak 博士の神経心理学評価法に関する浩瀚な著書“Neuropsychological Assessment”の翻訳である。翻訳を快諾され「序文」をお寄せ下さったLezak先生に心から感謝するとともに，翻訳に大変に長い年月を要してしまったことにお詫び申し上げる。

本翻訳を思い立ったのは，本書が単に多くの神経心理学検査を載せた事典ではなく，「序文」にもあるように神経心理学的評価とは何かについての深い洞察に基づくものであったためである。当時，われわれは神経心理学的検査を通じて前頭葉症状の検討をはじめていた。検査を取り上げたのは，検査を構造化された刺激と捉え，前頭葉損傷で特異的に成績の低下する検査があれば，その検査の構造の中に前頭葉症状を反映するものがあると考えてのことである。それゆえ，できるだけ構造が単純でしかも特異的な検査を探し工夫することが眼目であった。具体的には内外の成書を当たり，前頭葉機能検査とされているものをリストアップすることからはじめた。その過程で“Neuropsychological Assessment”の第1版（1976）に出会ったのである。多くの神経心理学的検査法が載せられている事典的なものと考え取り寄せたところ，内容は神経心理学的評価とは何かについての貴重な示唆に富むものであった。

神経心理学的検査法は大きく定量的アプローチと定性的アプローチに分けられる。定量的アプローチは主として心理学者により開発されたもので，脳損傷者や健常者の成績に基づき標準化された検査方法が用いられ，結果は評点として定量的に得られ，統計的，経験的に決められた基準と比較して評価される。WAIS-R や Halstead-Reitan Battery に代表される「客観的」検査がその典型である。検査手技は定式化されており，検査者の経験，能力にあまり関係せず，検査の信頼性は高いとされる。他方，定性的アプローチとは主に臨床家が開発，発展させてきたもので，被検者に合わせある程度の柔軟性，可変性をもった検査課題が用られ，結果は臨床所見を優先させ，検査者により定性的に判断される。臨床家が脳損傷者の診療経験を通じて工夫してきたいわば「直感的」検査であり，標準化は難しく基準もないものが多い。検査手技の定式化は困難であり，検査の信頼性は検者の経験，能力に左右される。Anne-Lise Christensen により検査法一覧としてまとめられたLuriaの一連の検査法が定性的アプローチの典型といえる。

検査を通して前頭葉症状の検討をはじめてみると，検査の実施に際してしばしば被検者の状態に合わせた手技の修正が必要であった。定量的アプローチの限界を認識するとともに，客観性ということで検査の否定もできず，まさに「前頭葉症状のとらえどころのなさ elusiveness」を痛感することとなった。両者のアプローチの長所を併せ持つ「中庸的アプローチ」を必要性を感じ，模索をはじめ，結果とともに課題の遂行過程を重視する Boston Process Approach などに注目したりした。“Neuropsychological Assessment”第1版を手に取ったのはそのような時期であり，そこにはまさに「中庸的アプローチ」の重要性が強調されていた。“Neuropsychological Assessment”第1版は研究室の必須の書物となり，現在の第3版に至るまでわれわれの座右の書であり続けることとなった。当然ながら皆の間で翻訳の話が持ち上がり，Lezak先生にお願いしたところご快諾をいただいた。分担して“Neuropsychological Assessment”の第2版（1983）の翻訳にとりかかったが，翻訳に手間取っている間に，第3版（1995）の刊行に至った。既に第2版の大部分の翻訳を終えてはいたが，第3版には最新の知見も含まれており，第2版の出版はためらわれた。Lezak先生にご相談したところ，第2版と第3版の必要な章を組み合わせた形のものを提示していただいた。本書はその翻訳であり“Neuropsychological Assessment”著者監修版というべきものである。

Lezak先生には，ご夫妻で来日され，当時の日本失語症学会総会で神経心理学的検査法につきご講演をいただいた。教室の研究会では，検査法だけでなく脳損傷者とその家族の心の問題やリハビリテーションなど，長年の臨床経験と実践に裏付けられた幅広いご研究につきお聞きする機会があり，またフランスでの学会の際には，先生の関係するリハビリテーション施設に案内していただき，そこで働く脳損傷の方々と親しく接するLezak先生に間近に触れることができた。Lezak先生はLuriaに比肩しうる定性的なアプローチに通暁した臨床家であり卓越した研究者である。先生により著された“Neuropsychological Assessment”が単なる検査法事典にとどまらないのは蓋し当然であろう。総監修者のまえがきとしては，個人的な思いを連ねたものになってしまった。本書への思い入れの強さゆえとお許しいただきたい。

最後に，長引いた翻訳にもかかわらずご寛恕いただき，また第3版と第2版の内容の調整を快くお引き受け下さったLezak先生に，訳者を代表して重ねて心より御礼を申し上げます。

また翻訳の全面的な検討を受け持った三村將君と村松太郎君に感謝するとともに，忍耐強い励ましとご支援をいただいた創造出版の押切寛子様と榎戸蓉子様に深く御礼申し上げます。

平成17年3月

総監修　鹿島晴雄

序文

脳損傷を評価する検査をまとめた本を書くことを筆者が最初に思い立った1970年代のはじめ頃には，神経心理学に携わる臨床家はごくわずかだった。当時は神経心理学的評価のための検査は少なく，主として用いられていたのは他の目的のために開発された検査で，それらの神経心理学的意義はさまざまであった。その後，脳の構造と機能の関係についての研究の進歩に伴い，実験的／理論的神経心理学は大きく発展した。脳の科学の進歩があってはじめて，神経心理学は今日の地位，すなわち神経科学と行動科学の橋渡しをする学問としての地位を評価されるようになったのである。また，特有の方法論と適用範囲も特徴として認められている。

現在からみると，当時は文献も少なく，神経心理学の分野をまとめた本を著わすのは比較的容易であったように思える。しかし，筆者が本書の第2版の執筆を開始する頃には，状況は著しく変化していた。神経心理学を専門とする臨床家はどんどん増加した。心理学者や神経科学者が，自らの専門分野と神経心理学との関係を理解し，神経心理学を応用して仕事をするようになった。神経心理学の修得コースや学位が一般的になってきた。こうして研究論文・症例報告・総説の数が増し，理論についての議論が促進されることによって，本書の完全な更新版の執筆は非常に大変な仕事になったが，当時はまだ不可能とまでは言えなかった。

しかし今日では，神経心理学の最新の進歩を完全に記載することは不可能である。いまや神経心理学は，臨床科学の中で，もっとも進歩が急速な分野のひとつになった。そのことを示す例として，1988年の米国国立医学図書館の文献のうち，タイトルに「脳」がつくものの数が10万件あるという事実を挙げることができる。この数は5年前の2倍以上なのである（National Advisory Mental Health Council, 1989）。こうなると，文献の洪水を処理するためには，たとえフットボールのチームのメンバーくらいの数の研究者がいても不可能だと筆者には思える。なぜなら，神経心理学という学問分野は，内容が非常に豊富で，研究方法も臨床技法も多種多様であり，全体像の把握の見通しを得るのはきわめて難しいからである。対象とするものが，もっとも複雑で，興味深く，とらえどころのない，「人間の行動」であるためである。

かくして，最近の論文の数があまりに膨大になったため，神経心理学と関連分野のすべての研究をできる限り完全に網羅しようという著者の望みはくじかれることになった。すべての時間を執筆に費やすことができれば，新しい文献のフォローか，必要な加筆修正のどちらかは可能であるが，両方ともはいかにしても不可能であることを筆者が悟ったのは1年前のことになる。改訂版を完成するためには，新しい文献のフォローを中止せざるを得ないという矛盾に直面し，筆者は「完全」よりもむしろ「完成」を目指すことを決意した。その結果，重要な知見・先端的な理論・論争への解答などのすべてを記載することはできないことになった。この点については，読者にお詫びを申し上げたい。また，研究者や臨床家にも，その最近の成果を取り入れられなかったことについて，お詫びを申し上げたい。

できなかったことについての弁解はこの程度にしておこう。第3版での改善点は，WAISをはじめとする検査バッテリーの扱い方である。これらに含まれる下位検査は，それぞれある程度は別々の認知機能の検査である。そのため第3版では，ひとつひとつの下位検査をそれぞれの適切な章（言語機能，構成機能，注意などの章）で扱った。これは，第1版，2版でのHalsteadの検査の扱いと同様である。

全体の構成は第2版から本質的な改変はしていない。ただし，筆者の知識の変化に応じて，記載の場所を変えた検査やトピックはいくつかある。2，3の章については，配列を変えた。これは，それぞれの神経心理学的検査や評価法についての重要性に関しての筆者の現在の考え方に基づいたものである。

オレゴン州ポートランド
1994年10月
M.D.L.

謝　辞

引用文献のすべての著者ひとりひとりが，本書の完成に貢献している。筆者は彼らに感謝している。彼らなしでは，神経心理学そのものも，本書も存在しなかった。たくさんの神経心理学者から，自らの論文のコピーや検査材料などを頂いた。それによって，文献のレビューをスムースに行うことができた。協力してくださった方々すべてのお名前を記載することはできないが，筆者の感謝の気持ちを受け取っていただきたい。

特別大きな貢献をしてくださった人物も何人かいらっしゃり，本書中に直接間接に名前をあげさせていただいている。その中に特に筆者の友人かつ同僚である Nelson Butters がいる。Nelson はいつも熱心に筆者の仕事を支持してくれた。Nelson に初めて会ったのは，15 年前のボストンで，大雪で町が半ば埋もれていたのをよく覚えている。彼は自分と自分のグループの研究の進行状況を，誠実に筆者に伝えて続けてくれた。神経心理学において彼の仕事がきわめて重要であることは，本書の随所に明らかである。Butters をはじめとして，彼と共同研究をしていた神経心理学者，さらには彼に教えられた神経心理学者の文献は，本書に多数引用してある。Nelson の間接的な貢献をすべて記載することは不可能である。それは彼との数えきれない程の非公式な話によるものである。彼は実践的な事柄について助言を惜しまなかった。そのため，概念的な問題について，筆者は強い刺激を受け，関連したトピックに筆者の注意が向けられることになった。なによりも，彼はいつでも相談に乗ってくれた。筆者が何かの問題を解決したい時や何かを理解したい時，時間を惜しまず助言してくれた。それ以上に，友人としていつも力を貸してくれた。個人的にも世話をしてくれた。彼と一緒にいることは楽しかった。

Arthur Benton, Anne-Lise Christensen, Edith Kaplan, Aaron Smith, Kevin Walsh は，いずれ劣らぬ優秀な科学者であり臨床家でもある。筆者は神経心理学を学んでいく過程で，特に彼らに影響を受けた。本書の各項目の重みづけの決定にもその影響がある。彼らの仕事は集中的に引用してある。これは，彼らの仕事に対する筆者の評価を反映しているのである。さらに，Nelson Butters, Benton, Kaplan, Walsh については特に，その弟子や学生も優れた科学者や臨床家になることで，神経心理学に重要な貢献をしている。彼ら自身の貢献はもちろんのこと，教師としての神経心理学への貢献も大きい。それに筆者は感謝している。さらに，特に友人としての尊敬の気持ちを持っている。また，神経心理学的現象を研究している科学者である Justine Sergent は独創的でありながら地に足のついた研究をし，洞察力も抜群であった。彼女の他界は非常に惜しまれる。

本書の執筆にあたり，友人や同僚の支援を受けられたことは筆者にとって幸運なことであった。Julia Hannay は，最初の 6 章について貴重な意見を述べてくれた。彼女の意見（差し替え，追加，修正）のほとんどは本文に取り入れた。Diane Howieson は常に相談相手になってくれた。Loren Pankratz は，患者の器質的でない訴えの評価について有用な示唆をしてくれた。Julia Wong と Katherine Wild による，患者と検査過程についての洞察にあふれた観察も，本書の内容に反映している。Jordan Grafmanは，文献検索の援助をしつつ，筆者に刺激を与えてくれた。Marcia Scottの精神医学的展望により，いくつかの臨床事項が理解しやすくなった。Klaus Plasterkは，文献のチェックをしてくれた。

筆者の同僚で各分野の第一人者である神経学者も大いに貢献してくれた。Mel Ballは神経疾患についての専門的助言をしてくれた。Dennis Bourdetteは多発性硬化症の記載をチェックしてくれた。Jeffrey Brownはめまいの専門家である。Bruce Coullは脳血管障害についての情報を提供してくれた。John Hammerstadはハンチントン病の記載を手伝ってくれた。Jeffrey Kayeは，アルツハイマー病の記載についての助言をしてくれた。John Nuttはパーキンソン病の記載をチェックしてくれた。Martin Salinskyはけいれん性疾患の専門家である。神経学の主任教授であるEarl Zimmermanには特に感謝したい。彼は学問と臨床を重んじる環境を作ってくれた。それにより神経心理学の研究も実践も促進された。彼の興味と支持によって，筆者は本書の執筆と臨床・研究活動を両立させることができたのである。

加えて，以下の人々に感謝したい。Kelly WoodsとChris Carrsynは，大学院入試の準備をする一方で，引用文献を書いてくれた。Mary Bloodは面倒な索引の仕事を快く手伝ってくれた。Susan Hannanは，オックスフォード大学出版の編集者としての激務の中から時間を作り，編集・校正を軽快にこなしてくれた。オレゴン保健科学大学図書館のスタッフは，必要な時には常に援助してくれた。その中で特にPattie Daviesは，文献の手配が見事だった。

さらに2人の人には特別な謝意を述べる必要がある。ひとりは編集者で友人でもあるJeffrey Houseである。彼は20年前に本書のような本の必要性を理解し，わかりやすい書き方を筆者に教えてくれた。その後ずっと熱心に本書に関わってくれている。筆者が第3版に取りかかってからは，いくらかの忍耐力を持って，必要な時には常に優れた編集者としての助言をしてくれた。彼は，臨床の一分野としての神経心理学を評価できる編集者としては，アメリカで最高の人物のひとりかもしれない。

そしてもっとも深く感謝したいのは，筆者の夫に対してである。彼は常に揺らぐことのない激励を与えてくれた。夫婦が普通なら二人で行うたくさんのことをあきらめてくれた。だから私は，書くことができた。愛する者を持たない人や独身者にとっては，何年もかかる仕事を達成するのは，ずっと困難なことであると思う。幸せなことに，私にはその困難を知らない。

目　　次

第Ⅱ部　神経心理学的検査法と評価技法

第Ⅰ部

神経心理学的評価の理論と実践

はじめに

他のあらゆる分野と同様，神経心理学の発生は，時と場所の背景ぬきに語ることはできない。米国における神経心理学が，母胎である神経学と心理学から分離し独自性を持ち始めたのは1940年代であった(Aita, Armitage et al., 1947 ; Hebb, 1949 ; Klebanoff, 1945 ; Teuber, 1948)。当時，厳密とはいえない心理学は，操作主義という冷徹な観点から見直されつつあった。また，それまでの「安楽椅子」的な理論家たちの「直感的」手続きは，一見より厳密な統計確率的方法に席を譲りつつあった（Meehl, 1954)。

米国における神経心理学は主として心理学から発展してきたものであり，したがって神経心理学的評価へのアプローチのいくつかが，心理学の主流であった新しい操作主義的ないし統計的な色彩を当初から帯びていたのは当然ともいえる。これらのアプローチは，統計的手法を信頼して，「器質的障害」や「器質的欠陥」の判定をするもので，統計確率的な基盤に基づいて診断を下していた(Fletcher et al., 1978 ; Reitan, 1955 参照)。統計確率的アプローチを厳密に適応すると，神経心理学者は患者をみる必要さえなくなり，ただ高度に標準化された検査手法に熟練したテクニシャンがつけたスコアから結論を出すことになる。このようなアプローチをもっとも厳密に適応すると，コンピュータにより診断がなされるという可能性が生じる(K.M.Adams et al., 1975 ; Moses and Golden, 1979 ; E.W.Russell et al., 1970 ; Swiercinsky, 1978 参照)。

米国におけるこのような神経心理学の発展と時を同じくして，ロシアにおいては神経学と心理分析を修めたA.R.Luriaに指導された神経心理学の臨床理論的方法の発達があった。Luriaの経歴を考えれば，ロシアにおいて神経心理学的評価法が個々の症例の検討から発達し，注意深い集中的な観察が強調されたことは当然である。多くのすばらしい理論的洞察や臨床的推論とともに，Luriaは神経心理学的評価法にも貢献している。それらは豊富な繊細で定性的な行動障害の記載であり，多くの患者の自筆の書字や描画の記録である。これらの記載や記録は個々の患者の独自性を示す一方で，共通の障害のパターンを捉えている。またLuriaの神経心理学的評価に関する貢献は，脳機能の理解と神経心理学的障害の治療に関連した情報を患者から得る多くの手法を開発したこと，そしてまた一般的原則を提唱し，臨床的探求，診断，治療へとつながる仮説の検証を行い，それらに基づいたアプローチをもたらしたことにもある（たとえば，Luria, 1966, 1970b, 1973b)。Luriaのアプローチの方法論は体系化されたものであるが，彼の理論の最高の紹介者であるChristensenは，その著書（Christensen, 1979a）の中で，Luriaの方法論の持つ観察と推論形成のための体系的で秩序だった基盤を示しつつ，かつその方法論の探求的で定性的，仮説検証的性格を失わないように努力している（本書 p.427 - 428 参照)。

統計確率的な臨床・理論的アプローチのもっとも純粋なものは，定量化に徹することである。すなわち，スコアの統計的評価のみを信頼し，正反応数や誤反応数，また検査施行時間に基づいて評価し，単一の検査手続きを常に適用するというものである。逆に，定性化に徹した場合は，評価的アプローチと呼ばれるものになる。これは患者の反応の繊細かつ詳細な観察に基づいたもので，特に反応の障害のされ方に注意を払う。この場合，客観的標準化は不可能である。

しかしながら，成人における脳と行動の関連のような複雑な分野の正当な研究のためには，定量的アプローチと定性的アプローチの長所を組み合わせた柔軟な評価の方法論が必要である。標準化された手法というものは，もともとは経験に基づいて尺度化された基準で測定しうる行動を検出するものであり，客観性を持っている。したがって臨床観察のみでは得られない細かい弁別や比較を可能にするものである。しかしそれだけでは検査は適切に施行されえないし，検査スコアの適切な解釈のためには心理学的ないし社会的情報も必要である。患者の能力，機能障害，必要とするもの，状況はひとりひとり異なっているため，識別力があり柔軟で工夫に富んだ検査手技の運用が必要となる。検査データを正しく解釈するには，患者の生活歴，現在の状況，自己および検査に対する態度や期待，そして患者の検査における反応や検査中の行動を考慮せねばならない。信頼性のある検査と妥当性のある結論のためには，検者と患者の密接なコンタクトが必要である。したがって，筆者が推奨する評価的アプローチとは，定量的アプローチと定性的アプローチの両者の手法と理論的成果を統合することを目指したもので，中庸的アプローチというのがもっとも当たっていよう。

このような性格を持つために，神経心理学的評価への統合的アプローチは複雑な課題となる。有能な臨床家は面接とカウンセリングの能力，社会的および文化的因子に対する正しい判断力，臨床心理学者としての心理学的診断における洞察力を持ち，精神測定の専門家として統計を意のままとし，検査に精通していなければならない。そして人間の神経系とその病理に関して，少なくとも一般医と同程度のかなりの包括的理解も必要である。

神経心理学者を修めようとする者は，出身分野が臨床心理学であろうと実験心理学であろうと，また神経学であろうと精神医学であろうと，言語病理学のような関連分野であろうと，もともとの専門知識に加えて学ぶべき知識と臨床的技能は膨大なので，短期間で神経心理学の専門家になることはできないのである。

一冊の書物で，神経心理学的評価の理論的・臨床的基礎のすべてを述べることは到底不可能である。しかしながら本書の第Ⅰ部では，筆者の主張，すなわち神経心理学的検査というものは，他の情報がなかったり，検査を機械的に施行（すなわち，血液のサンプルの採取や胸部レントゲン撮影のような,単一で非個人的な検査手法のように）しただけでは，適切な施行も正しい解釈もなしえないという主張に沿って，責任ある神経心理学的評価を行うために臨床家が知っておかねばならない分野の主なものが述べられている。前半の８章では，心理学的構成概念と神経心理学解剖学的関連という見地から，高次機能が扱われている。すなわち，理論的，統計的，臨床的立場からの高次機能の測定，神経心理学的検査の施行に関する提言，神経心理学的障害の共通パターン，そして神経心理学的所見の解釈に際しての重要な問題点，である。読者はこの８つの章から，神経心理学的評価の範囲と重要な論点およびその中心的分野ならびに関連分野についての情報を得ることができるであろう。参考文献は，その問題をより深く学習しようとする読者の指針となろう。

1章　神経心理学の実践

臨床神経心理学は応用科学であり，言語，認知，行為などに現れた脳機能の障害を扱うものである。近年の臨床神経心理学の急速な発展は，脳損傷患者の発見，評価，リハビリテーションといった実際的な問題に臨床家がより高い関心を向けるようになったことと関係している。

はじめて大規模な神経心理学的プログラムが必要とされたのは，戦争時に脳外傷を受けて高次機能障害を示す兵士のスクリーニング診断，そしてその後のリハビリテーションのためであった。現在では，多くの心理学者，精神科医，カウンセラーが神経心理学的な手助けを必要としている。患者の神経心理学的障害の有無を知るためである。また神経科医や神経外科医にとっては，患者の高次機能評価の必要性が高まっている。診断を補助し，脳疾患の経過，治療効果を記述するためである。神経心理学と老年医学の間には実りある相互関係ができており，両分野の知識と臨床的応用の増加につながっている。また小児の神経心理学は，精神発達遅滞，学習障害，小児の行動異常の研究の進歩と密接に結びついて発達してきた[1)](Reitan and Davison, 1974 ; E.M.Taylor, 1959 ; Benton and Pearl, 1978 ; Filskov and Boll, 1981)。

臨床神経心理学では高次機能障害の評価という側面が大きく強調されてきた。これはひとつには神経心理学が主として診断の補助としての役割を求められてきたためである。さらに大きな理由は，神経心理学的評価の対象となる患者は，その障害のためにしばしば訓練プログラムやカウンセリングに乗せにくいためである。臨床科学のひとつとしての神経心理学も，障害の評価を出発点として自然に発展していくことになるであろう。いかなる臨床科学であっても，その発達の初期には評価が主要な役割となるものである。治療テクニックは，診断分類と病因との関連が明らかにされることに伴って発達するのが常である。

神経心理学的検査の目的は3つある。すなわち，診断，患者のケア（診断，治療とその計画に関する問題も含む），研究の3つである。この中のどれを目的とするかによって，神経心理学的評価のストラテジーはいくらか異なってくる。

1．診断　神経心理学的評価法の数多くの実際的応用のうちで，もっとも価値を認められているのは診断上の効用であろう。神経心理学的評価法は，精神医学的症状と神経学的症状の区別，非精神疾患患者の神経心理学的障害の同定，さまざまな神経疾患の鑑別の補助，病変の局在（少なくとも左右半球の）診断のためのデータ提供などの点で有用であることが広く認められている。ただし今日では多くの場合，正確な診断はその病変の局在診断も含めて，神経科医の検査や検査機器により行われている。これに伴い神経心理学の診断的役割は小さくなり，その一方で患者のケアや研究に対する寄与が増してきている。

これまでに脳の病変の診断と局在診断のための方法はいろいろと開発されてきたが，その中でももっとも革命的なものはコンピュータ断層撮影（CTスキャン）であった。CTスキャンの導入によって，神経心理学的評価法をはじめとする従来の手法を確定診断のために必要とする症例数は減少した（Bigler and Steinman, 1981 ; Mazzochi and Vignolo, 1979 ; Weisberg, 1979)。しかしなお，CTスキャンやその他の検査データよりも，神経心理学的所見が診断上決定的な意味を持つ場合も多い。今後も神経心理学的方法は，神経学的診断の武器として最強のものであり続けるであろう（Fox et

1）小児の評価と成熟前の脳疾患の問題に関しては，概念体系，方法，データのいずれもが成人とは全く異なっており，本書の範囲を超えている。

al., 1979；L. Jacobs et al., 1976；Masdeu et al., 1977；Weisberg, 1979）。

2．患者のケア　神経心理学的評価を受ける患者は，脳損傷があることが明らかである場合もある。顔面や頭蓋の瘢痕や変形，一側上下肢の明らかな脱力や麻痺があればもちろんだが，けいれん，頭部外傷や発熱後の意識障害の遷延，認知機能の緩徐な低下の既往があれば，やはり脳損傷の存在は明らかである。確定診断がなされてから神経心理学的評価の対象になる患者も多い。しかし，脳損傷が明らかであっても，症状が妙に複雑だったり，非常に珍しかったり，多義的だったりするために，明確な診断分類の体系に合致しないこともある。このような患者の場合には，通常，認知的側面やパーソナリティの特徴（しばしば自己の障害に対する対処の仕方に関する質問を通して）に関する詳細な情報を得るようにし，患者とそのケアに携わる人々に，神経症状が患者の行動をいかに損なっているかを理解してもらうようにする。

記述的評価も，さまざまな形で脳損傷患者のケアと治療のために利用されている。認知機能や感情の状態についての的確な記述があってはじめて，多くの神経疾患の細やかな扱いが可能になる。合理化なケアの計画を立てるためには，通常，患者の能力，限界，神経心理学的変化と，それらが患者の主観的世界と行動に与えたインパクトの理解が必要である。

神経心理学的データは，薬物の精神機能に及ぼす影響の指標としてもきわめて有用である。また多くの場合，神経心理学的検査は，患者の身辺自立の能力，治療的指示に従える可能性，運転中の非常事態対処能力まで含めた自動車運転能力，金銭や自分の財政的状況の判断といった問題に対する解答となる。すべての神経心理学的データ，すなわち患者の生活歴，背景そして質的観察と量的スコアのすべてが集められた時，いかにしたら患者がもっともよく欠陥を代償しうるか，いかに患者が欠陥に反応するか，いかにしたら患者が有効なリハビリテーションを受けることができるかということを知ることができるのである（R.K. Heaton and Pendleton, 1981）。

神経心理学的測定法はかなり鋭敏で正確であるために，多くの神経疾患の経過を追うのに適している。一定の間隔で経時的に行われた神経心理学的検査のデータは，神経学的障害が変化しているかどうか，変化しているとしたらどの程度の速度で，どのように変化しているかを示す信頼しうる指標となる。また検査を反復施行することで，外科的処置，医学的治療，リハビリテーションの効果を測定することもできる。

27歳独身，ベテランのきこり。精神障害の既往はない。自動車事故による右側前頭領域の硬膜下血腫の外科的除去術を受けた。20カ月後，母により病院に連れてこられた。受診に対し抗議はするも従順。意識清明で見当識もよいが，身づくろいはよくない。この患者は，自分の歯から声がする，電波を受信し「その発信源と通信ができる」と述べていた。感情の表出は乏しく，口数も少ない。反応の前にしばしば20～30秒の沈黙があり，それが時々思考のつながりを途切れさせる。抑うつや，睡眠や食欲の障害は否定。また他の妄想，幻覚も否定するが，問診中，病院の芝生の向こうの建物を眺めながら，そこに頭のない騎手がいると言った。リラックスするにつれ，より自由に話すようになり，彼が常に妄想的観念に悩まされていることが明らかとなった。母によれば，彼はほとんど完全に閉じこもりきりで，自発性がなく，周囲のことに無関心であるとのことであった。彼は監視されていると感じているようで，母は彼が一度「以前の心に戻りたい」と呟くのを聞いている。

この時に施行した神経心理学的検査の得点の大部分は，受傷後6カ月半の時点より低成績であった。平均得点のうちで改善していたものは，基礎知識と語の読みで，いずれも習熟した言語題材を用いた検査であった。暗算，視運動性トラッキング，すべての視覚的推論と視覚構成検査（描画を含む）は欠陥レベルか境界領域レベルであった。言語学習曲線は平均よりかなり低下していたが，語の直後再生やその把持はすべて平均レベルにあった。図形の直後再生には障害が認められた。

入院し，検査をすべて終了後，すぐにトリフルオペラジン15mgの投与が開始された。この治療は1カ月の入院期間中継続され，再検査が施行された。

患者の身づくろいは相変わらずよくなかったが，意識清明で見当識はよくなった。反応時間は完全に正常範囲となり，言葉や思考に特別なことはない。明瞭な感情は現わさないが，場面に相応して笑い，不平を言い，イライラを示す。彼は，幻覚がどのようなものであったかを報告し，いくつか幻覚の内容を述べた。また彼は家に戻ってからの身体活動のプログラムの計画を話したが，まだ働ける状態ではないと感じていた。

受傷後21カ月での検査得点はほとんど優秀レベル相当になった。この得点上昇の多くの部分は反応時間の短縮によるものであった。この反応時間の短縮により，時間制限のある検査成績が上昇したのである。時間制限のある検査は，受傷20カ月の時点では，最終的には可能でも長時間を要したために低成績だったのである。パズルの構成（幾何学図形，物品）の得点は高い平均を示したが，描画の平均得点はまだ低かった（ただし20カ月の時点での検査よりは高成績であった）。言語性記憶検査の成績はすべて高いレベルにあった。視覚性記憶検査は誤りなく施行でき，「優秀」の評価であった。また簡単な視運動性トラッキング課題は誤りなく施行し，施行速度も平均的であったが，複雑な視運動性トラッキング課題の得点は平均の90%であった。

この症例では，精神障害が認知機能に及ぼした影響と向精神薬治療の認知機能への効果が，経時的な神経心理学的検査の施行により証明されている。この症例は再検査の意義，特に患者の行動障害に変化が認められるように思える場合に検査を繰り返すことの重要性を示している。もし検査が行われたのが2回目ないし3回目の時点だけであったならば，患者の認知機能の状態に関してはきわめて歪曲された印象が得られたことであろう。幸いにもこの患者は研究プロジェクトに入っていたため第1回目の検査データが検討でき，その結果，第2回目と第3回目の検査成績の妥当性に疑問が生じ，第4回目の検査が施行されたのであった。

脳損傷患者自身にも，自己の機能に関する正確な情報が必要である。それに基づき自分の状態を理解し，現実的な目標を立てるのである。しかし患者自身の自己に関する情報の必要性は見落とされていることが多い。脳損傷者の多くは自己の認知機能や情動機能の変化を感じとっている。しかし彼らは，いわば内側にいるために，自分の行動がどのように変化したか，自分に関して変わらないものは何か，ということを認識しにくいことが多いのである。患者は神経活動の障害のために混乱しているものであるが，この認識困難のためにその混乱はさらに強まることになる。

自己の体験，特に自己の記憶や知覚に対する自信のなさは多くの脳損傷者が感じているもうひとつの問題である。これはおそらく認知機能に関連したきわめて複雑な神経路のごく軽微な途絶や変化の結果であろう。この自信のなさはそれまで慣れ親しんでいた習慣や考えや感覚が違って感じられるようになってしまったことからくる，違和感や困惑から生じているように思われる。通常，脳損傷者の自信のなさは，神経症的な自信のなさとは通常ははっきり区別しうるものである。ただし，人生の目標，価値，原則等に及ぶこの自信のなさは，神経症と同じように辛く，心をくじくものである。神経心理学的所見を注意深く伝え，説明することは，患者の不安を緩和し，困惑を払拭するのに大いに役立つ。

次の症例は患者が自己の心理状態に関する情報を必要としていることを示す例である。

24歳の魅力的な未婚の銀行出納係。彼女はヨーロッパでのスキー旅行中に自動車事故による脳震盪を受けた。ごく軽度の顔面の感覚障害のほかには特に問題なく，実際のところ完全に回復したかにみえた。家に戻った後，仕事に復帰したが，仕事の能力が十分でなかった。ただし仕事の個々の部分は問題なくできるようにみえた。また協調運動や筋力は基本的には障害されていないにもかかわらず，戸外でのスポーツに対する興味を失っていた。社会的にもひきこもりがちとなり，ふさぎ込み，陰気で依存的となった。精神科医はうつ病と診断したが，カウンセリングや抗うつ薬でもその状態が消失せず，電気けいれん療法が施行されたが，それも一時的な効果しかなかった。

2クール目の電気けいれん療法が開始される前に，彼女の外傷に対する金銭的補償を裁定する立場にある外国の弁護士の要求で神経心理学的検査が施行された。検査の結果，即時記憶，注意集中，概念的トラッキングの，軽度ではあるがはっきりした障害が明らかとなった。彼女はすべてに自信がない感じであると述べ，自分の行ったほとんどあらゆることについて躊躇と，疑惑を示した。この疑惑の感情は，それまで自動的に行ってきた多くのことについての自信を損ない，かつては彼女のパーソナリティのとても魅力的な特徴であった，生き生きとした活発さを失わせてしまった。さらに，多くの脳震盪後の患者と同様に，彼女は自己の内的不安を「精神病」の症状であると解釈し，また精神科医の診断も彼女の不安を裏付けてきた。このように，認知機能障害はリハビリテーションの対象とはならなかったが，彼女を困惑させる体験はその個人的な生活を悲惨なものに変えてしまったのである。彼女の現実の限界とそれがもたらす結果をはっきりと説明することによって，直ちに不安は解消し，適正なカウンセリングの場が設定されることになった。

家族も，患者の心理状態を知っていなければ，適切に対応することは難しい。家族は，患者に新たに生じた，しばしば当惑させられるような患者の精神的変化を理解しておかねばならない。その精神的変化がいかに患者の認知機能を損なうものであるか，そしてそれが心理的，社会的に与える影響がいかなるものであるかを知らなければならない。動機づけ，計画，組織し実行する能力，自己モニターの能力にかかわる障害は，きわめて軽微なものであっても，生活の糧を得る能力を患者から奪い，患者を社会の扶養者にしてしまうのである（Lezak, 1982a）。のみならず，脳損傷患者の多くは家庭生活に容易には適応しえない。彼らの易刺激性や自己中心性，衝動性，無感情は家族にとって過酷な感情的負担となり，家族と患者の間の衝突を引き起こし，家族間の緊張はしばしば耐えられない程に強まってしまう（Malone, 1977；Oddy et al., 1978a；Rosenbaum and Najenson, 1976）。脳損傷患者に関する情報を多く持っていればいるほど，その家族は患者自身と家族の問題の両方にうまく対処しうるようになる（Bardach, 1969；Lezak, 1978a）。

多くの場合脳損傷患者のケアには，精神科医，言語療法士，リハビリテーション・カウンセラー，作業療法士，理学療法士，訪問看護師といった家族以外の人々が関与している。刻々と変化する患者のニーズや能力に見合ったケアのプログラムと目標を立てるには，その時その時の患者の心理的能力の評価が必要である。高次機能障害の神経心理学的評価により，リハビリテーションに携わる治療者は患者の精神的能力の特徴を知ることができる。また，より重要な情報として，患者の失敗の質の分析がある。これによって治療者は，患者がその問題をどのようにしたら解決できる可能性があるかを知ることができる（たとえば，Hoyle and Haaland, 1978）。患者の状態の詳細な神経心理学的分析結果のリハビリテーションへの応用の具体例は，Leonard Diller ら（1974；Diller and Weinberg, 1977；Institute of Rehabilitation Medicine, 1980, 1981, 1982）により示されている。このような分析によって，精神療法や特定の行動訓練法，一般的なカウンセリング的アプローチがその患者に有益なものかどうかの判断も可能になる（たとえば，Luria, 1972）。

57歳の大きな教育施設の安全管理者。仕事中意識を消失し，不整脈のため直ちに入院。左半身の麻痺が認められたが数週以内に消失し，患者と家族は担当医から心臓発作があったとのみ告げられた。

この患者は身体的には問題がなかったが，その後の2年間に16の異なった仕事に就いては解雇されることを繰り返した。それまでは満足なものであった結婚生活も破綻寸前になってしまった。患者は敵対的で怒りっぽくなってしまったのである。妻によれば，この患者はもともとは責任感があり気配りもできる人物であったのに，子どもっぽく自己中心的で強要的，依存的になり，お金の面でも無責任になってしまったということである。家族は精神科医に相談し，心臓発作の既往についても報告した。妻の訴えと簡単な精神医学的問診に基づき，患者は暫定的に「心臓疾患による神経症状態」と診断された。彼は，行動療法ユニットに入院し，慢性疾患の社会復帰訓練や活動性や関心の再教育，さらには集団精神療法や夫婦カウンセリングが行われた。

週5日の厳格な治療プログラムに参加することで，患者の活動レベルはかなり高まり，患者も満足した様子で，プログラムは有益であるかにみえた。しかしこのようなプログラムを3週間続けたものの，毎月曜日病院に戻ってきた時には患者の前の週での進歩は失われてしまっており，治療者はそのつど失望感を味わうことになった。患者は3週間で退院し，神経心理学の専門的な訓練を受けた訪問治療者に委ねられた。この治療者がまず妻に「心臓発作」の詳細を聞いたところ，左側の脱力があったことが判明し，患者は神経心理学的評価を受けることになった。

検査の結果，患者は言語性検査ではほとんど例外なく高得点を示したが，軽度の構成障害とこまかい統合力や学習を必要とする検査はすべて成績不良であることが明らかになった。構成課題の成績低下と学習および統合能力の障害が，言語性検査の高得点に比べ対照的であった。このような障害のパターンは右脳の前方損傷者に典型的なものであり，妻の述べた左側の脱力とも一致するものである。患者に現実的な新しい仕事をさせようとする精神療法が有効でないことは明らかである。そこで，治療の焦点は妻の支援に変更された。すなわち，妻が患者の精神的・情動的障害を理解し，それに対処できるようにすることが目標になったのである。また，妻だけの対処では限界があるような日常的活動や社会的刺激については，地域社会での活動プログラムが行われた。

3．研究　神経心理学的評価法が有用なのは，ひとつは脳活動自体，あるいはそれが行動としていかに現れるかの研究である。もうひとつは，脳疾患や行動障害・高次機能障害の研究である。また神経心理学評価の技法に関する研究には，技法の開発，標準化，有用性の検討も含まれている。神経心理学的測定法は正確で鋭敏なものであり，脳外科的処置や代謝障害によるような，軽度な，時にはきわめて微妙な行動障害・高次機能障害も検査しうる。

神経心理学的研究は臨床神経心理学の実践にきわめて直接的な影響を与えてきた。神経心理学的評価で用いられる検査の多くは（計算・視覚的記憶・学習の検査など）本来は健常者の認知機能の検査として開発されたものであり，脳の機能障害の研究過程で神経心理学的利用を再検討されてきたものである。一方，当初から脳の機能障害の研究のために開発された検査もある（ある種の触覚性同定・概念形成の検査など）。これらの検査は開発されると速やかに臨床に取り入れられることが多い。このことは，研究と実践の間に非常に活発な交流があることを証明している。このような交流は神経心理学において特にスムースである。なぜなら，神経心理学においては臨床家と研究者が同一人であることが非常に多いからである。

神経心理学的研究の目的は通常ひとつにとどまらない。確かに，神経心理学的検査が施行される目的はもともとはひとつで，それは診断であることが多い。しかし，検査によって明らかになるのは，職業上の問題や家庭の問題，また見逃されている患者ケアの必要性などに及ぶ。また，検査の結果，患者の症状が研究対象として興味深いということが明らかにされることもある。心理学的検査の過程においては，心理学的観点からの患者のニーズや状況の評価を欠かすことはできない。検査の過程で新たな問題が発見された場合，神経心理学者は，検査依頼のもともとの目的に加えて，その新たな問題の性質を明らかにするという目的にもかなった検査を計画することになる。

診断，ケア，研究という上記の3つの目的すべてに沿うように1回の神経心理学的検査が施行されると，患者に関する大量のデータが集積されるが，その中から目的に応じて一部のデータが選ばれ利用されることになる。たとえば，即時記憶の障害を訴える患者の検査は種々の質問に答える形で行われるが，患者の即時記憶が障害されているか否かを診断することが目的であれば，患者の語系列や数系列の想起数が健常成人の最低水準に比べても有意に低いことを見出すだけでよい。また，ケアの目的のため，記憶障害が患者にどのような影響を与えているかを理解するためには，想起しうる語数や，どのような条件下で想起しうるか，誤りの性質，記憶課題に対する感受性や反応，そして記憶障害が患者の日々の活動に及ぼす影響を知ることが大切となる。研究目的のためには，患者の即時記憶の成績を血糖値や脳波検査と関連付けて検討したり，別の種類の記憶障害を訴える患者の検査成績と比較することも必要になる。

神経心理学的評価が法的な訴訟手続きにおいて用いられるという事実は，神経心理学的評価法の実用性の広さを示している。傷害事件で，身体的損傷や機能障害に対して金銭的賠償請求がなされている場合には，神経心理学的検査を行うことが常識となっている。弁護士が原告の検査を要請するためである。このような場合，通常，神経心理学者の検査の目的は，持続している行動障害の種類と程度の評価，リハビリテーションの可能性と今後のケアの必要度の推定である。時には賠償要求が神経心理学者の報告如何にかかっていることもある。

刑事事件では，脳機能障害と被告の違法行為との間に関連が疑われる理由があったり，裁判を受けるに際して被告の心的能力に問題があったりする場合に，神経心理学者が被告を評価することがある。ケネディ大統領暗殺の被疑者の鑑定がそのもっとも有名な例かもしれない。その事件では，被告の判断能力やコントロール能力が脳機能障害のために減弱していることが，心理学者によって明らかにされたのである（J.Kaplan and Waltz, 1965）。興味深いことには，被告のジャック・ルビーが精神運動性てんかんである可能性があることは，はじめ Roy Schafer 博士による心理学的検査結果の解釈により示唆され，その後の脳波検査により確認されたのである。また，刑事訴訟での神経心理学者のその他の役割としては，有罪となった被告の治療やリハビリテーションの可能性について意見を求められることもある。

臨床神経心理学者は通常，さまざまな問い，多種多様な行動，比較しえないほど異なった患者それぞれの能力を取り扱っている。問いにも患者にも広い多様性があるため，検査のあらゆる目的を満たし，かつ患者の能力と限界に見合うレベルで検査を行おうとすることは，果てしのない難問であると言うことができる。そのうえ，神経心理学という新しく複雑で広範な領域には，承認されたと考えうる事実や原則はわずかしかなく，また修正の余地のある検査手技も多く，知識や経験が蓄積されるにつれ変更されたり廃止されたりする施行規則も少なくない。神経心理学の実践は柔軟性，探求心，創意工夫の才が要求されるものであり，それはごく日常的な業務においても同じことである。しかし神経心理学は，日常的な業務であっても，脳の働きに関する新しい洞察の可能性や発見の興奮を与えてくれるのである。

2章　基本概念

脳を検査するということ

人間の脳の統合された活動全体を直接観察することはおそらく永久に不可能であろう。ただし，脳神経外科学と精巧な脳電気刺激法の発展により，脳の個別の構築，ないし領野を電気的に賦活して脳の機能のある限定された側面を観察することは可能になっている（Fedio and Van Buren, 1975；Ojemann and Whitaker, 1978；Ojemann and Mateer, 1979；Penfield and Rasmussen, 1950）。しかしながら，電気刺激は外部から与えられるもので，本来の脳機能とは無関係なもの（たとえ有害ではないにしても）であるということ，生じる反応が手術室内で術中の患者に許される範囲に限られること，直接刺激法で検査し得る脳はすでに何らかの疾患や損傷を有しているという条件があること，そしてまたそれなりの重大な医学的根拠がなければ頭蓋骨を開いたり穴をあけたりすることは考えられないこと，これらのことから必然的にこの種の研究と結果の解釈には限界がある。

したがって，活動している人間の脳に関する知識の多くは，間接的な検査法に頼らざるを得ない。その中できわめて有用なものとしては，従来の頭蓋X線の他，脳内や脳周囲の空間の構造を視覚化し得る神経放射線的手法（気脳写），脳の血管を見る方法（血管撮影，動脈撮影，静脈撮影），内部構造のX線吸収度の違いに基づき画像を再構成する方法（CTスキャン，本書p.5参照）などがある。

また，機能を調べる検査法もある。代表的なものは電気的活動で，脳波とか単一細胞ないし細胞群の個々の放電パターン（誘発電位法）として表わされるものである。さらに，脳の機能を調べる通常の臨床的なアプローチとしての神経学的検査も忘れてはならない。これには脳の主要な機能である高次機能に関して幅広く調べることが含まれている。神経学者は，指示や質問，特定の神経系への個々の刺激，あるいは固有の筋群や運動パターンへの負荷などに対する患者の反応について，その強さや効率，反応の度合い，適切さなどを検査する。さらに神経学者は，乳頭浮腫や神経からの不十分な刺激に由来する筋萎縮などといった脳機能障害の証拠を探しながら身体所見をとる。高次機能に関する神経学的検査においては，臨床家は神経解剖学的下位系から生じるさまざまな行動パターンを念頭に置きながら，患者の反応を見て比較的おおまかに段階づけをしたり，あるいは特定の高次機能障害パターンがないことを確認する。

近年では非侵襲的な方法によって活動中の脳の活性についての，新たな研究や画像化が可能になっている（Friedland, 1990）。局所脳血流（rCBF）の測定は，脳の局所血流量の変化として間接的に脳代謝を反映するもので，比較的廉価に脳機能の画像化ができる（Hagstadius, 1989；Näätänen, 1988；Risberg, 1986, 1989；W.S.Smith and Fetz, 1986）。PET（Positron emission tomography）は，グルコースの放射性同位元素の遅延放出信号を用いて直接脳代謝を画像化するもので，脳局所の活動レベルを代謝量で示す（Besson et al., 1989；Frackowiak, 1986；W.S.Smith and Fetz, 1986）。PETにより患者の脳の機能についてさまざまな情報を得られるばかりか，正常な脳の活動について理解を深めることが可能である（Pahl, 1990；Parks, Crockett et al., 1989）。PETは脳機能についてのもっとも洗練された情報を得られる検査であるが，放射性同位元素は半減期が短く，サイクロトロンが必要であることなどの理由で，その適応は限られている（H. Damasio and Damasio, 1989 ; Jernigen and Hesselink, 1987）。

神経心理学的評価は脳を検査するもうひとつの方法である。神経心理学的検査で主として扱うのは患者の高次機能であるため，その評価は心理学的評価と同じ方法や仮説，理論に多くを依拠している（Cleeland, 1976）。さらにまた，心理学的評価と同様，神経心理学的評価も集中的に高次機能を調べていくが，これには面接という手段と，標準化・尺度化されたテストや質問票が含まれている。これらは高次機能の比較的正確で鋭敏な指標となる。神経心理学的評価の大きな特徴は，脳機能をその出発点に置いているということにある。高次機能に関する探求が臨床目的で行われようと研究目的で行われようと，その探求の発端となった疑問や中心課題，探求から得た知見，あるいはそこから引き出された結論といったものが究極的に脳機能に関連している限り，それは神経心理学的なのである。

脳損傷と器質性

既成概念は崩壊しにくいものである。たとえば脳震盪はめったに恒久的な影響を持たないと根強く信じられている（Astrom and Vander Eecken, 1977 ; 本書 p.122 - 125，脳震盪の予後に関する議論を参照）。こうした初期の神経心理学的概念のいくつかはいまだ存在しているが，これらの単純化された説明を生み出したひどく大雑把な観察や方法はもはや用いられなくなって久しい。

1930 年代から 40 年代を通じて，さらに 50 年代に入っても，多くの臨床家は脳損傷をあたかもそれが単一の現象であるかのごとく，「器質性」として扱っていた。脳損傷が多くの異なる条件に起因し，異なる影響を有するということはもちろんよくわかっていた（Babcock, 1930 ; Klebanoff, 1945）。またある特定の脳部位と高次機能の関連，たとえば言語機能における左半球の役割などといったものが一定の規則性をもって生じるということもよくわかっていた。しかしながら，脳損傷患者に関する研究の多くは，器質性というものがひとつの中心的，ひいては普遍的な行動障害により特徴づけられるという仮説に基づいていた（K. Goldstein, 1939 ; Yates, 1954）。Teuberのように非常に思慮深く観察をする学者でさえ，1948 年にはこのように述べている：「複数因子仮説は一般因子仮説と同様，発見的で暫定的な仮説であり，必ずしも一般因子仮説よりも優れているとは言いきれない。一般因子仮説ではひとつの基本障害というものを想定しており，この基本障害は脳の部位に応じて異なった特徴に分化して現れてくる。むしろ，現時点でわかっていることから判断すると，基本障害仮説のほうが明らかに優勢であると思われる」（p.45 - 46）。

脳損傷が単一の症状を引き起こすとみなす初期の定説から，「器質性」に関する単一機能の検査が数多く生み出された。これらの検査は「器質性障害者」を精神疾患患者や健常対照被検者から鑑別できるかという点だけから評価されていたのである（Klebanoff, 1945 ; Spreen and Benton, 1965 ; Yates, 1954）。しかしながら，脳損傷の「基本障害」とは全く漠然としていてつかみどころがないものであった。器質性そのものに対して鋭敏と考えられるテストや検査技法 ── いわば神経心理学的なリトマス試験紙であるが ── を作成しようとする多くの優秀な研究者の努力にもかかわらず，すべての脳損傷者に認められ，かつ脳損傷者以外には認められない症状や徴候はただのひとつも見出すことはできなかった。神経心理学的評価に対するこの一次元的なアプローチは現在でも論文や臨床的仮説の中に散見される。

次の発展期においては，脳損傷は単一の現象として扱われてはいたものの，そこにある程度の許容範囲がもうけられていた。その理論的根拠となったのは Karl Lashley の集団行動の法則 Law of Mass Action と等能力の原理 Principle of Equipotentiality（1929）であった。Lashley はラットにおいても，たとえば視覚弁別のようなある種の機能は，境界明瞭な脳の皮質野を含む病変によって障害されるのだろうと考えていた（本書 p.37 参照）。しかしながら，ラットを用いた実験からは彼は以下のような結論を導いた。すなわち，動物の行動に直接的な関係があるのは正常に保たれた皮質の範囲であって，損傷部位には関係がないということ，そして異なる皮質部分の働きは互換性があるということである。

今や古典となった論文の中で，Chapman と Wolff（1959）は機能局在に関する文献と自験例のデータから，認知障害の程度を決定するうえで損傷された皮質の範囲が部位よりも大きな役割を果たすと Lashley と同じ結論を出した。「脳損傷」（あるいは「器質性」ないし「器質性障害」──用語は著者によって異なっているが，意味するところは基本的に同じである）という語は「病気」という概念と同様，一次元的であり，特殊な意味を内包していない（Logue, 1975）。「脳損傷」にしても「病気」にしても，病因論的意味は持っておらず，また何らかの特有な症状や徴候の有無も意味しない。またいずれの語からも予後や治療が決まってくるわけでもない。それでもなお，「脳損傷」という語は単一の，しかしある程度拡がった条件として確固たる概念を残している。その概念は「器質性」というものを何らかの量や相対的尺度で表わそうと意図した多くのテストやバッテリーの指標や比率，指数に反映されている。

今日の神経心理学では脳損傷は多次元的な現象としてとらえられており，その検査にも多次元的なアプローチが必要であると考えられている（G. Goldstein and Shelly, 1973 ; Goodglass and Kaplan, 1979 ; A.Smith, 1975）。脳損傷が行動や高次機能に及ぼす影響は，病変の性質，拡がり，部位，持続時間により異なってくる。また年齢や性，身体状況，心理的背景によっても異なり，神経解剖学的・生理学的個人差によっても異なってくる（原書 p.78-79 および 8 章参照）。一人の脳損傷者の示す障害のパターンが解剖学的ないし機能的に異なる領野の損傷を有する別な人の示す障害パターンと異なるというのみならず，同じ病変を有する患者同士であっても障害パターンに相違が見られることがある（Ajuriaguerra and Hécaen,1960 ; Luria, 1970b ; Wepman, 1968）。かくして脳損傷という言葉は，広い意味での行動異常という概念を形成するものとしては有用ではあるが，個々の患者についてその概念が意味を持ってくるのは，患者に特有な行動・高次機能障害があり，それが根底にある脳病理との関連を示唆するような場合に限ることになる。

行動・高次機能の次元

行動や高次機能は以下の３つに分けることができる。

（１）認知：行動の情報処理という側面である。
（２）感情：気分と動機づけに関連する。
（３）制御：どのように行動が表現されるかに関係する。

行動全体に対するこれら３つの関係は，物体の形状に対する長さ，広さ，高さという関係にたとえることができる。すなわち，空間の次元と同様，どのひとつも別々に概念化したり，取り扱ったりすることが可能である。古代ギリシャの哲学者ははじめて行動を３つの部分に分けて考え，行動の理性的な面，欲求的な面，および活動的な面をそれぞれ「精神」の異なる原理が支配していると想定した。今日の行動科学に関する研究は，行動の全体がどのように構成されるかということについての哲学者たちの直観的な洞察力を支持する趨勢にある。古典的で，しかも科学的にも意味のあるこれらの機能系は，それ自体，行動を臨床的に観察したり，測定したり，叙述したりするのに非常に役に立ち，また一般に行動についてのデータを作っていくための枠組みとなるのである。

神経心理学においては，認知機能に対しては，感情の系や制御の系よりも多くの注意が向けられてきた。この理由としては，ひとつには器質的障害患者の症状のうち，認知的欠陥が特に目立つということがある。また認知的欠陥というものが容易に概念を規定したり測定したりできるものであり，神経解剖学的に同定し得る系と関連しているということもある。さらにまた，医学的ないし心理学的検査はその多くが体系立っているという性質上，わずかな感情障害や制御障害が明らかになる機会はそう多くないということもある。

しかしながら，脳損傷では認知・感情・制御のうち，どれかひとつだけが障害されるということはめったにない。脳損傷による障害の多くは，病変の大きさや局在と無関係に，通常は3つの系すべてに及んでいる。

たとえば，アルコールコルサコフ症候群の記述は，通常は認知機能の障害に限られている。すなわち，「コルサコフ症候群の特徴は健忘である。患者は最近の出来事についての記憶が強く障害されている。30分前に生じたことですら覚えていられない。空間および時間の失見当があり，自分の記憶のギャップを作話で，すなわち自分のしたことの空想的な物語をすることで埋めていくのである」(Walton, 1977; American Psychiatric Association, 1980も参照 ; Hécaen and Albert, 1978)。しかしながら，慢性のコルサコフ患者は記憶以外にも感情・遂行機能・制御機能にも重篤な変化を示しており，むしろこれらの変化が前景になることがある。コルサコフ患者の感情は平板で，活動を始めようという意欲に欠け，たとえ目標が与えられても，それが1段階ないし2段階のすぐできる反応以上のものを要するならば，彼らは目標を達成しようと計画を立てたり，それを行動に移したり，さらにそれを成し遂げたりすることができない（Biber et al., 1981）。日常の失敗とか悲しい事件，あるいは心配な問題などが慢性のコルサコフ患者の注意を喚起した場合，愉快な出来事やもてなしによって生じるのと同様に，ある程度的確な感情反応が引き起こされることもある。しかし，それはごく短い時間で，話題が変わったり，誰かが部屋に入ってきて注意がそれたりすると消えてしまう。外部からの刺激や生理的不快からの刺激が加わらない状態にあると，十分に反応する力や理解する力があり，時には言葉遣いも丁寧で行儀もよく，とても気持ちよさそうに何もせずに座っていて，テレビやすぐ隣の会話にも注意を向けないでいることもある。彼らはいったん動こうとすると，無目的にしきりと歩き回る。また，たとえば親類を訪ねたいとか弁護士と相談したいなどと希望していても，実行に移そうとはしない。ドアが開いていてすぐ外に電話があっても自分からかけようとしない。

右半球損傷も，3つの系すべてにその影響を及ぼす。右半球損傷患者の障害は，認知活動，すなわち空間構成とか視覚刺激や空間刺激の統合に現れる。あるいは言語的には容易に解析しにくい知覚対象を理解したり操作したりすることがうまくいかなくなることはよく知られている（本書p.41-44参照）。また，特有の感情障害をきたすこともある。その例としては，無関心な反応を示すこと（精神的ないし身体的な問題に関して無視したり，軽視したり，気づかなかったりする），不適当に楽観的だったり多幸的だったりすること，場にそぐわない感情の反応や他人の気持ちを理解しないこと，正しく自己批判し限界を知り行動や態度に建設的な変化を生むために必要な自己洞察を欠くこと，などが挙げられる（Gainotti, 1972 ; E.Valenstein and Heilman, 1979)。また，視空間課題の遂行が困難な右半球損傷患者の多くは，たとえ動機づけ・知識・能力に問題がなくても，複雑な活動を計画し構築する能力に障害があるために実際には行動できなくなってしまう（Lezak, 1979a)。

器質的欠陥から生じた問題に対する二次的反応がさらに個々の系を障害することにより，行動の問題がより急速に生じたり，症状がより複雑な形を呈したりすることもある。もともとの症状に対する反応が新たな症状を生むのである。

認知機能

認知機能は以下の4つに分類できる:

（1）受容機能；情報を受け取り，加工し，分類し，統合することである。

（2）記憶と学習；情報の把持と取り出しである。

（3）思考；情報の組織化に関係する。

（4）表出機能；情報を他人とコミュニケーションしたり情報に基づいて行動することである。

この4つの機能ひとつひとつは，多くの細分化された活動から成り立っている。たとえば色彩認知とか，単語の即時記憶などである。ひとつひとつの機能は独立したものであるが，通常は密接に関連しているものである。

通常，認知機能は大きく2つに分けることができる。言葉・記号を介するものと介さないもの（複雑な視覚・聴覚パターンなど）の2つである。これら2つは神経解剖学的部位も表出される機能も互いに異なっているが，基本的な神経解剖学的部位は共通しており，機能系の中で互いに関連を有している。

個々の機能をどこまで探ることができるかは，検者の技術次第である（Poeck, 1969；Teuber, 1962）。単純な検査は，被検者の反応も限られたものになるので，非常に特異的な機能を調べることができる。多次元的な検査は反応も複雑になるので，より広範で複雑な機能をみることになる。言語機能は言語性の検査を行い，運動機能は運動機能検査を行って調べる。時間や器具の関係で検査できる機能が制限されていたり，関連した検査が行われなかった場合には，検査されなかった機能やその障害が患者の障害全体にどのように関わっているかを知ることはできない。しかしながら，複数の検者が狭い範囲の機能を別々に検査したとしても，障害されている主な機能系や下位機能の中でも大きなものについては見解が一致するものである。

知能の概念

知的行動は，もともとは知能という単一の認知機能の現れであるとされていた。かつては知能というものは単一で，体力と同じように，子どもの発達につれて一定の率で増加するものであると考えられていた（Binet and Simon, 1908；Terman, 1916）。また，減退する場合も事故や疾病による脳組織の破壊の量に伴い一定であると考えられていた（Chapman and Wolff, 1959；Lashley, 1938）。検査やデータ解析技術の進歩により，知的行動の観察の正確さが増し洗練されてくるにつれて，検査により測定される高次機能は，単一でなく，複数の特異的な認知機能に分けられることが明らかになってきた。

1）神経心理学と知能の概念

神経心理学的研究は，知能の本質の解明に大きく貢献してきた。神経心理学における初期の発見のひとつは，標準的な知能検査の総点（たとえばIQ）は，脳損傷の大きさと直接の相関を有していないということである（Hebb, 1949；Maher, 1963）。限局した脳損傷により広範な認知機能障害が生ずる時でも，機能によって障害の度合に差が認められることがわかってきた。損傷があれば，その部位がもっとも直接的に担っている機能の障害の度合が最大になる。それに関連した機能や依存した機能は低下したり変化したりする。その他の機能はむしろ向上，増強されたように見えることもある（たとえば本書 p.44）。大脳皮質のある限局した部位の損傷により障害される機能は限られているのである（A. Smith, 1966b；Teuber, 1955；K.W. Walsh, 1978b）。

同じようなことは，脳の疾患による精神機能一般への影響についても言える。疾病の初期の数年間には，障害される機能と障害されない機能が分かれているが，障害される機能についてもその低下率はさまざまである（本書 pp.132 - 142 参照）。精神機能の不均衡な障害は，加齢の際にも認められる（本書 pp.161 - 163 参照）。結論としては，神経心理学的研究によって，「一般的な認知機能」などというものは存在しないことが明らかにされたのである。認知機能というものは，多くの独立した機能から成っており，それらはきわめてスムースに関連して作動しているので，脳に障害がない時には，知能は単一のものであるかのように見えるのである。

非常に特異的な器質障害の例を以下に示す：

> ある優秀な科学者が登山中に落石で右の側頭部に受傷した。何時間も意識喪失が続いた後，数日間は軽い意識障害の状態だった。しかしその後は研究や執筆の仕事に復帰した。受傷6週間後の神経心理学的検査では，言語性検査も視覚構成的検査も，健常人の上位1％から5％に入る好成績だった。ただし，絵画を配列してストーリーを作る検査は例外だった。この検査では最低の10パーセンタイルの成績で，ほぼ「障害との境界」のレベルであった。そこで文字や数字を用いた推論の検査を施行したところ，25分かかって正答に達した。この検査は大部分の健常な成人は5分で正答できるものであった。この科学者は自覚的には，受傷前と同じハイレベルの仕事はできているが，論文を書く際の系統的な思考が困難であった。

認知機能は多元的なので，「知能指数」（Intelligence Quotients；IQ スコア）は，脳損傷患者の認知機能の評価としては有用とはいえない。IQは，全般的な能力を測定する検査，たとえば「知能検査」で出される数字である。こうした検査の得点として出されたIQは，いろいろな検査項目の成績の合計である。この種の合計点は，学校の成績などとの相関は高いものの，非常に多くの機能を反映しているので，神経心理学的な障害の検査としては無意味である。

> 合計としてのIQは器質性の認知機能障害の指標としては信頼できないことが多い。たとえば，ある特定の検査だけに現れる特異的な障害があると，合計点が下がるため重篤な認知機能障害であると誤診してしまう。この場合，実際には認知機能は比較的保たれているのに，特定の検査の低成績によってIQが下がるのである。逆に，IQは保たれていても個々の下位検査の選択的な障害が存在することもある（A Smith, 1966b, p.56）。

実際のところ，質の異なる複数の検査の成績を合計して得点を算出すると，必ずある程度の情報が失われることになる。各検査の成績が異なっていれば，合計点による判断は誤りに陥りやすい。このため，神経心理学的検査においては，複数の検査の合計点というものは，あまり重視されていない（本書 pp.99-100 参照）。

それにもかかわらず，知能は現在でも有意義な概念である。ただし知能という語が有意義なのは，大部分の人において，多くの異なった知的課題の成績がほぼ同じレベルになる傾向が認められるという意味で用いる場合である。Spiker と McCandless（1954）はこの傾向を「知的行動の状態横断的な恒常性」と呼んでいる。この恒常性は異なる知的機能を測定する検査成績の相互関係の統計的分析によって繰り返し示されている（因子分析）。この恒常的な相関のため，因子分析では常にg因子が得られる。g因子とは全般的心的能力因子（general mental ability factor）で，検査の対象となっている種々の機能の関係の強さを示す因子である。このg因子は，すべての知的活動と正の相関を有している（Spearman, 1927）。

> 最初に見出された基本的な所見は，テスト間の相関が，値はさまざまであるにせよ，常に正であったことである。当時の代表的な考え方は，人間においては何かひとつの成績が悪ければほかの何かで代償されるというものであったので，この所見は支持されなかった。しかし実際には，ひとつのテストの成績が悪いことは，ほかのすべての成績が良いことではなく，逆に悪いことを予測する根拠となったのである（Spearman and Jones, 1950, p.7）。

このような経緯で，神経心理学的な観点から，Piercy は知能を以下のように定義している。「脳は領域ごとに異なった機能を担っているが，ひとりの人間の中ではその機能は互いに同じ程度に発達していく。この概念にしたがうと，言語能力が高い人は，非言語能力も高い傾向がある。これは手が大きい人は足も大きい傾向があるのと同じことである」（1964, p.341）。

大部分の成人においては，認知機能検査の成績に現れるのは，得点がほぼ同じレベルに収束することと，検査によっては他人とわずかに異なっていることの両方である（R.W.Payne, 1961；Vernon, 1950）。健常な成人では，個人の興味・活動・特別な経験などにより成績に個人差が出てくる。社会的制約，情動不安定，身体疾患，脳機能障害などにより成績の個人差はかなり大きくなる傾向がある。

神経心理学的検査においては，知能の概念の有用性は限られている。あるひとりの患者の障害の程度を評価しようとする時には，患者の学歴や職歴，過去の検査成績などを標準として，現在の活動状態や検査成績を比較する（本書 pp.71 - 73 参照）。こうした場合の標準として知能の概念が有用である。

認知機能の分類

脳の情報処理過程が解き明かされてくるにつれて，人間の情報処理に関わる機能を理論的に正しく分類することは困難になってきている。検査場面においては，たとえば感覚と知覚については，外界からの情報を表面的に分析するのが感覚で，もっと深い分析（パターン認識や有意味な関連）をするのが知覚であると正確に区別できる（すなわち，感覚と知覚は符号化のレベルが異なる）。知覚と記憶の理論的モデルが特に変わりやすいことは，記憶に関するいろいろな学説に表れている。たとえばCraik（1973）は一次記憶を「継続する内的再知覚」と定義し，Baddeley（1976）は「知覚現象と記憶の貯蔵の連続性」を仮定しており，Massaro（1973）は「思考も想像も知覚も，知覚機能に含まれる」という仮説を述べている。それどころかその後もこの分野の語の定義はさらに困難になっている。Shiffrin は 1969 年に出した記憶の理論のかなり過激な改訂版（1973 年）で,「短期記憶の理論は，研究者の数だけある」とさえ述べている。

こうした理論的な論争は大部分の実地の神経心理学には貢献するところがないので，本書では心理学一般，特に神経心理学的検査において有用であることが証明されている概念の枠組みの中で論を進めることにする。

1）受容機能

情報が中枢に入るのはまず感覚刺激からである。すなわち，まずは感覚（視覚，聴覚，触覚など）から始まり，知覚（感覚を心理学的に意味のあるデータや記憶に統合する）を経る。たとえば，網膜で受けた光は視覚的な感覚を惹起する。知覚は，網膜からの信号を，色，影，強さなどに変換し，たとえば水仙の花として認識するのである。

厳密に言うと，感覚の受容は認知機能とは言い難い。感覚の受容は一種の喚起過程とでも言うべきもので，中枢への登録，分析，符号化，統合の過程の引きがねとなるものである。生体は受動的に感覚を受け取り，たとえばその感覚が悪臭なら鼻をつまむことによってそれを避けるのである。たとえ静かに眠っていても，胃が痛くなったり大きな音がすれば覚醒する。その一方で，知覚は能動的な過程でもあって，あらゆる感覚モダリティから奔流のように押し寄せる感覚を処理している。この過程は多くのレベルに分けられる（Craik and Lockhart, 1972）。色，形，トーンといった単純な要素を分析するレベルが最初の過程にある。このレベルを基礎にして，意味や認知といったより複雑な深いレベルがあり，ここでは感覚刺激を経時的に処理し，過去の体験との比較検討も行われる。

健康な生体の正常な知覚は複雑な過程で，多彩な脳機能が関係している。他の認知機能と同様に，知覚という活動は複雑で，広い範囲の皮質が関わっているので，脳損傷の際には非常に障害されやすい。器質的な知覚障害は，視覚や嗅覚のような一次的な感覚入力の喪失によって間接的に生ずることもあれば，それぞれの知覚の統合過程の障害によって直接的に生ずることもある。重篤な脳損傷の患者では，高次機能障害の知覚的な要素と感覚を区別することが困難なこともあるが，知覚と感覚の統合は本来別々の機能である。これが明らかになるのは，感覚が重度に障害されていても知覚が保たれていたり，逆に感覚障害はほとんどないのに知覚機能が途絶している患者の存在である。たとえばほとんど聾の人であっても，音声を増幅すれば会話をすぐに理解することができる。逆に，聴力は正常でも聞いた内容を理解できない脳損傷患者が存在する。

知覚機能に含まれるのは，気づき，認知，識別，パターン化，位置・方向の知覚である。知覚的な統合の障害は，失認として現れる。失認 *agnosia* とは，“no knowledge” という意味である。Denny-Brown（1962）は，真の失認は左右にかかわらず知覚領域全般に生じるもので，一側の刺激や事象だけを無視する半側性知覚障害の現象とは異なる，と述べている（本書 pp.49-50, 54-55 参照）。あるひとつの知覚が障害されれば，ほかの知覚も種々の影響を受けるので，知覚障害のパターンを列記しようとすると膨大なものになる可能性がある。M. Williams（1970a）は，聴覚，視覚，体性感覚の障害をまとめて，17 種類の失認を記載している。もっと多くの失認を記載することも可能である。というのは，この３つの知覚障害にはさらに機能的なサブカテゴリーがあるからである（Frederiks, 1969a）。たとえば，視覚失認のサブカテゴリーとして，顔の認知障害（相貌失認）があるが，これはさらに既知相貌の障害と未知相貌の障害という少なくとも２つのサブカテゴリーがあり，通常はそれぞれ独立して障害される（Benton, Hamsher et al., 1983 ; Benton and Van Allen, 1968 ; Warrington and James, 1967b）。

２）記憶

記憶と学習は，知的機能の中核であるのみならず，おそらくは人間を人間たらしめているすべての中核であろう。記憶が存在しなければ，人は快楽を求めるための自らの生理的要求からも外的な状況からも解放される。恐怖も失望も，記憶が途切れれば生じることはない。重篤な記憶障害の患者は，感情的にも実際的にも外界との接触がなくなり，自己の連続性が失われ，あらゆることに受動的かつ依存的な状態に陥る。軽度から中等度の記憶障害の患者は，見当識障害を呈する。

（少なくとも）２つの記憶系　最近の記憶研究におけるもっとも大きな進歩は，人間にも他の哺乳類にも，はっきりと区別できる２つの記憶系があるという発見であろう（Mishkin and Appenzelller, 1987 ; Nissen et al., 1987 ; Shimamura, 1989 ; Squire and Zola-Morgan, 1985）。記憶に２つの系があることは，文献上 1960 年代から散見されており，B.Milner（1962b, 1965）と Corkin（1968）が有名な症例 H.M. を紹介している。H.M. は重度の健忘（文字通り全く記憶がない）にもかかわらず，技能については新たに学習して身につけることが可能であった。H.M. は，てんかんの手術によって海馬（物体，概念，自己の生活歴などを学習するには両側の海馬が必要である）を全摘されて以来，過去に学習した情報へのアクセスが重度に障害され，同時に新しい情報を学習する能力も全く失われた。なお，２つよりさらに多くの記憶系が存在するという可能性も考えられている。神経伝達物質や神経解剖学的基盤がかなり異なる複数の系が存在する可能性があるということである（Mayes, 1988 ; Tulving, 1985 ; Weingartner, Grafman, and Newhouse, 1986）。

陳述記憶 *Declarative Memory*　従来のほとんどの記憶研究や理論は，情報，物体，出来事の学習や記憶能力に焦点が当てられてきたが，こうした記憶のことを現在では一般に陳述記憶という（Squire, 1987, p.152 参照）。患者自身が記憶障害を訴えるときの記憶や，学校などで教師がいう記憶など，日常用語でいう「記憶」は，この陳述記憶を指す。陳述記憶については，「印象の保持と再生をする能力，過去の経験の想起または再認。‥‥心的印象を保持するという活動またはその事実」（J.Stein, 1966）であるとか，それ自体が常に意識に関係する（Moscovitch and Umilta, 1991），というように記述されてきた。

記憶の３過程　記憶に関する一連の文献を調べると，正常な記憶についての理論の構築は研究者達のもっとも人気のある娯楽であるかのようにさえみえる（Craik, 1979）。1970 年初頭の研究テーマは，Atkinson and Shiffrin（1968）の３段階モデルに集中していたと言ってよい（Craik, 1977a）。近年になると１段階モデル（Shiffrin, 1978 ;

Wickelgren, 1975b）や2段階モデル（Baddeley, 1976；Craik, 1973）が論じられており，記憶の本質や次元に関してはいかにまだ統一されていないかがわかる。しかし脳損傷に伴う記憶の問題を扱う臨床家は，3段階モデルや洗練された2段階モデルが，解体した記憶を検討し理解するのに便利であることを認めている(Erickson, 1978；Shallice, 1979；Squire,1975)（表2-1参照)。

臨床的には，記憶は3過程に区分できる。そのうち2過程は短期把持で，1過程は長期貯蔵である。

1.登録 *registration*：短時間（1～2秒）に多量の入力情報をいったん感覚貯蔵の中に取り入れる段階（Joynt, 1975；Loftus and Loftus, 1976)。この段階は厳密には記憶でも知覚の機能でもなく，むしろ記憶系に入った知覚を選択・記録する過程である。登録は「貯蔵するか否かを決定する弁」とも呼ばれている（Nauta, 1966)。また，登録は，脳内の記録・記憶中枢にある後天的な感覚反応パターンのプログラミングにも密接に関係している（Nauta, 1964)。さらに，知覚には情動的な「構え（知覚と反応の一定の傾向)」や注意の要素があるが，そういったものも登録過程では重要な役割を担っている（Brain, 1969；Pribram, 1969)。登録過程に入った情報は，ひき続き短期記憶に移されるか，あるいは急速に減衰する。

2a.即時記憶 *immediate memory*：短期記憶の最初の段階で，登録の過程からの情報を一時的に貯蔵するものである。これは理論的には注意とは

表2-1　記憶と学習に関する用語

心理過程	持続	臨床概念	損傷部位	神経心理学的障害
登録	ミリセコンドの単位で減衰	意識	網様体賦活系（RAS）	覚醒度の低下 昏迷，昏睡
短期貯蔵（STM） 一次記憶	約30秒から1時間	即時記憶・能動記憶・作動記憶	辺縁系	記憶スパンの減少
リハーサル	時間単位			
（上記の過程は基本的にシナプスの電気化学活動に依存している）				
（下記の過程の基盤には細胞構造や化学組成―タンパク合成―の半恒久的変化がある）				
固定	秒単位で行われるが，年単位で持続	学習	海馬とおそらくその他の辺縁系	情報貯蔵の障害
	障害の発生から現在まで	近時記憶	同上	前向健忘 発症以後の出来事の想起困難による個人的な履歴の障害
長期貯蔵（LTM） 二次記憶	固定に要する時間と同様に短い；一方，生涯にわたって保たれる	遠隔記憶	皮質	技能，情報，思い出，能力の障害や損失
再生		想起	視床，およびおそらくは他の辺縁系	自発的な想起の障害；ただし，特殊な検査を行えば記憶や新規学習能力は残存していることが示される
忘却		健忘	さまざまな部位	逆向健忘 発症時点から以前に遡っての記憶の障害

はっきり区別されている。しかし事実上は作動記憶という用語が注意の即時スパンと同じように使われることもある。即時記憶の背景には，神経細胞の活性化があり，これによって関係した知覚の要素が統合される（Doty, 1979）。即時記憶は容量が限られた一時的な貯蔵である。この貯蔵から，より恒久的な貯蔵へ情報が移送されるのである。容量の限られた検索系であるともいえる（Watkins, 1974；Baddeley and Hitch, 1974）。即時記憶の内容は意識的に自覚できるものである（Craik and Lockhart, 1972 ）。即時記憶は，目の前で進行する事象に反応するために必要なだけの持続しかなく（Talland, 1965a；Victor et al., 1971），リハーサルをしなければ約10秒～数分で消失する。

即時記憶内の情報は神経回路（繰り返し循環して神経インパルスを保持させる個体内蔵の神経ネットワーク）を循環する形で一時的に保持されると考えられている（Doty, 1979；Rosenzweig and Leiman, 1968；Thatcher and John, 1977）。より長期に貯蔵すべく安定した生化学組織に転換されない場合には，当然電気化学活動は自然消滅してしまい記憶は保持されない。たとえば読書中に読み終わった前ページの第1文を言葉どおりに再生することができるのは，写実的な記憶能力を持った希有な人だけであって，一般の人間はすぐ前に見たにもかかわらず記憶していないものである。

2b．リハーサル *rehearsal*：記憶痕跡の持続を引き延ばすために繰り返される精神的処理である。リハーサルにより記憶痕跡は何時間も保持され，さらに恒久的に保持される能力をも高める（Schachter, 1980）。

2c．即時記憶とは別の概念として，1時間から1～2日持続する短期記憶がある。この持続時間は，リハーサルを意識的に強く行っても維持できない長さである。それでもこの記憶は，恒久的には固定されないので長期貯蔵とは異なっている（Barondes, 1975；Rosenzweig and Leiman, 1968）。このタイプの記憶は訓練効果の持続として成立することが観察されており，即時記憶のような電気生理学的メカニズムではなく生化学的背景があるようである（Doty, 1979；Thatcher and John, 1977）。これは単純に長期記憶へ移送された情報としてよいかどうかは不明であるが，新しい記憶であるため干渉効果に比較的弱く，長期記憶の特徴である安定性には欠けている。

3．長期記憶 *long-term memory*：2次記憶 *secondary memory*（Craik, 1977a）あるいは学習とも呼ばれている。生体が持つ情報の貯蔵能力のことである。長期情報貯蔵処理（固定 *consolidation*）は，情報が短期貯蔵処理に入ってから0.5秒程で始まり長期間持続する（Baddeley, 1976；Squire, 1975）。短期記憶系が音や形，色などの感覚的特性で組織化されているのに対し，長期記憶系の情報の多くは意味のレベルで組織化されているようである（Broadbent, 1970；Craik and Lockhart, 1972）。しかし，Baddeley（1978）が指摘したように，表面的で意味のない刺激特性だけの機械的復唱や連合でも学習は成立し得る。

長期記憶の貯蔵は神経細胞のタンパク合成を含んだ生化学過程である（Barondes, 1975；Hydén, 1970；Sokolov, 1977）。この過程はシナプス形成と関連して（Lund, 1978；Rosenzweig et al., 1972；Rutledge, 1976），細胞同士の新しい伝達を形成させると考えられている（Rose et al., 1976 ）。記憶は脳内の限局した部位に貯蔵されているのではなく，膨大な数の皮質と皮質下中枢の関与によって成立すると考えるべきであろう（Penfield, 1968；Thatcher and John, 1977；R.F.Thompson et al., 1972）。記憶システム内における情報の貯蔵と回収は連合の原理にしたがって行われている（Wickelgren, 1981）。したがって，システム内の障害の部位と程度により，さまざまな記憶障害が起こる（本書pp.124-125, 141-142, 145-146, 151参照）。

近時記憶 *recent memory* や遠隔記憶 *remote memory* は臨床上の用語である。前者は過去数時間から数日あるいは数カ月にわたって貯蔵された記憶で，後者は幼児期からの記憶である（Brierley, 1966；Hécaen and Albert, 1978）。実際には現在から幼児期のぼんやりした記憶までの間には明確な境界はあり得ないので，健常人では近時記憶と遠隔記憶の境界を定めることは不可能である。近時記憶と遠隔記憶の概念が有効になるのは，健忘症候群を扱う場合である。

登録や貯蔵処理が疾病や事故で障害されると，

新しい情報獲得の障害がさまざまな形で現われる（Barbizet, 1970；Brierley, 1966；Hirst, 1982；本書 p.56 - 58 も参照）。頭部外傷や電気けいれん療法（ECT）で登録や貯蔵が一時的にストップされると，一定期間の記憶は失われる（Whitty and Zangwill, 1977；M.Williams, 1977）。発症後の出来事を思い出せないのが前向健忘 *anterograde amnesia* である。前向健忘の患者は学習することができず近時記憶の障害と言ってよい。健忘の程度や内容は原因によって多少異なっている（Butters et al., in press；Wetzel and Squire, 1980）。脳損傷以前の経験の記憶が失われるのが逆向健忘 *retrograde amnesia* である。逆向健忘は外傷で起こることも疾病で起こることもある。外傷の場合には健忘期間が発症直前より 30 分以上に及ぶことは稀である。一方，原因が脳の疾患による場合は，健忘期間が年単位あるいは 10 年単位の場合もある（M.S.Albert et al., 1979, 1981b；Butters and Cermak, 1976；Wallack, 1976）。前向健忘と逆向健忘が解離した症例が存在することから，新しい学習と古い記憶の回収に機能する解剖学的構造は別であることがわかる（M.S.Albert et al., 1980）。

患者の遠隔記憶障害が始まる時点が，記憶障害発症の時期にほぼ一致していると考えてよい（Barbizet,1970; Brain,1969）。なお，損傷から回復した後に再学習した内容は，近時記憶の範疇としてよい。

脳損傷後，遠隔記憶は部分的に失われることが多い（R.D.Adams et al., 1961；Goodglass, 1973）。記憶の長期貯蔵は，複数の皮質部位の統合に支えられているから（Whitty et al., 1977；Barbizet, 1970），よほど著しい皮質損傷を受けなければ深く刻まれた記憶や習慣まで破壊するには至らない（Brain, 1969）。遠隔記憶の重篤な障害は意識水準の変化以外ではめったに起こるものではない（Ojemann, 1966；Whitty and Lishman, 1966）。

現実的には，学習（新しい情報獲得）と把持（作動記憶や内的反復の範囲を越えて貯蔵）を識別することは困難と思えるであろう。しかしながら，学習完了時点と，その後一定の間隔をおいた時点とでの記憶成績の比較によって，両者を区別することができる（Erickson and Scott, 1977）。

情報をいかにスムースかつ完全に回収できるかということも，記憶系の効率に関係する。情報回収とは想起であり，能動的で複雑な探索処理を含んだ再生という過程が背後にある（McCormack, 1972）。たとえば，「オレゴン州の首都は？」という質問は再生の機能をテストしている。「オレゴン州の首都は，オールバニ，ポートランド，セーラムのどれですか？」という形式で質問すれば，再認をテストしていることになる。再認による情報取り出しは，健常人でも脳損傷患者でも再生より容易である。表面的な検査では回収の障害は学習や保持の障害と誤りやすいが，適切な検査を行えば鑑別できる（本書 p.276 - 277）。

記憶の構造は脳障害の症状から明らかになる。上に述べた短期記憶・長期記憶以外としては，情報の質に特異的な障害もある。たとえば，言語性や非言語性（Butters et al., 1973；Rozin, 1976）あるいは運動学習（Corkin, 1968）などに特異的な障害がある。精神過程や行動も学習され想起されるものであり，脳障害によって忘却したり消滅したりすることがある。脳障害によって，長期記憶は不均一に失われるため，音を組み合わせて単語を作る能力は保たれていても，単語を組み合わせて文を作る能力は失われるというようなことが起こる（Geschwind, 1970）。複数の感覚様式にまたがる記憶についても同様のことが起こる（E.D. Ross, 1982）。たとえば，文字や数字の認知は重篤に障害され，話し言葉の理解や絵画の認知は比較的保たれている例がある。さらに長期記憶は，エピソード記憶 *episodic memory* ＝事実の記憶と意味記憶 *semantic memory* ＝知識依存課題記憶に区別できる（Schachter and Tulving, 1982；Wood et al., 1982）（本書 p.275 も参照）。エピソード記憶は個人の経験に関する記憶であり，したがって時間空間を規定できるものである。意味記憶は，知識として学んだものであり時間空間には関係しない。アルファベットや歴史の知識などがその例である。この二分法の意義は，外傷や脳炎後の逆向健忘患者（健忘が数週から数年に及ぶ）が言語の使用や実用的知識は全く不都合がないという事実から明らかである（本書 p.125,150 参照）。

手続き記憶 *Procedural Memory*　進行中の出来事

を全く覚えられず，自分の生活史もほとんど思い出せない患者でも，歩いたり，話したり，服を着たり，食事したりといった能力，すなわちよく身についた習慣は保たれている。こうした患者の観察から，手続き記憶という第2の記憶システムがあることがわかる。ただし，通常は手続き記憶としての知識は意識にのぼらないものである（Schachter, 1989）。Mishkin と Petri（1984）は手続き記憶を「習慣システム」であるとした。手続き記憶というシステムが存在するのがもっとも明白になるのは健忘症候群の患者においてであるが，健常人でも，非日常的な技術，たとえば鏡像文字の読みや（Kolers, 1976 ; Regard and Landis, 1988b）位置を変化させた札の順番（Willingham et al., 1989）の学習などによって示すことができる。独立した記憶システムがこれらの活動を支え，新しい適応性も生み出すという可能性は，今まで見過ごされてきたもので，従来の記憶に対する考えにおいて認識のずれがいかに大きいかを明らかにした。手続き記憶の誕生によって，単なる理論的興味の対象というだけではなく，記憶障害患者に対するユニークなリハビリテーションが大いに期待されることになった（Ewert et al., 1989 ; Glisky et al., 1986 ; B.A.Wilson, 1986）。

手続き記憶は3つに分類される。技能記憶 *skill memory* は運動と認知による技能学習で，知覚的に方法（how to）を学習することである。また，プライミング *priming* は一種の手がかり再生で，主観的には意識されることなく，先行する刺激が反応を促進するというものである。そして3番目は古典的条件付け *classical conditioning* である（Mayes, 1988 ; Squire, 1987）。これら3つの異なる特徴を持つ手続き記憶には，共通している2つの要素がある。第1は，手続き記憶はほとんどの健忘症候群患者において保たれているということである（Butters, Salmon, Granholm, and Heindel, 1987b ; Ewert et al., 1989 ; Martone, Butters, Payne et al., 1984 ; Parkin, 1982）。第2は，意識せずに，あるいは意識的な努力なしに，獲得され使用されることである（Graf et al., 1984 ; Nissen and Bullemer, 1987）。

手続き記憶は，潜在記憶という，より広い下位カテゴリーに分類することもできる。潜在記憶は，Schachter, McAndrews, Moscovitch（1988）が「所有しているという主観的な現象の自覚なしに実行する場合の知識」と定義している。ただし同じ潜在記憶という用語で表されるからといって，すべての潜在記憶や学習活動が同じシステム内にあるというわけではない（Heindel, Salmon et al., 1989 ; Schachter, 1987 ; Schachter, Kaszniak and Kihlstorm, 1989）。Schachter（1990）は複数の潜在記憶システムを仮定し，各々はそれぞれ別々の知覚表出を引き出すとしている。潜在記憶はエピソード記憶や意味記憶となる場合もあるが，働きはそれぞれ異なる。また，「手続き記憶」と「潜在記憶」は同じ現象のことであるとする立場もある（たとえば Hartman et al., 1989 ; Shimamura, Salmon et al., 1987）。顕在記憶は，基本的には，自覚を必要とし「意識的・意図的な記憶」過程と関連しているという点で，潜在記憶の逆である（Demitrack et al., 1992）。

忘却　近時に獲得した情報や過去に貯蔵された情報へのアクセスの喪失あるいは減退は，健常者の「忘却」としてよく起こることである。正常の忘却率は，素材の個人的重要度による心理的変数や，認知のスタイルによって異なるものであり，年齢やおそらく発達過程の違いによっても左右される。記憶における多数のチャンクへのアクセス不能または記録不能といった状態は健忘のみに起こり，このような意味で，正常の忘却は健忘状態とは異なる。

しかしながら正常の忘却の過程はいまだ不明である。従来の仮説の中には，何も記憶からは失われず，問題は検索過程の誤りや抑制にあるとするフロイト流の考えや，「忘れた」もののうち少なくともある部分は，不使用によるものや，より近時の干渉，あるいはより印象深い情報の学習や体験による干渉を受けたためであるとする考えもある（Mayes, 1988 ; Squire, 1987）。おそらく正常ではこれらの両方が生じているのであろう。つまり望まないか必要としない記憶の抑圧または抑制が，実際に他の記憶との器質的な分解を伴って忘却を生ずるのであろう。忘却の速度は脳障害患者では速くなることを示唆する実験結果もある（Dannenbaum et al., 1988）。

3）思考

思考の定義は，2ビット以上の情報に関係するすべての心的活動としてよいであろう。この場合の関係とは，明示的なもの（たとえば算数の計算をする）と暗示的なもの（たとえば，AはBと比べて悪いという判断）の両方を含んでいる。たくさんの複雑な認知機能が，思考という言葉に包括されている。たとえば，計算，推論と判断，概念形成，抽象化と一般化，順序づけ，組織化，計画などである。

心的に操作される情報の本質（たとえば，数字，図形概念，言語など）と操作の仕方（たとえば，比較する，混ぜ合わせる，抽象化する，順序をつけるなど）が，思考の中のカテゴリーを決定する。すなわち，「言語的推論」とは，言葉によって行う操作のことである。通常これには順序をつけたり比較したりすることが含まれる。時には分析や合成も含まれる。「計算」に含まれるのは，数字を用いた順序づけや合成という操作である。また，「距離の判断」には空間的な抽象化や比較が含まれる。

心的過程は「高次」のものと「低次」のものに分けられる。この2つの概念は古代の哲学からきている。ギリシアやローマの哲学者は，脳の機能や精神的活動は階層的な構造をとっていると考え，「高次」機能はより複雑で，「低次」機能はより単純なものであるとした。この考え方でいくと，思考は最高次の機能になる。ある概念が抽象的か具体的かということも，その概念が高次か低次かということを決める要因である。たとえば，「生体」という抽象的な概念は，「私の飼っている猫」という具体的な概念よりも高次であるとされる。また，「小項目を大項目の下にファイルする」という抽象的な指示は，「モミの木」は「針葉樹」の項にファイルし，「針葉樹」は「樹木」の項にファイルするという具体的な指示より高次であるとされる。高次の認知機能のことが伝統的に「知能」と呼ばれていることは興味深いことであることも指摘しておきたい。

抽象化，推論，判断，分析，合成といった高次の認知機能は，び漫性の脳損傷の際に比較的障害されやすい。個々の脳機能，たとえば受容・表出・記憶のような機能が基本的に保たれていても，高次認知機能の障害は起こることがある（Goodglass and Kaplan, 1979）。また，脳の階層構造のより低次の段階に関わる領域の損傷でも，高次認知機能は障害されることがある。したがって，高次認知機能は，低次の機能に比較してより「脆弱」な傾向があるといえる。逆に，受容・表出・記憶のような個々の機能が障害されても，高次認知機能は比較的保たれることもある（Blakemore et al., 1972；Teuber et al., 1951；Wepman, 1976）。

他の認知機能とは異なり，思考は特定の神経解剖学的システムとは結びついていない。ただし，フィードバックや調節や統合などのメカニズムが障害されれば，思考への影響は他の認知機能への影響に比べて重大になる（Luria, 1966）。「言葉通りの厳密な意味では，高次脳機能の解剖学というものは存在しない。思考は脳全体の機能であって，局在論の射程にはない」（Gloning and Hoff, 1969）。

他の認知機能と同じように，高次認知機能の質を維持するには，部分的には感覚と運動機能が，中枢の統合（皮質）のレベルにおいて保たれていることが必要である。たとえば，体性感覚の知覚障害を有する患者では，視空間概念を用いた推論課題の成績は不良になる（Teuber, 1959）。また，視覚系の末梢に障害を有する患者では，視覚的概念を用いた問題解決課題の成績が不良になる（Milner, 1954）。言語機能に障害があると，より明白かつ広範な認知障害をきたしやすい。その理由は，課題の呈示は多くの場合言語的になされるものであることに加え，自己制御や内省は通常，言語によってなされるばかりでなく，非言語的なものであってもその観念化はほとんどが言語的になされるからである（Luria, 1973）。

4）表出機能

表出機能とは，観察しうる行為の総称で，発話，描画，書字，用手操作，ジェスチャー，表情，運動などが含まれる。表出機能以外の機能も，評価は表出を通して行われる。

失行　意図的な表出機能の障害を失行という。典型的な失行は，学習された意図的行為の障害で，ただしその行為に関連する筋肉の運動や知覚運動の協調は，意図的でなければ十分に保たれており（たとえば，意図的には発話できないのに，単語や句の自動的な発語は可能。あるいは，意図的な手の運動はできないのに，パンくずを払ったり物を手でいじったりすることは可能），自分の意図する行為の目的や要素は理解しているというものである。失行が生ずるのは，学習された複雑な行為に不可欠な運動の統合や遂行機能が障害された場合である（Hécaen and Albert, 1978 ; Luria, 1966, 1973）。したがって，鉛筆で書いてみるよう求められると，失行の患者は，筋力も運動も十分であるのにかかわらず，指を鉛筆の形に合わせて動かして持つことができない。また，指示を十分理解しているのに，その指示に応じて手を動かすことさえできないこともある（Geschwind, 1975 ; Heilman, 1979 : M.Williams, 1970a）。「運動のプランは正しく見えるのに，結果としての運動は正しくない時，それが失行である」（Bogen, 1979）。

知覚障害と同じように，失行も何らかの感覚障害に関連したひとまとまりのものとして生じる傾向があり，一定の損傷部位に関連している（Benton, 1979 ; Critchley, 1953）。たとえば，指示や模倣により熟練した課題を行う能力の障害と，物品を正しく使用することの障害は，言語中枢やその近傍の損傷によって起こり，通常はコミュニケーションの障害を合併している（Dee et al., 1970 ; Geschwind, 1975 ; Heilman, 1979 ; 本書pp.53, 389 - 390 参照）。

観念失行 *ideational apraxia*，観念運動失行 *ideomotor apraxia, ideokinetic apraxia* という用語の使い方は研究者によりまちまちで，混乱している（たとえば，Bogen, 1979 ; Hécaen and Albert, 1977 ; Heilman, 1979 ; K. W. Walsh, 1978b ; M. Williams, 1970aを比較せよ）。KimuraとArchibald（1974）は，観念失行，観念運動失行などと呼ばれる失行のタイプは，現象に基づく分類ではなく，運動を構成する仮説的な一連の機能系列の障害に基づくものである，と述べている。筆者は，このような用語上の混乱を収拾しようと試みるよりも，むしろこの問題は棚上げにし，すべてを失行という用語で単純にまとめることにする。失行の分類として筆者が推奨するのは，Deeら（1970）の提唱したように，記述を前面に出し（たとえば，「象徴的行為の失行」「物品使用の失行」など），理論的な用語法は避けることである。

構成障害　構成障害は，失行の中に分類されることが多いが，厳密な意味では失行ではない。正確には，「物を組み合わる，作る，描くなどの行為に現れる，空間的な配置能力の障害で，単一の運動の失行に帰すことのできないもの」（Benton, 1969a）とするべきであろう。構成障害は右半球の損傷の際に生じやすく，空間知覚の障害を伴うこともある。Benton（1969a）は構成障害には二次元（平面）のレベルと三次元（立体）のレベルの２種類があり，この２つは同時に生じることが多いが，別々に生じることもあるとしている。

失語症　象徴機能の障害としての失語症（“*aphasia*”と“*dysphasia*”前者はno speech，後者はimpaired speechを意味している）は，かつては失行の一種と考えられていた。というのは，失語症で表面に現れる症状は，話すことの障害，すなわち言語という記号産生の障害であるためである（F.L. Darley, 1967）。失語症の古典分類では，記号の失認（視覚・聴覚）を受容性失語とし，言語の失行を表出性失語としていた。その後失語症の系統的な観察と，治療法の拡がりや深まりに伴い，この単純な二分法は消滅した。今日では失語症は少なくとも５種類（Wepman, 1976），普通はもっと多くのタイプに分類されている（Benson, 1979 ; Goodglass and Kaplan, 1972 ; Hécaen, 1979 ; Kertesz and McCabe, 1977 ; Marin and Gordon, 1979）。さらに下位分類をするという立場もある（たとえばHécaen and Albert, 1978 ; Luria, 1973）（表２-２参照）。

限局性の脳損傷に伴う失語症のパターンを分析することにより，正常の発話に必要な過程が明確になり，神経解剖学的な基盤との関係も示されている（Caramazza and Berndt, 1978）。言語症状のタイプと解剖学的損傷部位とのおおまかな対応パターンがあることが示されることで，失語症のタイプ分類の意義も裏づけられることになった（Benson, 1977 ; Blumstein, 1981）。しかし，失語症状が患者によって大きく異なることも確かなので，失語症のタイプを明確に診断できる患者は実

表2-2　失語症の命名法

文献	表出障害（非流暢性）理解は比較的保たれる	記憶／回収の障害 理解は比較的保たれる	系列の企図と復唱の障害 少々錯語はあるが，理解は保たれる	理解障害 流暢だが錯語の多い「ジャルゴン」発語	全体的障害 あらゆるモダリティにおける表出と理解の障害
Benson, 1979; Goodglass and Kaplan, 1972	ブローカ	失名辞	伝導	ウェルニッケ，流暢性	全
Hécaen and Albert, 1978	運動	健忘	伝導	感覚	
Kertesz and McCabe, 1977	ブローカ（運動性）	失名辞	伝導（中枢性）	ウェルニッケ（感覚性）	全
Luria, 1966, 1970	遠心性運動	意味性	遠心性運動	感覚性または聴覚性	
Wepman, 1976: Wepman and Jones, 1967	統辞	意味性	意識	ジャルゴン，実用性	全

際には少ないものである。したがって，当然ながら失語症の症状群（ある一定の複数の症状。かなりの頻度で合併するため，背後に単一の疾病か共通の損傷部位があることが示唆される。Geschwind and Strub, 1975）の概念は混乱している。混乱の理由は，ひとつは失語症を生じさせる障害についての見解の相違であり，もうひとつは症状群としてまとめられたものに対する命名法の相違である（Benson, 1979）。

他の認知機能障害と同じように，言語の障害も互いに関連した障害がまとまって現れる。「言語過程に必須の機能のどれが障害されても，通常は複数の言語モダリティに障害が現れる。逆に，どのモダリティの障害も，複数の機能の障害が背後にある」（Schuell, 1955, p.308）。したがって，失書と失読は単独ではほとんど現れず，大部分の場合両者が合併し，他の言語の障害も伴っている。また，失書も失読も読み書きの機能が完全に失われることはあまりない（M.L. Albert, 1979 ; Marcie and Hécaen, 1979 ; Piercy, 1964）。当然ながら，発話，書字といった能動的な機能のほうが，読みや言語理解などよりも障害される頻度も程度も高い（A. Smith, 1971）。なお，言語の障害は，限局性の脳損傷だけでなく，代謝性や中毒性の障害による意識の変化の際にも現れることがある（Chédru and Geschwind, 1972）。

5）精神機能の基礎となる要素

認知機能に密接に関係しているが，独立した認知機能とは言い難いものに，注意，意識レベル，精神活動の速さの3つがある。この3つは，精神活動過程全体の効率に関係するものである。

1．注意　注意には，狭義の注意，集中力，概念的トラッキングが含まれる。注意の障害は，知覚系のどこかが損傷された時に生じる（Worden, 1966）。注意とは，選択的な知覚の容量であるということもできる（J. Allison et al., 1968 ; Mirsky, 1978）。集中力とは，（通常は意識的な）努力により高まった注意状態のことで，無関係な刺激は選択的に意識から締め出される。これを抑制という（W.R. Russell, 1975）。トラッキングとは，注意深く刺激を追い続けることで，たとえば視覚的トラッキングや，一定の思考の流れに集中し続けること（概念的トラッキング）などがある。複雑な概念的トラッキングでは，複数の概念や刺激パターンに，同時的かつ継続的に集中して，注意を他にそらさないことが要求される。概念的トラッキングが必要になるのは，複利の計算，複雑な物語の理解，ロードマップからの距離の判断など，いわば連合が連鎖していく問題を解く場合である（R.W. Gardner et al., 1960）。注意と集中力の障害の結果として生じるのは，注意のスパンの短縮，転導性の亢進，混乱しやすさ，まとまりのない行動などである（Schulman et al., 1965）。

神経心理学においては，注意の概念にはPosnerとBoies（1971）が定義した以下の3つの要素が含まれる。

（1）ある特定の警告的な外的変化による反応喚起の準備状態（Posnerはこれを*alertness*と呼んでいるが，alertnessの一般的意味とは異なる概念といえる）。

（2）選択性。これは注意の焦点を絞ることに関係する。

（3）限局性の処理能力。

以上の要素に影響する脳損傷が起こると，反応時間の延長，有害な刺激の遮断の困難や無関心，意識野の狭窄などが生じる。一般的には，注意の障害は上記の3要素すべてに影響するが，どれかひとつへの影響が目立つものである。

注意と集中力の障害は，脳損傷の際に認められるもっとも一般的な症状である（Lezak, 1978b；Reitan and Kløve, 1959）。注意と集中力の障害が脳損傷の唯一の症状であることも稀ではない（Gronwall and Sampson, 1974）。そういうケースでは，すべての認知機能が正常で，患者は平均以上の成績をあげることができるが，全体としての高次機能の生産性は，不注意，集中困難，易疲労性などのため低下している。

2．意識　意識の概念についての普遍的に受け入れられている定義は存在しない（Frederiks, 1969b；Natsoulas, 1978）。神経心理学的検査の目的からは，「自分とまわりのことがわかっている」というPlumの定義（1972）が適切といえる。意識レベルとは，完全な覚醒（full alertness）・眠気・傾眠・昏迷・昏睡までの段階を指す（M.L. Albert et al., 1976；Strub and Black, 1977）。ごくわずかに覚醒度が落ちているだけでも精神機能の効率に影響があり，疲労・不注意・緩慢などが認められるようになる。意識障害は，機能的障害の際にも生じるが，通常は脳の病的状態が背景にある（Lishman, 1978）。

3．精神活動の速さ　狭義の精神的活動の速さと，運動的反応の速さの両方を指す。緩慢になるのは脳損傷の一般的特徴である（Hicks and Birren, 1970）。運動的反応の緩慢さは，動作を観察すれば明らかであり，協調運動障害を伴うこともある。精神活動の緩慢さがもっともはっきりと認められるのは，運動障害がないのに反応時間や課題遂行の所要時間が延長するという現象である。

広義の認知機能

性格，情動の状態，自己制御は，広義の認知機能として，個人の全般的能力に大きく影響する。これらも，狭義の認知機能と同様に，脳損傷によって変化することがある。

性格と情動

脳損傷後には，何らかの性格変化や情動変化をきたすのが普通である。その変化の中には，特定の解剖学的部位に対応した比較的特徴的なパターンとして現れるものもある（Botez, 1974；Diller, 1968；Gainotti, 1972；Lishman, 1978）。脳損傷が人格に及ぼす直接的影響の中でもっともよくみられるのは，感情の鈍化，脱抑制，情動反応の低下や軽度の多幸症に伴った不安の減少，社会的意識の低下などである。不安亢進，抑うつ気分，対人関係における過敏性などが生じることもある（Blumer and Benson, 1975；Folstein et al., 1977；K. Goldstein, 1939；Goodwin et al., 1979）。

脳損傷後，もしくは脳疾患に随伴して，著明な性格変化をきたすことは多いが，これは病気の直接の帰結というよりは，喪失体験，慢性的欲求不満，生活様式の急変などに対する反応であると考えられる。その結果，ひとつの情動面の特徴としては，抑うつが脳損傷患者一般にもっともよくみられるものとなっている。次によくみられるのは不安で，これもかなり頻度が高い（Lezak, 1978b）。その他には，易怒性，不穏，フラストレーションの閾値の低下，無気力などが挙げられる（Kostlan and Van Couvering, 1972；Oddy et al., 1978a；Ota, 1969）。

ひとりひとりの脳損傷患者において，性格変化が脳損傷の直接的結果であるか，逆に障害や喪失に対する二次的反応であるかをはっきり判定できることはほとんどない。脳損傷患者の性格変化，情動障害，行動的問題などは，多くの場合，神経学的障害，現段階での社会的要請，病前に確立された行動パターン，さらにはこれらすべてに対する反応などの，非常に複雑な相互作用がもたらすものである。

脳損傷患者では，急激で過度な感情の動揺が特徴となる場合がある。これは情動不安定と呼ばれる状態で，3種類に分けられる。

（1）第一群の患者は，抑制の減弱やフラストレーションの閾値の低下によって情動が不安定になっている。これがもっとも顕著にみられるのは，急性期，疲労時ないしはストレス下である。患者の情動表現や感情は適切であり，感受性や情動反応の能力は保たれている。しかし，特にストレス下や疲労状態での情動反応は，病前より強まり，持続しやすい（Fowler and Fordyce, 1974）。

（2）第二群の患者は，情動的感受性や，情動的に高揚した行動を調節する能力が失われている。患者はどんな外的刺激に対しても，過剰な情動反応を示す傾向がある。このような情動反応を引き出すには，面接時に，話題を楽しいものから不快なものへ急に変えて，また戻してみるとよい。患者は話題が変わるたびに，喜びに満ちたり，沈んだりするのである。また，ひとりでいる時には情動を喪失しているように見えるのが普通である。

（3）第三群の患者は感情は概して適切であるが，ちょっとした刺激を契機として，短時間，強い感情 ── 通常は涙を流して泣く，時には笑う ── を示す。これは，仮性球麻痺（Horenstein, 1970；Lieberman and Benson, 1977）であり，前頭葉皮質，および下位脳組織に至る連絡路を含む病巣により生じる（本書 p.59-61 前頭葉機能を参照のこと）。この状態の患者の感情は，外見とは一致しないことがよくあり，患者自身もそれを自覚しているのが普通である。患者は嬉しくても，興奮しても，あらゆる情動的な刺激を契機として泣く傾向があるので，家族や訪問者にはいつも泣いていると思われ，しばしば抑うつ状態であると誤解される。患者も困惑して同じように誤解し，本当に抑うつ状態になってしまうこともある。このような患者を正しく診断するには，涙もしくは高笑いの頻度，強度，不適切性や，情動反応が収まる速さや，外見の様子と患者が語った感情との解離に目を向けることが必要である（B.W.Black, 1982）。

脳損傷者の情動変化は，本人にとって好ましくないことが多いが，少数例では，脳損傷によって人生がより快適になるようである。これは，元来情動的な圧迫感や不安があり，責任感の強い人々に，もっとも顕著に現れる可能性がある。彼らは，脳損傷の結果として，のんきで気楽になるが，その代わりに家族が苦しむ。以下に示すのは，この種の性格変化をきたした症例である。

若いベトナムの退役兵士。地雷爆破で右前頭葉を失った。母親と妻によれば，彼は軍隊に入る前は，活発で実直であり，製材所員として勤勉に働いていた。脳損傷後，発話機能と大部分の思考能力は保たれていた。しかし不安や心配が全くなくなり，非常にのんきで放縦になった。一般的な欲求や，他者に対する感受性は欠如していた。赤ん坊が発熱したり，家賃を支払う時などは，妻が一人で心配するだけだった。妻は，収入をやりくりし，家族と家庭に対する責務を果たし，あらゆる計画をしなければならないだけでなく，夫が定刻に仕事に行くように，また給料が出る金曜の夜には，飲んでしまったり，ばかげた買物に使わないように，気をつけていなければならなかった。数年間，妻は全く無頓着な夫をかかえ，その負担に耐えていけるか否かというぎりぎりの線をたどっていたが，結局，彼が完全に仕事をやめ，毎月家計を圧迫するほどの飲酒をするようになると，別れてしまった。

性欲の変化は，めったに検討の対象とはならないが，これも脳損傷に比較的よくみられる重要な性格変化のひとつである（Boller and Frank, 1981；M.W.Buck, 1968）。週に2～3回の快適な性生活をもっていた既婚男性ないし女性が，1日に2～3回性行為を要求し始め，配偶者を当惑させる。より頻度が高いのは，患者が性的興味を失い，配偶者に，満たされない，愛されないという感情を抱かせることである（Lezak, 1978a）。時に脳損傷の男性は，勃起不能あるいは勃起維持困難になることがある。あるいは，彼らには神経組織損傷によって射精障害があり，これらが彼らの情動障害や夫婦の危機を増してゆく（Bray et al., 1981）。脳損傷によって粗野で不作法で幼児的になった患者は，もはや好ましいベッドパートナーではなくなり，配偶者に拒否されて，当惑し動転してしまう。性的問題のなかには次第に減少するものもあるが，多くの患者にとっては，性的問題による欲求不満など，全体的な再適応を迫られる障害になっている。

遂行機能

遂行機能は，自主的で目的のある行動を行う能力である。この機能は，多くの点で狭義の認知機能と異なっている。遂行機能に関する問いは，いかに（how）物事を行うか，あるいは物事を行うか否か（whether）である（たとえば，彼はそれをするか，そして，もしするならどのようにするか）。一方，認知機能に関する問いは，一般に何を（what）あるいはどの程度（how much）という言葉で表される（たとえば，彼はどの程度知っているのか，彼は何ができるのか）。遂行機能が保たれている場合には，かなりの認知障害があっても，自主性を持ち，生活は自立し，生産的な活動を続けられる。しかし，遂行機能が障害されている場合には，認知能力が十分に保たれていても，あるいは技能，知識，能力の検査で高得点を出しても，もはや十分な自己管理を行ったり，独力で有益な仕事をしたり，正常な社会的関係を維持することができなくなる。また，認知障害は通常，特定の機能もしくはその関連領域に関係して現れるが，遂行機能の障害の現れ方は全般的で，行動のあらゆる面に影響を及ぼす傾向がある。

たとえば，正面衝突して一命をとりとめたある若い女性。彼女は家事，求職，縫物（以前はよくやっていた），読書（文章の理解は保たれている）についても，飲食，余暇活動や社会活動に関しても意欲がなく，行動を開始することができなかった。しかし，言語能力はかなり保たれているので，認知障害は比較的限られていると言える。ただし新しいことを学習する能力や構成能力は重度に障害されていた。

遂行機能の障害によって生じる問題の多くは，誰の目にも明白であり，また，経験を積んだ臨床家にとっては，脳損傷を証明するものとなりうる。その中には，情動不安定や鈍麻，被刺激性・興奮性の亢進傾向，衝動性，注意散漫，頑固，注意や進行中の行動を転換することの困難などのように自己制御ないし自己管理能力の障害を示すものがある。また，身だしなみや清潔性の低下も特徴的と言える。

しかし，遂行機能におけるその他の面での障害は，表面的にはあまり明らかでなく，見過ごされたり，神経心理学的問題として認識されないことが多い。特に，精神病や神経症の患者を入院・外来という医療の場面でしかみていない検査者にとっては気づきにくいものである。そうした障害の中で，心理社会的見地からもっとも深刻な問題となるのは，活動を開始する能力の障害，動機づけの低下ないしは欠如，および目標指向行動を構成する一連の活動を，計画し実行する際の障害かもしれない（Hécaen and Albert, 1975；Lezak, 1981, in press；Luria, 1966；K.W.Walsh, 1978a）。受容・表出機能にはさして障害がなく，この種のコントロール障害が基底に存在する患者は，誤診されることが多い。すなわち，仮病を使っている，怠惰もしくは性格が悪くなっている，精神病にかかっている，あるいは ― もしこの種の障害が，補償の対象となる脳損傷後に現われたとすれば ― 「賠償神経症」（患者の法的要求が解決されればこの神経症も消失すると考える人もいる）を呈している，などと判断されてしまいがちなのである。

以下に示す例は，遂行機能の障害がいかに正常な活動を損なうかを如実に示すものである。症例は，外科医で，顔面の手術中に心停止が起こり，低酸素状態に陥ったエピソードがあった。認知機能の大部分は特に問題ないが，物事を開始する，自己修正する，自己調節するといった行動は著しく低下していた。また，新しい事柄の学習にある種の困難を示した。彼は日付がわからなくなったり，週ごとに進展するスポーツの試合についていくことができないだけでなく，記憶を実際的な目的のために使えなかった。

このエピソードの1年後に施行した標準「知能」検査の得点は，平均の上（75パーセンタイル）から最優秀（99パーセンタイル）の範囲であった。ただし，制限時間を設けた符号問題では，誤りはなかったものの，速さの点で劣り，平均得点範囲であった。他の視覚トラッキング課題は制限時間内に遂行した。また，語想起や視覚弁別能力も良好であった。これらはすべての彼の高学歴および専門職の経歴に一致するものであった。これら検査の高得点「明らかな器質的疾患の徴候がない」ことを示す，という心理学者の結論や，「外傷抑うつ神経症」という精神医学的診断に基づいて，保険会社は身体障害補償の要求（彼の保護者である兄が主張した）を退けた。兄の希望で6年後に再テストを行ったが，得点パターンは同じであった。

検査の成績はきわめて良好であったが，これは実際の適応能力とは相反していた。エピソードの7年後（45歳），かつては開業医として成功していた彼は，トラックの配送運転手として兄のもとで働いていた。年齢よりは若く見え，身繕いは良かった。彼の説明によれば，衣服はすべて姪が買い，神経心理学的検査を受けに行くような大事な場合には，着る物を選んでくれる，とのことであった。しかし，姪が自分の衣類をどこで買い，値段がいくらで，それを買うためのお金がどこから出ているのかは知らず，また，知らないことをおかしいとも思っていないようだった。マナーは良く，質問に対しては快く応答したが，自発的には何もしようとせず，1時間半の面接中，自分から質問することはなかった。また，事実そのままをユーモアも交えずに話し，その様子はどんな課題でも変わらなかった。

患者の所有していた医院について尋ねると，売られたと答えたが，誰がいくらで売り，そのお金を誰が持っているのかは知らなかった。かつては独立心に満ちた楽しい日々を過ごし，短期間だが結婚したこともある男性が，兄の家で生活することに，何の疑問も不満も持たないのであった。部屋代や食費がいくらなのか，あるいは自分の生活費がどこから出ているのか考えてもいなかったし，またそれに対して不思議にも思わず興味も示さなかった。彼は兄の指示で配達をするのが好きだ，と言った。なぜなら，「人と話ができる」からだという。彼はかつて手術が好きだった。そして，再びやってみたいが今は遅すぎてできないと思う，と語った。どんな計画があるかと問うと，「何もない」と答えた。自分の状況に疑問を感じないだけでなく，変化の兆しも見えないようだった。

義姉の報告では，彼に入浴させ，下着を毎朝取替えさせるために，数年間厳しく決まりを定めたとのことである。上着はいまだに，言われたときしか着替えない。空腹になれば，無計画に食べるか，または単に家族に合わせて食べる。一日一人で家にいると，コーヒーは自分でいれるが，何も食べないこともある。7年間，食べ物を買ってくることも求めることもなかったが，食事は楽しんでいる。スキー場に連れていくと，自由な時間のほとんどは，テレビを見ながらバーで過ごす。狩りや釣りをする計画は立てないが，連れて行かれれば楽しんだ。

患者の兄は自分で事業を営んでいるので，患者を雇っていることができている。兄の説明では，患者には，自分の判断を必要としない，決まりきった仕事のみをひとつずつ与えているとのことであった。患者はひとつの仕事が終わると，次の仕事をもらうために兄の事務所に行くのである。彼は，兄が自分の保護者であることを知っているが，自分の法的な立場について質問したり，不満を言ったりしたことはない。

兄が身体障害保険を再申請した時，保険会社は，検査の得点が高いので専門職に戻る能力はあると判断して，再度要求を退けた。保険査定人は，患者の生活様式が適当でなく，経験を積んだ有能な外科医が７年間兄の家で法的扶養家族に甘んじているという，考え難い状況に気づいた時初めて，この外科医の障害を評価することができたのである。

3章　脳の解剖と高次機能

この章では高次機能と関係の深い中枢神経系の解剖学的構造について，ごく簡潔に（したがってどうしても表面的にとどまる）記述を行う。その後に，解剖と機能との相互関係について触れる。両者の相互関係についての知識は，神経心理学的検査結果から損傷部位を同定するうえに有用なものとなる。

神経解剖と高次機能との関連についての詳細は，Brodal(1981)やKandel, SchwartzとJessell(1991)などの標準的な文献が参考になる。A.R.DamasioとTranel（1991），McGloneとYoung（1986），Tranel（1992）なども優れた展望を紹介している。Kevin Walsh (1987)の教科書“Neuropsychology”は，神経心理学の解剖学的な基礎，神経学の基礎的原理，また，脳と高次機能の関係についての一般的なよい概説書である。KolbとWishawの“Fundamentals of Human Neuropsychology”(1990)もこの分野についての優れた入門書である。Kertesz（1983）やStrubとBlack（1988）は脳と高次機能の関係について，神経心理学的な視点から，より簡略な概説をしている。

生理学的ないし生化学的事象が人間の高次機能に果たす役割は，神経心理学的現象にとって別の重要な側面となっているが，この領域の研究の大半は本書の範囲を越えている。生化学や神経生理学と行動表現との関わりについて興味のある読者は，Carlson（1986），S.Green（1987），Shepherd（1988, 1990），Stahlら（1987），とStrange（1992）を参照するとよい。

脳の病理と心理学的機能

脳と高次機能の関係は非常に複雑で，時に不可解ではあるが，一般的に認められていることも多い。この基本的な関係についてのわれわれの理解はいまだに非常に限られてはいる。しかし，脳と高次機能の関係のアウトラインや，その詳細のかなりの部分は十分に解明されてきており，臨床的にも有用である。

特定の高次機能の基盤となる脳の働きは，ひとつないしいくつかの神経解剖的構造や神経回路に限られるものではない。近年，電気刺激を用いた実験によって，特定の脳領域について（Ojemann, 1978；Ojemann and Mateer, 1979)，脳細胞の集合について(Mountcastle, 1978；Pollen, 1975；Hubel and Wiesel, 1979)，そしてさらに単一の神経細胞に至るまで（Ellenberger, 1978；Kaufmann, 1979；Hubel,1979），その機能の固有性が厳密に限定されて示されるようになった。これらのことをきっかけにして，高次機能を構成する「機能的ブロック」の概念が生まれた。しかし，この機能的ブロックだけでは，人間の活動は理解できない。統合的な高次機能には脳全体が関わるからである。ハエをたたくとか，この教科書を読むといった複雑な行為は，神経ネットワーク内の数多くの，しばしば遠隔部位までを含んだ無数の神経相互連絡の所産であり，その神経解剖学的関係は，脳のいかなる局所領域にも限定されることはない（Luria, 1966；Moscovitch, 1979；Sherrington, 1955)。

とはいえ，純音知覚や指の運動といった個別の心理学的活動は，どの人間の脳でもほぼ同一の領域を含む病変（局所の異常な組織変化）によって障害される。また，脳の病変による複雑な高次機能の障害は，解剖学的にだいたい決まった形で生じるため，たとえば，言語理解の障害，最近の出来事の想起障害，図形模写の障害などの出現は病変部位がわかればある程度は予測できる（Blakemore et al., 1972；Geschwind, 1979；Laurence and Stein, 1978；Luria, 1970a；Piercy, 1964）。損傷された神経解剖学的構造と高次機能との関連についての知識によって，神経心理学者や神経学者は高次機能障害のパターンに基づいて，病変の部位を的確に推測することができるのである（McFie, 1961；V. Meyer, 1961；A. Smith, 1975）。

機能障害を局在化することは，脳の局在部位と特定の行動との「プッシュボタン」的関係を意味するものではない（Critchley, 1969；Poeck, 1969）。ひとつの複雑な行為が脳の多くの異なる部位の病変によって，変化したり，失われたりすることもある（Luria, 1966, 1973b；Ojemann and Whitaker, 1978；Whitaker and Ojemann, 1977）。これはさまざまな病変がこの高次機能に関与する脳の領域間をつなぐ神経路を遮断するからである（Geschwind, 1965；Poeck, 1969）。E.Miller（1972）は次のように述べて，喚起を促している。

> たとえば人間の左側頭葉除去に伴って言語的学習障害が生じるように，もし，脳の特定部位を除去して，ある高次機能障害が生じたとすると，どうしてもその除去された部位が失われた機能の責任病巣に違いないと考える傾向がある。････しかし，この結論は次の例と同様，必ずしも事実に即しているとは限らない。つまり，自動車から燃料タンクを取り出せば，自動車が前に進まなくても驚くにはあたらない。しかしだからといって燃量タンクの機能が車を前進させることにあると結論するのは何とも奇妙なことである（pp.19-20）。

細胞学的基盤

神経系は生体における連絡の役割を担っている。すなわち神経系は，生体内部の，あるいは生体が外界と取り交わす情報の受容，変換，記憶，伝達に関わっている。神経系は，みずからその働きや，体内での関係，外界からの刺激を伝達する能力を調整している点でダイナミックなシステムである。近年の研究によると，脳における神経細胞の数は1,000億を下らないとされる（Stevens,1979）。神経末端受容器は，十分に栄養され適当な刺激を受けると，豊富に増殖し，それにより人間の神経系においては，天文学的な数にのぼる神経細胞間の接合，すなわちシナプスが形成される。この莫大な数にのぼる相互連絡部位により，神経は構造的に多様で柔軟な人間の行動を生み出していけるのである。さらに，脳の回路における空間的時間的興奮パターンの変化により，神経の持つダイナミックな能力はさらに増大する。

成長した中枢神経系の細胞は身体の他の細胞と異なり，分裂したり，増殖したりすることはなく，決して細胞そのものが補充されることはない。ある神経細胞がいったん死んでしまうと，結合組織がその場を埋めるか，あるいは，隣接する神経細胞が空いた場に接近してくる。新しい神経細胞が古い神経細胞に置き換わることはない。ある神経細胞が，損傷を受けたり病的な状態になると，その神経細胞の機能は停止してしまい，関与する回路も遮断されてしまう。時によっては，損傷を受けた細胞が機能を回復したり，他の神経細胞による別のパターンが機能を引き継ぐことで回路が再開することもある。しかし，回路がある程度以上の神経細胞を失うと，破壊された回路が再び活性化されたり，新たに置き換わられたりはしない。すなわち，高次機能の変化は対応する損傷の部位や大きさを示していることになる。

脳の構造

脳は微細な構造が複雑に組み合わさった複合体であり，その大部分は，神経細胞とそこからのびた連絡器官である線維（軸索と樹状突起），さらに支持細胞（グリア）から成っている。また，よく発達した微小血管網により，酸素への依存度がきわめて大きい脳組織への十分な栄養供給が維持されている。

脳は胎生期神経管の前端に発達した複雑な神経構造から成り立っており，神経管の後部（人間においては下部）は脊髄となっている。脳幹や脊髄は脳と他の身体各部をつなぐ通り道の役割を果たしている。

神経管は一連の嚢あるいは室に発達し，その中を脳脊髄液が流れている。もっとも大きな嚢は側脳室であるが，これは両大脳半球の内側に位置し，側頭葉の内縁を前方から後方に走る一対の角型の貯水槽である。第３，第４脳室は神経管の小さな膨らみであり，脳幹の内部にある。脳脊髄液はすべての脳室の内側にある特殊な組織で産生されているが，側脳室が主である。脳脊髄液は衝撃を吸収し，脳の柔らかな神経組織の形を保つ働きをしている。脳脊髄液の潅流障害は成人では正常圧水頭症 *normal pressure hydrocephalus*（*NPH*）として知られている状態を引き起こすが，この状態では，脳室系に貯留してくる脳脊髄液に対応して脳室周囲の脳組織が次第に浸食されてくる（本書p.141 - 142 参照）。脳実質が萎縮した状態では，脳室はその間隙を埋めるため拡大する。したがって，脳室の大きさは脳の状態を知る重要な指標となる。

脳は脳幹にそって３つの主要な解剖学的部分に分かれている。すなわち，後脳，中脳，前脳である（図３-２）。神経管の最下部（最後方）にある脳の中枢は，構造的にもっとも単純である。脳は前方へ発達するにつれて，解剖学的な複雑さと多様性を増す傾向が顕著にみられるが，それは，神経管の前端の非常に緻密な構造でもっとも強い。脳の機能的な結びつきについても同様に，脳幹下部から，上方へ向かうに従い複雑さを増す傾向がある。全体として，より下部の脳の中枢はより単純で原始的な機能を担い，一方，より前方の部分はより高次の機能を担うといえる。

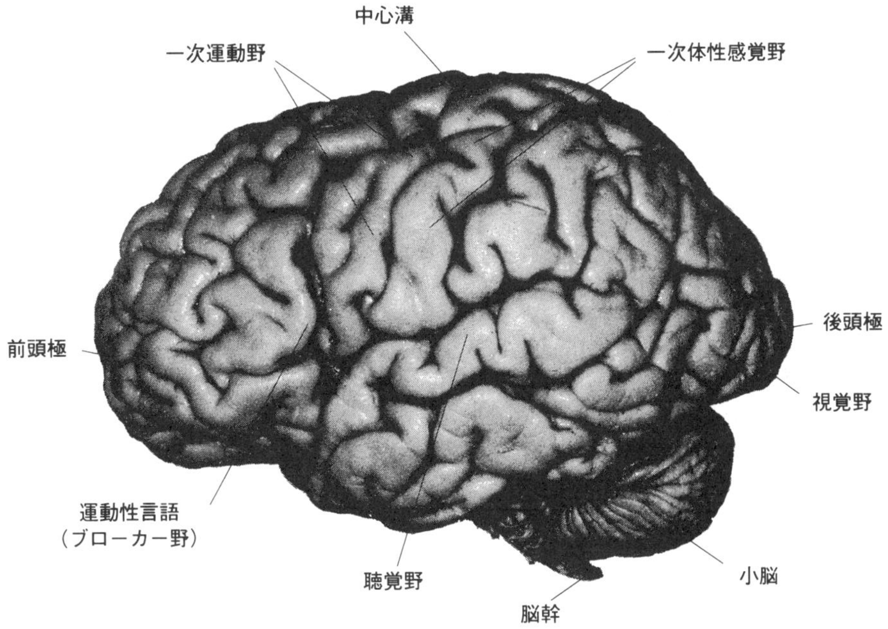

図３-１　大脳，小脳，脳幹（部分）の側面図（DeArmond, Fusco, and Dewey, 1976）

後脳

1）延髄

脳幹の最下部が後脳であり，さらにその最下の部分が延髄，または球部（図 3-2）である。この部位は呼吸，血圧，心拍といった，基礎的な生命維持の中枢の部位であるから，球の重篤な損傷は一般に死に至る。

2）網様体

上部脊髄から球を経て間脳（本書 p. 35-36）に至る網様体は，脳に出入りするすべての大きな神経路に流入・結合する神経細胞や神経線維が，互いにからみあったり連絡したりして構成するネットワークである。網様体は単一の機能的ユニットではなく，多くの神経中枢あるいは神経核（機能的に関連した神経細胞の集団）を内包している。これらの神経中枢は重要かつ複雑な姿勢反射を仲介し，筋肉の活動をなめらかにし，筋緊張を保つ役割を果たしている。

橋の下 1/3 から間脳に至るまでの網様体は，網様体賦活系 *reticular activating system（RAS）* の座でもある。網様体賦活系は，個体の覚醒と注意の機構を制御し，反応のための準備状態を形成する。この機能は意識的な行動の前提となる。というのは，眠っていたり，不注意の状態になっている生体を覚醒させるからである。網様体賦活系を含む脳幹の病変は，眠気，傾眠，昏迷，昏睡といった意識の全般的障害を起こし，生体の反応性全体に影響を与える。

3）橋と小脳

橋と小脳は後脳のなかで上部にある構造で（図 3-1，図 3-2），ともに姿勢や筋運動覚（筋肉の動きの感覚）の情報に関与し，脳幹の先端にある大脳からの運動インパルスを精製し調節する。橋は大脳皮質と小脳とを結ぶ線維の主要な経路となる。小脳は脳幹に隣接している。小脳の損傷は通常，細かな運動の調節，協調運動，姿勢の制御の問題として現れる。また，小脳が感覚処理，知覚弁別，運動学習，情動的な緊張反応などのいくつかの面に関与していることを示す十分な証拠がある（P.J. Watson, 1978）。

中脳

中脳は後脳のすぐ前方にある小領域で網様体賦

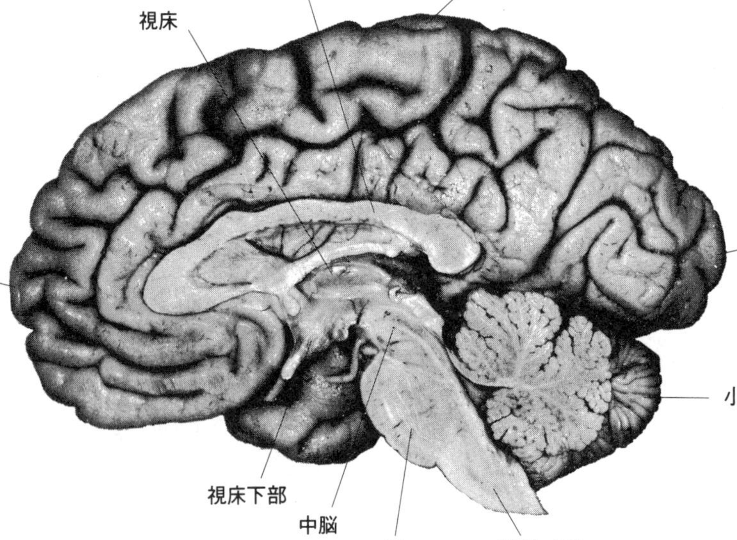

図 3-2　脳の断面図（DeArmond, Fusco, and Dewey, 1976）

活系の大部分を含み，感覚と運動各々に関連した中枢も含んでいる。中脳神経核における感覚の相互連絡は視覚系および聴覚系の反射と自動的反応の統合に役立っており，運動核は筋の動きの円滑な統合と，自動的姿勢のパターン化の過程で役割を果たしている。中脳の病変は，ある種の振戦や固縮，局所的な筋群の不随意な動きなど，特殊な運動障害をきたす。

前脳

脳の最前部は2つの部分を持つ。間脳は相互連絡と中継の中枢を含む一連の構造から成り，脳幹の前部あるいは最前方部に拡がっている。これらの構造は，終脳の両半球の間に，ほぼ完全に埋めこまれている（図3-2，図3-3）。

1）間脳

神経心理学的な視点からすると，間脳の中でもっとも重要な構造は視床と視床下部である。視床は小さな対の構造で，神経管の前端で第3脳室が作るふくらみの左右側にそっている。左右の視床はそれぞれ，形状・位置ともに相対応した11個の核を持っている。これらの核によって形成されている解剖学的な連絡や，その機能的役割についてはかなりのことが解明されてはいるが，まだ不明な点も数多く残されており，推測の域を出ない。研究結果を解釈する際には慎重さが要求される（J.W.Brown, 1975a）。

視床は感覚系における相互連絡の主要な中枢の役割を果たしており，高次脳構造と低次脳構造の間の連絡や，同じ構造レベルでの感覚系と運動系の連絡，あるいはその調整部分との連絡，さらにまた，高次の処理レベル中枢，すなわち大脳皮質の間の連絡に大きく関与している（本書 p.37-38参照）。視床は大脳皮質に至るすべての感覚系経路の中継点であり，意識にのぼる感覚体験において重要な役割を果たしている（Brodal, 1981）。そして，皮質の活動性を調整し（Mohr et al., 1975），全般性注意とともにモダリティ特異的な注意機能においても（Jurko and Andy, 1977；Ojemann, 1974, 1980），注意の集中と転換の双方において働いていると考えられている（McGhie, 1969）。また，視床はおそらく正確かつ迅速な想起を可能とすることで記憶機能に貢献している（Butters, 1979；Fedio, 1976）。視床のうち辺縁系（本書 p.56-57参照）に連絡している部分は情動的体験に関与していると考えられている。

半球間における情報処理方法の差異は，ことに高次のレベル（皮質レベル）で著明であるが，これはまず視床における感覚情報処理過程に最初に現れる（Vilkki, 1978）。この半球間の左右差とい

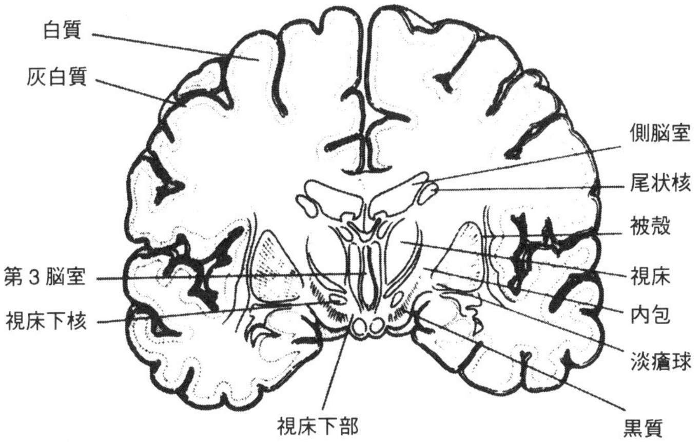

図3-3　ヒト脳の冠状断（垂直断）。おおよそ耳を通る断面。間脳とその他の皮質下構造を示す（Strange, 1992より）

う点については，視床の機構は皮質の機構と並列している。すなわち，左視床は言語活動に関わっており，右視床は認知の非言語的部分に関わっている（本書 p.40 - 42 参照）。たとえば，左視床損傷患者や左視床の電気刺激では，言語的コミュニケーションのための能力が失われることはないが，言葉の流暢性や自発語が低下することはある（Botez and Barbeau, 1971; McFarling et al., 1982 ; Riklan and Cooper, 1975, 1977 ; Vilkki and Laitinen, 1976）。また，言語性記憶や言語性学習の障害（Fedio and Van Buren, 1975 ; Ojemann et al., 1971），言語性検査の低得点（Krayenbühl et al., 1965 ; McFie, 1961）が認められる。これらは右側に限局した視床損傷では生じない。一方，右視床損傷の患者や右視床の電気刺激では，顔やパターンの再認，パターンのマッチングの障害（Fedio and Van Buren, 1975 ; Vilkki and Laitinen, 1976），迷路の障害（Meier and Story, 1967），図形再構成の障害を起こすが（Riklan and Diller, 1961），これらは左視床損傷では現れない。R.T. Watson と Heilman（1979）は右側，特に右後部の大脳皮質損傷の患者に特徴的な，否認，感情の平板化，左無視の症状を持った右視床損傷の 3 症例を記載している（本書 pp.44 - 47, 54 - 55 参照）。これらの症状のどこまでが視床それ自体の損傷によるのか，あるいは皮質に至る経路の障害によるものなのかは不明である（R.T. Watson et al., 1981 参照）。

両側性の視床損傷や視床の変性疾患においては，活動性や覚醒水準の変化を伴った知能障害（Riklan and Levita, 1969）や，ある程度の全般性知的機能低下（M.L. Albert, 1978）が引き起こされる。視床の特定の核に対する著しい損傷は無感情や発動性低下，プランニングの障害とともに，重篤な記憶障害を引き起こす（本書 p.143 - 146 参照）。視床変性に伴うもうひとつの大きな特徴は，自発言語の著明な減少という形での言語機能の「減弱」であり，結局は無言に至る。無感情，失見当，軽度意識障害 confusion なども特徴的である（J.W. Brown, 1974 ; Riklan and Cooper, 1975）。

視床下部は食欲，性欲，渇きといった生理的に基本的な機能を調整している。また，怒りや恐れといった生理的な防御機能に関連のある行動も視床下部にある中枢によって調整されている。視床下部は内臓の自動的な機能を調節している自律神経系の一部をなしている。視床下部の神経核の障害は肥満，体温調節の障害，発動性や行動の変調といったさまざまな徴候を現す。気分状態もまた視床下部損傷に影響されている可能性がある。

2）大脳

大脳は，もっとも遅れて進化し，もっとも精緻な構造を持ち，とびぬけて大きな部分を占める脳の構造であり，ほぼ対称的な形態の 2 つの半球から成り立っている。各々の半球はその基盤に基底核と呼ばれる多くの核群を持っている。その核の中で最大のものは線条体であり（文字通り，縞模様である），これは随意運動と自動的反応の両者を調節しているいくつかの運動に関連した中枢の複合から成っている。「比喩的に言えば，新線条体（線条体の中の構造）は認知を行動に翻訳する系の一部と考えられる」（Divac, 1977 ; Marsden, 1982 参照）。

線条体損傷の影響は，その損傷部位によっても異なるが，運動障害として現れることが多い（Delong and Georgopoulus, 1979）。パーキンソン病は基底核の変性をともなう疾患であり，筋固縮，運動の遅延，振戦がもっともよくみられるため，運動障害と一般に考えられている。これらの症状は基底核が運動のプログラミングに関与していることを示唆している。さらにパーキンソン病の患者が認知機能の障害，ことに短期記憶，概念形成，心的柔軟性などの点で障害を示すことが明らかになってきている（本書 p.137 - 139 参照）。この疾患では運動と精神機能の両側面において，活動の開始と，現行の活動を変換することが困難となることは興味深い。これらの行動障害は前頭葉背外側部（穹窿部）（本書 p.59 - 62 参照）の損傷や，前頭葉の連合中枢と基底核の一部分とをつなぐ経路を含む変性疾患においてみられる障害と同様のものである（Cohn and Neumann, 1978）。

各々の半球に存在するもうひとつの重要な核群は扁桃体であり，これは嗅覚を含む原始的な中枢と直接つながっている。半自動的な内臓活動，ことに摂食に関するもの（咀しゃく・唾液分泌・舌舐・嘔吐）や，恐怖反応のうちの内臓的な部分が扁桃体の刺激や切除によって影響を受ける。てんかん発作や扁桃体の実験的刺激によって，恐怖や食物摂取時の口の動きに伴う内臓の反応が引き起こされる。両側の扁桃体切除は動物に対しても人間に対しても同様にこれをおとなしくさせる効果を持つ。扁桃体を切除した人間は外見的に無感情となり，自発性・創造性・感情の表出が減退する。認知については，概念の習得は遅くなり，いったん得られると訂正困難となる。しかも，標準的な知能テスト（たとえばWAIS下位検査）の得点は保たれている（Andersen, 1978）。扁桃体切除術を受けた患者は学習した事柄の保持そのものはできるが，新しい事柄の学習や，一般的な想起，あるいは注意の集中や転換に際して，文脈や外界状況に依存しやすくなる。

大脳の内側の白質は緻密な連絡線維から成り立っており，これらには同半球内の皮質間の神経伝達をするもの（連合線維），半球間の伝達をするもの（交連線維），大脳中枢と下位中枢とを結ぶもの（投射線維）がある。脳梁は両半球をつなぐ交連線維の大きな束である。これ以外の半球間連絡はより小さな束で行われている。脳梁は多くの規則性のもとに組み合わされている。皮質の前方部分からの線維は脳梁の前部を構成しており，後方部分からの線維が脳梁後部を構成している。脳梁中部は前方からの線維と後方からの線維が混在している。大脳後頭極の視覚領野からの線維は脳梁の後端を占めている。敏速で効果的な半球間連絡が脳梁によって行われており，他の交連線維は半球間の大脳の活動性の統合に関与している（Berlucchi, 1978 ; Ellenberg and Sperry, 1980）。

脳梁切断は半球間の直接連絡を切ることになる（A.D. Milner and Jeeves, 1979）。交連線維離断術を受けた患者に対し特殊な神経心理学的検査を行うと，知覚－理解－反応の流れの中で興味深い行動学的中断を示すが，これは右半球と左半球の機能の重要な差異を反映している（本書 p.40 - 42参照）。皮質内の２点間では直接的連絡より下位の中枢，とりわけ視床や線条体を通しての間接的な連絡の方がはるかに密なため，脳梁切断患者も一般的に日常生活上の行動は不自由しない。さらに，先天性脳梁形成不全（脳梁が未発達あるいは欠損する稀な疾患）の患者は何か他の障害があって神経科医の注意を引かないかぎりは発見されない。これらの患者は手術によって両半球が離断された患者と同様，大脳半球は各々に発達するわけだが，運動機能，とくに両手を使用する動作に遅延が見られる以外，通常何の神経学的，あるいは神経心理学的障害も示さない（Bogen, 1979 ; Van der Vlugt, 1979）。半球間の機能的離断は，外科的半球離断の研究を通して開発された検査方法によって明らかにすることができる（Berlucchi, 1978 ; J.N. Walton, 1977 ; A.D. Milner and Jeeves, 1979）。

大脳半球の皮質は，灰白質の外層の脳回の部分で，神経細胞とそれらのシナプス連絡から成り立っており，脳の中でもっとも高度に組織化された相互連絡中枢である（図３-１および３-２参照）。皮質の機能は個々の神経細胞の活動性にさかのぼることはできるが，皮質のとる複雑な活動状態は，解剖学的かつ機能的に系をなす多くの細胞群の活動をさらに統合したものである（Hécaen and Albert, 1978 ; Schmitt, 1978）。ある高次機能を調整する際に作動する皮質構造の特異性は明解ではないし，限局的でもない。皮質領野と高次機能との関係をある程度予測できることは，皮質構造とその相互連絡が体系的に構成されていることを反映している。しかし，すべての複雑な行動の調整に，多くの皮質領野がある程度は関与している（Gloning and Hoff, 1969）。機能的に同定し得る皮質領野あるいは区域の境界はあいまいである。ある機能を支える神経細胞はある区域の一次野に集中しており，他の区域とオーバーラップしている（Polyakov, 1966）。皮質の活動性は，それが細胞レベルであろうと統合系のレベルであろうと，あらゆるレベルで，それ自体が１つの系である複雑なフィードバックのループにより維持，調整されている。さらに，比較的よく同定された皮質野に局在する細胞で構成された機能でさえ，その局在した皮質中枢以外に分散した多数のコンポーネントをもっている。たとえば，自発運動に関与する皮質細胞（一次運動細胞）のわずか40％が一次運動野に存在し，10 ～ 20％は一次感覚野に存在している（Brodal, 1981 ; Luria, 1965）。一方，一次感覚細胞のかなりの部分が一次運動野として知られている部分に存在している（Penfield, 1958）。したがって，これらの領野は「感覚運動野。ただし感覚と運動の優位性はさまざま」と呼んだ方が適当と思われる（Hécaen and Albert, 1978）。

大脳皮質と高次機能

「我々は大脳皮質が何をしているのか，正確には知らない」G.von Bonin（1962b）

大脳皮質における機能局在のパターンは大雑把にいって2つの空間的平面に沿って構成されている。ひとつは水平面であり，左右半球の相同の領域（対応する位置）を通っている。もうひとつの縦断面は皮質の前部から後部へと通り，そこでは中心溝ないしローランド溝より主に前部に局在のある機能と，主に後部に局在のある機能とが比較的鮮明に分割されている。

左右半球の構成

1）左右半球の対称性

主な感覚，運動中枢は各半球の大脳皮質内に鏡像の関係で同一の場所に位置している。視覚系，聴覚系のような例外もあるが，各大脳半球内の中枢は交叉性 *contralateral*（反対側）に身体の活動を支配している（図3-4参照）。したがって，右半球の一次体性感覚（身体感覚）野の損傷は対応する左半身の知覚鈍麻や知覚喪失をもたらし，左半球の運動野の損傷は右半身の筋力低下や麻痺を生ずることになる（片麻痺）。

皮質における部位対応性 皮質の一次感覚野および一次運動野は身体の各部位にそれぞれ対応した表象を形成している。身体各部や各器官に相当する皮質の量はその身体部位の大きさというよりは，感覚，運動神経の終末の数に比例している。たとえば，舌や指の感覚や運動に関する領域は，肘や背中に関する領域よりはるかに大きい。

視覚系も交叉性支配をとっているが，それは視野（左右それぞれの目で見える範囲）のそれぞれ1/2であり，反対側皮質の視覚野に投射される（図3-4参照）。左右の網膜の右半分に始まる線維は左視野の刺激を記録して右の皮質の視覚野に投射する。網膜の左半分からの線維は右視野の像を左の皮質の視覚野に伝える。したがって，片方の目が損傷されても視野は保たれる。右もしくは左の皮質一次視覚野が損傷されたり，一側の線維がすべて損傷されると左右両眼の視野と同じ側の半盲となる（同名半盲）。視覚投射線維の一部や皮質の視覚野を含む損傷では，網膜から皮質の視覚野にいたる視覚経路過程のうち，線維が交叉する前で損傷されたか，後ろで損傷されたかにより一側もしくは両側の目の視野内に見えない範囲が出現し（*scotoma*；複数形は *scotomata*），いわゆる視野欠損を生ずる。網膜から皮質の視覚野にいたる投射線維は正確に部位に対応して配列されているので，一次視覚系内では特に正確に損傷の位置を同定することができる。

左右の耳から聴覚刺激を伝達する神経線維の多くは反対側の半球にある一次聴覚中枢に投射され，残りの線維は同側の皮質の聴覚野に達する。したがって聴覚系も基本的には交叉性支配のパターンをとっていると言えるが，複合した投射パターンのために，一次聴覚中枢の片方が損傷されても反対側の耳の聴力損失を生じないのである。感覚受容器と皮質の細胞との部位対応の関係は一次聴覚野でも同様であり，高音から低音へとピッチに応じて皮質に配列されている。

皮質の一次感覚野や一次運動野の損傷は特定の感覚，運動の障害を引き起こすが，全体としては高次脳機能にはほとんど影響を及ぼさない。たとえば，皮質の視覚野に限局した損傷が成人になってから生じると，それは皮質盲の原因とはなるが，推理力や感情の制御，そして視覚的概念化さえも保たれ得るのである。

皮質の連合野 身体各部位に終わる感覚運動神経

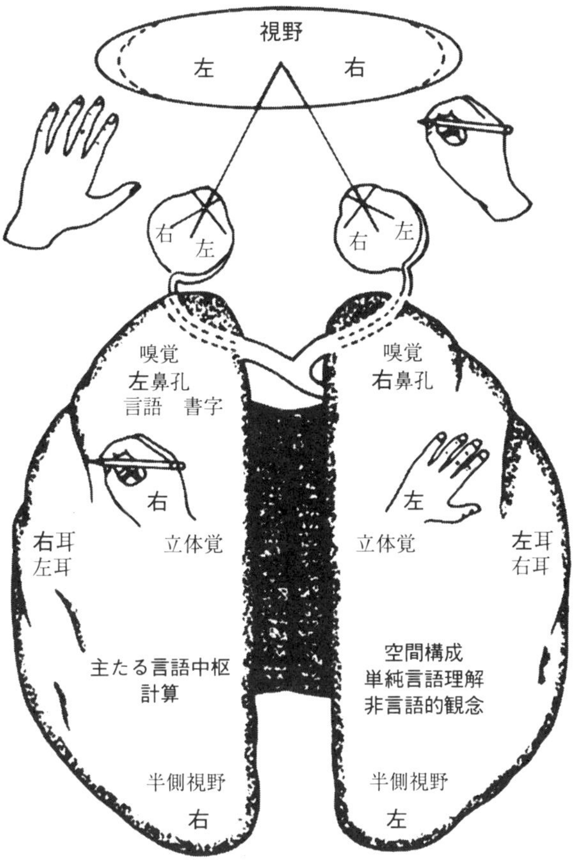

図3-4　視野，視覚経路，脳の連合野の模式図。ヒトにおける左右の局在を示す（Sperry, 1970）

は基本的には部位に対応して皮質に直接投射されるが，たとえ皮質の一次領野を刺激しても，意味のない感覚や機能を持たない運動を引き起こすのみである（Gloning and Hoff, 1969 ; Luria, 1966）。機能が修正され，複合されたものとなるには，一次感覚中枢や一次運動中枢に隣接する皮質が関係している。これら皮質の二次領域や，オーバーラップする領域は連合野と呼ばれている。二次領域の神経は生の知覚表象や単純な運動反応を統合し，洗練されたものにする。オーバーラップ領域とは，機能中枢の周辺の領域であり，2つないしはそれ以上の異なる機能の神経要素が混ざり合って，それぞれが仲介する機能の統合を行っている。皮質の一次領域の損傷と異なり，連合野とオーバーラップ領域の損傷は典型的には特定の感覚，運動障害を生ずるのではなく，むしろ与える影響は，関連する機能全般にわたる障害パターン，一般的能力の障害といった方が近いであろう。したがって，描画の際の歪みに関連する一定の損傷部位は筆算の能力にも影響を及ぼしやすく，聴覚連合野の損傷は聴力それ自体ではなく，パターン音の識別に影響することになる。

2）大脳半球の非対称性

両半球間の基本的な認知機能の局在と，左右半球で処理される行動には明らかな質的差異があることがわかる。左右半球の機能的相違には構造的な基盤があるように思われる（Galaburda et al., 1978）。右利きの人の場合，そのほとんどで左半球が右半球に比べ，いくらか大きく重い（von Bonin, 1962a）。その大きさの違いは言語を伝達する領域においてもっとも大きい（Geschwind, 1974a ; Witelson, 1977）。他の皮質領域，たとえば視空間処理に相当する部位は，右半球が左半球よりも大きい（Blinkov and Glezer, 1968；Geschwind, 1979；Rubens, 1977）。これらの違いは人間の胎性期発達の初期に現れ（Chi et al., 1977；Teszner et al., 1972；Wada et al., 1975），また他の霊長類でもみられることから，（Nottebohm, 1979；Rubens, 1980），そこには遺伝的，そしておそらくは進化上の基盤があると思われる。

脳の構造上の左右差を理解する上での次の論理的なステップは，細胞構築レベルで脳の違いを調べることである。Hécaen と Angelergues はすでに1963年に右半球と左半球の損傷による神経心理学的症状を注意深く検討して，左半球では神経組織がより緻密で統合されており，右半球では疎であると考えた。右半球損傷患者では空間構成能力がかなり大きな領域の損傷によって生じるのに対し，左半球損傷ではきわめて限局した領域の重度の損傷を呈した例にのみ空間課題での成績低下が見られることの説明として，De Renzi と Faglione（1967）は右半球では機能との対応が広範囲で，左半球では限局性であると推定した。Semmes（1968）は右半球損傷では両手での触覚性の識別能力が低下する傾向があり，一方左半球では対側の手でのみ触覚性の識別が障害されるという所見に基づき，同様の結論に至っている。右半球においては左半球に比べてよりび漫性に組織化されているという仮説をさらに支持するデータが最近の研究でも報告されている。すなわち，右半球損傷における視空間および構成の障害は，損傷の広がりとは明らかな相関がないことが示されている（Kertesz and Dobrowolski, 1981）。Hammond（1982）は左半球損傷では右半球損傷に比し時間の識別の正確性が低下し，このことが左半球には右半球に比べて細かい時間分解能があることを示すものだと考察している。右半球の組織化はまた別なのかもしれない（Fried et al., 1982）。

両半球間でのもっとも明らかな機能の違いは，多くの人においては左半球が言語に関する優位半球であり（すなわち言語は主として左半球の機能である），右半球が複雑な非言語的刺激の伝達において優位である点である。ただし，言葉でない刺激がすべて「非言語的」ということにはならない。絵，図形，あるいはデザインの刺激，音，触覚や味覚などは，多かれ少なかれ意味，複雑さ，親近性に基づいて言語的に標識され，情動の喚起や，パターン化や数量化のようなその他の特徴を持ち得る可能性がある。したがって，言葉でない刺激についてそれが言語的か非言語的かを判断する際には，言語化されやすさの程度を考慮することが重要である（Buffery, 1974）。（たとえば本書p.266に示した7/24テストは，ほとんどの患者にとって刺激が非言語的に処理されるが，言語能力が非常に高い患者はこの刺激を10秒間の提示時間に「２－５，３－６，１－３，１」のような言語的なコードに置き換えることができる。）右半球はまた「マイナー」半球とか「沈黙した」半球と呼ばれてきた。それはしばしば右半球障害の機能が微妙であるために，つい最近までは右半球は知的活動に特別な役割を果たしていないと信じられてきたことによる[1)]。

右半球損傷では視空間的障害が強く，一方，左半球症状が言語的性質を持つことから，右半球が視覚的刺激，左半球が聴覚的刺激に関係するという，モダリティの差異であるとする説もかつてはあった。しかし，それ以後の多くの研究により，それぞれの半球がすべての感覚モダリティの刺激を仲介することが定説となっている。半球の側性化とは，感覚モダリティというよりもむしろ言語的，あるいは形態的な処理機能に基づいた機構，すなわち「超モダリティ的」なものなのである。

脳の情報処理における左右差としては，その他に，刺激親和性というものがある。つまり右脳は新たな情報を操作するのにもっとも適しているのに対して，左脳は「よく日常化した規則」のような親しんだ素材をさらに熟練する傾向があるという（E. Goldberg, 1990；E. Goldberg and Costa, 1981）。また他の研究では，右脳を情報処理における早期の，まだ細分化されていない段階（これは発達過程の最初の段階でも現れる），左脳をよ

1）左半球は通常右利き，左利きのどちらでも言語に関して優位であり，右半球の役割が受け入れられる以前に左半球を「優位」半球として論じることが一般的となった。最近はそれぞれの半球がもっとも強く担う機能に関してその半球が「優位」であるといわれるのが普通である。したがってこの法則の例外（本書p.164‐166参照）を除き，言語機能，非言語機能をそれぞれ左半球，右半球と結び付けるのが慣例となっている。ここでもこの慣例に従うこととする。

り後期の，細分化傾向を持つ情報操作段階と関連づけている（Bouma, 1990；Cromwell, 1987；Sergent, 1984, 1988a）。

さらに別の研究では，Delis, KiefnerとFridlund（1988）が階層的分析と述べているように，脳の左右差を全体／局所，またはまとまり／個々という二分法から考察しているものもある。たとえば，多数の小さな記号よりなる大きな文字や記号を模写，あるいは音読する場合（図3-5参照），左半球損傷では小さな部分を無視して大きな形を読みとろうとするが，右半球損傷では大きな記号をみのがし，小さな記号に反応しようとする。このような傾向は，左脳は細かな情報処理に優位に働き，右脳はより大きな，全体的な情報処理に優位に働くと解釈される（L.L. Robertson et al., 1988）。

ある種のてんかんの治療のために脳梁離断術が発達した1960年代の初期までは，２つの半球の機能は一側性の損傷によって出現する行動上の障害を観察することで間接的にとらえるしかなかった。しかし，その後，無傷でありながら，外科的に離断された２つの半球を持つ患者の行動の観察から，個々の半球の機能の相違についての従来の観察が確認されることとなった（Bogen, 1979；Gazzaniga, 1970；Levy, 1974；Levy-Agresti and Sperry, 1968；Nebes, 1974, 1978；Sperry et al., 1969）。これらの知見は健常者の検査から得られた結果によっても支持されている。健常者の半球機能の研究は次のような検査方法を用いている。左右それぞれの視野内の刺激への反応時間（Moscovitch, 1973）；両耳（分離）研究，すなわちそれぞれの耳に異なった刺激を同時呈示する（Gordon, 1974；King and Kimura, 1972）；タキストスコープを用いたそれぞれの視野への刺激の提示（Dimond and Beaumont, 1974；Edguer et al., 1982；Kimura and Durnford, 1974；Leehey and Cahn, 1979）；事象関連脳波の左右差（Doyle et al., 1974；Ehrlichman and Wiener, 1979；Ornstein et al., 1979）；誘発電位（個々の刺激によって誘発される脳の電気活動）（G.R. Marsh, 1978；A.E. Davis and Wada, 1977；John et al., 1977）；脳血流（Larsen et al., 1978；Shaknovich et al., 1980）。Ojemann（1978, 1980）らは脳外科手術中の患者が会話や言語活動を行っている際に視床や脳皮質を直接刺激して，その影響を調べている（Ojemann and Mateer, 1979；Whitaker and Ojemann, 1977）。

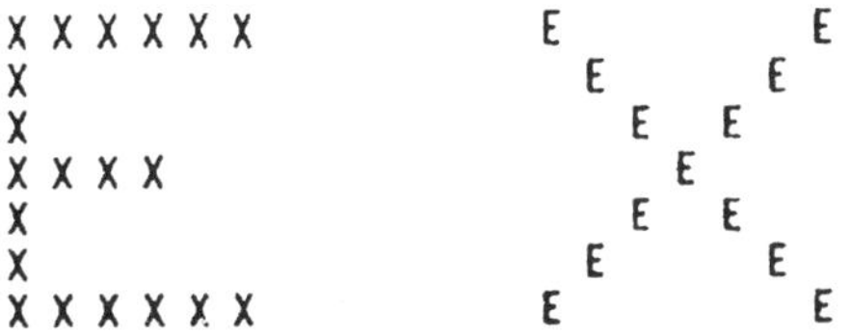

図3-5　全体／局所（global/local）刺激の例

これらの研究は，左半球が，読字，書字，理解，発話，言語的思考，言語性記憶，そして皮膚に書かれた言語記号の理解さえも含んだ，さまざまな言語機能を主として担っている半球であることを示している。左半球は，数の記号系も担っている。さらに言語機能の左半球への側性化は発話の筋群にも及び，筋群が両側性の構造からなるにもかかわらず，完全に左半球によって制御されているように思われる。しかしながら，触覚や体性知覚の認知においては，左半球の機能は右半身に限られている。そして視覚，聴覚あるいは触覚を問わず形や材質，模様の認知において，また空間的位置関係，視覚イメージの使用や非言語性の図形の模写や描画においては，左半球は右半球よりも機能が落ちる。

右半球は容易に言語化され得ない情報の処理に優れている。すなわち，視覚情報の処理と貯蔵，形状に関する触覚性および視覚性の認知，空間内定位や遠近の認知，幾何学図形や意味のある絵の模写や描画においてである。算術計算（左半球が優位な線形の計算問題，たとえば論理式やａ＋ｂ＝ｃという形の等式などとは違う空間的な問題の操作を含む）には明らかに右半球の要素が関与する。音楽的能力の多くのものは，非言語性の音の認知や識別と同様に，右半球に局在している。また右半球は体性知覚の認知，識別において両側性に支配している。HeilmanとVan Den Abell（1979, 1980）は一連の研究から，右半球を介する反応時間は左半球を介するものよりも速く，左半球では左側よりも右側の刺激でより賦活されるのに対し，右半球では左右どちらからの刺激でも同等に賦活される，と報告している。これらの所見は，注意における右半球の優位性を反映していると考えられている。

右半球は言語の出力に関してはほとんど機能を持たず，また言語的内容への理解には限られた能力しか持たないように考えられているが（Zaidel, 1978b），音質と会話のリズムへ積極的に関わっていることは，抑揚のない，しばしば単調な話し方が多くの右半球損傷者に特有であることに示されている（Barbizet, 1974b ; Marin et al., 1979; Searleman, 1977 ; Weintraub et al., 1981）。言語機能における半球機能の側性化に関する多くの研究では，単純な文字や言葉を刺激として用いている。しかし，課題が複雑な文章（Eisenson, 1962）や物語（Ornstein et al., 1979 ; Rivers and Love, 1980）といった意味のあるものや，ユーモアのあるもの（Wapner et al., 1981）の場合は，その理解に右半球の関与が示唆されている（E.D.Ross et al., 1981）。

側性化の知見とともに興味深いのは，一般的原則からの例外である。健常人では，処理形式（Bryden, 1979b ; P.Ross and Turkewitz, 1981），反応セット（予期）（Hécaen, 1978），訓練効果（Bever and Chiarello, 1974）などによって，半球関与の本来の傾向が変わってしまうこともあり得る（Mazziota et al., 1982 も参照）。

一側性脳病変を持つ患者の研究により，半球の一部の機能がひどく障害されていたり，あるいはまったく機能していないときに生じる現象が明らかにされている（Benton, 1980 ; De Renzi, 1978 ; Gazzaniga, 1979, 他 ; Hécaen and Albert, 1978 ; Heilman and Valenstein, 1979, 他 ; Luria, 1970b）。系列や順序のような時間的要素のある関係は，左半球損傷によって障害を受けやすい機能に共通する特徴である。左半球損傷によく随伴する認知機能障害には，失語，言語的記憶や言語的流暢性の障害，具体的思考，読字書字の特殊な障害，数やその処理といった基本的数学的概念の混乱や崩壊を特徴とする計算能力の低下などがある。左半球損傷の患者は，単純化傾向と角を描くことの困難のために，構成行為に障害を示すこともある。複雑な手指運動系列動作の能力も，言語的なものと同様に障害されることがある（De Renzi et al., 1980 ; Kimura and Archibald, 1974 ; Tognola and Vignolo, 1980）。

右半球損傷の患者は，非常に流暢で，多弁でさえあるが（Brookshire, 1978 ; Lezak and Newman, 1979），非論理的で，一般性に乏しかったり，誤った判断に陥りがちとなる。彼らは複雑な刺激や状況の中から，秩序付けや一般化をしたり，意味をくみ取ることに困難をきたしやすい。冗談のように，言語的に呈示された場合でさえも，意味をくみ取ることに困難をきたす（Wapner et al., 1981）。計算障害も認められるが，それは問題の各要素の空間的組織化が必要とされる筆算の際にもっとも明らかとなる。これらの患者は図形の模写と構成，図形や顔のマッチングと識別，立体視，音楽の諸構成要素の処理などに困難を示す。空間見当識や視空間記憶に特徴的な障害を呈し，熟知した場所でも迷ってしまったり，新しい場所で道を見つける学習に時間がかかったりすることがある。構成障害は，空間失見当識や，知覚的ないし概念的組織化の障害に影響を与えることになる。反応時間も遅延する。

面全体あるいは斜め半分の三角に色がついた立方体を図版（図 3 - 6a）どおりに並べる課題。右半球の血管障害患者のたどった大変な努力の跡を見ることで，左半球のみが完全に無傷な人間がどのような解法をするかを知ることができる。この 51 歳の元セールスマンは口数が多く，２×２の単純な立方体デザインを，相互関係を言語化することによって，正確に構成した。「右にあるこの赤の立方体は，白の上にきて，もうひとつある赤は，この白の左にある」というように。この方法は，各々の立方体と他の立方体との関係が明確なパターンである限り，うまく機能した。しかし図版に対角線が出てくると，立方体の相互関係がわからなくなり，ひとつひとつの立方体が図版にどうはまるかを理解したり，言語的手がかりを使用して進めたりすることができなくなった。彼は言語的手がかりを使い続けるが，この程度まで複雑になると，言語化することでかえって混乱を深めることになった。彼は，斜めに書かれた線を，全体が四角形（２×２または３×３）であることを考えずに，立方体を斜めに並べることで再生しようとした（例，「の側に」「の後ろに」など）。彼はどのひ

図版 6

図版 7

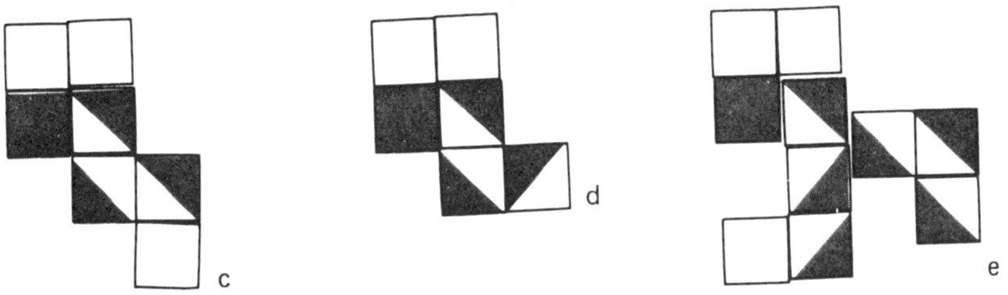

図 3-6a　色つき立方体を図版通りに並べる課題。51 歳，右半球の血管障害患者による試行。（a）2×2 山形袖章（chevron）デザインの構成の第一段階（b）第二段階：患者は 2×2 の形を理解しておらず，4 分後に放棄する。（c）3×3 の風車（pinwheel）パターン（下記参照）。構成の第一段階（d）第二段階（e）第三の最終段階

図版 7

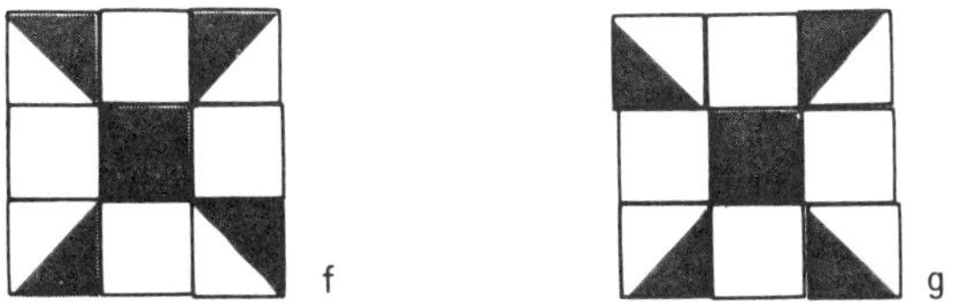

図 3-6b　左視覚連合野病変の外科的切除を受けた 31 歳の患者による試行。3×3 の風車の図版のとおり，色のついた立方体を並べる課題。（f）はじめの回答：左上隅の立方体が 180 度回転している。（g）「修正された」回答：左上隅の立方体は正しい位置に回転されたが，同時に右下隅が誤った位置に 180 度回転した。

とつの立方体についても他のもうひとつの立方体との関係しか把握できず，自分が構成している図版全体へ注意を集中することができなかった。

同様の課題で，視覚連合野を含む左半球の外科手術を受けた 31 歳の軽度失語症患者（病前の職業は，きこり）は，この課題にまったく困難を示さなかったが，9 個の立方体デザイン 4 つのうち，ただひとつ言語的分析が容易であった 3×3 デザインのみはできなかった。このデザインで，彼は全体的パターンについてはすぐに作ることができたが，ひとつの隅の立方体を誤って配置した。彼はそれを置き直そうとしたが，今度は正しく置かれていた立方体を 180 度回してしまった。この解答にも不満足であったが，彼は自分の誤りの場所を発見できず，また単純な角のパターンを明らかにすることもできなかった（図 3-6b）。

半球機能のこのような左右差は，両半球の非常に基本的な処理過程の差異を反映している（Bogen, 1969 a,b；Kinsbourne, 1978, 他，1982；Krashen, 1977；Levy, 1974；Moscovitch, 1979b）。Nebes（1974）はこの差異について，左半球は

「分析器」，右半球は「合成器」であるとしている。左半球を「直列的」，右半球を「並列的」とする考え方もある。左半球がうまく処理できるのは，線系列として現れる時間に関係した材料である。それには，たとえば，言語的表現，数学的命題，迅速な運動系列のプログラミングなどがある。材料が言語や記号のつながりで十分に表現することができないとき，右半球が優勢となる。たとえば，顔の認知や三次元的位置関係の識別などである。

図3-6で示したように，それぞれの半球の処理過程における特徴は空間的関係において明瞭となる。左半球の処理過程では，視覚的にとらえた対象物を数や線の長さ，大きさ，角度の向きなどによって，同定したり，言語的に概念化し得る詳細なものに分けていく。右半球においては，同様の視覚的刺激を空間的に関連した全体として扱う。したがって，大部分の人にとって，断片的な知覚から完成した全体像を形成したり（「閉包」機能），パターンの差異を理解したり，顔を認知したり想起したりすること，すなわち複雑な視覚的課題を遂行する能力は，右半球の機能とされる。左右半球による2つの課題処理系は，少なくとも視覚，聴覚，触覚の主要な感覚モダリティにわたって，体験の再認・貯蔵・理解において，別々の側面を処理している。すなわち，左半球は個別的・系列的・部分的側面を，右半球は関係的・同時的・全体的側面を処理している。どちらの半球も，モダリティに関する優位性は持っていないように思われる。むしろ，ある課題に対してどちらかが優位となるかは，課題の性質とそのためにもっともふさわしい処理過程の種類によって決定される（Lechelt, 1980；Milner, 1974；Safer and Leventhal, 1977）。

情報の2つの別な側面に対応して，脳の処理過程も2種類あるという指摘は，思考における二元論に関する昔からの推測と一致する（Bogen, 1969b；Critchley, 1972；Denny-Brown, 1962；Zangwill, 1974）。それは脳機能の二元論的概念モデルを支持している。このモデルによれば，形式的論理における「理性」，科学的心性，細部に対する精密な注意配分などが左半球の思考の特徴であり，一方，非言語的知覚としての「直感」，第六感，非批判的想像力は右半球の思考の特徴である（Levy-Agresti and Sperry, 1968）。

やや単純すぎるかもしれないが，このモデルは臨床的には意義がある。半球内の組織損傷はその半球固有の処理能力を障害する。病変が片側の領域の機能を完全に失わせた場合，対側の半球がその機能を代償することがある（Buffery, 1974；Hécaen, 1979）。図3-6aはこのような現象の一例である。さらに一方の半球の機能低下は，対側の半球の活動の増大や過剰を伴うこともある。多くの右半球損傷患者における多弁と過剰書字がこの現象の例である（Babinski and Joltrain, 1924；Dordain et al., 1971；Lezak and Newman, 1979）（図3-7b参照）。右半球に電気けいれん療法を受けた精神科患者では，系列的で時間依存的な刺激の処理過程を含む課題遂行の改善が見られることも同様で（Knox Cube Imitation Test, 本書p.264参照）（Strauss et al., 1979），いずれの例も，右半球が障害を受けたとき，左半球機能が亢進することを示唆している。同様に，左半球損傷を持つ患者は，絵の模写に際して全体的な輪郭は作り出せるが，細部は見落としがちになり（図3-7a参照），一般に，いくつかの知覚的（視覚的）閉包課題では健常者よりも成績がよくなる（Wasserstein, 1980）。

これらの知見は，正常状態における半球間相互作用には，相互抑制的影響も含まれているという推測を支持している（Broadbent, 1974；Kinsbourne, 1974a,b；Lezak, 1982c；Moscovitch, 1979b）。半球間の相互作用には，重要な相互増強的な効果もある。たとえば，言語的かつ図形的な材料が同時に言語系と形態系によって処理された場合には，記銘や想起の成績がよくなることや（Milner, 1978；Moscovitch, 1977），視覚が半球のみに限定している場合に比較して，両半球が参加している場合には（自由視条件），脳梁切除術を受けた患者の視覚記憶課題の成績が上昇することなどが挙げられる（Zaidel, 1979）。

両半球の認知活動を区分する，相補的な処理モダリティは情動的行動にまで及んでいる（本書p.42-44参照；Moscovitch, 1979a；Nebes, 1978；Sackeim et al., 1978；Safer and Leventhal, 1977参照）。右半球の持つ形態的な処理機能は表情や声の調子といった情動的色彩を示す多次元的かつ

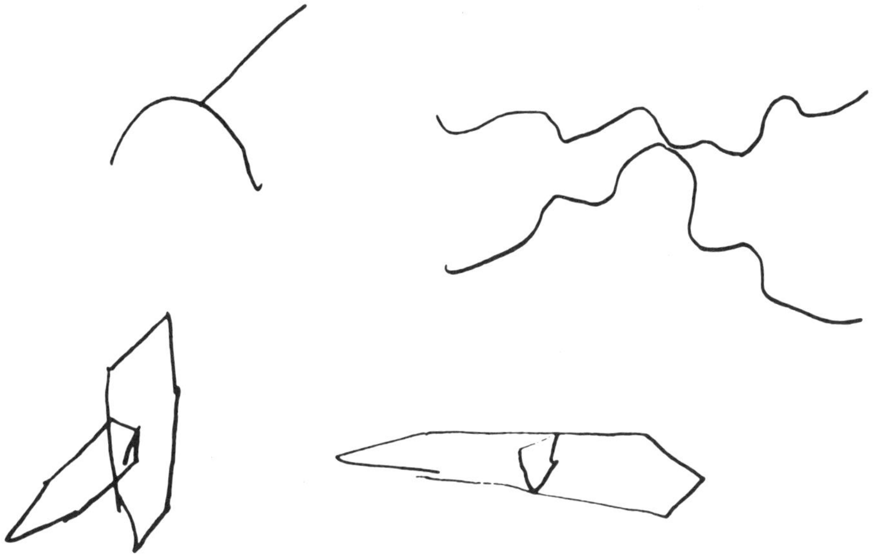

図 3-7a　高卒の 45 歳，作業労働者の描いた 4 つのベンダー-ゲシュタルト図形の単純化と歪曲化。この描画は，労災事故で左前頭葉損傷を負った 4 年後に描かれた。

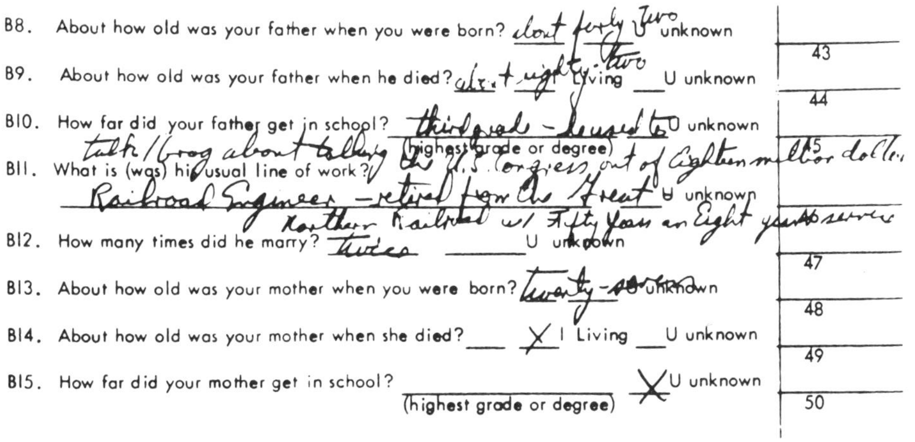

図 3-7b　小さな限局的右側頭葉卒中発作と続発性右側頭葉萎縮の見られる 48 歳，大卒の退役警官の書いた過剰書字

非論理的刺激の処理に優れている（Blumstein and Cooper, 1974 ; Ley and Bryden, 1982 ; Sugarman et al., 1980）。それに対して，左半球の分析的かつ逐語的な処理過程は，情動を言語的に処理している。恐怖に歪んだ顔と「死ぬほどこわい」という叫びはともに情動的な意味を表しているが，前者は右半球，後者は左半球で処理されるのが普通である（Hansch and Pirozzolo, 1980）。しかしながら，嗜好や社会的意識，情動的な連想といった，その人なりの特徴は，両半球が等しく関与している（Sperry, 1979）。

したがって，右半球損傷者は情動反応において刺激の情動的特徴を識別することが比較的困難である（Morrow et al., 1981）。たとえば，ある研究では右半球損傷患者では表情と文章（例．「人が蟻地獄に沈んでいく」）の両方において情動的意味を理解する能力に欠けていたことが示されている（Cicone et al., 1980）。前頭葉白質切截術を受けた患者は全体として右半球損傷患者群よりもさらに情動的理解の障害が重篤であった。左半球損傷の患者は表情の理解は他部位損傷患者に比べ劣っていなかったが，言語的刺激では右半球損傷群と同等であった。また別の研究では，右半球損傷で半側無視のある患者では，会話の感情的な質を理解するのが困難であったが，左半球損傷を持つ流暢性失語の患者ではそのようなことはなかった（Heilman et al., 1975）。

半球の左右差は脳損傷に伴う情動面の変化にも現れる（Diller, 1968 ; Sackeim et al., 1982 ; Galin, 1974 ; E.Valenstein and Heilman,1979）。こうした変化の実験的モデルとして，てんかんの外科治療前に機能の左右局在を判定するために，大脳の一側を薬理学的に不活化するために内頸動脈にアミタールソーダを静注する Wada 法が考案された（Wada and Rasmussen, 1960 ）。患者の情動反応はどちらの半球が不活化されているかにより異なっているようである（Nebes, 1978 ; Rossi and Rosadini, 1967）。左半球が不活化されている患者は，多幸的になりがちな右半球の相応する部位が損傷している患者よりも抑うつ感を訴えることが多いようである。

不安は左半球損傷患者に共通の特徴である（Diller, 1968 ; Gainotti, 1972 ; Galin, 1974）。このことが過度の用心深さ（Jones-Gotman and Milner, 1977）あるいは自分の障害に対する過敏性や大げさな受けとめといった形で現れることもある。特に言語面で主として理解よりも表出が障害されている場合に（R.G.Robinson and Benson, 1981），不安はしばしば抑うつと混合して存在する（N.W. Buck, 1968）。理解障害のある患者は自分の障害に気づいていないことが多く，あるいは，妄想的行動を示すこともある。左半球損傷患者は右半球損傷患者よりも破局反応（強い破壊的な一過性の情動障害）を呈しやすいようである。破局反応は急性で，それを引き起こした活動を中断することになる。しばしば解体的な不安や焦燥，悲哀として現れ，典型的には，患者がたとえば検査を受けているときのように，自らの限界に直面したときに起こる。フラストレーションの源が除かれるとすぐに平静を取り戻す場合が多い。しかし，自己の障害に過度に敏感な傾向はあっても，左半球損傷患者は結局は自己の障害と生活状況に十分に適応するために障害を代償し得るのである。

対照的に，右半球損傷患者は自分自身や自己の行動に対して，左半球損傷患者ほどには不満にならず，自分の誤りに気がつきにくい（Hécaen et al., 1951）。少なくとも損傷の急性期あるいは早期においては，右半球損傷患者は自己の障害を無視したり軽く評価するといった無関心反応を呈する（Denny-Brown et al., 1952 ; Gainotti, 1972 ; Lezak, 1979a）。極端な症例では，患者は強い左半身麻痺や，不明瞭で構音の不正確な発語のような，一見して明らかな欠陥に気づいていないのである（本書 p.54 - 55 参照）。

無関心反応をはじめとする右半球機能障害に典型的な症状は，脳のすべての領域の正常機能を破壊するような生理的障害を伴う場合には，左半球損傷の早期や病初期においてもみられることがある（Plum and Posner, 1980）。これらの典型的な右脳徴候は他の右半球機能障害を示す神経学的サインが消失した時，あるいはその直後に消失することが多い。さらに，頭部外傷，出血，腫瘍は両半球を直接障害するが，重篤度が異なる場合には，麻痺のような明らかな徴候はどちらか一方の半球のみのために生じていると考えられる。したがって，実際には両側障害である損傷が片側障害に分類されていることがある。こうした２つの状況が，主に左半球損傷患者が無関心現象を示したという報告例のかなりの部分を説明し得る。また，左右半球徴候には差がないとするデータや（例. Cutting, 1978），無関心反応に関する精神力動的解釈（例. E.A.Weinstein and Kahn, 1955 ; E.A. Weinstein et al., 1964）の反論にもなる。

右半球損傷を持つ患者が入院中に抑うつ状態を示すことは比較的少ない（Gainotti, 1972）。しかしながら，後になって抑うつを呈する例は多い。右半球損傷の患者では，抑うつの原因は欠陥に対する自覚の減退よりも，むしろ自己の気づき（self - awareness）の減退による二次的なものである方が多いようである。自己の障害の本質や程度を正しく評価していない右半球損傷の患者では，自分にとって非現実的な目標を設定したり，新たに生じた限界を考慮せずに以前からの目標を維持しようとしたりする。結果的に，右半球損傷患者は目標に向かって実際に行動していくことができない。また，自己の気づき能力が減退しているので他者に対する感性も乏しくなっており，左半球損傷者に比べて家族や友人と共存できなかったり拒絶されたりしやすいようである。右半球皮質損傷患者の抑うつ状態は左半球損傷患者の場合よりも発現するのに時間がかかることが多いが，これは直接的な自己の障害に気づいたことへの反応によるのではなく，二次的な結果に対する反応であるためと思われる。しかしながら抑うつが明らかになった場合には，左半球損傷の場合よりも慢性的かつ重篤になり，治療に対する反応も悪いものである。

情動的コミュニケーションの大部分を形成している表情や声のトーン，会話のリズム，姿勢や仕草のニュアンスなど，微妙なものの処理が障害されていることを考えれば，右半球損傷患者が情動面で鈍麻しており，正常な感情の能力が欠如していることは驚くにあたらない（Gasparrini et al., 1978；Heilman et al., 1975；Daniel M.Tucker, 1976, 1977）。しかしながら，右半球損傷患者は情動活動の体験そのものが弱いわけではないのである。むしろ，情動的コミュニケーションや，自分自身の気分の状態のニュアンスや微妙さを伝達する能力の体験内容が正常な情動的処理とは異なっているために（Barbizet, 1974b；Morrow et al., 1981；E.D.Ross and Mesulam, 1979；E.D.Ross and Rush, 1982），周囲の人とかみ合わなくなったりしばしば一緒に暮らしていくのが困難になったりするのである（Lezak, 1979a）。

以上のように，損傷側が左右いずれであるかによって，情動の変化には違いがある。ただし，こうした情動の変化があるというだけで脳の半側に病変があると考えてはならない。上記の情動変化のいずれをとっても，原因は半側脳損傷とは限らないのである。たとえば，悲哀反応 *mourning reaction* は，個人が能力の喪失を経験した際の正常な反応で，原因が脳損傷であっても，神経系のより低いレベルの障害であっても，また身体部位の切断手術に際しても生じるものである。不適当な多幸感や自己満足が右半球皮質以外の部位を含む病変に伴うこともある。さらに，病前性格が自己の障害に対する患者の反応を多彩にしている（本書 p.167 参照）。したがって，患者の気分のみから損傷側を予測すべきではない。

以上のような大脳半球機能の左右差は，一側性の脳損傷患者の所見や，健常者や交連切除者を対象とした実験結果を説明できるものであるが，脳損傷のない人にまで一般化することはできない。健常者では，両半球の機能は脳梁によってしっかりつなぎ合わされており，どちらの半球ももう一方の半球を賦活することなしには活動することはないのである。さらに，認知の仕方の特徴や個人的な好みや習慣は，片側半球の処理過程を反映しているものの，同時に両半球の統合でもあるようである（Arndt and Berger, 1978；Sperry et al., 1979）。「正常で障害のない状態では，意識的な活動は典型的には脳梁を介してつながった両半球にわたって統合され，一貫した両側性の処理過程により行われる」（Sperry, 1976；Chiarello et al., 1982；D.N.Robinson, 1982；E.D.Ross et al., 1981 も参照）。

両側性の機能統合のもっとも典型的な例は，健常脳を最大限に活用して創造する芸術家である。歌唱やハモニカ演奏，片手のためのピアノ小曲の演奏をのぞいては，音楽演奏は両手を使う活動である。さらに，ギターやバイオリンのような楽器では，右手が表現やリズム，調子といった右半球が司る音楽的側面を演奏しており，一方の左手が左半球によってもっとも適切に判読される楽譜の時間的継起を表現している。右利きの芸術家は，時に左手の助けを借りながら，右手で絵を描いたり，彫刻をしたり，模型を造ったりする。このように，芸術というものの本質を考えると，それは両半球の滑らかに統合された活動を伴っているのである。芸術家の2つの目と2つの耳が両手を導く。そして両手は共同して，言語的側面と音楽的側面を統合し，芸術が創られるのである。

縦断的組織化

人間の脳の構造は，どれも全く同じということはない。しかし，正常に発達した脳には共通するはっきりした特徴が見られる（図3-8参照）。左右大脳皮質の外表には，皺が寄って細長い隆起が形成されている。これは脳回と呼ばれ，2つの深い裂と，溝と呼ばれるたくさんの浅いくぼみで分けられている。2つの深い裂と大きくはっきりし

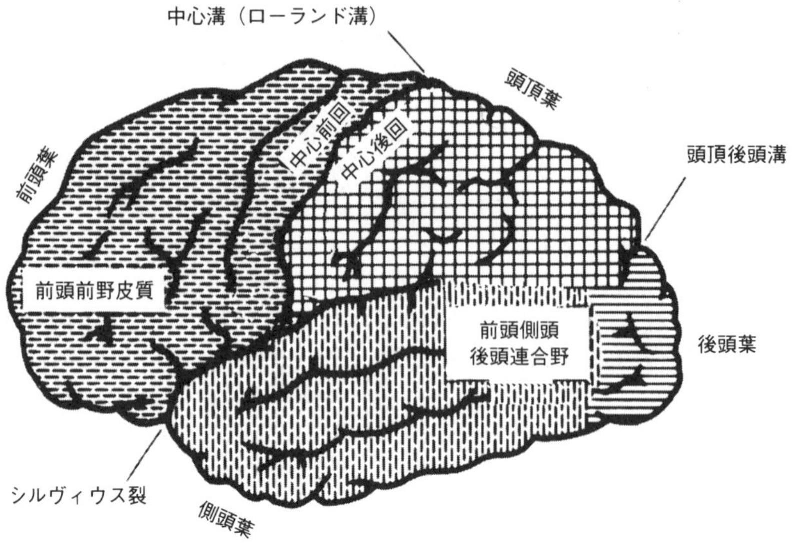

図3-8 各脳葉と大脳皮質の目印となる構造

た溝によって，大脳半球は，後頭葉，頭頂葉，側頭葉，前頭葉という4つの脳葉に分かれている。この4つの脳葉の区分は，大脳の外見的な特徴によるもので，本来の機能や構造上の性質に基づいているのではない。

中心溝によって，大脳半球は前部と後部に分けられる。中心溝のすぐ前方には中心前回があり，ここには一次運動野あるいは運動投射野の多くが含まれている。中心溝の前方の区域全体は，中心前野あるいは前ローランド野とも呼ばれている。一次感覚野あるいは感覚投射野の大部分は，中心溝のすぐ後方の回に位置している。中心溝の後方の区域は，後ローランド野あるいは中心後野としても知られている。

脳の機能系は，十分な規則性を持って大脳皮質に分布しているので，ちょうど大陸を国の地理的目安とすることができるように，脳葉を機能局在に関する解剖学的目安とすることができる。ただし，脳葉はもともと大まかな外観のみに基づいて区分されているので，機能によっては2つ，あるいは場合によっては3つの脳葉にも重なることがある。たとえば，頭頂葉と後頭葉の間の境界は，小さな溝である頭頂−後頭溝で一応規定されているが，ここは今日では視覚と空間の機能が重なり合う場所であることが知られている。

皮質における機能の二次元的分布をみれば，皮質の構成の概念を把握することができる。まず，おおまかに言って，脳の前部の皮質は運動／反応，後部の皮質は感覚／知覚に関係している。左前頭のある領域は言語表現に，右前頭領域は複雑な，あるいは多面的な活動の組織化・計画・遂行を必要とする活動に関係している。後部領域は，左が言語的，右が非言語的認知機能とその統合に関係している。ただし実際には異なる機能成分が互いに混ざり合っているため，この単純なモデルでは把握しきれない（Milner, 1974）。すなわち，右半球は言語機能にも多少関与しているし，非言語行為の中には左の皮質が関係しているものもある。前後に関しては，後部の皮質もかなりの運動成分を含んだ機能に関係し，前頭葉も知覚成分に関係している。

皮質損傷患者の高次機能の変化は，多くの場合，大脳皮質の機能的パターンという点からもっともよく説明される（Luria, 1970a, 1973；McFie, 1969；Talland, 1963）。しかしながら，前頭葉に関しては機能局在のパターンはまだ確立されていない。前頭葉では，高次機能障害との関係がはっきりしているのは，損傷の拡がりよりも損傷側である（Hécaen, 1969；Piercy, 1964）（本書pp.59-62参照）。

1）後部皮質の機能

一次視覚皮質は，大脳半球の最後部にある後頭葉に位置している（図3-8参照)。頭頂葉の最前部にある中心後回には，一次感覚（体性感覚）投射野がある。一次聴覚皮質は，頭頂葉に接するところに近い側頭葉の最上部の襞に位置している。運動覚と前庭機能は，後頭葉と側頭葉の境界領域に近い頭頂葉の下方の区域が関係している。

後部皮質に局在した機能の間には明確な境界はない。主要な機能の一次中枢はそれぞれ互いに離れているが，それらの二次連合野は第三の重複する区域に次第に移行していく。そこでは視覚と体性感覚の要素が共に混ざり合っている。

一般的に，後部皮質の連合野の病変から生じる障害の特徴は，病変がそれぞれの感覚モダリティをどれだけ広く巻き込むかによってさまざまである。たとえば，視覚に関連した障害は，程度の差はあっても，必ず後頭葉に病変が存在する。もし，視覚失認の患者が，近い距離の見積りの困難や見慣れているはずの環境での困惑のような症状も伴っていれば，空間的に関連した筋感覚と前庭機能に関連した頭頂葉にも損傷が及んでいる可能性がある。一次感覚中枢の部位や，これらの部位や中間連合野の病変による高次機能障害についての知識があれば，患者の症状をもとにおおよその病変の局在を推測することができる。

後頭葉の障害　一次視覚皮質に孤立した病変があると，病変に対応する視野の部位に盲点ができるが，視覚刺激の理解や見えているものに適切に反応する能力は変化しない。

一次視覚皮質の機能がすべて失われた時の盲の性質と，それに対する患者の反応は，病変が皮質下や連合皮質野をどれだけ広く巻き込むかにより異なる。損傷や障害が一次視覚皮質に限られることは稀だが，もしそうなれば，明暗に対する反応は残るが，患者は形や模様を区別する能力を失ったように見える。この状態は皮質盲と呼ばれる（Luria, 1966)。視覚現象の意識的な体験には皮質が必要であるとされている一方，視覚弁別のうちの一部は視床レベルで起こるとの示唆もある（Hécaen and Albert, 1978；Weiskrantz, 1974)。脳損傷による全盲は，視覚皮質やそこに至る経路ばかりでなく，少なくとも視床の破壊も必要と思われる（Teuber, 1975)。脳損傷による盲の否定（視覚の病態無認知）では，患者は自分が見えないということの認識を欠き，動き回ったり物を手で扱ったりすることが困難である理由をあれこれと説明したり合理化したりしながら，あたかも見えているかのように行動しようとする（Redlich and Dorsey, 1945；K.W.Walsh, 1978b)。盲の否認は，時にAnton症候群と呼ばれるが，皮質と視床の間の連絡の断絶や感覚のフィードバックループの破壊と関係があるように思われる。

後頭葉の視覚連合野を含む病変は，視覚失認または視覚の歪みを起こす（Gloning et al., 1968)。他の脳葉の病変や後頭葉皮質に損傷のない皮質下構造の病変において視覚の認知障害が起こることはまれである。一方，視覚の意識や視覚の認知の障害が他の知覚モダリティの障害に伴うことはよくある。これは他の皮質領域の病変が後頭葉に及んでいる場合で，視空間機能の障害はその一例である（たとえば，Fisher,1982)（本書p.51,53-54参照)。

視覚失認という名前で呼ばれている視覚障害は多種多様だが，いずれも純粋な形で現れることはほとんどない（Frederiks, 1969a；Hécaen and Albert, 1979；Luria, 1965；Howieson, 1981)。統覚型視覚失認では，患者は見ているものを統合することができない。単語や句の一部や物体の一部を知覚することはできるが，その個々の知覚を全体として構成することができない。描画も断片的である。すなわち，断片や部分は認知されるが，それらを合成することができない。全般的な知能の低下を示すこともしばしばある（Rubens, 1979)。Luria（1965）によると，連合型視覚失認の患者は，視覚刺激全体を知覚することはできる。全体というのはたとえばよく知っている顔や持ち物などであるが，知覚できてもそれが何であるかを認知することができない。研究者によっては，連合型視覚失認の定義を物体と絵の認知能力に限定して，図画の模写，読字，顔の認知が可能な症例を報告している（Mack and Boller, 1977；Rubens, 1979)。同時失認はBalint症候群としても知られているが，空間内の２つ以上の物体や点を一度に認知できないという障害である。Luriaは，この問題を視野の１点から別な点へ視覚性注意を移行できないためとしているが，M.Williams（1970a）は，視野における2番目の物体の知覚を形成するのに要する時間という観点から論じている。色彩失認は，色覚が完全であるにもかかわらず，色と色の間の違いや色と物との関連が障害されるもので，通常，他の視覚失認に伴って認められる（Gloning et al., 1968）。

後頭葉損傷に伴う視覚性注意障害は，患者は一度に視野の1つの物しか自分からは知覚しないという点で，同時失認に似ている。これが同時失認と違う点は，もし他の物が示されたなら，それを見ることができることである。真の同時失認ではこのようなことはない。視覚性注意障害という語は，刺激の知覚障害のことを指して使われることもある。ある視野内（通常は左視野）の物について，患者は見ることはできるのであるが，注意がそこに向けられるまでは気づくことがない（図3-9参照）。この障害は半側空間無視としても知られ，後頭葉損傷と右の頭頂葉が損傷された時に生じるのが典型的である（本書pp.54-55参照）。

視覚失認は，両側後頭葉損傷に伴って生じることがもっとも多い。しかしながら，一側の損傷で生じるものもある。読みの問題は，普通は頭頂葉損傷または失語症以外では生じないが（Benson, 1977；Damasio, 1977），左後頭皮質とその皮質下結合の損傷を持つ患者は，書かれたものの理解障害ではなく，視覚認知，組織化，探索の障害に起因する読みの問題を生じることがある。色彩失認は，しばしばこの種の読みの障害に伴うもので，一般に左後頭葉ないし視覚系の伝達路を含む下部の白質の損傷によって生じる（Damasio et al., 1979；Hécaen and Angelergues, 1963）。Geschwind（1979）は，もうひとつの種類の視覚失認として相貌失認（顔の認知の障害）を報告しており，これは後頭葉と側頭葉の下方の皮質が両側ともに障害された時にのみ起こるとしたが，右半球優位の損傷で起こることもあるという報告もある（本書p.54-55参照）。後頭葉損傷に関係した書字障害は，必要とされる記号の視覚的イメージ，あるいはひとつの数や言葉を構成する個々の記号に順序を再生することの障害，または誤った探索から起こるのかもしれない。失算（文字通り，計算できないこと）の一型は，Grewel（1952）によって計算過程そのものの障害として報告されたものだが，左の後頭皮質損傷に関係した記号認知の視覚的障害から起こっている可能性もある。右の後頭葉損傷は対象の知覚の障害を引き起こしやすい。

2つの視知覚系　視覚機能を区別する別な解剖学的要素として，背側（*dorsal*；脳の上面）－腹側（*ventral*；下面）という2つの次元がある（A.R. Damasio, 1985a；Iwata, 1989；McGlone and Young, 1986）。現在では良く知られた，この2つの視覚系は皮質につながる別々の連絡路を持っている（Newcombe, Ratcliff and Damasio, 1987）。ひとつは背側を後頭葉から頭頂葉にかけて走っている。この頭頂－後頭路は決められた位置の分析を担い，

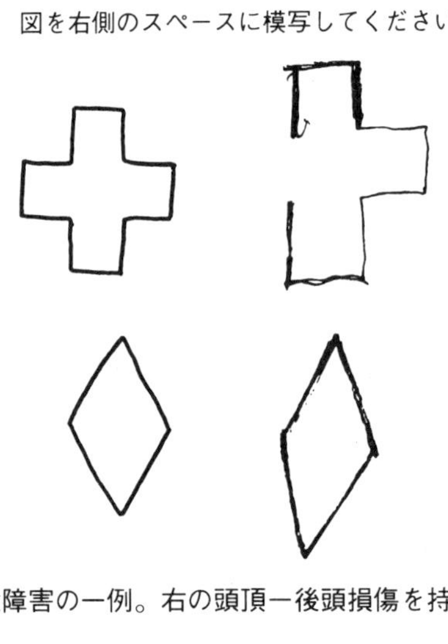

図3-9　左の視野に対する注意障害の一例。右の頭頂－後頭損傷を持つ57歳の大卒者が模写したもの

視覚的に「どこか」(where) という情報を伝える。また側頭－頭頂路は後頭葉からの腹側路で，形やパターン，すなわち形態知覚的な「何か」(what) という情報を伝える。D.N. Levine ら（1985）は，いずれの連絡路の障害でも空間的失見当識を生じうるが，その性質は異なるとしている。すなわち背側路の障害では，視覚的失見当（visual disorientation）を生じ，腹側路の障害では「患者は道標を認識できずに道に迷う」。また腹側路が障害された患者は相貌や対象物認知が困難になることが多い (Hermann, Seidenberg et al., 1993)。

後部連合皮質　頭頂－側頭－後頭領域の連合野は，視覚連合野のすぐ前方，一次感覚領域の後方に位置しており，大脳縦裂（2つの半球を分けている深い割れ目）から外側に走り，側頭葉の真上に隣接した領域に達している。頭頂葉と後頭葉の多く，そして側頭葉連合野の一部がここに含まれている。機能的には，視覚，触覚，身体意識，言語理解，空間定位を伴うすべての高次機能に関係している。さらに，数学的推論や論理的な命題の組立てのような抽象的で複雑な知的機能にも関係している。これらの機能の概念の根源には，「内側に」，「より大きい」，「そして」，「代わりに」といった基本的な視空間機能が存在するのである。感覚モダリティ間の統合が起こるのはこの領域内であり，そのことがこの領域を「連合野の連合野」にしているのである（Geschwind, 1965）。

頭頂－側頭－後頭損傷によるとされる失行や失認は多種多様である。それらの多くは，言語的あるいは非言語的刺激と関係があるが，その両方と関係があるものはない。したがって局在は左右非対称である (McFie and Zangwill, 1960)。もっとも，左右いずれの損傷でも生じるものも少数は存在する。

後部連合皮質：（a）左右いずれの損傷でも生じる障害　構成障害は頭頂葉障害のひとつで，左右いずれの損傷でも生じる（Black and Strub, 1976 ; De Renzi, 1978)。ここには「一・二次元の要素から二次元や三次元の図や形を描いたり作ったりする能力」の障害も含まれる (Strub and Black,1977)。知覚障害との関係は密接であると思われる（Dee, 1970 ; Pillon, 1981a,b)。構成障害は損傷のある半球によって異なった形を取る（Consoli, 1979）。左半球損傷では，構成活動に必要な運動のプログラミングや順序づけが障害されやすい (Hécaen and Assal, 1970)。右半球損傷では，視空間障害による構成障害が生じやすい（Blakemore et al., 1972)。図や積木に対角線が入ってくると，特に右半球損傷の患者は混乱しやすい (Milner, 1971 ; Warrington et al., 1966)。図の模写の障害は，左半球損傷の患者では，簡略化や角を作る際の困難として現れる。一方，右半球損傷の患者では，反時計回りに傾け（回転させ）たり，知覚が部分的であったり，見当違いに詳細だったり，ページの左半分あるいはページ上の構成部分の左半分を無視する傾向として現れる（Diller and Weinberg, 1965 ; Piercy et al., 1960 ; Warrington et al., 1966) (図 3-10a, b 参照。左右半球損傷それぞれの典型的な模写である)。二・三次元空間でのパズルの構成は，いずれの半球損傷でも障害される。

構成障害を呈する頻度については，損傷の左右による違いはないとする研究もある（たとえば, Arena and Gainotti, 1978 ; Dee et al., 1970)。その一方で (Belleza et al., 1979 ; Benton, 1973 ; Black and Strub, 1976)，右半球損傷の方が構成障害を生じやすいとする研究もある。Arena と Gainotti は，この結果の違いは左半球損傷例に含まれる失語症患者の数によるとしているが，要因はそれだけではなさそうである（Benton, 1979)。たとえば Arena と Gianotti の研究では，患者に比較的単純な幾何学模様を模写させているが，Benton (1973) は複雑な三次元の構成課題を使用していたことも，結果の相違に関係しているかもしれない。

Hécaen (1969) は，系列的な命令に従うことの困難が，左右両側半球の頭頂－側頭－後頭領域の損傷による生じるとしている。また，刺激の現れる時間的順序の知覚は，左の後部連合野を含む損傷で障害されやすいようである（Carmon and Nachson, 1971)。ただし，刺激の中に複雑な空間的構造を持つものが含まれている場合は別である。その場合には，右半球損傷患者の方が成績が悪くなる（Carmon, 1978)。左半球損傷による言語の連続的構成の途絶は，結果として失語という言語

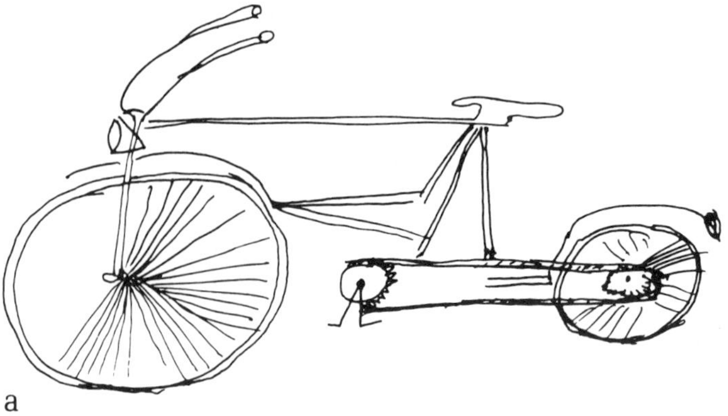
a

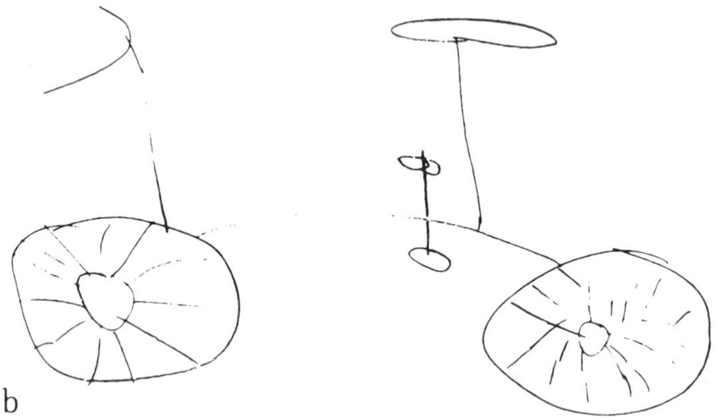
b

図3-10a　この自転車は，図3-6（a）―（e）と同じ被験者（51歳の退職したセールスマン）が描いたものである。この図は，左の視野の無視が不注意によるものでないことを証明している。なぜなら，患者は詳細にわたり丹精に描写していて，完成した作品に非常に満足したからである。

b　この自転車は，頭部の左側に重傷を負った約一年後に24歳の大学卒業者が描いたものである。彼が初めに描いた自転車にはペダルがなかった。「それにどうやって乗るのですか？」と尋ねられて，ペダルを書き加えたものである。

の組立障害になりうる。右の頭頂－側頭－後頭領域に損傷があると，順序や連続の理解が妨げられるようである。その結果，患者は時間的関係を理解したり処理したりすることが困難になり，計画を立てることができなくなる（Lezak, 1979a；Milberg et al., 1979）。

中心後回の後方の感覚連合野を含む損傷があると，左右にかかわらず，損傷と反対側の身体の触覚失認あるいは立体感覚認知障害（触覚で物体を区別することの障害）が生じ得る。右半球損傷が両手の形態知覚の障害と関係があるとするSemmes（1968）の結果は支持を得てきたが（Boll, 1974），左右いずれの半球損傷でも，両側の感覚障害の発生率は高い（Milner, 1975）。

未知相貌の認知の困難は，右半球と左半球のいずれの損傷にも伴いうることが指摘されている（Benton, 1980；Hamsher et al., 1979）。左半球損傷の患者ではその頻度は低いが，失語症で理解障害があると，右半球損傷患者と同程度に未知相貌の認知困難が生じる。Capitaniら（1978）は，色の識別検査で，右損傷の患者は左損傷の患者よりほぼ2倍近く誤りがあるということと，後頭葉よりむしろ頭頂葉の損傷を持つ患者で著しい誤りが起きやすいということを報告している。

歴史的には，既知相貌の認知障害（相貌失認）は，右半球の後部の損傷によるとされている。しかしながら，その後の研究では，両側半球の後頭側頭領域を含む両側損傷がなければ相貌失認は生じないと言われている（A.R.Damasio et al., 1982）。さらに，相貌失認での失認は，顔には限定されないようである。すなわち，物や動物のような同一のカテゴリーから特定のものを視覚によって同定する際にも出現しうるのである（たとえば，バードウォッチャーが鳥の弁別をできなかったり，酪農家が自分の牛を区別できなかったりする）。相貌失認の本質を追求する問題は，問いの立て方が重要であることのまたとない好例である。すなわち，相貌失認の患者に，顔以外のカテゴリーでの弁別課題を施行して初めて，障害の本質が明らかにされたのである。

後部連合皮質：（b）左半球損傷から生じる障害　後部の言語野は，側頭葉と頭頂葉の接合部に位置している。直接的な皮質の刺激実験より，この言語野を取り巻く領域と短期の言語記憶との関係が示されている（Ojemann, 1978）。

失語とそれに関連した記号処理障害が生じると，左の頭頂－側頭－後頭損傷のもっとも顕著な症状になる。流暢性失語は，理解力の障害，ジャルゴン言語，自らのコミュニケーションの障害に対する明らかな気づきの欠如を特徴とするもので，通常は後部の言語野の損傷によって生ずる。後部の言語野は，聴覚，視覚，体性感覚の「大出力システム」がオーバーラップする領域なのである。W.R.Russell（1963）は，この領域の損傷はたとえそれが非常に小さなものであっても，言語に対しては広範囲で破壊的な結果をもたらすと指摘している。

左の頭頂－側頭－後頭領域の損傷から起こるコミュニケーションの障害としては，語聾，語盲といった記号刺激の認知あるいは理解の低下や欠如が挙げられる。頭頂と後頭の両方の皮質にまたがる病変は，読字障害を起こす可能性がある。書字障害は，側頭葉か頭頂葉のどちらかに限られた損傷に伴って起こりうるが，他の3つの脳葉のどれかひとつの損傷が合併した時にさらに起きやすくなる。書字障害の性質は病変の部位と拡がりによって異なる。したがって，書字言語の障害は，付随する失語の障害を反映していることが多い（Hécaen and Marcie, 1979；Luria, 1970b）。

失行は，身振りの障害，あるいは身振りでひとつの活動を提示することの障害のような非言語的象徴化の障害である（本書 pp.23-24, 389-390 参照）。失行は左半球の言語理解領域と運動野と視覚野が重複する領域を巻き込む損傷によって生じるのが普通で，脳の前部の損傷によって生じることは少ない（Heilman, 1979；L.N.Peterson and Kirsher, 1981；Kimura, 1979）。身振りを理解する能力の障害は，特に読字の理解障害と関係がある。簡単な口真似の能力が障害される口部失行は，より前部の損傷にも関係がある可能性もある（Tognola and Vingnolo, 1980）。失行はしばしば失語に伴って起き，言語の障害に覆い隠されたり，区別がつかなかったりすることがある（De Renzi et al., 1980, 1982）。

失算と失書は，他のコミュニケーションの障害に伴って生じるのが一般的である（Hécaen, 1962；Raghaven, 1961）。失算と失書が，左右の空間見当の障害と，自分の指の区別・認知・命名の障害（手指失認）に伴って生じた時は，Gerstmann 症候群と呼ばれる（Fogel, 1962；Gerstmann, 1940, 1957）。Gerstmann 症候群の病変は，左の頭頂－後頭領域であるとされている。手指失認と関係した失算は，典型的には，数を数えたり並べたりするような比較的単純な数学的操作が崩壊している。これらの症状が同時に出現しやすいということは，それぞれに関連した機能の解剖学的局在がきわめて近接していることを反映しているのは確かである。Gerstmann 症候群にみられる表面上は共通点のない症状の間に機能的な関連があるか否かという問題は未解決である（Benton, 1961；Geschwind and Strub, 1975；Hécaen and Albert, 1978；Orgogozo, 1976）。左半球病変では，数えたり大きさを評価したりする能力は損なわれないこともあるが，数学的操作の知識は障害される（Warrington, 1982）。

視覚連合野のすぐ前方の左半球損傷によって起こる失認は，身体外または身体空間のどちらかの見当識障害として現れる傾向がある。左半球損傷の空間の見当識障害は，一般的に左右の方向感覚の障害を反映する。体性感覚の障害を伴うこともある（Denny-Brown et al., 1952）。その一方で，視空間の知覚は正確であることが多い（Belleza et al., 1979）。痛みの認識障害は，左頭頂損傷に関連しているとされる（Pirozzola, 1978）。

左半球損傷から起こる障害は，失語が合併している時には，さらに重篤になる傾向がある。左半球損傷から起こる障害のいずれも，失語がなくても起こりうるが，単一の症状として現れることは稀である。

左頭頂葉損傷に伴う高次機能障害を観察すると，言語があまり障害されていなかったり，あるいは課題が本質的に非言語的である時でさえ，左半球が非常に重要であることが明らかになる。たとえば，左頭頂損傷の患者は，形態記憶課題の成績が右側損傷の患者より悪い（De Renzi, 1968）。また，左頭頂葉損傷患者では，視覚と聴覚の両方の学習障害が認められている（Butters et al., 1970）。これらの結果は，言語記憶の補助に頼ることの障害を反映していることは明らかである。

後部連合皮質：(c) 右半球損傷から生じる障害　右頭頂葉に関係してもっともよくみられるのは，構成能力の障害である。右半球後部損傷の患者は，前庭神経と動眼神経の機能障害も合併しうる。その場合には，空間の見当識障害あるいは視覚的スキャンの障害が，構成能力障害の一因となっている。右半球の計算障害は，筆算において，小数を扱ったり，繰り上げたりするような空間的関係で数を操作する障害として現れる。その一方で，数学的概念と「頭の中で」問題を解く能力は保持されている（Grewel, 1952）。たとえば，右頭頂－後頭に粗大損傷を持つ大卒の57歳の患者（図3-9参照）は，比較的複雑な掛け算の暗算は正確だが，縦に並べて書かれた2桁の5個の数を足すとき，左手の列の合計と右手の列の合計を合わせることができなかった。また，筆算の掛け算問題も解けなかった（図3-11参照）。

着衣失行は，衣服に自分の身体を合わせていくことの障害で，右頭頂葉の損傷により生じる。右頭頂葉損傷の患者の障害の中には，左半側空間において物体を定位する能力の障害のような認知障害が基礎にあることが明らかなものもある（Hécaen et al., 1951）。たとえば，右頭頂－後頭損傷を持つ中年の牧場主の主訴は，食べるという行為の困難であったが，それはカップを掴もうとして手を差し出してもカップから外れたり，フォークが皿を行き過ぎたりするからであった。なお，空間性失算や着衣失行のような障害は，空間見当識や組織化といった，より全体的な障害に伴うように思われる。

右の後部連合皮質の損傷から起こる知覚障害の多くは，不注意 *inattention* という現象に関係している。ここでいう不注意とは，損傷の対側の身体への刺激に対する自覚が低下したり欠如したりしていることである（本書 p.50 参照）。左半球損傷でも不注意を呈することはあるが，通常は急性期に限られている（Colombo et al., 1976 ; Welman,

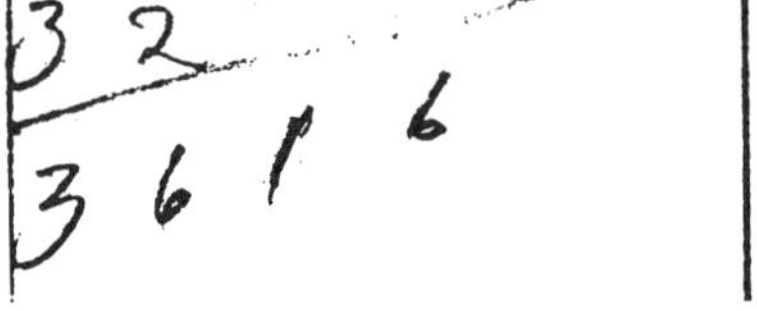

図3-11　空間性計算障害の一例。この患者の図形模写は，図3-9に示されている。

1969)。しかしながら，右半球損傷の患者ではもっと一般的な症状となる (A.S.Schwartz et al.,1977 ; S.Weinstein, 1964)。不注意はさまざまな方法で明らかにされる。比較的単独のわずかな障害で，検査をしなければわからないこともある。視野に入らない両方の頬または指を短く軽く触って刺激した時，不注意のある患者は，刺激が単独の時は明らかな困難もなくその刺激に気づくにもかかわらず，同時に両方を刺激した時（二点同時刺激）は，常に左の刺激を無視する。この型の不注意は感覚不注意，感覚消去，感覚抑制，感覚抗争などといろいろな名で呼ばれている（K.W. Walsh, 1978b)。Kertesz と Dobrowolski（1981）は，頭頂葉に限定した損傷の患者よりも，中心溝の周囲領域（後部前頭葉と側頭葉組織の一部を含む）に損傷のある患者に，より顕著に左側無視が起こることを観察した。聴覚性不注意は，右側頭葉後部の損傷に関係している。

より重症な型として，右頭頂葉損傷から起こる不注意は，空間の左半分あるいは患者の体の左半分に対する完全な失認に達することもある（半側身体失認)。自分自身の身体に対する軽い不注意は，単純な無視として現れることもある。患者は自発的にはほとんど左手を使わない。左側の物に突然ぶつかることもある。左のポケットを使わないこともある。さらに極端な症例では，通常は左片麻痺を伴っているが，自分の身体の左半分の自覚が全くできず，左側の障害を否定したり（片麻痺無認知)，麻痺した腕や足が自分のものと認識できないというレベルに達することがある。以上のような知覚障害には着衣失行を伴うのが普通で，服を後ろ向きに着たり，シャツのボタンをずっと掛け間違えたりすることもある。

左側の視覚性不注意では，患者は空間の左側での刺激に注意しないだけでなく，自発描画や模写で，左側全部を描かなかったり，左側を平らにしてしまったり，左側の描き方が貧弱だったりすることがある（図 3-9 参照)。書類を書き写す時には，手本の左側にある単語や数を省略することも多い。それによって文章が意味をなさなくなってもあまり意に介さないのである（本書 p.301　図 12-2 参照)。課題の複雑さが増すと，不注意が明らかになる可能性も大きくなる (Pillon, 1981a)。一種の半側空間無視であるこの型の視覚性知覚障害は，右の頭頂損傷が後頭連合野に広がる時に生じるのが典型的である。左の視覚性不注意には左の視野欠損，もっとも一般的には左の同名半盲が合併することが多いが，必須というわけではない。明らかな左側の視覚性不注意を持つ患者では，左側の空間を自発的には見ようとしないこともあり，極端な場合には左側から人に話しかけられた時でも左を見ようとしない。こうした患者は，書類を読む時も行の中央から読み始め，左半分がなければ文章が意味をなさないことにも気がつかないようにみえる。そのような右半球損傷患者の大部分は，途中で読むのをやめてしまい，「興味がなくなった」などと説明することが多い。それでも，視線の向け方を指示されれば，内容を理解して読むことができるものである。

頭頂－後頭皮質の損傷の関係した知覚障害としては，地誌的あるいは空間的思考の障害のような視空間の障害もある。これには知覚の断片化を伴うこともある (Denny-Brown, 1962)。たとえば，重度の左片麻痺を持つある政治史の専門家は，かつて知っていた有名人の写真を見せられた時，たとえば「これは口，これは目」という具合に部分の名称は言えたが，それを統合して顔として認知することはできなかった。Warrington と Taylor（1973）は，知覚的分類の困難，特に見慣れない角度から見た対象を認知する能力の障害も右頭頂病変に関係するとしている。

側頭葉の障害　第一次聴覚皮質はその大部分が，側頭葉と前頭葉の間の壁，すなわち島と呼ばれる区域に位置している。側頭葉皮質の多くは，聴性記憶の貯蔵と複雑な知覚の構成というような，聴覚および聴覚と関連した機能に関係している。ほとんどの聴性刺激の理解は，時間に沿った処理を伴うので，側頭葉の損傷が結果的に時間の配列の障害となりうるということは驚くにはあたらない (Horowitz and Cohen, 1968 ; Milberg et al., 1979)。左右半球の関係は，後部皮質の言語－非言語のパターンと同様である。

左側頭葉の皮質連合野は，言葉や数の知覚に関係している。さらには声の認知にまで関係している（Milner, 1971)。損傷が側頭葉の後部にあればあるほど，失読と言語性失行がより生じやすくなる。聴覚失認は，言語音の識別と理解の能力が障害されるもので，聴覚連合皮質（ウェルニッケ領域）の損傷に伴う。これは側頭葉の後部1/3のもっとも上部の上側頭回に位置している（図3-8参照）。重篤な聴覚失認が単独で現れることはほとんどなく，大部分がより全般的なコミュニケーション障害の一部として現れる。コミュニケーションの障害の中でもっとも重篤なものは，ウェルニッケ失語（感覚失語，流暢失語，ジャルゴン失語とも呼ばれる。本書p.25，表2-2参照）であろう。ウェルニッケ失語の患者は，聞いたことをほとんど理解できないが，言語の産生という運動性の側面は保たれている。発語量は多く，その言葉は文法的・統語論的には正しいが内容的には無意味である。聴覚理解の障害は，言語に限られており，サイレンやブレーキの音などは適切に理解できる。左側頭葉のさらに下部・前方の損傷は，言語記憶に関係する可能性があり，言葉の再生の障害を起こし，重篤な場合には言語が著しく非流暢になる（*dysnomia*）。長い項目のリスト，文，複雑な言語材料を記憶したりあるいは理解したりすることが難しくなり，新たな言語の学習能力は非常に低下し，失われることさえある。ワンステップでできる単純な精神的作業以外は何もできなくなることもあるが，それでも筆算や抽象的な概念を扱う能力は保たれる。また，損傷が後頭皮質との接合部に近すぎなければ，読む能力が保たれる場合もある。

右側頭葉の皮質損傷で言語面の障害が生じることはほとんどない。この場合には非言語面での対応する症状，すなわち非言語音の区別，認知，理解などの障害が生じやすい（Vignolo, 1969）。空間失見当の問題，すなわち複雑で，断片的あるいは不完全な視覚刺激の認知困難（Lansdell, 1970）と，視覚的な細かい識別困難（Milner, 1954）も，右側頭葉の損傷と関係している。複雑なデータの扱いや多面的な計画を系統立てることが障害されることもある。

側頭葉損傷で，何らかの型の失音楽（文字通り音楽の喪失）が生じることがある。特に，音楽的な理解力としての，音の調子，調子のパターン，拍子，音質などの識別能力の障害が生じやすい。その一方で，音楽を楽しんだり，曲やリズミカルなパターンを歌ったりハミングをしたりする能力は保たれていることも多い（Alajouanine, 1948；Benton, 1977a；Botez et al., 1979）。右側頭葉の損傷は，特に受容性失音楽に関わりがあるが（Hécaen Albert, 1978；Shankweilr, 1966），音楽的鑑賞と音の調子やリズムの認知に関する類似の障害は失語に伴いやすく，このことは音楽の知覚的要素には両側半球が寄与していることを示唆している（Mazziota et al., 1982；Rubens, 1979；B. E.Shapiro et al., 1981）。

側頭葉と辺縁系　側頭葉損傷に伴う記憶障害の性質にも左右差がある（Delaney, Rosen et al., 1980；Milner, 1972）。言語記憶の障害は左側頭葉の外科的切除に見られ，視覚記憶の障害は右側頭葉切除に伴う。側頭葉皮質の前部は，新しい情報の蓄積に関わっており，後部は検索に関係している。左側頭皮質前方の皮質刺激は，発語に影響を与えずに言語学習を妨げるが，一方左側頭皮質後方の刺激は，結果として検索（単語を見出すこと）の問題と呼称障害*anomia*（「単語の喪失」を意味する）を引き起こしやすい（Fedio and Van Buren, 1974；Ojemann, 1978）。Ojemann（1978）は，非言語的に与えられた視覚刺激（ただし必ずしも言語化できないとは限らない）の貯蔵と検索における問題も，それぞれ右側頭皮質の前部と後部の直接刺激によって引き起こされることを報告した。さらに側頭葉の皮質には，記憶の再生全般のトリガーとなるメカニズムがあると思われる。脳手術中の覚醒している患者では，露出された側頭葉皮質の電気刺激で，以前経験した場面や出来事が鮮明に聴覚と視覚により再生されることが報告されている（Penfield and Perot, 1963）。Nauta（1964）は，これらの記憶は広い範囲にわたる神経のメカニズムを必要とし，側頭皮質と後頭皮質（ただし側頭皮質より役割は小さい）は，記憶の個々の要素を組織化して，順序だった完全な再生をするために機能していると推測している。

記憶システムの大きな要素である海馬は，その構造の大部分が側頭葉の内側に含まれている（図3-12参照）。海馬は辺縁系の一部を形成する側頭葉灰白質の主要部分のひとつである（Livingston

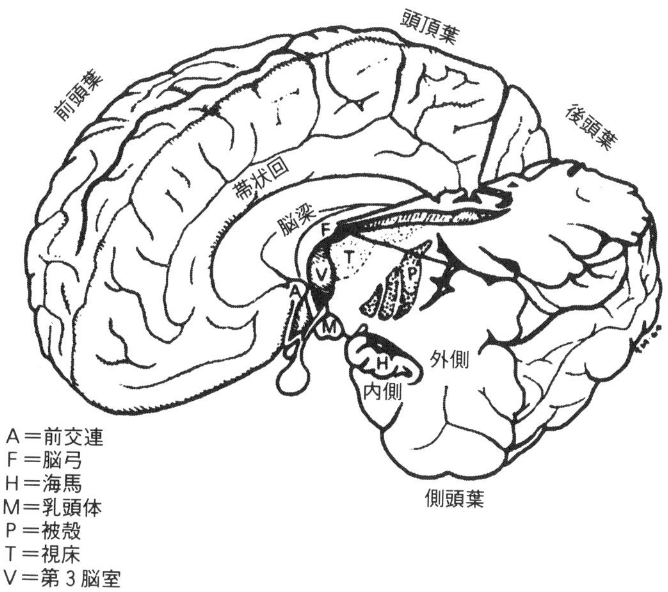

図３-12　外部の一部を切り取った人の脳の透視図。一般的な記憶機能に関係していると思われる領域と構造の大部分の空間的位置関係を表している（被殻はわかりやすいように単に目印として表示した）。（Ojemann, 1966）

and Escobar, 1972 ; Watts, 1975）。辺縁系は，側頭葉，皮質下の前脳部，中脳領域にわたっている。これらは解剖学的に連結した回路構造で，全体でひとつのシステムとして機能していると思われる（Barbizet, 1963；図３-12参照）。辺縁系は，記憶と情動の両方に関わっており（Brain, 1969），何に注意を向けるかを決定し，それによって知覚領域の中にあるものの取捨選択をして記憶に登録するという，情動に関係した一般的行為に関わっていると思われる（Drachman and Arbit, 1966 ; J. D.Green, 1964）。海馬は，知覚と記憶システムが出会う部位であるともいえる。

記憶の記録と固定化という一連の過程の障害に特に関係する辺縁系の構造としては，視床，乳頭体，脳弓なども挙げられる（Brodal, 1981）。顕著な前向健忘（新たな学習能力の障害。健忘発現以後の事象の記憶困難を含む）と，多少の逆向健忘（健忘発現以前の事象を思い出すことの困難）は，両側の海馬構造の切除だけでなく，乳頭体（Brion and Mikol, 1978）と視床を巻き込むび漫性の病変からも生じる。現在進行中の事象の記録は，辺縁系の海馬と乳頭視床領域を連結する前脳の中央構造である脳弓（Ojemann, 1966）の損傷によって軽度に障害されることもある。しかしながら，脳梁が生下時に切除されたり先天的に欠如している時は，記憶機能には何の影響も現れない。

病気または手術によって両側の海馬が損傷されると，学習能力はほとんど失われる。学習能力が残存するとしても，運動技能（Corkin, 1968）と自律反射の調整（主体がそれに対して意識的な自覚を持つことのできる情報や行動という意味では学習とは言えないかもしれないが）に限られる。手がかりがあっても再生の補助にならないので，再生されるもの自体が失われていると思われる。ただし，海馬が健全な時，すなわち外科的に損傷される前に学習されたことの多くは記憶されていて，検索も比較的容易かつ適切であることも多い。炎症性疾患のために海馬が損傷された患者では，典型的には周囲組織も同様に損傷されているが，損傷前の記憶も後の記憶も同様に再生が障害されている。やはり手がかりを利用することができないのである。しかし，概念形成の学習課題における継次的関係は理解することができる（たとえば，Lhermitte et Signoret, 1972）。対照的に，コルサコフ症候群の患者は，健忘になった直後の物事の再生がきわめて困難で，しかも病前に学習したデータや経験を順序よく再生することも困難であることが多いが，手がかりを与えられると，病前の記憶も病後の記憶も多くが保たれていることが明らかになる。しかしながら，コルサコフ症候群の患者は継次的な関係に関する課題をこなせない。これらの知見は，海馬の基本的な機能は新しい情報を長期の貯蔵の中に記録することであり（R.F.Thompson, 1976），視床は能率的な情報の貯蔵と再生に必要であるという説を支持している。海馬は「プリント開始」というメッセージにあたるメカニズムを内蔵しているように思われる。このメッセージなしではいかなる記録も起きない。この「プリント開始」メッセージは，「感情的な色彩あるいは情動的なトーン」に関連している可能性も指摘されている（R.B.Livingston, Nauta, 1964, p.19 に引用されている）。一方，視床の記憶構造はある意味でファイルシステムとしての機能をしているように思われる。

一側の海馬が損傷されると，各半球特有の障害が現れる。左海馬の損傷では，言語記憶の障害が生じる。右海馬の損傷では，「ひとつの名称を容易には割り当てることができない複雑な視覚と聴覚のパターン」の認知と再生の障害が生じる（Milner, 1970, p.30 ; Jones-Gotman and Milner, 1978）。

情報の貯蔵は，単一の皮質や脳構造に限定されているものではない。情報はモダリティごとに，その第一次感覚皮質に隣接する連合皮質に貯蔵されていると思われる（Arnold, 1974 ; Samuels et al., 1972 ; R.F.Thompson et al., 1972）。したがって，たとえば視覚情報の検索は後頭葉の視覚連合皮質の損傷によって障害され，聴覚情報の検索は側頭葉の聴覚連合皮質の損傷によって障害される。前頭葉運動連合野は，運動反応のプログラミングを検索する座であると思われる。

情動の障害は，海馬に関係した発作で生じるが，同様に扁桃と鈎（側頭葉内側の海馬の位置する襞の鈎状をした小さな先端）に関係する発作でも生じる（Pincus and Tucker, 1978 ）。側頭葉てんかんの原因としての脳の異常な電気的活動は，典型的には側頭葉内にその源を発している。側頭葉てんかんでは，主観的感情における変化，行為の自動症，奇妙な姿勢といったさまざまな一過性の行動障害を起こしうる。側頭葉てんかんに特異的な症状としては，気分変調，強迫的思考，意識変化，痛みを含むすべての感覚モダリティにおける幻覚や感覚の歪み，きわめて複雑な活動からなる常同的で，しばしば反復する無意味な運動行為などがある。これらの障害は，精神運動てんかん，精神運動発作，複雑部分発作などと呼ばれることがある。

間欠期（発作間）の側頭葉てんかん患者は，感情と態度が極端になる傾向がある。全体としてみると，側頭葉てんかんの患者はネガティブなイメージの人格特徴を持っていることが多い（Bear et al., 1982）。具体的には，過敏症，怒りの爆発性，強迫性，狂信性，生真面目，冗長，多字症，粘着性・固着性と呼ばれる対人関係の特性などである。粘着性・固着性は，記述で見るよりも実際に見たほうがずっとわかりやすい。すなわち，会話や反応が遅いといった鈍重さ，明確な細部にまで具体的にこだわる注意の過剰，流れや話題の転換の困難，会話，部屋，人から離れることの困難などが認められる（Blumer and Benson, 1975 ; E.Valenstein and Heilman, 1979 ; A.E.Walker and Blumer, 1977）。これらの特性とてんかん焦点の左右局在にある程度の関連があることは，Bear と Fedio（1977）により示唆されている。Bear と Fedio によると，側頭葉てんかん患者は，陰気・依存的・強迫的という特徴はほぼ共通して有しているが，右側にてんかん焦点のある患者は，否認傾向が強く，自分が社会的に認められていることを強気に述べる傾向がある。一方，左に焦点のある患者は，主観的にも客観的にも，破局反応，観念的思考，自己批判を示しやすい。しかしながら，これらの違いは明白な精神障害を持つ側頭葉てんかんの患者には認められていない（Mungas, 1982）。

精神障害は必ずしも側頭葉てんかんに伴うわけではないが，てんかん一般，特に側頭葉てんかんの患者は，統合失調症様の精神症状を示す傾向がある程度は認められる（Pincus and Tucker, 1978）。Mulder と Daly（1952）は，不安，抑うつ，統合失調症様行動といった精神症状は，側頭葉の焦点で特異的に生じるか，あるいは脳機能の障害に対する性格全体の反応のどちらかとして生じると述べている（p.176）。性機能の低下（Boller and Frank,

1981；Lishman, 1978；Pincus and Tucker, 1978）や亢進（G.W.Harris et al., 1969）は，側頭葉発作に伴って起きることも，側頭葉辺縁構造の外科的切除によって起きることもある。

Klüver-Bucy 症候群は両側頭の扁桃体と鈎の切除により生ずる。臨床上は稀であるが，ヘルペス脳炎や，外傷でも起こりうる。患者は記憶，知覚的区別が不可能になり，あらゆるものを過剰に食べ，ところかまわず性欲亢進の状態になることも多い（Boller, Kim and Detre, 1984；Greenwood et al., 1983；D.M. Kaufman, 1985；Lilly et al., 1983）。

2）前部皮質：前頭葉の障害

前頭葉は，脳の進化過程においてもっとも新しい段階に発達し，人間の脳の中で最大の構造になった。したがって，当初より前頭葉はもっとも高次の認知機能の中心に違いないと考えられていたことは，きわめて自然なことである。

したがって，前頭葉組織を外科的に切除された一連の少数の患者が，標準的な知能検査で IQ の低下が見られなかったということを Hebb が 1939 年に報告した時には，かなりの論争が引き起こされた。Klebanoff（1945）は，前頭葉病変による心理学的障害に関する文献を包括的に検討し，前頭葉損傷の患者の知的水準に関して報告している研究間には，一見解決不能の矛盾があることを見出した。彼は，Fritsch と Hitzig（〔1870〕, 1969）が外傷性前頭損傷の患者の知能低下をはじめて報告して以来，前頭葉損傷患者の認知機能障害については，存在しないとするより，存在するという報告の方が多いことを見出している。第二次世界大戦での銃創の高い発生率と，1940 年代，1950 年代における精神障害治療のための前頭葉に対する精神外科の施行により，ようやく十分な症例が蓄積され，前頭葉機能についての曖昧で誤った概念が取り除かれた。現在では，多種多様な認知機能を行う能力が前頭葉損傷により崩壊されうるということが明らかにされている。前頭葉損傷で認知機能が障害されないという前述の Hebb の報告には，方法論上の限界があった。すなわち，第一に，たとえば見慣れない問題を解いたり判断力を働かせる能力よりも，以前学習していてよく確立された技能を主に測定する検査を使用していた。また第二に，結果を比較する基準として，下位検査ごとの得点や質的側面ではなく，IQ の総計を用いていた。このため Hebb は，前頭葉損傷の認知機能障害を見出すことができなかったと考えられる。

前頭葉の皮質とその下にある白質には，主要な感覚系と主要な運動系の間を相互に連絡してフィードバックさせるループがあり，最高次機能のすべての要素を連結・統合している（Luria, 1966, 1973；Nauta, 1971）。外部環境についての情報を運ぶ後頭葉からの経路と，内部の情報を運ぶ辺縁系からの経路は，前頭葉の前部にある前頭前野に集中している。したがって前頭葉は，外部と内部，意識と無意識，記憶の貯蔵と本能的な覚醒の中枢といったあらゆる源から入ってくる，すでに相互関係のある情報が統合され，現在進行中の活動に取りこまれる部位である。「前頭葉は人間の『活動中の状態』を調節し，主体が意図することの本質的要素を制御し，複雑な活動形式のプログラムを行い，活動のあらゆる面を絶えず監視しているのである」（Héacan and Albert, 1975）。

前頭葉損傷では，明白な認知機能の崩壊は認めにくく，これが後部脳損傷との相違点となっている。前頭葉損傷の症状は，概念的には，主要な機能系相互の関係の断絶としてとらえると理解しやすい。ここでいう主要な機能系とは，後部皮質の知覚系，辺縁系とそれに連結する皮質下領域（覚醒・感情・動機づけに関連），運動系の発現機構を指している。Nauta は前頭葉障害の特徴を「行為のプログラミングの混乱」とした（1971）。前頭葉障害は，反応の仕方と，その結果必然的に反応の内容にも影響する。前頭葉障害患者の検査成績低下の原因は，問題へのアプローチ方法の誤りであって，知識・知覚・言語などの能力そのものの低下ではないことが多い。たとえば，Hooper 視覚構成検査 The Hooper Visual Organization Test（本書 p.213-214 参照）において，前頭葉損傷（ほとんどが右前頭葉を含む）の患者が項目1を「アヒル」と答え，項目2と項目3は正しく答えることがある。この場合，患者が検査課題自体（細かく切られた図面が，もし寄せ集められたら何を表すかということを答える）を理解していることは明らかである。それにもかかわらず，項目1の一番上のピースの完成された「飛んでいるアヒル」の形は，各ピースを結びつけるという指示よりも強い刺激になってしまうのである。こうした患者は，知覚が正確であり呼称や書字も容易で正確であるが，複雑な刺激の持つひとつの強力な特徴によって，意図したすべての作業の実行が阻害されているのである。また，前頭葉損傷患者では，患者自身が言ったり見たり理解したりしていることと，実際に行うことや感じていることに，解離がみられることも指摘されている（たとえば，Luria, 1966 ; K.W.Walsh, 1978a）。

認知活動の制御，調整，統合の障害は，外側穹窿部損傷（前頭葉の頂上または外側）の際に著明であることが多い。両半球の間に位置する内側眼窩損傷，あるいは皮質下に損傷があって皮質間の連結や，欲動と感情を統合する中枢と連結する経路が障害されると，感情的・社会的適応に影響が出ることが多い（E.S.Valenstein, 1973）。K.W.Walsh（私信, 1980）はさらに，内側前頭皮質と眼窩（基底）部皮質の機能を区別した。すなわち，前者は目的のある行動の開始と活動の維持のために重要であり，後者は衝動制御や現在進行中の行為のために重要であるとした。しかしながら，前頭葉障害はありとあらゆる行為に影響を与える傾向がある（Luria, 1973a）。

前頭前野損傷による障害は，モダリティ横断的に現れるのが特徴である。前頭前野以外の部位の損傷では，障害は特定のモダリティに限局して現れるのが普通で，たとえば知的能力・感覚能力・運動能力のいずれかの障害として現れるものである。前頭葉損傷による高次機能障害は，大きく以下の5つに分類することができる。ただしそれぞれにはかなりの重複がある。

1．開始の問題 自発性の低下，生産性の低下，行為が発せられる率の低下，発動性の低下や消失として現れる。軽いケースでは，患者は発動性や意欲が低下しているが，それでも正常な活動は可能である。特に慣れた活動や，型にはまった活動や，人に導かれる形の活動であれば十分に可能である（K.Goldstein, 1944）。より重篤なケースでは，日常の自分の身の回りのことと家事の他にはほとんど何もしないことが多い。ちょっと見ただけでは，また家族や友人などからは，こうした患者は怠惰であるように見える。患者の多くは，計画や企画について面白そうだと話すことはできるが，実際にはその言葉を行動に移すことはできない。言葉と行為の間の極端な解離は，病的惰性 *pathological inertia* と呼ばれている。病的惰性が典型的にみられるのは，前頭葉患者が課題に対し正しい返答を言葉では述べるが，それを決して実行できないという場合である（たとえば，Luria, 1966 ; Milner, 1964）。開始の問題が重篤な時には，無気力，無反応，緘黙として現れる。損傷の左右による違いは，生産性を調べる流暢性の研究で明確に示されている。すなわち，左前頭損傷の患者は言語の出力が大きく低下する傾向があり（本書p.294－297参照），右前頭損傷の患者は無意味な図版を描画する課題で反応数が少なくなる傾向がある（Jones-Gotman and Milner, 1977）。

2．精神面あるいは行動面の転換の困難 これは，注意の転換，運動の変換，態度の柔軟性などとして現れるが，いずれも保続あるいは硬さと呼ばれているものである。保続とは，一連の行為や活動が反復的に延長したり持続したりすること，あるいはさまざまな質問や課題や状況に対して同一または類似の反応が繰り返されることである。後者については，行為の常同性と呼ばれることもある。保続は前頭葉以外の損傷で起こることもあるが，その場合は障害されているモダリティのみに起こるのが普通である（E.Goldberg and Tucker, 1979 ; K.W.Walsh, 1978a）。前頭葉損傷患者においては，保続はモダリティ横断的になる傾向，すなわちさまざまな状況とさまざまな課題にみられる傾向がある。保続は，現在進行中の活動を止めたり，あるいは前の刺激への注意を抑制することの困難として現れることも時々ある。認知機能検査では，反応が単に反復されるという形で現れることもある。その反応は，当初は正しいものであっても，状況が変化したり，終了すべき時点になっても連続してしまい，訂正されないという性質を持っている。また，前頭葉患者は，硬さだけを呈し，保続は認められないこともある。行動や態度の硬さは，脳や神経に異常がなくても性格として認められることがあるので，硬さだけでは前頭葉損傷を疑う十分な根拠にはならない。

3．停止における問題　現在進行中の行為にブレーキをかけたり，調整したりすることの問題である。これは，衝動性，反応過剰，抑制障害，誤りや望まれない反応を控えることの困難という形で現れる。特に，その反応が正しい反応と関連が強かったり，現在進行中の反応連鎖の一部になっている時によく認められる。こうした問題は「コントロール喪失」としてまとめられることが多く，したがって患者は「コントロールの問題」を持っているとみなされることが多い。

4．自己意識の欠如　自分の動作の誤りに気づいたり，自分が他人に与える影響を評価したり，周囲の人との関係を適切に判断したりする能力の障害として現れる。多幸的・自己満足で，不安をほとんどあるいはまったく覚えない。衝動的で社会慣習に無関心な傾向が前頭葉損傷患者で認められることがあるが，これが自己批判の欠如と関係している。

5．具象的態度　前頭葉損傷の患者に共通する特徴である。これは直接自分を取り巻くものから自己を切り離すことの障害や，対象・経験・行為を表面的な型通りにしか受け取れないという融通のきかない態度として現れる（K.Goldstein, 1944, 1948）。こうした患者は，計画や洞察したり，あるいは目的に向かった行為を維持したりすることができなくなる。この障害は抽象的態度の欠如や低下ととらえることもできるが，抽象的概念の形成や使用の能力の障害とは異なるものである。前頭葉損傷患者の多くは，抽象的概念を扱うのが困難であり，具体的な概念しか自発的には産生できないものであるが，その一方で高い水準の概念能力を保持している患者もいる。ただしそうした患者でも，日常の融通性や先を見通す能力が欠けているのである。

前頭葉性健忘という現象は，それが真の健忘ではないことと，特に惰性と硬さがいかに認知過程を妨げうるかの実例であるという両方の理由から興味深いものである（K.W.Walsh, 1978a）。前頭葉性健忘の患者は，物語や単語のリストをほとんど再生できないように見え，また本人も思い出せないとはっきり述べる。しかし，きっかけを与えたり，間接的な質問をすれば，ある程度は答えることができ，いったん答え始めればかなり正確に思い出すことができることもある（たとえば,「何についての話でしたか？」というような質問の方が，「最初から順番に思い出せることをすべて述べてください」より答えやすい)。こうした患者は，自分の誕生年と引き算が可能でも，自分の年齢を答えることができないことがある。上記の例はいずれも，解答に結びつく行為に自発的に着手することができないのである。はじめのケースでは記憶から要請された情報を選択することができず，後のケースでは問題に対する解法のセットを見出しそれに基づいて行動することができないのである。

前頭葉の内側基底部の皮質下白質病変を持つ患者も健忘を呈することがあるが，この場合の健忘は重篤で，自発的で一定しない内容の作話が特徴である。ある60歳の引退した教員の例では，左前頭葉の内側基底部の皮質下領域を巻き込む脳血管障害の後に，自分は牛を小屋の屋根の上へ持ちあげたので背中が痛むと訴えた。その5日後には，前日に200人乗りの旅客機を操縦していたと述べていたのである（Howieson, 1980a）。

前頭葉組織の欠損あるいは離断による知的機能障害は，特定の技能や知識の低下，あるいはさらに特定の推論や問題解決の能力の低下としては現れない（Landis, 1952 ; Teuber, 1964）。実際，前頭葉病変を持つ患者は，形式的な知能検査の成績は良好なことが多い。この種の検査は，検者が指図し，やり方を導き，検査の開始と終了を定め，その他の決定もすべて行うという構造を有している（Teuber et al., 1951）。一般的事実やよく知られている内容に関する閉じた形の質問や，構造が明確で具体的な正解のあるパズル的な問題が，標準的な知的能力の検査となっているが，こうした検査では前頭葉損傷患者特有の問題は検出できないことが多い。保続や不注意のために，ある程度の得点低下はあっても，それほど大きくはならない。前頭葉損傷による認知障害がもっともよく現れるのは日常生活であることが多い。したがって医師や心理士による標準的な面接よりも，むしろ親類や同僚によって気づかれる傾向がある。そうした患者についての共通する訴えは，無感情，不注意，判断が不十分であったり信頼できなかったりする，新しい状況への適応の貧弱さ，社会感覚の鈍さなどである（Bonner et al., 1953；Lezak, 1978a）。

前頭葉損傷に特異的な認知障害もある。たとえば反応傾向を抑えることが困難であるために，すでに関係を学習した刺激に対して新たな関係を学習したり，反応を遅らすことが必要な課題を実行することの困難がそれにあたる（Milner, 1971）。また，抽象的思考の障害と反応の転換が困難なため，精神的能率が低下する（Tow, 1955）。これら２つの障害は，刺激へのとらわれの一因となりうる。刺激へのとらわれは，軽度な場合は，環境におけるひとつの要素から別な要素に注意を転換することに時間がかかるという形で現れる。特に，強い刺激から，弱い刺激や複雑な刺激に注意を転換したり，はっきりとした外的刺激から，内的または心理的事象に注意を転換することに時間がかかる。刺激へのとらわれが強度の場合は，視線を向けたり，対象を扱うことも困難になる。極端な場合には，注意が向いたものは何でも手に取ったり見たりして，あたかも患者の手や目がそれにくっついてしまったかのようになり，文字通りそこから離れることが困難になる。また，言語と現在進行中の活動が解離する傾向も認められる。そのため患者は，自分の行動を言語によって調整しようとしない。すなわち，進行中の行為を指示，先導，構成するために言語的な手がかり（普通は声に出ない）を活用しようとしないことが多い。そして結果的に，反応の保続や断片化が生じたり，あるいは完了しないまま終わったりする（K.Goldstein, 1948；Luria and Homskaya, 1964；Tow, 1955）。視覚的な検索の障害のため，反応の遅れや探索計画の非効率が認められることもある（Teuber, 1964）。前頭葉損傷患者は，想像力や革新的思考がほとんどみられないため，創造性には乏しい（Zangwill, 1966）。入力刺激を登録できないため短期記憶が低下することも，前頭葉損傷でみられる障害のひとつである（Lewisohn et al., 1972）。さらに，時間感覚の障害も認められ，新近性と時間スパンの判断が低下し，両側前頭葉の損傷では，時間見当識も障害されることが報告されている（Benton, 1968a）。

前頭葉では左右半球の認知機能の相違はあまり明らかでないが，ある程度は報告されている。たとえば前述のように，言語の流暢性の低下と自発言語の貧困化は左前頭葉損傷で生じるが，右前頭葉損傷でも言語の流暢性は軽度に低下する。構成障害は，右前頭葉損傷で，課題の知覚的要素より運動的要素の扱いが困難な患者で認められる（Benton, 1968a）。Heilman, Valenstein（1972），A.R.Damasioら（1980）は，右前頭病変を持つ患者における左の視覚性不注意を記載している。反応の転換の困難は，左右いずれの前頭葉損傷でも生じるが，右損傷で言語性の手がかりで行為を制御することを学習できる場合には一時的なものにすぎない。

機能の局在化の臨床的限界

機能局在について理解することにより，診断能力を向上させることができる。ただし，個々の症例ごとの適応の限界を考慮に入れることが必要である。ある種の脳血管障害のように十分研究された神経疾患では，高次機能障害は共通のパターンをとり，損傷の解剖学的局在もかなり正確に予測できる。たとえば，前頭皮質の左運動投射野の病変により右腕が麻痺した脳血管障害の患者は，ブローカ（運動）失語を伴うのが普通である。しかし，一見すると部位も大きさも同じ損傷を有する患者が，臨床的には異なる症状を呈することが時にはある。たとえば，歩行可能だが右腕が麻痺した脳血管障害患者の中には，事実上は口がきけなくなってしまう者もいれば，高度な言語機能を回復する者もいる（M.W.Buck, 1968）。これらの臨床所見と並んで，電気刺激による左半球言語野の皮質地図の作成（Ojemann, 1979）とアモバルビタールの頸動脈内注入による左半球の不活化に伴う言語能力の観察（Kinsbourne, 1974a）により，左半球の言語野の位置や右半球の言語能力には大きな個体差があることが明らかにされている。

高次機能障害が一見すると自然に発症し，他に神経学的所見がまったく認められないこともある。このようなケースでは，「ハードな」神経学的所見（たとえば，原始反射，片側の脱力，痙直のような神経学的陽性所見）や異常な検査結果（たとえば，髄液の蛋白や脳波異常，画像診断的異常）が早晩現れるかもしれない。これは腫瘍の成長や，動脈硬化による血管の閉塞部位の増加などによるものである。時には，剖検ではじめて脳の異常が証明されることもある。しかし剖検でも異常が見出されないこともありうる(Sklar, 1963 ; A.Smith, 1962a)。

脳の活動と人間の行動の関係は明確でないので，機能局在の原理を診断に適用する際には，注意深い観察と慎重な推測が必要で，どんなことも当然であると考えてはならない。しかしながら，だからといって，脳の機能局在にはほぼ規則性があるという事実が否定されるものではない。脳と高次機能の関係についての知識を活用すれば，患者の高次機能障害が解剖学的に意味があるか否かを判断したり，明白な障害の他にいかなる微細な障害が合併しているかを知ったり，脳外科医あるいは神経放射線科医にさらに進んだ診断手順を示唆したりすることができる。

4章　障害測定の理論的背景

神経心理学的評価は従来の心理学的評価に類似しているが，両者には重要な違いがある。通常の心理学的検査においては，検者は被検者の知的能力，性格特徴，感情状態を調べる。また日常の行動パターンとか，被検者の生活史あるいは現在の生活状況についての情報などを総合して，被検者の状態を説明しようとする。最終的には検者は，心理学者として治療計画などを決断するために診断的結論を出す。

神経心理学的検査もほとんど同じ手段で進められる。神経心理学者が注目する患者の側面も，心理学者と同様である。説明仮説も類似している。求められる治療あるいは判断基準も同様である。神経心理学的評価が一般の心理学的評価と区別されるのは，障害の同定とその測定に重点が置かれていることにある。脳の損傷は，認知・情動・制御の面の障害として現れるからである。

脳の損傷では，必ず何らかの高次機能の障害が現れる。脳の外傷あるいは脳の疾病に伴うその後の心理学的な変化が，むしろプラスの変化にみえる場合でさえ，つまりたとえば社会性の改善とか，あるいは神経症的な不安からの解放がみられる場合でさえ，注意深い評価をすればそこに潜む障害が明らかになる。

大学卒の47歳の郵便配達人が，最近社交的になったと自慢していた。彼は以前は非常に内気で，社会的な適応はほとんど常に不良だった。その彼を，妻が神経科医のところに連れてきた。主訴は，判断力の低下，児戯性，落ち着きのなさ，身の回りの不衛生であった。患者自身は，人と話しやすくなったということ以外には，何の変化も自覚していなかった。

心理学的検査において多くの認知機能の成績では彼は上位の水準にあり，これは彼の教育レベルに一致するもので，妻の判断では彼の以前の水準に相応するものであった。しかし，即時記憶，新たに学習すること，また注意および集中力に関しての検査結果が不良であった。このような検査成績の不均一性は，その患者にはすでに認知機能障害が持続していることを示唆していた。

損傷が微細なケースでは，複雑な判断課題あるいは感情的に負荷された条件におかれないと，障害は明らかにされない。損傷による直接的な影響はきわめて微妙で判断しにくく，通常の条件では観察できないこともある。患者は漠然とした奇妙な，そして思いがけない不満，あるいは不安を訴え，一方，彼の家族や友人は彼のうつ状態あるいは高揚した焦燥感，あるいは忍耐力のなさに翻弄される。

ある内科医の妻が40代前半に劇的な行動面の変化をきたした。以前は社会的に非常に適応しており，多くのことに関心を持ち，明らかに充実していたのが，落ち着きがなく不満気で，いらいらして酒もよく飲むようになり，常に夫と激しく衝突したり，担当の精神科医との治療関係も危機に陥っていた。彼女の問題は当初，機能的なものと判断されていたが，心理学的検査によって，その優れた言語機能と対照的に，低い構成能力という不一致が見出され，脳障害が疑われた。問診において彼女は，この変化の少し前に，車の事故で頭部の損傷を受けたことを伝えた。通常のX線検査および神経学的検査においては正常であったので，彼女も彼女の夫もそれに関してはそれ以上顧慮していなかった。

事故の前，彼女は刺しゅうで多くの創造的な作品を作り，個人的な満足感を得ると同時に，周囲からも注目と賞賛を浴びていた。事故の後，彼女はいかなる手工芸にも関心を失い，刺しゅうもやめてしまった。彼女は計画を立てたり構成したりすることが困難であったために，刺しゅうに代わるいかなる活動も始めることができなかった。彼女は急に多くの時間を持て余すようになり，有意義な自己評価の基盤を失ったのである。彼女は刺しゅうにおける無関心さと自分の頭部損傷とが関係するとは決して考えなかったし，心理学的に検査されるまでは，彼女が視空間的構成を含む能力に関して重篤な障害を負っているということには気がつかなかった。外傷に伴ううつ状態により，彼女は自信を喪失し，困惑していた。認知機能障害が明らかになり，彼女の問題に対する理論的なアプローチがなされるに至り，彼女はようやく治療を受け入れるようになった。

脳損傷の影響がひとつの行動上のレベル，あるいは機能システムに限定されるといったことは稀であるが，いくつかの理由から脳損傷後の心理学的障害の評価は認知機能の問題に焦点が当てられるのが普通である。第一に，認知機能の障害は大なり小なりすべての脳機能障害に伴い，多くの神経学的な障害の診断のうえで意義がある。さらに通常の認知機能障害の多くは，つまりたとえば失語とか判断力の低下，あるいは記憶力の低下などは，日常生活で他人に気づかれる可能性が高く，また患者の独立して生活する能力にもっとも顕著に影響するからである。

加えて，心理学者にとっては，単純な心理的な反応や感覚運動的な反応を除いては，他のいかなる種類の行動よりも，認知機能を測定するほうがより容易であろう。実際，認知機能は，他のいかなる機能よりも，系統的によく研究されてきた。各機能の組み合わせについての研究も多く，追試や比較対照の情報も多い。これらのデータすべてから，認知機能のスペクトルの同定，定義，段階化，測定，比較のための，数多くの信頼性のある，また標準化された技法が発達してきた。知能検査や教育場面での検査は，神経心理学者にとって，検査のモデルとなり，障害の測定に効果的に応用されてきた。障害測定のパラダイムは，性格変化，減退した知的効果，自己制御の能力欠如など，他の側面にも適応しうるものである。しかしながら，性格の測定，特に脳損傷の患者における性格の測定については，まだ議論が多く，信頼性も予測性も，認知機能検査としての一定の水準に達していない(本書18章参照)。さらに臨床場面においては，自己制御や能率の障害は，特定の認知機能や性格特徴に影響するものとして測定されるにとどまり，直接の研究対象にはなっていないのが普通である。

障害測定の比較基準

行動障害の概念は，前提として，障害以前の患者の状態は理想的または正常であったことを仮定し，それをもとにして現在の状態が測定されているものである。この比較の基準となるレベルは，正常値（適当な集団から得られるもの），あるいは個人的な値（その患者の病歴あるいは現在の特徴から得られるもの）であり，その患者，あるいは評価される機能の種類，そして評価の目的によって違ってくるものである。神経心理学的評価では，測定される機能と検査目的に照らし合わせて，上記の正常値と個人的な値の両方を比較基準として使用している。

標準となる比較基準

1）集団の平均値

標準となる比較基準は平均値を用いるのが普通である。成人の場合，多くの心理学的に測定される機能や特徴の標準は，白人の女性，あるいは40歳以上の大卒者といった，定められた集団の平均的な結果を示す点数である。認知機能の多くは，年齢，教育，職業によって有意に影響されるものであるため，しばしば段階的な基準が考慮される。小児の検査成績は，年齢による能力や特質と密接に関連する。したがって検査の対象となる能力や特質が現れる年齢や学年を基準の値とすることもある。また，性別により発達の率が異なるため，小児の標準値は男女別に示されていることが多い。

平均点や平均的な年齢は，広い範囲の認知機能検査で基準として用いられている。それは，単純な視覚運動的な反応時間，言語的な復唱などから，より高度な計算，視空間的な概念化，さらには洗練された社会的判断に及ぶ複雑な行動にまで至っている。

平均値に基づいた基準値は，教会に出席する頻度とか，チームプレイに参加する年齢というような社会的な行動，トラックの運転手とか医師というような職業的な関心，独断的とか心気的というような性格特徴にも用いられる。

神経心理学的評価において集団の標準値は，小児期を通して発達するような機能で，かつ全般的知能とは密接には関連していないような機能の評価にはもっとも有用である。それはたとえば，記憶，学習，注意などで，主として皮質下の構造によって支えられている。もっと具体的には，即時記憶，文や図形の再生，視覚運動的なトラッキング課題などでこれらの成人の正常範囲は比較的狭く，教育や知能による影響はほとんどない。集団の標準値による評価にもっとも適した機能のもうひとつの特徴としては，年齢との関係が密接で，特に中年以降に年齢の影響が大きいもので，この場合は，年齢段階別の標準値を必要とする（本書pp.107, 161 - 162 参照）。

2）発達段階の基準値

発達段階の基準値は，本来は小児のためのものであっても，成人に適用することが可能なものがある。万人に共通した発達過程をたどる機能はすべてがそうである。こうした機能は，成人になるずっと以前に完全に発達するもので，健常な成人であれば通常は身についているものである。例としては発話があげられる。2歳の平均的な子どもは，2語文か3語文が可能である。必要なことや自分の大体の考えを発話によって伝達する能力は4歳か5歳の段階で可能になる。13歳か14歳になると，基本的な文法はすべて理解しそれにしたがって発話することができるようになる。その後の発達は，言語表現をよりバラエティに富んだ，より優雅な，より抽象的な，そしてより複雑なものとすることが主となる。したがって発話に関する成人の標準値は，完全に話せるということであり，大部分の成人がこの機能を有している。その他，成人において完全に機能する能力としては，釣銭の計算，人の絵をそれとわかるように描くこと，基本的な地図の読解，ハンマーや鋸や料理道具の使用などがあげられる。これらの技能は，学習され，練習によって上達するものであり，ほとんどの成人は共通の経験を踏んでいる。しかも非常に単純なので，習得していることや習得する能力を持っていることは当然と考えられている。成人でこのような機能がある程度以上劣っている場合は，なんらかの障害の存在が疑われることになる。

能力によっては，生誕時には存在しないものの，すべての健常人に比較的早期に同じように発現するものがある。これらは本来生理的なもので，社会的な学習とは比較的無関係であるが，訓練によって促進することができ，また老化によって鈍るものである。たとえば，運動，視覚運動的なコントロール，協調の能力などである。基本的な知覚的識別，たとえば色，パターン，形，音の高さ，トーン，音の大きさ，身体図式，空間見当識もこの範疇に入る。日常生活でこうした能力が単独で純粋な形で現れることは稀で，複雑な機能や行動の一部に組み込まれているものである。このことは小児も成人も同様である。したがってこれらの能力は，通常緻密な検査によってのみ観察されるものである。

発達段階の基準値のその他のものには，非常に基本的な能力であるために一般には心理学的な機能や能力とは考えられないものがある。たとえば，両耳で聴くこと，皮膚の上での触覚による位置の同定，不快刺激と快刺激の識別などである。これらは人という有機体の素質の一部と考えられるもので，生誕時かその直後に存在するものである。これらの能力は通常の意味では学習されるものではなく，事故とか病気によって障害される以外は，時間や経験によって変化するものではない。これらの機能のうちで，たとえば繊細な触覚の識別のようなものは，神経学的検査の対象となるもので，正常か重篤な障害のどちらかになる。このことは，基本的な能力の多くについては，正常または障害という，白か黒かのパターンを取ることを示唆するものである。(E.W.Russell, 1980b)。

神経心理学的検査で，健常な成人であれば誰でも可能な心理学的機能を扱う場合には，通常は独立した行為や反応に焦点を当てる。それによって，認知機能全体の中の障害された要素を同定しようとするのである。しかしこのようにひとつの要素に限定した検査からは，患者がその障害された要素を含む複雑な行動をいかにこなすかということに関しては，ほとんど情報が得られない。また，脳損傷による高次機能障害が軽微な場合，特に損傷がび漫性で局在が明確でない場合，上記のような基本的な能力に関しては，発達段階の基準値に照らしてみても，障害を見出すことは不可能である。

3）慣習による基準値

基準値の中には，慣習により任意に設定されたものもある。もっとも身近な例は視力の基準値であろう。視力の基準値は平均値を表しているものではないが，任意の理想値で，異なった集団に適用可能である。慣習によって設定された基準値で神経心理学的に重要なものは多くないが，一例をあげると言語反応の所要時間（質問に対して回答するのに要する時間）がある。われわれの文化圏での通常の会話では，その基準値は１，２秒である。

4）基準値の適用と限界

小児や成人の知的状態の記述，教育・職業上の計画，性格の評価など多くの心理学的な目的のために，標準的な比較基準は有用である。しかし成人発症の脳損傷の評価をする場合には，標準的な基準値の適用範囲は限られたものになる。実際に適用できるのは，測定しようとする機能や技能や能力が，健常な成人なら誰でも十分身についていて，しかも教育や全般的な知的能力の影響をあまり受けない場合に限られる。別の角度からいえば，検査における標準的基準は，測定しようとする機能や技能や能力が，成人の集団において正規分布していない時に適用されるものである。したがって，たとえば言葉によるコミュニケーション能力を神経心理学的に評価する場合には，集団の標準値に照らして行うことができるが，語彙のレベルは正規分布するので，個人の比較基準といったものを必要とする。

成人の集団で正規分布する認知機能について，ある一人の患者で評価しようとする場合，その患者の機能を集団の基準値（たとえば検査の標準得点）と比較しても，障害のパターンや程度を知るためにはまったく参考にならない。患者の得点を集団の平均値と比較しても，得点自体以上の情報は得られない。大部分の検査の得点そのものが，集団の標準値との数字上の比較として設定されたものだからである。成人発症の障害の検査をする際には，その患者の現在の機能と以前の機能との比較をすることによってのみ，障害の評価が可能になる。

したがって，成人における認知機能障害測定の第一歩は，評価しようとする機能や能力について，その患者の病前の状態を把握（または推測）することである。通常の発達によって確立される機能については，これは容易である。物品の呼称ができない，単純な図形を模写できない，身体の一方の側に注意が向かないといった場合は，明らかに障害があるといえる。

一方，正規分布する機能や能力については，平均値を標準値とすることになるが，この場合は被検者個人の過去との比較によってのみ意味のある評価が可能である。集団の平均値は，必ずしも個々の患者には適用できないので，比較基準としては適切ではない。しっかりした検査であれば，定義上は，被検者の半分は平均の範囲内の得点をとるが，残りの半分はさまざまな得点で，平均値の上のことも下のこともある。統計的に見れば，平均点をとる被検者がもっとも多いということになるが，統計値というものは個々の症例からはほど遠いものである。

被検者個人の比較基準

一般的には，心理学的特徴や機能の変化を評価する際には，被検者個人の比較基準が必ず必要になる。これは，個々の障害自体の評価と全体的な変化の評価の両方に必要である。標準的な基準値が障害の測定に適切なのは，初回の検査時と，前述のような発達段階の基準値や慣習的な基準値が存在する時（たとえば指によるタッピングの速度や聴覚的な識別力など）のみである。こうした機能でさえも，再検査の結果については，標準値よりも，むしろ被検者個人の前の検査結果との比較により評価されるものである。

被検者個人の比較基準の使用例としてもっとも適切なのは，得点の変化率であろう。変化率は，その被験者自身の検査結果のみとの比較によって算出されるもので，同じ検査バッテリーを，間隔をおいて３回またはそれ以上施行し，各検査の得点を比較するのである。

得点の変化率は，小児の心理学において，発達速度を見る方法として重要である。神経心理学一般においても，変化率の適用範囲は広い。患者の高次機能の変化率を知ることは，疾病の予後を予測するのに有用である。また，リハビリテーションのためには，脳損傷後の認知機能改善率を知ることは，最終的なレベルを予測するだけでなく，リハビリテーションの効果についての情報にもなる。変化率の研究は，脳損傷が脳と認知機能におよぼす長期的な影響の研究のためにも重要である。損傷の何カ月そしてまた時には何年も後になっても，持続的な変化が生じているという報告があるからである（Kertesz and McCabe, 1977 ; Lezak, 1979b ; A.Smith, 1964）。

損傷の測定

障害の直接的な測定

標準化された基準がある場合は，障害は直接的に評価できる。単純な図形を模写できないとか，３段階の言語的指示に従えないということは，成人において明らかな障害の証拠となるものである。成人で期待される行動のレベルと，患者の行動レベルとの間の解離の程度（それは成績が同じレベルの子どもの相対的な平均年齢として与えられることもある）は，その患者の持つ障害の程度を測るひとつの尺度となる。

被検者個人の比較基準を用いた直接的な障害の測定ができれば，それは単純で直接的な評価手段になる。検者は自分の調べたい項目について病前と現在のサンプルを比較して，その違いを評価する。多発性硬化症における認知機能障害を調べたCanter（1951）の研究はこの手順をよく示している。彼は多発性硬化症患者の入隊時の陸軍一般分類検査 the Army General Classification Test（AGCT）の得点と，病気が診断された後での同じ検査バッテリーの得点とを比較した。この直接的な比較の結果，経時的な行動変化に関する問題について，明確で疑いのない回答を得ることができた。しかしながら，個人の比較基準を用いた直接的な方法は，病前の検査の得点や，学校での成績，他の相当する観察データの利用を前提としている。これらは存在しなかったり，あっても手に入れるのが困難だったりする。患者の病前の知的状態に関する完全な記録なしでは，検査される知的機能や技能についての直接的な比較基準はあり得ない。したがって，個人の比較基準が推定されるような，間接的な障害の評価方法を使用せざるを得ないことが多い。

障害の間接的な測定

間接的な測定において，検者は患者の現在の状態を，元来の能力レベルの評価と比較する。この評価はいろいろなところから得られるものである。各々の患者にとって比較基準として役立つような，元来の（外傷前の，病前の）能力レベルについて有用で意味のある評価をすることは検者の課題である。

１）間接的な測定の方法

個々の患者の比較基準を推定する方法はいくつもあるが，それがどの程度うまくいくかは検者の熟達，あるいは個々の患者特有の状況に依存している。生活史的なデータや観察によるデータは明らかな情報源となる。病前の能力の評価といったものは，これらから直接的に引き出されるものである。これらのデータを基礎とした評価の成否は，その患者の過去についてどれくらいわかっているか，またそのわかっていることがその患者を他の人と区別するに十分な特徴となるものであるかどうかにかかっている。たとえば，検者が一人の脳損傷患者について知っていることが，中卒程度の教育レベルのきこりということだけで，その観察できる語彙とか関心が患者の職業とか教育に相当するものであると思われるならば，低い能力レベルが比較基準となるという程度しかわからない。この患者が平均よりも賢く，非常に理論的で賢明にものを語るというケースも考えられる。そうした場合に，もしこの患者が管理者への昇進を予定されていたとしても，その情報はおそらくはその検者に知らされることはないので，生活史的な観察だけでは，このきこりがどの程度知的であったか知るすべがなくなってしまう。

生活史的な，あるいは観察によるデータから推定される病前の能力評価が非常に低い場合には，心理学的な検査の結果から間接的に知的欠陥の評価がなされる。検査データから知的な障害を測定するために，いくつかの異なった手段が開発されている。これらの手段に共通の特徴は，病前の能力レベルは検査データそれ自身から評価されるということである。

病前の能力レベルを検査結果から評価するもっとも一般的な方法としては，元来の知的な素因の最良の指標として，語彙の得点を使用するのが定法であった（Yates, 1954）。これは種々の器質的障害を持つ多くの患者が，最近の記憶とか推論とか計算能力とか他の知的な機能が重度に障害された後も，古いそして十分に確立された言葉の能力は長期間にわたって保たれるという観察に基づいている。よく知られている例はシップレイの尺度 Shipley Institute of Living Scale（Shipley and Burlingame, 1941）で，これは語彙と言葉の抽象化の項目を両方含んでいる（本書 p.432 参照）。認知機能障害のある人は，このスケールの語彙の得点と推論の得点の間に大きな差を生じることが考えられる。ウェクスラーらは同様の原則を使い，語彙および他の言語能力の点数を，視覚運動的な行動をみる時間制限のある検査得点と比較し「低下」比率の算出を工夫している。（本書 p.414 - 416 参照）。

より最近では McFie（1975）が，単純に適用できる方法を示している。ここでも前提となっているのは，ある特定の種類の認知能力は器質的な障害の影響を比較的受けないので，これらの能力の検査得点は，ほとんどの脳損傷患者において保たれるという仮定である。McFie によれば，もっとも得点が保たれるのは，ウェクスラーの単語問題と絵画完成で，いずれも言語の能力を含んでいる下位検査である。この２つの検査の得点の平均，あるいは２つの得点のいずれかが著しく悪い場合は，良い方の点数を基準とすれば，他のウェクスラーの下位検査の成績が損傷前より低下しているか否かの判断ができるというのが McFie の主張である。Nelson（Nelson, n.d.; Nelson and O'Connell, 1978）は，び漫性の痴呆患者の知的な障害を評価するのに，言語に基づいた方法の改良を試み，読解の検査の点数を比較基準を算定するのに使用することを提唱している。

語彙と関連した言語能力の点数は，病前の全般的知的能力レベルをもっともよく評価することがある。しかし語彙そのものの検査の点数は，他の言語性検査の点数に比べ，脳損傷による影響を受けやすい傾向がある（E.W.Russell, 1972b）。さらに左半球損傷者のかなり多くは，言語機能のテストの１つ以上において比較的低い成績を示すような，言語能力の障害を有している。このことは McFie の症例において実証されているもので（1975, p.58, 61, 92），この症例では単語問題，絵画完成ともうひとつ他の言語性下位検査において，最高点より３点以上低かった。失語症の患者はもっと明らかな言語障害を有しており，言語的シンボルを全く使用することができない者もいる。左半球損傷の患者のある者は，臨床上は失語症ではなくても，その言語の流暢性が余りにも低下しているため，語彙の得点が良い比較基準にはならない（Lansdell, 1968）。正常な対照群の被検者においてさえ，非常に優秀な言語的な能力を持っているものを除いては，語彙の点数だけでは全般的な能力レベルの適切な基準にはならない（Jarvie,

1960)。

概念的には単純であるが，より厳密な方法は，標準化された検査得点（Ｚスコア）の中央を，被検者個人の成績レベルを記すのに使用することである（Birri and Perret, 1980)。これによって個人の比較基準が得られ，その値は患者の障害されている機能が比較的限定されている場合には，病前の能力のかなりよい評価となる可能性がある。しかし損傷が広範囲に及んでいたり，び漫性で，ほとんど代償される能力が残っていないような場合，この方法によって得られる比較基準はかなり低いものである。

他にも比較基準を評価するための方法がある（Thorp and Mahrer, 1959)。たとえばそのひとつは，ウェクスラーの検査バッテリーの言語性におけるすべての下位検査の得点（即時記憶の下位検査は除く）の分散を，平均値と比較するものである。この方法の基礎には，下位検査の得点間の差が広がれば（分散が大きくなれば)，それだけ得られた得点の平均値に関係するもともとの能力の評価が高くなるという仮定がある。もうひとつの方法は，ウェクスラーの下位検査の点数のうちでもっとも高い３つに重点をおいているもので，これは「知的な頂点」を見いだすものである。Thorp と Mahrer は標準的な検査の終了後に，限界をテストすることを薦めている。たとえば計算の問題を暗算で行う試みに失敗した患者でも，紙と鉛筆を与えれば，筆算によって正答できるかもしれない。その患者の元来の能力は，暗算と筆算で成績が良い方に基づいて評価できる。とはいえ暗算によって得られた低い得点は，その患者のこの領域における現在の機能を反映するものではある。暗算と筆算の得点の差が，障害の程度を示しているのである。

病前の知的能力を予測するために標準化された検査得点を使用することを疑問視して（特に WAIS の IQ 得点)，Wilson ら（1979）は独自の方法を提唱した。それは年齢や性別，人種，職業といった変数を使うものである。これによってウェクスラーの検査に基づく得点（本書 p.415 参照）より正確な評価が可能になる。しかしながらこの研究は，認知障害のある患者にとってもっとも適切な評価基準を求めようとする際の，通常の検査以外のデータの価値とともに，特定のデータにのみ傾ることの限界を示している。

2）最高成績法

より単純な方法として，検査得点を他の観察や病歴上のデータとあわせて利用するものがある。それが最高成績法である。最高成績としては，検査のもっとも高い得点であっても，正式なテスト状況で観察されたものとは限らない点数化できない行動であっても，あるいはまた病前の学力の証拠であっても，いずれも病前の能力の評価として有用である。いったん最高の得点あるいはもっとも高い機能のレベルが同定されれば，それを標準にして患者の現在の成績における他のすべての側面が比較される。

最高成績法の背景には実践的な多くの前提がある。もっとも基本的な前提は，人は皆，元来知的な生来の能力を有していて，その能力はそれぞれの神経構造と代謝効率によって制限を受けるということである（Maher, 1963)。Hebb（1949）は，このことを潜在化する能力「知性Ａ」から顕在化する能力「知性Ｂ」が現れると，概念的に説明している。

２番目の基本的な前提は，身体・精神が正常な条件のもとに発達すれば，ひとつの知的なレベルに達し，それはその人の全般的な知的能力を示すものであるということである。この前提は，知的な能力の恒常性というよく知られた現象に従っていて，それはしばしば全般的能力の g 因子 *factor g*（本書 p.16 参照）として表される。この前提に従えば，正常に発達したほとんどの健康な人の知的機能や才能のテストにおける成績のレベルから，その人の他のあらゆる種類の知的な課題における成績のレベルを予測できることになる。これが，認知機能障害のある患者の病前の全体的な能力レベルを，ひとつあるいはいくつかの現在の検査得点から予測できるという立場の背景にある前提である。この前提を認めれば，異なる知的機能や技能において示されるレベルに著しい違いがあれば，病気，発達異常，通常の社会生活の中断，感情的な障害など，その人の知的な潜在能力を十分に表現するのを妨げるなんらかの条件が存在することの証拠となる。

もうひとつの前提は，知的な能力は外部の影響によって発達もすれば減退もするが，その生物学的な容量以上のレベルには達しないということである。脳の損傷あるいは教育の欠如，貧しい労働習慣，不安といったものは，知的な能力を衰退させるものである（Rey, 1964）。この前提から得られる重要なことは，知的に障害された人にとってもっとも障害の少ない能力は，本来の知的な能力のうちのもっとも残存しているものを示すということである（Jastak, 1949）。

過剰達成という現象があること（人間本来の知性以上の能力を示しているように思われること）は，この前提と矛盾するが，しかし実際に過剰達成された能力というのは，その生物学的限界を超えているわけではない。1つあるいは2つの特別の能力を発展させることに，不釣合いな量のエネルギーと努力を費やした結果であると言うべきである。過剰達成者は，一般的にはその能力に関わることを単に機械的に知っているだけであって，複雑な知的な操作とか高度に抽象的な概念を扱うことはできないものである。

これに関連した前提は，誰一人としてその与えられた能力の最高値で機能することはできないということである。というのは，どんな人でも，幼年期の病気，教育上の欠陥，幼児期における刺激の不足，衝動，頭部の殴打あるいはテストの不安といったもののため，能力を最大限には発揮できないものである（Cutter, 1957）。検査成績は，どんなに良いものであっても，被検者の最低レベルを示すものであり，決して最高レベルを示すものではない。

もうひとつのこれに関連した前提は，偶然の範囲内の変動において，被検者の能力は最低でもその課題の成績程度の高さはあるということである。それ以下ということはない。この前提は，被検者の病前の認知機能を，能力や知識の残存から評価しようとする時にはあまり明らかでないと思われるかもしれない。すなわち，全般的に検査成績が悪い時に，その中の1つか2つの成績が良い項目に基づいて，病前の能力が優れていたと推測するのは躊躇されるものである。1つか2つの項目というのは，たとえば，ある複雑な機械を操作できるとか，抽象的な難しい言葉を適切に使用できるといったことである。ただし，こうした能力を身につけることができたということは，もともと一定の能力が備わっていたという仮説を受け入れれば話は別である。たとえば，1900年以降の4人の大統領の名前をあげるという課題（成人の約95%が正答できる）に対して，「ワシントン，ジェファーソン，アダムス，ニクソン」と答えた患者が，米国人の10%未満しか知らない比較的無名の宗教的な本を知っていたとしたら，それはこの患者のもともとの知的な達成度のレベルが高いことを実証することになる。この場合，成績の悪い項目があったからといって，成績の良い項目を帳消しにするべきではない。項目による成績の差は，病前の能力を反映するものではなく，障害の程度を反映するものである。

患者の病前の能力は，多くの異なった種類の行動の観察，生活史上の事実から再構成され，評価されるという前提もある。もともとの知的能力は，面接時の印象，家族や友人からの報告，検査の点数やもともとの学力あるいは職業的なレベル，学校の成績，軍隊での階級，あるいは手紙とか発明のような知的な作品などに基づいて評価されることもある。患者が物理学者であるとか，自分で設計して家を建てたという情報があれば，現在はどうあれ，かつては非常に優秀であったと推測できる。大部分の明らかに高い達成度のケース以外では，評価はできるだけ多くの情報源からの広い範囲の情報に基づくべきであり，重要なデータが見過ごされる可能性や，また患者の病前の能力が低く評価される可能性を最小限にするべきである。たとえば言語の流暢性といったものは，内気さによって覆われてしまうこともあるし，高度に発達したグラフィックのデザインの能力は，運動性の麻痺によって失われるものである。このような能力は丹念な質問や検査をしなければ見落とされてしまうことになる

最高成績法が有効であるためには，病前の能力評価のもとになるデータが適切であることが絶対条件である。最高成績法を行う場合には，患者の達成度あるいは残った能力を十分に調査をすることが検者の義務である。そのためには，患者の検査結果の質的な側面に特に注意を払った繊細な観察が必要である。また，生活史を十分に聴取する

ことも重要で，家族や友人，学校や雇主などからの情報も必要となる。さらに，主要な認知機能についての十分な検査を行い，患者の能力の全体像を把握しなければならない（本書 p.81 - 82 参照）。最高成績法は非常に実際的であるという長所を持っている。その中でもっとも重要なのは，患者の幅広い能力を考慮したうえで，障害を評価するための比較標準値を出すということかもしれない。このようにすることによって，いかなる患者を評価する場合にも（たとえば言語機能の低下した患者），少なくともバイアスを避けることができる。また，検者は１つの検査バッテリーの結果に縛られる必要もなくなる。評価は，いかなる検査の点数からも，また検査でない行動あるいは行動の報告から行うこともできる。たとえばある患者の全般的な機能が非常に低かったりムラがあったりして標準的な成人検査を受けられない場合，あるいは特定の知覚障害や，運動障害を持っている場合などには，小児の検査，特定の技能や認知機能に関する検査などによって，残存する能力を評価することができる。

ただし，最高得点法が適用できないケースが２種類存在する。そのひとつは先にも述べた「過剰達成者」である。過剰達成者の最高得点は，語彙，一般常識，算数などの項目であることが普通だが，これらは親や学校からの圧力がかかれば，もともとは普通の能力の人間でも異常な高成績になりうるものである。また，過剰達成者は，しばしば非常に高い記憶力を示すこともある。ただし，推論，判断，独創力，問題解決の検査では，言語性・非言語性にかかわらず，あまり高成績をとることはできない。したがって，記憶の検査のみの得点が高い場合に，それをもとに病前の能力レベルを評価するべきではない。記憶は，すべての認知機能の中で，全般的な知的能力の指標としてはもっとも信頼性のないものである。全般的な知的能力の低い人が非常に高い記憶力を有することもあるし，逆に非常に優秀な人がひどく忘れっぽいこともある。

神経心理学的検査を系統的に行った場合には，１項目だけ目立って高い得点をとる患者というのは稀である。障害が重度な患者においても，もっとも損傷の少ない能力の領域に関する複数の検査項目で高い得点を得るものである。したがって，１項目だけの高い得点から病前の能力を過大評価するという可能性は非常に少ない。逆に，あらゆる項目の得点が低い重度の脳損傷患者の元来の能力レベルを，実際より低く評価してしまうという誤りの可能性の方がずっと大きい。

障害測定のパラダイム

いったん比較基準を決定すれば，それが集団標準値，病前の検査データ，生活史の情報などによる直接的なものであっても，また現在の検査結果，観察などによる間接的なものであっても，検者はその患者の障害を評価することができる。すなわち，患者の現在の認知機能の状態を期待されるべき比較標準値と比べ，両者に統計的な有意差があるか否かを判定していく（本書６章参照）。どれかひとつの項目にでも有意差があれば，患者の認知機能に障害があることを示している（本書p.104 - 106 参照）。

この比較はひとつひとつの項目の検査得点について行われる。病前の検査の得点が存在しなかったり入手できなかったりした場合には，比較基準は元来の能力の予想得点になる。健常者においても，検査得点の間のばらつき（分散）がまったく偶然に起こり得るが，そのばらつきは小さいものである（Cronbach, 1970）。もしも有意な相違が複数の検査得点で生じた場合は，障害のパターンといったものが現れる。この障害のパターンを，特定の神経学的または心理学的状況に関連したパターンと比較することにより，障害の病因や治療可能性を推定することができる。期待される成績と現在の成績のレベル違いが統計学的に有意でなければ，障害の有無について結論を出すことはできない。

たとえば，病前の能力レベルが間違いなく標準以上の人が，4年生あるいは5年生程度の筆算ができないとか，あるいはもっとも簡単なパターン以外は積木を組み立てられないといったことは，統計学的にあり得ない。もし元来の能力が平均の上レベルである患者が，このパターンの結果を示すとすれば，ある特定の算数あるいは構成能力の障害があると確信を持って評価することができる。もしこの患者が言語性の推論と学習の検査において平均値のレベルであれば，それ自体は期待されたものよりいくらか低いものの，有意とはいえない。推論と学習検査の低成績と同時に，他の検査項目でも低成績が得られた場合に，この患者の全般的な能力を評価する際に考慮すべきである。しかし一般には平均の上の素質を持った患者の検査得点が平均値であった場合，それは障害を示すとは限らず，正常な点数の変動にすぎない可能性も大きいのである。一方，元来非常に優秀な素質を持っていた人の言語性の推論あるいは学習の得点が平均値であった場合，それは統計的に有意といえる。したがって，特別優秀な人が平均的な得点をとった時，それは障害を示すことになる。

以上述べてきたような障害評価方法によって，患者の認知機能障害のパターンを見出すことができる。このような方法は，本来は，患者に既知の疾患や疑われている疾患がある場合に適用されるものであるが，精神障害者や教育的・文化的に恵まれない人の認知機能の評価にも利用できる。小児の知的な障害の評価の手順も同様である（E.M. Taylor, 1959）。障害評価の方法は，神経学的・精神医学的な診断のみならず，教育やリハビリテーションのプランを立てるためにも有用である。

5章　神経心理学的検査の手順

神経心理学的検査を行うための絶対的な規則のようなものはありえない。神経学的問題や患者の能力，さらに検査の目的はさまざまに異なっており，それに応じた柔軟で自由な，かつ想像力に富んだアプローチが必要になる。検査のための一般的なガイドラインは，患者の必要とするもの，能力，限界に検査を合わせることであって，その反対ではない。このことに留意することで，十分な回答を引き出すための患者の負担を最小限にし，検査の意義を最大限にすることができる。

神経心理学的検査を個別の患者ごとに合わせるには次の2通りの方法がある。まず，患者にとって適当であり，かつ診断上，ないし治療計画上の疑問に応じた形で検査や検査技法を検者が選択することである。次に，検者はこれらの選択した評価手段を臨機応変に患者の状態に合わせて変更したり，応用したりして，十分な情報を得るために鋭敏な形にしていくことである。

検査の概念的枠組み

検査の目的

神経心理学的検査が行われる目的はさまざまである。たとえば，診断の補助，マネージメント・看護・治療計画の補助，治療手段の有効性の評価，法的問題に際しての情報提供，研究目的などである。多くの場合，検査が行われる目的はただひとつではない。ある検査を通じて，どのような種類の情報を得る必要があるかを知るためには，検者は患者を検査する理由をはっきりと理解していなければならない。

患者を依頼してきた理由そのものが検査の主目的であることが普通だが，検者はその目的の妥当性をまず評価しておく必要がある。神経心理学的評価のために患者を依頼してくる人の多くは，神経心理学の専門外の人であるから，その問題点がまとまらず，的外れであってもやむを得ない。したがって，脳出血や頭部外傷を受けた患者で，実際にはリハビリテーション計画や財産管理能力の評価を必要とするレベルであっても，依頼理由は仕事に復帰できるかどうかであったりする。神経心理学的評価はしばしば，複数の問題を扱っており，そのひとつひとつがいずれも重要なものであるが，実際には患者の依頼理由がその中のただひとつにしか関連していないこともある。さらに，ほとんどの依頼は焦点がはっきりしなかったり，そもそもの依頼目的に適した検査項目が落ちていたりする。たとえば，患者の障害が器質的か機能的かを鑑別診断する目的として，前頭葉機能障害に鋭敏な検査を依頼してくることはほとんどない。このような検査を行う必要性は，病歴，面接，検査過程での患者の遂行能力から決定される必要がある。結局のところ，いかなる神経心理学的検査であれ，患者の必要と能力に合わせて検者がその内容と方針を決めなければならない。

実際に検査を始めるにあたっては，その大きな目的というものがある。そして検査の実施にあたっては，より細かい目的を立てることもよくある。それはたとえば，ある特定の能力のレベルをみることや，ある複雑な機能における障害の背景にある，より単純な機能を見出すことである。

検査の目的は次の2つのいずれかである。第一は診断的目的で，病因と予後の観点から患者の症状や訴えの性質をとらえる。すなわち，患者の問題が何であるかを問うのである。第二は記述的目的で，患者の状態の特徴を記述すること自体が目的になる。すなわち，患者の問題がどのように現れているかを問うのである。この２つの大きなカテゴリーの中により細かい目的があり，それぞれに対しては多少異なったアプローチが必要となる。

１）診断的目的

患者の診断に関する目的とは，常に鑑別診断である。すなわち，直接的にせよ，間接的にせよ，２つ，あるいはそれ以上の診断のいずれが患者の行動によく合致しているかを問うことになる。神経心理学における診断は「器質的でない」，あるいは「精神障害のある」患者から「おそらく器質的な」患者を鑑別する大まかなスクリーニングから，初老期痴呆 *presenile dementia* と腫瘍に伴う精神機能低下を区別すること，さらに頭頂葉損傷による行動障害と脳の他の部分の損傷による障害を細かく区分することまで，さまざまである。

器質的脳疾患の神経心理学的徴候を探す際には，患者の現在の機能レベルが低下しているかどうかを決定する必要がある。したがって，診断的目的のひとつとしては，患者がもっともよい状態にあったときに，それがどの程度であったかという問いを立てるべきであろう。また往々にして鑑別診断では，個人の病歴，発症のしかた，発症時の状況などから得られるデータが重要になる。つまり，診断的目的の２番目は，家族のうち誰かが患者と同じような状態に陥ったことがあるかどうか，病状がどのくらいの速さで進行しているか，また，症状が出現した時の患者の精神的態度や個人的境遇といった問題に関係している。もうひとつの重要な診断的目的は，患者に認められる障害の型が既知の，あるいは理にかなった器質的脳疾患のパターンに合致するか――あるいは合致しないまでも他のパターンよりうまくあてはまるかを見きわめることである。より特異的な診断的目的は，脳のどの特定の機能が障害され，どの機能が損なわれていないか，さらにその特異的な欠損が患者の状態をいかに説明しうるかを問うことである。

神経心理学者は最終診断を決定することはできないが，診断的結論に導くデータや診断の合理的手順を提供することができる。神経学的評価と精神医学的評価のいずれをもってしても行動変化の意味を説明できない場合，神経心理学的所見が診断上特に重要となる（Tunks, 1976）。

２）記述的目的

検査依頼の目的が，患者の認知機能の記述であることは多い。特定の能力の判定は，職業上・教育上の計画を立てる際にしばしば必要となってくる。それはたとえば運転免許や法律上の責任能力などのように，健常成人の権利や特典の取り消しや復権に絡んでいる場合，特に重要となる。これらの場合には，神経心理学的検査は必ずしも広範囲を網羅するのではなく，むしろ関連する技能や機能に焦点を当てることになる。

何回か繰り返し検査を行っていくような経時的な研究は，症状の増悪や改善が見込まれる場合に行われる。このような研究では，通常，広範囲の機能について神経心理学的な検討を要する。１回目の検査は，種々の入力や出力のモダリティにおける重要な機能をすべて評価することになり，後の検査結果を比較する標準のデータ一式を提供することから，ベースライン評価と呼ばれることがある。定期的に全範囲の評価を繰り返すことによって，改善や増悪の速さや程度についての，そして機能間の相対的な変化の割合についての情報が得られる。

ほとんどの検査は器質的損傷の存在，もともとの能力や病前の機能レベルの評価，あるいは一般的な知能の現在のレベルの判定に関して，複数の目的を共通して有している。個々のケースでは，検査の結果から新たな問題点が明らかになることも多い。したがって，目的から手順までが全く同じであるような検査はあまりないはずである。どの患者にも同じ検査を行うような検者は，紹介されてきた問題の裏にある部分や患者自身のニーズ，特殊な障害や問題を示唆する異常に注意を向けていないのかもしれない。

仮説検証

診断的結論に到達するのに分析的な手順を要する場合や，検査結果の記述の妥当性が分析されるような場合には，神経心理学的検査は実験の手法と類似してくる（M.B.Shapiro, 1951）。神経心理学的検査は，検査を進めていく過程で，結果を説明する仮説を生みだしていく一連の実験とみなすことができるのである。

1）診断のための仮説検証

基本的に，診断の過程とは，他に可能性のある診断を除外することである。依頼されてきた問題点，病歴や情報提供者から得られた情報，患者に対する当初の印象に基づいて，検者はまず最初の仮説を立てる。検査を進めるうちに，検者は一般的な仮説（たとえば，その患者は器質的脳疾患である）から徐々に，より特定の仮説（たとえば，その障害は局所的あるいはび漫性の脳の障害に基づいて起きている可能性が高い；このび漫性の障害はアルツハイマー型痴呆，多発梗塞型痴呆，あるいは正常圧水頭症の可能性が高い。本書 pp.132 - 137,141 - 142 参照）へと洗練されたものにしていく。それぞれの診断的仮説は，患者の状態についてわかっていること（病歴，外観，面接態度，検査の成績）と，鑑別診断としてあげられた疾患の症状を比較して検証されていく。

2）記述のための仮説検証

個々の障害の同定も，仮説検証の形で進められる。臨床で用いられるほとんどの神経心理学的検査の技法が複雑な反応を要求するものであるため，低成績の場合には，その根底にある特定の障害を同定することが多くの神経心理学的評価にとって重要となる。これは通常，おおまかな仮説を立て，それぞれ特定の状況でその仮説を検証することによって行われる。たとえば，ある患者でウェクスラー成人知能検査の下位検査である積木模様（WAIS，本書 p.327 - 332 参照）の遂行が遅かったことが全般的な反応遅延によると仮定するならば，その仮説が裏付けられるかどうか他の制限時間のある検査の成績をみるであろう。その患者が速さをみる別の検査でも遅いという所見が得られれば，その仮説が強く支持される。しかしながら，これだけでは，全般的な反応遅延以外の障害のために積木問題の得点低下が生じているのではないかという問いには答えられない。

いかなる機能や能力の欠陥が課題遂行の障害につながるかを明らかにするためには，さらに分析を加えることが必要である。つまり，特定の機能や能力の低下（例．反応遅延）が多元的に解釈可能な現象（例．積木模様施行の遅れ）の有効な要素であるかどうかを検証しなければならない。これは他の機能障害（例．構成障害）が当該の積木模様の成績低下の原因かどうかを確かめることによって行われる。そのためには，いま問題となっている要素（速度）が含まれない検査を施行して，積木問題に必要である他の要素である知覚的正確さ，細かい協調運動が正常であることを確認する。この場合は具体的には，家の自発描画や図形模写ができるかどうかをみることになる。自発描画や図形模写に問題がなければ，知覚や協調運動などといった速度に関係のない要素が当該の（積木模様の）成績低下に寄与しているという仮説は棄却される。もしも患者が最初の課題と同様に第二の課題もうまくできない場合は，最初の課題の成績低下が多元的原因で生じているとする仮説は棄却できない。

以上が診断的結論や特定の障害の同定に達するための概念的手順である。臨床場面では，検者は通常，これらの手順を公式化したり，詳細に言語化したりすることはないものの，直感的にこれらを適応している。しかし，意識して用いたにせよ，無意識に用いたにせよ，この概念的枠組みが，個々の神経心理学的評価における診断的作業や行動分析の基礎となる。

検査の進め方

基本

1）検者の基礎知識

神経病理学（神経解剖学と神経生理学の基本知識を含む）と臨床心理学（精神疾患や検査の理論と実践についての知識を含む）に関して，しっかりした基礎知識がなければ，いかなる問いを立てるべきか，いかなる仮説を検証するべきか，あるいはいかなる手がかりや直感を追求していくべきかを知ることはできない。患者の精神現症について神経心理学的に的確にまとめるためだけであっても，脳の機能とその神経解剖学的基盤についての幅広い理解力が要求される。さらに，検者は，得られた観察や検査得点の意味づけを行い，すべてのデータの重要度を考え，理論的に意味があり，かつ実践的に使用できる方法でそれらを統合し，いかなる検査外データ（例．生活史や病歴項目，学業成績や報告書）を必要とすべきかを知るためには，十分な臨床的訓練を積み，指導を受けながら自分なりの経験を積んでいくことが必要である。

2）患者の背景情報

神経心理学的評価においては，患者に関するいかなる情報も，それ自体に意味がある。たとえばある検査得点は，他の検査得点や学問的・職業的経歴，患者の面接態度などと比較した場合のみ，診断的意味を持つ。頭部外傷後などのように，たとえ検査が記述的な目的のみで施行された場合でも，低い検査得点が患者のもともとの能力を反映しているのか，それともずっと高い病前のレベルから有意に低下したのかを区別することは重要である。したがって，検査データを適切に解釈するためには，個々のデータを適切な背景情報の中で評価しなければならない（Lezak, 1982a ; Luria, 1966）。

背景の状況がどのようなものかは患者ごとに違ってくるし，検査の場面によっても変わってくる。普通，検者は患者の生活の多くの面について情報が必要である。これらの情報は，紹介状，カルテ，患者の周囲にいる病院のスタッフ，家族，友人，勤務先の人々より得られるものもある。自分自身の病歴を述べ，整然と自らの問題を語れる患者は，多くの必要な情報を自分で提供してくれる。患者に関する広範なデータがあっても，正確な判断が保証されるわけではないが，誤りの多くを減らすことは可能である。さらに，検者は検査に先立って患者についての知識が多ければ多いほど，患者の問題に密接に関係する情報を引き出すための質問をより多く準備できる。

検査所見を解釈する際に役立つ情報は，以下の４つの患者背景より得られる。すなわち，１．生活歴，２．現在の生活環境，３．病歴と医学的現症，４．検査をめぐる状況である。実際にはこれらの側面のいくつかについてしか情報が得られないときもある。たとえばコルサコフ症候群の患者では生活歴を本人から得ることはできないし，現在の生活状況についても多くを語らない。しかし，情報提供者やカルテの助けを借りて，検者はこれらの背景となる情報をそれぞれ調べなければならない。

１．生活歴　現在の社会経済状況のみならず，生まれた家庭の社会経済状況についても知っておくことは，認知検査，特に言語能力をみる検査の得点を解釈する上では重要である。というのも，言語能力はある程度，社会階級や学業成績を反映する傾向があるからである（本書 pp.290 - 291,302 - 304 参照）。現役を引退した高齢者や，脳に損傷を受けた人の場合には，患者が以前に獲得したもっとも高い社会経済状況や，主な社会経済状況を知っておく必要がある。患者の教育歴や職歴，また両親・同胞や他の主だった家族の職業レベルと教育についての情報も必要である。

また，患者の結婚生活についても知る必要がある。それは当然，配偶者（あるいは同棲者）の数，関係の期間，別れていればその形態についての情報を含んでいる。患者の結婚生活をみれば，その人の長期にわたる情緒的安定性，社会的適応や判断がわかる。それはまた，社会的，あるいは情動的な行動における明らかな変化を反映する歴史的区切りとなることもある。

配偶者の健康，社会経済的背景，現在の態度について情報を得ておくことは，患者の状態（例．不安や依存心）を理解するうえでしばしば有用であり，その後の治療計画や指導にとって必須である。患者が未婚であっても，誰かしらもっとも鍵となる人物について同様の質問を行う必要がある。患者の結婚（あるいは現在の生活）状態，および配偶者や主だった親戚の状況を理解することは，患者の状態や，検査についての患者の気持ちや関心（あるいは関心の欠如）を理解し，また，患者に関するもっとも重要な情報提供者の信頼性を評価するうえでも必要である。

教育歴や職歴を検討する際には，仕事ぶりや学業成績が病歴や他の生活史の場面にどのように関係しているかに注意を払うべきである。患者の教育上および仕事上の経歴に関する情報は二重の意味で重要である。すなわち，それは患者のもともとの知的能力をもっともよく示していると同時に，患者自身や家族にも気づかれず，また大雑把な検査では見逃されていた精神的あるいは行動上の変化を映し出していることがある。

軍歴もまた重要な情報となる。肉体労働者の中には自己の才能を兵役においてしか発揮できない者もいる。兵役体験を語り合うことで，経験の浅いおざなりな検者には引き出せなかった患者の頭部外傷や病気の既往が明るみに出ることがある。

検討を要する領域は他にもある。もしも反社会的行動が疑われる場合には，法と照らし合わせた調査が必要となる。家族歴の検討は遺伝性疾患が疑われる時に明らかに重要となる。さらに，家族の病気の経験や病気に対する家族の態度から，患者の症状，訴え，および疑念の多くが明らかとなることもある。

個々の生活歴のデータをレンガとすると，患者の生活歴を有意義に再構築するためには年表がモルタルとして必要となる。たとえば，不幸な結婚を繰り返すという事実にはさまざまな解釈の余地がある。一方，20 年間続いた結婚の期間の後，自動車事故で数日間の昏睡を経て 1 年後に離婚，以後 10 年間，何回も短い結婚や関係を繰り返したとなれば，これは頭部に損傷を受けて二次的に患者の人格が変化したことが示唆される。またこの患者が事故に遭う前は堅実な職人であったのに，それ以後仕事を長期間続けられなくなったという情報もこの仮説を支持する。別の例としては，ある老人が最近の精神活動の鈍化を訴えた場合，多くの診断的可能性が考えられる。しかし，鈍化が最近配偶者を失ったことや退職，引っ越しにひき続いて生じていれば，診断に際してうつ病の可能性に気づくべきである。

2．現在の生活環境　患者の現在の生活に関しては，職業，収入，負債，家族構成および余暇の活動について，単に事実の情報のみならず，自分の現在の状態について患者がどのように感じ，受けとめているかを見出すべきである。患者が現在の仕事をどのくらいの期間続けているのか，仕事上いかなる変化が起こり得るのか，あるいは予想されるのか，自分のやっていることが好きかどうか，仕事に問題があるかどうか，などを検者は知っておく必要がある。検者は患者の家庭生活の質を理解すべきであるし，面倒な義理の姻戚関係，問題行動のある子ども，病気や薬物乱用といった気がかりな家族の問題があるかどうかを見出さなければならない。脳疾患の結果として新たに性的な問題が起こる可能性があり，もともと性的問題があればそれも患者の病像や状態への対応を複雑にする。家族の心配や結婚生活の不和，性的問題は緊張状態を生み，患者の症状が悪化したり，検査成績が下がったりする。

3．病歴と医学的現症　患者の病歴に関する情報は，患者自身の報告とともに，依頼医，カルテ，以前の検査報告などから得るのが普通である。病歴と生活歴とを統合しうる情報が十分に利用できれば，生じた状態の性質や問題の種類の輪郭がみえてくる。自分の健康状態に関する患者の報告と，現在の医学的状態，あるいは医者やカルテによる報告との間に差異がみられる場合は，患者の訴えの性質や神経心理学的障害の存在についての手がかりとなることがある。

通常の医学的検査では見逃されがちな，患者のある面での健康状態が，神経心理学的評価の際にきわめて重要になることがある。それには視覚や聴覚の欠陥も含まれ，特に，患者が高齢であったり，他の感覚障害や運動障害，精神的変化がある場合は，記述されることもなく，検査すら行われないときがある。そのうえに，医学的検査では睡眠や食事の習慣も見逃される場合があるが，睡眠障害や食欲低下はうつ病の重要な徴候であるし，過剰睡眠や子どもじみた食べ物の好き嫌い，ないし極端な偏食，過剰な食欲は器質的脳疾患の重要な徴候である。

4．検査をめぐる状況　検査成績は，患者の依頼理由と，患者にとっての検査の意味の両方に照らしてはじめて正確に評価できる。たとえば，検査の結果，患者は金銭的に得をしたり，あるいは差し止めを受けたりするか。就労や，逆に早期退職の希望が検査所見によって危うくなるか。神経心理学的検査の結果として，患者が得たり，失ったりすると思われるものについての情報がなければ，患者がどのように検査を受け入れるかを理解することはできない。

手順

1）初期計画

神経心理学的検査は段階的に進めていく。最初の段階で，検者は問題への全体的なアプローチのしかたを計画する。検証されるべき仮説やそのために用いる技法の決定は，依頼理由や患者に関する付随情報を理解・評価することから始まる。

2）予備面接

初回の面接と評価が第二の段階である。この段階では，検者は検査する機能の範囲，社会心理的問題や感情，人格的要因をどこまで調べるべきか，検査のレベル ― 緻密さ，複雑さ，抽象性の度合いなど ― をどの程度にするか，そして患者のハンディキャップによる検査の限界をとりあえず決めておく。

検査の最初の 15 ～ 20 分は通常，患者が検査を受ける能力があるかどうかを評価し，患者が検査目的を理解しているかどうかを確かめるために用いられる。検者の側でも，患者が検査を受ける用意ができるまで待つ必要がある。特に，不安の強い患者や反応の鈍い患者の場合や，病歴がはっきりしなかったり，患者が誤解していて十分な協力が得られない場合には，より長い時間がかかることがしばしばある。すぐに疲労してしまったり，理解が遅いような患者の場合には，検者が患者と親しくなり，また患者が新たな気分で検査を受けられるようになるまで，検査全体を差し控えることもある。

患者の最良の協力を得るためには，検者は検査前に少なくとも 7 つの点に触れておく必要がある。すなわち，（1）検査の目的：患者はなぜ自分が検査を受けることになったかを知っているか。また，自分自身でも何らかの問題点を感じているか。（2）検査の性質：患者は検査が本来，その知的機能に関わることを知っているか。また，心理学者によって検査されることが，頭が狂っている疑いがあることを意味しているわけではないことを理解しているか。（3）得られる検査情報の使用：患者はその報告を誰が受け取り，どのように使用されるかを知らなければならない。（4）秘密保持：法的能力を有する患者の場合には，検査の秘密だけでなく，自己のプライバシーの保全もまた保証されなければならない。（5）患者への還元：検査を始める前に，誰が検査結果を報告するのか，また可能ならいつその情報を教えてもらえるのかを知っておくべきである。（6）検査手順の簡単な説明：多くの患者は自分が受ける検査について，たとえば次のような手短な説明を受けると，非常に安心するものである。

> これからあなたにいろいろな問題を出していきます。学校の試験のようだと思う問題もあるかもしれません。すでによく知っていることをお聞きしたり，教師のように算数や記憶の問題も出すからです。パズルやゲームもあります。面白い問題もあれば，くだらないと思われるような問題もあります。とても簡単なものもありますが，逆にとても難しいものもあります。けれども，こうした問題はどれも，あなたの脳の働き，どんなことがよくできるのか，どんな問題点があるか，どのような手助けが必要かをよりよく理解するのに役立つものです。

（7）検査を受けることを患者がどう思うか：これはすべての中でもっとも重要な問題となり得る。検査を受けることは屈辱的でもなければ，みっともないことでもなく，弱さや精神年齢の低さの証拠でもない，また仕事や法的立場，その他，気にかかっているいかなることをも脅かすものではない，と患者が感じない限り，患者自身からの実りある心からの協力を得ることはできないからである。時には自分の仕事や責任能力，子どもの保護の問題がかかっている場合などのように，その脅威が本当のこともある。したがって，患者に現実的な選択をさせるためには，検査を受けた場合だけでなく，受けなかった場合にはどうなるかもはっきりと理解させておくことは検者の義務である。

この予備面接のなかで，簡単な精神現症検査（詳しくは本書16章を参照）を行ってもよい。予備面接で患者から得られる情報は，以後に行うべき検査のレベルについてかなり参考になる。WAISや他の定型的な多くの検査から始める際には，検者は回答用紙にある日付，場所，生年月日，職業を患者に尋ねることになるため，必要な記録をとりながら患者の見当識や自己意識に関する情報を得ることができる。患者の自分の状態に対する考えを知ることはしばしば有用である。というのは，患者の内的体験を観察することはできなくても，この種の自己報告は障害についての重要な手がかりを提供し得るからである。患者が自分で語る病歴も，検者が方針を立てるうえで有用である。管理的な問題，たとえば診察費用や紹介状の返事，他の人や機関への公的報告書などについてもこの段階で話し合うべきである。

ある程度以上の障害を有する患者の場合，こうした予備面接のすべてを理解することはできないであろう。しかしながら，検者は患者の理解できる範囲で，上記のどの点にも触れるよう，ある程度努力すべきである。同様に，患者が検査に対して理解と共感を抱き，気軽に質問ができるようにすべきである。

3）検査の選択

検査の質問内容に加えて，患者の能力と検者の検査レパートリーによって，検査や評価方法が決定される。事前に検査内容が決まっていることはほとんどない。通常はまず認知機能の主要な部分をカバーする基本的な検査バッテリーで始め，やがて検査を進めるにつれて選択の幅を拡げていく。患者の能力の中の優れている点や限界，具体的な障害に応じて，バッテリーの検査をどのように使用するか，どの部分を省くか，患者の能力に合うようにどのように修正を要するかを決めていく。患者の診断や認知機能障害の範囲，全体的な行動のあり方に，心理社会的要因や情動的要因がどのように寄与しているかの仮説を立て，基本的なバッテリーから離れて，個々の患者の個々の時点における適切な手技を用いていく必要がある。

基本的な検査バッテリー　以下に列挙するような検査バッテリーを用いて，聴覚や視覚といった受容側のモダリティ，および話す，書く，描く，構成するといった反応側のモダリティについて主要な機能を検討することができる。このバッテリーは，知的活動の主要な領域におけるベースラインを確かめ，経時的な比較をするためにも使用できる。しかし，信頼するに足る比較基準を持つような，十分に標準化された，しかもよく用いられる検査は，どのモダリティにも十分な数が存在するとは言い難い。

この基本的なバッテリーには，検者と患者が一対一で行う検査と，患者が自分一人でできる筆記式の検査がある。一対一で行う検査は2時間半から3時間かかる。すべてを一度に行う何らかのやむを得ない理由がない限り，検査は二度にわけて実施すべきである。患者がすぐ疲れるようなら，2日に分けて行うことが望ましい。

1　ウェクスラー成人知能検査 Wechsler Adult Intelligence Scale；WAIS，WAIS-R：知識，理解，算数，類似，数唱，絵画完成，積木模様，絵画配列，組合せ

2　記号数字モダリティ検査 Symbol Digit Modalities Test；SDMT（WAISの符号問題の代わりに行う。SDMTは，口頭でも筆記でも回答可能であることから，運動に障害がある患者にも施行できるためである）（本書 p.198-199 参照）

3　レイの聴覚的言語学習検査 Rey Auditory

-Verbal Learning Test（本書 p.239-244参照）
4　段落学習検査：バブコック物語再生検査 Babcock Story Recall Test（本書 p.251-253），ウェクスラー記憶尺度の論理記憶下位検査 Logical Memory subtest of the Wechsler Memory Scale（本書 p.250-251），その他，20 から 25 単位を含む検査（本書 p.251-253）
5　100－7の連続減算 Subtracting Serial Sevens（本書 p.195）
6　家または自転車の描画 Draw a house or bicycle（本書 p.325-326）
7　複雑図形検査 Complex Figure Test（本書 pp.256-258, 316-321）
8　パードゥ・ペグボード検査 Purdue Pegboard Test または指タッピング検査 Finger Tapping Test（本書 p.390-393）または運動の組織化の検査（Christensen, 1979）（片手ずつの協調運動と運動調整を含んでいる）
9　ウィスコンシンカード分類検査 Wisconsin Card Sorting Test（本書 p.350-353）
10　トレイルメイキングテスト Trail Making Test（本書 p.200-202）

筆記式の検査は事務スタッフや看護スタッフが実施してもよい。所要時間は通常3時間から6時間で，患者の運動面や知能面の遅れの程度や，スタッフからの指示や励ましに左右される。この筆記式の検査バッテリーの中には時間を計測する検査として開発されたものもあったが，ここでは時間は測らない。異常に時間がかかる患者の場合には，検査を実施する人がそのことを書き留めておく。比較的正常な，きちんとした患者の場合は，筆記式の検査を家に持って帰り，郵送で返送するか，次の予約日に持ってきてもらうことができる。患者があまり信頼できず，未熟で，すぐ混乱したり，見当識障害があったり，動機が乏しかったりする場合には，監督下で筆記式の検査を行うべきである。これは，患者の家族が保護的で，過剰に手助けしがちの場合も同様である。

筆記式の検査も何回かに分けるべきである。患者はこれに2～3時間費やすであろうし，同じ日に個別に施行される検査にも2～3時間かかる。もし，このような検査のスケジュールにコーヒーブレイクや昼食をはさめば，大多数の患者を限界まで疲れさせることなく，1日のうちに多くの検査を施行できる。

一連の検査バッテリーにより，比較的効率よく器質的疾患のスクリーニングができる。多くの場合，このバッテリーのみから得られた情報で認知機能障害のパターンの概要が明らかとなり，検者は診断について大体の印象を持つことができる。さらに，通常この基本的検査で得られたデータから，いかなる領域をもっと調べる必要があるかを判断することができる。

複数の機能を総括するべく考案された他のいかなる検査バッテリーも同様だが，この一連の検査もすべてを網羅しているわけではない。患者がこの種の検査を無難にパスし，しかも他の検査は受けていない場合，明らかな障害があるのに発見できない可能性がある。これは軽度の右半球損傷，あるいは前頭葉損傷の患者でもっとも生じやすく，その障害は微妙であり，高度に構造化された臨床場面の検査では気づかれにくい（Teuber, 1962；Walsh, 1978b）。陰性の（すなわち正常範囲内の，異常ではない）結果であっても器質的障害の可能性を除外しないよう心に留めておくことは重要である。陰性の結果は少なくとも，どの機能がとりあえず損なわれていないかを示しているだけである。しかしながら，一方では，患者の検査や面接場面での行動が正常範囲内であれば，器質的障害の可能性を求めて漫然と検査を続けるべきでない。正確な病歴聴取や鋭い観察力，神経学的および精神医学的機能障害のパターンの十分な理解などにより，常識的にいつ検査を中止すべきか，あるいは続けるべきかを洞察するのが当然と心得るべきである。

もちろん，研究プロトコールに従う場合には，検査材料の選択や呈示について検者が勝手に創意工夫することはできない。研究目的にとっては，検査技法を選択する上でそれらが効率的に仮説を検証できるかどうかをまず考えることが重要である。また，研究バッテリーと共に重要な問題には，対象とする人々にとっての実用性，時間，器具の適切さが含まれる。研究者が途中で器具や手順を変えてしまうと，データが失われたり，混乱したりすることは必須であり，検査バッテリーの選択には慎重を期さなければならない。

既成のバッテリーを使用する際の注意 既成のバッテリーが用いられる頻度は高い。このことは，神経心理学的検査の必要性を示していると同時に，神経心理学的検査の方法が一般的には知られていないことも示している。もっとも頻用されるバッテリーは最小限の神経心理学的検査の検査範囲をかろうじて越える程度である（これは多くの場合，WAISと何らかの描画検査から成る）。これらのバッテリーの得点は，大まかな診断的スクリーニング目的としてはほぼ信頼できるものである（本書15章参照）。既成のバッテリーはきちんと標準化された検査を必要とする研究プログラムには重要である。

バッテリーが規定通りに用いられると，たいていの患者は必要以上の検査を受けることになるが，しかし個々の患者の診断のためには十分でない。また，ほとんどの心理学的検査と同様，既成のバッテリーは患者のハンディキャップは考慮されていない。明らかな知覚あるいは運動障害のある患者は規定の検査の大部分を遂行できない。この場合，不可能な検査項目によって調べられる機能は未検査のままである。しかしながら，バッテリーを実施することで，経験の浅い検者は，たくさんの検査があることを知ったり，また神経心理学的検査のためには多種多様な高次機能を評価することが重要であることを学んだりすることができる。したがって，神経心理学入門としては，既成のバッテリーは適している。その後検査のレパートリーを拡げ，経験を積んでいくことで，検査施行手順に変化を取り入れ，自分自身の見解を発展させていくことができる。

4）仮説の検証

仮説の検証には，通常多くのステップがある。初期の検査結果によって初期の疑問が解決されるにつれ，新たな疑問が生じてくる。そしてひとつの疑問から別な疑問へと変わったり，また，患者の訴えを理解するのに臨床上重要と思われた一連の機能障害から，たいていはより基本的な一連の機能障害へと問題の焦点が移っていったりする。この段階ではまた，アプローチの仕方，検査を行う速さ，および用いる検査の方法を変えることもある。検者は検査を進めるにつれて手順を次々と変え，検査の焦点を移していく。検査のどの段階においても，患者の問題を十分理解するために，もっと患者の医学社会的情報が必要ではないか，検査をするより観察する方がより適切なのではないか，他の人，たとえば患者の問題で困っている配偶者や，健康な同胞に面接をする必要があるのではないか，などを判断する必要がある。このような柔軟なアプローチによって，わずかな，あるいは個別の機能障害を同定するために，多段階的で連続的な仮説をまとめ，はっきりした診断的，病因的決定を行うことが可能となる。

追加検査の選択 新たなデータがある疑問に答え，さらに新たな疑問を生むにつれ，特殊な検査を追加するかどうかは，同じ仮説を続けるか，考え直すかにかかっている。たとえば，記憶の想起が障害されている場合，想起と学習とを区分する仮説に立てば，学習を評価する方法についてよく考える必要がある。学習材料の内容による違い ― たとえば，有意味対無意味，具体的対抽象的，あるいは提示のモダリティ ― を含んだ仮説の場合には，それぞれの異なる検査が必要となるし，適当な検査形式における適切な材料の創意使用が求められる。記憶と同様，他のすべての機能もモダリティごとに検査でき，それを体系的に変更することができる。それぞれのケースで，検者は関連のある仮説を検査するために，いかなるモダリティ，内容，形式の組み合わせがもっとも必要であるかを決定していくことになる。

5）検査の終了

検査の最後の段階は，もちろんその終了に関係し，仮説が支持されたか却下されたか，診断的・記述的疑問に明確に答えたか，またはなぜ答えられないか（たとえば，「現時点では答えられない」「この方法では答えられない」といったことなど）を説明する必要がある。結論はまた，患者の問題や状態を改善，ないし少なくとも残された能力を最大限に利用するための指針となるべきであり，さらにフォローアップの必要性についての参考にもなる必要がある。

6）検査選択のために：検査と評価技法の要約（9から18章まで）

この本の後半の10の章には，よく用いられる認知機能検査や人格検査のほとんど，そして多くの比較的一般的ではない検査が記載されている。いずれも臨床の神経心理学的検査に適したものであり，ほとんどの臨床場面で，ほとんどの神経心理学的評価のために用いることができる。大部分は標準化されているか，または研究目的で使用されてきたため，対照群の成績が標準値として利用できる。しかしながら，これら多くの検査の標準データや対照群は，年齢や教育などの重大な変数が実際の患者とは異なることもあり，そうした場合には十分慎重に判断することが求められる（本書 pp.88, 89, 107 を参照）。

実際の神経心理学的評価過程における注意点

検査について

1）感覚障害や運動障害のある患者に対する検査の選択

障害を持つ患者の検査に際しては，多少とも限られた検査レパートリーの中から，可能な限り多くのモダリティでいろいろな機能を検査しなければならない。このことは神経心理学的評価では比較的よく生じる問題である。知覚障害や運動障害を有している患者が多く，重篤な知的障害のある患者も少数ながら存在するためである。このような患者では，十分な評価のためには特別な検査が必要になるのである。

ほとんどすべての心理学的検査は身体的には健康な人を念頭において作られている。患者がハンディキャップを持っている場合，標準検査は施行が不可能になるため，検者は代わりとなる妥当な検査を見つけるか，検査の規準をゆるめるか，あるいは最後の手段として検査を断念することもある。

感覚障害や運動障害のある患者の検査では，その障害に影響される入力または出力モダリティに関するかぎり必然的に制約を受けるが，影響されるモダリティに直接依存していない認知機能の検査評価まですべて排除すべきではない。もちろん，目の見えない患者には視覚を統合する能力を検査することはできない。また，重度の顔面神経麻痺を持つ患者に言語の流暢さを検査することはできない。しかしいずれにおいても，記憶や知識，計算，語彙，抽象的推理，空間の関係の理解，多くの言語技能などを検査することはできる。

ほとんどすべての機能について，標準検査の代用となる既成検査が存在する。聾の患者には，言語機能の検査を書いて与えることができる。また，盲の患者には口頭形式で行うことができる。言語と算数の機能に関しては，比較可能な標準データを持つ多くの，計算，語彙，抽象的推論の書式および口頭の検査がある。他の一般的な言語機能検査，たとえば，一般知識，常識的な推論や判断，それに言語（読み）理解などは，視覚と聴覚でどちらを用いてもいいというレベルまでは標準化されていない。ただしこれらの中には，形式や標準化の母集団が異なっているものの，同じような種類の代替検査がある。また，検者がその場で代替形式を考案しなければならない場合もある。たとえば，口頭施行ですでに標準化されている一般知識の検査は，紙と鉛筆による質問票に代えることができる。また，患者の言語理解レベル自体が問題になっている限り，標準化された読み理解検査を口頭で行ってもよい。

絵やデザインを用いた検査は，代用となる既成検査はほとんどないが，類似の検査はいくつかあり，また検者が新たに考案することもできる。非言語機能検査に関する視覚呈示の代替としては，触覚がもっとも有用である（Fuld, 1980）。たとえば，盲の患者の概念形成を評価するためには，大きさ，形，触感を用いることができる。学習あるいは探索行動パターンを検査するためには，視覚の迷路の代わりに触覚の迷路が使用できる。三次元の立方体の組立は，色のついたデザインや印刷されたパターンを見ることのできない患者の構成機能を検査できる。粘土で形を造ることは，人物を描くことの代用となりうる。だが，ロールシャッハや絵画配列のような知覚系の検査，家や自転車を描かせる視覚構成課題，あるいは標準化された神経心理学的検査の多くのレパートリーに代わるような適当な非視覚的手段を見つけることは難しい。

運動障害のある患者でも同様な問題に直面する。これらの患者の視覚機能は比較的容易に検査できる。視覚機能の検査のほとんどは口頭やポインティングで答えるものだからである。しかしながら，比較的細かい運動系の協調を必要とする描画課題は，利き手が麻痺していたり，痙性を生じていれば，十分に評価することはできない。非利き手のみが障害されている場合でも，患者がその手で一枚の紙を固定したり，あるいは両手でうまくブロックをひっくり返したり，パズルを取り扱ったりできないことから，結果として利き手の構成課題の能率が落ち，遅くなってくる。

ハンディキャップを持つ人のために特別に考案された検査もある。その大部分は検査カタログに載っているか，あるいはリハビリテーション科のスタッフなどが知っている。このような代替検査に伴うひとつの問題は，標準データと比較できるかどうかである。しかし，これは標準検査のいかなる代替，あるいは変法においても起こる問題であるから，その方法が当該の機能の検査に適していると思われれば，検者は使用を断念すべきではない。もうひとつの問題は，代わりの形式では本来の検査と比べ，より少ない機能，時には異なった機能を検査している場合があるという点である。たとえば，多肢選択式の図形模写検査が構成能力を測定するものでないことは明らかである。また，患者が反応を体系化し，計画し，順序立てる能力についてまでは評価できない。代替バッテリーでは捉えきれない機能について，検者に十分な理解がなければ，いくつかの重要な機能が見過ごされてしまうことになる。

2）重篤な脳損傷患者に対する検査の選択

わずかな例外を除いて，成人向けに開発された検査には，重篤な認知機能障害を持つ成人の成績を評価する項目も標準値もない。成人版検査において，施設入所していない成人の下から１～２％の人では，普通もっとも簡単な項目しかパスしない。これらの項目のみでは，比較的広範囲の高次機能が検査されないまま残り，また数も少なすぎて成績の評価が十分できない。それでも重篤な脳損傷患者の障害のパターンや，改善や悪化の割合と程度，相対的な得意・不得意を知ることは，より障害の軽い患者の場合と同様に重要である。

障害が非常に重篤で，検査が困難な患者に対するひとつの解決法は，小児用検査を使うことである。小児用検査ではモダリティごとに全機能の検査があり，また，元来成人用に開発されたいくつかの検査に対しては，小児の特別な標準値がある（たとえば，E.M.Taylor, 1959 ; Koppitz, 1964 を参照）。知能の遅れた成人の場合には，小児用検査は言葉や手順の面ではほとんど，あるいは何ら変更を必要としない（小児用検査規準を成人患者へ適応している６章を参照）。もっとも低い成績レベルでは，検者は発達尺度（16 章を参照）を用いて患者から観察される内容を評価しなければならない。

簡便な検査や個別の機能をみる検査が，重篤な障害を持つ成人に用いるためにいくつか考案されている。進行性の脳疾患が疑われる老人患者用の検査は，一般に障害の強いあらゆる年齢の成人に適応できる（Fuld, 1978 ; Mattis, 1976）。Luria の神経心理学的検査法を Christensen（1979a）が体系化したものは，多くの知覚，運動，複雑な知的行動や適応行動への基礎となる狭義の認知機能を検査するための詳しい指針となる。この Luria の技法は特に，障害が重くて知的能力の段階別検査にきちんと反応できないが，その残存能力についてはリハビリテーションや管理のための評価を必要とする患者に好適である。その臨床的価値としては，検査が柔軟であること，得られるデータの質的側面に焦点があること，および個々の患者の行動についての役に立つ記述が容易であることが挙げられる。Luria の技法による観察，あるいは発達尺度や簡便な検査で得られる観察を基に，検者が低水準レベルでの機能を識別・区別していく場合，結果を数値や数式に還元してしまってはならない。そんなことをすれば，神経心理学の臨床がこれらの機能に関する検査に期待する感受性が失われてしまうことになるからである。

患者によっては，いかによく標準化された代替検査も，評価には適当でないこともある。したがって適切な検査技法をその場で改良していくことが，良心的な検者の想像力や才能に課せられることになる。文献的に報告されている，多くの新規な，また時には実験的な技法の中から，適切な検査を見出すこともできる。このような技法の多くは本書でも触れられている。これらの実験的技法の大多数は標準化は十分でない。目的の機能を検査できていないものもある。偶発的な反応が多すぎて，信頼性を欠くものもある。標準化が正しくなされていないものもある。しかしながら，これらの実験的で，かつ，あまりまだ証明されていない検査は，それ自体有用であったり，少なくとも新たな方法のためのアイデア源として用いることができる。未知の検査の標準化について，検者が方法論的に評価を下すことができることはめったにない。しかしながら，新しい検査の報告や手引きを読めば，経験的にその課題や作成者の解釈，統計的基準値，検査の信頼性などが十分に自分の目的にかなったものであるかどうかの判断が可能になる。言うまでもなく，この種の比較的未開発の検査について，その臨床的な基準が評価される場合には，研究の際の基準ほど厳密である必要はない。

3）検査の施行順序

バッテリー内での検査の施行順序は，その成績にはあまり影響しないとされている（Carter and Bowles, 1948；Cassel, 1962；Quereshi, 1968）。ただし Neuger ら（1981）はひとつだけ例外があることを報告している。すなわち，1日の時間帯では，後の方に施行した手指運動速度検査（指タッピング，本書 p.390 を参照）では，やや遅れが生じたという。決まった施行順序に慣れている検者は，それが変わると，いくらか違和感を持ち，効率が悪くなった気がするかもしれない。しかし，患者の必要に合わせて行う検査では，患者の成績を最大限高めるためには，施行順序を変えてみるべきである。たとえば，ある患者にとっては難しいと思われる検査は，患者がまだ疲れていないセッションのはじめの方で行ってみる。あるいは，患者への負荷が大きかったり，成績が良くなかった検査の後では，患者がリラックスし，自尊心を回復できるような検査を行う。ウェクスラー成人知能検査改訂版（WAIS-R；Wechsler, 1981）の標準的な手順では，非言語性検査と言語性検査とを交互に行うことになっている。これにより，患者にとって難しかった検査に続いて簡単な検査を行うことができ，成績の悪い検査項目が続く可能性が減少することになる。

4）限界能力の検査

検査に定められた制限を外して実施して，患者の限界能力を検査することによって，より広い情報を得ることができる。算数問題はその好例である。患者が口頭教示の算数検査の難問を解くことができなかった場合，その患者の問題は，即時記憶や集中力，概念操作にある可能性がある。この場合は，患者がはたして問題を理解しているか，計算を正確に行えるか，いかなる操作が必要かわかっているかなどの情報は不明なままである。患者が所定の基準に達しなかった時点で検査を中止し，この問題をそれ以上調べなかったとすれば，患者の算数能力に関して得たいかなる結論も疑わしいものとなる。このような場合，患者に紙と鉛筆をわたして失敗した項目を筆記で行わせることによって，算数能力を容易に検査することができる。項目を書いて呈示するとよくできる患者もいるし，また，それでもやはりうまくできない患者もいる。

このようにして患者の限界能力を検査するのは，検査全体ないし問題となる検査項目が定められた検査教示にしたがって終了してからのことである。こうすることで，検査得点の統計的かつ基準値の意味を保つだけでなく，患者の機能に関する興味ある，しばしば重要な情報を引き出すことができる。たとえば，所定の検査教示では算数得点が「障害あり」との境界域にあるのに，問題の要素の筆記を許可した際には全問題を迅速かつ正確に解き，優れたレベルの得点をとるような場合がある。その患者は，即時記憶には重篤な障害があるが，筆記の場合にはかなり複雑な計算問題を解く能力があることを証明していることになる。したがって，所定の教示に基づいた得点のみからは，この患者が自分自身の財産を管理する能力には疑問があると結論されるが，上記のようにより詳細に検査してみると，財産の自己管理を継続することが推奨されるであろう。

患者の限界能力を検査することは，いかなる検査でも可能である。調べている機能が別のある機能の障害に阻まれてうまく発現できていないことが疑われた時には，必ず限界能力の検査を実施すべきである。限界能力の検査を，注意深く，さらに創意工夫して行えば，機能や機能系が障害されている程度や，それが関連した機能系にもたらす影響をよりよく理解することができる。

5）練習効果

検査の反復効果は健常被検者と脳損傷患者の双方で研究されてきた。健常被検者においては，また脳損傷患者の場合でもその多くが，全般に明らかな練習効果を示す。一般的に言って練習効果がより明らかになるのは，速度要因が強い検査，不慣れなあるいはめったに行わない反応モダリティが要求される検査，答がひとつしかない検査，特にその答が得られるまでは検査の概念がつかみにくいような検査である（Dodrill and Troupin, 1975；Quereshi, 1968）。

H.E.Lehmann, Ban，Kral（1968）は，高齢者における認知障害の程度（精神症状・入院期間・および年齢から判定）と反復に伴う検査の高得点との間に正の相関があることを見出した。この見解は筆者の観察とも一致する。多くの脳損傷患者は，単語リストを覚えるような検査を二度三度と行っていくと成績が改善し，また新規の課題についてははじめの方より後の方の項目がたとえ難しくてもよくできたりする。反応に関するこのパターンが典型的に見られるのは，患者が不慣れな課題に対して新たなセットを獲得するのに時間がかかる場合や，たとえ不慣れではない課題であっても，直前の課題にとらわれてしまっている場合である。したがって，脳損傷の可能性が大きければ大きい程，検査の繰り返しによるこの種の改善もますます明らかであることに気づいても驚くにはあたらない。なお健常者では，スピードを要する検査や，たとえばウェクスラーの組合せ問題（本書 p.333-334）やハルステッドのカテゴリー検査（本書 p.343-345）のように，言語化や視覚的な概念化による特殊な解法によって成績が改善するが，これらは上記の脳損傷患者の改善とは異質のものである。

脳損傷患者では，たとえば積木問題のように概念化するのが難しい検査では，練習だけでは成績が改善することはまずない（Diller et al., 1974）。Mandleberg（1976）は外傷性の脳損傷患者に3回目の検査から18カ月を経て再検査したところ，IQ得点で何ら改善を見出せなかった。彼の知見が3回目と4回目の間の時間経過が長いことに関係しているのか，あるいは，IQ得点に寄与する下位検査すべてが必ずしも典型的な練習効果を生むわけではないから，その総得点で練習効果を測るのは現実的でないということに関係しているのかは，さらに検討を続けなければ結論できない。脳損傷患者の成績における練習効果に関する文献を通覧した結果，Shatz（1981）は，練習に帰せられる改善は小さいものであるが，それは損傷の性状，部位，重症度，患者の年齢によって異なると結論した。

健常人では検査と再検査の間に大きな変化があるのは稀である（Lezak, 1982b）。Matarazzoら（1980）は，WAISの下位検査はかなり安定した検査であることを証明している。すなわち，29人の健常若年成人が得た個々の検査得点のわずか10％しか，20週間後の再検査で2スケール以上の得点変動を示さなかったと報告した。WAISはこのように信頼性が高く標準化も十分な検査であるが，それでも3ポイント以上の比較的大きな変動は正常でも普通に生じるので，いかなるただひとつの得点変動でも「それ単独」の変化に基づいて推論を下すことには注意を要する。なお，被検者が若ければ若いほど，その検査の成績は練習効果を示す（Shatz, 1981）。健常高齢者で練習効果によって認められる再検査時の改善は，実際には小さくて無視できることが多い。

6）その他の経験則

稀な例外を除けば，患者とのコミュニケーションのためには言葉遣いを平易にするべきである。専門用語で表される概念はほとんどすべてが日常用語に置き換えることができる。「鑑別診断」の代わりに「あなたの症状をはっきりさせる」，「左同名半盲」の代わりに「あなたの両眼の左半分からの情報を受け取る脳の部分」といった表現に置き換えるには，最初はいくらか労力を要するかもしれない。しかしながら，これらの概念を日常用語で語ることで，その概念についての検者自身の理解をも増すことになると気づくことであろう。ただし筆者の経験上は例外もある。それは，もともと才能に恵まれ，教養の高かった脳損傷患者の場合である。こうした患者は，複雑な観念形成や広範囲の語彙が自然に出てくるので，検者は患者の病前の能力を認めたり，残存する知的能力をあらためて保証する必要がある。彼らのもともとの教育水準に合った語彙を用いて話すことはこれを再保証し，また彼らの知的水準を暗黙のうちに認めることになる。これは言葉に出して言う以上にさらに強く認めることになるのである。

してはならないこともいくつかある。患者に「提案」してはならない。検査すること，特別な検査を行うこと，あるいはその種の何か必要なあらゆることを行うにあたって，それを患者に「提案」してはならない。「提案」，すなわち患者に何かを奨めたり，それを行っていいかどうか尋ねた場合には，患者は「はい」と言うのと同様に「いいえ 」と言うこともできるのである。ひとたび患者が拒否すれば ── 検査を望まず，おもちゃのようなブロックで遊ぶのを好まず，検者が電話をかけたり，あるいは検査の道具を整える間も待っていられないならば ── 検者は提案によって患者に選択の機会を与えたのであるから，その決定に従うほかない。患者の答が検者の意にそぐわないからというだけで提案を撤回した場合，検者と患者の良い関係を維持することは期待できない。提案を撤回することは患者の判断を尊重しないことを意味するからである。したがって，患者が何かをしなければならない時には，必要なことをできるだけ単純かつ直接的に話すべきである。

患者に何かをやってもらう時に，たとえば「あなたに‥‥をして頂きたいのですが」とか「あなたに‥‥をしてもらいたいのですが」という表現を使うことは，筆者は個人的には好まない。臨床家が要求したり勧めたりすることが何であろうと，患者はそれを自分自身のために着手することが重要である。多少なりとも検者を喜ばせようとするために行うようなことがあってはならない。したがって，筆者が必要なことを患者に話す際には，たとえば次のような表現を用いる。「これからあなたにいくつかの絵を見せますが，‥‥あなたのやることは‥‥」，あるいは「私が『始め』と言ったら，あなたは‥‥」。

筆者の最後の「してはならないこと」はまた個人的好みと関係するが，患者に何かをさせる時に一人称複数形を用いること（“Let's ～”）である。「これらのパズルをやってみましょう」とか「少し休憩しましょう」など。このような表現の原型となるのは幼稚園の先生の「トイレへ行きましょう」という命令である。このように言う理由は，威張ったり，乱暴に思われたくないためというのが普通である。このような言い方は幼稚園児を扱うようであり，また本来正しくないのであるから（検者自身が検査を受けるわけではないし，休憩も必要としていない），敏感な患者は自分がばかにされていると感じるかもしれない。

特別の注意が必要となる場合

1）高齢者の検査

高齢者の心理学的研究の示すところによれば，いくつかの心理検査での注目すべき例外はあるものの，70 代と 80 代の健康で活動的な人の場合，技能や能力の点で 60 代以下の世代とさほど違いはない（本書 p.161 - 163 参照）。しかし，加齢に伴う感覚の鋭さの低下，運動の強度や速度の低下，そして特に柔軟性や適応性の低下は，高齢者の検査成績に不利な影響を与えることになる。この年齢に関連したハンディキャップは，結果として偽りの低得点になり，高齢者の知的能力に関して誤った結論が導かれることになる（Birren and Schaie, 1977, passim ; Botwinick, 1978, 1981 ;

Schonfield, 1974)。Krauss（1980）は高齢労働者の就業継続能力を評価するためのガイドラインを設定したが，これは神経心理学的評価にも適応しうる。その中で次のようなことが推奨されている。印字は大きく，コントラストをはっきりすること。何を検査するにしても，視覚探索の問題が付加されてしまうような解答用紙を用いるのは避けること。検査はできる限り高い妥当性を有すること。標準値が適切であること。

高齢者を検査する際には，聴覚と視覚が受ける検査に対して適当であるかどうかを判断する必要があり，もし適当でなければ，その欠陥を矯正するための努力を惜しまず，またその代償のための手助けをする必要がある。筆者は検査の材料と一緒に読書用眼鏡を用意しており，また時々，非常に大きな声で話すこともある。

年をとるにつれ精神作業一般の速度が低下するので，時間制限のある検査では年齢標準値が必要である。年齢標準値がなければ，検査得点は60歳以上の人については解釈できない（本書 p.107, 161 参照)。高齢の患者が特定の時間制限のある課題をどのように行うかを調べたい場合には，標準の手順ではないが，時間を測らずに施行することで，患者がその課題を一体できるのかどうか，いかなる誤りを犯すか，いかにうまく誤りを正せるか，などについての質的な情報が得られる。こうすることによって，その時間制限を持つ検査を実施することのそもそもの目的のほとんどについて，満足のいく解答を得られるであろう。

高齢者を検査する際にしばしばもっとも重要な要素となるのは，患者自身の協力である(Wisotsky and Friedman, 1965)。学校などから検査を必要とする要請があるのでもなく，将来の職に関係するというわけでもなく，また普通は心理検査を受けた経験もほとんどないため，定年退職した人の場合，テーブルの向かいで白衣を着て座っている若輩者に，自分が愚かにみられるかもしれない，非常に疲れる頭の体操をしたくないと思うのももっともである。特に，高齢者は気分の良くない時，あるいは知的能力の減退が気がかりである場合は，検査を迷惑，あるいは自分のプライバシーへの不当な干渉と見なすかもしれない。(WAISを高齢者に行う際に遭遇する問題の議論については，Savage et al., 1973，本書 p.417－418 参照)。したがって，高齢者に検査の必要性を説明し，検査する状態にもっていくことは，若年者と比べてしばしばより多くの時間を要する。患者が病気であるか，あるいは回復期にある場合，検者は特に疲労の徴候に注意し，注意スパンの異常な低下と注意の転導性の亢進によって生じる検査上の問題に敏感でなければならない（本書 p.94 参照)。これらの問題を避けるには，たとえばトランプのような親しみやすい材料で検査したり，明らかに意味があり，かつ威圧的でない課題を考案することによって可能なことがある（Krauss, 1980)。

2）重篤なハンディキャップを持つ患者の検査

知的あるいは身体的ハンディキャップによって患者の反応の範囲が大いに制限される場合，検査方法を患者が言語的に十分理解しているかどうかをまず確かめる必要がある。ひとつの単語による答や簡単な身振りを求めるような質問や指示をすることによって，必要な情報を迅速に得ることができる。もっとも簡単で答えやすい質問を第1番目に行い，最初はうまく答えられるように工夫すべきである。「はい」か「いいえ」かを答えさせる質問は避けなければならない。というのは，言語障害のある多くの患者は“uh－huh”と“uh－uh”の違いをはっきりと発音できないからであり，また，脱力や振戦のある患者は，自分の頭を動かして正確にうなずいたり，首を横に振ったりできないからである。

言語障害の全くない患者の場合には，以下のような質問を行う。

お名前は何といいますか？
お年はいくつですか？
今どちらにお住まいですか？
これ（手，親指，患者の衣服，硬貨，ボタン，安全ピンなど）を何といいますか？
（ペン，櫛，マッチ，鍵）で何をしますか？
（あなたのネクタイ，私の洋服など）は何色ですか？
指が何本見えますか？（2または3試行）
私の手の中に硬貨が何枚ありますか？（2また

は3試行)
アルファベットを言ってください；1から20まで数えてください。

患者の言っていることが聞き取りにくい場合，言語理解と指示に従う能力を以下のように検査することができる。

あなたの（手，親指，ボタン，鼻）を指してください［出してください］。
あなたの（左，右 ── 麻痺してない方の）手を出してください。
あなたの（麻痺していない）手を反対の肘に置いてください。

患者の前に小さな物（ボタン，硬貨など）を置いて，次のように質問する。

ボタン（または鍵，硬貨など）はどれですか？
扉を開ける物はどれですか。それをどのように使いますか？
書く時に使う物はどれですか。それをどのように使いますか？
私のするとおりにやってください（敬礼，鼻・耳・反対の手・顎に続けて触る）。

患者の前に数枚の硬貨を置く。

25セント（5セント，10セントなど）はどれですか？
いちばん小さな硬貨はどれですか？
硬貨を（3つ，2つ，5つ）わたしてください。

鉛筆を使える患者では，名前，年齢，住所を書かせたり，「はい」「いいえ」や短い単語を要する簡単な質問に答えさせたり，簡単な数字で答えるような質問に答えさせる。また，アルファベットや1から20までの数を書いてもらうこともできる。文字を書けない患者には，円を描かせたり，検者の描いた円を模写したり，垂直な線を引かせたり，正方形を描かせる。また，検者の身振りや鉛筆でのタッピングパターンを真似させてもよい。

単語の再認は，口頭で与えた単語（例.「猫」：猫，犬，帽子）や，あるいは質問（例. 頭の上にかぶるのはどれですか？）への答となる単語を，カードや紙に書かれた単語リストの中から患者にポインティングさせることで検査できる。読みの理解は，解答だけでなく質問も書いて示すことによって検査可能である。また，たとえば「もしあなたが男性なら，(あるいは，もし今が朝ならば) このカードを私に返してください；しかし，もしあなたが女性なら，(あるいは，もし今が昼ならば) それを下に置いてください」というような指示を書いてあるカードを患者の前に呈示することによって検査できる。

これらの質問のほとんどに正しく反応する患者は，正式の検査にも十分理解し，協力することができる。2～3の質問にしか答えられない患者に，信頼性のある検査を行うことはおそらくできないであろう。そのような患者の行動は評価尺度による判定が適切である（16章参照)。

患者にとって最高の成績水準を引き出す

「検査のゴールとは，患者のなし得る最高の成績を得ることである」S.R.Heaton and R.K. Heaton（1981)

患者の神経心理学的検査の成績を不良にしてしまうことは簡単なことである。このことは脳損傷患者ではことに当てはまる。というのも，患者の成績が外的な影響や自分の内的状態の変化を過度に影響を受け易いからである。検査とは，患者を疲れさせ，不安にし，ほとんどの人は気づきもしないようなさまざまな妨害のひとつに服従させることであり，その結果，検査の得点は低下してくる。神経心理学的評価において困難な課題は，患者が可能な限りよい成績をとれるようにすることである。

患者の最大の反応を引き出さなければ，評価を有効に行うことはできない。検査結果の解釈は，それがその領域における患者の本当の能力を示しているという仮定のもとに行うのである。もちろん，何かを行う個人の能力のすべてが外に現れるわけではない。この理由から多くの心理学者は，患者の検査成績のレベルと推定される能力レベルとを区別する。検査時の現実的なゴールは，患者が最善を尽くせるよう手助けをして，患者の潜在的な能力と実際の結果との差を無視できる程度に小さくすることである。

最適の条件と標準的な条件

理想的な検査状況においては，検査を最適の条件下と標準的な条件下の両方で実施することが望ましい。最適な条件とは患者が検査においてベストな成績を出せる条件である。それは患者によって異なるが，ほとんどの脳損傷患者にとって，妨害がなく，威嚇的でない暖かい雰囲気で，そして疲労の生じない状況である。

標準的な条件とは，検査マニュアルによって規定されている条件である。これは，検査の実施がどれもできるだけ均質な状況になることを目的としており，これにより異なる検査の実施から得られた得点を相互に比較することが可能となる。この目的のために，多くの検査マニュアルには検査を行うにあたっての被検者への指示が詳細に規定されている。言葉の遣い方や検査材料の取り扱い方などにも特別な教示がなされている。たとえばウェクスラー知能検査のように，細かなランクづけがなされ，統計的によく標準化された点数化の体系を持つ検査の標準値を用いる場合には，検査の実施も十分に標準化された状況で行うことが必要である。どの患者もほとんど同じ状況に置き，標準化された検査手順を用いれば，患者の反応の特徴を発見することができる。

通常は，最適の条件と標準的な条件はほぼ一致している。しかしながら，脳損傷患者が検査を受ける場合，標準的な教示の範囲内ではうまく課題が遂行できないことも多い。

たとえば，標準的な教示では理解できない患者も存在する。WAISの算数問題はその好例である。算数問題の３番目に「５ドルと３ドルではいくらですか。(How much is five dollars and three dollars?)」という問題がある。会話の可能な患者でこの問題に正しく答えられない者はほとんどいない。しかしながら，計算もでき，言語的にも能力があるにもかかわらず，きわめて具体的な思考に陥っている脳損傷患者は，びっくりしたような声で「５ドルと３ドルは５ドルと３ドルじゃないか！」と答えたりする。なぜなら，上記の質問の言いまわしでは特にそれを足せとは言っていないからである。そこで検者はジレンマに直面する。その失敗が計算上の障害ではなく，障害された抽象思考に基づくにもかかわらず，できなかったとしてその問題を採点するか，あるいは質問を繰り返し，必要があれば質問を言い換えて，１ケタの数を２つ足す加算能力をみるようにするかである。言い換えた質問には患者がパスしたとして，検者は次にそれに得点を与えるかどうかを決定しなければならない（このような場合，検者は二重の採点体系をとることもできる。厳密な採点法に従えば，計算手技が必要となる日常の問題を遂行するレベルを評価できる。それは患者の具体的思考によって影響されるからである。一方，標準的な規定に一致しないことを許容すれば，もうひとつの「より高い」得点が出てくるが，これは患者の算数能力の推定レベルである）。

記憶検査においても，具体的思考の脳損傷患者や抑制障害のある脳損傷患者では教示の問題が生じやすい。数や単語のリストが与えられると，患者の中には検者がまだリストを読んでいるうちに，項目を次々と答え出すものがいる。ここでも，最初に考案され標準化されたように患者が検査を行うためには，指示を付け加えなければならない。この場合，患者がすぐに反復するため，既成の単語あるいは数系列は使えないことになるかもしれない。このような種類の記憶検査を施行する時は，特に後日その患者の検査予定がない場合，手元に代替リストを用意しておくのが有用である。あるいは，標準的教示に必要なことを付け加えて，同一のリストを検査の後の方でやり直すという方法もある。

患者があたかも質問を忘れたか，あるいは聞き間違えたかのように思える誤答をした場合にも，患者に問題を繰り返し言ってもらい，即時記憶に関する追加情報を得たり，質問に対する患者の理解力をみることができる。患者のはじめの反応があまりに的はずれで，検者の質問に答えているかどうかが疑わしい場合，患者が何を理解し，何を覚えているかを見出すことが特に重要である。このような場合，軽微な注意障害や記憶障害，あるいは聴力の障害が現れてくることもある。もし誤答がたまたま問題を聞き間違えたのであれば，誤りを訂正し，得点を得るチャンスがある。

その他にも，この種の了解に関しては脳損傷患者に特有な多くの問題がある。検査をできる限り利用し，患者の最高の成績を引き出すには，検者は標準の手順を比較的柔軟に，また甘く解釈することが必要である。「同じ言葉でも人によって必ずしも同じことを意味するとは限らない。すべての人にとって同じでなければならないものは言葉遣いではなく，教示の意味である」(M.Williams, 1965, p.xvii)。

患者の注意の持続が短いこと，疲労，注意の転導性からも他の問題が生じ得る（Lezak, 1978b)。患者は時として長い質問を覚えきれないために正答できないことがある。このことは注意の持続が極端に短いためだったり，あるいは聞いたことを処理するスピードが遅いためだったりする(Walsh, 1978b)。患者が耳に入る情報の一部しか把握できないと思われるとき，それが新たな材料を通常の速度で受け入れられないことによる可能性があれば，呈示のスピードを遅らせる必要がある。失語症患者はテープに録音されたものには困難を示すが，同じ内容でも直接口頭で呈示されれば有意に成績が向上する（E.Green and Boller, 1974)。

ごく短時間の検査にしか耐えられない患者も存在する。10分から15分ほど集中して努力すると明らかに成績が低下し，小休止を要する場合，検査は何日も，時として1，2週間も続くこともある。患者の疲労が強く，難度順に配列されたり，学習効果を生じるように配置された下位検査の途中で中止を余儀なくされることもある。1日か2日たってその検査を再開するときに，検者は最初からやり直して過剰学習の危険を犯すべきか，あるいはまた中止した箇所から始めることを選択し，患者が反応のセットを失ったり，最初のいくつかの項目で学習したことを忘れてしまった可能性を念頭におくかを決めなければならない。

1つの質問に対し30秒以上患者が答えられなければ，患者にその質問そのものを言わせてみるべきである。そうすることによって，患者の反応の欠如の理由が，不注意，忘却，緩慢な思考，答の確信がないこと，失敗を犯したくないこと，などのいずれによるものかがわかる。患者が注意，即時記憶，一般化する能力に重篤な欠陥を示す場合，一連の同様な質問をするたびにその問題形式を反復する必要がある。たとえば患者の語彙を検査する場合，検者は単に順に単語だけを呈示するのではなく，呈示するごとに，その単語はどういう意味かという質問を繰り返さなければならない。患者が質問内容を覚えていないかもしれないからである。

1つの正解，または最良の答が1つしかない質問に対して，患者が2つ以上の反応をした場合，得点をどうするかが問題となる。患者の答の1つが正しいとき，検者は患者にその答のうちどちらがいいかを決定させ，それにしたがって採点すべきである。

所要時間に関しては，標準化にあたって重大な問題が生じるのが普通である。脳損傷患者や高齢患者では，課題遂行が遅いことにより成績が低下するためである。所要時間に関する問題の多くは，限界能力を検査することにより解決することができる。脳損傷患者や高齢患者の場合，時間制限のある検査では2つの得点を算定すべきである(Kramer and Jarvik, 1979)。すなわち，制限時間以内のものと，制限時間を外したものである。

通りの騒音，電話のベルの音，あるいはホールのドアをパタンと閉める音などによって，多くの脳損傷患者は思考の流れが容易に中断されてしまう。もしこのようなことが時間を計測する検査の途中で生じたならば，検者はその項目をもう一度繰り返すか，あるいは中断や回復の時間を含んで計時するか，それを差し引いて計時するか，可能なら代わりの形式でその項目をやり直すか，その項目を飛ばして得点を比例配分にするか，日を改めて再び検査をするか，などを決定する必要がある。もしも別の日に検査が行えないのならば，代替形式を採るのが次善の策である。そして中断を除いた推定所要時間を求めるのが三番目の選択である。比例配分した得点も容認できる方法である。

時間を計測する課題において，注意の転導による中断に影響されたという記録は，患者の精神作業能率に関して貴重な情報となる。患者の能率（標準的な条件下での成績）と能力（最良の条件下での成績）の比較はリハビリテーションや職業指導計画上，重要である。症例によっては，回復あるいは悪化の指針としても用いられる（たとえば，Gronwall, 1980 ; Gronwall and Sampson, 1974)。注意の転導による影響は，それが反応時間の増加や所定の時間内での低成績，あるいは誤りの増加など，どのような形でみられるにせよ，記録し，報告するべきである。さらに，左ないし右半球損傷患者がそれぞれ聴覚的－言語的パターンの妨害と，視覚的パターンの妨害に対して感受性が違うという Nemec（1978）の見解は，どの種の妨害が特定の患者の検査に影響しやすいかについて，実用的な意味を持っている。

検査中に患者の気持ちをサポートしたり，自信を持たせたりしようとするとき，最良の条件と標準的な条件の差異の問題が浮上する。標準的な条件とは，無感情なよそよそしい態度を保つことを意味すると考えている検者が多い。検査マニュアルに忠実になりすぎて，ガイドラインの示す言葉遣いに固執したり，患者の答が正しいときにもそれを患者に伝えなければ，検査はおそらく冷たい無機的なものになってしまう。そうした状況は避けるべきである。

最重度の知能障害や著しい社会的無為の患者を除けば，いかなる患者でも検査の体験は非常な不安を引き起こすものである。ほとんどすべての患者は心理学的検査に臨むとき，非常な恐れを抱いている。脳損傷を持つ患者や，脳腫瘍や変性疾患の存在が疑われている人では，あからさまに怖がっていることもしばしばある。このような患者の場合，検者が無表情で，感情のない声で話し，決して笑わず，患者が話しかけたり質問しても短くそっけなく答えるようであれば，自分が何か悪いことをしている ― 失敗したり，あるいは検者を不愉快にしている ― と感じて，不安が高まってくる。このような威嚇的な状態は認知機能の成績には大きなマイナスであろう。高度な不安の結果，認知機能の能率に問題が生じ，反応の遅れや，思考や言語の混乱と中断，記憶の障害が起こってくる（Mueller, 1979 ; G. D. King et al., 1978 ; Wrightsman, 1962)。これらはもちろん患者の能力を正確に反映するものではない。

障害のある患者は，自分が愚かに思われることを恐れるために，自分のできることを示せないこともある。記憶障害のある患者をみていて，Howieson は以下のようなことに気づいている：患者の多くは本当に覚えていないときだけでなく，たとえ答えられてもそれが不確かである場合にも，体面を保つために覚えていないと言う。検者が優しく励まして「患者がより快適に感じられるようにしてあげると」はじめは何も覚えていないと言っていた患者の多くが，少なくとも何らかの記憶を示す（私信 , 1980)。

標準的な条件では，検査マニュアルの教示に忠実に従い，患者の反応の正確さに関してヒントを与えないことが検者に要求はされるが，これを恐怖感や不快感の雰囲気を起こさずに行うことも容易にできるはずである。鋭敏な検査においては，どの検者も同じ技法を用いて，面接において患者を楽な気分にさせ，よい検査関係を作り上げることが必要とされる。会話をうまくはさめば，不安をうまく軽減できる。検者は検査項目や課題を中断しない範囲で，検査全体を通じて患者とくつろいだ会話をかわし続けてもよい。

検者は患者に対し，結果の成否を示すことなく，微笑と患者の努力を称える次のような言葉で絶えず支持し，励ましていく。たとえば「いいですね」，「結構です」，「よくできていますよ」，「ずいぶんがんばっていますね」など。このような賞賛の言葉を，患者の正答に対してだけでなく，ランダムに言うようにすれば，正答を教えていないという意味では検査が石のように押し黙っているのと同等になる（M.B.Shapiro, 1951)。しかるに，このような言葉による励ましがあれば，患者はリラックスでき，自分が何か正しいことをしている，検者を満足させている ― 少なくとも不満にさせていない ― と安心するのである。

検者がこのような暖かい支持的な雰囲気を作れ

ば，検査の過程で現れてくる患者の長所，短所，問題点を患者と話し合うことができる。患者が検査に興味を持ち，快適に感じたならば，そうでなければ自分でも忘れていたかもしれない，あるいはむしろあまり検者に知られたくなかったような自分の機能についての情報を伝えてくれるかもしれない。さらに，自分が直面し，検者とともに調べている特定の障害に関して，検者の説明や忠告を受け入れるであろう。検査とは相互に学習し，分かちあう体験なのである。

脳損傷患者に特有の問題

1）知覚障害

一側性病変を有する脳損傷患者の多くは，対側の視力や聴力が減弱しているが，自分ではこの種の問題にほとんど気づいていない。このことは，同名半盲（両眼の同側視野の視力喪失）を有する患者や，神経損傷が片側の耳の聴力や聴覚弁別機能を弱めている患者には特に当てはまる。彼らの会話の様子からは何の異常もないように見えるのが普通だが，検査材料を障害側へ呈示すると，課題遂行は困難になる。

患者の視力や聴力に障害があるかどうかの判断がすぐにはできかねることも多い。したがって，局在病変がわかっている場合には，検者は，患者の正面かまたは障害されていない側に座るのがよい。検者は呈示された材料がすべて患者によく見えるように配慮し，病変側の耳に話さなければならない。右半球病変を有する患者は，左半側空間における注意が減弱している可能性があり（本書p.54-55参照），検査材料を右側に呈示する必要がある。これらの患者では視覚刺激を縦の列に並べることも検討すべきである（本書p.203）。

頭部外傷，脳血管障害，その他の急性発症の脳損傷により引き起こされ，また，中枢神経系の変性疾患の徴候ともなる視覚の問題として，眼筋の調節障害による二重視（複視）がある。二重視はすべての角度や視野で生じるわけではない。患者は一方向に頭を傾けるとごく軽い不快感や当惑を感ずることがある。また，読み書きや描画，複雑な視覚パズルが，複視のためにできないこともある。複視を有する若くて意欲的な患者の場合，しばしば一組の像を抑圧することで，1年から3年のうちに比較的その問題で悩まされなくなる。また患者によっては，検査ではごくわずかな障害と考えられるのに何年にもわたって障害となってきたと述べたりする。患者が複視を訴えている場合，視覚的負荷の高い検査を進めるかどうかを決める前に，視覚的な問題の実際の程度について神経科医や眼科医の意見を求めるのもよい。検者はまた，検査の決定に際して，患者がどのような態度で検査を受けるか，努力を払うか，リハビリに臨むか，などの点も考慮すべきである。

2）運動障害

運動障害は，標準化された包括的な検査では，感覚障害ほど大きな障壁とはならない。構成能力以外のほとんどすべては，患者の一方の手が使えなくとも検査できるからである。一側性病変を有する多くの脳損傷患者は片方の手しか使えないし，それは利き手でないこともある。構成や描画の検査では，片手で行うと，特に利き手でない場合，少し遅くなる（Briggs, 1960）。しかし，神経学的に損傷のない被検者が描画課題で利き手でない方の手を使う場合，歪みが明らかに大きいものの，それ以外の誤りは利き手と比べて多くない（Dee and Fontenot, 1969）。

3）転導性

脳損傷に伴ってよく生じる症状として，注意の転導性がある。検査室の外で音がしたり，検査台の上に材料がばらまかれていたり，検者が派手な色のネクタイやキラキラ光るイヤリングを身につけているような場合，患者はこれらの刺激を遮断し，無視することが困難である（Lezak, 1978b）。この困難のため，注意や集中力の問題が悪化し，学習が妨げられ，疲労とフラストレーションが増大することになる。検者は自分の服装や，検査室のある場所や部屋の内装が患者の困難さを増強していることを理解できないことがある。なぜなら健常者では外部の刺激を自動的に排除しているため，大部分の人は他の人の転導性の問題に気づいていないからである。

不必要な妨害からの干渉を少なくするため，検査はいわば「無菌の」環境で行うべきである。検査室は比較的防音のきいた，落ち着いた色調にし，視界に注意をそらすような明るい物を置かない。検者の服装もまた知らず知らずのうちに注意をそらす源になるので，くすんだ色や落ち着いた模様，あるいは実験室用の上着といった服装が検査のためには推奨される。

検査台には，手元の検査に必要な材料以外は置かないようにすべきである。ひとつの検査が終われば，次の材料を持ってくる前に前の材料を患者の目の届かないところに片付けるべきである。時計やカチカチとする音はわずらわしい。時間を計る必要がある場合でも，時計は音の静かな物を用い，患者から見えないように置く。読みやすい秒針の付いた掛け時計や置き時計は，患者の視線の届かないところに置けば，ストップウォッチのすぐれた代用品になり，検者も手が自由になって，ノートをとったり，検査材料を操作したりすることができる。

腕時計や普通の置き時計を効率良く使う方法として，数字としては課題の始まりと終わりの秒針の位置のみを記録し，検査の間は1分ごとに斜線を書き加えていくというものがある。全体の所要時間（秒）は，斜線の数の60倍に，始まりと終わりの2つの時間の間の秒数を加える。たとえば，53／／18＝（[60－53]＋18）＋120＝145秒である。30秒以下の時間も，検者が解答用紙に5秒ごとに点をうつことによってかなり正確に数えることができる。

4）疲労

脳損傷患者はすぐに疲れる傾向にあり，特に，発症してから日が浅い場合にはその傾向が強い（Lezak, 1978b）。疲れやすさはまた慢性の問題でもあり，脳損傷患者の多くはほとんどいつも疲れている。彼らは一度疲れると，健常者よりも回復に時間がかかる。

多くの患者は疲れるとそのことを検者に伝えるが，自分が疲れていることに気づかない人や，疲れを認めようとしない人もいる。したがって検者は，話し方が不明瞭になったり，麻痺側の顔の筋肉が垂れ下がってきたり，動きがゆっくりになったり，落ち着かなくなったり，といった徴候に注意していなければならない。

脳損傷患者，特に発症してから日が浅い患者は，早朝が一番休養十分で，活力に満ちていることが多く，この時間にもっともよい成績が得られる。一見休息に思える昼食も，患者にとってはかなりの努力を要し，疲労を生ずることがある。理学療法や作業療法も多くの患者にとって体力を消耗させる。したがって，検査時間を調整する際に疲労の影響を最小限にしたい場合は，患者の日々の活動を考慮しなければならない。必要があれば，検者は患者に検査前に仮眠をとらせる。もし午後の遅い時間に検査しなければならない場合には，検者は患者に事前に休息をとらせることに加えて，軽食をとっておくことを勧める必要がある。

5）動機づけの欠如

脳損傷患者，特に辺縁系や前頭前野に損傷を持つ患者によくみられる特徴として，動機づけの欠如がある。その結果患者は，意味のある目標を立てたり，計画を開始し，遂行する能力が患者にないことがしばしばある。また，動機づけの欠如は多かれ少なかれ重篤な無感情にみえる（Lezak, 1984；Walsh, 1978b）。患者は全般に物事にうちこめず，またLishman（1973）が呼ぶように「不活発」であるため，おだてたり，励ましたり，あるいは何らかの刺激を与えない限り，明らかに自己の能力以下の成績に終わってしまう。

6）抑うつとフラストレーション

抑うつとフラストレーションは脳損傷患者では疲労と密接に関係しており，両者の悪循環によって患者の成績を大きく損なうこともある（Lezak, 1978b）。疲れやすい患者がよい成績を示すことはめったになく，比較的損なわれていない機能でさえ実際以上の障害を現わす。患者は歩行，会話，思考などがうまくいかなくなり，そのため欲求不満になり，このことがエネルギーを消耗させ，疲労を増すことになる。この結果，失敗の可能性がより大きくなり，フラストレーションを高めて，結局，絶望に陥る。以前習熟していた技術を何回も失敗したり，かつては簡単に解けた問題にてこずったり，また以前は自動的に反応できたことをまとめるのに努力を要したりしているうちに，脳損傷，特に発症後１年以内に合併することの多い抑うつがさらに増強することになる。しばらくすると，患者は努力をあきらめるようになる。このような落胆は，通常，患者の検査成績にも尾を引き，検者からだけでなく，自分自身から見ても知的能力の中の優れた点が何かがわからなくなってしまう。

脳損傷患者を検査する時は，動機づけと抑うつの問題に対処することが重要である。励ますことは有用である。患者の障害がいかに広範囲に及んでいても，検者は注意深く接すれば，患者が多少なりとも成功を収めることを保証することができる。神経心理学者が患者と気持ちを分かちあえる最初の人になることもしばしばある。また患者の感ずる抑うつは自然の反応であり，患者と同じような状態にある人にとってはありふれたことであり，また時間とともに消失していくことを確約するのも神経心理学者である。多くの患者はこのような情報を与えられることによって，大きな安堵を覚え，抑うつが幾分軽快したように思うことさえある。

患者が抑うつ状態にある時，検査時の患者の明確な状態像を把握することが大切である。検者が患者の抑うつ状態を和らげられなかったり，患者の協力を得ることができなかった場合，このことを報告するだけでなく，検査のプロトコールを解釈する際にその点を考慮しなければならない。

構造的評価

いかなる心理学的検査も患者にとって個人的に有益な体験となり得る。患者は，自分の努力によって何かを得たという検査時の感覚をよく覚えておくべきである。この感覚は自らの尊厳や自己価値の増大であることもあれば，自己の行動への洞察であることもあれば，自己の問題点や限界についての構造的理解であることもある。

患者が検査のはじめよりも終わりの方で調子がよいと感じるようであれば，患者がベストを尽くすのに検者が役立つことができたと考えてよい。患者が検査のはじめよりも終わりの方で自分のことがよく理解できているようであれば，検者は自分が相互協力の精神に基づいて検査を行い，患者を理性と責任のある個人として接することができたことがわかる。よい心理療法とは継続的な評価を必要としているが，同様に，よい評価というものも患者の心理的安寧に貢献できるのである。

6章　神経心理学的検査の解釈

神経心理学的検査データの性質

神経心理学的検査の基礎データとしては，他の心理学的データと同様に，広い意味での行動の観察が重要である。患者の看護と治療に役立たせるための幅広く意味のある行動の観察をするには，生活史や人口統計学的なデータなどのさまざまな情報が必要となる（本書 pp.69, 71 - 73 参照）。

検査データの種類

1）背景情報

背景情報は，直接観察した事実を十分に理解するために不可欠なものである。多くの場合，患者の検査時の行動と検査結果の正確な解釈には，生活歴，既往歴，家族歴，教育や職業上の業績や失敗，現在の生活状況や社会的職務上の地位などに関するある程度の知識を必要とする。また検査成績を評価する際には，知覚・運動障害の有無も考慮に入れなければならない（G.Goldstein, 1974）。なぜなら，患者の現在の内科的・神経学的状態を正しく理解することによってはじめて，神経心理学的な障害パターンにどのような意味があるかを理解できるからである。

計算や綴りのように教育歴が関係する技能の検査結果，あるいは特殊技能を含む職歴を持つ人についての検査結果を解釈する場合に，背景情報は特に重要となる。たとえばエンジニアは，最低でも平均，多くは中の上以上の得点をとることができるはずである。また，料理長としてやっていくには少なくとも中の上程度の能力が必要と思われ，実際に多くの料理長は認知的な検査においても優秀な成績をあげる。しかし，従来，年齢や教育歴といった背景となる変数は，神経心理学的な状態を測定する検査の結果を解釈する際に，必ずしも考慮されていなかった。

54 歳の大量飲酒歴のある主婦。夫を猟銃で射殺し告訴されたが，精神的に問題があるという理由で無罪を申し立てた。彼女の弁護士は，ある心理学者の報告に基づいてこの主張を支持した。その報告とはハルステッドカテゴリー検査 Halstead Category Test（本書 p.343 参照）で 58 点，触覚性運動検査 Tactual Performance Test（本書 p.268 - 270）の全反応時間が 22.5 分，指タッピング検査 Finger Tapping Test（本書 p.390）が片手で 41 点，トレイルメイキングテスト Trail Making Test（本書 p.200 - 202）A，Bそれぞれが 51 秒，98 秒であり，これらの検査結果がすべて「脳損傷領域」内にあったというものである。その心理学者は最初の 3 つの検査（本書 p.107 参照）における成績を評価する際に，若年者（平均年齢 28.3 歳）のサンプルに基づく Halstead（1947）の規準を用い，トレイルメイキングテストの成績についての結論を引き出すためにも同じく，比較的若年者のサンプルに基づく軍隊の規準を用いていた。年齢を考慮している認知能力検査やウェクスラー記憶検査（本書 p.270 - 274）における成績はすべて平均的か，それ以上であった。以上のような神経心理学的な検査における彼女の成績に基づいて，「慢性的なアルコール摂取が老化に類似した脳の異常を引き起こした」と結論づけられた。しかし，神経心理学的な検査バッテリーからの成績を年齢で補正した基準（Davies, 1968 ;

Lewinsohn, 1973）に基づいて再評価すると，この患者の成績は，20パーセンタイルと25パーセンタイルの間にあり，平均得点域をわずかに下回るトレイルメイキングテストAを除いてすべての成績が正常範囲内であった。結局のところ検査結果に関するこの再解釈を受け入れて，裁判官は彼女の無罪であるという申し立てを却下し，彼女に有罪（殺人罪）を宣告したのである。

2）行動観察

一般に，検査場面は形式的で構造化されているため，被検者は緊張を強いられるが，検査場面以外でどのように行動しているかを知るうえで，日常生活の観察はきわめて有益な情報となる。通常は，神経心理学の検者が患者の日常場面を直接調査することはない。しかし保護者や家族からの情報だけでも，検査結果を評価する際の前提として役立つと考えられる。また少なくとも検者がどのような点に注目したり探索すべきかということについてのヒントを得ることができる。

検査結果だけから判断すると，その患者の能力を誤って実際より優れていると結論してしまうような場合に，日常生活の観察がことに重要となる。そのような誤りは，検者が観察された成績と実際の能力は異なったものであることを理解していない時に起こりやすい。この誤りをTryon (1979)は，検査の誤謬と呼んでいる。たとえば，自動車事故で重篤な頭部外傷を受け，一命をとりとめた人は，ほとんどの場合，事故後2年経つと認知機能に関するほとんどの検査において，平均的な成績かその近くまで回復している（Levin, Grossman et al., 1979 ; Naquet et al., 1970 ; K.O' Brien and Lezak, 1981）。このうち約30%は，きちんとした定職に就くが，残りの多くは注意力，短気，自己制御能力などの問題で苦しんでいる（Lezak, 1982a ; Najenson, 1980）。このような患者は，認知能力は十分かまたは人より優れていることさえあるが，実生活ではその能力を活かすことができない。こうした問題は通常の精神医学的検査や神経心理学的検査では明らかにならない。しかし，普段その患者と一緒にいる人には，痛いほど明らかなのである。対照的に，患者によっては内気だったり心配性だったり疑い深かったりして，白衣を着た検者に対しては反応に乏しいのに，日常の行動は検者には想像できないほど優れていることもある。

検査中の患者の行動も情報としての価値が大きい。こうした行動を記載しておき，評価の際に利用するべきである。検査に対する患者の態度，会話や沈黙，振舞いや反応の適切さといったものは，患者の神経心理学的な評価に役立つものである。また，検査そのものの成績の解釈の幅を広げることもできる。

3）検査データ

検査をするということは，検査以外の心理学的データとは異なる点がある。すなわち，検査は標準化され，反復可能で，ある程度は人為的で制限された状況における行動のサンプルを引き出すという特徴を持っている。検査の長所は，どの被検者にとっても検査状況がほぼ等しいということである。このため検査結果は，個人間，時間経過などの比較が可能になる。標準値の設定も可能になっている。

この長所は同時に短所でもある。すなわち，検査で調べることができるのは，検査という設定の中での行動に限られるということである。神経心理学的検査では，日常場面における患者の通常の活動を観察することは稀である。

検査が終了したら，検査結果を依頼理由と照合することになる。このためには，検者は限られた検査結果をもとに，実生活の状況における患者の行動を推定する。データからの推定ということは，心理学的データ一般についてまわることでもある。なぜならどんな場合でも，問題とされている状況での患者の行動を直接観察することはまずできないからである。正確な推定のためには，正確・適切に観察し，類似の状況に限定し，一般化は適切な範囲内で行うことが必要である。

元来すぐれた知的能力を持つ48歳の広告会社の課長に，右半球の脳血管障害が起こり，わずかな感覚・運動障害が残った。彼は職場復帰にあたって会社の依頼によって検査を受けた。一般的な言語能力は，中の上から上のレベルであった。しかし色のついた積木で二次元の幾何学的な模様を構成することができず，またジグゾーパズルを完成させたり，適切な比率で家や人を描くことができなかった。神経心理学者はその患者が仕事をしているところを観察する機会はなかったが，検査結果を一般化することによって，検査上示された視覚・知覚的な歪みと，仕事上の判断の誤りが同じ種類のもので，レイアウトとデザインの課題で同程度に生じたと結論した。その患者は，自分の課の展示部門の責任者から降りるよう助言された。後に患者の上司と相談した結果，この患者は展示作業の評価や指揮の仕事からは異動されることになった。

量的データと質的データ

どんな心理学的な観察でも，記録する場合は，量的データ（数字）か質的データ（記述）のいずれかで表現することになる。この2種類のデータは神経心理学的評価に関する2種類の異なるアプローチによってもたらされ，それぞれ意義のあるデータベースとなり得る。Ralph Reitan（undated ; Reitan and Davison, 1974）によって開発され，他の人たち（たとえばK.M.Adams et al., 1975 ; E.W Russell et al., 1970 ; Swiercinsky, 1978）によって完成された詳細な計算方法は，量的方法の好例である。この方法は得点，得点から導かれた評価指数，診断を予測する得点の関係などに基づいている。この方法を用いる場合は，最初と最後の面接以外は，検査専任の者に患者を検査させることにより，データベースはすべて数字で表され，コンピュータ処理しやすくなっている。

逆に，質的方法の極端な例としては，客観的標準化を行わず，十分に詳細な観察に基づく臨床的アプローチが挙げられる（Christensen, 1979 ; Luria, 1966, 1973）。この場合は，神経学者や精神医学者が自分の観察したことを記述するのと同じように，自分の観察を念入りに詳しく記述することになる。どちらの方法も，現代の神経心理学の発展に大きく貢献してきたものである。しかし，患者の行動の複雑さ，変わりやすさ，微妙さを正当に扱うためには，神経心理学的検査では，質的，量的なデータの両方を考慮する必要がある。

1）量的データ

「得点」とは，観察された行動の要約である。得点はある原則に従って分類できる行動なら，どんなものにもつけることができる。たとえば，Luriaの非常に敏感な質的方法の習得を容易にするためにChristensenによって開発された検査が存在する。さらにこれをもとにGolden（1981）によって作成された高度に構造化されたフォーマットがある。このフォーマットは，反応をカテゴリー化し，そのカテゴリーに対して得点を与えるという非常に厳密なシステムである。これは仮説検証的な臨床的アプローチのための材料を用いたものである。理想的には，観察された行動のひとつひとつを評価し，カテゴリーの適合性を調べて，しかる後に得点をつけることが必要である（Cronbach, 1970）。

検査でもっとも一般的な尺度は，「合格」（または「良好」）と，「不合格」（または「不良」）の2分法である。3分法として，「中位の」あるいは「かろうじて合格」という中程度の点を加えることがある。これは知能検査でグループ分けをする場合によく用いられる。検査の尺度は多くても5分法から7分法までがほとんどである。これ以上細分化すると，等級は非常に微妙なものとなるので，検者は混乱するだけで，解釈が無意味になるからである。

複数の項目を持つ検査では，たいていの場合個々の項目の得点の合計を総得点としている。検査によっては，得点システムを修正して，最終的な得点が単純な合計にならないようにされているものもある。

このようなことの結果として，最終的な検査得点が不正確になる要因は少なくとも2つある。各検査得点は，観察された行動のある狭い範囲の側面だけを表しており，その患者の能力からは、ややずれたものになっている。個々の項目の得点の合計または平均による，「全体的」「総合的」「総」得点になると，このずれはさらに大きくなっている。得点によって「合格」と「不合格」，あるいは「正常範囲」と「脳損傷域」に二分するような場合にはなおさらである。

患者の心理学的なプロフィールに検査得点を含

めることで，客観的で再現性のあるデータとすることができ，信頼できる解釈や比較が可能になる。標準的な得点システムを用いることによって，非常に多種多様な行動を単一の得点システムに要約することができ，患者のどの検査成績の得点も相互比較が可能になる。

また，筆記技能や視覚反応時間のような，互いに全く異なる性質のものも，単一の得点システムによって比較できる。たとえば，書くことについては高得点でも，視覚的反応速度では低得点ということがありうる。また，両方が高得点であったり，逆に両方が低得点ということもありうる。ひとつの行動だけを取り上げて検討すれば，たとえば60歳の脳血管障害患者の書字と各学年の学童の書字との比較を数量的に行うことが可能となる。また，患者の視覚的反応時間と他の同年齢の脳血管障害患者の視覚的反応時間との比較なども可能となる。

2）量的データの評価における問題

> 「得点や得点パターンのみから判断したり研究したりすることは，元のデータの本質に対する侮辱である」Roy Schafer（1948）

検査得点を解釈する際には，検査得点が人為的・抽象的であることを忘れてはならない。検者によっては，得点自体と得点が意味していると考えられる行動とを同等視するようになることがある。また，検査得点は標準化され再現性もあることから，より「厳密」で，より「科学的な」データであると高く評価し，数量化できない観察を軽視することもある。検査の結果が得点として得られることによって，直接的な観察が軽視・無視されることになりうる。検査得点を重視することによって，質的データの重要性を軽視することになれば，解釈も結論も助言も，不十分な歪んだものになるであろう。

神経心理学的に意義のある検査得点とは，その得点が可能な限り狭い範囲の行動や認知機能に限定されている場合である。単純な検査ほど，得点の意義は明確である。逆に，複雑で多次元的な検査では，検査得点に反映される機能の判定は難しい。また，あまりに包括的な検査得点は，それがいかなる行動や認知機能を反映しているかを知ることは事実上不可能である。検査バッテリーの得点の合計や平均がこれにあたる。ここでは，個人個人の能力や技術の差を明らかにすることができるという検査の長所は帳消しになってしまう。なぜなら，患者の症状が，認知機能と統計的な操作との混沌の背後に隠されてしまうからである（Butler et al., 1963；A.Smith, 1966b）。

さらに，観察の範囲は検査によって限定されている。このことは特に筆記式の検査や，ボタンを押すなどの機械的な反応を求める検査において言えることである。こうした検査は，反応を限定することで，患者の自己表現の機会を制限しているのである。一般に検者は，協力的で理解のある従順な患者については，ボタンやレバーの操作や筆記式の検査を行っている様子をいちいち観察しないのである。多肢選択で機械的に答える検査では，規定された範囲以上には行動選択の余地がない。こうした検査では質的な相違が記録されるのは，MMPIの回答用紙に患者が何か説明文を書いたり，多肢選択・単一回答の検査で１つ以上の選択をした場合のように，検査時の素朴な逸脱行為があった場合に限られている。たいていの筆記式の検査や機械的に答える検査において，患者が問題をどのようにして解いたか，または問題を解こうとしてどのように努力したかということはわからないままであるか，あるいはせいぜい推測することしかできない。推測の根拠となる実質的な情報は乏しいものであるが，例を挙げれば，鉛筆でマークする時の不器用さ，検査の受け方の誤り，無回答や消しゴムを使うパターン，欄外に鉛筆で書いてある綴りの試し書きや数学の方程式，算数の計算といったものである。

また，認知的な能力を精密に測定するために作成された細かいスケールも，脳損傷者の検査には適切ではない。筆者の言う「人間の持つ普遍の能力」（発達初期の段階で獲得され，学童期の子どもの大部分が持っている能力。たとえば話すこと，着ることなど。本書 p.67-68 参照）の障害は，通常は見ればすぐわかるものなので，量的にいくら正確に評価しても，理解が深まることは一般にはない。たとえば失語症患者を検査する場合に，言語の非常に細かいスケールを用いても，それは顕微鏡で花の形を知ろうとするようなものである。これではポイントをつかむことはできない。さらに，こうした患者の多くは，障害が病巣に特有のパターンを取るので，健常人や脳損傷患者全体の成績の分布と比較しても無意味である。

直接的な観察を念頭において検査得点を評価することは，神経心理学に不可欠である。脳損傷の患者では，検査得点だけから得られる情報は相対的に少ないものである。重要なのは，検査得点そのものよりも，その患者がどのようにして問題を解くかとか，どのようにして課題に取りかかるか，ということであることが多い。「失敗には多くの理由があり，解き方には多くの方法がある。その患者の解き方がわからなければ，失敗したということから得られる情報は少ない（K.W.Walsh, 1978a）」また，逆に，課題に成功する方法も1つではないのである。

ある54歳の販売主任が心臓発作で倒れた。心停止も何回かあったため，右前頭葉に損傷を受けた。Hooper視覚構成検査（本書p.213-214）で彼は30点満点中26点をとり，十分「正常」範囲内にあった。しかし，彼の誤りは知覚的な断片化（たとえば彼は切り花を「ろうそく立ての長いろうそく」と答えた）を現していた。のみならず，正解の場合も，断片化した答であった（たとえば「手」という普通の反応ではなくて「手首と手と指」，「野球のボール」でなくて「切って縫いあわせたボール」）。

また，WAISの下位検査の算数で同じ得点の患者でも，計算に関する能力が全く異なっていることがある。たとえばある患者は，易しくて1回だけの演算で解ける問題はすばやく正確に解くことができるが，2回以上の演算を必要とする難しい問題は解けない。これは即時記憶に多くの情報を把持して操作することができないためである。一方，別のある患者は，記憶には問題がなく，単純な問題には正答できる。ただし非常に遅く，声を出して指で数えながら答える。問題が難しくなると，概念化したり演算を遂行することができなくなる。この2人の患者の相違は，検査得点だけからは知ることができない。

3）質的データ

質的データは直接観察によるものである。正式な神経心理学的な検査では，質的データには，検査結果の観察と同様に，患者の検査時の行動の観察を含む。患者の外見，言葉遣い，身振り，声の調子，気分，個人的な関心，習慣，性癖などを観察すれば，患者の生活状態や相対的な適応，さらに検査に対する態度や自分の障害の理解などについても，非常にたくさんの情報を得ることができる（本書p.80-81参照）。検査状況で特に明らかになるのは，検査自体に対する患者の反応，いろいろな種類の検査問題に対するアプローチの仕方，患者自身の成績に関する感情や意見の表現などである。患者の検査材料の扱い方や，回答する時の言葉遣い，誤答の性質や一貫性，注意力や忍耐力の動揺性，気分の状態，検者や検査との関わりに応じた成績の変化などの観察が，検査成績自体の質的データとなる。

4）質的データの限界

直接的な観察によって得られる情報は，歪曲されたり誤解されたりすることがある。その原因は，種々の方法論上の問題と検査の問題である。標準化，信頼性，妥当性といった問題はすべて，ひとりの人間が検査を行う限りは避けられないものであり，検査の客観性にとっては常につきまとう脅威である（Bolgar, 1965；Sundberg, 1977）。神経心理学的評価においては，患者の神経学的障害がまちまちであることが，この問題に拍車をかけている。患者のコミュニケーション能力が疑わしい場合，検者は自分自身が患者とのやり取りを本当に理解したという確信を持つことが決してできない。さらに悪いことに，コミュニケーション能力の障害は非常に微細なことがあり，その場合患者はうまく取り繕うため，検者がコミュニケーションのずれに気づかないことがある。患者の行為が特異的で珍しいために誤解を受けることもかなりよくある。また，患者は検査に全く非協力的だったり，協力の程度が変化したりすることもある。しかも患者自身はそれを意識していないこともある。

さらに神経学的な損傷があっても局所症状が認

められず，正常範囲の非特異的な成績低下だけが認められることがある。たとえば反応の遅さ，単語や図形の再生，抽象化と一般化の能力などの障害である。このような場合には，特に若くて経験の浅い検者は，標準化された定量的な検査を利用するのがよい。変性疾患の初期の徴候や，外傷性の脳損傷やわずかな出血の徴候の多くは，障害されたシステムの効率低下として数量化することができるが，正常反応の質的な歪みとして認められることはむしろ少ないものである。このことは外傷や脳血管発作や感染のような急性疾患にも当てはまる。特に当てはまるのは，急性期を過ぎて，初期の鮮明で非常に独特な徴候が消え去った後である。筆者の経験によると，このようなケースの多くでは，認知障害の質や範囲を診断することは困難で，定量的な検査テクニックを用いることによって種々の機能の比較的客観的な評価をするのが唯一の方法である。

背景や能力の大きく異なる患者や，種々の脳損傷の患者と数多く接する臨床経験を積めば，検査の低得点に反映される微妙な障害を見抜いたり，少なくとも予測することができるようになることも確かである。こうした鋭敏な観察力は，何年にもわたって蓄積された臨床経験によって培われるものと考えられる（K.M.Adams and Rennick, 1978）。

5）データの統合

質的・量的な検査データを統合するということは，異なる２種類の情報を全体的なデータベースの一部として扱うことである。検査の状況を無視して解釈された検査得点は，客観的であるとは言えるが，その患者個人の情報としては無意味である。逆に，臨床的な観察だけでは，標準化された定量的な検査によって裏づけない限りは，その患者個人にとっては貴重であるが，他と比較できるだけの客観性がないので，診断や今後の計画に利用することはできない。定量的な検査の得点はいわば骨組みであり，臨床観察の記述によってこれに肉付けをするのである。どちらが欠けてもそれは不完全である。

神経心理学的検査データの評価

検査行動の質的側面

神経心理学的検査では，検査中の患者の行動の質的側面を評価する際に，２種類の点に注目すべきである。そのひとつは，当然ながら，正常とは異なる行動である。言い換えれば，その状況において普通の人がとるのとは異なる行動である。手本の通りに積木を実際に並べてみるという内容の積木問題の教示（本書 p.327 参照）に対し，手本の上に積木を並べてしまうという反応は，明らかに逸脱した行動であり，０点という得点が示す以上の意味がある。自分がひどい誤答をしているのにそれに気づかなかったり，検査が難しいといって泣いたりイライラしたりすることにも注目すべきである。自分の誤答を全く直そうとせずに文句を言っているような場合も同様である。このような行動を起こさせる理由はいろいろと考えられるが，特定の脳損傷と関連して起こることがもっとも多いので，検者はこれをヒントに脳損傷の他の所見を探すことができる。

手本の上に重ねて積木を並べることは，たいていの場合かなり重篤な前頭葉損傷を示すもので，非常に重篤な外傷や，進行したアルツハイマー病などが考えられる。奇妙に上機嫌の患者は前頭葉，特に右前頭葉に損傷があることが予想できる。あるいは脳血管障害や腫瘍によってかなり広範囲な右後部の損傷を受けたという可能性もある。難しい課題に直面し涙を流したり，動揺したりすることは破局反応と呼ばれ，左半球の損傷に伴うことが多い（本書 p.46 参照）。自己の障害を正しく評価できても修正できない患者は，行動が不連続であることが多く，これは前頭前野の損傷の特徴である。

診断的価値の有無にかかわらず，上記のような特徴的な反応が観察されれば，その患者がどのように考え，そしてどのように自分自身や周囲，さらには自分が求められているものを認識しているかということについて多くの情報を得ることができる。手本の上に積木を並べる患者は，教示を理解していないばかりでなく，自分が非常に抽象性を欠いた行動，検査構造に依存した行動をしていることにも気づかないのである。また，自分が誤答をしても正しいと信じている患者は，課題や自分の答を歪んだ形で認知しているために，誤りに気づかないのである。

検査時の患者の反応の質的側面で注目すべき第二の点は，異常であるか否かの判断が難しいような反応に関することである。これは余剰反応と呼ばれ，患者が自分の答に付け加える説明や，検査中の言葉，あるいは自分の答である線画，ストーリー，問題解決案に勝手に何かを付け加えることで，これにより答が内容豊富になったり逆に歪んだりする。また，個人的な内容になったりすることも多い。余剰反応は投影法の検査の解釈においては十分評価する価値のあるものである。なぜなら，患者の気分を反映したり，患者の先入観を示したりするのは，不必要につけ加えられた形容詞や副詞，動詞，言葉や絵で示された空想の飛躍，自発的に取り入れられた登場人物，物体や状況であるからである。余剰反応は神経心理学的な評価においても同様の価値がある。ペダルのない自転車の絵を描いて，スポークやギヤを不必要に詳しく描きこむような場合（図6-1参照）は，患者が実際的な考え方を犠牲にして些細なことにこだわっていることを示している。心理検査中に繰り返し口に出される自己不信や自己批判の表現は，当惑や憂うつを表すこともあるし，患者の実力が発揮されてないことを示唆していることもある(Lezak,1978b)。

さらに，能力の限界をみる目的で行った検査の反応や，何らかの仮説に基づいて新しい方法で検査を行った場合の反応は，質的に評価する必要がある。たとえば，模写させた複数の図形を後から思い出すという課題では（たとえば，Wepmanのベンダー-ゲシュタルトテストBender-Gestalt Testの変法，本書p.311参照），大きさ，角度，単純化，保続などの系統的誤りに目を向ける。もしこうした誤りが模写の際には認められなかった場合には，ここでそれを発見することによって，患者の視覚的記憶障害が明らかになる可能性がある。この種の図形課題の系統的な誤りは，ひとつかそれ以上の機能系の障害を反映している可能性がある（Hutt, 1977と本書p.312-314参照）。こうした誤りが認められた場合は，患者の話や説明を分析して，思考の不連続，語彙の不適切さ，文法構造の単純さ，叙述内容の乏しさなどのような特徴を探す必要がある（たとえば，絵画に対する患者の説明についての評価法として，詳しく検討

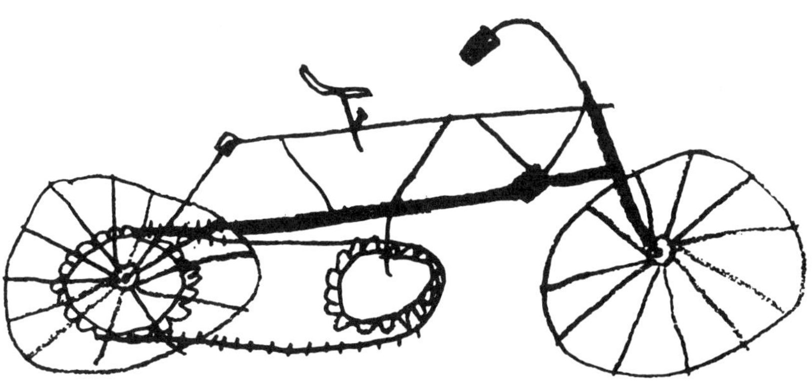

図6-1　この自転車は高卒の元機械修理工である61歳の男性によって描かれたものである。神経心理学的検査を受ける2年前に，脳血管障害により右前頭葉に損傷を受けた。感覚・運動はほぼ正常で，発語は明瞭，意識清明，快活であった。しかし，あまりにも多弁であったので彼の話は解釈するのが困難であった。WAISの下位項目の中でこの患者がもっとも高得点を示したのは絵画完成と絵画配列で，いずれも「平均の上」の範囲にあった。

された包括的・実際的方法が確立されているが，この方法は絵画に対する説明以外の点にも応用できる。絵画統覚検査 Thematic Apperception Test；TAT に関する W.E Henry の 1947 年のモノグラフ参照)。

検査得点

検査得点は，さまざまな形で表現することができる。しかし患者の評価に粗点が用いられることはほとんどない。粗点とは，正答の単純な合計かあるいは単純な合計から誤答の合計を引いたものであるが，粗点には評価点としての価値がほとんどないからである。一般には評価のために用いられるのは，粗点を基に，標準集団（その検査の得点の正規分布を得る際に検査を施行された集団）を用いて算出した標準得点である。尺度の種類が異なっても，おおむね包括的で，統計的に安定した標準得点を出すことで，得点同士の比較が可能になる。したがって，標準得点がもっともよく用いられている。

1）標準得点

標準得点の必要性　神経心理学的な評価における検査得点の取り扱いは，知的能力の評価方法としては複雑であると言える。神経心理学的検査の得点は，多種多様の検査をもとにしているからである。学力の評価や職業相談の目的で実施される通常の知能検査の大半は，WAIS のような単一の検査バッテリーである。このような検査バッテリーの中では，各下位検査の得点の尺度は統一されており，同じ母集団で標準化されているので，下位検査の得点の直接比較が可能である。

一方，神経心理学的な評価を単一の検査バッテリーで行うのは不可能である。単一のバッテリーだけで適切な評価に必要なすべての情報を得ることができるのは少数の患者に限られる。認知機能のいろいろな側面を評価する手法は，それぞれ違った時に，違った場所で発達してきた。対象とする集団も，能力や成熟レベルも，得点や分類システムや目的もすべて同一ではない。総じて神経心理学的検査の手法は，体系化されていない雑多なものの集合であると言える。ひとつひとつをとってみれば，ある程度は標準化された検査や手法や観察手段で，認知機能や活動の喪失や障害を示すのに有用であると立証されたものである。しかしそれらの得点を直接的に比較することはできない。

障害を評価するという目的で得点の比較を行うためには，種類の異なる多くの検査得点を単一の尺度に変換しなければならない。そのような尺度があれば，神経心理学的検査における一種の共通語として用いることができ，種類の異なる多くの得点の比較が可能になる。この目的にかない，統計学的にももっとも有意義であると思われるのは，正規分布曲線から導き出され，標準偏差に基づく尺度である（Anastasi, 1982；Lymam, 1963）（図 6-2 参照）。

標準偏差（s）とは，一連の得点（X 1，X 2，X 3，など）の平均（X）の周りの散らばりを示している。標準偏差の値は，正規分布曲線の一定の位置に対応している（図 6-2 参照，「正規曲線の各領域を占めるパーセンテージ」）。正規分布曲線は，心理学的検査のデータの比較・評価に便利である。なぜなら，この曲線上の患者の得点の位置により，それが標準集団の何パーセントの位置にあるかが直ちに明らかになるからである。ほとんどすべての心理学的検査データは，検査間の比較のために標準偏差に変換することができる。さらに，標準偏差に基づく得点は標準得点と呼ばれるが，これは一般的にパーセンタイルから評価することができる。パーセンタイルは，成人の検査ではもっとも一般的に使われる得点である。

2つの得点に有意差があるかどうかということは，標準偏差単位の尺度におけるその2つの得点の相対的な位置から評価することができる。標準偏差単位の尺度の使い方は，神経心理学的検査では重要である。なぜなら，2つの検査得点の評価は，相互の距離や標準値からの距離が有意であるか否かに依存しているからである。種類の異なる検査で得られた得点の相違を直接的・統計的に比較できることはほとんどないから，検者は得点比較に基づく有意性のレベルの範囲を用いて評価しなければならない。一般的に2標準偏差以上の差があれば有意であるとみなされ，1～2標準偏差の差は有意でなく，単に傾向があると表現されることが多い（Field, 1960；R.W.Payne and Jones,

図6-2　もっとも一般的に使われる検査得点と正規曲線および検査得点相互の関係(Test Service Bulletin of The Psychological Corporation, No.48, 1955 から引用)

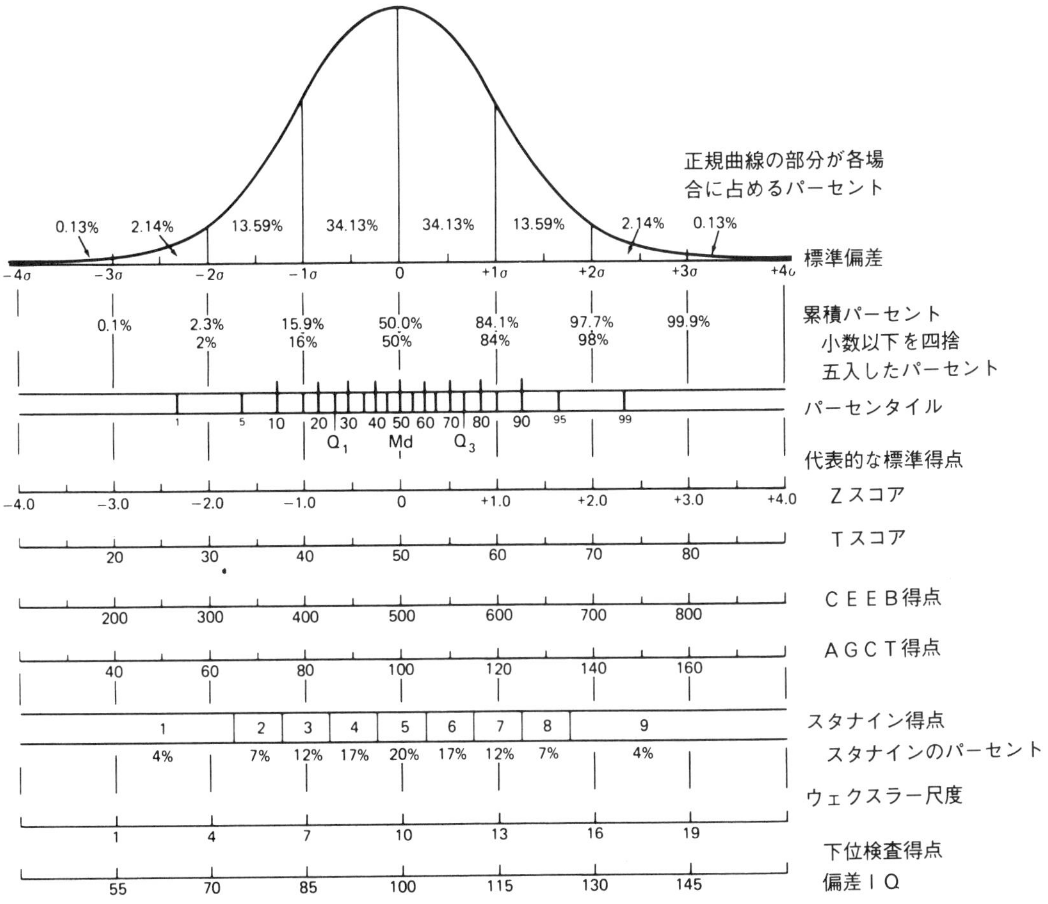

ＣＥＥＢ・・・進学適性検査
ＡＧＣＴ・・・陸軍一般分類検査

注：この図は，ある検査の得点が別の検査の得点に等しいと考えるために使うことはできない。たとえば，CEEB の 600 と AGCT の 120 はそれぞれの平均値を 1 標準偏差上回っているが，その得点は異なる集団から得られたものであるから，それらの得点は「同等の」位置にあることを意味しないのである。

1957)。

標準得点の種類　標準得点にはさまざまな種類があるが，いずれも平均と標準偏差に基づいてもとの尺度を変換したものである。Ｚスコアは，基礎的で単純な標準得点で，あらゆる標準得点はＺスコアがもとになっている。Ｚスコアは，標準偏差単位における，ある得点の母集団の平均からの距離を意味し，$(Z = X - \overline{X} / s)$ で算出される。正規曲線の平均は 0，標準偏差は 1 である。得点は平均からの距離として表わされる。距離の単位は標準偏差である。平均以上の得点は正の値をもち，平均以下の得点は負の値をもつ。神経心理学的データは，Ｚスコア方式によって扱うのが適切であると言える(たとえば，Birri and Perret, 1980)。

Ｚスコアを精密にしたものは換算得点と呼ばれている。換算得点はＺスコアと同じ価値の情報を持っているが，その値は尺度単位で表され，Ｚスコアよりこちらを好む検者もいる。検査を作成する際には，作成者は自分の望んでいる値を検査得点の分布の標準偏差や平均に割り当てることができる。通常は慣習通り一般的に使われている値が選ばれる。

もっとも広く使われている換算得点は，Ｔスコアである。Ｔスコアは教育的な検査や筆記式の人格検査では非常に一般的なものである。Ｔスコアは平均が50，標準偏差は10である（すなわち，Ｔ＝50＋10Ｚ）。多数の検査で構成される検査バッテリー用いた研究では，研究結果がＴスコアで報告されているものもある（Keirnan and Matthews, 1976 ; Lewinsohn, 1973 ; Reitan, 1964）。もうひとつの一般的な標準得点は，平均が100，標準偏差単位が15という値である（すなわち，ＳＳ＝100＋15Ｚ）。WAISの下位検査の尺度値は平均が10，標準偏差が3で計算されている（すなわち，SS_W＝10＋3Ｚ）。大学入試委員会は，進学適性検査に平均500，標準偏差100の値を用いている。（すなわち，ＣＥＥＢ＝500＋100Ｚ）。それ以外の検査の平均と標準偏差は他の値に設定されているが，標準化母集団が同じなら，相互の直接比較が可能である。この場合，各検査の標準偏差と正規曲線との関係が重要である（表6-1参照）。

非標準得点からの標準得点の推定　今日使用されている標準化された検査のほとんどは，標準得点方式を用いているので，検査間の比較における問題はほとんどない。しかし，検査によっては，データがパーセンタイルや知能指数（IQ）換算得点で示されているものもある。このような場合には，標準得点の近似値を推定するのがよい。

標準化母集団が正規分布していないという根拠があれば別だが，通常はパーセンタイル得点に近似する標準得点を正規曲線から推定することができる。表6-2は，正規曲線表をもとに作成したもので，1点から99点まで，5点刻みのパーセンタイルに対するＺスコアの近似値が示されている。パーセンタイルの平均点は50であるが，これはＺスコアの0に相当する。50以上のパーセンタイルに対応するＺスコアは正の値で，50以下のパーセンタイルに対応するＺスコアは負の値である。

IQ（知能指数）の標準得点の近似値への変換

表6-1　Ｚスコアの値による換算値

Ｚスコア $\left(\frac{X-\bar{X}}{Z}\right)$	＝	−0.60	＋0.80	＋2.10
Ｔスコア（50＋10Ｚ）	＝	44	58	71
ＳＳ（100＋15Ｚ）	＝	91.0	112.0	131.5
SS_W（10＋3Ｚ）	＝	8.0	12.4	16.3
ＣＥＥＢ（500＋100Ｚ）	＝	440	580	710
パーセンタイル	＝	27.4	78.8	98.2

表6-2　1から99パーセンタイルのＺスコア変換値

パーセンタイル スコア	Ｚスコア	パーセンタイル スコア	Ｚスコア	パーセンタイル スコア	Ｚスコア
99	＋2.33	65	＋0.39	30	−0.52
95	＋1.65	60	＋0.25	25	−0.68
90	＋1.28	55	＋0.13	20	−0.84
85	＋1.04	50	0	15	−1.04
80	＋0.84	45	−0.13	10	−1.28
75	＋0.68	40	−0.25	5	−1.65
70	＋0.52	35	−0.39	1	−2.33

も比較的容易である。標準偏差を用いて，あるIQ得点と平均値（100）の距離を計算すればよい。この距離を標準偏差で割った値が，そのIQ得点の近似的なZスコアとなる。たとえばIQ123で，標準偏差が16なら，Zスコアは23/16 = +1.44と推定される。実際にはこの変換をする必要はめったにないことである。なぜなら元の得点をIQに換算するような検査では，パーセンタイルと標準得点の近似値の表が作成されている場合がほとんどであるからである。

2）標準得点を使用する際の例外

標準化母集団の相違　異なる検査の成績の比較が可能なのは，各検査の標準化母集団が全く同じか，あるいは少なくともある程度類似していることが条件になる。この条件が満たされなければ，たとえそれぞれの検査の尺度や単位が統計学的に同一であっても，得点の意味としては異なっている。この問題は，ウェクスラー知能検査（WAIS）の単語問題の得点を比較しようとする場合に明らかになる。WAISは一般成人を母集団として標準化されたものであり，大卒者で標準化を行なった大卒成績試験（GRE）の得点を用いている。大卒成績試験で平均点をとった者はWAISの平均点より1ないし2標準偏差上回る得点を取ると予測できる。なぜなら，平均的な大卒者はこの型の検査における一般的母集団の平均点をおよそ2標準偏差上回る得点をとるのが普通だからである（Anastasi, 1982）。WAISとGREの平均得点は，Zスコアは等しいものの，反映される能力レベルは大きく異なっているのである。

検査の標準集団は，性別，人種，年齢，教育を考慮して設定するのが普通である。個人個人の得点を比較しようとする場合，性別はまず問題になる。女性は計算問題（Nash, 1979；Peterson and Witting, 1979；Sherman, 1978, 1982）や視空間問題（Dodrill, 1978；L.J.Harris, 1978；Vandenburg and Kuse, 1979）が不得意な傾向があるためである。逆に，男性は言語的課題が不得意である（D. Cohen and Wilkie, 1979；McGlone, 1976；Verhoff et al., 1979）。教育歴も多くの検査成績にさまざまな影響を及ぼす。特に，言語能力を必要とする課題や知識，そのほか学校教育に関係する能力に関する検査成績への影響が大きい（教育・社会階層とWAISの下位検査の成績との関係の詳細については，本書pp.191 - 194, 290 - 291, 341 - 342, 357 - 359, 365 - 367を参照）。教育レベルの違いが神経心理学的検査に及ぼす影響についての研究は少ない（Finlayson et al., 1977；Prigatano and Parsons, 1976）。人種による神経心理学的検査成績の有意な差はこれまで示されていない。標準集団の職業や地域差も検査基準の相違に関係するであろう。ただし，職業は教育歴との相関が大きく，また地域差の検査への影響は比較的小さい。収入レベルに関係する教育や職業，さらには年齢の影響の方が重要である（Anastasi, 1982）。

年齢は，高齢患者の検査得点を評価する際に非常に重要な因子である。即時記憶のように，年齢に従って急激に衰える機能は，器質的な損傷による影響もきわめて大きい（8章，年齢についての項目参照）。50歳以上の患者では，加齢に伴う正常範囲の変化のため，腫瘍や血管障害の発見が遅れることもある。こうした問題を改善するには，年齢補正した得点を用いることが望ましい。特に65歳以上の患者の検査成績の評価には不可欠である。検査のすべてに年齢補正した標準得点があるわけではないが，加齢による成績低下が正常範囲かどうかを判定できる検査は十分な種類のものが存在する。

単一の機能をみる検査の大部分では，標準値は一種類しかなく，年齢，性別，教育歴による分類がなされていることはない。全般的知能に関する検査の中には，標準集団の地域差を考慮しているものが少数ながら存在する。ミネソタで開発された検査はミネソタの住民を標準としており，ニューヨークで開発された検査の標準は都市の住民である。イギリスの検査はイギリス人が標準集団である。こうした事情の結果，検査間の成績の比較はとうてい完全とは言い難いものであるが，大部分の場合はそこまで考慮する余地はなく，不特定の成人サンプルの標準得点を用いることになる。経験的には，これは大した問題にはならない。通常の目的には，厳密な基準値は不要である。ただし，一般的問題として留意すべきことは，集団の上位5％から10％に関する得点の差異はあてにならない検査が多いということである。

小児の検査　小児の検査の中には，重篤な障害を持つ成人の検査として利用できるものがいくつかある。さらに，計算や読み書きのような，学校で身につける能力に関する優れた検査も多く，小児や青年の母集団を用いて標準化されている。特に優れた検査にはほぼ例外なく標準得点があるが，通常はこの得点を成人の母集団に適用することはできない。成人と小児の間に存在する年齢・教育の差の影響が大きいからである。

ただし，高校生の標準得点については，この限りではない。成人の検査でも，10代後半の標準得点が示されているものであれば，健常な18歳の被検者の成績は成人母集団全般と大きな差はない（Wechsler, 1955, 1981）。また，4年間の高校教育は一般的な成人の教育レベルとほぼ等しいと考えられる。したがって，非常に多くの十分に標準化された簡便な筆記式の検査を成人に適用することができ，得点の変換も不要である。

その他の小児の検査はすべて，成績が精神年齢（Mental Age；MA）として出されることがほとんどである。この種の検査では，精神年齢が得点としてもっとも有意義である。小児の検査のほとんどは，得点を精神年齢か学年レベルで表記できるようになっている。学年レベルを精神年齢に変換することは容易である。精神年齢が出れば，標準得点と同様に損傷の程度の評価や検査間の成績比較，経時的な成績の変化の評価などが可能になる。精神年齢は，再教育やリハビリテーションプログラムを立てるうえでも有用である。

5歳3カ月（5-3と表記される）以上の精神年齢得点は，概算として標準得点に換算することができる。これにはスタンフォード-ビネー知能検査の改訂第3版（Terman and Merrill, 1973, pp.257-235）の換算表（精神年齢を標準得点に換算するためのもの）の18歳の基準値を用いる。この検査の標準得点は「偏差IQ（DIQ）」と呼ばれ，平均100，標準偏差16（すなわちDIQ＝100＋16 Z）の分布をなしている。

どんな得点の場合にも言えることであるが，検査には正常範囲の誤差というものがある。精神年齢得点間に有意差があるかどうかを判断する場合にも，この誤差を十分考慮しなければならない。5-3以上の精神年齢得点であれば，DIQ換算を用いることによって標準得点に換算し，相互比較することが可能であるが，この場合には特に慎重な態度が必要である。小児の間では明らかな有意差であっても，成人の間では誤差範囲というケースがあるためである。たとえば被検者が4歳3カ月の場合，精神年齢得点5-6はDIQ128に換算され，精神年齢得点7-0はDIQ164に換算される。したがって4歳3カ月では，精神年齢7-0と5-6の間の1年6カ月の相違は，その差が2.25標準偏差であるので有意差ありと判定される。一方，たとえば被検者が18歳の場合，精神年齢5-6はDIQ23に，精神年齢7-0はDIQ42に換算され，DIQで10点差で，これは10／16標準偏差にあたる。この差は有意ではない。

5-3を下回る精神年齢得点の標準得点は，18歳の年齢規準に用いることができない。このレベルで18歳の場合，DIQは30であり，これは平均より4.38標準偏差低い。したがって，5-3を下回る成人の精神年齢得点は，明らかな知的障害者を別にすれば，どんな標準値も下回ると考えられる。

小児の検査の規準は，年齢ごとに標準得点あるいはパーセンタイルで算出されている。被検者の得点を精神年齢得点に換算するには，パーセンタイルなら50（表6-3），標準得点なら平均値（表6-4）の中で，実際の得点にもっとも近い精神年齢をその被検者の精神年齢とする。

小さな標準化母集団　特定の限定された技能に関する，興味深く，かつ用い方によっては有用な検査がいくつか開発されている。これらは特定の神経心理学的問題の研究に使用することを目的としており，標準化集団は比較的小さい（多くは20以下）（たとえば，Talland, 1965a；Tow, 1955）。このような場合，標準得点に換算することは，不可能ではないにしても適切な方法とは言えない。この種の検査では，ターゲットとする症状と得点の間に明らかな関係があれば，患者群の得点と健常対照群の得点は明確に分かれることが多い。したがって，実際の被検者の得点は，患者群と健常対照群のどちらに近いかを評価すれば十分である。

短文の想起の課題で（Talland and Ekdahl,

表6-3　年齢別の粗点からパーセンタイルへの換算

	パーセンタイル				
年齢	10	25	50	75	90
3	3	5	7	9	12
4	5	7	10	12	14
5	8	11	13	15	18
6	10	14	16	19	22

たとえばある患者の得点が10点の場合，精神年齢は4歳と判定される。10点は4歳の50パーセンタイルの得点であるためである。14点の場合は，精神年齢は5歳から6歳の間である。内挿法によれば，5－4（5歳4カ月）となる。

表6-4　年齢別の粗点から標準得点への換算[a]

	精神年齢得点（歳）			
粗点	3	4	5	6
8	98	83	88	82
9	101	96	91	85
10	104	100	94	89
11	106	102	97	93
12	109	105	100	96

たとえばある患者の得点が10点の場合，精神年齢は4歳と判定される。10点は，4歳の平均点であるためである。11点の場合は，4－0と5－0の間である。内挿法によれば，4－5となる。

[a]平均＝100，標準偏差＝10

1959；本書p.253参照)，重篤な記憶障害（コルサコフ症候群）を持つ22名の患者は，27の短文のうち平均3.97を想起できたが，健常対照者22名の想起の平均は8.32であった。この両群の差はt-検定で評価され，$p<0.01$で有意であると判定された。したがってこの検査では，被検者の得点が健常対照群の平均を著しく下回れば，記憶障害が疑われるのである。

得点の報告

検査成績を得点の形で報告すると，かえって混乱や誤解を招くことがある。大部分の場合，報告を受ける方の側は，教師，学生指導カウンセラー，医師，弁護士などで，計量心理学にあまり詳しくないからである。非常に誤解されやすいのは，標準偏差の大きさの違いの意義である。たとえば，平均点が100点の検査である患者の得点が110点だったとする。この場合，その検査の標準偏差が10から20の間のどの値であるかによって，その検査得点の分布の中でこの患者の得点の占める位置は69パーセンタイルから84パーセンタイルまでさまざまである（表6-5参照)。検査得点を正しく評価するためには，このような統計的知識が必要である。

もうひとつ別の問題として，統計的な知識のない人は，2つの検査値に差があった場合に，その差を普遍的なものであると考えてしまうことがあげられる。残念ながら，測定誤差というものを理解していない人が多いのである。すなわち，2つの検査値の差がみかけのもので，実際には差はない可能性が理解されない。たとえばWAISで，類似が9点，算数が11点であるという報告をみると，その被検者は言語的な推論よりも算数の能力が優れていると考えてしまう。これは誤りである。この程度の得点差はほとんどが偶然的な変異なので，実際には被検者の言語的推論能力と算数能力はおそらく同程度なのである。

表6-5　得点110点に対するZスコアとパーセンタイル

	s=10[a]	s=15[b]	s=16[c]	s=20[d]
Zスコア	＋1.00	＋0.67	＋0.62	＋0.50
パーセンタイル	84	75	73	69

(a)-(d) のいずれも，平均点は100だが標準偏差はそれぞれ異なっている。(a) 広範囲学力検査 Wide Range Achievement Test (b) ウェクスラー知能尺度 (c) スタンフォード-ビネー（L－M型）(d) 一般適性テスト・バッテリー General Aptitude Test Battery である。

学校の検査プログラムでは，生徒の検査成績がIQという数字によって出るので，学校関係者が検査得点の意味を理解しないときわめて深刻な問題が生じる（B.F.Green, 1978)。IQが108の生徒はIQ112の生徒より頭が良くないとみなされると，それに応じた扱いを受けることになる。こうしたことがあると，心理学者の検査結果報告は誤解されてしまう（Wright, 1970)。特に，得点の差の解釈が中心的な問題であるケースではこの種の誤解は致命的である。

また，学校という組織の内部や，さらにはもっと広い社会全般においても，検査得点ををもとに具体的な方針が立てられる傾向がある（Tryon, 1979)。多くの学校で，検査結果をもとに，生徒のクラスや職業的進路の決定を，恣意的かつ厳密に行うという事態が起こっている。極端な場合には，検査得点が人物評価の中心になっていることもある。たとえば実測または推定IQをもとに，人の個人的・社会的価値を示すことはよく聞かれる。「サムはIQ80以上取れなかった」と言えば，サムは社会的に無能であるという意味になってしまう。逆に「私のハロルドのIQは160もある！」と言えばこれは自慢である。

このような数字による表現は，本人にとっては非常に意味があるのであろうが，実際には標準化も客観化もなされておらず，その検査成績の本来の意味とも何ら関係を持たない。したがって，検査得点だけがひとり歩きすることは非常に危険である。特にIQのような場合には，人々が前もって得点に意味づけをしてしまっている可能性があり，その意味づけの内容は検者にはわからないからである。

検査得点の報告をめぐる以上のような問題を避けるひとつの方法は，検査結果を一般的な能力分類法に準じた形で報告することである（L.Terman and Merrill, 1973 ; Wechsler, 1955, 1981)。表6-6に示したような標準的な分類では，分類項目は統計的に算出された得点範囲に対応している。パーセンタイル得点と標準得点が，いずれも能力レベルに対応した形で示されるのである（表6-6参照)。

このように，検査成績を能力レベルに換算して報告することは一般的に認められており，その意味も比較的明確である。「平均」「平均の下」などの意味が理解されていないと思われる時には，検者はパーセンタイルを示すことで明確に説明することができる。パーセンタイルの意味は一般に理解されているからである。たとえば，ウェクスラー知能検査の2つの下位検査が12点と13点の場合には，「患者の（その下位検査の）成績は平均の上の能力レベルにある。すなわちほぼ75パー

表6-6　能力レベルの分類

分類項目	Zスコア	含まれるパーセンテージ	パーセンタイル下限
最優秀	＋2.0以上	2.2	98
優秀	＋1.3～2.0	6.7	91
中の上	＋0.6～1.3	16.1	75
中	±0.6	50.0	25
中の下	－0.6～－1.3	16.1	9
劣	－1.3～－2.0	6.7	2
最劣	－2.0以下	2.2	－

センタイルと85パーセンタイルの間である」と報告するのである。

また，この方法によって，複数の下位検査の得点をひとまとめにして報告することができる。複数の下位検査がある共通の能力を反映するものである場合に，その成績が1，2点異なっていても（細かいスケールが設定されている検査では数点異なっている場合もある），その差は誤差範囲であると考えられる。たとえば，WAISの下位検査には言語能力を反映するものがいくつかあるが，ある患者でそうした下位検査の得点がそれぞれ8点，9点，10点であった場合，「患者の言語能力のレベルは平均的である」と報告することが可能である。また，この方法によって，患者の能力のプロフィールが直ちに明らかになることもある。たとえば，言語性の検査の得点が「平均」で，構成能力の課題の得点が「平均の下」または「劣との境界」であった場合，言語能力と構成能力に差が認められ，しかもその差はほぼ有意であることが明らかになる。

検査データの解釈

検査データは，診断の決定，治療，将来の計画などに利用される。スクリーニングは，器質的疾患の有無を判断するために用いられる。また，検査の得点をひとつのパターンとして分析することにより，診断上有用な情報を得ることができる。これは，器質疾患を有する患者を同定しようとする際には単なるスクリーニングより効果がある。統合的解釈とは，検査上に現れた脳障害の徴候と検査得点のパターンを，検査の質的側面と関連させて考慮するものである。本項ではこれら3つ（スクリーニング，パターン分析，統合的解釈）について述べる。

スクリーニング

スクリーニングの手法はいくつかあり，脳損傷の臨床症状に応じて使い分ける。脳損傷患者の臨床症状は，大きく3つに分けられる。第一に，何かひとつの高度に特化した能力，ないし互いに関連しあった能力だけが障害され，残りの大部分の知的能力は正常な場合がある。第二に，認知・自己制御・遂行機能・注意・人格等，広範な障害を呈する場合がある。第三に，脳損傷に特徴的な異常（徴候）が主で，知的側面・感情面の障害はわずかであることがある。したがって，脳損傷患者はスクリーニング検査によって，特定のあるひとつ（または一群）の能力の障害，全体的な障害，器質疾患に特徴的な徴候，の3通りの形でとらえられる可能性がある。

スクリーニング検査の正確さは，評価しようとする能力の範囲，特異性によって決まる点が大きい。一般に，神経疾患に伴う特異的な認知面の障害は，脳損傷患者全体からみると比較的少数である。また，実際のところ，高次脳機能が全く正常な者はいないものである。たとえば，保続（ある反応が不適当に連続すること。“deep”とか“seen”と書く際にeを3～4個書いてしまったり，12個の一列に並んだ点を写す際に，紙の端まで点を書き続けてしまったりする）は，脳損傷と強い相関があるので，保続が存在するだけでも脳損傷を疑うべきである。しかしながら保続を示すのは脳損傷患者のごく一部なので，スクリーニングの目的には適さない。保続のような非常に特異的な症状をスクリーニングに使用すると，健常人を脳損傷患者と診断してしまうという形の誤り（偽陽性）は少なくなる。しかし，逆に多くの脳損傷患者を見逃すという形の誤り（偽陰性）が増す（Ehrfurth and Lezak, 1982）。

一方，認知機能全体にわたる障害，すなわち転導性の亢進，即時記憶障害，具体的思考などは，脳損傷患者だけによくみられる症状ではなく，気分障害でもよくみられる。したがって，認知機能全体にわたる障害を扱うものをスクリーニング検査として用いると，偽陰性は少なくなるが，多くの精神疾患患者が偽陽性の形で誤診されることになる。

以上のように，特異的徴候の検査にも認知機能全体の検査にも限界があるが，どちらの検査も，その限界を知ったうえで結果を解釈すれば，スクリーニング検査として使用できる。検査の第一の目的がスクリーニングであるならば，複数の検査を組み合わせて施行するべきである。この場合，ある特異的な障害の検査，全体的な障害の検査，診断上有用な徴候とを検出する検査を組み合わせるのが最善の方法である。

1）徴候

脳損傷には特徴的ないくつかの徴候があるという仮定を認めれば，そうした徴候に基づいて診断できることになる。この仮定は，一部は，脳損傷をある単位としての機能症状とする古典的概念（Hebb, 1942 ; Shure and Halstead, 1958）を反映しており，また一部は，器質的障害を有する多くの患者の検査成績に示される特徴の観察から得られたものである。

「器質疾患の徴候」とは，一般に，ある特異的な逸脱反応や反応様式を指している。たとえばある反応自体が器質疾患を示唆することがある。積木模様（Satz, 1966b）や幾何図形（Fuller and Laird, 1963）の模写における回転がその一例である。また，ある特定の検査の成績不良，あるいは検査間の成績の差も器質疾患の徴候とされている。たとえば連続減算検査の著しい成績不良（Ruesch and Moore, 1943）や，数字の順唱と逆唱の成績の大きな差（Wechsler, 1958）などがその例である。課題に対した時の患者の態度の中にも器質疾患の徴候とされているものがある。M. Williams（1965）は，次の３つの反応を脳損傷に特徴的であるとしている：（１）常同行為と保続；（２）反応の硬さ；これはWilliamsによって，「どんな刺激に対しても，その刺激が提示されている具体的な状況下のものとしてしか反応できないこと」と定義されているものである。（３）破局反応；これは解決不能の課題に対した時に患者の示す当惑，急激な不安，絶望感を指す。

また，複数の徴候をあわせて診断する方法もある。すなわち，逸脱反応を示した検査項目の合計数や，患者自身がどの課題項目を選択するかなどから判定する。この方法はロールシャッハ検査で広く用いられ，実際に効果をあげている。（Harrower, 1965 ; Piotrowski, 1937）（本書p. 438-439参照）。また，MMPIでも試みられている（Hovey, 1964 ; Zimmerman, 1965）（本書p.443-444参照）。

2）カッティングスコア

「正常」と「異常（または器質的）」を分ける境界の得点はカッティングスコアと呼ばれている。カッティングスコアを用いた診断は，上述したような徴候による診断法に似ている。どちらも着目するある状態の有無に基づいて患者を分類することが目的だからである。統計的に導かれたカッティングスコアとは，器質疾患の患者と対照患者を，偽陽性・偽陰性が最小になるように判別できる値のことをいう。統計的手法を用いなくても，簡単にカッティングスコアが得られる場合もある。「正常」対照群の最低点が普通これにあたる。

カッティングスコアは，大部分のスクリーニング検査で用いられている。だが，神経心理学的診断に用いられているカッティングスコアの多くは，期待するほど有効ではない（Meehl and Rosen, 1967）。カッティングスコアを決定する目的で検査を施行する場合には，その集団中に着目する障害を有する者がどのくらい存在するかを第一に考慮しなければならない（Cronbach, 1970 ; Satz et al., 1970）。母集団が小さすぎるために，適切なカッティングスコアが算出されていないことが多い。また，カッティングスコアは集団により異なる場合もある。R.L. Adamsら（1982）は，カッティングスコアは年齢，教育，病前の知能，人種によって補正すべきであると述べている。Adamsによると，偽陽性（健常者を脳損傷者と判定してしまうこと）の率は，高齢，非白人，低い教育歴，低い知能の集団では増加するという。

適切なカッティングスコアを使用すれば，その検査によって器質疾患患者を同定できる率は高まる。ただし非器質疾患患者を異常であるとする誤診（偽陽性）やその逆の誤診（偽陰性）は，程度の違いはあるが，常に存在する。これはカッティングスコアの定め方によって決まる。偽陽性を最小にするように定めれば，器質疾患患者の多くが「健常」と判定されることになる。反対に，偽陰性を最小にしようとすれば，より多くの健常人が脳損傷群に含まれてしまう（表6-7参照）。また一般に，スクリーニング検査によって器質疾患患者と対照群を区別することは可能であっても，器質疾患患者と精神疾患の患者を区別することは不可能である（Lilliston, 1973）。カッティングスコアによって器質疾患患者と対照群がきれいに分かれることは非常に稀である。検査自体が非常に単純で，正常な知能の成人なら決して誤らないような場合にのみきれいに分かれることがある。たとえば，トークンテストは，大きさ，色，位置というような基本的概念の言語的指示から成る検査であるが，これには偽陽性はほとんどない（Boller and Vignolo, 1966；本書 p.285-289 参照）。

3）器質疾患を同定する検査

臨床的手法で脳損傷の存在を知るために，膨大な「器質疾患を同定する検査」が作成されている。これらの検査は，一種類の課題かまたは複数の類似した課題により構成されているのが普通である。この中にはベンダー-ゲシュタルトテスト（L. Bender, 1938）のように，本来は別の目的のために作られたものが，広く神経心理学的検査として用いられるようになり，さらに脳損傷を判定するための一種の心理学的リトマス試験紙となったものもある（例．Brilliant and Gynther, 1963；Hain, 1964）（本書 p.309-315 参照）。また，特に脳損傷の存在を判定する目的で作成された検査もある。これらは損傷の解剖学的・機能的相違と無関係に脳損傷の有無そのものを知ろうとするものである。たとえば，Elithorn の迷路や Hooper の視覚構成検査は視覚概念機能を検査するものである（本書 pp.213-214,221-222）。比較的複雑な課題による検査もあり，Graham-Kendall の図版記憶検査 Memory for Designs Test などがその例である（本書 p.262-263 参照）。これは視空間的機能と記憶機能の検査である。

単一の検査を用いて脳損傷患者の同定を行おうとする試みは，脳損傷は全体として，たとえば麻疹のように，ひとつにまとめて扱うことが可能であるという仮定に基づいている。しかし脳損傷の多様性を考慮すれば，単一の検査のみを適用した場合に誤診が多くなることは当然であろう（G. Goldstein and Shelly, 1973；Spreen and Benton, 1965）。どんな検査でも，たとえ標準化されていないものであっても，機能・態度・習慣等について，かなりの情報を得ることができる。しかし，個々の検査を知的行動全体についての決定的な情報源とみなすことは，単に不合理なだけでなく同時に危険なこともある。というのは，陽性所見がないということから，病変が存在しないと判断するこ

表6-7　時間制限のある検査のカッテングスコアの例

テスト時間（秒）	課題達成率（%）	
	対照群	脳損傷群
20	6	
25	12	1
30	23	0
35	29	2
40	20	6
45	8	15
50	2	24
55		28
60		16
65		5
70＋		2

カッティングスコアを41秒と定めると，対照群の10%が偽陽性になり，脳損傷群の9%が偽陰性になる。カッティングスコアを51秒にすると偽陽性は0になる。しかし脳損傷群の48%が正常とみなされる。偽陰性が0になるようにカッティングスコアを定めると，対照群の94%が偽陰性になる。

とはできないからである（Ehrfurth and Lezak, 1982）。たとえばTeuber（1962）は次のように指摘している：「知能一般についての標準化された検査の中には，病前に繰り返し学習して獲得した知識や技術をみるものがあり，こうしたものは脳病変の部位によって感度に大きな差があることがある。このことは脳損傷の検査に用いられている大部分の検査に共通している。ただし，検査が非常に複雑で，検査の対象となる機能が多岐にわたる場合は，ほとんどの脳疾患で成績が低下するが，同時に多くの精神疾患・人格障害・反応性障害・身体疾患でも成績の低下が認められるものである」。

4）スクリーニング検査の有用性

1940～1950年代にかけては，脳損傷すべてに共通する一般症状があって，それは検査で判定可能であると考えられていた。この時代には，スクリーニング検査が実施される頻度は高く，特に精神疾患患者の器質障害の有無の判定によく用いられていた（Klebanoff, 1945；Yates, 1954）。その後，脳の病理の多様性が次第に判明し，同時に画像診断が発達した結果，神経心理学的スクリーニング検査の有用性は非常に限られたものになった。今日神経心理学的評価の対象となる患者の大部分は，すでに脳病変の存在が他の診断法などで明らかであるか，あるいは単なるスクリーニング以上の診断が必要とされるかのどちらかである。このような場合にはスクリーニング検査は不要か不適である。さらに，スクリーニング検査には偽陽性・偽陰性が多いので，個々の患者についての診断の信頼性は低い。

だが，それでもスクリーニングが有用な場合もある。神経疾患の頻度が一般人口よりは高いが，実際の頻度は不明かまたは個別に検査を必要とするほど高くはないような集団がこれにあたる。具体的には，精神病院入院患者や医療機関を受診した高齢者，アルコール依存症患者などが神経心理学的スクリーニング検査の適応となる。さらにスクリーニングと平行して，行動のレベル，器質疾患の徴候，カッティングスコア等を考慮した他の検査を用いれば，脳損傷診断の信頼性は高まる。ただしスクリーニングで陰性と判定されたとしても，他の検査の陽性所見を疑う根拠にはならない。なお，スクリーニングで集団を二分することは，検査や治療効果の研究や器質障害の有無に関する集団間の比較研究の際にも有用である。

器質障害に関するスクリーニング検査で陽性と判定された患者については，次に何をすべきかという問題が生じる。スクリーニング検査の所見はせいぜい早期の警告にすぎないからである。このような患者には，器質疾患の診断（存在するかどうかも含めて）のため神経学的，神経心理学的検査を詳しく行い，治療その他の将来計画を立てる必要がある。

5）スクリーニング検査の評価

的中率　臨床神経心理学ではある検査や尺度の「優秀性」をその「的中率」で判断する立場がある。「的中率」とは，その検査や尺度によって，対象患者を正確に2つの集団（たとえば対照群と損傷群）に分類できる率のことを指す。この判断を支える仮定は疑わしいものであるが，そのひとつは，検査の臨床的有用性は患者をいかに正確に分類できるかにかかっているというものである。実際にはこれが重要であるのはごく一部の検査にすぎない（例．失語症スクリーニング検査）。大部分の検査は患者を分類する目的に用いられることはほとんどない（例．WAIS）。

この「的中率」の概念を用いる時は，「的中率」は検査の有効性の尺度であって，ひとつひとつの検査に固有の性格を持つということも仮定されている。しかし実際のところ，ある検査による患者分類の正確さは，その集団中の着目する病変の存在率によって決まってしまうものである。すなわち的中率は集団を選択した時点で予想できる。たとえば，失語症スクリーニング検査では，左半球に病変を有する患者の同定が目的であるが，この場合高い的中率を得るためには障害群としてコミュニケーションの障害がある患者を選び，比較群としてはその障害のありそうにない健常者や神経症患者を選べばよい。検査で評価しようとする病変の存在率が非常に低い集団（例．部位にかかわらずとにかく1回の脳血管障害があった患者）を対象とすれば，当然的中率は低くなる。しかし，この低い的中率はその検査の価値を反映するものではない。対象とした集団の相違により的中率がいかに大きく変動するかは，あるひとつの検査を異なった集団（と対照群）に施行した研究で示されている（例．Heaton et al., 1978；Spreen and Benton, 1965)。

スクリーニング検査や検査バッテリーの中には，脳損傷群と対照群（または神経症群）を高い的中率で分類するとされているものもある。しかし，その開発と信頼度の評価の段階に実は虚偽があったことが指摘されている(例．Ehrfurth and Lezak, 1982；Walsh, 1978b；Yates, 1966)。病歴，症状，生化学的検査などから，神経疾患であることが明らかな場合は，脳損傷存在の証明のために神経心理学的検査を行う必要はない。

たとえば，Duffala（1978）は，Golden によって開発されたバッテリー（本書 p.425 - 431 参照）を用いて，20 例の頭部外傷患者 — 飛行機，自動車，オートバイ事故，銃創，転落による — を，意識が十分回復した時期に，学生，病院職員などの対照群と比較した。当然ながら，このバッテリーにより，損傷群・対照群は見事に二分された。しかし，このバッテリーの代わりに，缶切りを使えるか否かを検査として用いても，同様に二分できたであろう。

「的中率」は，ある検査の器質疾患同定の感度を示すものではないが，ある特定の障害についての感度の指標としては有効である（Ehrfurth and Lezak, 1982)。実際に神経心理学的検査が診断に有用であるためには，他の診断方法では診断困難な症状や訴えを持つ患者の器質・非器質の識別が可能でなければならない。

スクリーニング検査の限界　神経心理学的検査は一般の医学検査と同様に，その正確さには限界がある。しかしだからといって，ある特定の徴候や能力についての検査や全体的機能障害の検査に価値がないとすることはできない。いかなる検査も，その限界を知り，その範囲で検査結果を解釈する限り，スクリーニングとして有効に使用できる。スクリーニングを第一の目的とする場合，特定の障害の検査，全体的な障害の検査，診断に有用な徴候の検査の 3 種を組み合わせて施行するのがもっとも良い方法である。

スクリーニングの際注意すべきことは，神経心理学的検査は脳障害の存在と同定には有効であるが，逆に障害が存在しないこと，すなわち器質疾患の「除外」には有効でないということである（Talland, 1963)。臨床症状のない脳病変が存在する可能性はもちろんのこと，何らかの神経心理学的障害が存在してもそれを見落とす可能性も考慮すべきである。神経心理学的検査も他の医学的・行動科学的検査も，患者が正常であるという証明はできないものである。したがって，ある神経心理学的検査で陽性所見が得られなかった場合に言えることは，その患者が検査時にその検査の正常範囲内の成績を残したということだけである。神経心理学者は，「健康の証明書」を発行することはできない。

パターン分析

患者の認知機能成績は，集団間で，また集団の中の個人間で多くの相違がある。この相違を識別し臨床的に利用するためには，多種の機能について下位検査の得点パターンや項目の分析に基づいて評価することが必要である。限られた範囲の検査しか行わなかったり，下位検査や項目ごとの相違を無視して検査結果を解釈したりすれば，患者の障害の把握・分析に必要な情報を得ることはできない（Bigler, 1982)。

検査得点の分析は第一に，複数の検査間の得点のはっきりとした差異に着目することから始まる。検査の得点に基づく神経心理学的診断はすべて，あるひとつの認知機能検査の成績はその患者の認知能力全体を代表するという仮定に基づいている（本書 pp.16 - 17,71 - 72 参照)。したがってあるひとりの患者の下位検査の得点間にばらつきがあれば，脳に何らかの異常が存在するために，その患者の本来の認知機能が十分に発揮されていないと考えられる。その異常の本態を決定することが検者の役割である。

病歴のチェックと患者の観察により，文化の相違・感情障害・発達障害などが，下位検査項目に影響している可能性をある程度予想できる。患者の脳損傷の有無，あるいは既知の損傷による症状を判断する際，下位検査得点間の相違は重要な情報になり得る。下位得点間の相違や誤った反応がたとえひとつしかなくても，それを偶然とみなすべきではない。誤りや得点の偏りが複数あれば，そのパターン分析により神経学的意義の有無，すなわち得点パターンが神経解剖学的に説明できるものであるかどうかを判断できる。得点パターンが神経心理学的に説明のつくものであれば，そのパターンが器質的脳障害の存在を反映している可能性はある程度支持される。

認知機能のパターンの分析では，検査得点を相互に比較し，それぞれの検査の得点に影響する因子を検討することになる。2つの検査の得点の比較においては，二重解離（Teuber, 1955）の概念が重要である。すなわち，部位Xだけに損傷を有する患者が，検査Aの得点が低下し検査Bの得点は良好で，部位Yだけに損傷を有する患者がその逆のパターン（検査Bの得点が低下し検査Aの得点は良好）を示した場合，検査Aは部位Xの損傷を特異的に反映し，検査Bは部位Yの損傷を特異的に反映すると判断できる。この判定法は脳損傷に伴う認知機能障害の本質の理解においても利用できる（Shallice, 1988 ; Weiskrantz, 1991）。E.W. Russell（1984）は，多くの検査を用いた場合でも，「得点パターンは本質的には二重解離の集合とみなせる」とし，したがって複数の検査得点のパターンを分析することは非常に意義があると述べている。

鑑別診断のために検査パターン分析をする際には，神経解剖学的あるいは神経生理学的異常との関係を常に考える必要がある。他のすべての診断法と同様，ある症状の原因についてもっとも納得のいく説明というものは，その原因からは起こりそうにない症状がもっとも少ないことが必要である。患者の症状が，ある病変を仮定することによってもっともうまく説明がつく時，器質的障害の存在が強く疑われる。

1）個人の検査成績のばらつき

あるひとつの検査成績のパターンにみられる相違は，散らばりと呼ばれている。あるひとつの検査の中の変異は検査内の散らばりであり，数種の検査ごとの変異が検査間の散らばりである（D. Wechsler, 1958）。

検査内の散らばり　検査成績のパターン（検査項目ごとの正誤のパターン）は，健常者ではほぼ一定している。このパターンから大きく偏った成績が得られたとき，散らばりがあるという。項目が難易度の順に配列されている検査では，容易な項目はほとんどすべて正答し，最後（最難度）の項目近くで1～2個誤るのが普通である。健常者は，非常に容易な項目はほとんど誤らず，中間の項目の多くも正答し，難しいものもいくつかは正答するものである。どの項目の難易度も同じくらいである検査では，大部分の人は不注意による1～2個の誤りの他はすべて正答するか，そうでなければ反対に，1～2個の運のいい「あたり」の他は全然できないという形をとる。この2つの一般的なパターンとは異なるパターンが得られた場合には，何らかの診断的意味があると考えられる。

検査内の散らばりを器質疾患あるいは感情障害に結びつけようとする研究の結果，検査内の散らばりだけでは，患者を適切に分類することはできないことが示されている（Guertin et al., 1966 ; Rabin, 1965）。しかしながら，器質的・機能的のいずれの疾患でも，疾患に特異的な検査内の散らばりを呈するものがある。Hovey と Kooi（1955）は，脳波上発作波を示すてんかん患者は，精神疾患，脳損傷，他のてんかん患者などと比べ，不規則な無答や忘却が有意に多いことを示している。また，重篤な頭部外傷を受けた患者の中には，知識を問う質問に対し，あたかも記憶に貯蔵された情報が不規則に脱落してしまったような答え方をするものがある。たとえば高卒の学歴を有するある患者は，創世期の説明はでき，水の沸点は正しく答えられたが，ハムレットの作者やイタリアの首都は，患者自身かつては確かに知っていたと述べながらも，思い出すことができなかった。また，精神疾患の患者では，感情的に脅威と感じる質問に対して答を拒否したり歪めたりすることがある。この場合も，検査成績の散らばりが非常に大きくなる（Rapaport et al., 1968）。誤答した項目の検討により，誤りの本質を知る端緒が得られることがしばしばある。誤答項目がすべて，内容的に不安を惹起する可能性のあるものであれば，散らばりの背後には機能的要因があると推定してよい。一方，誤答が一見無意味なパターンで存在すれば器質的疾患が疑われる。

以上のように，検査内の散らばりがある場合は，心理学的診断に役立つ。しかし，散らばりがない場合には何も意味しない。散らばりがある場合には，まずその原因を究明する必要がある。考えられることは，想起の問題，知識の貯蔵そのものの喪失，注意障害，情動の問題，単にもともとの知識を反映している等である。

検査間の散らばり　器質的脳障害の神経心理学的診断でもっともよく使われる方法は，複数の検査の得点の比較，言いかえれば検査間の得点の散らばりの分析であろう（McFie, 1975 ; Reitan and Davison, 1974 ; E. W. Russell, 1979）。この方法は，検査相互の得点の差異から，神経心理学的障害を見出そうとするものである。これによって，一見ばらばらに見える徴候や症状が明確になり，データの統合・評価の輪郭を得ることができる。

認知機能の表出が首尾一貫していることは，パターン分析の鍵となる概念である。ある特定の機能を担う皮質組織の領域が障害されれば，その機能は変化するか失われることになる。ひとたびある機能が変化するか失われるかすれば，もともとその機能に関わっていたすべての活動は何らかの変化をきたす。この変化の度合は，機能そのものの変化の程度と，その機能の活動への関係の深さによって決まる。

検査得点パターンを分析する際には，一般にみられる機能障害と同時に，神経解剖学的に関連した機能や能力の障害の証拠を見出すようにしなければならない（G. Goldstein, 1974 ; K. W. Walsh, 1978b）。まず第一に，生活史，行動の質的側面，検査得点などから，その患者のもともとの認知機能を判断する。この判断は検査によって行うか，または信頼がおけるとされている生活史上の指標を用いて行う（本書 p.73-74 参照）。これによってはじめて，どの検査成績が落ちているかがわかる。次に，その検査成績に関連がある機能に注目し，低得点を示した検査に首尾一貫して関連する機能（または機能系）を見出す。こうして見出された機能こそが，器質的脳障害に関係している可能性がある。検査の低得点パターンが，認知機能障害のパターンに結びつかないようにみえる場合には，原因としては心因性，先天性，偶発的などが考えられる。

障害パターンを基に，信頼性のある神経心理学的診断を下すためには，かなり広範にわたって機能を検討する必要がある。非常に些細な，あるいは限られた認知機能障害がある場合，低得点はただひとつの検査か非常に少ない検査にしか現れない可能性がある。あるいは，検査バッテリーが限られた狭い範囲の機能しか検出できないように組まれている場合には，低得点はまったく現れないかもしれない。さらに，神経心理学的検査の大部分は複雑なものであるということも考慮しなければならない。臨床的に現れた障害の背後にある欠陥を明らかにするために検査をする場合，ある特定の機能だけを取り出して検査しようとしてもそれは不可能で，多くの異なった機能を同時にみざるをえない。

多くの場合，パターン分析は統計的比較の容易な WAIS の下位検査に限って用いられている。しかし，数種類の異なる検査の得点を，ある得点単位に変換することによって，多くの種類の検査データを系統的に比較することができる。この結果，多くの異なる検査から得られた得点パターンをまとめて分析することも可能になる。ハルステッド-ライタン検査バッテリー（本書 p.424-426 参照）を使用している神経心理学者の多くは，得点をＴスコアに変換することによって WAIS 下位検査に加え，その結果をパターン分析している（Harley et al., 1980 ; Lewinsohn, 1973 ; Reed and Reitan, 1963）。Lewinsohn は，自身の作成した，記憶，学習・視覚的パターン認識の検査もＴスコアに変換している。

統合的解釈

パターン分析の手法だけでは扱いきれない問題も多い。無数の例外的パターン，多くの特殊なまたは稀な神経学的障害，患者の知能・感情・社会的適応，自己の脳障害の理解などの複雑な相互作用の検査成績への影響などがその例である。治療をはじめとする将来のための多くの問題に答えるためには，すべてのデータの統合が必要である。このデータは，検査そのものや検査の過程での観察，病歴から得られるものである。

脳損傷を示唆する一定した大きな得点の偏りがあれば，パターン分析までは必要としないことが多い。たとえば，剖検しなければ部位も拡がりもわからないような頭部外傷や，通常のパターンとは異なる成長をする腫瘍などでは，パターン分析は不要である。侵されている機能とその程度を決定するためには，患者の成績の質的側面を注意深く評価して，複雑なあるいは微細な異常を見出し，脳の損傷部位を予想することが必要である。このような精密な調査が必要となるのは特殊な障害の場合であって，かなり典型的な脳血管障害の患者や既知の一定した経過をとる疾病の患者などでは不要なことが多い。

脳損傷に対する反応として患者の情動は変化し，これは認知機能に影響する。それを検査得点だけから知ることは困難である。しかしながら，検査中の行動を観察すれば，患者が自己の障害にどう反応し，その結果成績にどのように影響しているかが明らかになることが多い。一般的には脳損傷患者では，情動的反応により検査成績は悪くなる。この場合，もっとも多く，もっとも根の深い障害は不安と抑うつである。多幸や不注意は，患者自身はあまり悩まないが，やはり能力発揮をかなり妨げる。

脳損傷患者では，以上の他に，検査得点には影響しないがリハビリテーションの計画の際には考慮しなければならない問題がある。それは動機づけと自己制御に関するものであり，この問題により，統合力，自発的反応，目的をもった行動の開始，独立した一連の行為の遂行などが不可能になる。これらは検査得点にはほとんど反映されない。大部分の検査は型が決まっており，検者が計画し，開始し，指示するという形で進んでいくためである。検査でいかに好成績をあげても，患者自身が行動そのものを作り出し遂行することができなければ，実際の役には立たない。このような問題は注意深く検査すれば明らかにすることができるが，文章による記述という形でしか報告できないのが普通である。しかし検査状況を工夫すれば，患者自身による方向づけ・計画の能力の系統的な得点化が可能である（本書 p.375－389 参照）。

7章　神経心理学に必要な神経疾患の知識

臨床では患者の行動パターンの中に診断的意義を見出す。そのためにはさまざまな神経学的な異常の神経疾患に対応する神経心理学的症状に関する知識が必要である。この知識があってはじめて，症状の観察や検査の得点，家族の話や既往歴などから診断的に意味のあるものを選びだし評価することができる。さらに，診断のために必要な質問や観察，行動評価の計画を立てることができる。

あらゆる臨床的な評価方法と同様に，神経心理学の分野においても，必要な情報の種類は患者によって異なる。たとえば，遺伝的な素質は外傷や手術中の低酸素の時には問題にはならないが，病前に普通だった人が行動をコントロールできなくなったり，衝動的になり判断力が衰えたときなどでは重要なこととして考慮されなければならない。したがって，神経心理学的評価を行う対象者すべての家族歴を1ないし2世代まで遡って聞くことは必ずしも必要ではない。ただしハンチントン舞踏病のような遺伝疾患の鑑別が必要な時は別である。また，ある種の集団ではアルコール乱用や薬物乱用の頻度が非常に高いので，中枢神経の異常が考えられる場合には必ず飲酒や薬物の習慣について詳細に聴取するべきである。しかし通常はこうした聴取は不要であるばかりか，礼を失することにさえなりかねない。さらに，原疾患が異なっていても似たような症状の組み合わせが起こる。たとえば，無気力，感情鈍麻と記憶障害はコルサコフ症候群で起こるが，ある種の有機溶剤に大量に曝されたときでも，重篤な頭部外傷やヘルペス脳炎後でも，脳への酸素の供給が危うくなるような状態でも同様の症状が起こる。このように臨床像の一面が類似していることはあっても，他の側面によって鑑別診断できることが多い。すなわち，患者の生活史，神経学的随伴症状，病気の起始と経過の性質等に着目する。ただし，診断のために必要な情報を見きわめるのは容易ではない。検査の目的が診断であれ状態像の記載であれ，合理的な検査計画のためには疾患についての知識が必須である。

頭部外傷

頭部外傷は小児期，若年期（42歳まで），老年期を通してもっとも多くみられる脳障害である。(Gurdjian and Gurdjian, 1978 ; Kraus, 1978 ; Selecki et al., 1982）急性脳損傷の治療の進歩により，今日では多くの事故の犠牲者が救命されるようになった。10年前，いや5年前には致命的だった重篤な脳外傷の後に起こってくる代謝性や血液動態による合併症が治療可能になっている（頭部外傷が引金になって起こる一連の生理学的な変化の詳細な記述に関してはD. P Becker and Povlishock, 1985 ; H. S. Levin, Benton, and Grossman, 1982 ; D. Pang, 1985, 1989 ; Teasdale and Mendelow, 1984を参照)。その結果，身体的には健康だが脳に重篤な損傷を持った若年者が急速に増加している。

脳損傷による症状にはさまざまな要因が関与している。たとえば，重篤度，年齢，受傷した部位，病前性格などである（8章を参照)。受傷時の状況も影響する。たとえば，車の中で起こったために頭部を強打したのか，弾丸などが穿通したのかによって症状は異なる。受傷の重篤度や損傷部位による頭部外傷の種類についての知識があれば，熟練した検者は一般的に患者の大まかな行動や神経心理学的な障害や心理社会的な予後の大略を予想することができる。もちろん，患者の障害の個々の像は詳細な検査によってのみ示しうる。たとえば，言語的あるいは視覚的な機能がより障害されているとか，患者が記憶の検査で低い成績を示している原因となっている前頭葉性の不活発とか，学習能力の障害がどの程度回復するかといった問題などである。それでも，重篤な閉鎖性頭部外傷の場合は特に，患者の症状は，相違よりも類似が目立つものである。

開放性頭部外傷

銃で撃たれたり，飛んできた物によって骨が穿通された頭部外傷は開放性頭部外傷と呼ばれており，閉鎖性頭部外傷（本書 p.121 - 122）とは，症状が質的に異なっている。

開放性頭部外傷は，組織損傷が異物の貫通路に限局するので「きれいな」外傷とされる（Newcombe, 1969）。破片と一緒に損傷した組織を取り除いて傷を外科的に処置すると，脳の大部分は普通無傷である。限局した巣損傷をもたらすような状態では障害も比較的限局しており，予測可能である（この予測可能性の程度はもちろん脳の構造における健常人での個人差にもよる）。すみやかな外科的な処置を受けた穿通性頭部外傷は「きれい」であるという特徴を持ち，脳構造の機能を理解するのに大きな貢献を成しうる（Luria, 1970a ; Newcombe, 1969, 1974 ; Semmes et al., 1960, 1963 ; Teuber, 1962, 1964）。

ただし，穿通部の衝撃波や圧力効果によって脳全体が損傷されることもある（Grubb and Coxe, 1978 ; Gurdjian and Gurdjian, 1978）。損傷の脳組織全般への拡がりや重篤度は，穿通物の速度や伸展性のような物理的な性質に依存し，正確にはわからないのが普通である（K.W.Walsh, 1978b）。さらに，急性期の一過性の腫脹や出血は，永続的な組織の損傷を残すこともある。このようにして，損傷部位によって通常決まる行動変化や特殊な認知障害に加えて，開放性頭部外傷の患者は記憶機能，注意，集中力，知的機能の遅延といった全般性の脳損傷に伴う障害をも示しうる（本書 p.123 - 125 を参照）。たとえば Teuber は，「患者が日常の知的要求を処理する能力においてわずかだが広範囲な変化」を示すことで，それを穿通性頭部外傷の「全般的効果」とみなしている。

このような患者は受傷後 1 ～ 2 年内で比較的急速に回復する傾向がある（A.E.Walker and Jablon, 1961）。しかし，それ以後の回復は非常にゆっくりであり，機能が回復するとか復活するというよりは，学習・適応と代償の結果であるとみなされやすい。ある種の特殊な障害と全般的な障害は改善する傾向があるが，他の障害は数年にわたって本質的には変わらずに残っている。特殊な障害の中でめざましい改善が期待できるのは，言語と構成障害である。一方，視覚の盲点や触覚の低下のような限局性の障害はずっと変わらずに残りやすい（Teuber, 1975a）。転導性や遅滞のような脳損傷の全般的効果の多くは改善する傾向があるが，病前の水準にまで戻ることは決してないであろう。しかしながら，ロシアがフィンランドに侵入した 15 年後に，フィンランド人の頭部外傷者の 89％が就労していたという注目すべき報告もある（Hillbom, 1960）。Newcombe（1969）や Teuber（1975a）らの報告でも，戦争での受傷者のほぼ 85％の者が受傷後 20 年以上たって十分に就労していたのである。このようなデータは，穿通性頭部外傷は多少のハンディキャップを残すにせよ，重篤なものではないということを示唆している。Dresser ら（1973）は戦争の受傷者の中で職場復帰の可能性が有意に低いのは，前頭葉から側頭葉にかけての損傷と受傷前に知的能力が低かった者であることを見出している。

閉鎖性頭部外傷

1）神経病理学

閉鎖性頭部外傷は，受傷の力学によって一般的な症状の多くが説明される（Grubb and Coxe, 1978 ; Walton, 1977）。脳損傷を生じる複数の具体的な物理的力が明らかにされている（Gurdjian and Gurdjian, 1978）。もっとも明らかなものは衝撃力である。これは静的な受傷のもっとも多い原因であり，比較的静止している者が頭部に一撃を受けるというケースである。衝撃を受けた部位の骨の内側の変形と反跳効果によって隣接部分の外側への変形が始まるとともに，速やかに障害が現れる。一定以上の力が加われば骨折する。また，感染や二次的な組織損傷によって臨床像が複雑になる。

受傷部位での衝撃を衝撃 *coup* という。脳が受傷部位と反対の部位で挫傷を被る対側打撃損傷 *contrecoup lesion* は後頭部の外傷でもっとも多くみられる（Grubb and Coxe, 1978）。Roberts（1976）のデータでは，あまり重傷でない外傷の80%で対側打撃損傷を被っていることが示唆されている。E.Smith（1974）は頭部の受傷部位への直接的な衝撃を含むすべての限局的な外傷のほぼ半分は対側打撃によるものであると推測している。対側打撃損傷は，液体の中に柔軟な脳幹により固定された脳への力の転換と衝撃の方向によって生じる（Gurdjian, 1975）。一撃の力は文字通り脳をその反対の骨の部分から跳ね上がらせ，再び頭蓋にぶつかる時，脳組織を傷つけるのである。衝撃と対側打撃損傷は閉鎖性頭部外傷に伴う局在性の高次機能障害の原因となっている。

閉鎖性頭部外傷の際に起こる神経心理学的に重要な脳損傷として，頭蓋の骨構造の中の脳に対する転換された力と回転の相互作用によるものもある（Jurko, 1979）。頭蓋内での脳の動きは，繊細な神経線維や血管に歪みをもたらし，剝ぎ取られるまで伸びることもある（Strich, 1961）。小さな領域での顕微鏡的なせん断的効果は脳全体に起こるが（Oppenheimer, 1968；Walton, 1977），前頭葉と側頭葉に集中する傾向がある（Grubb and Coxe, 1978）。

回転速度は意識の喪失，すなわち脳震盪を引き起こすのに重要な役割を演じることが明らかにされている（Harper, 1982；Ommaya and Gennarelli, 1974）。脳震盪では脳幹網様体の損傷が必須である。もっとも，剖検での顕微鏡的検索では脳への損傷が白質から皮質にも同様に拡がっているのが普通である。さらに，受傷後直ちに血圧，心拍，呼吸パターン等の生理的に大きな変化が起こり，受傷の影響が強まっている。

外傷による衝撃やそれにひき続き脳が頭蓋内で動くことによって挫傷やせん断や緊張が起こるが，これらは受傷による直接的な効果と考えられている。続く生理学的変化による間接的効果は，衝撃による直接的な効果と同程度まで脳組織を破壊する（Grubb and Coxe, 1978；Jennett and Teasdale, 1981；Plum and Posner, 1980）。

出血による損傷は外傷の間接的な効果とみなすことができる。出血した血液は脳の表面を流れるので，遅かれ早かれ血腫が形成される（Grubb and Coxe, 1978）。血腫が大きくなると，周囲の構造を圧迫する。頭蓋腔は閉鎖空間なので，脳の周囲や脳内の空気や液体で満たされた空間が最初に圧迫される。次の段階として，腫大した血腫により，より柔らかい塊である脳を押して，頭蓋骨に対して圧力がかかり，脳組織が変化して破壊され，最終的には頭蓋底を通して脳組織を押し潰すのである。

脳組織の損傷が衝撃によるものであろうと，頭蓋内圧の亢進によるものであろうと，損傷した組織の周囲と中に液体が集まること，すなわち浮腫が起こるのは体の他の部位での打撲傷と組織の損傷と同じである。ただし，体表面の腫脹（たとえば頭部の表面的な一撃の結果一時的に膨らむコブ）は身体組織上の圧力なしで生じ得るが，頭蓋内の腫脹は直接・間接的に周囲組織に影響する。さらに，浮腫は組織損傷に対する正常な生理学的な反応のひとつであるので，悪循環が生じて浮腫を形成する過程が加速される。血腫からの圧力と同様，浮腫による腫脹は脳組織に対してさらに直接的な損傷をもたらす。

受傷時に意識喪失が起こるのは，頭部に急激な加速が加わった時である（Gronwall and Sampson, 1974；Ommaya and Gennarelli, 1974）。この時，網様体に強いストレスが加わっていると考えられている（Grubb and Coxe, 1978）。

かつては脳に対して明らかな傷のない脳震盪による意識喪失は完全に可逆的な現象だと考えられていた。しかしながら，最近の研究では脳震盪に伴って脳幹の細胞や線維がある程度破壊されることが示されている（Ommaya et al., 1973；Walton, 1977）。最初の意識清明期に続く一日かそれ以上長引く意識喪失は網様体の頭蓋内圧亢進の結果である。この時，他の脳構造も同じように圧力によって損傷を受ける（Plum and Posner, 1980）。意識喪失の長さ（あるいは昏睡の長さ）は，死亡率（Heiskanen and Sipponen, 1970），心理社会的自立度（Gilchrist and Wilkinson, 1979 ; Najenson et al., 1974）や知的障害（Kløve and Cleeland, 1972 ; Levin, Benton and Grossman, 1982 ; Levin, Grossman et al., 1979）と直接的な相関があるので，損傷の重篤度を測定するのに役に立つ。

もっとも危険なのは，生命機能に関係した下部脳幹構造上に腫脹がある時で，圧力による脳幹の機能障害は致命的である。また，脳幹は重篤な損傷のもっとも多い部位でもある（Broe, 1982）。したがって，頭部外傷の急性期の治療で頭蓋内圧をコントロールすることはもっとも重要である。閉鎖性頭部外傷の死因として一番多いのは頭蓋内圧亢進である（Seitelberger and Jellinger, 1971）。このような受傷者の生存率が上がっていることは現代医学と外科が頭蓋内圧をコントロールするのに成功していることによる。

脳損傷に反応して，脳と同様に他の器官においても生理学的な変化が起こる（Lishman, 1978）。そのうちあるものは改善するが，破壊的な過程をたどるものもある。急性脳損傷に対する身体の生理学的な反応に対する総説としては，Plum と Posner（1980）と Jennett と Teasdale（1981）によるものがある。

たとえば車の中のように急速に動いている時に頭部外傷を受けた時の受傷者の状態は，突然減速した頭蓋内で脳が弾むことによって，さらに衝撃を受けて一層悪化する。前頭葉と側頭葉の下面が衝撃を受けやすい（Ommaya et al., 1971 ; K.W. Walsh, 1978b）。さらに車の中での非常に速い衝撃は，脳組織に対する力の分配，圧力や衝撃波の効果を強めるので，脳全体の神経線維や血管など重篤な小さな障害部位を増やすのである。CT スキャンによって重篤な閉鎖性頭部外傷患者の患者の 72％に側脳室拡大が見られることが示されている（Levin, Meyers, Grossman, and Sarwar, 1981）。脳室拡大は自動車事故に続く遷延した昏睡状態にもっともよく起こり，予後不良のサインとなっている。このような理由で，自動車事故による頭部外傷は他の頭部外傷とは治療法が異なり，別に論じられることがしばしばある。

2）高次機能への影響

閉鎖性頭部障害では２種類の特有な高次機能障害が起こる。すなわち，衝撃と対側打撃損傷により，２つの損傷部位の皮質がそれぞれ担っている異なる機能が障害される。このような特有の障害パターンは，被害者が何かで殴られたり，急激な動きや転倒などによって頭をぶつけた際に，唯一の，または主要な神経心理学的障害として現れることが多い。

> 筆者は，28 歳の右利きの男性で１年前に８フィートの高さの仕事場から地面に落ちて頭部の左側を打撲した人を検査した。言語障害や神経学的障害を示さず，反応速度，運動のコントロール，注意，集中力，メンタルトラッキングのすべての面において平均以上であった。しかしながら，もはや複雑な機械を使う作業を十分にかつ安全に行うことはできないばかりでなく，遠近法を用いて家を描くこともできなかった。職業の適正検査の視覚構成機能では，ブロックとパズルを構成する課題が困難であった。思考は右半球障害に特徴的な断片的な性質を示し，社会的に気がきかないばかりか，妻の感情に対しても無神経になったと彼の妻はこぼしていた。
>
> この男性が限局性の脳損傷を持っていることは疑いの余地がない。右利きの人の 100 人に１人は，右半球が優位半球であり，この患者がそれに該当するか否かを知るにはさらに検査が必要である（本書 p.164－165 を参照）。しかしながら，可能性としてもっと高いのは，限局性の対側打撃損傷による症状であるということである。頭部に外傷性の衝撃が加わった患者の 50％に対側打撃損傷が起こるのである。

明瞭な巣症状は，自動車事故で受けるような衝撃のように大きな弾みのある時はあまり多くはみられないようである。そのような症例では衝撃が広範にわたり，衝撃を受けた場所での損傷に伴う症状のみならず，脳のどこか他の部分の局所的な障害によると思われる症状も起こり得る。その結果，弾みを伴った外傷の結果としては，一般的には衝撃を受けた場所に関係なく，左右差のはっきりしない多巣性か両側性の障害パターンを示すのが普通である(Bigler, 1981 ; Brooks and Aughton, 1979b ; Levin et al., 1982)。

限局性の脳損傷に伴なう特異的な障害の第二のパターンは前頭葉と側頭葉の障害である。前頭葉と側頭葉は頭部外傷による損傷をもっとも受けやすい部位である（Ommaya and Gennarelli, 1974 ; K.W.Walsh, 1978b）。そのため，行動の抑制とコントロール，概念操作と問題解決行動（本書 p.59 - 62 参照），記憶と学習の障害等が，閉鎖性脳外傷ではよくみられることになる（Hécaen and Albert, 1975 ; Lezak, 1979b ; Luria, 1966 ; Schachter and Crovitz, 1977）。外傷そのものが重症なほど，前頭葉と側頭葉の障害は顕著になる(Brooks, 1972 ; Levin et al., 1976b ; Lezak, 1979b)。

前頭葉と側頭葉を含む損傷は，患者の人格を障害し，社会的な適応面でも重要な影響がある(Blumer and Benson, 1975 ; Lezak et al., 1980)。人格変化は，たとえそれがわずかなものであっても，認知障害や身体的障害よりも心理社会的な独立の回復の妨げになる(Bond, 1975 ; Jennett, 1975 ; Oddy et al., 1978a,b)。重篤な外傷の患者は急性の軽度意識障害 acute confusional behavior のパターンを示し，数日ぐらいの短い期間で意識が回復する。数週間も意識が回復しないことはめったにない。この軽度意識障害は拒絶的な行動や時には攻撃的な行動すらも含む運動心迫，興奮，無理解，思考滅裂，非協力的な態度などが特徴である。重篤な頭部外傷を受けた交通事故の犠牲者で学習能力を回復し，十分な給料をもらえる仕事に復帰している者はごくわずかである(Bond, 1975 ; Eson and Bourke, 1980b ; Najenson, 1980)。あるいは，再び仕事ができるようになったとしても以前よりも低い水準である（Lezak et al., 1980 ; Vigoroux et al., 1971 ; Weddell et al., 1980）。こうした患者は，しばしば能力が残っているとみなされるのにもかかわらず，自発性の欠如と無気力，批判力の欠如，社会的な判断の欠陥，子どもっぽさと自己中心性，計画を立てる能力がないこと，活動を支える能力がないこと，衝動性，易刺激性，フラストレーション耐性の低さ等によって，就労できなかったり，できたとしても単純作業にとどまってしまう。中程度から重篤な頭部外傷を受けた患者も，同様な症状によって，家で厄介者扱いされるくらいならいい方で，最悪の場合には恐ろしい人物と見なされることになってしまう（Brooks et al., 1979 ; McKinlay et al., 1981 ; Panting and Merry, 1972）。このような性質のため，ある程度の能力が残っていても，親密な人間関係を作ったり維持したりすることはめったにできない（Weddell et al., 1980）。そのため，受傷によって知的能力低下や多幸感や無気力を示さなかった患者でも，しばしば孤独と抑うつを示すことになる(Lezak et al., 1980 ; Oddy and Humphrey, 1980)。

多くの外傷性脳損傷では，脳全体に微細な傷害をきたし，結局は変性し瘢痕組織となったり単に小さな腔になったりする（Seitelberger and Jellinger, 1971 ; Strich, 1961）。この種の損傷は，精神反応性速度，注意機能，認知機能を損なう傾向があり，障害が重篤な時には高次の概念形成や複雑な推理能力を損なう（Deelman, 1977 ; Gronwall, 1980 ; Gronwall and Sampson, 1974 ; Van Zomeren and Deelman, 1978）。これらの障害は，集中困難や複雑な精神操作ができない，混乱，当惑，焦燥感，疲労，物事を事故前と同様にはうまく行えない等の患者の訴えとして現れるのが普通である。後者の訴えは，軽症の患者に特に強く見られる。こうした患者は，標準的な検査では特に障害が見出されなくても，病前にはできたことができなくなっているため，自覚的には能力低下に気づいているのである。対照的に，前頭葉損傷を含む重症の患者は，自己評価の能力が低下している。このため，外傷によって困っていることは何もないと言ったり，認知や運動障害が明白であるにもかかわらず，仕事に復帰したり，飛行機を操縦したり，専門職に就いたりする意志を表明し続けることさえある。

全般性の損傷に伴われる症状は適切な検査をすれば明らかになる。思考が遅く，反応時間が遅いため，制限時間のある検査では有意に低い得点しか得られず，本来の能力が発揮されないということもある。トラッキングの検査は全般性の障害に対しては特に感受性が高い（Eson and Bourke, 1980a ; Gronwall, 1980）。一般的に言って，全般性の損傷のある患者では，暗算，連続計算，推論などの，メンタルトラッキングや集中力を要求されるような課題は比較的成績が悪い（Gronwall and Wrightson, 1981）。Eson と Bourke（1980b）は，この一般的な問題は情報処理過程の欠陥を現すことを示唆している。これは，連続的な決定をするために規則を次の段階に繰り越していくことが要求される過程である。全般性の障害を持つ患者によくあるもうひとつの問題は，口答による質問の項目や要素の混乱や，自分の答に確信が持てなかったり，迷いやすかったり，疲れやすかったりすることである（Lezak, 1978b）。

時に，もともと計算に強かった頭部外傷の患者は，計算問題の成績が驚くほど優秀で，メンタルトラッキングが要求されるような暗算すら可能なことがある。このことは，多くの頭部外傷の患者が，複数の要素を頭の中で操作することが苦手であることと対照的である。メンタルトラッキングの検査ができないのにもかかわらず計算だけはよくできる患者を見ると，計算は自動的に行われて，問題の要素に混乱する時間がないかのような印象を受ける。計算以外でも，もともとよく身についていた能力が保たれていることが突然明らかになり，検者が驚かされることもよくある。

全般性の外傷性脳損傷に伴われる症状の多くは，原因の如何に関わらず，一般的には急性期に起こる（本書 p.154,157 参照）。外傷性の損傷が主に限局性であるとき，全般性損傷に伴う障害の大部分は1年間か2年間以内には消失する。損傷がそれほど大きくない時には，全般性の症状は受傷後の最初の3～6カ月以内に消失する（Gronwall and Sampson, 1974）。しかしながら，実際には多くの患者では受傷後の早期の症状が持続する。たとえば，424 例の軽い受傷患者（すなわち，20 分以内の意識喪失，グラスゴー昏睡尺度で 13～15 点。本書 p.401 参照）の3カ月後の調査で，79% が持続的な頭痛，59% が記憶障害を有し，受傷時に仕事をもっていた者の 34% が仕事には復帰していなかったことが報告されている（Rimel et al., 1981）。これらの患者は，神経心理学的な検査では，全体としてはさまざまな軽い障害を示すが，特に，より高次のレベルの認知機能，新しく問題解決する方法や注意や集中力を要求される問題で障害を示していた。記憶は検査されなかった。3カ月後に何らかの神経学的な徴候を示したのは，わずか2％のみであった。

このほか，頭痛，めまいが訴え続けられることもあり，また，通常は精神的，情緒的なストレスに伴われる症状，たとえば，不安，不眠，焦燥感，疲労，頭が鈍くなったなどの訴えが長く続くこともある（Lewin, 1968；Lishman, 1978）。最近のニュージーランドでの研究では，軽い頭部外傷の患者の多くによって訴えられる持続的な記憶と集中力の障害は，以前考えられたよりも神経症的原因によると思われるものは少ないとされている。Ewing ら（1980）は，3,800 メートルの高度での軽い低酸素のストレス下にある聡明な若年者を検査して，1年から3年前に軽い脳外傷を被った者は脳震盪のある者よりも即時記憶と注意力で若干劣っていることを示した。自動車事故などの高速度の衝撃によって受ける中等度から高度な頭部外傷では，全般性の損傷に伴われる明らかな障害は非常に持続しやすい。

以上の3種類の障害（巣症状，前頭葉・側頭葉症状，全般性症状）のうち，一種類のみを示すケースは，軽度の場合を除くと少ないものである。最重傷者ではすべてを示し，中等度の損傷を受けた者の多くもやはり3種類すべてを示す。

患者の訴えから判断すると，時期の違いはあっても「記憶障害」がもっとも外傷性脳損傷患者を悩ませるようである（Brooks and Aughton, 1979b；Oddy et al., 1978b）。時には，動機づけの障害や自己制御能力の障害の方が客観的には大きくても，主観的には記憶障害に悩んでいることがある。さらに，「記憶障害」は登録，注意，トラッキングの障害，さらには1つかそれ以上のモダリティの即時記憶スパン，学習などの障害を含んでいると思われる（Gronwall and Wrightson, 1981）。あるいは，記憶の貯蔵も検索も保たれていても，誘導的な質問や手がかりがないと実際には検索できない状態である（Schachter and Crovitz, 1977）。要約すれば，患者とその家族が「記憶障害」と呼んでいるものは，全般性障害からのものかもしれないし，脳幹網様体の機能不全かもしれないし，記憶系そのものの破壊によるのかもしれないし，前頭葉によるのかもしれないし，もちろんこれらの組み合わせによるものかもしれない。このようにして記憶障害の現れ方は患者によって大きく異なっている。

閉鎖性頭部外傷の脳震盪後の特徴ある症状は外傷後健忘である。これは受傷後，患者が新しい情報を貯えたり取り出したりができない期間を指す。穿通性の頭部外傷の患者も，受傷によって脳震盪が合併する時に外傷性健忘を起こしやすい。外傷後の健忘は昏睡と有意の相関があり（C.D.Evans, 1975），受傷の重症度とも相関がある。それゆえ外傷後健忘はしばしば重症度を測定するのに用いられる（Ruesch and Moore, 1943；W.R.Russell and Nathan, 1946；A.Smith, 1961）。たとえばBrooksら（1980）は，外傷後健忘の期間は昏睡の長さよりも頭部外傷2年後の認知機能の状態に密接に関係していることを見出した。しかしながら，外傷後健忘の定義は難しく，したがって期間を決定することも難しいので，重症度の指標としては信頼性に欠ける（Gronwall, 1980；Jennett, 1972；Schachter and Crovitz, 1977）。たとえば，外傷後健忘の期間は患者が再び経験の登録が可能になった時まででではなく，持続的に登録が可能になった時までとするのが定説だが，その時期を特定するのは，軽度意識障害 confusion の患者や失語症の患者では難しいものである（Gronwall and Wrightson, 1980）。外傷後健忘の評価を標準化する技法は，入院患者を対象として開発されてきた（本書 p.402参照）。記憶障害をいまだに被っているにもかかわらず退院して家に帰った患者の登録がいつ正常に戻ったかを正確に見出すのは不可能である。患者にとって外傷後健忘は心理的にも苦痛の多い問題である。軽度意識障害が落ち着き，持続的な登録が戻った時に患者は受傷後の数日，時には数週から数カ月間の間，全然記憶がないか非常に断片的な記憶しかないことに気づく。多くの者はこのことに対して非常にもどかしく感じ，彼らの身の上に何が起こったかを話してやり，その期間中，彼らの行動が適当なものであることを再保証したとしても，外傷後健忘期間中に対する不安感に悩まされるものである。

外傷後健忘に伴い逆向健忘が起こるのが普通である。これは，通常は受傷にひき続き数分，時には数時間，もっと稀には数日間にわたる（Lishman, 1978；Schachter and Crovitz, 1977）。その期間は重症度と非常によく相関する。筆者の経験では，患者は逆向健忘はあまり気にせず，前向健忘の方に悩まされるものだが，患者の弁護士は逆向健忘に悩まされるものである。

「記憶」と呼ばれている機能は多種多様な機能の総称であって，脳内のいろいろな構造によって支えられているので，障害のされ方も多彩であるため，受傷後の経過が異なることは驚くにあたらない。即時記憶スパンのような注意の要素が大きい機能は早期に改善し，受傷後最初の6カ月ないしは1年以内にプラトーに達する傾向がある（Gronwall and Sampson, 1974；Lezak, 1978b；Vigouroux et al., 1971）。新しく学習する機能で記憶系に関係する場合には，改善にはより長い期間がかかる傾向がある（K.O'Brien and Lezak, 1981；Vigouroux et al., 1971）。検索に関わる機能の障害は，貯蔵や登録に比較すると，言語とか視空間機能のような特定の機能ごとに改善しやすく，その結果登録された情報や反応パターンの回復が見られる。しかし，検索とあまり関係のない機能は，前頭葉や皮質下の広範な損傷に基づくものであり，早く意識が戻ってもわずかの改善しか示さないと思われる。

頭部外傷の初期では多くの患者は中等度から重度のコミュニケーションの障害や認知障害を示す。こうした障害は，最終的には消失するか，ほとんど気づかれない程度のほんのわずかの障害レベルまで回復する（Broe, 1982；Lezak et al., 1980；M. T. Sarno, 1980）。しかしながら，急性症状が無くなった後，多くの頭部外傷患者は損傷が重篤であっても，反復学習したものや文化的な常識的な情報や，読む，書く，話すなどの言語的な検査では，非常にわずかな障害しか示さない傾向がある（直接言語中枢が損傷されれば別である）。ただし，頭部外傷の患者は単語の検索の障害に悩まされ続けることがある。この障害は，他の言語機能が正常か正常に近い水準にまで改善しても続くことがある（Levin, Grossman, Sarwar and Meyers, 1981）。言語症状の持続と重篤度は，損傷の重症度のみならず左半球障害の程度にも関係する。頭部外傷の患者は，後頭葉機能は直接衝撃を受けない限りあまり障害されない。後頭葉機能は，構成能力や認知の正確さに関わっており，これらは記憶や統合や速度には関係しない。

外傷性脳損傷患者の神経心理学的検査

以下に示す外傷性脳損傷患者の症状に関する記載は，急性期を過ぎて，改善がプラトーに達し，障害がほぼ固定した時期についてのものである。急性期や亜急性期には，あまり集中的に神経心理学的検査を行うべきではない。この時期には所見はどんどん変化するので，検査結果は実際には役に立たないからである。また，受傷後1週間から何カ月かの期間は，患者は検査施行に十分協力することができないので，結果の信頼性も低くなる（Stuss and Buckle, 1992）。

左半球に直接の損傷がない限り，大部分の外傷性脳損傷患者は言語的な検査にはほとんど障害を示さない。ただし言語性の想起や言語的な流暢性は例外である（H.S. Levin, Gary, Eisenberg, et al., 1990；Lezak, 1992）。外傷性脳損傷患者は，主に後頭葉をみる検査の成績も良好である。後頭葉も，直接の打撃が加わっていない限りは損傷されにくいからである。主に後頭葉をみる検査とは，構成能力や知覚の正確さに関するもので，記憶や組織化や反応速度が関与しないものである。何らかの記憶障害が存在するのは普通だが，その程度は患者によって大きく異なっている。こうした問題が明らかになるのは，複数の情報の中から何と何が関連しているかを判断するような課題である。すなわち，想起の量が低下しているだけでなく，その情報を有効に活用することができないのである（Vakil, Arbell et al., 1992）。

脳障害の検査を目的とした全般的脳機能検査の大部分は，外傷性脳損傷患者に適用しうる。頭部外傷では重篤な障害が起きることがしばしばあるので，検査法は頭部外傷の患者に共通する障害に敏感なものである必要がある（Lezak, 1989c, 1989a；Newcombe, 1987；Walsh, 1987）。多くの患者は，従来からある心理学的検査や標準的な神経心理学的検査では十分な成績をとることができる。たとえば，急性期から長期間経過した外傷性頭部損傷のWAISの得点パターンは「ほぼ平均に近い傾向がある」（McFie, 1976）。ところがこれらの患者の多くは，前頭葉性の無気力，記憶障害，重篤な思考過程の遅鈍，メンタルトラッキングの障害等が続いているので，職場復帰ができなかったり，時にはいかなる社会的責任も負えなかったりする。頭部外傷患者の検査が不十分で不適当であれば，就労能力や責任能力を社会的・法的に誤って判断することにつながり，患者や家族に対し，すでに相当なストレスや負担があるのに加えてさらに経済的な負荷を加えることも珍しくない（Nemeth, 1991；Varney and Shepherd, 1991）。

これに関連して，外傷の補償を求めている患者は求めていない患者と比較すると，実際の所見は少ないが（Rimel, Giordani, Barth, et al., 1981；Stuss, Ely et al., 1985），訴えが多い傾向がある（McKinlay, Brooks, and Bond, 1983）ことには留意すべきである。逆に，補償に関することは患者にあまり影響しないという報告もある。すなわち，受傷3カ月後には，軽度の外傷患者の半数が復職していないものの，その中に補償を求めている患者はいなかったというのである（R. Diamond et al., 1988）。事実，Shinedlingら（1990）は，訴訟を起こしている患者と起こしていない患者を比較すると，検査成績には差がないだけでなく，どちらの患者も外傷由来の症状を否認する傾向があることを報告している。Bornsteinら（1988）は，補償に関わっている患者と関わっていない患者の情動的な状態には差がなかったとしている。しかしながら，Rutherford（1989）は，係争中であるというストレスが症状の持続期間に影響することを示している。ただしこの影響は6週間以上経過しないと明らかにはならないという。一方，L. M. Binder（1986）は，「補償や受傷以前の症状の影響は，外傷による器質的要因からくる二次的なものである」と述べている。彼は，症状が持続している患者が訴訟を起こしやすいことを指摘している。

外傷性脳損傷の重症度に影響する因子

1）年齢

年齢は常に認知機能の重症度に影響するようである（M.P. Alexander, 1987；Barth, Macciocchi et al., 1983；Eisenberg and Weiner, 1987；Naugle,

1990)。重症度を予測する2つの重要な因子（昏睡の持続と外傷後健忘）と年齢の関係は複雑で，高齢になるほど症状は重く死亡率も高くなる(Stambrook, Peters, Lubusko, et al., 1993)。Gronwall と Wrightson（1974）は，脳挫傷後の記憶障害や思考の遅延は，高齢になるほど顕著であることを示している。高齢者の頭部外傷は，通常は自宅での転倒によるもので，死亡や頭蓋内血腫の率が高い（F.C. Goldstein and Levin, 1990 ; Gronwall, 1989a ; Holden, 1988)。しかしながら，Amacher と Bybee（1978）は，こうした高齢患者の大部分が受ける外傷は軽症（GCS 12 - 15）であるため，死亡率こそ高い（25%）ものの，半数以上の患者は日常生活自立レベルまで回復することを見出している。

重症の頭部外傷に限ってみると，年齢は認知障害の重症度には関係しないようである（B.A. Wilson, Vizor, and Bryant, 1991)。しかし10年から15年の長期予後では,若年者（15歳から21歳）のほうが年長者（22歳から44歳）よりも，認知機能や情動の問題が多い(Thomsen, 1989, 1990)。

2）複数回の頭部外傷

頭部外傷を繰り返すと，脳への影響は蓄積的になるので，2回目の外傷はたとえそれが軽い脳挫傷で通常はほとんど影響がないものであっても，患者の認知機能を損なうことになる（Gronwall, 1989b, 1991 ; Gronwall and Wrightson, 1975)。しかも，いったん脳に外傷を受けると，再度頭部外傷を受ける率は高まり，2回受けると率は8倍になる（Gaultieri and Cox, 1991)。

頭部外傷を繰り返したことの影響がもっとも明らかになるのは，他人と接触するスポーツである。たとえばサッカーの選手は何回も打撲症を受けやすい（Abreau et al., 1990 ; Drew and Templer, 1992)。もちろん，多くの場合は，こうしたスポーツ選手は軽い外傷を1回受けるだけで，しかも若くて健康なことがほとんどなので，改善は早く，認知機能障害はあったとしてもわずかで，日単位とはいかなくても週単位で消失するものである(Barth, Alves, et al., 1989)。

ボクシングが頭部への打撃の蓄積の影響のモデルになることは明らかである。ボクシングというスポーツは，相手に重症の脳震盪を起こさせ意識を喪失させるのがゲームの目的だからである(Drew and Templer, 1992 ; Oates, 1992)。ノックアウトされた経験のないボクサーでも，何年にもわたり頭部にジャブを受けている。このことは，モハメド・アリのようなボクサーでもパーキンソン症状や運動障害，精神への影響が認められていることからも明らかである（B.D. Jordan, 1987 ; Morrison, 1986)。ボクサーにもっともよくみられる蓄積的な障害は，いわゆるパンチドランカーである。これは，もともとは「ボクサーの痴呆」と呼ばれていたが，最近では「ボクサーの慢性進行性脳症」と呼ばれている（J. Johnson, 1969)。中心症状は運動障害で，特に不器用や協調運動障害，企図振戦が目立つ(Lishman, 1987 ; Martland, 1928 ; Morrison, 1986)。若年者ではインポテンツも報告されている（Boller and Frank, 1982 ; J. Johnson, 1969)。認知機能障害もボクサーにはしばしば認められ，特に注意や記憶の障害，見当識障害が多い(Casson, Siegel, et al., 1984 ; Drew et al., 1986 ; Kaste et al., 1982)。さらに，画像診断でもプロのボクサーには脳萎縮が認められることが多いことが示されている（Casson, Sham, et al., 1982 ; B.D. Jordan, 1987 ; B.D. Jordan and Zimmerman, 1990)。

安全性に留意しているとされるアマチュアボクシングで，顕著な脳障害が起こりうるかということについては議論のあるところである。たとえばN.Brooks, Kupshik ら（1987）は，平均5年の経験を持つアマチュアボクサーでは脳障害は皆無であったとしている。しかし McLatchie ら(1987)は，15人のアマチュアボクサーのうち9人は何らかの神経心理学的障害を有していたと報告している。すなわち，神経心理学的検査は微細な脳障害に関しては，EEG や CT より鋭敏であるとしている。上記の2つの研究の結果の相違は，データの分析方法によるものかもしれない。すなわち，Brooks らの研究は多数の検査成績を集団で比較したものであるのに対し，McLatchie らの研究は個々の患者を対象としていることが関係しているかもしれない。

3）多発外傷

頭部外傷の原因になるような事故は，頭部以外の部位も損傷することが多いので，このことが神経行動学的症状の重症度に影響することになる（R.S. Parker, 1990）。頭部に重傷を負っているうえに頭部以外の骨折などを伴っている患者は，リハビリテーションの効果があまり期待できない（G. Davidoff et al., 1985 ; Groswasser, Cohen, and Blankstein, 1990）。集中力などの精神機能に障害を有する患者に知覚障害が合併すると，注意困難が増悪し，疲労が増し，精神機能全体や社会職業的機能が低下する。

4）受傷前のアルコール乱用

アルコール乱用の既往がある頭部外傷患者では，神経心理学的検査での予後が悪いことは驚くにあたらない（Dikmen, Donovan, et al, 1993）。アルコール症（重症度はさまざま）と受傷1年後の神経心理学的検査成績の関係は単純でない。検査成績がもっとも悪い患者は，教育歴が低い男性で，女性や教育歴の高い男性と比較して，生活様式そのものから頭部外傷を生じる可能性が高い傾向にある。

まれな原因による外傷性脳損傷

頭部外傷の大部分は，頭部への打撃や，弾丸などによって骨が穿通することによるのであるが，他の原因として雷や電気的な事故や爆発もある。これらによって，心臓や呼吸の機能不全が起こり一過性の低酸素状態がもたらされ，一時的な脳中枢の麻痺が起こり，その結果神経心理学的な障害をきたすのである。こうしたことが，落下や打撲により起こることもある。脳とその周辺組織の損傷は，雷，電気，爆風，放射線傷害によっても起こり得る。こうした頻度の低い頭部外傷に関しては，Gurdjian（1975），Gurdjian and Gurdjian（1978），Panse（1970）などを参照されたい。

脳血管障害

脳血管障害は心疾患と癌を除くと他のどんな疾患よりも死因として多い（Kuller, 1978 ; WHO, 1980）。脳循環の構造と力学，加えて脳循環と全身の循環や病気との関係は，脳血管障害の経過の理解に必要である。しかしながら脳循環とその変遷の専門的な記述はこの本の範囲を越えている。専門書でなくても比較的詳しい記述を希望する読者はKevin Walshの“*Neuropsychology*”（1978b）かM.T.O'BrienとPallettの“*Total care of the stroke patient*”（1978）を参照されたい。脳の循環系のさらに詳しい解説と，通常の脳血管障害との関係については，H.J.M.Bennettら（1986），HachinskyとNorris（1985），HarrisonとDykew（1983），Powers（1990）の著書や，その他の基本的な神経学と神経解剖学の教科書に記載されている。

脳循環障害には多くの種類があるので，脳血管障害全体の神経心理学的な特徴を述べるのは困難である。したがって，この項では頻度の高い障害のみを扱い，構造的，病態生理学的な概略と，神経心理学の関連に焦点をあてる。

脳血管障害とその関連障害

脳血管障害でもっとも頻度の高いのは急性障害（CVA；*cerebrovascular accident*）である（J.S. Meyer and Shaw, 1982）。これはかつては脳卒中（*apoplexy*）とか脳卒中発作（*apoplectic attack*）と呼ばれていたが，最近では脳血管障害*stroke*と呼ぶのが普通である。医学的に定義すると，脳血管障害とは「血管内の病的過程によって突然起こる限局性の神経学的な障害」である（Walton, 1977）。

CVAの主な病因の特徴は，血流が途絶える結果，脳への栄養，すなわち酸素とブドウ糖の供給が途絶えることである。脳の神経組織は酸素なしでは数分しか生き延びることはできず，すぐに不可逆的な脳損傷が起こることが明らかにされている。正常な血流の途絶，すなわち梗塞は損傷しているか死滅した組織の領域，すなわち梗塞巣を作り出す。大部分の脳血管障害は虚血性の梗塞が原因である。梗塞とは，血流が不十分か欠如している結果起こる組織の飢餓状態である。

脳血管障害の2大原因は血管の閉塞と出血である。この2つの症状と経過は異なるので，本書では独立したものとして扱う。しかしながら実際はこのように単純には分けられない。なぜなら，閉塞の場合でもある程度は出血性の性質を持ち，出血の場合でも血管のれん縮性の閉塞（血管れん縮 *vasospasms*）を起こして血流が妨げられ，限局した閉塞部位を作り出すからである。

1）閉塞性（虚血性）脳血管障害

動脈壁内に形成された脂肪の沈殿物（動脈硬化性プラーク）は線維組織を含んでおり，出血や潰瘍を作りやすい。脳への血流を妨げる原因としてもっとも多いのがこうした沈殿物である。血栓性脳血管障害では血液の微分子や組織の塊，すなわち血栓により血管が閉塞し梗塞となる。血栓は動脈硬化症のプラークを形成する。プラークは通常は血管の分枝にもっともできやすく，次に多いのは血管の損傷部位である。血栓が大きくなると血管の内腔を狭め，その結果血流が減少するか血管を全く閉じてしまう。閉塞性脳血管障害は突然起こるものであり，進行性ではない。しかしながら，すべての症状が出揃うのに半時間位かかることもしばしばある。数時間から数日かけて症状が完成する場合さえもある。一般的には約80％では，1回かそれ以上の「微小脳血管障害」すなわち一過性脳虚血発作 *transient ischemic attacks*（TIAs）が進み，症状は1日以内か，さらにもっと短くて数時間以内に消滅するのである（本書 p.130‐131参照）。

脳血管障害は塞栓が原因となることもある。塞栓は血管壁から壊れて生じた血栓性の物質，脂肪性の沈着物，バクテリアの塊のような外来物等であり，時には閉塞性の気泡すらも塞栓になる。大部分の塞栓は血栓性病変の破片であり，それは脳内循環系外で形成される。多いのは心臓と心血管系である。血栓性塞栓が脳への動脈路の中の病変から起こってくるのは比較的稀である。塞栓性脳血管障害の発症は一般的には突然であり，数分内で症状が出揃う。血栓性脳血管障害とは違って前駆症状はない。

虚血性梗塞の症状は個人差が大きく，同じ症例でも再発作が生じると時間単位で変化する。これらの変化には，脳循環の解剖学的な構造・脳の側副循環の発達・脳内の血圧や血流等の個人差が関係する。動脈硬化性病変の拡がりや部位と重症度の違い，脳循環を栄養している頭蓋外の大きな動脈の変異，より小さな頭蓋内や脳内血管の変異や心臓の循環系内の変異等が脳血管障害の症状の個人差の原因であり，さらに心疾患や糖尿病なども影響し，健康状態の違いによって血液の粘性や凝固しやすさも違ってくるのである。年齢や性すらも脳血管障害の症状の違いに影響する（Brown and Jaffe, 1975；Eslinger and Damasio, 1981；Seron, 1979）。たとえば，普通，心疾患に伴う塞栓性脳血管障害は血栓性脳血管障害よりも若い年齢で起こる傾向があり，血栓性脳血管障害よりも脳の前方領域に起こりやすい。ブローカ失語の患者はウェルニッケ失語や全失語の患者よりも若い傾向がある（Harasymiw and Halper, 1981）。女性では脳機能の左右半球への側性化が弱い傾向があるので，女性の脳血管障害の症状は重くないことが明らかにされている（Castro-Caldas et al., 1979）。したがって，脳血管障害の症状には個性があると言ってよい。ただし，発病と症状の関係にはパターンがある。脳血管障害により損傷を受けた組織の深さと拡がりについては部位（すなわち，脳の前後と上下）による発生頻度の差が存在するが，左右に関しては発生頻度に差はない。この理由により，脳の左右の構造の神経心理学的な研究や認知機能の検査の開発に際し，脳血管障害はよく用いられる。

急性期には，二次的な合併症による障害のため浮腫が生じ，新たな生理学的変化が起こる。時には比較的初期に症状が改善することもある。このような症状の改善は塞栓が除去されて虚血領域に正常な血流以上の流れが戻ることによると考えられている（Bannister, 1978）。浮腫に代表される脳血管障害の二次的な症状は，脳血管障害そのものよりも重篤な両側性か全般性の障害の原因となり，外傷時の二次的な生理的な反応と同じように死の転帰につながることがある。このようにして脳血管障害の患者はしばしば病初期に両側性か全般性の損傷による症状を示す。浮腫が消え，反応としての生理学的な障害が正常に戻ると，両側性か全般性の機能不全の症状は徐々に消失に向かう。一方，半球障害の重篤度も普通減少する。

脳血管障害が虚血性である場合，大部分の患者ではある程度明白な左右どちらかの半球障害を残し，全般性の障害は比較的少ない。また脳血管障害の巣症状は，典型的には総頸動脈とか小さな動脈血管のネットワークを共有する脳の領域に応じた機能障害のパターンに合致する。それゆえ前頭葉損傷を示唆する発語の流暢性の障害を認める場合，失書のない失読を伴うことはまずない。失書のない失読は脳血管障害が２回以上続いて起こったのでなければ，典型的には後頭葉病変によるものである。他方，Gerstmann 症状群（本書 p.53 参照）の４つの症状は合併して生じる。これは，いずれも総頸動脈の支配領域の近接した皮質の領域に関係するためである（Geschwind and Strub, 1975 ; Hécaen and Albert, 1978）。

２）脳血管障害に伴う情動障害

脳血管障害が左右どちらの半球に生じたかによって，急性期の患者の反応が異なることが報告されている。すなわち，左半球に生じた患者では抑うつと破局反応が前景に立ち，右半球では無関心が前景に立つ（Gainotti, 1972, 1989 ; Starkstein and Robinson, 1992）。脳血管障害２週間後の患者の家族の報告によると，左右半球のいずれの脳血管障害でも抑うつがもっとも顕著な症状で，ただし「無関心」（この研究では「感情表現の制限」と定義されており，精神科用語の「アパシー」と同じである。また，病態失認も含んでいる）が左半球で有意に多いので（L.D. Nelson et al., 1993)，抑うつの質は左右で異なっている可能性がある。

病変の左右差だけでなく，前後差についても情動障害の違いが研究されている。抑うつは左の前部と右の後部の脳血管障害で生じやすい。右の前部と左の後部の脳血管障害で顕著な抑うつが生じることはあまりない（Finset, 1987 ; R.G. Robinson, Kubos, et al., 1984）。Signer ら（1989）は，比較的少数（n= 8 ）の左前部病変の失語症患者では抑うつがもっとも問題となる精神症状であるのに対して，より多数（n=38）の左後部病変の失語症患者では妄想や気分の高揚，自分の失語に対する気づきの障害が主要な問題であることを見出している。

こうした研究の大部分は，急性期の患者かまたはその直後で，まだ患者が入院中であったりリハビリ中であったりする時期に行われたものである。それより後の時期になると，抑うつの頻度も強度も増すことが示されている（Magni et al., 1984 ; R. G. Robinson and Price, 1982）。ある研究では，退院時抑うつのなかった患者の 30% が，その後に抑うつを呈したと報告されている（Starkstein and Robinson, 1992）。また別の研究によると，脳血管障害の半年後には，重篤な言語障害の患者（初期にはもっとも抑うつの頻度が高い）と検査不能の患者を除くと，28% が主観的に抑うつを訴えており，脳血管障害から７カ月から 24 カ月経過した患者では，52% が臨床的に抑うつ症状を呈していたという（Cullum and Bigler, 1991）。脳血管障害から２年後には，103 人のうち 47% が抑うつを呈し，27% は大うつ病の基準を満たしていたという報告もある（R.G. Robinson, Starr et al., 1983）。活動性の低下や社会活動の減少も，脳血管障害患者によく認められる（L.M. Binder, Howieson, and Coull, 1987）。抑うつの患者には特にこのことがあてはまる。抑うつは，脳血管障害の６カ月後の社会的機能の質に相関しない。これと相関するのは障害の重症度である（R.G. Robinson, Bulduc, et al., 1985）。しかしながら，脳血管障害の４年後になると，抑うつと患者の生活の質の関係が強まり，歩行や記憶や ADL の能力より重要になってくる（Niemi et al., 1988）。

３）一過性脳虚血発作　Transient ischemic attacks ; TIAs

一過性脳虚血発作は，血管の 24 時間以内の閉塞と定義されており，大部分はほんのわずかな時間の間だけの閉塞である（Bannister, 1978 ; Lishman, 1978）。これは軽い脳血管障害様の症状が特徴であり，通常の脳血管障害と同じように，閉塞した動脈の支配領域で決定される症状群が同じようなパターンで続く。また，大部分の一過性脳虚血発作は，脳血管障害と同じように，動脈硬化性病変に続いて起こる。典型的には血栓性微小塞栓の結果起こる小さな梗塞によるものであり，その塞栓は大きな損傷を与える前に流れ去るのである。患者は2～3回かあるいは数回そのような発作を経験し，それは比較的頻回であったり，数カ月以上か1年位，間を置いて起こったりする（Lishman, 1978）。一過性脳虚血発作の既往のある患者の半分以上で，最終的には一過性でない脳血管障害が起こっている（Brust, 1977 ; Toole et al., 1978 ; Ziegler and Hassanein, 1973）。

一過性脳虚血発作は「完全に回復する」し，「脳実質に影響を与える不可逆性の梗塞を伴うことはない」と Walton（1977）は報告している。しかしながら，身内の者の目や注意深い臨床家の目を通してみたり（Lishman, 1978），神経心理学的検査でより詳しく観察すると（Delaney et al., 1980 ; Kelly et al., 1980），実際には，TIA の既往のある患者には軽い認知障害があることが示されている。Delaney らが使った検査では，両側性か全般性の脳損傷を示唆する反応の遅延とトラッキングの障害，半球障害を示す巣症状の両方を示している。その半球障害は脳血管障害によってもっとも多く血流が閉塞される領域に起こったものである。F.B.Wood ら（1981）も，TIA の既往のある患者の相当数で，ある程度の神経心理学的な障害を示し，その障害は遅延再生課題でもっともしばしばみられると報告している。

4）出血性発作

出血が一次的でもっとも重要な原因となる脳血管障害は，動脈瘤の破裂によるものであろう。動脈瘤とは血管壁の弱い部分で，膨らんだ結果，最終的には圧力を受けて破裂する。動脈瘤は一般人口の中で2％の率で存在するにすぎないが（Raichle et al., 1978），破裂した時の症状がきわめて劇的であるために無視することはできない。破裂の前駆症状はあまりない。動脈瘤破裂の際，典型的には強い頭痛があり，しばしば吐気，嘔吐を伴う。その数時間内に項部硬直や巣症状のような神経学的な障害が続いて起こってくる。意識は出血の程度によって保たれていることも失われることもある。大きな出血が起こった時には死の転帰をたどることもある。出血がただちに止まれば，損傷は比較的小さい。損傷が大きいが致死的ではない症例では限局的な損傷による症状を示す。たとえば，前交通動脈瘤破裂の患者では前頭葉病変と同様の自発性の欠如，児戯性，無関心，コルサコフ様の記憶障害などの症状を示す（Okawa et al., 1980）。しかしながら一般には，動脈瘤の破裂は虚血性の脳血管発作による障害とは異なり広い範囲にわたるので，解剖学的な範囲はまちまちで，神経心理学的にも一定のパターンをとらない。

大脳半球内に分布する小さな血管の出血の原因は高血圧である。この出血は大脳半球の基底部にある血管にもっとも起こりやすいので，一般的には皮質下の領域が損傷を受ける。それゆえ，視床，基底核，脳幹がもっとも大きな影響を受ける。こうした出血は，高血圧性の脳出血，脳内出血などいろいろな名称で呼ばれているが，死亡率は50％にも達する（Raichle et al., 1978）。死亡を免れた患者の状態は，植物状態に近いものから自立できるほどに良好な回復をするものまで，大きな幅がある。しかしながら，もっとも良好な改善を示した患者でさえ，注意障害，記憶障害，易刺激状態などがある程度続いているものである（Walton, 1977）。それに加えて，心理社会的な面や自己コントロールに関する微妙な変化も示す。これらは前頭葉病変に伴って現れるのが普通である。

脳の変化が明らかでなくても，高血圧には軽い認知障害が伴っており，その程度は高血圧の持続期間とその重症度にしたがって悪化する（Eisdorfer, 1977 ; Wilkie et al., 1976）。視覚性の記憶（ウェクスラー記憶検査の下位検査の視覚的再生，本書 p.256 参照）と複雑な概念形成課題（カテゴリーテスト，本書 p.343-344 参照）で障害が報告されている（H.Goldman et al., 1974, 1975）。血圧の低下はカテゴリーテストでの誤りの減少と相関する。しかしながら，Eisdorfer（1977）は重症高血圧の高齢患者は，10年以上もの間にわたって徐々に知的減退を示すものの，軽症の高血圧患者ではある程度改善を示すということを指摘している。血圧が正常であれば，認知機能は数年にわたって目に見えるほどの変化は示さない。

5）片頭痛

片頭痛は２番目に多い神経疾患（１番目は帯状疱疹）である（Kurtzke, 1984）。片頭痛は，血管のれん縮にひき続き脳への血流が徐々に減少するというもので，患者はまず前兆を自覚する。前兆は視覚障害がもっとも多いが，皮膚感覚の変化，軽い失語などもあり，稀には片麻痺もありうる（Banister, 1992 ; J.N. Walton, 1994）。これらの症状が消失するにつれて頭痛が始まる。これは収縮した血管が拡張・伸展することによるもので，それにひき続く血管の非感染性の炎症も痛みの原因となる（Lishman, 1987）。古典的な片頭痛では，痛みが片側性であることが血管性であることを反映している。血管れん縮による脳の虚血が脳梗塞の原因になることはほとんどない（Tatemichi and Mohr, 1986）。強い片頭痛の既往を持つ患者の12%から36%が，CTスキャンで脳萎縮を示している。これは，強い片頭痛患者の一部に認められる進行性の知的機能低下と関係しているのであろう（Lishman, 1987）。

片頭痛についての神経心理学的研究の結果は一定していない。Sinforianiら（1987）は，種々の認知機能検査を施行し，まったく障害を認めなかったと報告している。一方，HookerとRaskin（1986）は，Sinforianiらとは別の種々の検査を施行した結果，特に運動速度と操作，さらに言語的遅延再生で成績低下を見出している。また多くの検査で，片頭痛患者の平均点は健常人より低かったが，分散が大きいため（特にトレイルメイキングBのように，得点の分布が歪んでいる場合），両群に真の差があるか否かについては結論に至っていない（この統計的問題についてはLezak and Gray, 1984, 1991を参照）。

変性疾患

脳組織と高次機能を進行性に悪化させる疾患は多い。1978年の調査では，65歳以上の人口の16%，すなわち約4百万人のアメリカ人がそうした疾患に罹患していると思われる（Tower, 1978）。

変性疾患ごとの神経生理学的な特徴は病初期には目立つが，病気が進行すると症状の違いはなくなっていく（Fuld, 1978 ; Gainotti et al., 1980）。変性疾患の進行途上で生ずる共通した症状もある。特徴的なのは，心理社会的な引きこもり，注意障害，集中不能，メンタルトラッキングの障害，転導性の亢進，物事を開始・計画する能力や複雑な行動を実行する能力が障害されることに伴う無気力，種々の記憶障害などである。長い経過をみれば，大部分の変性疾患は神経心理学的には区別できなくなる。

したがって，以下の変性疾患に関する記述は，各々の疾患の病初期に関するものである。障害のわずかな行動上の変化が最初に現れてから症状が出そろうまでに要する年月は，疾患によってもおそらく個人によっても異なる（Kaszniak et al., 1979）。変性疾患の終末期には，何もわからなくなり自己という感覚も失うに至り，自分の身の回りのことができなくなるくらい完全に依存した状態になり，目標指向的な反応も不可能になる。死因は典型的な場合には肺炎か，動けなくなり衰弱した結果起こる合併症である。

痴呆

変性疾患のすべてと脳血管障害のような慢性脳疾患の多くは痴呆性疾患に含まれる。ただしこれは痴呆を広く解釈した場合で，痴呆の定義は研究者によってさまざまである。たとえばC.E.Wells（1977）は，「成人の脳の病気から起こる精神状態一般」を痴呆であるとしている。一方，進行性の「大脳の器質的な疾患による精神機能の全般的な障害 ― 慢性で不可逆性の過程をとる」ものに痴呆を限定する立場もある（Golper and Binder, 1981 ; Lipowski, 1975も参照）。痴呆という用語を曖昧に用いることにより，種々の混乱が生じている。議論を明確にするため，筆者は痴呆という用語を狭い意味に限定する。ただし「皮質下性痴呆」のような特定の用い方は例外とする。痴呆患者に接した際には，皮質性痴呆と皮質下性痴呆は合併することもあることには留意すべきである。症状や神経心理学的な変化は２つ以上が合併することもありうる（Boller et al., 1980 ; Roth, 1978）。

1）アルツハイマー病 Alzheimer's disease ; AD ／アルツハイマー型老年痴呆 senile dementia of the Alzheimer's type ; SADT

アルツハイマー病は大脳半球内の非可逆性・進行性の神経細胞の変性で，進行性の全般的知能低下と人格の低下を伴い，痴呆の枠組みの中で考えられてきた（Roth,1980）。痴呆全体の半数がアルツハイマー病で，もっとも多くみられる痴呆であり，65 歳以上の年齢で５～６％の発生率であると推測されている（Plum, 1979 ; Schneck et al., 1982 ; C.E.Wells, 1982）。老年痴呆の一般的な症状は行動学的にも細胞レベルでもアルツハイマー病と区別できない（Gruenberg, 1978 ; Terry, 1980）。アルツハイマー型痴呆という用語は，初老期痴呆（presenile dementia；アルツハイマー病と言われる）あるいは老年痴呆（senile dementia；アルツハイマー型老年痴呆と言われる）のどちらかの意味でも用いられる。初老期痴呆と診断する年齢の上限は 59 歳とされることもあれば（たとえば Gruenberg, 1978 ; Seltzer and Sherwin, 1978），64 歳とされることもある（たとえば Berry, 1975 ; Roth, 1978）。したがって，診断名の多くは患者の年齢と，老年を何歳からとするかという見解の両方に依存している[1]。この論争を解決したのは C. E. Wells（1978a）である。Wells は，何歳で発症しようと，一定の状態があればアルツハイマー病とみなすべきだと明言した。現在ではアルツハイマー病は「原発性の変性疾患」に含まれている（American Psychiatric Association, 1980 ; Reisberg and Ferris, 1982）。

アルツハイマー病の神経病理学的な特徴は，神経原線維変化 *neurofibrillary tangles* と老人斑 *senile plaques* である。前者は神経の細胞体の中の細かい線維が絡まった束であり，脳全体に生じるが，特に海馬と扁桃体の領域に目立つ（Berry, 1975 ; Lishman, 1978 ; Terry, 1980）。後者は神経変性の生成物と副産物であり，大脳皮質全域に生じる。特に頭頂葉に目立つ（Roth, 1978）ものの，海馬と扁桃体領域でも非常に豊富に見出される。これらの病理変化は精神的な症状と比例する傾向があり，患者の年齢とは関係がない（Blessed et al., 1968 ; Roth, 1980）。CT スキャン上ではアルツハイマー病の患者の半分で皮質が薄くなる形の脳萎縮の像を示し，通常，側脳室の拡大と皮質表面の平坦化を伴っている（Berry, 1975 ; deLeon et al., 1980 ; Pear, 1977）。老年痴呆があると診断された 62 歳から 81 歳までの患者の CT スキャン検査では，前頭葉と側頭葉と線条体を含めた尾状核の前方の部分に限局した領域で組織の濃度が薄くなっている（本書 p.36 を参照 ; Bondareff et al., 1981）。神経伝達物質（choline acetyltransferase : CAT）を含めた生化学的な異常がアルツハイマー病患者の脳組織の剖検での一定した所見となっており，治療への新しい希望をもたらしている（D.M.Bowen, 1980 ; Corkin, 1981 ; C.M.Smith and Swash, 1980 ; E.V.Sullivan et al., 1981）。C.E.Wells（1982）はアルツハイマー病の患者にノルアドレナリン系の異常があることを報告している。また，脳構造の中に異常に高濃度のアルミニウムが認められたという報告もある（Crapper et al., 1973 ; Schneck et al., 1982）。いずれにしても病因は現在のところ不明である（Crapper-McLachlan and DeBoni, 1980 ; Sherwin and Seltzer, 1976）。

アルツハイマー病の遺伝の程度に関しては意見が一致しておらず，それは報告が混乱していることに現れている。Whalley ら（1982）と Tower（1978）はアルツハイマー病の家族内発症はわずかな症例のみにしか見られないと述べている。しかしながら，Heston ら（1981）はアルツハイマー病の患者の 40％で近い親戚内で発症例と思われるものを見出している。女性の方が発生率が高く，男性の約２倍ないし３倍と言われている（Lishman, 1978）。この知見は入院率に基づいているのではないかということも疑われている。入院患者全体の数で女性の方が男性よりも多い傾向

1）臨床上は，アルツハイマー病の診断は除外診断である。すなわち，他の診断の可能性がすべて除外されて患者がアルツハイマー病の特徴的な行動変化を示す時はじめてその診断の可能性が出てくる。アルツハイマー病の診断は剖検によって脳組織内の病理学的な変化が示された時にのみ確診される。

があるからである（Schneck et al., 1982）。

アルツハイマー病の前駆症状としては，近時記憶の障害，抑うつ，焦燥感等が普通であり，時には神経学的な最初の徴候としてけいれんが起こる場合もある。通常は潜行性に始まり，家族は発症に気づかないことが多く，突然，患者が日常生活上で混乱してしまい，慣れない状況に対処できなくなってはじめて気づかれる。早期の行動異常は非常に緩慢に発症し目につかず，大部分の単純な機能は病初期には障害されないので，言語や感覚や運動機能の要素的な検査では異常が現れない（M.P.Kelly et al., 1980）。このため，発症した日付を確かめることは困難である。さらに，不注意，軽度の認知障害，社会的な引きこもり，情動的な遅鈍や興奮のような初期の症状はうつ病としばしば混同され，アルツハイマー病の患者がうつ病として非常に精力的な治療を受け続けていることも珍しいことではない。こうした場合，アルツハイマー病の診断がつくと，家族がそれとわかる行動変化が現れた日付や期間を明らかにしようと試みるが，それは困難である。たとえできる限りの情報を集めてみても，患者のもともとの性格や情動の変化を，人格の解体の経験から派生する初期の症状や反応から区別することは一般的に言って不可能である。このような事情のため，この病気の全経過期間についての報告は1年半から15年という幅がある（Walton, 1977）。これはおそらく発症に気づいた時期の違いによると思われる。患者が社会的に孤立していたり，家族がよく観察していない場合には発症に気づくのはかなり遅くなる。しかし，発症時期の同定に関するこうした問題にもかかわらず，早期に発症した患者（55歳未満）は遅く発症した患者よりも重篤で経過が早い傾向があることが見出されている（Heston et al., 1981）。

多くの患者は，神経学的障害が疑われる前に，アルツハイマー病の特徴的な症状を現すようになる。障害が進行して，失見当識のために当座の目的のためだけの行動や昔の行動パターンの繰り返し以外に目的のある行動をとる能力が失われれば，通常は鑑別診断の問題はなくなる。患者は運転をしたがったり，外出を求めたりして周囲を悩まし続けるであろうが，いずれもそれ以上の目的のない要求である。落ちつきのない無気力の期間と攻撃的な要求・怒りっぽい焦燥感が交互に見られることもある。病初期はもちろんのこと，認知機能の低下が明らかになっても，見当識は障害されないこともある（Eisdorfer and Colon, 1980）。大部分の認知機能がひどく障害されるまでには，自己感覚，判断能力，自分の事を自分でする能力などが失われる。それでも長年の社会的な慣習は保たれていることがある。

最終的には，重篤な失行や意味のある発語の途絶，姿勢や歩行の障害，尿失禁などのため，患者は無力で完全に依存的な状態になる。最後には患者は終日臥床するようになってしまう。

神経心理学的な評価はアルツハイマー病とうつ病，他の精神疾患や正常圧水頭症のように治療可能な神経学的障害とを鑑別診断する目的で重要である（本書 p.141‐142 参照）。標準的な評価方法を用いて，Coolidge ら，Fuld（1978, 1982），Horenstein（1977）はアルツハイマー病の初期の認知機能障害パターンのアウトラインを示した。WAIS では，過去に十分学習した行動の定型的な検査と即時記憶の再生の検査でもっとも高い点が得られた。つまり，知識，単語，理解，類似の多くの項目と順唱（数唱）は比較的成績が良く，それは患者が自分の事をできなくなって長時間が経過してからも続く。課題が患者にとって目新しく，抽象的で，時間制限があり，低下した注意と学習の能力への負担が増えれば増えるほど，成績は低下する。積木模様，符号，逆唱の得点は最低になるのが普通である。組合せ問題も低い傾向があるが，一般的に言って，積木模様と符号よりは高い点を示す。Coolidge らの WAIS の7つの下位項目（知識，理解，絵画配列，組合せを除く）に関する研究によると，単語の得点は積木模様の得点より少なくとも2倍は高く，これは痴呆と強く相関するが，うつ病の患者ではこのようなことはめったにないという。このパターンは他の検査にも一般化でき，レーヴンのマトリックス（本書 p.370‐372），言語の流暢性テスト（本書 p.294‐297），記憶学習テストの貯蔵と検索の成分（Fuld, 1978；本書 p.432‐433 参照；Gainotti et al., 1980）などのように，推論能力を必要としたり，患者にとって目新しい時間制限のある検査成績が低下する傾向がある。

即時記憶のスパンと短期記憶は比較的成績不良の傾向である（Tweedy et al., 1982）。Kaszniakら（1979b ; R.S.Wilson, Kaszniak and Fox, 1981a）は脳萎縮をともなった痴呆患者では学習能力と遠隔記憶の再生が著しく障害されることを示した。学習障害は新しい題材を「深く」（すなわち意味のレベルで）符号化する過程が不可能になることによるとされている（R.S.Wilson, Kaszniak and Fox, 1980）。これらの患者は順唱は正常だが逆唱能力はほとんどない。顔に対する記憶が障害されていることもよく知られているが，言語的な記憶障害とつながりはないようである（R.S.Wilson, Kaszniak, Bacon, et al., 1982）。

アルツハイマー病で起こる言語的思考や発話の障害は認知障害一般の本質を反映している。言語障害は経過の非常に早い時期から現れることもあるが，きわめて稀であり，軽度のものは容易に見落とされる。症例によっては，話し言葉や言語そのものの異常が，特に他の初期症状を伴っている場合には，痴呆を疑わせる強い根拠になる。たとえば統語の保たれた錯語や保続などがこれにあたる（Golper and Binder, 1981; Marin and Gordon, 1979）。アルツハイマー病の患者は適切な言葉を発するのが困難になり（語健忘），結果として語の流れが阻害される（R.S.Wilson, Kaszniak, Fox et al., 1981b）。Fuldら（1982）は，言語の迷入的な誤り（前に行われた検査の項目などが不適当な反応として繰り返されること）の頻度と，コリンの欠如に関係があるとしており，その根拠として若いボランティアへの抗コリン薬の投与や，アルツハイマー病の脳組織におけるcholine acetyltransferase濃度の減少などをあげている（本書p.133も参照）。

病初期に現れる言語の障害のひとつには自発性の喪失があり，この場合会話の開始には外的なきっかけが必要である（Irigaray, 1973）。極端な例では無言になる。

49歳の既婚のセールスマンで3児の父親。6カ月の間抑うつ状態・妄想型統合失調症と診断されており，その期間中社会的には引きこもり，リビングルームのラジエーターとだけコミュニケーションしているという状態が続いていた。3度目の精神病院への入院の時には緊張病と診断され，大部分の時間動かず無言であった。失語症を疑った一人のスタッフが神経心理学的な検査を要請した。緊張型の統合失調症が中年期に初発することは一般的ではないからである。筆者は患者に定型的な検査を行えるかどうかをみに部屋を訪れた。私が彼と話し始めた時，彼の視点は私の白衣の襟にピンで留められていた明るい黄色いボタンの上に固定していた。そして，この数週間の内で初めてゆっくりと話はじめ，赤で印刷された文字を繰り返し繰り返し読んだ。「禁煙ありがとうございます。禁煙ありがとうございます‥‥」。彼は一度話し始めると，注意を集中することができるようになって質問に答えられるようになった。神経学的な検査が速やかに行われ，その結果おそらくアルツハイマー病であろうと診断された。

アルツハイマー病の言語の特徴のひとつは，自発性が失われることで，典型的には非流暢性の発語となる。そのため，言語の流暢性の検査に異常が現れやすい（本書p.294-297参照）。

緊張病の患者でもアルツハイマー病の患者のように言語的保続が認められる。無反応と同様に，保続は話し言葉だけには限定されない。病初期にはスペリングに現れる。たとえば，“streeet” “CCCcarl” “Reagagen” のごとくである。また，すぐ直前に用いた言葉や表現が意味もなく発話や書いたものに現れたりする。さらに，描画においても直前，あるいはその前に描いたのと似たものを描いたり，運動やジェスチャーにおいても，前の反応が繰り返されたりする（Golper and Binder, 1981）。しかし，Fuld（1980, 1982）はこの後者の種類の保続反応である迷入は，アルツハイマー病と他の痴呆とを鑑別するのに役立たないと述べている。

錯語や構音障害は，口部失行の症状のことがあり，これは病気が進行すると生ずるものである（Golper and Binder, 1981 ; Obler and Albert, 1980）。構音障害と音韻性・語性錯語は失行的な行為障害に並行して生ずる傾向があり，ついには自発的な話を含めた，ほとんどすべての意図的な行動ができなくなる。

言語的な概念を一貫して正確に使っていく能力の崩壊は，自発語の場合でも，言語的な刺激に反応する場合でも（M.F.Schwartz et al., 1979；Irigaray, 1973），日常的な物品や自分の身体を使って反応するような非言語的障害と並行する傾向がある。書字の障害はほとんどすべての面に認められるが，特に全般的な言語機能の障害と相関して生じやすい（R.S.Wilson, Kaszniak, Fox, et al., 1981b）。こうした患者では言語による検索能力に障害がみられても，言語の基本的な構造の原則や統語は比較的保たれているものである。最終的には，どの患者も言葉が出なくなったり，言語理解が不能になる。

2）ピック病

この比較的稀な疾患は「限局性の皮質萎縮」と呼ばれている（Walton, 1977）。また，前方型痴呆の一型とされることもある（Brun et al., 1990；Cummings, 1992；Moss, Albert, and Kemper, 1992）。ピック病はアルツハイマー病と似ており―女性が男性の少なくとも2倍罹患するということすら似ており―したがって普通は剖検してはじめて診断し得るものである（Lishman, 1978；Sjögren et al., 1952）。病理学的所見もアルツハイマー病の所見と多くの点で共通しているが，顕微鏡的には違いも多い。細胞の変性と萎縮は典型的には前頭葉と側頭葉の皮質に限られており，「前頭葉性の」人格変化を示す。たとえば愚行，社会的抑制の欠如，無気力を伴った衝動性，動機を保つ能力の欠如等である（Roth, 1978；Walton, 1977）。記憶障害はアルツハイマー病では普通は初期の症状で，重篤な人格変化はいくらか後にくるのであるが，ピック病では人格変化の方が記憶障害よりも先にくる（Berry, 1975）。その経過はアルツハイマー病より若干長いようだが，最後は寝たきりでぼんやりした状態になる。

3）多発梗塞性痴呆（動脈硬化性痴呆；動脈硬化性精神病）

血管障害性のものであるが，通常は変性疾患の範疇とみなされている。典型的には進行性で段階的に悪化する経過をたどり，症状は非常にアルツハイマー病と似ており，時に誤診される（Scheinberg, 1978；Walton, 1977）。動脈硬化（動脈壁が厚くなって弾性を失い動脈が硬くなること）が原因であるにもかかわらず，直接的な病気の原因は多発梗塞（しばしば小梗塞）であり，それによって脳組織の広範囲の軟化と変性が起こる（Torak, 1978；Walton, 1977）。

多発梗塞性痴呆の中には，独立した疾患名がついているものがいくつかある（Peretz and Cummings, 1988）。一般的に認められているものは2つで，ラクナ梗塞とビンスワンガー病（進行性皮質下性血管脳症とも呼ばれる。Brun et al., 1988）である。実際上は，特に研究目的では，これらも多発梗塞性痴呆として扱われている。ラクナとビンスワンガーは多くの点で類似しており，合併することも多いので，同じように扱われるのは不適切とは言えない（M.P. Alexander and Geschwind, 1984；Stuss and Cummings, 1990）。

ラクナ梗塞は，基底核，内包，橋などの小梗塞であり，一部は皮質の灰白質や脳の主要な伝導路に生じることもある（Cummings and Mahler, 1991；Mohr, 1986）。ラクナ梗塞の多くは知覚障害や運動障害を引き起こすが，剖検してはじめて診断されるような無症状のものもある（L.M. Binder, Howieson, and Coull, 1987；V.T. Miller, 1983；Stuss and Cummings, 1990）。ラクナの原因は血管の狭窄が大部分だが，近接する病変からの塞栓が小動脈を閉塞することにより生じることもある。小梗塞は特に側脳室前角周辺の白質に生じやすい。こうした好発部位は，前頭葉につながる回路の一部であるため，剖検すると生前痴呆を呈していた例では前頭葉の軟化が見出されることは驚くにあたらない（Ishii et al., 1986）。ラクナによって，ある一定の運動・認知障害が生じた場合，ラクナ状態と呼ばれることになる。ラクナ状態の症例の1/3では，発症は徐々に認められる。大部分の症例で，症状は段階的に進行する。これは多発梗塞性痴呆の特徴でもある。前頭葉症状がみられるのが普通である。すなわち，セットの変換，反応抑制，遂行機能の障害などがみられる。具体的には判断力の障害，無感情，無気力などとして現れる（Ishii et al., 1986；Wolfe et al., 1990）。

ビンスワンガー病がラクナ状態と異なる点は，発症がゆっくりで潜行性であることである

(Cummings and Mahler, 1991 ; Stuss and Cummings, 1990)。また，梗塞が主に脳室周辺と白質に認められ，脱髄を伴っている(Filley, 1995)。CT スキャンでは，皮質の萎縮とともに，拡大した脳室周囲の白質にCT 値の増強が見られる(*leuko - araiosis ; LA*)。こうした白質所見の背景は不明である（Metter and Wilson, 1993)。歩行障害，構音障害，失禁が高率に認められる。前頭葉の病変に伴う認知障害・遂行機能障害はビンスワンガー病の特徴となっている。

ラクナ状態とビンスワンガー病は，リスクファクターが共通しており，高血圧，糖尿病，血清脂質の高値，喫煙などが明らかになっている。leuko - araiosis（LA）は時にはきわめて著明になるが，多発梗塞性痴呆患者の多くに認められる（ある研究によると 52% ; Kobari et al., 1990)。脳血管障害のリスクファクターとは密接に関係し（Awad et al., 1987)，脳血管障害のリスクが高い時には精神機能の遅延と関係する（Junqué et al., 1990)。しかし，健常な老化では 20% 程度しか見出されず，しかも認知機能への影響は認められない（S. M. Rao, Mittenberg, and Bernardin, 1989)。ラクナでもビンスワンガーでも，記憶機能は比較的保たれる傾向がある（Fioravanti, 1987)。ただし，視床が障害された場合は別である（Stuss and Cummings, 1990 ; Walsh, 1985)。コミュニケーション障害のパターンは特徴的で，発話の内容と構造はかなり保たれるが，ピッチ，トーン，メロディ性は障害され，全体に遅くなっている。大部分は構音障害をきたし，無言症になることもある(Cummings and Benson, 1989 ; Powell et al., 1988)。書字も障害され，聴覚スパンは減弱する。

多発梗塞の症状は，ある程度までは梗塞に対応した限局性の領域を反映している（Roth, 1978)。梗塞領域が広くなればなるほど障害される脳組織が大きくなるのであるから，認知障害と人格変化の像はますます全般的なものになる。多発梗塞性痴呆の高次機能障害はアルツハイマー病と区別できないことも多いが（Torack, 1978)，いくつかの点では異なっている（Hachinski et al., 1975 ; Roth, 1978 ; Walton, 1977 ; 本書 p.397 - 400 も参照)。多発梗塞性痴呆はしばしば急性に発症し，段階的に悪化する。また症状の重症度は時間によって変動したり，夜間せん妄が現れて日中と夜間で変動したりする。病初期には認知障害が主であり，人格変化は遅れて現れるが，結局は両方とも重度に障害される。もっとも特徴的なのは，運動障害であるといえるかもしれない。たとえば歩行障害や固縮であり，それらは皮質下構造の病変を反映している（Scheinberg, 1978)。多発梗塞性痴呆は女性よりも男性に多いが，これは高血圧が男性の方に多いためである（Ladurner et al., 1982)。

皮質下性痴呆

比較的新しい概念で，皮質下構造を含む一次的な変性疾患による症状とされているものである(M.L.Albert, 1978 ; Joynt and Shoulson, 1979)。皮質下性痴呆の患者では，皮質性の痴呆の特徴である全般的な認知障害や人格変化よりも，むしろ開始困難，反応速度の遅延，記憶能力の特徴的な障害などを示すことの方が多い。皮質下性痴呆の症状は多彩であるが，これは皮質下病変の構造の相違やそれに伴われて産生される神経伝達物質の相違によるものである（Lishman, 1978 ; Walton, 1977 ; Agid et al., 1987 ; Cummings, 1991)。

1）パーキンソン病

基底核の一次的な神経変性による疾患である。特に，両側の黒質に病変が認められる。黒質は小さな，暗く色素沈着した領域で，基底核の運動系の一部分である。同時に皮質のび漫性の変性が認められることもある（Boller, 1980 ; Lishman, 1978)。一般的に進行性である。パーキンソン病の特徴的な症状は，いくつかの組み合わさった運動障害である（M. Freedman, 1990 ; Peretz and Cummings, 1988 ; Stacy and Jankovic, 1992 ; Wooten, 1990)。そのひとつに静止時振戦がある。これは一般的には手，足や頭の比較的速くてリズミカルな振戦で，意図的な行動の時には減少するか消失する。筋肉の硬直，無動，運動緩慢や，特徴的な仮面様顔貌（表情がなく，瞬きがない）と構音障害を示し，一般的に優雅さ，機敏さ，協調性などが失われる。小幅のゆっくりした引きずるような歩行（小刻み歩行）のために歩行開始が困難であり，一度歩き始めると，止まるのが困難である。これらの症状をすべて示す患者は，特に病初期には少ない。パーキンソン病は単一疾患というよりはむしろ症候群である。物質による場合もあり，原因として証明されたものも，推測にとどまっているものも，不明なものもある（Kessler, 1978）。病因として明らかにされているものには，脳炎と多発梗塞性痴呆がある。中毒性反応が疑われる例もある。遺伝的な要素は少ないと考えられている。しかしながら，全体としてみると，大部分の症例では原因は不明である（すなわち特発性 *idiopathic*；Lishman, 1978；Pincus and Tucker, 1978）。

パーキンソン病の患者の 40 ～ 50％は精神機能の障害を示す（Boller, 1980；Boller et al., 1980；Hakim and Mathieson, 1979；Loranger et al., 1972）。しかし報告によっては，精神機能障害はパーキンソン病の約 1/3 にのみ起こるとされており，このような相違はサブタイプを反映しているのかもしれない。というのは，精神機能障害を起こす例では皮質と皮質下の両方ともに病変があるからである（C.E.Wells, 1982）。これらの患者の多くで，Boller らは，剖検でアルツハイマー病の神経原線維変化と老人斑を見出しており，変性疾患との関連が示唆されている。しかしながら，軽度の精神障害のある例で，アルツハイマー病の症状を示すのは半分以下にすぎない。Boller（1980）は，パーキンソン病での痴呆は加齢とは関係がないと指摘した。さらに，パーキンソン病の治療薬であるドーパミン作動薬と痴呆が関連するという報告がいくつかあることにも注意を促している（本書 p.168 - 169 も参照せよ）。

パーキンソン病の認知機能の障害をもとに，基底核の役割が研究されている。パーキンソン病では，視覚認知課題の障害（Wilson et al., 1980），概念の柔軟性の減少（M.L.Albert, 1978；F.P. Bowen, 1976），運動反応の遅延などが見出される。これは運動緩慢と中枢性の運動プログラミングの障害を現している（Bowen, 1976；Matthews and Haaland, 1979；Talland and Schwab, 1964）。パーキンソン病では多くの場合，書字と描画は普通より小さく，かつこわばったようになる傾向がある。さらに M.L.Albert は，言語の流暢性課題での発話の減少を見出している。これは構音障害や失語を伴わないもので，開始や自発性の中枢性の障害を示唆している。

ある特定の認知障害や運動障害が同時に起こる傾向があることから，共通の皮質下の病変が想定されている（Mortimer et al., 1982；Pirozzolo et al., 1982）。Mortimer, Pirozzolo らはパーキンソン病の 3 徴候（振戦・固縮・運動緩慢）は互いに何の相関もないことを示しているが，その一方で，運動緩慢は，精神運動速度・視空間構成（時間制限の有無とは無関係）・空間的記憶を含む検査の成績低下と有意に相関することを示している。また，振戦の重篤度は，空間的記憶の検査の高得点と相関することが示されている。この研究では，言語的な記憶が全般的に障害されることと運動障害が相関しないことも報告されている。パーキンソン病の患者が対照群と同様の成績を示したのは，行為，呼称，語彙の検査のみであった。さらに特発性パーキンソン病 60 人の患者のうち 56 人で，ある程度の知能障害を示していた。

一般的に言って，パーキンソン病の患者は WAIS の時間制限のある項目では時間制限のないものより有意に低い得点を示す傾向がある（Riklan and Diller, 1961）。

痴呆状態を呈する疾患のうちで，パーキンソン病では認知機能の多くの面で正常水準を示すことがもっとも多い。時間を考慮しなければ，積木模様，構成行為（F.P.Bowen, 1976），視覚的構成（レーヴンのマトリックス；本書 p.370 - 372），描画検査（Gainotti et al., 1980）はあまり障害されない。注意，集中力，記銘力も障害されにくい傾向がある（J.A.Walker et al., 1982）。こうした傾向は，特に運動障害がそれほど重篤でない時にあてはまるとされている（Talland, 1962）。

しかし，矛盾するデータもある。F.P.Bowen（1976）と Pirozzolo ら（1982）は言語性短期記憶の障害（WMS の下位検査；本書 pp.244 - 245, 251）を報告しているが，Gainotti らによって研究された少数（15 名）のパーキンソン病患者では言語性短期記憶や保持（レイの聴覚的言語学習検査；本書 p.239 - 244）で平均より少し上の成績を示した。その他の矛盾するデータとしては，M.L. Albert（1978）は言語の流暢性が低下していることを見出しているが，Gainotti のグループは言語の流暢性は平均的であると報告している。この矛盾は，Gainottiのグループによって研究された患者の機能が例外的に保たれているためではないかと考えられる。

焦燥感，猜疑心，自己中心性は非常に多くみられるので，パーキンソン病に特徴的なものとみなされている（Lishman, 1978）。抑うつ状態も通常認められる。抑うつは，自己意識と社会生活への意欲が保たれた進行性疾患には常に生じるものである（Cohn and Neumann, 1978；C.E.Wells, 1982）。パーキンソン病の患者に神経心理学的検査を施行する際には，注意，記憶，計算などに対する抑うつ状態の影響を考慮する必要がある（Mayeux et al., 1981）。

2）ハンチントン病

遺伝性疾患で，やはり基底核が障害される。一次的な病変は尾状核と被殻であるが，通常は前頭葉皮質と脳梁の萎縮も認められる（S.E.Folstein, 1989；Schwarcz and Shoulson, 1987；Tobin, 1990）。進行性に神経細胞が脱落し，結合織細胞の増殖を伴っている。20代にも発症することもあるが，40代から50代に発症することがもっとも多い（Burch, 1979）。したがって遺伝子は子孫に伝わる十分な機会があり，子孫の半分は性別にかかわらずハンチントン病関連遺伝子を有することになる。

この疾患はもともとはハンチントン舞踏病（*chorea*；踊りを意味するというギリシャ語に由来する）と呼ばれていた。臨床像としては不随意で引きつるような運動が目立つ。体が曲がりくねる運動になることも多い。最終的には完全介護の状態になる。ハンチントン病は認知障害と人格障害の両方を呈する。症状が比較的人生後半まで出現せず，全体としてあまり認知障害や情動障害は示さないような例外もありうるが（Bird, 1978；Burch, 1979），大部分の患者では認知障害，人格障害，運動障害を示す。ただしそれぞれの症状は，始まる時期や重篤度が異なっている（Caine et al., 1978；Dewhurst et al., 1969；Paulson, 1979）。ハンチントン関連遺伝子を持っていることは家族歴から知ることができるので，アルツハイマー病やその他の加齢に伴う痴呆よりも早期に診断されるのが普通である。そのためこの疾患が通常10年ないし15年の経過であるという定説には信頼性がある。Walton（1977）は30年生存の例を報告している。

症状としては，易刺激性，不安，情緒的不安定，社会的判断の障害，衝動性に起因する攻撃性や性的行動の亢進が普通にみられる。こうした症状が，まだ十分に動くことができ，自分自身や他人に対する危険に対しても一人で対処できる時期に出現する（Bear, 1977；Caine et al., 1978）。ハンチントン病の神経症状が明らかになる前に，統合失調症，パラノイア，感情障害というような精神科的な診断を受けている患者も多い。その一方で，病前には比較的安定した生活を営んでいる場合もある（Dewhurst et al., 1969；James et al., 1969；McHugh and Folstein, 1975）。患者は無気力にみえることもあるが，これは計画する能力，自発性，複雑な行動をする能力などが徐々に失われることからくるようである（Caine et al., 1978）。この問題は前頭葉損傷患者と共通している。最終的には，運動障害はあらゆる運動に及び，姿勢を維持することすらできなくなり，寝たきりの状態になり，ますます衰弱していくことになる。

ハンチントン病での認知障害は比較的一定のパターンをとる。読み書き，言葉の使用，単純な視覚認知などのように繰り返し学習されたものは比較的保たれる傾向がある。描画も比較的良好で，特に構造が与えられるとうまく行える（Gainotti et al., 1980）。スピードやメンタルトラッキングが要求される課題や，目新しく，構造も与えられていない課題，知覚などの過剰な刺激が含まれていたり反応がより複雑な課題では，成績は不良である（Aminoff et al., 1975；Fedio et al., 1979；Norton, 1975）。この結果，WAISの知識，理解，類似，単語でもっとも高得点を示すというパターンになる。算数（暗算でメンタルトラッキングが要求される）と絵画完成（言語能力と視覚認知に依存する課題ではあるが，各断片の関連性の判断には「抽象的態度」が要求される），その他，時間の制限が厳しかったり，比較的目新しい行動が要求されたりする課題の成績が不良である。トレイルメイキングテストはこの両方の要素を持っているため，成績は低下する（Boll et al., 1974；Josiassen et al.,

1982)。また，初期に言語の抽象的な課題ができなくなり（Lyle and Gottesman, 1977），言葉の流暢性が失われる（Butters et al., 1978 ; Gainotti et al., 1980)。

ハンチントン病の記憶障害は，これまで詳細に研究されている。直後再生スパンは初期では記憶機能の中ではもっとも障害されず，病気が進行してもよく保たれている傾向がある。ただし逆唱の再生を要求するような負荷の高い課題は成績が不良である（Caine et al., 1977)。認知能力の多くが保たれていても，新しい情報を保持する能力は比較的障害される。たとえ短時間の保持であっても困難で，これはすべてのモダリティに共通している（Aminoff et al., 1975 ; Butters and Cermak, 1976 ; Fedio et al., 1979)。また，注意の転導性の亢進の影響も大きい（Butters, 1977a ; Meudell et al., 1978)。これらの学習障害はコード化の障害を反映している（Weingartner et al., 1979)。病気が進行すると遠隔記憶も障害される（M.S.Albert et al., 1981a,b)。ただし10年単位でみないと障害の進行ははっきりしない。初期の段階では，遠隔記憶の再生はキューを与えると非常によくなるので，貯蔵ではなく検索の問題であると考えられる。病気が進行するとキューの効果は消失する。

3）進行性核上麻痺

運動障害，認知機能障害，人格変化が進行性核上麻痺（Progressive Supranuclear Palsy ; PSP）の3徴である（M.L. Albert, Feldman, and Willis, 1974 ; Duvoisin, 1992 ; Peretz and Cummings, 1988)。病名が示している通り，PSPは進行性の変性疾患で，皮質下構造を侵し，その結果として皮質（主に前頭前野）機能を障害する。

前頭前野の症状は顕著に認められる。精神機能・反応の全般性の遅延が生ずる（Au et al., 1988 ; Dubois, Pillon, Legault, et al., 1988 ; Grafman, Litvan, et al., 1990)。Lishman (1987) は自らの臨床経験に基づいて，「異常なほど長い時間を与えて課題をやらせれば，PSPの患者は驚くほど良好な成績を示した」と述べている。また，「時間さえ与えれば，記憶機能の障害はないといえる。しかし，記憶システムが正常なスピードで機能することが障害されている」とも述べている (p.568)。PSP以外の進行性疾患の研究においても，大部分は症例数が少なく病期もまちまちなので，認知機能障害の明確なプロフィールは得られていない。ただし全体的な特徴については，PSPを含め，明らかにされている（E.R. Mahler et al., 1985)。

PSPの患者は，眼球運動障害による視覚面の問題を有しているのが普通である（Kimura, Barnett, and Burkhart, 1981 ; Lees, 1990 ; Peretz and Cummings, 1988 ; Troost, 1992)。もっとも多くみられるのは，垂直方向の注視障害で，最終的には自発的に下方を見ることが不能になる。このため食事や書字が困難になる。大部分の患者は，歩行中に転倒しやすい。眼球運動障害の代償として頭を下に向けようとするのだが，その結果反射として眼球が上転するのである。その他の眼球運動障害としては，霧視，複視，視覚刺激の追視困難などがある（Rafal, 1992)。視覚的スキャンを必要とする課題は極端に時間がかかり，誤りも多い（Grafman, Litvan, Gomez, and Chase, 1990 ; Kimura et al., 1981)。運動障害は，連続的な手の運動の遅延や困難として現れる（Grafman et al., 1981 ; Milberg and Albert, 1989)。

人格障害としては，無感情と無気力がもっとも多く認められる（M.L. Albert, Feldman, and Willis, 1974 ; Janati and Appel, 1984 ; Peretz and Cummings, 1988)。易刺激性がみられることも多い。抑うつや多幸がみられることもある。Dubois, Pillon, Legaultら（1988）は，PSPの患者は軽度の抑うつを訴えることが多いことを見出している。感情失禁（泣き，または笑い）がみられることもある。

4）多発性硬化症

多発性硬化症は神経系の変性疾患で，神経線維の周囲，すなわち髄鞘に脂肪性の斑状の病変を認める。このため神経興奮の正常な伝達が妨げられる。脱髄の部位では結合織が増加して灰色の硬化斑が形成される（McFarlin and McFarland, 1982 ; Raine, 1990 ; S.M. Rao, 1986)。現在ではこの変性過程は自己免疫系の障害であろうと考えられている（B.Matthews, 1978)。ウイルス感染が関与している可能性もある（Walton, 1977)。神経細胞への影響は，髄鞘の変性による二次的なもののみである。

多発性硬化症は若年で発症する進行性の病気である。発病年齢は普通20歳から40歳である(Lishman, 1978)。安定と急性増悪を繰り返し，その期間はさまざまである。各々の急性増悪期には，以前の急性期とは全く異なる領域の白質が侵されるので，症状は毎回非常に異なり，ほとんどあらゆる症状を示すことも稀ではない。しかし，毎回同じ症状だけが少しずつ悪化して行く場合もある。主要な症状は一肢の運動の制御の困難または喪失である。構音障害も生じ，断続的な発話が特徴的である。眼筋の不釣合いによる複視も生じ得る。失明することもあるが，普通は一過性で，一側の眼のみに起こる。括約筋のコントロールを失うこともある。感覚変化として，斑状の無痛の部分ができることもある(Walton, 1977)。進行には個人差があり，10～20年にわたってゆっくり進行する例もあれば，5年から10年内に完全に介護が必要な状態になる例もある。

多発性硬化症は，どんな変性疾患よりも精神症状や身体症状の程度や拡がりに大きな開きがあるといってよく，そのため「初期」とか「晩期」という病期は発病からの期間よりもむしろ重症度によって区別される。論文によって報告内容が一定しない理由のひとつはこのためであろう。

身体的に重篤な多発性硬化症の患者が全般的で重度の認知障害を生じることは疑問の余地がない。しかし病初期の認知的な変化に関する報告は一定しない。概念的推論の障害（Beatty and Gange, 1977 ; Lishman, 1978 ; Staples and Lincoln, 1979）や，短期記憶の再生課題，新しい項目の学習などの記憶機能の障害はほぼ一定して報告されている(Beatty and Gange, 1977 ; Rao et al., 1982 ; Vowels, 1979)。Monti（1981）は認知障害を示す多発性硬化病の患者の51％に局所的な損傷を示唆する所見を示すことを見出している。しかしながら，40歳以下の108人の多発性硬化症患者（発病からの期間は85％が少なくとも5年間で，25年間の者も含む）を対象とした研究で，約2/3が知能検査で知能低下を示したという報告もある(Surridge, 1969)。多発性硬化症の患者は注意，直後記憶スパンや検索課題では障害を示さない。もっとも病気が重篤になれば影響を受けることもある。興味深いことに，WAISやハルステッドバッテリーで得点が低下するのは，主に時間制限のある運動性下位検査で，運動の要素が強い認知課題と，感覚弁別を要する課題である（G.Goldstien and Shelly, 1974 ; Ivnik, 1978 ; R.Kaplan and Tsaros, 1979）。

以上のような研究から，多発性硬化症の初期の認知障害を検査するには，多くの種類の検査を要することは明らかである。Monti（1981）は多発性硬化症の認知障害は均一ではないので，決められた検査バッテリーで評価するのは適切ではなく，むしろ，症例ごとにいわば研究をするように検査する必要があると述べている。ただし，神経学的症状が軽度な患者の40％は，認知障害をまったく示さないことがあると報告されている(Vowels, 1979)。

多発性硬化症の患者はうつ状態を示すことが多いが（Whitlock and Siskind, 1980），多幸傾向を示す患者もおそらく同じくらい多く，これはかつて多発性硬化症の患者の性格特性と考えられていた（Lishman, 1978 ; B. Matthews, 1978）。多幸は基底にあるうつ状態を覆い隠すこともあれば，うつ状態と同じように動揺することもある(Surridge, 1969)。認知障害がなく中程度に身体が障害されている多発性硬化症の患者では，身体障害へのこだわりとうつ状態が特徴的である(Peyser et al., 1980)。身体的な障害が比較的軽くて認知障害のない患者は，自分の持っている心配や問題を否認することが多い。特に認知能力が非常に障害されると，自分の能力のなさや，自分の置かれている状況や将来に対して全く非現実的な評価をし，能天気な楽天主義を示す。情緒的不安定，易刺激性，転導性の亢進などが認められることも多く，特に疾患が進行すると顕著になる。疲れやすさは初期からよく認められる。

5）正常圧水頭症

正常圧水頭症は，知能障害をきたすが可逆的であり，痴呆のような一次的な変性疾患ではない。脳脊髄液の閉塞は古い外傷，感染，出血，腫瘍等によって起こる（M.P.Alexander and Geschwind 1984 ; Cummings, 1992 ; Pincus and Tucker, 1965 ;

Yanagihara, 1991)。閉塞の原因が不明のこともある。閉塞があると，側脳室の圧が上がり，次第に拡大する（R.D.Adams, 1980)。中心的な損傷領域は中脳の網様体である（Torack, 1978)。拡大した側脳室に脳脊髄液が徐々に増加することにより，脳脊髄圧は正常に戻る。そのため，発病は潜行性で非常にゆっくりしていることが多い。病気が進行すると，軽度意識障害，失見当，尿失禁，精神障害等の症状が出てくる。歩行不能になることもある。CTスキャン検査で側脳室拡大がみられ，精神的障害や身体的障害が一定の進行を示すことから，おざなりの診察をした者や熟練していない診察者は誤診しやすい。かなり進行した病像は，アルツハイマー病のような一次性痴呆に類似しているためである（Pincus and Tucker, 1978；Pear, 1977)。比較的簡単な外科的方法で治るので，正確な診断がなにより重要である。

歩行障害，尿失禁，記憶障害は正常圧水頭症と同様にアルツハイマー病でもみられる症状であるが，普通は出現の順序が異なることが鑑別診断に役立つ（R.D.Adams, 1980；Torack, 1978)。尿失禁と，ぎこちなくて横に脚を開いたスタンスの広い歩行が，正常圧水頭症の病初期によくみられるが，必発ではない（Benson, 1975)。精神症状としては，失見当，軽度意識障害，注意の持続の障害と精神運動機能の低下などが認められるが，認知機能，判断，自己意識は良く保たれている。

病初期には，WAISで算数，数唱，時間制限のある検査で得点が低く，これは精神機能全般の遅延と，注意とメンタルトラッキングの障害を反映している。こうした低得点は，手術が成功すると典型的には改善するので，これらの機能は本来は比較的障害されていないとみなされている。手術で軽減されない場合には，最終的にはすべての得点が同じように悪くなる。正常な人では積木構成やペグボード検査のような，片方の手を使う課題よりも両手を使う課題の方が得点が良好だが，正常圧水頭症ではそれとは反対に，両手を使っても利き手を使うよりも良い得点は得られない傾向がある（Botez et al., 1975)。こうした症状は明白な精神障害が現れる前に出現することもある。記銘力，近時記憶，早期の学習に関する検査等の得点が低いことは，一次的な保持とか学習の障害よりむしろ注意障害を反映している。しかしながら，病気が進行すると記憶系も破壊される（M.M. Wood and Jeffries, 1979)。このような経過はアルツハイマー病の経過とは逆である。アルツハイマー病では記憶障害が最初の症状であり，尿失禁や歩行能力の喪失は終末期に近づいたことを示唆している。正常圧水頭症の患者は自己意識が保たれており，進行するまでは社会的な能力が落ちていることを認識しているので，しばしば非常に抑うつ的になる（H.Rosen and Swigar, 1976)。手術によって社会的にも独立できるようになると，たとえぎこちなさが残り，精神的な鋭さが失われたままになっていたとしても，抑うつ状態も改善するのが普通である。

中毒性疾患

脳組織に有害となり得る物質はほとんど無限にある（Singer, 1990；J.N.Walton, 1994；B.Weiss, 1983)。この中には，量などにかかわらず常に有毒である物質もあれば，乱用物質や薬物のように一回量のレベルでは中枢神経系をむしろ活性化しても，連続使用すると害になるものもある。こうした物質のすべてについて，病理学的な過程や多くの効果について総説することは本書の範囲を越えている。

検査する場合には，どんな患者に対しても中毒性の反応がある可能性があるということを心に留めなければならない。アルコール関連障害の患者以外には，中毒を主たる問題とするケースに神経心理学的な評価を行うことはほとんどない。しかしながら医療用薬や市販薬，工業的な化学物質，他の化学物質，アルコールなどによる影響により，神経学的な障害の症状が複雑になることは少なくないので，常に注意する必要がある。特に，市販薬やアルコールを飲む傾向のある患者，自分で薬をよく飲む患者，処方された服用法を守らない傾向がある患者などでは注意すべきである。たとえば，Parsons と Farr は，薬物乱用の結果起こる神経心理学的な障害に関する総説で，ストリートドラッグの使用者の認知障害の報告は少ないものの，こうした患者の年齢は比較的若年であることに留意すべきであると指摘している(Parsons and Farr, 1981)。文献のデータを詳細に検討すると，成績低下と薬物使用の期間に関連があることがわかる。

医薬品の毒性の問題は8章の薬物効果に関する節に書かれている（本書 p.168 - 169 参照）。本章では，中毒性脳障害でもっとも多い原因である，アルコール，ストリートドラッグ，有機溶剤による神経心理学的な症状を述べる

アルコール関連障害

アルコールによる脳障害は多種多様である(J.E. Franklin and Frances, 1992 ; Jernigan, Butters, et al., 1991 ; Jernigan, Schafer, et al., 1991 ; Lishman, 1981, 1987)。アルコール（エタノール）はある種の精神安定剤や睡眠剤のように中枢神経系の抑制剤として働く。アルコールの代謝によってできた代謝産物が一連の生化学的，生理学的な変化を引き起こし，中枢神経系以外の多くの器官に影響する。したがって「アルコールの作用は，アルコール本来の特性のみではなく，無数の二次的影響によるものである。この影響は，摂取するアルコールの量，経路，頻度によって決まる」(Kalant, 1975)。

慢性アルコール症では，CT スキャンなどで，脳溝の平坦化，側脳室の拡大という形の脳萎縮が比較的高頻度にみられる（Lishman, 1978, 1981 ; Lishman et al., 1980 ; Wilkinson, 1982)。萎縮は前頭葉と頭頂葉が選択的に起こるという報告がある（Berglund and Risberg, 1980 ; Bergman et al., 1980)。一方で，限局性の萎縮は見出されないという報告もある（Lishman, 1981 ; C.E.Wells,1982)。しかし，特に第三脳室を含めた脳室が拡大することは多くの研究で一致している。広範な皮質の萎縮と脳室の拡大が両方とも生じている時には，皮質の萎縮の方が強い傾向がある（Jernigan et al., 1982 ; C.E.Wells, 1982)。萎縮は問題飲酒の期間と認知障害の程度に関係する（Kroll et al., 1980 ; Lusins et al., 1980)。また，年齢とともに増加し（Carlen et al., 1981)，アルコールそのものによる障害であると考えられている（Walton, 1977)。

乳頭体と特殊な視床核の病変では，通常辺縁系の他の構造の病変も伴われるのであるが（本書 pp.35 - 36,56 - 58 参照)，重篤な精神障害であるコルサコフ症候群が起こってくる（Lhermitte and Signoret, 1976 ; Brion and Mikol, 1978 ; Victor et al., 1971 ; 本書 p.145 - 146 参照)。コルサコフ症候群は栄養障害によるビタミンＢ１（サイアミン）欠乏によって起こる。慢性アルコール症の患者の食事は，特に連続飲酒の期間中にはしばしばサイアミン摂取が不足する。急性期にサイアミンで敏速に治療されると，症状は改善する（Victor et al., 1971)。Freund（1982）はコルサコフ症候群はアルコール自体の毒性によるものとした(Butters, 1981 も参照せよ)。M.L.Albert（1978）はコルサコフ症候群を皮質下性痴呆として分類している。なお，アルコール症のビタミン欠乏症状としては，ニコチン酸欠乏による軽度意識障害 confusion もある（Lishman, 1981)。

振戦せん妄は急性の障害で，主要な症状は振戦，幻覚（特に幻視），著しい錯乱と不穏等で，時には死に至ることもある。これは長期間の飲酒を急に止めた時に起こるが，正確なメカニズムは不明である（Lishman, 1978)。アルコールてんかんは，けいれんを起こしやすい素因のある場合，すなわち頭部外傷などの原因により限局性の損傷のあるケースでは珍しいことではない。けいれんと一過性の健忘というエピソード（ブラックアウト）も経過の長い慢性アルコール症の患者によく認められ，普通は連続飲酒の間かその直後に起こる（Walton, 1977)。

慢性アルコール症とコルサコフ症候群の患者を比較すると，いずれも，ある種の視覚認知(Butters et al., 1977 ; Kapur and Butters, 1977)，両耳での情報処理（両耳分離検査 dichotic listening Butters et al., 1975)，記憶に関する課題（Ryan and Butters, 1980a）に障害が認められ，しかもコルサコフ症候群のほうが重篤である。これは，コルサコフ症候群がアルコールによる一般的な知

能障害の末期を示している可能性もある。しかしながら，コルサコフ症候群には通常の慢性アルコール症とは異なる点もある。たとえば作話(Howieson, 1980a)，著しい記憶障害(Butters and Cermak, 1974 ; Talland, 1968) 等である。またコルサコフ症候群では感情が穏やかで受身的であるのが普通で，これらは通常のアルコール乱用者とは明らかに異なっている。長期間のアルコール乱用の二次的で重篤な精神障害の状態であるアルコール痴呆では，抽象的な態度が失われ，視運動性機能が障害されるのが基本的特徴であり，その点でコルサコフ症候群と区別される(Horvath, 1975 ; Lishman, 1978, 1981)。アルコール痴呆はアルコールによる脳萎縮のもたらす終末像である。アルコール痴呆と診断されている患者の中には，コルサコフ症候群の典型的な症状のいくつかを示す場合もあり (Horvath, 1975 ; Lishman, 1981)，逆にこのような患者はアルコールに関連した脳障害が複数存在することも示唆されている。

1）過度でない飲酒

社会的に許容される中等量のアルコールを飲んでいても軽い認知障害が起こるとするデータもいくつかある。抽象的思考と精神的柔軟性の検査の特異的な障害は，中等量の飲酒群にも認められるという研究がある (Parker and Noble, 1977)。B. M.Jones と M.K.Jones (1977) はアルコール血中濃度と言語性学習課題の成績低下との間に正の相関があることを見出した。その特異な障害は検索よりもむしろ学習に現れる。この障害は女性の方が大きく，特に生理前と生理中に目立つ。

2）慢性アルコール症

慢性的なアルコール乱用は，認知機能の一部を障害するが，大部分の認知機能は障害されない(Parsons, 1977 ; Parsons and Farr, 1981 ; Tarter, 1975, 1976)。慢性アルコール症に伴う知能障害の程度は，問題飲酒の期間 (Tarter, 1973 ; Tarter and Jones, 1971a) と年齢 (Carlen et al., 1981 ; Ryan and Butters, 1982) に直接関係する傾向がある。ときどき大量に飲む者は毎日大量飲酒している者よりも認知障害を示すことは少ない(Sanchez-Craig, 1980)。慢性アルコール症では栄養失調がしばしばみられる(A.Guthrie and Elliott, 1980)。非常に重篤な栄養失調状態は，それ自体が認知障害の原因になる。

慢性アルコール症の認知障害は，前頭葉機能に関連した課題に一貫して現れる (Bolter and Hannon, 1980b ; Parsons, 1977b ; Talland, 1965 ; Tarter, 1975 ; Tarter and Jones, 1971b)。すなわち，セットの維持困難，思考の柔軟性の喪失，視覚探索の障害，運動抑制の障害，保続，場所と時間の失見当，知覚運動反応の統合の障害，空間的要素の統合の障害などが慢性アルコール症の特徴である。抽象能力や，一般化の能力自体の障害の証拠はあまりない。むしろ，抽象化を含めた検査の成績不良は，上に挙げたような障害の結果である(Ryan and Butters, 1982)。このような障害のパターンは全般性の脳損傷の時にもみられ，加齢現象とも共通点がある (Blusewicz, 1977a,b ; G. Goldstein and Shelly, 1980 ; Hochla and Parsons, 1982)。

慢性アルコール症では運動速度や視空間構成の検査でも成績が不良である。WAIS の符号問題とかトレイルメイキングテストのような速度に依存する視覚的スキャンの課題では比較的成績が悪い(本書 p.200 - 202)。WAIS の積木模様や触覚性運動検査 Tactual Performance Test (本書 p.268 - 270) の成績低下が典型的な例である (Parsons and Farr, 1981 ; Kapur and Butters, 1977 ; Tarter, 1975)。WAIS の言語性検査のような言語能力と計算能力は一般的にはあまり障害されない。以上のようなパターンをみると，慢性アルコール症では右半球の機能に障害があるようにもみえる。しかし，知覚運動面の障害の検査からは，運動のコントロールと統合の障害が存在することが示されている。しかも，統合，構成，方向性などが要求されない限り，知覚運動課題や協調運動の成績低下は示さない (Hirschenfang et al., 1968 ; Tarter, 1975 ; Vivian et al., 1973)。今のところ，アルコールによる脳損傷は右半球の方が強いという仮説を支持する神経病理学的なデータはない(Ryan and Butters, 1982)。事実，G.Goldstein と Shelly (1980) は 77 例のアルコール症者を対象とした研究で，神経心理学的な検査での半球間の成績パターンは両半球に差がないことを見出している。慢性アルコール症では右半球が障害されるという結論が得られない最大の理由は，検査成績の評価が不適切なためという意見もある（Bolter and Hannon, 1980）。

慢性アルコール症では非常に軽い短期記憶の障害と学習障害が持続する傾向があり，課題が難しくなればさらに明らかになる（たとえば，学習項目数の増加，学習の後の再生試行との間に干渉課題を挿入するなど。Ryan and Butters, 1980b, 1982 ; Ryan, DiDario et al., 1980）。これらの障害はコルサコフ症候群にみられる符号化の障害に類似している。しかしながら，重篤な記憶や学習の障害は慢性アルコール症に必ず起こるとは限らないので，アルコールによる本来の障害に付加的に存在する別の神経学的問題の結果と思われる（Butters et al., 1977）。なお，アルコール症では長期記憶は特によく保たれている（M.S.Albert et al., 1980）。

アルコールによる認知障害が断酒によってどの程度改善するかは非常に興味深い問題である。飲酒期間中と断酒後約2週間では，大部分のアルコール症者が多彩な神経心理学的な障害を示し，その範囲は通常の言語能力までを含むほぼすべての検査項目に及んでいる（M.S.Goldman, 1982 ; D.W. Goodwin and Hill, 1975）。このため，アルコール症者が断酒して数週間か2～3カ月経つと，急性離脱期の検査成績と比べると著しい改善を示すことになる。ただし，急性期の症状が消失した時点で検査を行い，ベースラインの評価を行わなければ，機能の回復を知ることはできない。Ryan と Butters（1982）は断酒後最初の1週間の回復がもっとも大きいと指摘している。結局，3週間から6週間が過ぎると回復速度は急速に落ちる。長期の改善についての報告は一定していない（Tarter, 1976）。

たとえば記憶についてみると，確かに著しく改善する傾向があるが，大幅な改善は断酒直後の数週間に限られており，その後はあまり改善しない（Ellenberg et al., 1980 ; Jonsson et al., 1962 ; Parsons and Farr, 1981）。I.Grant ら（1979）は30代後半のアルコール症者で解毒直後と18カ月以上断酒している者について種々の神経心理学的な検査を行い，いずれも正常範囲内であったことを報告している。しかしながら，断酒後3週間しか経っていない患者では，1年後の検査で示されるような練習効果は示さなかった（K.M.Adams et al., 1980）。このことは，断酒後3週間の時点では，通常の検査では検知できないようなわずかな学習障害が残っていることを示唆している。5年以上断酒しているアルコール症者では短期記憶が正常の水準にまで改善していることが示されている（Ryan and Butters, 1982）。しかしながら複雑な記憶課題の成績が長期間で改善することを示すデータは少ない。たとえば，5年以上断酒している30人の男性アルコール症患者に，長期記憶の検査として対語学習課題を施行したところ，やはり成績は不良だったという（Brandt et al., 1983）。一方，知覚運動能力については，長期間の断酒により完全に回復したという報告がある（Farmer, 1973 ; Tarter and Jones, 1971）。しかし逆に，長期の断酒期間中に何らかの改善があった時でさえ，視覚運動機能に関する検査成績ではその後の改善はみられないという報告もある（Parsons, 1977）。符号問題（本書 p.197 - 199 参照）のような速度と注意を測定する課題も，1年以上断酒していると改善傾向を示すことがある（Ryan and Butters, 1982）。一般にアルコール関連障害が改善するか否かは年齢が重要な要因である。M.S.Goldman（1982）はアルコール症者を35歳で区切り，また別の研究では40歳で区切り，速度に依存した認知と運動の課題に対する差を比較した。一般的に若年群では断酒後3カ月以内で正常の成績の水準に戻るのであるが，高齢群ではある程度改善してもかなりの障害が残る。CT スキャン上で脳萎縮のある慢性アルコール症者で，断酒後萎縮が改善するケースがあることが最近報告されている。これは，脳の構造と認知機能は並行して回復することを示唆している（Carlen et al., 1978 ; Lishman, 1981）。

3）コルサコフ症候群

アルコール症に伴う神経心理学的な障害でもっとも顕著なものは，コルサコフ症候群による重篤な記憶障害である。典型的にはコルサコフ症候群は長期間の飲酒歴のあるアルコール症者に生じてくる。特に連続飲酒（たいていは2週間以上）に

くる。特に連続飲酒（たいていは2週間以上）によって起こることが多く，その間患者はほとんど食事をとらないものである。臨床的には同じような記憶障害が他のいろいろな中枢神経疾患でも起こり得る（Lishman, 1978 ; Walton, 1977）。

コルサコフ症候群の記憶障害は固定，検索，登録したデータを使用する能力の障害として現れる（M.S.Albert et al., 1979 ; Buschke and Fuld, 1974 ; Butters and Cermak, 1975, 1976, 1980 ; Talland, 1968）。Buttersら（Biber et al., 1981 ; Butters, 1977b ; Butters and Cermak, 1974, 1980 ; Butters et al., 1975, 1977）は，コルサコフ症候群に対する斬新な一連の研究により，新しい情報の符号化の障害が特徴であることを示唆した。符号化の障害の結果，コルサコフ症候群では2～3分前の記憶はあるが，近時記憶（すなわち障害後の記憶）を利用することがほとんど全くできず，遠隔記憶の検索も混乱し，時間的傾斜を伴う逆向健忘が併存する。コルサコフの患者の多くは，数唱，100－7の連続減算，記銘と注意を含めた他の課題は非常に好成績である。しかし，いったん中断されるともう一度行うことは困難で，反復課題の学習曲線はほぼ平坦である（Talland, 1965a）。非常に重症な場合は，直後再生すら障害される。あまり注目されていないが興味深いのは，時間的関係を考慮して自己の反応を判断する能力も障害されることである。コルサコフの患者は遠隔記憶の再生で時間的な関係の矛盾に気づかないため，あり得ないことをためらわずに述べる。たとえば高校に行く前に仕事に就いたとか，第二次世界大戦前にテレビを見たなどと述べる。出来事に関する質問に対しては，最初に頭に浮かんだことを答え，その内容が質問に全く関係がなく不適当であっても意に介さないようにみえる（Lezak et al., 1983 ; Lhermitte et Signoret, 1972）。

Oscar-Berman（1980）は認知と動機づけの障害の別の面を記述している。たとえば，知覚構成の遅延，不完全な反応，間違いから学ぶ能力の消失（すなわち，報酬のない反応パターンを続ける），手がかりを認知し利用する能力の消失などである。彼女は「アルコールによるコルサコフの患者にみられる多彩な障害は，脳損傷の部位が多彩であることと関係している可能性がある」と述べている。

WAISのような日常使われる検査でのコルサコフの成績は，慢性アルコール症とほとんど同じである（Kapur and Butters, 1977 ; Malerstein and Belden, 1968）。すなわち，課題の構造がはっきりしており時間制限のあるもので，課題の材料が日常から慣れていてしかも繰り返し学習したもの，たとえば，言語とか計算に関する検査の成績は保たれる。その一方で，速度，視知覚，空間構成の要素を含む検査の成績は低下する。コルサコフに特異的な記憶以外の障害として，時間と空間の失見当識がある。加えて，無気力も認められ，何かを始めようという気力がまったく失われ，現在・過去・未来のいずれにも興味を失う。さらに，感情の平板化も認められる。一時的には怒ったり喜んだりするが，そうした感情は状況や話題が変わるとすぐに消え去ってしまう。初期に多くの患者にみられる特徴として，質問に対する作話反応がある。この反応は，考えなしで，一定しない，馬鹿げているとも言え，時には全く質問に関係のないものである。これは，検者の質問が，「昨日の夜は何をしていましたか？」とか「ここへどうやって来ましたか？」というような，当然答を知っていると考えられる場合に認められる。コルサコフの患者は，個々の能力についてはかなり保たれていることがあるが，慢性アルコール症患者とは違って記憶障害が必ず存在するので，重篤な場合には，情動や記憶以外の認知機能についても記憶障害が大きく影響する。

コルサコフ症候群では，病初期にサイアミンを大量投与することにより，記憶，見当識，全体的な反応が改善を示すこともある（Berglund et al., 1979）。この改善は着実であるが，きわめて緩徐である。多くの患者は社会的に自立不能な状態に固定してしまうが，例外もある。

ストリートドラッグ

1）マリファナ

マリファナ使用の神経心理学的な研究を総括すると，結果は一定していないと結論せざるを得ない（Parsons and Farr, 1981）。大学生でマリファナ使用者と非使用者に対してWAISとハルステ点を比較した研究では，どの項目でも差は認めていない（Culver and King, 1974)。デンマークでの多剤使用の複数のグループを対象とした研究結果もこれに一致している。その研究ではすべての者がマリファナを使用しており，同じ検査バッテリーに学習と反応時間の検査を加えても，対照群との間に差は見出されない（P.Bruhn and Maage, 1975)。他の研究結果も同様である（Brust, 1993 ; D.W.Goodwin and Hill, 1975 ; Satz, Fletcher, and Sutker, 1976 ; Schaeffer et al., 1981)。Grand らは（1978a,b）多剤乱用を対象とした大規模な共同研究に基づいて，マリファナは，短期間使用する限り（ほぼ10年間の定期的な使用），神経毒にはならないと結論している。ただし，この結論には，研究の対象者が「一般的に強い幻覚誘発剤の使用者ではなかった」という注意がつけられている。

マリファナやハッシシの大量使用者では人格変化が生じることを示唆するいくつかの研究がある（M.Evans, 1975 ; Kolansky and Moore, 1972 ; Lishman, 1978)。もっともよく指摘される特徴は，感情鈍麻，動作緩慢，無気力，落ち着きのなさ，軽度意識障害 confusion，近時記憶の障害などである。M.Evans（1975）は若年のマリファナ使用者では脳室の拡大があると報告しているが，これには異論もある（Lishman, 1978)。

マリファナ使用中の検査についての研究結果も一定しない。L.L.Miller（1976）は非常に詳細な総説で，マリファナ使用による認知機能検査の成績低下を報告している研究のいずれにおいても，少なくとも1項目，通常はもっと多くの項目で成績が保たれていることを示している。それでも，Miller によれば一定の障害パターンはある。数唱課題を使った研究による結論も一定しない。符号問題では反応が遅くなる傾向があり，それはマリファナの使用量と並行する可能性が示唆されている。単純なトラッキング課題では障害はないが，複雑なトラッキング課題ではマリファナ吸入後に障害が起こるという報告もある。記憶の検査は結論がもっとはっきりしており，一般的にマリファナ使用中には記憶障害が生じるとされている。この障害は検索ではなく貯蔵に関係していることが示されている(C.F.Darley and Tinklenberg, 1974)。しかも，それは記憶の障害そのものというより，むしろ注意の障害，古い学習と新しい学習を区別する能力の喪失，リハーサルが不十分であることなどの要因による。マリファナ使用中の視覚過程が遅くなることも示されている(Braff et al.,1981)。時間の知覚に関しては，健常者でも実際の経過した時間より時間を短く見積るのが普通であるが，マリファナを使っている時はさらにもっと短く見積る。ただし，この傾向はマリファナ摂取後30分以内に生じ，続く40分以内に消失する傾向がある（Dornbush and Kokkevi, 1976)。

2）コカイン

きわめて依存性の高い中枢神経刺激薬である。喫煙の場合でも，粉を鼻から吸う場合でも依存性は同じである。静脈注射の場合には依存性になるまでには比較的時間がかかる。これは，最初の使用時に得られた快感を再度得るためにはより多くの量を必要とするためである(Ballenger and Post, 1987 ; Brust, 1993 ; Washton and Stone, 1984)。コカインにはその他に覚醒効果や，アンフェタミン同様の運動活性化の作用がある。コカイン使用の初期には催淫作用があるが，長期的には性欲を低下させ，インポテンツになることもある。精神症状としては，興奮，パラノイア，幻覚妄想，パニック発作，自傷他害などがみられる。

コカイン常習者が，摂取の90分以内にけいれんを起こすことがあるが，頻度は高くない。クラックと呼ばれる純度の高いコカインを摂取した場合，はじめて使用した者でもけいれんを起こすことがある(Brust, 1993 ; Mody et al., 1988 ; Pascual-Leone et al., 1990)。けいれんの既往があると，やはりコカイン摂取によるけいれんを起こしやすい。コカインによるけいれんの既往がある者は，CT での脳萎縮や脳波の徐波化を認めることが多い。急性の高血圧などの中枢神経系刺激症状は，脳血管障害の原因になりやすく，梗塞よりも出血の方が多い(Brust, 1993 ; D.C. Klonoff et al., 1989 ; S.R.Levine et al., 1987)。呼吸循環不全や急激な体温上昇のため死亡することもある（Washton and Stone, 1984)。アルコールやオピエートのような他の依存性薬物とは異なり，離脱症状で死亡したり身体的に苦しめられることはない。ただし，一過性の抑うつ，易刺激性，無関心，不穏，軽度意識障害，睡眠障害などは起こりうる。こうした問題はコカインの長期使用によっても起こり，さらに記憶障害や集中力障害を伴う（Washton and Stone, 1984）。記憶障害は，主に再生の効率の障害であるが，貯蔵の軽い障害も示唆されている（Mittenberg and Motta, 1993）。コカインの使用量と，断薬期間の両方により，症状のパターンが決まる。

3）オピエート

オピエート依存は，ヨーロッパと北アメリカでは通常はヘロイン依存である。病像はよく知られているもので，精神的にも身体的にも緩慢になり，自己に無関心になる。これらはヘロインの使用を続けることにより悪化する（J.N. Walton, 1994）。断薬による精神状態についての報告は一定しない。たとえ長期的に使用しても，後遺症は何もないとする報告もある（S. Fields and Fullerton, 1975；Parsons and Farr, 1981）。一方で長期的に使用すると持続的な障害を呈し，視空間的課題や視覚運動的課題の成績が低下するという報告もある（A.S. Carlin, 1986；I. Grant, Adams, Carlin, et al., 1978a）。72人のオピエート使用者を対象としたある研究では，約80%に認知機能障害を認めた（53%が重篤，26%が軽度）としている（Rounsaville, Novelly, and Kleber, 1981）。この研究では，認知機能障害のリスクファクターとして，学校での成績不良，小児期の過活動，コカイン使用（24%以上），大量飲酒（40%以上）が見出されている。また，異種の機能の統合を要求される課題の成績が悪く，全体としてはび漫性の脳障害が示唆されている。しかしながら，検査成績とオピエート使用期間の関係は見出されていない（Rounsaville, Jones, et al., 1982）。また，オピエート使用者とマッチさせた対照群との間にも明らかな成績の差は認められていない。

4）その他のストリートドラッグ

常用される非合法薬物の影響は複合的で，ストリートドラッグの使用者では頭部外傷の既往，学校での不成績，多剤乱用などが多いため，複雑になることが多い。したがって，単一の薬物についての知見は，医療機関を訪れた一例から数例の研究によることが多く，上記のようなバイアスによる病像の歪みは避け難い。それでも，いくつかのストリートドラッグについては，神経心理学的な影響の特徴が明らかにされている。

ストリートドラッグによる影響でもっともよく知られているのは，MPTP（1-methyl-4-phenyl-1,2,3,6-tetrahydropyridine）によるパーキンソン様の症状であろう。MPTPを使用すると，パーキンソン患者と同様に，黒質に病変が生じドーパミン系が障害される。精神症状もパーキンソン同様で，知覚運動課題と遂行－概念機能課題の成績が不良になる。ただし痴呆にはならない（Stern and Langston, 1985；Stern et al., 1990）。

稀ではあるが，メタンフェタミン摂取（経口，経静脈を問わない）により脳血管障害が起こることがある。これは頭蓋内動脈のれん縮による閉塞で，脳血管撮影では特徴的なビーズ状の像が見られる（Rothrock et al., 1988）。認知機能障害は，損傷部位に対応したものになる。ただし，アンフェタミンをかなり強力に使用しても，それ自体は認知機能障害にはつながらない（I. Grant, Adams, Carlin, et al., 1978）。

PCP（phencyclidine）は，若年者によく使用されるストリートドラッグである（J.E. Lewis et al., 1990）。PCPを使用すると，全般的な認知機能低下をきたすとされている（Carlin, 1986）。しかし，頭部外傷，けいれん，小児期の中耳炎，注意学習障害などの既往や，PCPとして売られている物の実体が疑わしいので，過去の報告の解釈は困難である。

5）多剤乱用

断薬後の数週間以内に神経心理学的検査を施行すると，多剤乱用者の約2/5から半分程度は成績の低下を示す。成績低下が見られるのはほとんど例外なく中枢神経系の抑制剤（鎮静薬，睡眠薬，オピエート）の使用者である（Carlin, 1986；I. Grant, Adams, Carlin, et al., 1978a；I. Grant, Reed, et al., 1979）。精神機能の遅延と言語性・視覚性両方の記憶障害，言語的概念形成能力の保持という検査成績パターンを報告している研究もある（McCaffrey, Krahula, et al., 1988；Sweeney et al., 1989）。ある大規模な共同研究によると，断薬直後の多剤乱用者では，視知覚および言語・学業の面での障害が見出されている。なお，この研究の対象者の多くはアルコールも乱用していた（Carlin, 1986；I. Grant et al., 1978a, 1979）。ただし残念なことに，この共同研究では触覚性運動検査以外には記憶機能の検査がなされていない。3カ月後に行った再検査では，少なくとも2/5の患者で尿に薬物が検出され，神経心理学的検査成績は全体として不変であったという（I. Grant, Adams, Carlin, et al., 1978b）。認知機能障害のリスクファクターとしては，高齢，低い教育歴，医学的問題，発達過程の問題などもあげられる。

環境内中毒物質と工業的中毒物質

1）有機溶剤と燃料

有機溶剤は，家庭で使われる塗料の成分であるが，職業的暴露により神経心理学的な障害が生じる。たとえば，家庭用塗料（Hane et al., 1977；Lindström, 1980）やその他の有機溶剤（Axelson et al., 1976；Olsen and Sabroe, 1980），プラスチック製造工業で使われるスチレン（Härkönen et al.,1978），石油燃料（Knave et al.,1978）などに曝露される労働者のかなりの人々が，さまざまな精神的症状と身体的症状を呈することが明らかにされている。その中でもっとも多くみられるのは，記憶障害，疲労，集中力の障害，焦燥感，頭痛である。これらの物質に長期間暴露された労働者は，かなりの障害を示す傾向があり，主に記憶，学習，注意の障害が著明である（Arlien-Soberg et al., 1979；Grandjean et al., 1955；Seppäläinen et al., 1980）。抽象化能力の何らかの障害，反応時間の遅延，手の不器用さなども報告されている（Hane et al., 1977；Knave et al., 1978；Lindström, 1981；Lindström et al., 1976）。脳波異常（Härkönen et al., 1978）とCTスキャン上の脳萎縮（Arlien-Soberg et al., 1979）も多く，長期間の暴露で特に頻度は高まる。塗料を吸引するシンナー中毒者も似たようなパターンの神経心理学的な障害を示し，長く使用すればそれだけ重篤になる（Tsushima and Towne, 1977）。

有機溶剤中毒の症状は神経症やうつ病の患者と類似していて，しかもはっきりした神経学的な症状がないため，神経心理学的所見が得られない限り，患者の訴えは軽視されがちである。Mikkelsen（1980）らは，有機溶剤に暴露された塗装工などの工場労働者は，中年期に高率に軽い痴呆状態を呈することを見出している（Mikkelsen et al., 1978；Gregersen et al., 1978）。ただし，有機溶剤の暴露が本当に初老期痴呆の原因になりうるかは疑問であるとしている（Gregersen et al., 1978）。家屋の塗装従事者で脳萎縮を伴った者を2年間追跡調査した研究では，変化はほとんど認められていない（P.Bruhn et al., 1981）。

2）金属

毒性のある金属としてもっともよく知られているものは，鉛と水銀である。塗料やガスに含まれる鉛は小児の知能障害の原因になる。数十年前に，イタリアでクララ・ブース・ルースが受けた被害は，当時のトップニュースになった。水銀は，ルイス・キャロルのマッド・ハッター（フェルトを作るために水銀を使用していた19世紀の帽子職人）で有名になったのに加え，魚に蓄積された水銀を摂取したことによる多くの人の疾患はトップニュースになった。

感染症

麻疹による脳炎や結核性髄膜炎のように精神機能に持続的な影響をもたらす感染症の多くは，致命的にはならないまでも重篤な障害になり得る。その他の感染症，たとえば進行麻痺（神経梅毒）やある種の真菌の感染では，経過はかなり長期にわたり，精神的な能力は進行性に障害される。それぞれの障害はかなり特徴的なもので，疾患そのものによるか，病変部位による。脳機能に直接的な障害を及ぼす感染症の数についてはLishman (1987) がリストを作成しており，脳炎として24種類，さらにウィルスが原因として推定されているいくつかの疾患を記載している。

中枢神経系を侵すウイルスとして，このリストにLishmanが最近付け加えたのは，HIV(*Human Immunodeficiency Virus*) である。HIVは後天性免疫不全症候群，すなわちAIDSを引き起こす。HIVは免疫系を進行性に破壊するばかりでなく，脳も好んで侵す (Gansler and Klein, 1992 ; N.R.S. Hall, 1988 ; Kaemingk and Kaszniak, 1989)。神経症状が起こりやすいのは，アフリカ系アメリカ人で，性行為よりもむしろ静脈内注射により感染した患者である (Kaemingk and Kaszniak, 1989)。脳損傷はHIVが直接脳細胞に感染することによる場合もあるし，占拠性病変 (腫瘍など) やHIV以外の感染による場合もある。後者は，HIVにより免疫系が障害されたことによる間接的な影響といえる(A.C. Collier et al., 1987 ; R.M. Levy and Bredesen, 1988a ; R.W. Price et al., 1988 ; Tross and Hirsch, 1988)。

特に神経心理学的に興味深い感染症のひとつは単純ヘルペス脳炎である。この疾患は比較的少なく，しかも一命をとりとめる患者はさらに少ない (Lishman, 1978 ; Walton, 1977)。生存できた場合は，中側頭葉と前頭葉眼窩面組織の大部分を失っている。失われた部分には，記憶の登録に関与する海馬，原始的な欲動をコントロールする中枢である扁桃体，目的指向的な活動や適切な社会的行動に必要な反応を抑制に関わる前頭葉の領域が含まれているのが普通である。こうした患者は典型的には重篤な記憶障害を示す。前向健忘がかなり重篤で，相当な逆向健忘も伴うことが多い。そのため社会的機能は重度に障害される (Hierons et al., 1978)。このような記憶障害は，記憶機能の研究対象として興味深い (Butters and Cermak, 1976 ; Lhermitte et Signoret, 1972 ; Wallack, 1976)。海馬が損傷されると新しい学習が障害されるためである。対照的にコルサコフ症候群では，視床や乳頭体の損傷で，新しい学習はある程度保たれているが検索が障害されている。

のう胞性の膿瘍のような限局性の病変も神経心理学的に興味深い。普通とは異なった限局性の破壊が生じるからである。もし病変部が十分にゆっくり大きくなり，圧力の影響が最小で浮腫性の反応も少なければ，全般性の影響はわずかであり，きわめて特殊な神経心理学的な障害がもたらされる。このようなのう胞の神経心理学的な障害は成長の遅い腫瘍によるものと区別がつけられないことが多い。

新生物

脳組織自体の腫瘍や脳組織を圧迫する腫瘍にはいろいろな種類があり，そのうちのいくつかは成人に好発する(K.L.Black and Becker, 1990 ; Cairncross and Posner, 1984 ; Neuwelt et al., 1983)。脳の結合織を作っているグリア細胞から発生する腫瘍であるグリオーマはもっとも多く，かなり悪性のものと比較的良性のものと2種類ある。多形性膠芽腫は星状細胞腫とも呼ばれているが，そのグレード3か4 (グレードは悪性の程度を示す。4がもっとも悪性) は悪性度が高く，進行して脳組織に浸潤するので外科的にきれいに切除することは不可能である。通常中年に発症し，典型的には診断されて数カ月内に死亡する。グレード1の星状細胞腫も脳組織を侵すが，成長は非常に遅いので5年以上生き延びるのが普通である。脳内の2番目に多い腫瘍は転移性腫瘍で，1番多いのは肺からの転移である。転移性腫瘍や二次性の悪性腫瘍は成長が速い傾向があるため，原発性の腫瘍より先に症状が出ることもある。浸潤的なグリオーマとは違って，髄膜腫は脳を覆っている組織から発生するので頭蓋骨と脳の間で成長するのであるが，頭蓋骨そのものに浸潤し，骨構造の中で特徴的な変化をもたらす。髄膜腫の成長は比較的遅い傾向がある。典型的には被膜に包まれており，脳そのものを侵さないので，多くは外科的に完全に除去できる。グリオーマ，転移性腫瘍，髄膜腫が成人の脳腫瘍の3/4を占めている。

脳腫瘍による脳機能の障害は，以下の4つのメカニズムによる（Coxe, 1978）。（1）頭蓋内圧亢進（本書 p.121 - 122 参照），（2）けいれんの誘発，（3）浸潤や置換による脳組織の破壊，（4）ホルモン産生，または身体機能の変化からの二次的な内分泌のパターンの変化。脳腫瘍の大部分は限局性の病変とみなすことができ，症状は他の局在性脳病変に類似している（Lishman, 1978）。しかしながら，腫瘍による神経心理学的な障害は大きさと部位だけでなく，成長速度にも関係する（Finger, 1978）。成長が速い腫瘍では周辺の構造を圧力し，その機能を障害する傾向があるが，成長が遅い腫瘍によって脳組織が徐々に置換される時には，位置の移動と構造の再組織化が進むので，腫瘍がきわめて大きくなるまでは無症状である。圧力が増して，脳構造が置換することによって，浮腫も腫瘍の症状を悪化させる傾向があり，巣症状に全般性の影響も加わってくる（Coxe, 1978）。浮腫が症状を悪化させている場合は，ステロイド療法が劇的な効果をもたらす。浮腫による組織の膨隆はステロイドによって急速になくなるからである。脳機能のすべての面が重篤に障害された，ひどい状態にみえる患者でも，数時間前に失われたようにみえた機能の多くのものがコントロールされて，比較的短い時間で意識が清明な状態に回復する。

低酸素と無酸素

低酸素や無酸素による障害は，神経心理学の臨床で一般的にみられるものである。これらは全身麻酔下での外科手術中や急性心不全の際に起こる（Barat et al., 1989 ; DeVolder et al., 1990 ; Volpe and Hirst, 1983 ; Lishman, 1987）。また，開胸心手術の後（Walton, 1977）や一酸化炭素中毒（一酸化炭素によって赤血球中が飽和されて正常な酸素の輸送が妨げられる）の際にも起こりうる（K. M.Adams et al., 1980 ; Lishman, 1987）。肺疾患も脳への酸素の供給を減少させる（K.M.Adams et al., 1980 ; Prigatano et al., 1983）。症状は原因にかかわらずほぼ一定している。新しく学習する能力は多かれ少なかれ障害される傾向がある。障害の程度は低酸素の程度と持続時間に関連し，海馬の損傷が背景にある（Muramoto et al., 1979）。学習の障害は，患者がまったく自立不能になるほど重篤なこともあるし，患者自身がある程度代償的な方法を工夫することができ，ある程度は自立できることもある。精神機能が全般的に鈍り，注意，集中，トラッキング，抽象的思考の障害などを認めることもある。これらは通常は軽度の全般性の損傷を示唆するものである（I. Grant et al., 1982）。感情鈍麻や脱抑制を示す患者もいる（McFarland, 1952 ; D.Wechsler, 1963）。McSweeny ら（1982）は慢性閉塞性肺疾患の患者に対する神経心理学的な全般的な障害と抑うつ状態の間に正の相関があることを報告している。

低酸素・無酸素で3番目に重要な症状は，計画したり，自発性を持ったり，活動をやり抜く能力が乏しくなることである。もっとも重症な場合，患者は無気力で外からの刺激がなければ全く活動しなくなってしまう。より軽い例では，急がせなければ一定の活動を行うことができる。決まりきった慣れた活動であるほど容易にできる。しかし，慣れない問題を独自の方法で解決することは難しい。そもそも新しい問題を問題と認識したり，新しい目標を持ったり，自分の活動を修正することすら困難である。これらのことで悩むのは，患者自身であったり，家族であったり，雇主であったりする。というのは，患者の精神的能力や人格のかなりの面は障害されていないにもかかわらず，一見すると何の理由もなく生産的な活動ができなくなっているようにみえるためである。

視覚障害が認められることもあり，これは皮質の病変によると考えられている（Jefferson, 1976）。筆者が経験したある患者は，外科手術の際に全身麻酔を受けてから，記憶，注意，動機づけの障害と両側の視野障害が生じた。Pillon ら（1977）は右の側頭葉の後部に限局した病変によると思われる視空間描画の歪みを特徴的な記憶障害とともに示した一酸化炭素中毒の一例を報告している。急性期が過ぎるとこれらの障害は比較的安定化する傾向がみられる（Muramoto et al., 1979）。

代謝性疾患と内分泌疾患

代謝性脳症は代謝性疾患から二次的に起こる。中枢性の随伴症状の多くは，代謝性の急性の機能障害の時期に，一過性の意識障害，せん妄などとして現れる（Bleuler, 1975 ; Godwin-Austen and Bendall, 1990）。症状は通常全般的であるが，特に注意と記憶の機能が障害され，しばしば推論と判断も障害される（Whelan et al., 1980）。

腎不全によって起こる尿毒症の神経心理学的な障害は，多くの点で典型的な代謝性脳症の特徴を有している。尿毒症が進むと活気が失われるのを自覚し，嗜眠，無気力，認知障害が進行性に悪化する（Lishman, 1978 ; Yager, 1973）。Yager は透析によって症状が著明に改善すると述べているが，Beniak（1977）は透析を受けても改善しない症状があることを示している。それは注意障害を基礎とするもので，記憶課題や数種類の視知覚課題の成績低下である。Beniak はこのパターンを覚醒系の障害に帰している。さらに，視覚運動協調の障害にも注目している。Chui と Damasio（1980）の総説によると，6カ月以上（大部分は2年以上）透析を受けている尿毒症の患者のほぼ2/3が，失見当と非特異的な記憶障害を示していたという。

内分泌疾患では神経心理学的な障害よりも精神症状の方が頻度が高い（Lishman, 1978）。ただし，重篤な甲状腺機能不全や甲状腺機能低下（粘液水腫）では認知機能障害は必発である。アルツハイマー病による痴呆と同じように，甲状腺疾患による認知障害の起始と経過は，普通はっきりせず潜行性である。患者は不活発になり，嗜眠性で集中困難と記憶障害を示す。もちろんアルツハイマー病と違って，甲状腺剤を投与すると回復する。

栄養障害

栄養障害でもっともよく知られている疾患は，ひとつはコルサコフ症候群で，もうひとつはビタミンB1欠乏症としての脚気である（Walton, 1977）。しかしその他にも栄養失調による中枢性の疾患はある。たとえば，葉酸欠乏も脳萎縮を伴う進行性の精神障害の原因になると推測されている（M.I.Botez, T.Botez, et al., 1979 ; M.I.Botez, Peyronnard et al., 1979 ; Manzoor and Runcie, 1976）。その症状は多彩で，感覚と反射の異常，抑うつ気分，記憶の障害，推論の障害，視覚構成検査の成績低下，認知機能の全体的な低下等が報告されている。葉酸を投与すると神経心理学的な検査成績は著しく改善する。この病気は他の多くの栄養障害と同じようにさらに研究が必要である。本当に葉酸の欠乏が病因であるならば，教育のみで症状を改善しようとするのは現実的でない。これらの症状はレタスの適切な摂取で改善することも知られている。

8章　症状に影響する因子

心理学的な現象すべてに言えることだが，損傷にひき続いて起こる行動面の変化は多くの因子に規定される。損傷の大きさ，位置，種類はもちろん，損傷状態の持続時間も重要な因子である。損傷による身体症状とそれによる社会心理的影響に対する患者の反応は，患者の年齢，優位半球，生活状況，性格などによって違ってくる。さらに，このような変化は動的なものであり，欠損機能と代償機能の絶え間ない相互作用，自らの能力についての患者自身の認識，家族・社会経済的な援助や心理的負担に影響を受ける。

損傷の性質

損傷の部位と大きさ

1）び漫性と限局性

概念上は，び漫性脳損傷と限局性脳損傷は明確に分けられているが，実際の症状はそれほど明確には分けられない。び漫性脳損傷といっても脳全体に等しく影響を及ぼすわけではないし，限局性脳損傷も，一時的にせよ永続的にせよ，何らかのび漫性の影響を及ぼすものである（Goodglass, 1973 ; A. Smith, 1975 ; Teuber, 1969；7章参照）。

び漫性脳損傷は，感染，無酸素症，高血圧，中毒（アルコール中毒，薬物過量投与，薬物への反応を含む），変性疾患，代謝栄養疾患の際に起こる。また，大部分の閉鎖性の頭部損傷，特に交通事故や墜落事故のように急激な加速を受けた場合に，び漫性脳損傷による症状がみられる（本書 p.120-121）。び漫性脳損傷では，記憶・注意・集中力の障害，より高次の機能や複雑な推論能力が侵されることによる抽象的思考・柔軟な思考の障害，反応の遅延などが現れるのが普通である。情動が平坦になったり，逆に変化しやすくなったりすることもある。このような症状は損傷直後にもっとも重篤であることが多い。しかし，最初はかすかで一時的な症状であったものが，状態の悪化につれて重篤かつ長時間続く症状になることもある。

限局性脳損傷の原因は，外傷，占拠性病変（腫瘍・血管奇形），感染，脳血管障害などが大部分である。しかし全身性疾患においても，たとえば重篤なサイアミン欠乏症の場合のように，脳の一部分だけを侵し，限局性脳損傷の病像を呈することがある（本書 p.143）。時には糖尿病のような全身性疾患の急性増悪の際に限局性脳損傷の症状が合併することがある。このような場合には，原疾患がコントロールされ器質的症状が治まるまでは混乱した病像を呈する。脳がび漫性に損傷された場合には，ほとんど常に急性の限局性病変も合併しているものである。しかしながら，意識のくもり，困惑状態，反応の遅延，一貫性のなさなどのため，限局性脳損傷の合併は当初ははっきりしないことがある。一方，腫瘍のような進行性の限局性病変の初期の徴候が行動のかすかな異常で，それが徐々にはっきりした行動全体の異常になることもある。最終的には脳圧亢進と循環系の変化による症状が限局性障害の症状を打ち消してしまうことになる。

一側性の症状があれば，病変は限局性であると考えてほぼ間違いない。限局性病変が両大脳半球にまたがることは稀だからである。仮に両半球に及んでも，その病変は非対称的であることが多く，その結局現れる症状のパターンも一側優位的である。一般に，ひとつあるいは関連した複数の機能のみが侵され，しかも意識レベル，反応率，学習能力，見当識などがほぼ正常であれば，その患者の脳損傷は限局性であると結論して間違いない。

2）限局性損傷の部位

神経病理学的見地に立てば，損傷の部位によって症状の特徴の多くが決定されるはずである。しかし，症状の重篤さ，固定しやすさなどを決定する因子は他にも多いため，実際には損傷の部位からは症状のおおまかな概観程度しか予測できない（S.W.Anderson, Damasio, and Tranel, 1990；Basso, 1989；Markowitsch, 1984, 1988b；A.Smith, 1980）。日常臨床においては，「限局性」損傷といっても，原発部分以外にも損傷がある方が普通である。たとえば脳血管障害の患者では，小さいかあるいは一過性であるという理由で発見できないような脳血管障害が他にもあることがある。また発作直後少なくとも数週間は，生理的・代謝的変化や神経活動の低下（*diaschisis*, 本書 p.154 参照）が組織損傷部以外の部分で起こるものである。銃創とか刺傷の場合を除いては，脳損傷が「クリーン」であることはほとんどなく，損傷は拡がっているのが普通である。腫瘍は，脳の中心線とか，その他普通に用いられている解剖学上の目印とか境界を無視して発育する。したがって，脳損傷の局在を同定しても，大部分の場合それは単に損傷の原発部位を示しているにすぎない。患者の行動に現れる症状や神経心理学的検査の結果は教科書的な局所症状とは一致しないことがしばしばある（Geschwind, 1974b；A.Smith, 1980）。

3）損傷の深さ

皮質損傷に伴って起こる皮質下の損傷も臨床症状の量と質に影響する。皮質下に損傷があると，伝導路の途絶や下位中枢の破壊などが起こるためである（M. P. Alexander, 1987；H. S. Levin, Williams, et al., 1988；Markowitsch, 1984, 1988a；R. Thompson et al., 1990）。このため同じような皮質損傷であっても，皮質下損傷の深さ・範囲が異なれば，異なった病像を呈するものである。たとえば，損傷の深さが言語能力の障害の重症度に関係することが明らかにされている（Newcombe, 1969）。また，病態失認（自己の症状に対する無関心）は，右頭頂葉損傷に伴う症状であるが，共存する皮質下損傷によっていくつかの類型に分けられる。Gerstmann（1942）はその３型を報告している：（１）一側の麻痺を無視する病態失認；患者は自己の欠陥に漠然と気づいていることもあるが，基本的には麻痺していることを否認する。これは右視床の損傷による。（２）麻痺肢あるいは麻痺側のことを忘れていたり，気づかなかったりする病態失認；視床と頭頂葉皮質をつなぐ穿通枝の障害による。（３）作話あるいは妄想といった「陽性の」精神症状を伴う病態失認（上記の単純な疾病否認や身体部位の無認知と対照的）；頭頂葉に限局した障害で起こる。

4）遠隔効果

１．Diaschisis；Diaschisis とは，損傷位置から離れた場所の脳活動低下のことで，一般には急性の限局性脳損傷に伴うものである（E.M.R.Critchley, 1987；Kempinsky, 1958；Uzzell, 1986）。Von Monakow（[1914], 1969）は Diaschisis を，損傷された領域と機能的に関連した領域 — これはある程度離れた場所のこともあり，対側半球にあることさえある — をつなぐ神経ネットワークの破壊によって起こる神経系へのショックの一型と考えた。Diaschisis の概念を，浮腫のような「植物性の」変化による遠隔部位の神経活動の低下まで拡大する立場もある（Kertesz, 1979；E.W.Russell, 1981a）。たとえば Plum と Posner（1980）は，「急性の脳損傷にひき続き起こるしばしば根本的な生物的変化に伴う全般性脳機能低下」と定義している。しかし Diaschisis の概念は，比較的遠隔あるいは周辺の一連の機能低下にとどめる方が妥当であろう（Seron, 1979；A.Smith, 1979）。Diaschisis は一時的な現象で，低下した機能は自然に改善するとされている（Gazzaniga, 1974；Laurence and Stein, 1978）。しかし，障害部位とは直接関係しない機能の永続的変化の説明に Diaschisis が用いられることもある（A.Smith, 1980）。

２．離断症候群；Diaschisis の慢性化した状態は，離断症候群に類似している。どちらも，損傷そのものから離れた領域の機能低下あるいは消失を生じる。すなわち，皮質下白質の神経伝達の途絶を引き起こす。しかしながら，両者の類似点はそれだけである。皮質損傷があれば，その損傷が白質に達しているか否かを問わずDiaschisisは起こる。これに対して離断症候群は皮質伝導路を切断する白質損傷によって，ある皮質領野が脳のネットワークから離断されることによって起こる（Filley, 1995；Geschwind, 1965；Rourke, 1989；Walsh, 1987）。このような離断によって生じる症状は，何らかの皮質損傷に似ていることもあるし，非定型的なものであることもある。皮質下の小さな損傷でも，皮質と皮質下，あるいは皮質の2つの領域をつなぐ重要な伝導路を切断すれば，重大な症状を起こし得る。ある皮質領野の機能消失は，必ずしも皮質に損傷がなくても起こるのである。Geschwind（1972）は，視力は正常で文字の模写は可能であるのにもかかわらず，突然読むことが不可能になった症例を報告している。剖検によって，半球間を結ぶ視覚伝導路と左視覚中枢の梗塞が明らかにされた。このため右半盲が起こっていたが，左視野と右視覚中枢が保たれていたため，写字の能力は保たれていた。しかし，右視覚中枢は左半球と離断されていたため，言語理解に必要な象徴化の機能を持つ左半球に言語情報が伝達されず，その結果この患者は読むことが不可能になったのである。

離断症候群は，手術・疾病・奇形などにより，半球間の連絡が切断されたときもっとも劇的に生ずる（Bogen, 1979；Hécaen and Albert, 1978；Sperry, 1974）。このような患者では，たとえば，刺激が右半球にしか入力されない状況では，右手を支配する左半球に情報が伝達しないため，刺激に対して右手で反応することができない。あるいは左半球への別の刺激に反応してしまう。この場合，左手でなら適切に反応することができるのである（本書 p.41 参照）。

損傷の質

1）損傷の型

損傷の質も病像に影響する。外科手術や銃創のように，皮質組織が明瞭な境界をもって失われた場合，その組織が担っていた機能が失われる。白質も除去されれば，何らかの離断症候群も起こり得る。ある損傷によって組織が失われ，病的組織をほとんど残さなければ，解剖学的に関連がない機能への影響はほとんどなく，リハビリテーションの効果はかなり期待できる（Newcombe, 1969, 1985；Teuber, 1969；本書 p.364 - 365 参照）。

これに対し，壊死したかあるいは病的な脳組織が存在し，それが脳の生化学的・電気的状態に影響すると，症状はもっと広範で重篤なものになる（J. A. Deutsch, 1960；Diller, 1962；Weiskrantz, 1968）。したがって，脳血管障害や閉鎖性頭部外傷のような場合には，損傷部以外の機能障害を伴いやすく，高次の認知機能や人格に影響を与えることが多い。外傷後てんかんの患者を外科的に治療した場合と薬物によって治療した場合とで比較すると，前者の方が知能テストの成績が優れているというDaileyの報告（1956）はこれを裏づける一例である。Hécaen（1964）は，前頭葉腫瘍患者の2/3以上が意識障害や痴呆症状を呈したのに対し，より広範な前頭前野組織が切除された患者であっても，見当識が保たれ，推論・記憶・学習能力がまったく障害されていないか，障害されていてもわずかであることがあると報告した。ただし，Klebanoff（1945）は，前頭葉障害の文献的考察に基づき，「脳腫瘍の患者の症状は，閉鎖性頭部外傷患者と比べて一定の傾向を示さないことが多い」と述べている。

病的な脳組織や壊死した脳組織が存在すると，その周辺の組織の循環や代謝にも影響し得る。このような影響は，損傷直後に生じることもあるし，ずっと遅れて生じることもある。その結果として周辺領域の持続的な機能損傷を引き起こすことになる（Hillbom, 1960；A.Smith, 1960；Woltman, 1942）。この現象は，瘢痕組織の形成や，微小循環の変化，血流障害に伴う酸素欠乏による細胞変化などの二次的効果と考えられるが，こういったものがしばしば病像を複雑にする。

2）重症度

損傷の重症度が症状決定の重要な因子であることは疑う余地がない。しかし，重症度についての適切な評価尺度は，損傷の種類によって異なる。たとえばCTスキャンは，病変の拡がりを知るには有効であるが，痴呆を生ずる変性疾患や，多くの外傷性損傷，発症2日以内の脳血管障害などではあまり役立たない(deLeon et al., 1980；L.Jacobs et al., 1976；Tunks, 1976；Weisberg, 1979)。昏睡の持続時間は，脳血管障害や外傷の重症度を知るには良い指標である（本書 p.121 参照）が，中毒や低酸素の場合はあまり重症度を反映しない。中毒や低酸素の場合は意識障害の出現率は一定しないのである（Plum and Posner, 1980)。運動障害や知覚障害の拡がりは，損傷によってはその大きさを反映する。したがって，運動麻痺が広範囲に及んだり，知覚障害が多発性あるいは広範囲の場合には，行動面にも種々の影響を及ぼすような大きな損傷の存在が考えられる。しかしながら，大きな損傷があっても，前頭葉，後部連合皮質，辺縁系などの場合には，運動障害や知覚障害はほとんどないことがある。また，アルツハイマー病のような変性疾患においては，末期になるまで行動面の症状は出現しないものである。したがって脳障害の重症度を評価するには，神経心理学的評価尺度を用いなければならないことが多い。脳活動の微細な変化，あるいは意識や運動・知覚面には直接影響しない脳領野の変化を検出しようとするとき，神経心理学的検査はしばしばきわめて鋭敏である。

3）発症の型

急性発症か否かということも症状に影響する(Fitzhugh et al., 1961；Reitan, 1966)。一般的に言って，原因にかかわらず，発症が急激であるほどその影響は重篤かつ広範である（Ajuriaguerra et Hécaen, 1960；Finger, 1978；A. Smith, 1980)。このことは，腫瘍と急性発症の脳血管障害の症状を比較すると明らかである。すなわち，病変部位が類似していても，血管障害の患者は腫瘍の患者よりはるかに顕著な症状を呈するものである。Joynt（1970）は，脳血管障害のように急激に病変が生じると，脳循環不全や代謝の低下，さらには Diaschisis のような脳機能障害を生じやすい傾向にあると指摘している。損傷の形成速度による症状の相違は，成長速度の異なる腫瘍の症状を比較すれば観察できる。独立した成長の遅い腫瘍は，徐々に脳を圧迫するのみで，生理的活動や解剖学的連絡に影響しないので，無症状のことがよくある。このような腫瘍は，十分大きくなってはじめて，圧迫症状や周辺構造の損傷による症状を出すものである。これに対して成長の速い腫瘍は，周辺組織の浮腫を伴いやすく，その結果広範な症状を呈することが多い。

時間

病変自体が非進行性であっても，脳障害は時間とともに変化する(Newcombe et al., 1975；Scherer et al., 1955；A. Smith, 1980)。症状の改善と悪化のパターンには一定の傾向が見られる。これは，脳障害の質，患者の年齢，着目している機能などに規定される。神経心理学的検査の結果を評価する際には，発症後の経過時間を常に考慮に入れなければならない。すべての患者について2回以上検査を実施することが望ましい。認知機能の状態は一生を通じて変化する可能性があるからである。

非進行性脳障害

脳に対する直接の影響がある時点で停止する障害は，すべて非進行性の脳障害に含まれる。頭部外傷，動脈瘤，心停止や麻酔による無酸素症，感染，中毒，栄養障害などが，「非進行性」脳障害の一般的な原因である。脳血管障害もここに含まれることがある。典型的な脳血管障害はある1回の梗塞や出血によって起こり，多くの点で他の非進行性脳障害に類似した経過をたどるからである。

脳血管障害は再発するとは限らないし，再発したとしても初回と同じ領域に起こるとは限らない。しかしながら，再発率は実際にはかなり高いので，脳血管障害は進行性障害とみなし得ることがある。この場合，部分的に回復する時期があるため，悪化速度は一定しないものである（Hutchinson and Acheson, 1975 ; Torack, 1978 ; I.Grant and Alves, 1978 ; Jennett, 1984 ; Kertesz and McCabe, 1977 ; Lendrum and Lincoln, 1985 ; MacFlynn et al., 1984）。

1）急性脳障害の神経心理学的特徴

非進行性，あるいはある1回限りの原因による脳障害では，発症からの経過時間が患者の症状を決定する最大の因子となることがある（Gronwall and Wrightson, 1974 ; Kertesz and McCabe, 1977 ; Lezak et al., 1980 ; M.T.Sarno, 1976）。このことは，脳血管障害や外傷によって発症後数日から数週にわたって昏睡状態を示している患者では特に顕著である。このような患者は昏睡から覚めても，脳損傷が重篤な場合は，数週から数カ月は見当識障害が続き，感情は不安定で，覚醒度や反応性は不規則に変化し，退行した行動をとり，重篤な認知機能障害を呈することが非常に多い（Lishman, 1978 ; Vigouroux et al., 1971）。こうした症状はいったん回復しはじめると非常に速く，数週から数カ月は日に日に改善し，最後は横ばいになるという経過をたどることが多い。外傷や脳血管障害後には，損傷がそれほど重篤でなくても，数日から数週，時には数カ月にわたって意識障害が続くことがある（Gronwall and Sampson, 1974 ; Ruesch and Moore, 1944）。この場合，見当識障害，集中困難，近時記憶の障害，易疲労性，易刺激性，感情不安定などがしばしばみられる。ただしこのような患者も発症後数週から数カ月以内にもっとも急速な回復がみられることが多い。

病変そのものによる局所症状を別にすれば，急性の脳病変の際にもっとも多い症状は，覚醒している患者においては，注意や集中の障害，感情不安定，易疲労性などである。発症後数カ月たって完全に覚醒しているようにみえても，急性期のことを全くあるいはほとんど覚えていないことがある（外傷後健忘，本書 p.125 参照）。症状の改善の大部分は，発症後1～2カ月のうちに得られるので，この時期に行った神経心理学的検査の結果は数週以内に，または数日以内にも患者の症状を反映しないものになる。変化の急速さ，患者の疲れやすさ，感情の大きな変化などのため，早期に行った検査はあてにならないものである。一般に，定型的な神経心理学的検査は，患者が覚醒した後も6～8週以内には開始するべきではない。認知機能の回復は，発症後6カ月以内がもっとも顕著である（Bond, 1979 ; Kertesz and McCabe, 1977）。

2）慢性脳障害の神経心理学的特徴

急性期が過ぎても，症状変化が完全に停止することは稀である。即時記憶，注意・集中力のような認知機能や，損傷部位に特異的な症状は，脳血管障害等の発症後6カ月から1年で著しい改善をみるのが一般的であるが，その後も10年以上にわたって非常にゆっくりと改善が進むことがある（Blakemore and Falconer, 1967 ; Eson et al., 1978 ; Newcombe and Artiola i Fortuny, 1979 ; Seron, 1979）。しかし，たとえ症状がごくわずかであるようにみえても，完全な回復は望めないものである[1)]（Brodal, 1973 ; Milner, 1969 ; Schachter and Crovitz, 1977 ; S.Weinstein and Teuber, 1957）。

非進行性脳障害の症状改善は，患者の年齢，損傷の質・部位・重症度等によって異なるものの，最初は非常に速やかに改善し，その後徐々にゆるやかになってプラトーに達し，それ以上は改善しないという経過をたどるのが大部分である（Newcombe et al., 1975 ; K. O'Brien and Lezak, 1981 ; Seron 1979）。非進行性脳病変発症後の数カ月から数年の間は検査する度に結果は変化するので，少なくとも大部分の機能においてプラトーに達したと判断されるまでは，繰り返し神経心理学的検査を施行する必要がある。繰り返し検査し

1）筆者は脳障害を論じる際に「回復（Recovery）」という語は使用しないことにしている。たとえ一時的でも，意識レベルに影響するか，知覚・運動・認知能力などを損なうかした脳障害は，何らかの後遺症を残すものである。「回復（Recovery）」という語は病前の状態に戻るという印象を与えるので，軽度以上の障害を持つ症例でこの語を使用すると，患者と家族に誤った希望を持たせ，その後の実際的な計画が遅れたり，不必要な不安や絶望を与えることになり得る。

なければプラトーの判断はできず，したがって患者の最終的な能力レベルを知ることはできないため，その後の適切な計画や指示は不可能である。

発症当初は障害されていないようにみえた機能が，数カ月から数年のうちに悪化することがある（Dikmen and Reitan, 1976 ; A.Smith, 1964）。外傷患者（Anttinen, 1960 ; Daghighian, 1973 ; Hillbom, 1960）や，前頭葉白質切截術を受けた患者（North and Zubin, 1956 ; A.Smith and Kinder, 1959）の研究から，初期にみられる改善とそれに続く数年のプラトーの後に，何らかの認知機能の障害が起こり得ることが示されている。このような場合，思考の柔軟性や，学習・再生の能率，抽象的事項や複雑な社会問題についての推論・判断などに関するもっとも高次の認知機能に障害があるのが普通である。このことは，日常生活の荒廃を伴うような自己制御能力の減弱につながることもある（McReynolds and Weide, 1960）。神経病理学的には，前頭葉白質切截術を受けた患者の脳は，数十年後には，正常より明らかに小さい傾向がある（Johnstone et al., 1976）。Geschwind（1974b）はこの萎縮の説明として，シナプス間およびニューロン間の広範な変性を示唆している。

脳器質的疾患のためにずっと病人として生活している患者と，原病が何であれ長期間にわたって入院を続けている患者とは，共通する特徴を持つ傾向がある。この特徴とは，記憶力や注意力の低下，無感情，硬直した思考，全体的な退行などである。このような一般症状のため検査結果は混乱し，急性進行性脳病変によって侵された機能の検出が困難になる。

成人発症の慢性脳損傷の特徴であると言いきれる症状はほとんどないが，多い訴えとしては，急激な感情変化，易疲労性，記憶障害などがあげられる（Brodal, 1973 ; Brooks, 1979 ; Lezak, 1978a, b ; Oddy et al., 1978b）。易疲労性の対策としては，休息をとることと，ゆっくり行動することに尽きる。記憶障害については，読み書きが可能な患者であれば，ノートを使うことにより補うことができる。視覚的イメージ（Binger and Schreiber, 1980）や反復（Schachter, 1980）を用いた記憶リハビリテーションが役立つこともある。

しかしながら，患者自身が記憶障害を訴えても，検査によってそれが証明できるとは限らない。このような場合，患者の訴えは客観的な障害よりも患者自身の主観を反映するのであろう。患者は自己の注意力散漫を記憶障害と解釈することが多いので，真の記憶障害と注意・集中障害は慎重に区分しなければならない（Milner, 1969）。しばしば慢性的にみられる問題は，主観的に何となくはっきりしないという意識が持続すること（当惑）である（Lezak, 1978b）。このような体験を患者は，躊躇しながらも，自信喪失や戸惑いという形で間接的に表現するものである。患者自身がこれを疲労と同様に脳損傷の結果生じたものであると解釈することはほとんどない。最初に思いついた判断が大体において正しいものであるという保証を与えることと，どこかはっきりしないという感じはあまり気にとめなくてよいという指示によって，患者は安心することが多い。

損傷による欠損症状があまり重篤でない成人患者の大部分は，抑うつ状態に陥る（Brooks and Aughton, 1979b ; Lezak, 1978b ; Lezak et al., 1980 ; Lishman, 1978）。一般にこの抑うつ状態は，脳損傷発症後1年以内に起こる。その重症度と持続期間は，患者によって大きく異なる。この差異は，内因外因両方の多くの因子による（Merskey and Woodforde, 1972 ; E.D.Ross and Rush, 1981）。永続的かつ重篤な障害を持っているのにもかかわらず抑うつ状態に陥らない患者は，自己評価や現実検討能力が侵されているか，あるいは症状を否認しているのである。いずれにしてもリハビリテーションの効果はあまり期待できない。リハビリテーションのためには，患者自身が，自己の能力の限界と訓練による利益をはっきり認識していることが必要だからである。大部分の患者では，抑うつ状態は時間とともに消退し，目立たなくなる（例．Dikmen and Reitan, 1977a）。しかしなかには慢性的に抑うつ状態が続く患者もおり，この場合，苦悩が強ければ自殺することもあり得る（M.W.Buck, 1968）。

以上の他には，易刺激性も患者と家族の両方からよく訴えられる症状である（Bond, 1979 ; Lezak et al., 1980）。また，脳損傷の重症度とは無関係に，アルコールへの耐性が顕著にかつ持続的に低下することもある。

3）予後の予測

予後の評価は多面的に行うべきである。日常臨床では，主観的訴えと，知覚・運動障害がもっともよく参考にされる。しかしこの方法では評価できない場合も多い。知覚・運動機能や，判断力，推論能力，自己理解力，自分や周囲への配慮が著しく侵され，「具合はどうですか」というような簡単な質問にも適切に答えられない患者もいるのである（Broe, 1984；Lezak, 1982b）。神経心理学的検査の結果や，言語のようなある特定の機能の障害状態も予後の判断に利用できる。社会的予後の判断基準は患者の年齢によって異なる。若年成人（すなわち大部分の頭部外傷患者ということになるが）においては，復職の可否が良い指標になる。高齢者（これは脳血管障害が多いが）においては，自立度の程度や，自宅療養の可否によって判断されることが多い。

患者の最終的な改善レベルの決定においては，損傷の質よりも重症度の方がはるかに重要な因子である（Dresser et al., 1973；Gilchrist and Wilkinson, 1979；Kertesz and McCabe, 1977；Lezak et al., 1980）。たとえばLevinら（1979）は，外傷後健忘の持続時間が2週間以内の患者は予後良好であると述べている。外傷後健忘の期間は，グラスゴー転帰尺度Glasgow Outcome Scale（本書p.402-404参照）の自立度の項目と相関するという。ただしこれでは説明のつかない例外もある（Geschwind, 1974b）。また，損傷の質からある程度予後の予測が可能な場合もある。外傷患者は脳血管障害患者に比べて，四肢の動きや言語能力などが改善しやすい。ただし一般に外傷患者は脳血管障害患者より若いので，治癒過程を妨げる病変がすでに存在していることが少ないこともこの良好な予後と関係しているであろう。また，脳血管障害患者の中でも，塞栓・血栓による患者の方が，出血による患者よりも生存期間が長い（Abu-Zeid et al., 1978）。

患者が高齢であったり幼少であったりした場合には，年齢も予後を決定する因子となるが，若年成人から中年の範囲では，年齢と予後の相関はほとんどない（本書p.167参照）。身体症状は脳血管障害患者の予後に関係する（J.F.Lehmann et al., 1975）。家族による支えがあることは，外傷・脳血管障害いずれの患者においても予後良好の因子である（Gilchrist and Wilkinson, 1979；Greif and R.Matarazzo, 1982；J.F.Lehmann et al., 1975）。たとえば，既婚と未婚の脳血管障害患者を比較すると，前者の生存期間の方が長い傾向がある（Abu-Zeid et al., 1978）。しかしながら，家族による看護の可否は，結局は患者の症状（行動とセルフケアの能力）の重さによって決まる。したがって，家族による支えの有無は，予後を決定する独立した因子というよりも，患者の重症度から必然的に決まってしまう場合もある。

非常に興味深いことは，脳血管障害患者では，右半球損傷患者（したがって左片麻痺）の方が，左半球損傷患者より予後が悪いという事実である（Knapp, 1959；J.F.Lehmann et al., 1975；A.Smith, 1971）。Denesら（1982）は，この差異は半側空間無視に基づくものであって，無関心反応に基づくものではないと述べている。さらに，右半球損傷患者の中でも，なんらかの注意障害があると障害は重く，改善も不良であるという傾向がある（Campbell and Oxbury, 1976）。

重篤な脳損傷発症後3～6カ月以内に施行した検査の結果から，患者の精神機能の最終的な予後をある程度予測できることがある。しかしながら，多くの患者では最初の1年間，さらには2年間，3年間にわたって著しい改善が続くものである（K. O'Brien and Lezak, 1981）。発症後1年以内に繰り返し検査を行えば，より信頼度の高い予後予測が可能である。経験的には，改善の速度が速いほど最終的な改善レベルも高いと言える。

改善の速度と改善の質は大部分の場合並行しない。改善速度は常に一定とは限らず，アップダウンやプラトーを伴うことが多い。また，改善速度は機能ごとにも異なる（Kertesz, 1979；K.O'Brien and Lezak, 1981）。一般に，古い記憶や熟練した技能はもっとも速く回復する。近時記憶，抽象思考能力，思考の柔軟性，適応能力などの回復は遅いことが多い。もちろんこれらは一般的な傾向にすぎず，損傷の位置や拡がり，患者の病前能力などによって大きく異なってくる。

脳損傷発症後，特に数年間は，患者の神経心理学的検査の結果は時間により，また機能により変動しやすい。したがって，患者の特定の機能や活動性の最終的な改善レベルを予測するということは，発症後少なくとも1～2年の間は，一種の賭けのようなものである。障害が非常に重篤で，永続的に完全に無能力になってしまった場合を別にして，患者の法律的問題，財産，職業などについて何らかの決定や判断を下すことは，数年間は保留する方が賢明である。それでも財産の譲渡や補償，仕事などについて何らかの決定をしなければならない時には，将来患者の精神機能が変化するという可能性を考慮にいれておくべきである。

進行性脳障害

進行性脳疾患の症状は，ある機能群に着目すれば，でこぼこの坂道を下るようなある程度一定した経過をたどるものである。この場合悪化速度は原病によって異なってくる（7章および，Klebanoff et al., 1954；Lishmann, 1978；Strub and Black, 1981）。診断が確定すれば，次に何が起こるかということよりも，いつそれが起こるかということが問題になる。過去の症例から，予後予測に関していくつかの経験則が得られている。すなわち，病変の進行速度が速いほど，精神機能も速い速度で悪化し続け，進行が遅ければ悪化も遅いということが知られている。

たとえば，大部分の多発性硬化症の患者では，最終的には高次精神機能や視力，運動機能などが侵される。この最終的障害が数年後になるか，あるいは数十年後になるかということは，発病初期における病変の進行速度からある程度予測可能である。すなわち重篤な症状の早期出現は一般に急速な悪化の前兆であるのに対し，長期間の寛解を伴う緩徐な経過をたどれば，悪化速度は遅く，場合によってはあまり悪化しないという予測もできる（B. Matthews, 1978；McAlpine et al., 1972）。ハンチントン舞踏病やアルツハイマー病のような変性疾患の経過についても同様のことが言える（Lishman, 1978）。

進行性脳疾患では，早期に神経心理学的状態についてのベースライン評価をしておくべきである。これは2～4カ月，または6カ月間隔で1～2度再検する。このような縦断的評価によって，精神機能の悪化速度をある程度予測できる。その結果患者と家族は将来の計画を立てやすくなる。

脳腫瘍の症状経過の予測法は，他の進行性脳疾患とは異なっている。手術中に生検を行えば，進行速度をある程度予測することができる。脳腫瘍の種類によって成長速度が異なるからである。患者の行動面に現れる症状の重症度も，腫瘍の種類とある程度相関する。たとえば著しい浮腫や脳圧亢進は，成長の速い星状細胞腫や膠芽細胞腫に伴いやすく，その結果周辺組織や遠隔組織に影響しやすい（Lishman, 1978；A.Smith, 1966b）。一方，成長の方向は予測不能であるため，将来患者の行動面にどんな症状が起こるかということを，最終的な無感情や昏迷，昏睡に至る前に，患者や家族に警告することは不可能である。

死亡率の予測

高齢者を対象とした大規模な研究によると，喫煙，心疾患，高血圧のような寿命を短縮する生物学的因子と，認知機能検査の成績には負の相関があることが示されている（Jarvik, 1975；Torack, 1978）。高齢者の精神能力の急激な低下は，死に至る生物学的変化の早期徴候とみなし得る（Botwinick, 1977；Elsdorfer and Wilkie, 1973）。アルツハイマー病患者の重篤な認知機能障害も死期が迫っていることを示している。Kaszniakら（1978）は，言語の流暢性の測定（文章産生テスト）が1年以内の死を予測するもっとも良い指標になると述べている。見当識障害や，記憶・語彙検査の成績不良も1年以内の死に関連する。一方，脳萎縮（CTスキャンによる）や脳波異常から死を予測することはできない。言語性学習検査で測定される学習能力の障害から，精神症状のある高齢患者の死を予測できるというデータもある（Sanderson and Inglis, 1961）。彼らによると，学習能力の障害を示すと報告された15人の患者のうち，9人が16カ月以内に死亡したのに対し，学習能力がほぼ正常だった15人は，平均年齢がやや高いにもかかわらず，1名も死亡しなかったという。しかしながらH. S. Wang（1977）は，看護の質，患者の年齢，合併症なども痴呆患者の生存期間に影響することを指摘し，個々の症例についての予後予測に警告を発している。

患者側の因子

年齢

脳障害による症状は，一般に患者が高齢であればあるほど重篤になる。しかし年齢と症状はきれいに相関するわけではない。年齢が症状を決定するはっきりした因子であるかどうかということはまだ未解決の問題である。これまでのどの研究においても，設定年齢の間隔が粗いこと，対象患者の年齢の幅が十分広くないこと，損傷の質や重症度などが問題になっている。

1）発症年齢

頭部外傷（Brooks, 1972, 1974；Jennett et al., 1975）や脳血管障害（J.W.Brown and Jaffe, 1975；A.Smith, 1971, 1972b）に関する研究により，年齢と重症度の関係については定説が得られている。すなわち，高年齢になるほど重症度は増す。ただしこの傾向は30歳以下の患者ではあまりはっきりしないと考えられる。それどころか頭部外傷の場合には，若年（25歳未満）であるということが，逆に重篤な認知機能障害を生ずる因子である（Jurko, 1979）。重症度を考慮しない場合には，若年成人から中年の範囲の外傷患者では，年齢と予後との相関は認められない（Gilchrist and Wilkinson, 1979；Lezak, 1979b）。少なくとも45歳以上の患者においては，脳血管障害（Ben-Yishay et al., 1970；Sands et al., 1969），腫瘍（Benton, 1977b；Hamsher and Benton, 1978），精神外科（A. Smith, 1960）のいずれの患者でも，年齢と症状の相関はないことが示されている。進行性の疾病では，学習効率の低下など，正常の機能が老化によって低下するうえに，疾病過程による機能低下が加算される傾向がある（Kaszniak et al., 1979a）。したがって健常高齢者では変化しない機能は，高齢患者でも若年患者でも同じ速度で悪化するが，正常の老化と疾病過程の両方によって侵される機能の悪化速度は，患者が高齢になるにしたがって速くなる。

2）健常高齢者における認知機能変化

健常な脳にも加齢による構造上の変化がある。なかでも，容積の減少，表面の平坦化，頭蓋内空間の増加はもっともよく観察される（Jernigan et al., 1980）。これに付随して，組織学的，生化学的，電気生理学的変化も起こる（Berry, 1975；Brizzee et al., 1980；Hansch et al., 1980；Zatz et al., 1982a,b）。

健常高齢者における認知機能低下と，器質疾患による認知機能低下とは，全体としては類似したパターンをとる（Kramer and Jarvik, 1979）。したがって，言語能力，特に読字，書字，語彙，語の使用のような熟練した能力は保たれることが多い（Botwinick, 1977）。また，健康な高齢者に神経心理学的検査を行って一般的知能を調べると，70代になってもおおむね正常範囲の結果が得られることが示されている（Benton et al., 1981）。70代前半では，ひとつかそれ以上の検査で障害を示した者がかなりいたが，それでも多くの被検者はほとんどの検査で正常範囲内にとどまったという。

高齢者では，言語能力と並んで，計算能力も保たれるのが普通である（Kramer and Jarvik, 1979；Wechsler, 1958；M.Williams, 1970b）。いったん習得した情報を保持し思い出す能力は，高齢者でも若年者に劣るものではない（Botwinik, and Storandt, 1980）。通説に反して，正常な老化では即時記憶は侵されない（G. Goldstein and Shelly, 1973a；M.Williams, 1970b）。高齢者にウェクスラーの数唱課題を施行すると，逆唱課題の成績が非常に悪いが，これは集中力とメンタルトラッキングの障害を反映しているのである。一般に数唱や文字列は，聴覚による方が視覚によるよりもやや成績が良い傾向があるが，この傾向は高齢になるにつれてより顕著になるようである（Craik, 1977a；Kramer and Jarvik, 1979）。

加齢にしたがって低下する認知機能として典型的なものは，作業速度，慣れない材料や複雑な課題を扱うもの，積極的な問題解決などがある（これと対照的なものは語彙や算数の問題のようにすでに熟練している技能を適用する場合である。Botwinick, 1977 ; Botwinick and Storandt, 1974 ; Kramer and Jarvik, 1979)。たとえばWAISの下位テストのうちで，数唱，積木模様，組合せなどは成績が低下しやすいが，これらは課題のどこかに上記の性質を持っているのである。

語彙のような言語能力は60～70代になっても向上し続けるという報告(G. Goldstein and Shelly, 1973a ; Traxler, 1972）がいくつかあるが，これらに関しては方法論的な問題点が指摘されている。高齢者の言語能力についての研究は，横断的に行った場合と縦断的に行った場合とで大きく結果が違ってくる（Botwinick, 1981 ; Torack, 1978)。横断的研究によると，高齢者の言語能力は中年者より明らかに劣っている。これは，たとえばWAISの言語性下位テストである知識，理解，類似などに現れる（Kramer and Jarvik, 1979)。一方，縦断的研究では加齢によってわずかながら成績の向上が認められ，この増加率は徐々に減少してプラトーに達し，70～80代になると成績は逆に低下することが示されている（Horn and Donaldson, 1976)。横断的研究で認められた加齢による成績低下は，対象者の教育や健康状態，動機づけ，検査への慣れなどの相違によると解釈するべきである(Horn and Donaldson, 1976)。これに対し縦断的研究では，加齢による成績向上が認められているわけだが，これは対象者が長寿であったという事実によるところが大きいと解釈できる。すなわち彼らは非常に健康かつ豊かであり，社会的地位も高く，知的機能も知識欲も十分であったと考えられる。これらの因子は互いに関連を持っており，また長寿にもつながるものである（Lehr and Schmitz-Sherzer, 1976 ; Torack, 1978)。このように，言うなれば幸福な人々の能力が加齢によって向上することをBotwinick（1977）は対象選択効果と呼んでいる。このように方法論によりまったく反対の結果がでるという事実は，高齢者の認知機能を評価する際の中心的問題を窺わせるものである。また，個体差について論じている研究者は例外の存在を軽視してはならないことを一貫して強調している。

加齢による認知機能低下は，次の4つの領域にもっとも顕著にみられる：

1．一次記憶あるいは作動記憶の容量は加齢によりあまり変化しない（Erickson, 1978）が，スパンを超えた検査のように，正常の記憶容量以上のものを要求（すなわち6～7項目以上の記憶）する検査では変化がみられる(本書p.236-237;Craik, 1977a)。Craikは，即時記憶容量に入りきれない情報，たとえば8～9項目以上の記憶は，二次記憶系に貯蔵されるとしている。加齢によってスパンを超えた記憶検査の成績が低下するということは，二次記憶の貯蔵あるいは想起に障害があることを示唆している。加齢にしたがって貯蔵と想起の両方が障害されるという報告もある(Botwinick, 1981)。高齢者では学習手順が非効率的（たとえば符号化が拙劣）であり，再生能力と再認能力に大きな開きがあることが多い。これは特に再認が容易な課題で明らかである(Botwinick and Storandt, 1974)。中毒，疲労，注意散漫な状態における学習能力の障害パターンは，高齢者と若年者では並行しない。CraikとByrd（1981）は，このような状態においては，学習に必要な「精神的エネルギー」の低下と，新しい材料の符号化に必要な努力を要する活動性の低下が起こっていると述べている。D. M. BurkeとLight（1981）は，正常な加齢における記憶力低下の説明として，想起過程における文脈情報利用の拙劣さ，意味記憶の統合の変化（これにより想起の効率が下がる）をあげている。干渉作用は高齢者の学習を妨害することはないが，情報が重なることによる混乱によって想起の効率を悪くする(これをCraikは「キューの過剰」と呼んでいる)。加齢による学習能力の低下においては速度の因子も見逃せない。一般に，記憶すべき項目をゆっくり提示すれば学習能力は向上するが，この向上の度合は高齢者のほうが大きいものである。ただし若年者と同じ成績にまで達することはない（Craik, 1977a ; Hulicka and Wheeler, 1975)。

社会的出来事についての再生能力は年齢にしたがって低下するという研究結果がある（Craik, 1977a ; Squire, 1974）が，それと対照的に，BotwinickとStorandt（1980）は，遠い過去の出来事に関する記憶は時間経過によって変化しないと述べている。しかしながら，より近い過去の出来事に関する記憶は，若年者のほうが優れているという。常識に反して，個人的な事柄に関しては，古い記憶は新しい記憶ほど保持されないという報告がある（Craik, 1977a）。Craik は，高齢者がしばしば繰り返し語る過去のエピソードは，古い記憶の例としては適当でないと指摘している。このようなものは長年にわたって繰り返し語られるうちに，古い記憶とは言えなくなってしまっている可能性があるというのがその理由である。また，高齢者が自ら記憶障害を訴えることは非常に多いが，全体としての学習能力は高齢者でも若年者でもあまり変わらないものである。ただし，新たに学習した内容の再生能力は落ちていることもある（Bruce et al., 1980 ; Perlmutter, 1978）。

加齢による能力減退がモダリティによって異なるということは，非言語的学習能力の面でも示されている（Riege and Williams, 1980）。視覚的非言語的記憶は，60 ～ 80 代においては他の非言語的記憶と比較すると急速に低下する。これに対して聴覚的記憶と触覚的記憶は，40 ～ 60 代にかけては視覚的記憶より急速に低下する。

2．抽象化および複雑な概念化の能力の減退は，高齢者の特徴である（Botwinick, 1977 ; Denney, 1974 ; Reitan, 1967）。高齢者にとっては，課題が具体的であればあるほど，解決しやすくなる（Botwinick, 1978）。

3．柔軟性に欠ける思考，すなわち新しい状況への適応や新奇な問題の解決，思考の転換などが困難なことも高齢者の特徴である（Botwinick, 1977, 1978 ; Kramer and Jarvik, 1979 ; M.Williams, 1970b ; Schaie, 1958）。

4．全体的に反応が遅いということは加齢の大きな特徴である。これは，知覚（Hines and Posner, n.d. ; Kramer and Jarvik, 1979），認知（Botwinick, 1977 ; J.C.Thomas et al., 1977），記憶，さらにはすべての精神運動能力（Benton, 1977b ; Hicks and Birren, 1970 ; Welford, 1977）の面に現れる。検査面では WAIS の下位テストの積木模様，組合せ，符号のような時間制限のある下位検査における低得点として現れる（Kramer and Jarvik, 1979）。ただし，速度の因子を除去したとしても，高齢者の成績が若年者と同程度のレベルまで改善することはない（Botwinick, 1977）。時間制限のあるテストにおける高齢者の成績不良を正確に評価するには，その得点への時間の影響の綿密な観察と分析が不可欠である。単に得点だけをみたのでは，時間の影響を判断することはできないからである（Lorge, 1936）。

3）脳器質疾患と加齢

脳器質疾患の発症率は加齢によって著しく上昇する（Eisdorfer and Cohen, 1978 ; Roth, 1980）。その結果社会の負担も増して行くことになる。この問題の重要性は診断技術の向上によって，最近になってやっと認識されはじめた（H.S.Wang, 1977）。また，全人口中に占める高齢者の割合が増すにつれて，認知障害を持つ患者の家庭介護はますます困難になる。また，痴呆症状の原因には正常圧水頭症や動脈硬化のように治療可能なものもあるが，加齢にしたがってこのような原因によるものは減り，非可逆的なものの率が増加する。このことも社会の負担を増す一因である（C.E.Wells, 1978b）。高齢になれば個人の持つ社会資源，たとえば家族や収入などは少なくなる（H.E.Lehmann et al., 1977 ; Lehr and Schmitz-Scherzer, 1976）。したがって高齢者の看護はナーシングホームや施設で行われることが多くなる。このような場所は高齢者にとっては不慣れな環境であり，また刺激や人と人とのつながりが欠如しているため，症状がさらに重篤になる傾向がある。

ある高齢者の示す精神機能の遅延や鈍化が加齢による正常範囲の変化か，脳のなんらかの異常によるものかを判断するには，結局その高齢者の能力が年齢相応か否かを判断することにほかならない（Bolton et al., 1966）。高齢者で鑑別診断が問題となる頻度がもっとも高いのは抑うつ状態である。抑うつ状態はアルツハイマー病のような進行性痴呆患者の症状として現れることがある。また痴呆が抑うつにより悪化することもある（本書 p.132 - 136 参照）。抑うつ状態は精神科的に治療可能なので，患者の症状の中に抑うつによるものがあるかどうかを見きわめることは重要である。高齢者の症状は錯綜した病因によることが非常に多い。なんらかの喪失体験 — 愛する者，自我を充足させる種々の活動，身体的知的能力などを失うこと — に対する反応と，脳の生理解剖学的変化による症状がからみあって，複雑な病像を呈するのが高齢者の特徴である（Post, 1975）。老人のかかりやすい身体疾患の中には，変性疾患の症状に類似した精神症状を呈するものが多い（Libow, 1977）。このような疾患の多くは適切に治療すれば治癒しうるので，鑑別診断がきわめて重要になる（E.D.Ross and Rush, 1981）。

性

認知機能検査を用いた大規模な研究によれば，男性と女性ではある一定のパターンの相違が認められている（Bock, 1973 ; Bock and Kolakowski, 1973 ; Buffery and Gray, 1972 ; L. J. Harris, 1978 ; A.C.Petersen and Wittig, 1979）。このパターンは民族や社会経済的水準が異なっても共通である（Backman, 1972）。女性は言語的な課題での成績がよい。これは，言語の流暢性（Benton et al., 1983 ; A.C.Petersen, 1976），符号（A.Smith, 1968），言語学習（Ivison, 1977）などで示されている。一方で女性は視空間課題の成績は悪い（Coltheart et al., 1975 ; Levy, 1972 ; McGee, 1979）。男性ではこの傾向は逆になる。これらの相違は思春期までにはっきりと現れ，老年期まで続く（D. Cohen and Wilkie, 1979）。健常人を対象に神経心理学的検査を用いた研究によれば，大脳半球側性化にも男女差が示されている。これは，両耳分離検査（Bryden, 1979a ; Buffery and Gray, 1972 ; L.J.Harris, 1978），言語的あるいは視覚的材料に対する視野の優位性の検査（Bryden, 1979a ; Hannay, 1976），触覚による形状認知（Witelson, 1976）などによって示されている。言語的，視空間的機能の左右半球への側性化の度合は，女性よりも男性の方が強い傾向がある。

側性化の性差によって説明できる事実は数多くある。たとえば脳の同じような位置に一側性の損傷を持つ男女を比較すると，男性の方がより重篤な症状を呈する傾向がある（L. J. Harris, 1978 ; McGlone, 1976）。一側性損傷を持つ女性の症状は，言うなれば広く浅い。側性化の度合に関係する因子は性差以外にもいくつかある。第一に利き手があげられる（Piazza, 1980 ; p.164 - 165 参照）。また，社会との関わり方によって特定の能力の発達や具体的な現われ方が変わってくることもある（Sherman, 1978）。さらに，年齢は空間的能力の発達に関係している（Herbst and A. Peterson, 1980）。一般に数学的能力は男性の方が優れているとされているが，このことが大脳機能の側性化や社会性の性差に関係しているか否かという問題はまだ解決されていない（F.C.Richardson and Woolfolk, 1980 ; Corballis, 1983 ; J.Levy and Heller, 1992 ; Witelson, 1989, 1991, の総説参照）。

神経心理学的検査結果の評価の際に性差を考慮する場合，頭に入れておかなければならないもっとも重要なことは，上記のような男女両群間の差が標準偏差の 1/2 にまで達することはめったにないということである（Ivison, 1977 ; D.Wechsler, 1958）。つまり男女の成績の分布をみると，重なる部分の方がずっと大きいのである。個人のテスト成績を解釈する際，認知機能の性差に関する一般的知見を適用するのは慎重にしなければならない。

半球機能の非対称性

1）大脳の組織化と利き手

大脳の側性化に関する臨床的および実験室的研究に基づき，Levy（1974）は，右利きの 99.67% では言語中枢は左半球にあると述べている。残りの 0.33% の人では言語中枢は右半球にあるという。右利きの失語症患者の 98% 以上は左半球に病変を持つという臨床的データは Levy の説を支持するものである（Hicks and Kinsbourne, 1978 ; Searleman, 1977; Bryden, 1988）。この比率は，実験的に失語症を生じさせた場合，すなわち一側の総頚動脈あるいは内頚動脈へのアミタールソーダ注射により一側半球を不活化した場合（本書 p.46 参照）や，脳手術前の皮質刺激，電気けいれん療法などの際にも同様の値が得られる。視空間的機能のような形態認知に関係する機能は，右利きでは右半球が担っている。

左利きおよび両手利きの言語に関する半球優位性には 3 種類のパターンがある（Hicks and Kinsbourne, 1978 ; Milner, 1974, 1975 ; Satz, 1980 ; Searleman, 1977）。彼らの約 2/3 は右利きと同様に左半球優位である。1/3 では右半球に病変があるときに失語症状を呈しており，さらにその約1/2（報告によって13～16%の差がある）では，言語能力は両半球で担われている。非右利きの人は右利きの人と比べて失語症状を呈することが多い。左右どちらの半球の病変でも失語症状を生ずる可能性があるからである（Humphrey and Zangwill, 1952；Satz, 1980）。ただし，その場合の症状は軽度で一過性であることが多い（Gloning and Quatember, 1966）。このことも言語機能が両半球で担われていることを示している。半球側性化の度合は利き手の度合に反映されている可能性もある（D. G. Thomas and Campos, 1978；本書p.165-167参照）。

一般に，左利きの中でも言語機能の優位性が左半球にある場合，左手使用の傾向が非常に強く，また左利きの家族歴も持っていないことが多い（Corballis and Beale, 1976；Hardyck and Petrinovich, 1977；Hécaen and Albert, 1978）。家族性の左利きでは，通常ある程度両手利きの傾向があり，言語機能は右半球または両半球で担われていることが多い。また，家族性の左利きでは，機能別の能力に性差があり，たとえば視空間的機能は，右利きや非家族性の左利きと比較すると，女性では男性より優れている(Healey et al., 1982)。しかしながら，両利き傾向のほとんどない家族性の左利きも稀ではあるが存在し，このような左利きの言語機能は左半球で担われている。この点では他の家族性左利きよりも非家族性の左利きに似ている。さらに，家族に左利きを持つ右利きは，左半球病変による失語からの回復が他の右利きより良い傾向があるので，言語機能が両半球で担われている可能性が指摘されている（Carter-Saltzman, 1979）。

非右利きは右利きに比べて認知的能力に関しては多くの場合，2つの極に分かれてくる。一方の極は幼少時に脳損傷を受けたために左利きになった人の集団である（Coren and Searleman, 1990；O'Boyle and Benbow, 1990；Soper and Satz, 1984）。もう一方の極は優れた数学者（Benbow, 1988；Gaillard, Converso, and Aman, 1987；Witelson, 1980），プロスポーツ選手，建築家，チェスプレーヤーなどである（Geschwind and Galaburda, 1985b；O'Boyle and Benbow, 1990）。ただし，数学的能力が優れているのは男性に限られるようである。また，芸術（絵画）の才能がある人は左利きに多く，音楽の才能がある人は右利きに多い（B.D. Smith et al., 1989）。Smithらは，このような傾向は大学の心理学科の学生で見出されたもので，有意ではあるもののいずれも傾向としては比較的弱いと述べている。

2）利き手の決定

利き手と半球優位性は関係するので，患者の利き手を知ることは重要である。臨床的には，患者が書字の際に用いる手を利き手とするのが普通である。大部分の右利きの場合にはこの方法でほぼ間違いないといえる。典型的な右利きは手・腕・足・目・耳・などすべてにわたって右側が利き側だからである（Annett, 1967；Levy and Gur, 1980）。しかし，この単純な方法ではうまくいかない場合もある。すなわち，本来は左利きまたは両利きでも，右手で書くように訓練されたり，疾病や損傷の結果右手で書くようになっていることがあるからである。このようなことから，Searleman (1980)は，利き足の方が半球優位性のよりよい指標になると述べている。利き足は利き手と違って矯正されている可能性が少ないからである。

利き目・利き耳は左利きにおいて半球優位性を決定する指標にはならない。利き手の左右に関係なく右目・右耳を利き側とする場合が多いからである（Klisz, 1978）。両耳分離検査によって決定された利き耳も，左利きの言語的優位半球の指標としては，利き手以上の信頼性はないものである（Warrington and Pratt, 1981）。さらにTeng（1979, 1981）は，耳優位性スコアは信頼性がなく，誤差も大きいため，両耳分離検査による聞き耳は半球優位性の指標としてはあまりあてにならないと述べている。

一側使用の傾向とその強さ（一側使用の恒常性）を決定するためこれまでいくつかの方法が工夫されている。臨床的にはそれぞれの固有の方法で決定している。たとえばKimuraとVanderwolf（1970）は，1．書く　2．歯を磨く　3．髪をとかす　4．釘を打つ　5．パンを切る　6．鍵を使う　7．マッチをする　8．テニス，バトミントンのラケットを握る　の8項目について質問し，6項目以上で一方の手を用いる時，右手利き，または左手利きと決定している。

質問紙としてまとめられているものは，一方の手のみを使用する行為に加えて，物を蹴る場合やズボンに足を通す順番などについての質問も組み合わされているのが普通である（Humphrey, 1951 ; Raczkowski et al., 1974)。Milner (1975) の18項目から成る質問紙では，釘を打つ行為のように，両手使用の行為についての質問項目もある。A. J. Harrisの優位側性課題 (1958) には，質問と実際の行為の両方が含まれている。たとえば，筒を通して物を見させたり，万華鏡を見させたりして利き目を判定する項目などがある。

表8-1はAnnett (1967) の利き手質問票の改訂版である。この質問票は，左利きおよび両利きでは，単純に利き側を決定できないことが多いという事実を考慮している(G. G. Briggs and Nebes, 1975)。この質問票では，各項目について一側使用の傾向の強さを5段階の得点で表し，それを集計する形になっている。この結果Annettの改訂前の質問票よりも両利きの検出という点で鋭敏になっている。図の「常に右（左）手を使う」の項目は2点，「通常右（左）手を使う」は1点，「一定しない」は0点をつける。使用する手が左の場合はマイナス，右の場合はプラスとし，その結果－24点（純粋な左利き）から＋24点（純粋な右利き）までの範囲の得点が得られる。この質問票では，便宜的に，＋9点以上を右利き，＋8点から－9点までを両利き，－9点以下を左利きと呼ぶことにしている。学生 (n=1599) を対象にこの質問票を施行した結果，14%が非右利きという値が得られており，これは文献上の値と一致している。この研究では因子分析によって，3つの因子（力，技術，リズム）が求められている。

実際には厳密な質問紙を必要とすることはほとんどない。大部分の患者は右利きであって，利き側についてのどんな質問にもほぼ一定して右手を用いると答えるからである。質問の種類によって左右異なる答が得られた場合には，患者にパントマイムをさせたり，足，耳，目についても利き側を質問することが必要になることもある。Freides (1978) は，利き足を調べる際には，物を蹴る足よりも，片足跳びや片足立ちの足について質問した方がよいと述べている。一側性の障害

表8-1　利き手質問票 (Modified from Annett, 1967, Source ; Briggs and Nebes, 1975)

名前＿＿＿＿＿＿＿＿　性＿＿＿＿＿＿＿＿　年齢＿＿＿＿＿＿＿＿

どちらの手を使いますか	常に左手	通常左手	一定しない	通常右手	常に右手
1．手紙の字をきれいに書く					
2．ボールを投げて的に当てる					
3．ラケットを使ってゲームをする					
4．床を掃くときのほうきの頭を持つ手					
5．砂を運ぶときのスコップの頭を持つ手					
6．マッチをする					
7．ハサミを持って紙を切る					
8．針の穴に通すとき糸を持つ手					
9．トランプのカードを配る					
10．木にクギを打つとき金ヅチを持つ手					
11．歯ブラシを持って歯を磨く					
12．ビンのフタをあける					

両親のどちらかが左利きですか。そうであれば，どちらですか。＿＿＿＿＿＿＿＿
兄弟姉妹は何人ですか。　兄弟＿＿＿＿＿＿＿＿　姉妹＿＿＿＿＿＿＿＿
左利きの兄弟姉妹はいますか。　兄弟＿＿＿＿＿＿＿＿　姉妹＿＿＿＿＿＿＿＿
片目を使うときどちらを使いますか。(例．望遠鏡，鍵穴)＿＿＿＿＿＿＿＿
頭にひどい怪我をしたことがありますか。＿＿＿＿＿＿＿＿

を持つ子どもは，強い方の足を軸足にして弱い方の足で蹴るようになることがしばしばあるからである。したがってこのような場合には蹴る方の足は代償の結果決定されるものであって，優位性を反映しないという。

利き側を決定できても，優位半球を決定することはできず，ただ推測することができるだけである（Warrington and Pratt, 1981）。この推測を確かめるためには，臨床的観察に頼らなければならないことが大部分である。ただし，左右いずれかの半球に病変があることが確認された場合には，神経心理学的検査によって優位半球を決定できることが多い。

右利きは左利きより視空間的機能が優れているというかなり一定した傾向がある（Buffery, 1974；Levy, 1972）。このことはおそらく，右利きでは視空間的機能は右半球に局在しているのに対し，左利きでは女性のように両半球にわたって広く担われているためであろう。ただしこれは全体の傾向として言えることであって，むやみに個人個人に適用はできないとLevyは警告している。

右利きが右半球優位あるいは両半球優位であることは稀であるが，検査結果を評価する際にはこの稀な可能性も考慮しなければならない。片麻痺患者が麻痺側に対応する半球症状とは異なる神経心理学的症状を呈した場合，この可能性が考えられる。左利きは一般にはっきりした半球優位性パターンを持たないことが多いので，不規則な優位性パターンである可能性を常に疑うべきである。正常の優位性パターンとは異なることが明らかとなった場合には，その患者の認知機能の障害を正確に知るためにはすべての機能を徹底的に検索する必要がある。一般には各機能には体系的な関連があるが，このような例外的な症例にはそれは全く適用できないからである。

病前の状態

「損傷の種類だけでなく，頭の種類も問題である」Symonds（1937）

病前の知的素質は脳損傷後の知的検査の成績に直接の関係がある（Chapman et al., 1958；Dresser et al., 1973；Hillbom, 1960）。教育水準が高いと神経心理学的検査の成績は良い傾向があるが，これは即時記憶や探索課題のように，教育水準とは無関係にみえる検査項目についてもあてはまる（Finlayson et al., 1977；Hilbert et al., 1976；Kanszniak et al., 1979a）。さらに教育の程度は最終的な転帰のレベルにも関係している（J.F. Lehmann et al., 1975；A. Smith, 1971）。

脳損傷患者の病前の個人的生活状況や社会適応の状態も無視できない。これらは，最終的な適応の質のみならず，どの程度改善するかにも影響するようである（Gloning et al. 1968；Symonds and Russell, 1943；A.E.Walker and Jablon, 1959）。病前性格は脳損傷後の適応に直接的にも間接的にも影響する（A. L. Anderson, 1950；Lishman, 1973）。

病前の適応状態の直接的な影響はかなりはっきりしている。というのも，病前の性格は脳損傷後には変化するよりもむしろ誇張されることが普通だからである。リハビリテーションの過程で患者は，多くの容赦ない，しばしば屈辱的な葛藤と闘いながら，積極的に過去身につけていた技術の再学習や，過去の習慣の再統合をしなければならないことが多い。こうした際に，依存的・心気的・受身・完全主義・無責任などの性格傾向は，大きな障害となりうる。

病前の適応状態の間接的な影響は当初あまりはっきりしないこともある。しかし障害のある患者が，施設以外の場所，たとえば家庭などに受け入れられ，同時に心理的支援を受けることが必要な状態になった時，明らかになる。病前，精神的に安定し，人格的にも成熟していた患者は，障害により人格的・社会的変化が起こる重要な時期に，安定・成熟した家族や友人の支援を受けられることが多い。これに対して，性格障害や反社会的傾向を持っていた患者は，社会的支援がもっとも必要な時期にそれを受けられないことが多い。こういった患者の多くはもともと社会的に孤立した人であるが，その他に支持する側に問題があることもある。すなわち，未熟な配偶者，あるいは結婚したばかりの配偶者，養子などは即座に患者を見捨てることがある。また，日和見主義で無責任な友人も，依存的な患者とのつきあいは得にならないので，支援は期待できない。患者が社会復帰可能か，あるいはナーシングホームや施設などに収容しなければならないかの決定は，リハビリテーションのための安定した家庭環境があるかどうかにしばしば大きく左右される。

社会文化的因子

神経心理学的検査の結果を評価する際には，患者の教育・社会・文化的背景が，検査成績や自己の状態についての姿勢・理解に影響するということを考慮しなければならない（Anastasi, 1982 ; Loehlin et al., 1975 ; Vernon, 1979）。現代社会がもたらす利益，たとえば医療・栄養・環境からの刺激などを享受せずに育つと，種々の小児疾患にかかりやすく，これらは脳機能に影響しうるものである（Amante et al., 1977; Winick, 1976）。このような人々は成人になって脳損傷を受けると回復しにくい（Jennett et al., 1975）。文化的背景や社会経済的因子を見過ごすと，検査成績の解釈にも誤り（偽陽性・偽陰性）が多くなってしまう（R. L. Adams et al., 1982 ; 本書 p.107 も参照）。たとえば，患者の教養が低いため検査プロフィールにばらつきが多くなる場合もあり，これを誤って器質疾患のサインと解釈してしまうことがある。また，知能面の発達のみを重視する環境で育った人は，実際に手を使ってする検査では不器用で困惑してしまい，その結果言語的な検査と視覚構成的な検査の成績に大きな差が生じることがある（Backman, 1972）。一方，たとえば知能が高くても内気な人は喋ったり書いたりすることを必要とする課題では実力以下の成績を示すことがある。これらとは逆に，障害を見落としてしまう例もある。たとえば，もともとある特定の能力だけが非常に優れていて，脳損傷によってその能力が損なわれた場合，結果としては検査間のばらつきが認められず，知的能力は何ら損なわれていないと結論づけてしまうことがある。

薬物

神経心理学的検査を受ける患者は，行動や気分の障害，緊張，不安，不眠，神経疾患やその他の身体疾患のため，何らかの薬物を投与されていることが多い。それ以外にも市販の風邪薬，頭痛薬，薬局で販売されている鎮痛薬を服用していることがある。この問題についての研究は比較的少ないが，これまでの研究を総合すると，一般に使用されている大部分の薬物の神経心理学的検査成績への影響は無視してよい（Heaton and Crowley, 1981 ; R. R. Baker, 1968 ; L. L. Judd et al., 1977 ; Telford and Worrall, 1978）。

しかしながら薬物によっては，単独で，あるいは他の薬物との相互作用によって，検査成績に影響することがある。たとえば Donnelly ら（1972, 1978）は，脳内ドーパミン活動と判断力の関係を研究している。彼らは判断力の判定法として WAIS の下位検査の理解問題を用いているが，L-ドーパ投与によりドーパミン活性を亢進させると，WAIS の下位検査のうち理解の成績のみが低下し，逆に α-メチルパラチロシン（ドーパミン合成を低下させる）を投与するとその成績が向上するという。Sweet ら（1976）は，L-ドーパを投与されているパーキンソン病患者では痴呆の発生率が高いと報告しているが，その原因は L-ドーパにより患者の寿命が長くなるためであると解釈している。L-ドーパで治療中のパーキンソン病患者では，他の精神疾患の既往がなくても，幻覚や思考障害のような精神症状がよくみられる。さらに L-ドーパは潜在的な統合失調症を賦活するという報告もある（Klawans and Weiner, 1981）。てんかんの患者では，血清中フェニトインの高濃度と運動機能検査の低下が相関し，一方カルバマゼピンを投与されている患者では，不安緊張感の低下と相俟って，注意機能と問題解決能力の改善が認められるという（Dodrill, 1980 ; 本書 p.170 も参照）。多剤服用患者についての研究によれば，長期にわたって大量のバルビツレートを服用している患者では，慢性アルコール中毒患者と同様に，概念形成，学習能力，視空間定位，知覚の正確性，反応速度などがすべて障害されているという（L.L.Judd and Grant, 1975）。

また，患者の中には，新しい薬物に慣れるまでには数週間を要し，その間一時的に精神機能が変化する者がいることにも注意を要する。特に高齢者は新しい薬物に敏感に反応し，認知機能の一部や覚醒度，一般的活動レベルが変化（多くは悪化）するものである（Eisdorfer and Cohen, 1978；Salzman and Shader, 1977）。

薬物の問題は非常に広汎で複雑であるため，ここで十分に論ずることはできない。ただ，検査にあたって次の3点はチェックしておく必要がある；（1）患者の服用している薬物名，（2）その服用による患者自身の自覚的変化，（3）その薬物の行動面への一般的影響。

てんかん

原因が何であれ，脳組織の興奮性が高まれば，けいれんは起こり得る（Pincus and Tucker, 1978；D.F.Scott, 1976）。てんかんの診断は，けいれん発作の存在と，特徴的な脳波の変化によってなされる。脳波変化は脳の電気的リズムの障害を反映するものであるが，すべての症例に認められるとは限らない。てんかんはある単一疾患やある特定の脳の状態を表す名称ではなく，脳の神経細胞の過興奮や過同調による挿間的な行動・知覚の障害全体を表す名称である。原因としては，出産時などの頭部外傷，脳腫瘍，感染，代謝疾患，脳血管障害，進行性脳疾患，その他多くのものがあげられる（Glaser, 1973）。けいれんや突発波を説明する生理解剖学的異常が認められないことが多いが，それでもてんかんの家族歴があることがある。病因不明のてんかんは，特発性と呼ぶのが普通である。これに対し病因が明らかなものは症候性と呼ぶ。

けいれんを主訴とする成人患者の中には，けいれんが幼児期に始まった者もいれば，つい前日に始まった者もいる。高齢の患者のなかには，若い頃にはけいれんをコントロールする最新の薬物療法を受けられなかったために，人生の大部分を病院で過ごしてきた者もいる。一方で，同じく高齢の患者であっても，けいれん発作の長い経過があるにもかかわらず，あるいはけいれんが初発する以前には，自立した生産的な人生を送ってきた者もいる。したがって，けいれんそのものは認知機能に何ら特異的な影響を及ぼさないという事実は驚くにあたらない（P.C.Fowler et al., 1980；Klebanoff et al., 1954；Kløve and Matthews, 1974）。しかしながら全体としてみると，てんかん患者には性格障害が多いという傾向がある（Dodrill, 1981；Lishman, 1978；D.F.Scott, 1978）。

てんかん発作はきわめて多様な原因によって生じるものであるが，ある種のけいれん性疾患は特定の認知機能障害のパターンと関連している。知能検査の成績は脳波異常の程度が増すにつれて低下する傾向がある。脳波は脳損傷の重篤さを反映するものであるから，これは当然とも言える（Dodrill and Wilkus, 1976a, b；Tarter, 1972；Wilkus and Dodrill, 1976）。一般に，全般性発作波を持つ患者は，焦点性発作の患者と比較すると，重篤かつ広範囲にわたる認知機能低下を示す。また，全般性，焦点性いずれの患者においても，認知機能低下の度合は発作の回数が増すほど増加する（Dodrill, 1980）。認知機能検査の成績がもっとも悪いのは，1分間に1回以上全般性の発作波が出る患者である。発作波が同じような位置の限局性病変から出現する患者は，実際の発作の有無にかかわらず，同じような神経心理学的検査成績を示す傾向がある（Milner, 1975）。したがって発作の焦点が左半球に存在する場合には，その原因が急性，慢性，進行性のいずれであっても，言語機能の障害を呈することが多い（Kløve, 1959；Kløve and Fitzhugh, 1962；V.Meyer and Jones, 1957）。右半球に急性または進行性の病変を持つ患者と，右半球の病変が頭頂葉に及んでいる患者は，視空間構成での能力低下を示す傾向がある（Kløve, 1959；V.Meyer and Jones, 1957）。右側頭葉病変により慢性的にけいれん発作のある患者の神経心理学的検査成績は健常人とほとんど変わらない（Kløve and Fitzhugh, 1962；Dennerll, 1964）。ただし側頭葉に病変があると物語の再生の成績は落ちることがある。これは病変が左右いずれに存在しても同じである（Glowinski, 1973）。両側側頭葉に焦点があると，記憶障害はより全般的になりやすい（Mirsky et al., 1960；Rausch et al., 1978）。

注意障害はてんかん患者によくみられる問題である。ただし，すべての患者にみられるわけではない（J.Allison et al., 1968；Lansdell and Mirsky, 1964；Mirsky et al., 1960）。この問題は神経心理学的検査を施行中の患者の脳波をモニターすることによって研究されている（Hovey and Kooi, 1955；Kooi and Hovey, 1957）。小発作の患者が誤答するのは，脳波に小発作特有の徐波が出現している時期に一致している。この時期には「わかりません」と答えたり，質問を聞き返したりすることが多い。この時期に正答することは稀(14%)である。記憶面に発作の影響が出る場合は，課題の難易度とは無関係に誤答されるのが普通である。脳波異常はてんかん患者の反応の遅延に大きく関係する。側頭葉にてんかん源性焦点を持つ脳損傷患者では，そのWAIS成績を因子分析すると，転導性の因子が抽出されるが，その基礎にあるのは注意障害である（Dennerll, 1964）。この因子は健常人のWAISの因子分析では普通は得られないものであるが，数唱，算数，符号に関連し，脳病変の大きさにも関係しているようである。P.C.Fowlerら（1980）は，この因子は積木模様にも多少関連していると述べている。てんかん患者の中には，WAISの中の数唱，算数，符号の成績が，理解，積木模様，類似より低い傾向を示す者がおり，これは注意力の障害を反映していると思われる(Tarter, 1972)。また，てんかん患者は，スピードと集中力を要求されるGeneral Aptitude Test Battery運動課題では成績が悪いが，より広範な認知機能を反映するテストでは健常人と大差がない（Tellegen, 1965）。

けいれんを起こしやすい患者では，一般に何らかの精神症状を有することが多いことは，単に脳機能障害が背景にあるというだけでなく，おそらくてんかんに関連する社会的・感情的因子も関与していると思われる（Hermann and Whitman, 1992；Neppe and Tucker, 1992；Whitman and Herman, 1986）。脳損傷（幼少時が多い）による二次的な状況のために，多くの活動が制限され，就職の機会も狭まり，社会的にも満足を得ることができにくくなる。このためてんかん患者は，教育や社会経済的地位が低くなりやすく，職歴も乏しく，社会的支援も受けにくくなってしまうことが多い（Dodrill, 1986；Zielinski, 1986）。さらに，こうした苦悩のため患者は余計にけいれん発作を恐れ，活動制限を心配し，社会的スティグマに敏感になる。その結果，感情の障害や性格の問題にもつながることになる（Arntson et al., 1986；Herman and Whitman, 1986；Mittan, 1986）。したがって，てんかん患者の感情や心理社会的問題の原因は単一ではなく，広い観点から評価する必要がある。しかしながら，こうした社会的・対人的要因は，側頭葉てんかん患者で特に感情や心理社会的障害が多いことの説明にはなり得ない(Lishman, 1985；P. J. McKenna et al., 1985；Trimble, 1989)。

抗けいれん薬は中毒量と有効量の境界域が狭いものが多い（Hirtz and Nelson, 1985；Lishman, 1985；D. Schmidt, 1986）。したがって，投与されている薬物の種類，量，また血中濃度の定期的モニターは重要である。血中濃度が中毒量に達すると，認知機能や反応速度の検査成績が低下する傾向があり，さらに知覚機能障害や失調も生ずることがある（Dodrill, 1981；Dodrill and Troupin, 1975；C.G.Matthews and Harley, 1975；Reynolds, 1977）。Hartlage（1981）は，抗けいれん薬が反応速度を遅らせ注意のスパンを低下させるという自己の研究結果に基づき，次のような疑問を投げかけている：「時間経過とともに改善した閉鎖性頭部外傷患者のうちで，実際には抗けいれん薬の減量が改善の主因であった患者はどのくらいの数にのぼるのであろうか？」というのも，頭部外傷後では一般に1年間は抗けいれん薬を投与し，その間発作がなければ投与中止していくのが標準的な方法となっているためである。Hartlageは自験の4種の薬物，フェノバルビタール，プリミドン，カルバマピン，フェニトインの中では，フェノバルビタールがもっとも検査成績を悪化させ，フェニトインがもっとも影響が少なかったと報告している。

外科的手術によって，多くの側頭葉てんかん患者の発作を治療することができるが，手術による転帰にはその他の因子も影響する（Awad and Chelune, 1993）。手術によって切除した部分が，左右のいずれの側であるかということも，その後の認知機能に影響する。右側頭葉の場合はほとんど何の影響もないことも多く，ときには認知機能が改善することもある。一方，左側頭葉の場合は，術前に比べて言語機能（特に言語性記憶）が低下する（Ivnik, Malec, Sharbrough, et al., 1993；G. P. Lee, Loring, and Thompson, 1989）。ただし，Chelune, Naugleら（1993）によれば，術前のベースラインと比較すれば，右側頭葉手術の場合でも，わずかに言語性記憶の低下が認められることが指摘されている。興味深いことに，術前に言語性記憶が良好であった患者ほど術後の低下が著明で，これは機能良好な患者では低下の余地が大きいことを反映している可能性がある（Chelune, 1991）。

鑑別診断上の問題

神経心理学者は鑑別診断を求められることが多い。もっともよくある問題は，情動・性格障害，あるいは早期の老化などが，脳病変によるものかどうかということである。

こういった問題は，関係しているかしていないかという二者択一の形で問われることが非常に多い。しかし実際には，脳損傷と患者の情動的素因が相互に作用しあっているという程度のことしか答えられないことがある。鑑別困難な例では，病気の進行につれて，複雑な症状の中の非器質的側面が後景化するか，あるいは重篤な神経学的徴候が現れるまでは確診が下せないこともある。器質性・機能性の鑑別診断を，神経学的・神経心理学的診断技術を用いて行う際の誤診の頻度はかなり高い。このことからも，症例によっては鑑別診断が非常に困難であることがわかる（Spreen and Benton, 1965；G. Goldstein and Shelly, 1987；Zillmer, Fowler et al., 1988）。莫大な検査バッテリーをいわばふるいのように用いれば，誤診を減らすことはできるが，ゼロにすることはできない（K. M. Adams et al., 1975；Benton and Van Allen, 1972a；G. Goldstein and Shelly, 1973）。

神経心理学者が器質性・機能性の鑑別を求められるケースには，一般に２つの異なる状況が想定される。ひとつは，たとえば神経学者などの専門医からの依頼で，これは患者の訴えにはっきりした機能的（多くは神経症的あるいは性格的）問題の存在を推測させる要素がある場合である。第２は感情あるいは行動に問題のある患者を扱っている医師が，患者の症状に器質的背景がないかどうかの判断を依頼してくる場合である。

Pankratz と Glaudin（1980）は，このような患者に多く生じる誤診を２種類に分類した。第１の型は，身体疾患の症状が心理社会的ストレスによる反応として説明可能な場合で，第２は，機能性疾患の患者の訴えに器質的なものを疑わせる要素がある場合である。多くの脳病変では，特に病初期には，高次機能の症状はわずかしか現れない。また脳器質疾患と機能性疾患の症状は類似していたり，重なっていたりすることがよくある。このような事実から誤診が多くなるのである。神経心理学的検査の結果，はっきりした判定が得られない時は，３～６カ月後に，さらに必要なら繰り返しまた３～６カ月後に，再検するのが最善の方法であろう（A. Smith, 1980）。

神経症と性格障害

頭痛やめまい，ブラックアウト，記憶障害，思考の鈍さ，感覚異常，脱力，不器用さなどを主訴に神経科医を受診する患者は多い。このような患者の診断・治療は非常に難しいことがある。症状は主観的なものにすぎず，ストレスや注意の向け方によって変動することが多い。また，仕事に出かけるとか，家に帰るとか，家族の訪問といったような，ごくありきたりの出来事によっても変動する。さらに，何のきっかけもなく変動することもある。風邪から心臓発作に至るあらゆる病気の後に，あるいは頭部外傷の後に訴えが始まることがある。何のきっかけもなく始まることもある。客観的な神経学的所見が得られたとしても，それは患者の訴えに関係するとは限らず，関係があったとしてもそれだけで症状の重さを説明できるとは限らない。時には，投薬，精神療法，身体療法，休養，活動，患者の生活習慣を変化させることなどによって訴えがきれいに消失することがある。あるいはその消失は一時的なものにすぎず，患者は何度も何度も医者を訪れ，ほんの一時でもよくなる可能性を求めてそのつど新しい薬や治療を受けることもある。このような診断・治療の困難な患者を前にすると，どうしても神経症的であるとか，未熟とか依存的性格であるとか考えたくなってしまうものである（J. M. Goodwin et al., 1979；Pincus and Tucker, 1985）。また，訴訟などがからんでいると，補償を求めてやってきているのではないかと考えがちである。

しかしながら，きわめて重篤な神経疾患の多くが，病初期には漠然とした，しばしば一過性の症状しか示さず，その症状がストレスによって悪化したり一時的に消失したり，あるいは対症的・心理的な治療によって消失することさえある。たとえば多発性硬化症や脳動脈硬化症の初期の症状は，めまい，脱力，漠然とした異常感，疲労などの形をとり，数時間から数日間しか続かないことがしばしばある。診断困難な訴えが，実は腫瘍の症状であって，確診可能な徴候が出現するまで数カ月から時には数年までも同じような訴えが続くことがある。不定愁訴は脳震盪後の患者によくみられ，これは頭痛を伴うことも伴わないこともある（Merskey and Woodforde, 1972；Rimel et al., 1981）。頭部外傷の既往のある患者のMMPIでは，神経症的情動障害を示す結果が得られている。すなわち「抑うつ，イライラ，混乱，過敏，集中困難，日常生活の非能率」の得点が高くなる（Casey and Fennell, 1981）。

神経疾患の患者の中には，症状が生活の一部になってしまっていたり，あるいはストレスに対する反応が神経症的になっていたりするものがある。このような患者の愁訴と，神経症患者の初期の愁訴が同じであるため，診断が混乱することがある。特に，患者の愁訴がまさに神経症的・性格障害的である場合には，愁訴の神経学的部分は軽くみられてしまうものである。以下にその例を示す。

34歳の高校教師が原因不明のけいれんのため神経科を受診した。神経内科医は器質疾患の証拠がないため精神科に依頼した。患者の妻はけいれんの神経内科的説明を強く求めたので，結局数人の神経内科医，数人の精神科医，さらに筆者を含め2名の心理学者がこの患者を診察した。

この患者が妻に対して受動的・依存的であること，けいれんは教室内で起りやすく，けいれんの結果休養をとることができ，教室での緊張から逃避することができること，教師である祖母と母にひとりっ子として育てられたという生活史等から，精神科医たちはこのけいれんをヒステリー性であると診断した。電気けいれん療法によってけいれんが消失したことから，この診断は正しいと誰もが納得した。しかしながらけいれんが消失してから数カ月後，顔面のかすかな非対称性が認められた。これは口と鼻の左側の筋力低下を示すものであった。ただちに再度神経学的検査が施行された。脳波とX線診断により，右前頭・側頭部の小病変が示された。手術の結果，これは除去不能の腫瘍と判明し，この患者は約1年半後に死亡した。

このような病像の病因について神経心理学的に意見を述べる際には，機能性疾患・器質性疾患の両方の規準を考慮することになる。愁訴と不釣合な態度（無関心だったりあまり不快と感じなかったりすることが多い），症状に象徴的な意味があること，二次的利得，依存的・無責任的生活様式の持続，ストレスと症状の綿密な関係，普通はありえないかあるいは一定しない神経心理学的症状等はその症状への心因の関与を示唆するものである。このことはその患者の神経学的症状の有無に関係なく正しい。ときに奇妙で，医学的にはありえないような症状が長く続き，当の患者はそれに無関心でさして苦痛とも感じていないことがある。このような場合はヒステリー性であるとしてまず間違いない。比較的よくある痛みとか，筋力低下とか，知覚障害の場合には，患者の「満ち足りた無関心」の態度が転換ヒステリーを疑うきっかけになりうる。ただし，Pincus と Tucker（1978）は心身症の既往のない成人にヒステリーという診断を下すことについて注意を喚起している。

頭痛，めまい，倦怠，脱力等の訴えは生理学的変化を正確に反映していることもあるし，不安や抑うつの一表現型であることもある（Pincus and Tucker, 1978）。また，不安や抑うつの症状があって，神経学的徴候を欠く場合でも，その症状が機能性であるということはできない。抑うつは，神経疾患の早期のまだかすかな精神身体症状に対する患者の反応として生ずることがあるからである（Lipowski, 1978 ; Lishman, 1978 ; Post, 1975）。記憶力低下も，うつにはよくある訴えであり，高齢者のうつ状態の患者では主症状にもなりうる。しかしながら，Z. Goldberg, Syndulko, Montanら（1981）は，記憶力低下を訴える高齢者のなかには，うつや痴呆の所見がなくても，精神機能全体の遅延や，注意力，メンタルトラッキングの問題がある場合があると警告している。

SchachterとKihlstrom（1989）は，機能性健忘を病的なものと病的でないものに分類している。後者は誰もが経験している記憶の欠損で，たとえば夢とか子ども時代の記憶を指す。病的な機能性健忘にはいろいろな種類があり，なかには器質性記憶障害と類似しているものもある（Kopelman, 1987 ; Mace and Trimble, 1991）。一時的に自己に関する情報が失われることを遁走 *Fugue* という。自己に関する情報とは，たとえば自分が誰であるかとか，自分の生活史などで，遁走の時期にはそうした情報を失っているという気づきがない。回復すると，遁走の時期の記憶は全くないのが典型的である。これは情動的なストレスに対する純粋に心因性の反応と思われるが，比較的短時間の場合はアルコールによるブラックアウトとよく似ている。状況因性の健忘は，トラウマとなるような出来事によって起こり，可逆的であり，脳震盪による意識喪失前の逆向性健忘とは区別される（本書 p.125 参照）。仮性痴呆は真の痴呆に非常によく似ている。仮性痴呆のほとんどすべてはうつ病に伴うもので，記憶機能の一部が障害されることも，通常のうつ病と同様である（本書 p.174 - 175 参照）。記憶障害においても，脳機能障害と心因反応の両方の要素が存在する場合には，機能性と器質性の境界は曖昧である（Lishman, 1985 ; Mace and Trimble, 1991 ; Pincus and Tucker, 1985）。

器質疾患を鑑別していく過程は，一般の診断と同様，ひとつひとつの徴候の有無をチェックしていくことである。器質的原因による症状は，神経心理学的検査においては，あるひとつの徴候という形で現れることがある。具体的には，視空間課題における回転とか，書字の保続とか，一項目，あるいは同じ機能の関係する複数の項目の他には説明困難な低得点，あるいは神経解剖学的，神経心理学的に意味のある得点パターンなどである。一側性の障害があれば器質疾患である可能性は非常に高い。上記のような器質疾患の徴候が持続して存在すれば，その患者の問題がもともとは明らかに機能性のものであっても，脳器質疾患を疑うべきである。

多くの場合，脳損傷の症状は障害自体に対する患者の反応や，障害にひき続いて起こる個人的・社会的破綻によって複雑になっている。結局のところ，非常に単純な障害か，あるいは非常に重篤な障害を持つ患者だけが，機能性の色彩のないはっきりした脳損傷の病像を呈するものである。

精神障害

脳器質疾患は，重篤な機能性疾患に合併したり，それと類似した症状を呈することがある（Lishman, 1985 ; Malamud, 1975 ; Strub and Wise, 1992 ; Weinberger, 1984）。脳器質疾患の初期症状は，気分や性格の著しい変化，知的機能低下，失見当識，思考障害，妄想，幻覚，奇妙な思考，関係念慮，被害念慮，その他の思考・行動障害などで，これらはいずれも統合失調症や気分障害に典型的な症状である。このような症状を呈する患者において，神経心理学的手法で器質性疾患の徴候を同定する方法は，神経症的訴えのある患者で器質性の病因の有無を鑑別する際と同様である。ここでも，ある特定の能力だけが著しく障害されるというパターンが得られれば，器質疾患が強く疑われる。たとえば，遠隔記憶に比べて近時記憶が強く障害されているとか，知識や技術は保たれているのに注意力や学習能力が障害されている場合などがこれにあたる。認知機能の障害が一定しなかったり，奇妙なパターンをとる場合は精神科的疾患が疑われる。器質疾患では象徴的意味のある症状を呈することは少ない（Malamud, 1975）。

精神病症状の背後にある器質的要因の存在は見落とされることが非常に多い。これは，神経症や性格障害を脳損傷の症状と区別するよりも難しいことが多い。なぜならば，機能性精神病の中にも，器質性疾患と同様に，注意，メンタルトラッキング，記憶などが障害されるものがあるからである（Cutting, 1979）。さらには，知覚，思考，反応パターンなどが器質性疾患に匹敵するほど障害されることもある。したがって，精神病症状を呈する患者では，あるひとつの検査から得られる徴候とか，著しい低得点があっても，神経症症状を呈する患者でそれが得られた時ほどの信頼性はない(R. W. Payne, 1970)。また，精神病院入院患者を対象とした研究によると，器質的障害を持つ患者の検査プロフィールは，機能性精神病患者と類似はしているものの全体に低得点であり，神経症・性格障害・アルコール依存症患者ともやはり類似しているが，さらに低得点であることが示されている(Chelune et al., 1979 ; Holmes, 1968 ; Overall et al., 1978)。したがって，精神病症状を呈する患者では，明らかな一側性の障害パターンとか，器質性の記憶障害，複数の徴候，ある低得点のパターン等が得られなければ，脳損傷の存在を推定するべきではない。

ある症状が器質性か機能性かを神経心理学的に鑑別することは，急性期には容易だが，慢性期に入るにつれてどんどん困難になっていく傾向がある。入院期間が長くなると，器質性疾患の患者と機能性疾患の患者の病像は似たものになってしまうからである。精神科慢性病棟に長期入院中の器質性疾患患者を神経心理学的手法だけで同定しようとしても，たいした効果は期待できない（De Wolfe et al., 1971 ; Heaton et al., 1978)。病歴が，器質性・機能性の鑑別に有用な場合もある。器質的疾患は，身体疾患，中毒，頭部外傷，なんらかの重篤な栄養障害などの身体的ストレスの経過中や経過後に生ずることが多い。これに対して，機能的疾患には，感情的または状況的ストレスが先行しやすい。しかしながら残念なことに，ストレスというものははっきりと身体的とか状況的とか規定できることはめったにない。たとえば，器質性精神病を引き起こすほどの身体疾患や，交通事故などによる頭部外傷，家庭不和などは，感情面でもかなりのストレスになるものである。統合失調症と診断された患者を対象とした研究によると，不安症状や感情面の症状を呈する患者は，無欲とか知覚面の症状を呈する患者と比べると，神経心理学的検査では器質性疾患の徴候は出にくい(Lilliston, 1973)。

器質性疾患の症状の中には，非常に誤診されやすいものがある。大脳の後半に病変がある場合には，はっきりした一側性の症状や，非常に特異的な認知機能の欠陥が生ずるものであるが，前頭葉腫瘍の症状は，臨床的には性格障害や行動障害と鑑別が困難である。Hécaen（1964）によれば，前頭葉腫瘍の患者の67％は軽度意識障害confusionや痴呆を示し，約40%は気分や性格の障害を呈するという。この場合の意識混濁は軽度であり，時間に関する失見当識のみのことが多い。痴呆も軽度で，思考過程の遅延や無気力という形をとりやすい。これは慢性のうつ病と区別がつかないことがよくある。多幸，易刺激性，無関心などは，結果的には非現実的な楽観や社会生活上の乱暴な行為として現れる。これらは外観上は精神障害に類似している。特に軽度の意識混濁とか反応の鈍さが合併している時はなおさらである。このような患者に前頭葉腫瘍があることを知るには，メンタルトラッキング，運動や概念操作の柔軟性，語の流暢性と産生，行為の計画・調整といった能力の検査が役に立つことがある。

側頭葉病変による精神症状も診断が難しい。側頭葉に病変があると，異常に乱暴になったり，著しい人格変化や大きな気分の変動をきたしやすい(Blumer, 1975 ; Meier, 1980 ; Pincus and Tucker, 1978 ; D. F. Scott, 1978)。激情とか破壊的な興奮，あるいは幻覚，奇異な思考などが挿間性に生ずる。これは何のきっかけもなく起こることもあるし，ストレスに対する反応として起こることもある。脳波や神経学的検査が正常でも，神経心理学的検査の陽性所見が，障害の本態を知る端緒となることがある（Tunks, 1976)。聴覚的・視覚的，象徴的・非象徴的記憶は繰り返し検査するべきである。また，複雑な視知覚・論理的推論能力の検査も欠かせない。

痴呆とうつ病の鑑別

痴呆の患者は早期には抑うつ症状だけが前景に出ることがある。この時期に内因性うつ病と鑑別すること，特に「仮性痴呆」と呼ばれる状態像を呈する内因性うつ病と鑑別することは非常に難しい(Salzman and Shader, 1979 ; C. E. Wells, 1979)。患者自身が痴呆過程のもっとも早期の症状を自覚した時に，抑うつ反応が最初の客観症状として認められることはしばしばある（Liston, 1977, 1978；Roth, 1980）。痴呆とうつ病に共通して現れることがある問題としては，抑うつ気分やイライラ，精神症状の既往，精神運動抑制，即時記憶と学習能力の障害，注意・集中・トラッキングの障害，見当識障害，周囲や自己に対する無関心などで，これらは誤診を招きやすい（Lishman, 1978；Gainotti et al., 1980；C. E. Wells, 1979）。

しかしながら，機能性のうつ病と器質疾患による抑うつには，いくつかの相違点がある。痴呆患者は，食欲低下，睡眠障害，便秘のような，うつのいわゆる植物性の症状を呈することは少ない（Kaszniak et al., 1981）。言語の構造と内容は，うつ病では本質的に保たれているが，アルツハイマー型の痴呆では障害される（本書 p.134-136 参照）。うつ病性仮性痴呆の患者では学習能力は保たれている。このことは，即時再生が著しく障害されていても，遅延再生と再認を検査すれば明らかになる（Caine, 1981）。失語，失行，失認等が存在すれば，明らかに器質性の痴呆であって，うつ病性仮性痴呆は除外できる（Golper and Binder, 1981；R. S. Wilson et al., 1981）。痴呆のごく早期には，描画，構成の比較的重篤な障害が見られる。患者は明らかに指示通りやろうとしているのにもかかわらず，保続が生じてしまい，正しい答やその痕跡は実質的に全く得られない。これとは対照的に，うつ病患者の描画や構成は，不注意，貧弱，不完全であることが多い。これは無気力，活動性低下，動機づけの乏しさに起因するもので，十分な時間と励ましを与えれば，ある程度正確な答が得られる。完全な答が得られることも少なくない。J.P. Schaie（1976）は，うつ病患者の能力低下に影響する最大の因子は，「注意と動機づけの不足」であると述べている。うつ病患者の見当識障害は痴呆患者に比べて一定しないものであるが，このこともShaieの見解で説明可能である。さらに，うつ病患者は自己の認知能力低下をはっきり自覚しており，それを重大視する傾向がある。実際にはうつ病患者の認知能力，特に記憶能力は，患者の訴えよりはるかに保たれていることが多い（Kahn et al., 1975；C. E. Wells, 1979）。これに対して痴呆患者は，自己の認知能力の低下を自覚していないことが多く，自己評価能力が落ちるのにつれて，能力が改善してきたと述べることさえある。

痴呆とうつ病の鑑別点は他にもある（Hutton, 1980）。痴呆による認知機能の低下は徐々に起こるのが典型的であるが，抑うつ反応に伴う認知機能の低下は数週間のうちに起こることが多い（Folstein and McHugh, 1978）。発症前後の出来事も鑑別診断上非常に重要なことがある。抑うつ反応は何らかの出来事にひき続いて起こることが多い。または喪失の連続のような一連の出来事にひき続き起こることが，高齢者ではしばしばある。しかしながら，痴呆の早期においても，抑うつ反応の原因であると思われた出来事（離婚など）は実は痴呆の結果である場合がある。すなわち，痴呆の早期症状としての不適切な行動や社会生活の崩れの結果として生じたものであるが，これらは通常後になってわかるのが普通である。

痴呆以外の脳損傷患者でも，治療可能なうつの存在を見出すことが重要な場合がある。このような患者では，病識の不十分さや意志疎通能力の障害のために，自分自身で助けを求めることができないことがある。E. D. Ross と Rush（1982）は，このような場合のうつの存在を知るためのいくつかのポイントをあげている。たとえば，神経症状の改善が通常予想されるより遅いこと，安定した状態や良好な経過の予期せぬ悪化，リハビリテーションへの非協力的な態度やその他の「管理上の」問題，あるいは「仮性球麻痺でない患者の病的な笑いや泣き」などである。Ross と Rush は，うつの植物性の症状の存在は，患者自身だけでなく家族にも面接して確かめるべきであると述べている。さらに，右半球損傷の患者の単調な声や感情的反応の乏しさも誤診を招きやすいと指摘している。このような場合には，患者の話し方よりも，話の内容に留意しなければならないという。

以上のような鑑別点に着目すれば，理論的には診断は容易に思えるが，実際には初診の段階で診断を決定することは不可能なこともある。このような場合には，時間をかけて繰り返し検査することによってのみ，最終的に病像を明らかにすることができる。

詐病

神経心理学的診断において，詐病は重大な問題である。なぜならば，神経疾患の中には，神経学的所見がほとんどなく，臨床検査でも陽性所見が得られないものが非常に多いからである。特に病初期であればなおさらである。補償や退職がからむと，病気と診断された方が有利になることがあるので問題は複雑になる。

検査成績が一定しなかったり，患者の訴えと検査成績の開きが一定しなかったりした場合，これが他の生理的変動と無関係であれば，詐病のサインであると考えてよい。常に正しいとは言えないが，一般的には，徹底的な神経心理学的検査と注意深い神経学的検査とを並行して行えば，通常ではありえないような矛盾が認められるはずである。患者を入院させることが可能ならば，訓練されたスタッフが数日間集中的に観察すれば，詐病か否かが明らかになることが多い。詐病に特徴的な，検査成績の首尾一貫性のなさを見きわめる特殊な技術もいくつかある（本書 p.449-452 参照）。詐病が強く疑われるとき，センスのある検者なら，患者の真の能力を見抜く検査や状況をその場で作ることができる場合もある。

第Ⅱ部

神経心理学的検査法と評価技法

9章　見当識と注意

見当識

見当識とは，外界との関係の中での自己の認識のことをいう。見当識が保たれているためには，注意，知覚，記憶が一貫して確実に統合されていることが必要である。ある種の知覚や記憶機能の障害により，見当識は部分的に障害されることがある。一方，注意や把持力に重篤な問題があると，見当識全体が障害されることが多い。見当識が正常に保たれるためには，多くの異なった知的活動が正常に機能し，かつ統合されていることが必要であるため，見当識は脳障害の影響を特に受けやすい機能である（Schulman et al., 1965）。

見当識障害は，脳障害では非常によくみられる症状である。特に時間と場所に関する失見当識がもっともよくみられる。これは，脳障害で注意や把持力に障害がある場合に必発と言える(Gooddy, 1969；McGhie, 1969)。時間と場所に関する見当識が障害されやすいことは当然とも言える。なぜなら，両者には意識が持続的に清明で，瞬間瞬間の経験をある長さの記憶へ変換することが必要であり，それによって現実の流れと接触を保っているからである。したがって，時間と場所に関する典型的な失見当識は，広汎な皮質障害（老人性痴呆，急性脳症，両側性の大脳病変など），大脳辺縁系の障害（コルサコフ症候群など），脳幹部の網様体賦活系の損傷（意識障害など）の際に生じる。しかし，認知障害や注意の欠損が比較的軽度の場合には見当識障害を認めないこともある(Eisdorfer and Cohen, 1980)。したがって，失見当識は大脳の機能障害を強く示唆してはいるものの，逆に見当識が保たれていることだけでは認知や注意能力が保たれているという証拠にはならない。

時間，場所および人に関する見当識の評価は知能検査に含まれていることが多い（16章，本書p.395 - 396 参照）。見当識のみに限った検査は正式の神経心理学的検査には通常含まれていない。しかし，略式の知能検査の結果から，見当識のさらに詳しい評価を要すると考えられたり，症状経過の記録や研究のためにスコアをつけることが必要な場合には，見当識の詳細な評価を行うべきである。これらの目的にかなった小検査や検査法もある。

見当識の検査

1）場所

場所に関する見当識の評価は，通常は患者が検査されている場所の名称や位置についての質問から始める。すなわち，自分が今いる場所がどういう種類の所で，どこにあるのかを患者が理解しているかどうかを質問する。種類というのは，たとえば，病院，外来，診察室など，さらには名称 ― たとえば退役軍人病院（Veteran’s Hospital），マリオン州精神衛生クリニックなどを指す。どこにあるのかというのは，たとえば市，州などである。また場所に関する見当識とは，方向と距離も含む概念である。この点を検査するためには，患者に自宅と病院の位置関係 ― たとえば家に帰るためにはどの方向にどのくらいの距離行かなければならないかなどを質問する場合もある。以上より，患者がどの程度その地域や州の地理について実用的な知識を持っているか，および州都や他の大都市あるいは患者の現在位置に隣接した州への距離や方向等についての自覚についてチェックすることができる。

2）時間

時間に関する見当識を検査するためには，日付（年月日および曜日）と時刻を質問する。加えて，患者が時間の連続性の感覚を持っているかも評価すべきである。リハビリテーションユニットや自宅では，周囲が日付などを教えようと努力することが多いので，患者が実際に役立つ時間の感覚は持っていなくても日付や曜日は覚えていることもあるからである。逆に，時の流れについて一般的に正確な感覚を持っていても日付を正確に覚えられない患者もいる。時間の連続性についての患者の認識を評価するには，期間に関する質問をするのが適切である。「ここに来てからどのくらいになりますか？」[1]「最後に仕事をしていたのはどれくらい前ですか？」「この前お会いしてからどのくらいたちますか？」「最後に食べた食事（朝食，昼食，または夕食など）は何でしたか？」[2]「どのくらい前に食べましたか？」などの質問がよい。

3）時間見当識検査 Temporal Orientation Test（Benton et al.,1964; Benton et al.,1983）

時間見当識検査は，時間に関する5つの見当識，すなわち日付，月，年，曜日，時刻における誤りに対し，それぞれマイナスの得点をつける。この5つの要素は，おのおの別々に重みづけされている。日付，曜日は1日ずれるごとに，時刻については30分ごとに各々1点とする。月は1カ月ずれると5点とする。1年ずれた場合は10点である。すべての誤り点を100から引いたものが総得点となる。脳損傷の患者60名と110名の対照患者の得点の比較を表9-1に示してある。

この表をみると，対照群（脳損傷以外）と脳損傷患者の両者共に，日付を1，2日誤るのがもっとも多かったことがわかる。両群で2番目に多かった誤りは30分以上の時刻の誤りである。脳損傷群では対照群より曜日の誤りが多かった。両側の大脳の広汎な障害を持つ患者がもっとも成績が悪かった。Benton（1968a）は，この検査を前頭葉損傷の患者に実施し，一側性損傷患者の成績は全員正常範囲であったのに対し，両側損傷患者では57%に問題が認められたと報告している。長期入院患者では，器質脳障害の患者（39%）が統合失調症患者（9%）と比較して障害域の得点（94点以下）を呈することが多かった（Joslyn and Hutzell, 1979）。しかしながら，器質脳障害患者の2/3と統合失調症患者群の44%は点数化できるだけの反応が得られず，検査を施行できなかった。器質脳障害患者と統合失調症患者における相違は新入院の患者でも認められ，前者では94点以下が57%であるのに対して後者では9%にすぎなかった。興味深いことに，入院直後の患者はすべて点数化できるレベルの反応が認められた。

4）時間失見当識質問紙 Temporal Disorientation Questionnaire（P.L. Wang and Uzzell, 1978）

P.L.Wang と Uzzell（1978）は，おのおの異なった重みづけをした10項目の見当識に関する質問紙を用いて Benton と同様な所見を報告している。脳損傷患者では曜日の誤りが多かった（96%）。両側の病巣を持つ患者の障害がもっとも重篤であったが，この検査では左右の病巣での差は認められなかった。一側性損傷患者群の誤りの数は対照群や脳幹損傷の患者より多かったが，両側損傷よりははるかに少なかった。多くの脳損傷患者は入院日（77%）や日付（73%）を言えなかった。

5）時間経過の推測　Time Estimation

Benton ら（1964）は被検者に1分間経過したと思ったら合図するという課題を与えた。この結果，21～22秒以内の誤りは「平均的範囲」で，33秒では「中等度に不正確」，38秒以上は「かなり不正確」と分類している。対照群および脳損傷

1）質問する前に答を教えてしまわないように注意することは重要である。たとえば時間についての検査で「この病院に入院してどのくらいたちますか？」あるいは「ポートランドにはいつ到着しましたか？」という言い方をすると，その後に場所に関する見当識の質問をした場合，すでに答を教えてしまっていることになる。

2）近時記憶に関する検査としては，最近の食事の内容についての質問がある。検者が家族や栄養士に確認しないかぎり，患者が夕飯に実際にチキンを食べたのか，ただ一般に夕方食べる物についての古い記憶を述べただけなのかは，知ることができない。メニューの問題は朝食でも特に注意すべきである。というのは通常朝食の種類は非常に限られているので「トースト，コーンフレーク，卵，コーヒー」を食べたと患者が報告したとき，古い記憶を呼びおこしているのかあるいは新しい記憶なのかはわからないからである。

表 9-1 対照群および脳損傷群における時間見当識検査得点

対象	得点			
	100	99	98-95	94 以下
対照群（n = 110）	67（61%）	33（30%）	10（ 9%）	0
脳損傷群（n = 60）	27（45%）	6（10%）	19（32%）	8（13%）

（Benton et al., 1964）

患者群のいずれでも，この検査の成績不良と時間見当識検査の低得点との関連は認められず，著者らは，時間の見当識と時間経過を判断する能力とは本質的に別の機能を反映していると結論している（本書 p.83）。時間経過の判断に関するもうひとつの簡単な検査は，課題が終わった直後に，所要時間を質問するものである。（McFie, 1960）。正確な時間経過の半分以下の判断は誤答とみなされる。左の側頭葉に病巣が限局している患者 15 人中では誤答したのはただ 1 人であったが，他の病巣の患者では 1/3 以上，初老期痴呆では 1/2 が誤答であった。

Talland（1965a）は，ブザーを用いる検査で，重篤な記憶障害の患者における時間経過の判断を評価した。検査はブザーの長さおよびブザーとブザーとの間隔を判断させるものである。記憶障害患者には実際より長めの判断・短めの判断の両方が認められ，いずれも対照群より誤りは大きかったものの，2 群のあいだに有意差はなかった。他日に施行された時間経過の判断に関する課題では対照群および記憶障害群共に時間経過を少なめに判断した。しかし，記憶障害患者群では誤りがより大きく，特にこの傾向は時間間隔が長い場合（3 分）の方が短い場合（30 秒）より顕著であった。対照群における時間経過の判断は患者に比べてばらつきが非常に少なかった。

新近性の認知 記憶には「時間の目印」がついており，これにより記憶の再生がしやすくなるという仮説（Yntema and Trask, 1963）を検証する目的で，新近性の識別 *Discrimination of Recency* の課題（Milner, 1971）が作成されている。これには言語性・非言語性の 2 種がある。言語性の課題は 184 枚のカードで構成され，1 枚 1 枚には 2 つの互いに無関係な単語，たとえば「くまで」と「煙突」が印刷してある。カードによっては既出の単語が印刷されているものが含まれている。被検者はそれぞれの単語の対を声に出して読む。このようなカードが何枚か続いた後，2 つの単語の間に「？」のはいったカードが出てくる。このカードの 2 つの単語のうち，どちらがあとから出てきたかを判断するのが被検者の課題である。通常はこのカードの 2 つの単語は両方とも既出のカードに出てきた単語であるが，時には一方の単語は全く新しい場合もある。また，カードに単語の代わりに抽象図が描いてあるものが非言語性の課題となる。

正常の被検者に上記の言語性の検査を施行すると，既出の単語とそうでない単語を対にした場合の正答率は 94%で，既出の 2 単語の順序の正答率は 71%であった。

左の前側頭葉および側頭葉損傷の患者ではこれらの課題の一方または両方において，対照群と比べても右半球損傷患者に比べても有意な障害が認められた。しかしながら，右半球損傷の患者では，非言語性の課題において対照群および左半球損傷の患者に比較して劣っていた。前頭葉損傷の患者は既出の 2 単語の順序の判断が困難であり，側頭葉損傷の患者は既出の言葉かどうかの判断が困難であった。

Huppert と Piercy（1976）は，図形の認識を用いて新近性の判断の能力を検査した。彼らはコルサコフ症候群と慢性アルコール中毒（対照群）に対して写真を呈示し，その写真が検査の直前に見せられたものかどうかを判断させた。呈示した写真は次の 4 種類である：

①検査の 2 日前に 3 回見せられた写真。
②検査の 2 日前に 3 回，10 分前に 3 回見せられた写真。
③検査の 10 分前に 1 回見せられた写真。
④はじめて見せられた写真。

以上の 4 種類をそれぞれ 40 枚，計 160 枚の写真を用いる。実際の課題では，写真の半数は2枚を対にして呈示され，そのうちどちらが今日見た写真かを判断させる。残りの半数は1枚ずつ呈示され，それを今日見たかどうか判断させる。ここで，今日見ていないと答えた場合には，以前見たかどうかの判断もさせる。

対照群はコルサコフの患者に比べてどちらの課題でも好成績であった。ただし，二者択一課題の方の結果の評価は難しい。なぜなら，正しい反応が得られても，それは単にどちらかの写真のみを正しく同定できたのか，または2枚の写真を比較して判断したのかわからないからである。これに対し1枚の写真のみ呈示する課題ではこのような曖昧さが生じない。事実，1枚の写真のみ呈示する課題の誤答を分析すると，コルサコフの患者と対照群で明らかに反応パターンが異なっていた。コルサコフの患者が3日前だけに見た写真（上述の①）の50.6％を今日見た写真であると誤答したのに対し，対照群ではこの種の誤答は3.1％であった。また，コルサコフの患者ははじめて見た写真（上述の④）に対するより400％も多く3日前だけに見た写真（上述の①）を今日見た写真であると誤答した。

6）身体

身体についての失見当識（自己身体失認 *autotopagnosia*）は空間での定位の障害とは無関係な傾向がある。身体についての失見当識は左前頭葉損傷により起こりやすく，失語症と合併しやすい（Diller et al., 1974；S.Weinstein, 1964）。身体の見当識に関する検査にはさまざまな複雑な問題がある。たとえば，身体空間についての失見当識の検査は患者が左右の区別ができることを前提としているが，これは左後部の病巣で障害される可能性がある。そのうえ，左半球損傷には失語症が合併しやすいので，身体や方向性に関する見当識の微妙な障害の存在がはっきりしなくなることがしばしばある。

身体的見当識についての略式の検査は神経学的検査の一部になっている（Frederiks, 1969d；Strub and Black, 1977）。手指の見当識は手指失認検査で調べることができる（本書 p.228-229 を参照）。身体各部の見当識は異なった手技で検索される。命令に従って身体各部を指示すること，検者により示された身体各部の命名，そして検者による身体各部への定位や動きの模倣などである。完全な検査のためには患者が自分自身と検者の身体部位を同定することと，左右交差した模倣（たとえば，右側の反応に対して右側で反応する）が必要となる（Frederiks, 1969d）。

自己身体見当識検査 Personal Orientation Test（Semmes et al., 1963；Weinstein, 1964）　この検査は（1）検者が名前を言った自分の身体部位を触る，（2）検者によって触れられた自分の身体部位の名前を言う，（3）検者が名前を言った検者の身体部位を触れる，（4）検者の真似をして自分の身体部位を触れる，（5）身体の模式図の番号にそって自分自身の身体を触れる（図9-1を参照）という課題である。6番目の課題は触ったり見たりした物体の名前を質問するもので立体失認の検査である。

この課題を左右の半球損傷患者に施行すると，左半球損傷患者は言語的な指示に従うのがもっとも困難であった。一方，右半球損傷患者は身体の左半身や左側に呈示された物体を無視する傾向があった（Raghaven, 1961）。F.P.Bowen（1976）はおおむね非言語的な課題である（5）を用いて，パーキンソン病患者（皮質下が主病巣）において身体見当識にある程度の障害があることを示した。症状が主に左側ないし両側の患者は，症状が主に右側の患者よりも多くの誤りをおかした。

身体中央検査 Body Center Test（Diller et al., 1974）

身体の失見当識を，身体探索の問題と関連させて調べるように工夫したものである。検者が患者の背中を一方の肩から他方に叩いていき，患者は検者が背中の中央を叩いたと思った時，合図をする。この方法を左右の肩から3回ずつ計6回繰りかえす。実際の中心と患者が合図した位置の距離を測定して評価する。身体探索のほかの検査と同様に，重度の失語症患者での施行結果は軽症な失語症患者の結果より非常に悪かった。このデータからは，この所見が大脳の障害の重症度そのものを示しているのか，あるいは知覚障害に関連しているのかを決定することは困難である。

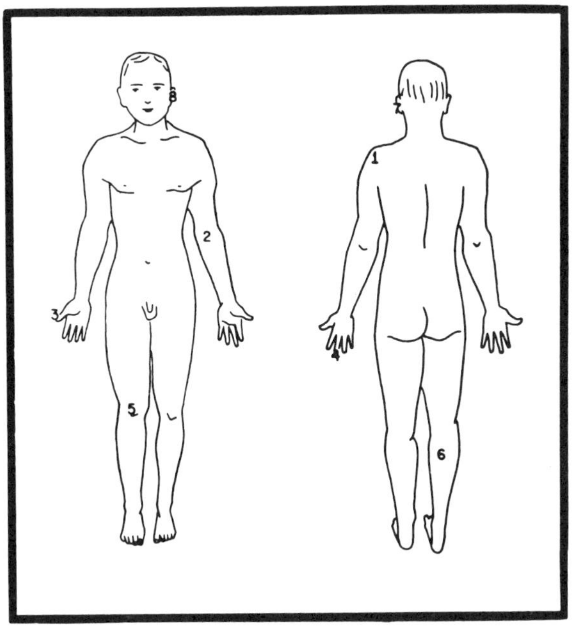

図 9-1　自己身体見当識検査 Personal Orientation Test における 5 つの図版の 1 つ（Semmes et al., 1963）

7）方向性（左右）見当識

身体の見当識がほとんど必然的に左右の見当識を含むため，左右の見当識の検査は患者に身体部位を示させるのが普通である（Strub and Black, 1977；Walsh, 1978b）。言語的なコミュニケーションが充分に保たれているなら，「右手を左の膝を上におきなさい」「左の頬を左の親指で触りなさい」「あなたの右手で私の左手を触りなさい」などのいくつかの指示によって大まかな左右の見当識は検査できる。

左右身体部位の同定：「私に示してください」検査 Right-Left Body Parts Identification："Show Me"（A.Smith）　この小検査はミシガン神経心理学的検査バッテリー（本書 p.431；表 9-2 参照）の一部である。身体部位を示す方の手は決められていないため，片麻痺があっても問題ない。

方向感覚に関する標準道路図検査 The Standardized Road-Map Test of Direction Sense（Money, 1976）
紙と鉛筆を用いて簡便に左右の見当識を評価することが可能で，年齢ごとの標準値が出されている。(図 9-2)。検者が鉛筆で点線の通路をたどり，角を曲がるごとに右か左かを被検者に質問する。この検査は地図の一部にある簡略化した通路での練習の後で行われる。18 歳以上の年齢における正常値は示されていないが，年齢に関係なく誤り 10 個以上（32 の選択地点中）がカットオフポイントとなる。10 個未満しか誤りをおかさない患者

表 9-2　左右身体部位同定：「私に示してください」

「私にあなたの	「私に私の
a 左手	b 右耳
c 右手	d 左目
e 左耳	f 右手
g 右目	h 左耳
i 右耳	j 右目

を示してください」

（A. Smith より）

があてずっぽうに答えているとは考えにくいので，誤りが10個未満の患者の方向感覚はおそらくかなり発達しており正常と考えられる。

脳損傷患者でも，簡単な指示に従う程度の能力があれば，10個以上の誤りをおかすことはほとんどない。したがって，10個以上の誤りがあれば明らかに左右失認があるといえる。また左右の概念の転換の障害により誤りが多くなることもありうる。この場合，誤りは曲がる方向が直前と逆（直前が右なら左というように）になった場合に著しく多くなる。

Butters ら（1972）は局在損傷4群（右の頭頂葉，側頭葉，左の前頭葉，側頭葉）の患者にこの検査を施行した。左の前頭葉群が平均11.9個の誤りをおかし，次に多かった右頭頂葉損傷群の5.5個の約2倍であった。左前頭葉損傷群の成績が不良であるのは，この検査では頭の中で空間的な回転をするという作業を要求されるためであるとButters らは考えている。しかしながら左頭頂葉および右前頭葉損傷群の検査結果がないため，左前頭葉損傷群の成績不良が，左半球損傷患者によくある左右の混乱によるのか，あるいはButters らが言うように回転という概念操作の障害の関与が大きいのかは明らかではない。

空間

「空間的な失見当識」とは，物体または点の位置・方向・動きと，空間との関係の障害である。Benton（1969b）は，さまざまな種類の空間的な失見当識があることを確認したうえで，それらは一部位の損傷により生じるのではなく，脳の異なった領域の損傷に関連しており，異なった機能が含まれていることを指摘した。左右の失見当識，地誌的失見当識，身体図式における失見当識を除けば，多くの空間的な失見当識は右半球後方の病巣により生じる（S.Weinstein, 1964）。他の障害と同様に，失見当識の理解には言語による分類，空間的な健忘症，視覚的スキャン等の障害，または真の空間的失見当識などの要素のうち，どれがどの程度関与しているかを同定する注意深い分析が必要となる。したがって，空間的失見当識の包括的な評価のためにはさまざまな検査が必要となる。

空間的見当識は視覚的認知のひとつの要素である。このため角度の方向についての正確さを測る線分傾斜の判定（本書 p.208）や距離の判断をする線分二等分検査（本書 p.204 - 205）などの視覚空間的見当識検査の一部は10章に記載されている。

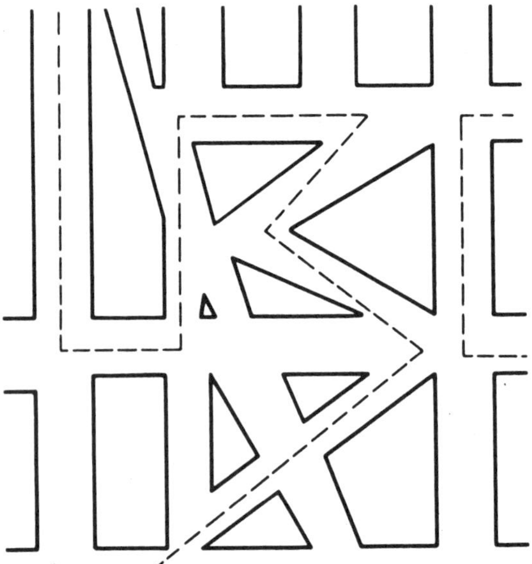

図9-2　方向感覚に関する標準化された道路図検査の一部（J.Money, © 1976 Academic Therapy Publications）

1）距離の見積り

距離の判断が障害される原因としては，空間的な失見当識（Benton, 1969b）および視覚的スキャン能力の障害（Diller et al., 1974）の2つがある。Benton は距離の見積りの問題を「手が届く範囲の距離」と「手の届かない範囲の地点を含むもの」に分けている。彼は空間的見当識障害の患者は，距離の影響を無視して実際の大きさと網膜に写っている大きさを混同する傾向があるとしている。

距離の見積りを検査するにあたって Hécaen と Angelergues（1963）は簡便な課題を試みている。すなわち，部屋の中の人との間，患者と部屋の物との間の相対的距離（より近い，遠い）と絶対的距離（メートルなど）の見積りを患者に質問する。また，相対的距離相互の大雑把な比較も答えさせる。さらに，2つの動いている物体が，2つとも患者と同じ距離に来たという判断をさせる。これらの距離の見積りについての課題は同時に視空間障害に関する検査にもなっている。視空間障害は左後方皮質病巣に伴うものもあるが，通常このような障害は右後方病巣（特に後頭葉）において5倍多く認められる。

2）空間における心的変形

回転，逆転，二次元の刺激による三次元の形状の構成などの空間的変形は，神経心理学的立場からかなり注目されてきた（Boller et al., 1981；Butters et al., 1970；Levy, 1974；Luria, 1966）。これらの検査法の多くは回転した人物画のどれが刺激の人物画と同じかを示したり，右手と左手の違いを見分けたり，あるいは刺激の人物画と同じものに印をつける，といった記入式の検査である。Luria は例として「平行四辺形検査」および「両手検査」をあげている。これらの課題や他の多くは記入式の知能および適性検査の一部になっている。McGee（1979）はこれらの中で空間的視覚や見当識の要素が特に大きいものをまとめている。

心的再定位検査 Mental Re-orientation（Ratcliff, 1979）

神経心理学的研究目的のために作成された左右方向転換検査である（図9-3参照）。「小人」の像がスライドかカードに示される。左右の手に黒か白の円板を持った「小人」が，スライドかカードで8回呈示される。この小人は図に示す4つの向きのいずれかを向いている。8回のうち4回は黒い円板を右手に，残りの4回は左手に持っている。

この検査の前後に，再定位を含まない簡単な左右識別検査（黒い丸が白い丸の右にあるか左にあるかを示すもの）を12回施行する。これは，患者の単純な左右識別能力の正確さを評価するため

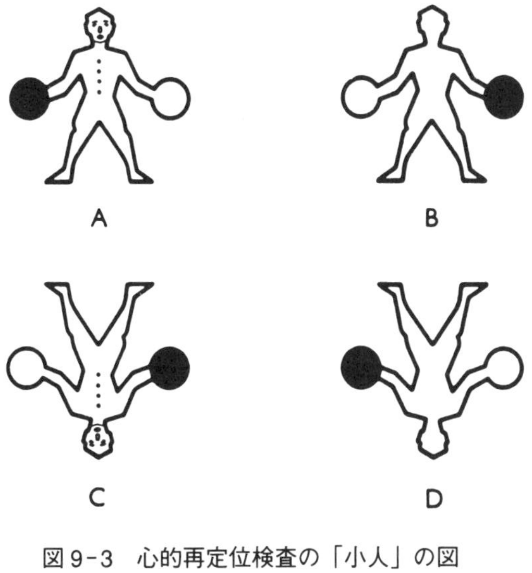

図9-3　心的再定位検査の「小人」の図

のものである。Ratcliff は右後方損傷群は他のグループと比較して多くの誤りをおかすことを見出した。ただし被検者の数は少ない（「非後方損傷」群 11 名）。両側の後方損傷群は次に多くの誤りをおかしたが，この患者群と最低の誤り数（対照群，非後方，左後方群）の間には統計上有意差はなかった。

この心的再定位検査の変法を用いて，Boller ら（1981）は 4 群（左右の後方および前方損傷群）における視覚認知および視覚運動の課題での空間的な方向転換能力の相違を調べた。視覚認知能力を検査するための変法では，小人像が 2 つずつ対になっており，それぞれが別の方向を向いている。被検者の課題は黒い円板が同じ側か対側かを答えることである。視覚運動能力を検査するための変法では，2 つの人形のうち一方だけが黒い円板を持っている。被検者の課題はサンプル画の黒い円板と同じ側の円板を黒く塗ることである。これらの変法を用いると，左前方群がもっとも誤りをおかしたものの，各課題による左右群での有意の相違は認められなかった。2 つの課題における施行結果は右半球損傷群間では高い相関を示していたが（r = 0.68），左半球損傷群や対照群では異なっていた。この所見は右半球損傷では視覚認知が視空間障害に重大な役割を演じているものの，左半球損傷の視空間障害には視覚認知はほとんど関与していないことを示している。

心的回転の検査における成績低下は頭頂葉病巣に関連している（Butters and Barton, 1970）。二次元の形態から三次元への概念的な変形に関する研究では，右半球の重要性が一致して示されている。しかしながら，まだ標準化された方法がなく，所見も十分一致しているとは言えず，症例数も不十分であるため，心的回転の検査を鑑別診断に用いるのは時期尚早である。心的回転の検査は，治療計画を立てたり，治療あるいは研究目的で視覚空間的見当識の情報を得るためには価値がある。

空間的見当識記憶検査 Spatial Orientation Memory Test（Wepman and Turaids, 1975）　幾何学図形や図案化された人物像の見当識に関する即時記憶についての検査で，視覚的判別や空間的見当識の測定が中心であるが，即時記憶の要因も含んでいる（Pirozzolo et al., 1982）。この検査は，7 歳以下の小児や読解力に問題がある年長児が，対象を認知する際に回転させたり逆転させたりして認知するという観察に基づいている。小児用の特殊機能検査一般に言えることだが，この検査も成人に使用することができる。

この検査は 20 対の刺激カードと反応カードから成っており，刺激カードには図形が 1 つ描かれている。反応カードには刺激カードと同じ図形が 5 つ描かれており，そのうち 1 つだけが刺激カードと同じ向きで，他の 4 つはそれぞれ違った向きに描かれている。図形は，たとえば二等辺三角形，点線で描かれ破線で二分された円，三日月などである。課題は順に困難になるよう配列されている。すなわち，例題（2 題）では反応カード中の 4 つの図形（正解を除いた 4 つ）は，正解の図形と 90 度から 180 度の角度をなしている。これに続く最初の 6 題ではこの角度は 90 度以下になっている。刺激カードは 5 秒間だけ呈示され，その直後に被検者は反応カードから同じ図形を選ぶよう求められる。5 歳から 10 歳までの間に，この検査の得点は 7 点弱から約 13 点まで増加する。6 ～ 7 歳の間の差がもっとも大きい。60 代前半の 60 人の健常群では 12 ～ 13 歳の健常群（X = 14.82 ± 2.79）より多少よい成績であった。しかし，80 人のパーキンソン病の同年代の患者では有意に低い結果（10.80 ± 3.81）であった（Pirozzolo et al., 1982）。この結果はこれらの患者における即時記憶の障害に関連した空間的失見当識の傾向を反映している。

3）空間的失算

右後方損傷では，数字の繰り上がりや長い割り算などの，数字の相対的な位置が大きく関係する代数問題の計算において困難が生じる（本書 p.54 参照）。この種の障害は，数字を並べ間違ったり，数字の列や行を混乱したり，または 1 つ以上の数字を無視することにより明らかになる。ただし，患者が数学的なシンボルの意味や価値がわかり，操作方法を理解していることが前提である。

空間的失算の検査は簡単に施行できる。空間的失見当識を調べるための代数問題を作る際には，2 ～ 4 桁の数字を用いた比較的単純な加減乗除の問題を含めるべきである。筆者は，紙の上に引かれた線を患者が視覚的手がかりに用いることがないように，無罫のレターサイズの紙を使用している。字を異常に小さく書くとかスペースの使い方がおかしい（たとえば紙の一端に詰めて書く）というような空間の構成と計画の誤りは，小さい紙よりも大きい紙を使った方がはっきりと現れる。

4）地誌的見当識

空間における物体や場所の位置や慣れた道路に関する記憶障害は，確立された視空間的知識を再現すること，すなわち「再視覚化能力」の障害である（Benton, 1969）。

この障害の検査は困難であることが多い。この障害は典型的には患者自身の自宅や近所で方向がわからなくなるという形で現れ，時には自宅内の間取りや自宅への道順を言葉でなら説明できる場合もあるためである。意識清明な患者が，道に迷いやすいと述べたり，慣れた環境でも当惑しているように見えた場合には，自宅の間取り，一番近所の食料品店およびガソリンスタンドへの道順をまず質問し，次に実際に間取りを描かせたり，店，駅，盛り場など患者の町で誰もが知っている地域への地図を描かせたりすることにより，地誌的な記憶を評価することができる（Paterson and Zangwill, 1944）。

大部分の成人はこれらの種類の検査を十分正確に施行できる。したがって，東西を逆にしたり，図表や地図における大きな失見当，論理的に不可能な要素などの，はっきりした誤りが1つでもあれば，障害を疑わせることになる。2つ以上の誤りがあれば，視空間的見当識障害と判断して差し支えない。ただし，こうした誤りは地誌的な記憶障害を示しているとは限らない。描画の障害，一側性空間不注意，全般的記憶障害，軽い意識障害などが視空間的見当識の検査成績に影響し得る。したがって，他の検査で描画，知覚，記憶などの障害の有無を調べ，この課題での患者の誤りとあわせて，総合的に評価するべきである。

地図上の定位 Topographical Localization（Lezak）
地誌的な記憶は，国内地図上に有名な都市の位置を示させることにより評価できる。適当な大きさの米国の輪郭図は，電話帳の市外局番マップをレターサイズの紙にトレースすることにより簡単に作ることができる。これを行うにあたって筆者は，患者にまずコンパスの方向を書かせることにしている。次にいくつかの地名を言い，その位置を地図上に番号で示すように求める。たとえば，「大西洋がある場所は1，フロリダは2，ポートランドは3，ロサンゼルスは4，テキサスは5，シカゴは6，メキシコは7，ニューヨークは8，太平洋は9，ロッキー山脈は10，あなたの出身地は11と書いてください」（図9-4参照）。ここで用いる地名は，画一的に定めるのではなく，その患者がよく知っている地名であることが必要である。視空間的注意障害があった場合のことを考慮して，指示する場所は西部と東部に均等になるようにする。

臨床的な目的のためには，点数化は必要ない。通常失見当識は容易に明らかになるためである。しかし，患者が1つまたは2つ以上の項目で失敗したときには，その原因が失見当識なのか，その地名をもともと知らないためかの区別が重要となる。誤りの数が2，3個の場合は，特にそれらがたとえば西部の場所をすべて東部に置き換えたのでなければ，単に知らない地名であるのが普通である。誤りの数が多ければ，通常は見当識障害を反映している。多くの患者はコンパスの方角を正しく示すことができる。しかし，コンパスの方角と11個の指示された場所（患者の出身地を含む）に各々1点づつ加算する評価方法を用いると，受傷後2年以上経た頭部外傷後の患者45名（$\bar{X}=12.40\pm3.07$）と27名の健常対照群（$\bar{X}=14.26\pm1.26$）では有意の差が認められ，両者を区別するのに鋭敏であることが明らかになった（対照群と41名の患者は，非進行性脳障害の長期の認知能力変化に関する退役軍人基金研究プロジェクトの一部として神経心理学的検査を受けた。対照群はすべて19歳から49歳の範囲である。患者の受傷時年齢もその年齢の範囲である。検査時には2人が50代だった）。対照的に，より高齢（42歳から76歳）の右脳血管障害患者6名はいずれも11点以上の得点が得られなかった（$\bar{X}=7.83\pm2.79$）。

地誌的見当識検査 Geographic orientation tests（Benton et al., 1974）　地図上の知識に関する3つ

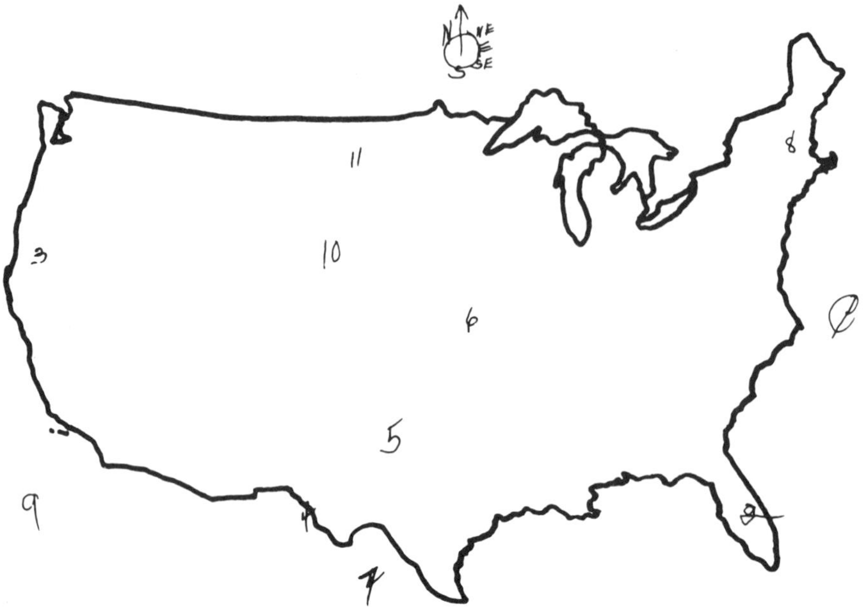

図 9-4　右前交通動脈瘤破裂 14 年後の片麻痺の技術者（50 歳）による地誌的位置づけの反応図。反応が著明にずれているのは 2 つだけ（4 と 6）であるが，コンパスに西が欠けており，しかも右側のみ細かく描いていることから，左の視空間不注意が明らかになっている。

の異なった観点からの検査が，一側性の脳損傷の患者と身体損傷で入院中の対照患者に実施されている。第一の言語的関連検査の課題は，15 の都市がどの州にあるかを答えるものである。患者の教育レベルによって都市についての知識の違いがあり，これがある程度は得点に影響する。この課題の成績は，脳損傷群と対照群で差を認めなかった。第二の言語的方向性検査は，都市または州の 2 つの場所を旅行する時の方向を答えるものである。この検査では教育レベルは得点に影響せず，脳損傷群は対照群よりも成績が悪かった。ただし，病巣の左右差は認めなかった。第三の地図上の位置づけでは，各州の輪郭が示されたカナダ，メキシコ，シカゴが書き込んである縦 22cm 横 35cm の米国地図を用いる。課題は 6 つの都市と 4 つの州の位置に「×」をつけることである。誤りは 2 種類の観点から評価する。「地図上の偏位」は正しい州からいくつずれているかを数えて得点とする（もしワシントン州のつもりでネブラスカ州に印をつけたとしたら，偏位スコアは 3〔ワイオミング，アイダホ，ワシントンの 3 州分の偏差〕となる)。「地図ベクトル」は右偏位を正，左偏位を負として東西偏位（地図上は左右）を得点する。この 2 種類の得点には，学歴と脳損傷の存在の両方が反映される。比較的対照群が少なく教育の影響が著明であるため（12 年以上の学歴のある被検者はこの検査のいずれでもほとんど誤りをおかさなかった)，右半球損傷の患者の誤りが多いという傾向があるが，有意差を示すには至らなかった。「地図ベクトル」の得点は，一側性の病巣（左よりむしろ右）の患者では紙面上で病巣と同じ側の方に反応が集まり，対側には反応が少ない傾向が認められた。

道順さがし Route finging　脳損傷の患者が身近な場所への道がわからなくなったり，新しい道順をおぼえることができなくなることは珍しくない。重篤な場合は，意識清明で歩行可能であっても病棟のナースステーションに 1 人で行けるようになるまで何日もかかることすらある。この症状は疾病の急性期を過ぎると消失することが多い。しかし，ずっと後まで場所に関する混乱や新しい道順を学ぶことの困難が残ることもある。

身体外の見当識検査 Extrapersonal Orientation Test　四角く並べた 9 個の点を線で結んだ図を使用する

(S.Weinstein et al., 1956)。図の呈示は視覚的かまたは触覚的に行う。課題は，床の上に四角く並べられた9個の点を，図で呈示された通りに実際に歩くことである。呈示の仕方（視覚・触覚）や病巣の左右にかかわらず，前頭葉患者はもっとも障害が軽微で頭頂葉患者がもっとも重篤であると報告されている（Semmes et al., 1963；Teuber, 1964)。S.Weinstein（1964）は，失語症を伴った頭部外傷の患者は伴わない患者より障害が重かったと述べている。また，パーキンソン病の患者は対照群より得点が低かった（F.P.Bowen, 1976)。Bowen の研究では，病巣が左半球中心の患者は成績不良だったが，右半球障害の患者では対照群と統計上有意の差はなかった。

方向感覚　方向感覚は患者に一連の矢印を描かせることにより検査できる（Gooddy and Reinhold, 1963)。第一段階としては，1本の矢印を描かせる。これができなかった場合には，検者が簡単な矢印のモデルを示し，それを隠して再生させる。これも困難なら矢印を模写させる。その後に，「上」または「下」，「反対向き」，「隅にむかって」などの特定の方向の矢印を描かせる。複数（たとえば4本）の矢印を「別々の方向」に描かせるのもよい。複雑な課題になるほど単純な課題では現れなかった障害が明らかになる。右後方病変の患者の成績がもっとも悪い傾向にあるが，その他の部位の患者でも成績低下が認められる。

注意，集中，トラッキング

注意，集中，トラッキングの3つは，理論的には区別できるものの，実際には区別することは困難である。純粋な注意障害は，あらゆる行動に，散漫あるいは能力障害という形で現れ，患者の意志では改善できないものである。注意が正常であることは集中とメンタルトラッキング能力の両方に必要な条件である。集中の問題は，単純な注意の問題であることも，ある目的に対して注意を維持する能力がないこともあり，その両方であることも多い。もう一段階高次の機能として概念のトラッキングがある。これには上記の注意や集中も必要であるが，問題を解いたり一連の考えを追っている間にその内容に注意を集中し続ける能力も必要である。

患者の注意に問題がある場合，その性質を明確にするには，検査における結果とともに患者の行動全般を観察する必要がある。というのは，これらのさまざまな観察を比較しなければ，その患者の問題が，より単純で全般的な注意に関するものなのか，それとは別の，課題に特異的な集中とトラッキングに関するものかが区別できないからである。さらに，注意障害そのものも常に全般的な障害というわけではなく，視覚あるいは言語に特異的に現れたり，病巣と同側に限局して現れる場合もある（Diller and Weinberg, 1972)。

ヴィジランス Vigilance

注意を維持する能力は，注意，集中，トラッキングに関するいかなる検査でも要求されるものだが，この能力だけを取り出してみるのがヴィジランスの検査である。典型的なヴィジランスの検査は，一定時間に刺激（文字や数字の列）を連続的に呈示し，ある数字や文字（標的刺激）を知覚したらある方法（机を叩く，あるいは手をあげるなど）で示すように患者に指示するというものである。刺激は1秒間に1つの間隔で，60項目かそれ以上が，聴覚または視覚呈示される（Strub and Black, 1977)。Franz（1977）は0.5秒ごとに1つの頻度で150の項目を呈示している。この課題のもっとも単純な形は，標的刺激を1つだけ用いるものである。複雑な形としては，ある特定の項目が直前にあるときだけ標的刺激に反応するように要求するものがある（Dの次のBに対してのみ机を叩くなど)。Strub と Black の文字表ではAを標的文字とするが，Aが3つ続く部分が1カ所，2つ続く部分が2カ所ある。これは患者の反応抑制能力を試すためである。注意の維持能力が正常な人にとっては，こうしたヴィジランスに関する検査は容易なものである。したがって，誤りが1つか2つであっても，注意の問題を反映している可能性がある。

1）消去検査

筆記式の検査で，すばやい視覚的選択性を要求する反復運動反応の課題である。注意の維持のみならず多くの機能が評価される。視覚的スキャン，迅速な反応とその抑制が要求される。消去検査の低成績は，非特異的な反応の遅延と注意力低下(広汎な脳障害や急性期脳疾患に伴う）か，または反応の転換や運動の円滑さの障害といった，より特異的な障害，あるいは半側空間無視を示している。

消去検査の基本的構成はヴィジランスに関する検査と同様である。文字または数字の列の中にランダムに標的の文字または数字が並んでいる。患者はすべての標的文字や数字を斜線で消すように指示される。結果は誤りの数かまたは所要時間で評価される。または制限時間がある場合には，時間内での誤りと斜線が引かれた標的の数で記録される。この基本的構成からの変法は実際には無限にある。1ページにいくつかの同じような課題を呈示することもできる（Weinberg and Diller, 1974)。標的文字の間隔を減らしたり，標的文字のあいだの非標的文字の種類を増やすと一層困難な課題になる。さらに，空間的な手がかりとして列の中にスペースをあけたり（「スペースのあとに出てくる○○の文字をすべて斜線で消しなさい」)，または1つではなくて2つの標的文字を用いたりするとより複雑になる。

Diller らは，9種類の消去課題を作成した。2つは数字，2つは文字，2つは簡単な三文字単語，2つは幾何学図形（WISC に載っている課題を引用したもの)，1つは簡単な絵を用いている。これらの課題の基本版は52文字から成る列が6行あり，各行に標的文字が約18回ランダムに出現する（図9-5)。13人の対照群では文字では所要時間の中央値が100秒，数字では90秒で，誤りの中央値は文字，数字ともに1個であった。右半球病変の脳血管障害患者では，対照群と比べて所要時間に差はなかったが，誤りが多く（文字の誤りの中央値は34，数字は24)，紙面の左側が脱落する傾向があった（Diller and Weinberg, 1977)。左半球損傷の患者は誤りは少なかったが2倍の時間を要した（文字の課題に要した時間の中央値は200秒，数字の中央値は160秒)。消去課題での低成績は，右半球損傷患者では「空間無視」，左半球患者においては情報の経時的な扱いの困難さに起因していると思われる。

文字消去課題 Letter Cancellation Test（Talland and Schwab, 1964；Talland, 1965）　消去検査の変法はコルサコフ患者（Talland, 1965a）やパーキンソン患者(Horne, 1973；Talland and Schwab, 1964）にも適用され，複数の反応の中から正しい反応を選び，実行する能力が評価されている。この課題における各紙面は16行の文字列から成っており，各行は26個の小文字の中に10個の大文字が散らばっている。文字列にはランダムに4カ所だけダブルスペースで文字の間が空けてある。課題は難易度の順に3種類ある。検査Aでは患者は大文字を斜線で消去する。検査Bでは大文字と4つのダブルスペース直後の文字を斜線で消去する。検査Cでは検査Bに加えて4つのダブルスペース直前の文字を消去する。スピード（60秒間での正し

B E I F H E H F E G I C H E I C B D A C H F B E D A C D A F C I H C F E B A F E A C F C H B D C F G H E

C A H E F A C D C F E H B F C A D E H A E I E G D E G H B C A G C I E H C I E F H I C D B C G F D E B A

E B C A F C B E H F A E F E G C H G D E H B A E G D A C H E B A E D G C D A F C B I F E A D C B E A C G

C D G A C H E F B C A F E A B F C H D E F C G A C B E D C F A H E H E F D I C H B I E B C A H C D E F B

A C B C G B I E H A C A F C I C A B E G F B E F A E A B G C G F A C D B E B C H F E A D H C A I E F E G

E D H B C A D G E A D F E B E I G A C G E D A C H G E D C A B A E F B C H D A C G B E H C D F E H A I E

図9-5　文字消去課題「CとEを消してください」（縮小サイズ）（Diller et al., 1974）

い消去数)，誤った消去数および見落とし数の3つをもとに評価する。Talland と Schwab のパーキンソン患者群では3つのうちでもっともやさしい検査Aにおいて対照群と同じ結果であったが，アルコール症とパーキンソン病の患者における研究では，すべて健常対照群より反応が遅く誤りも多かった。Talland と Schwab は彼らの所見を中枢でのプログラミングの障害を反映していると解釈した。Horne は彼の患者が検査Aで結果が悪かったのは Talland と Schwab が検査した患者より障害が重かったためではないかと述べている。

数字ヴィジランス検査 Digit Vigilance Test（R.Lewis and Kupke, 1977；R.Lewis and Rennick, 1979）　この消去課題はラファイエットクリニック反復施行可能神経心理学的検査バッテリー Lafayette Clinic Repeatable Neuropsychological Test Battery（本書 p.426 参照）のマニュアルに載っている。長さは2ページで35の数字が59列並んでいる。標的数字は6または9の2種類がある。評価は所要時間と見落とし数のみによって行われる。

知覚速度 Perceptual Speed（Moran and Mefferd, 1959）　この消去課題の特徴は標的が各行により変化する点である。したがってこれは視覚的トラッキング速度とともに注意を転換する能力を測定する。各知覚速度検査は2ページから成り，各ページは1行につき30個のランダムな数字が25行並んでいる。各行の左端の数字が丸で囲まれており，その行の標的となる数字を示している。本検査の前に少し練習施行をする。得点は2分半の時間内における正しく消された数字の数である。参考データとしては少人数のものしかない。被検者は，教育程度はさまざまで，全員就労している者である。この検査の平均点は（20種類の平均）87±5.6である。この検査は反復使用可能な検査バッテリーの一部として計画されたため，原法には30種類が用意されている。さらに多くの種類を作成することも当然可能である。

短期記憶

1）数唱問題 Digit Span

ウェクスラーの検査（WAIS とウェクスラー記憶検査，本書 p.271 - 273）で使われている数唱問題の下位検査は，順唱と逆唱の2つの検査から成っている。順唱と逆唱は別々の機能であり，脳損傷による影響の受け方も異なっている。どちらも7組のランダムな数の連続から成り，検者は1秒に1つの間隔で数を読み聞かせるので，聴覚的把持力が必要である。順唱と逆唱の共通点はここまでである。

ウェクスラーの検査の標準的な採点法では，順唱と逆唱の成績は単純に合計される。この場合，順唱と逆唱は同一の機能，もしくはかなり相関の高い機能を測定しているものとして扱われる。この仮定は，ほとんどの健常対照群では，70代（E. Kaplan, Fein, et al., 1991），80代（Storandt, Botwinick, and Danziger, 1986）までは有効である。しかし，高齢になると，順唱の成績は安定しているものの，逆唱は低下するという報告もある（Botwinick and Storandt, 1974；Hayslip and Kennelly, 1980）。順唱と逆唱の差異は脳損傷患者では非常にはっきりしており，両者の成績が解離することが示されている（Costa, 1975；Lezak, 1979b；Weinberg et al., 1972）。しかし，解離しないという報告もある（Black and Strub, 1978）。

順唱と逆唱をあわせてひとつの検査であるとみなし，両方の得点を単純に加えることで重要な所見が落ちてしまうという問題が顕在化するのは，粗点の合計による WAIS の評価点の意味を考える時である。評価点で10，すなわち「平均」の評価点をとるためには，若年成人は粗点11点をとらなければならない。粗点11点とは，多くの例では数の順唱が6で逆唱が5という得点に基づくものである。しかし順唱が7，逆唱4という，その間に3点の差がある得点であっても，粗点は同じ11点になる。このような順唱と逆唱の得点差は，健常者よりも脳損傷患者で生じやすい。また，同じ評価点10でも，順唱で8，逆唱で3という得点に基づくものであるかもしれない。健常者ではこのような順唱と逆唱の得点差はほとんどみられない。さらに若年成人で逆唱が3という得点は，本来大脳の障害を示唆するものである。

重要な所見が落ちてしまうという問題はWAIS-Rではさらに複雑になっている。WAIS-Rでは，「得点の多様性を増すために」各問題（すなわち桁数ごとに）が2回施行され，被検者は正しい試行ごとに粗点で1点を得る。したがって桁数の長さについての情報は，桁数の成績の信頼性に関する情報と混同されてしまう。18歳から34歳までの年齢層の者で，順唱の4桁から6桁の数字を含む問題と，逆唱の3桁から5桁の長さの問題の両者で，2試行のうち1回しかできなければ，粗点の合計は10点であり，これは評価点の6で「境界線」ぎりぎりの成績である。しかし，神経心理学的な観点からは，この被検者は順唱でも逆唱でも「平均」の成績とみなせる。また，2試行のうち常に1回しかできないということは，能力の範囲内でも誤りが多いということで，これは興味ある情報である。しかし被検者の能力が「平均」であることも，誤りが多いということも，最終的な得点では明らかにならない。最終得点だけからは，患者の能力を誤解しやすいのである。

神経心理学的な観点からは，WAISの採点法も，WAIS-Rの採点法も不備がある。数字の順唱および逆唱は，それ自体が意義のある情報で，解釈するためにそれ以上加工する必要はないのである（本書 p.193 参照）。患者の注意持続の信頼性を評価することが必要な場合には，桁数ごとに3試行以上を行ってもよいが，反応の一貫性に関するデータを，桁数についてのデータと混同すべきでない。

2）順唱 Digits Forward

数唱では順唱を最初に行う。与えられた数列を復唱するのが課題である。WAISではある桁数が正しく復唱されると，次にもう1桁多い桁数の数列を復唱させる。正しく復唱されなければ同じ桁数の別の数列を復唱させ，2つとも誤った時点で中止する。最高は9桁である。WAIS-Rでは桁数ごとに必ず2つの数列を行い，2つとも誤った時点で中止する。患者の本当の能力をみるために，筆者は3つ目の数列を行うことがある。ただしこれは次の（1）（2）のいずれかの場合である。すなわち（1）ある桁数の2試行のうち少なくとも1試行は患者の注意が散漫になったり，非協力的であったり，不注意であったりしたための誤りと思われる場合。その場合，普通あまり使われることのない9桁の順唱か8桁の逆唱の課題から適当なものを用いる。（2）患者が順唱よりも逆唱の成績が良好な場合。普通は順唱の方が逆唱より易しいので，少なくとも同程度にはできるはずであり，このように逆唱の方が良好という稀なケースでは，簡単な課題に対しては努力していないことを反映していると推定できる。このような患者はほとんど常に3試行目を通過し，時には1桁か2桁長い系列もできることがある。

WAISとウェクスラー-ベルビューのマニュアルには粗点を基準得点に換算する方法が載っている。これは，順唱と逆唱を別々の基準得点に変えるものである。しかし数唱問題の成績は比較的幅が少なく（対照群の89%は，5桁から8桁の範囲に入る。E. Kaplan, Fein, et al., 1991），他の認知能力の尺度と必ずしも高い相関があるわけではないので，換算して使うより粗点の形で使う方がよい。数字の順唱の正常範囲は6±1（Spitz, 1972）であることと，この課題に対して教育歴が決定的な影響を持っていること（Weinberg et al., 1972）を考慮すれば，桁数が6以上は正常範囲で，桁数が5は正常範囲の下限，桁数が4は境界線，3は障害ありと簡単に覚えておくことができる。

数字の順唱は，一般に記憶として考えられているものよりも，注意力とより密接に関係している（Spitz, 1972）。「把握の受動的スパン passive span of apprehension」の検査と表現するのがもっとも正確かもしれない（Hayslip and Kennelly, 1980）。不安が強い場合，成績が低下する傾向があるが（Mueller, 1979；Pyke and Agnew, 1963），個々の症例でこの影響を確認することは難しいこともある。たとえば，144人の学生（半数は不安が強く，残り半数は不安が少ないと評価された）についての研究では，順唱の平均得点は不安の強い学生では7.15，不安の少ない学生では7.54と微差であり，2群の成績の重なりが大きいことを示していた（Mueller and Overcast, 1976）。心理的負荷により数字の順唱の得点が低下する場合は，練習によって解消することが示されている（Pyke and

Agnew, 1963)。心理的負荷が被検者の数唱問題の成績に影響を及ぼしていることが疑われる場合には，後に再検査してもよい。課題に慣れ，患者もおそらく前より緊張が解けていても，まだ得点が低いままであれば，心理的負荷とは別の原因で成績が低下していると考えられる。

数唱問題は右半球損傷や散在性病巣のいずれと比べても左半球損傷で障害されやすい傾向がある(Newcombe, 1969 ; Weinberg et al., 1972)。数唱は比較的安定した能力で，痴呆を伴う多くの疾患の影響を受けにくい。ただし，この能力は年齢とともに低下し，60代後半から70代前半ではやや低下し，それ以上の年齢でははっきりと低下する(Hulicka, 1966 ; Kramer and Jarvik, 1979 ; 7章，本書 p.162 - 163 参照)。数唱問題は主に注意力を測るものなので，頭部外傷や精神病の外科的手術から数カ月は順唱の成績が低下するが，その後何年かのうちに正常レベルに戻る例もある（Lezak, 1979b ; Scherer et al., 1957)。

メンタルトラッキング

もっとも単純なメンタルトラッキングの検査法は，数列の逆唱である（本書 p.191 - 193)。逆唱は，入力した情報を単に逆の順番に繰り返す能力を検査するものであるが，一般にはメンタルトラッキングの検査には，知覚的トラッキングやより複雑な知的操作，さらには，ある種のスキャン課題も含んでいる。視覚認知では，視覚的スキャンが重要であることはよく知られている（Hebb, 1949 ; Luria, 1965 ; Weinberg and Diller, 1968 ; Weinberg et al., 1976)。また，概念的なトラッキングにおける視覚的スキャンの役割は，数字の逆唱や長い単語や名前を逆に綴ったりする課題実施時における眼球運動の研究で明らかにされている。トラッキング課題は，複数の刺激や課題を同時または連続的に扱うようにすると，難易度が増す。これは二重（または多重）トラッキングと呼ばれ，分配性注意能力が要求されるものである。二重（または多重）トラッキングの能力は脳損傷によって最初に障害を受けるもののひとつである。時には，この能力の欠損は頭部外傷や脳疾患後におけるただひとつの陽性所見であることもある。この障害は，カクテルパーティーにおける会話のように２つ以上の思考を同時に進めることや，暗算で２つや３つの数字を加えたり掛け算を行う，または他のことを行いながらひとつのことを記憶するなどの行為において現れる。

１）逆唱 Digits Backward

検者が読みあげた２桁から８桁の長さの数列を，逆の順番で正確に言うことが逆唱課題である。少ない桁数から始め，ある桁数を２つ誤れば中止する。課題の指示の仕方としては，ほとんどの被検者にはウェクスラーのもので十分だが，脳損傷があるか，その疑いのある患者の場合，指示の変更が必要なことがある。具体的な思考しかできないとか，混乱しやすい患者の多くは，逆唱の標準的な指示を理解するのが難しいのである。

こうした患者によくみられるのは，「逆唱」という入れ替えのパターンがわからず，ただ一番最後の数を最初に復唱しなければならないということだけしか理解できないことである。この誤解が生じる可能性を減らすために，筆者はウェクスラーのマニュアルにある指示法を用いている。ただし最初の例として２桁の逆唱を行う。２桁ならかなり障害の重い患者でも比較的容易にできるものである。１試行か２試行かのいずれかで２桁の数字を逆に想起できた者には，次のような指示をする。すなわち「そうです（あるいはその他の褒め言葉)。これから私はもう少したくさん数を言いますから，私が言い終わったら，もう一度その数字を後ろから言ってください。たとえばもし私が１－２－３と言ったらあなたは何と言えばいいですか」。１－２－３はよくあるパターンなので，ほとんどの患者はこれを逆唱できる。被検者がこの例題に失敗した時は，もう１度口頭で言い，次のように注意する。「私が言い終わったら数字を後ろから言うのだということを覚えておいてください。最後の数を最初に，最初の数を最後に言うのです。ちょうど後ろから読んでいくようにするのです」。「後ろから」という概念を視覚的にはっきり示すために，検者はそれぞれの数を言いながら患者の左から右へ空を指し示し，それから患者が数字を逆に復唱する時に逆の方向を指さしてもよい。それでも患者がまだ理解できなければ，検者は3度目に例題をやる時に，1－2－3と言いながら各々の数を紙に書いてもよい。被検者の左から右へ3－2－1となるように別の紙か，記録用紙の一番上に，大きく数字を書く。そして患者がその数字を言ったり読んだりするのに合わせて，検者はそれぞれの数を指さす。これ以上の説明の努力は行わない。被検者が1－2－3の組を正しく逆に言えたら，あるいは以上に述べたような説明が終わったらすぐに，残りの逆唱の検査を続ける。

数字の順唱と逆唱の粗点の差は正常では大体1.0であり（Kaplan and Fein et al., 1991），これまでの報告では0.59（Mueller and Overcast, 1976）から2.00（Black and Strub, 1978）の幅がある。逆唱の成績を粗点で評価する場合には，粗点4と5を正常範囲，3を患者の教育歴によって境界線か障害あり（Botwinick and Storandt, 1974；Weinberg et al., 1972），2を60歳までの年齢の人では障害ありと考えるべきである。70代では逆唱の成績は約1点減少するのが普通である。しかし過去の研究の被検者に比べ，現在では60歳以上の年齢層は教育歴が高くなってきているので，上記の分類は70歳まで通用すると考えてもいいであろう。

数字の逆唱は，数列を短時間記憶しそれを頭の中で操作することを要求されるので，作動記憶課題とみなすことができ，これは順唱のようなより受動的な把握とは一線を画するものである（Hayslip and Kennelly, 1980；Vernon, 1979）。したがって，逆唱は順唱よりも記憶検査としての要素が強い。逆唱は二重のメンタルトラッキング課題であると言える。すなわち，記憶することと，逆にするという操作を同時に進めることが要求される。M.B.Bender（1979）は，数字の逆唱や，単語の綴りを後ろから言ったり，連続する文字を後ろから暗唱したりする能力は「正常な認知機能と言語過程を反映している」と考え，時間的順序に関わる正常な脳機能との関係を示唆している。また，右半球損傷患者の中では，視野障害のあるケースが視野障害のないケースより成績が悪いというデータに基づいて，WeinbergとDillerら（1972）は，数字を逆にする操作は，内的な視覚的スキャンによって行われるという仮説を述べている。たとえば単語の綴りを後ろから言うという課題では，終了後に被検者にやり方を問うと，大部分の健常成人は頭の中で視覚的スキャンを行ったと答える。したがって，この数字を逆にする能力と視覚的スキャンの能力とを結びつける仮説は説得力がある。Costa（1975）はしかし，数字の逆唱の得点が低いことも視野障害も，それぞれもっと重大な障害を反映しているだけであると述べている。

メンタルトラッキングについての他の検査同様に，数字の逆唱も脳損傷に対して鋭敏である。全体としてみれば，左半球損傷の患者（Newcombe, 1969；Weinberg et al.,1972）や，視野障害のある患者は，逆唱の成績が低下する。また，高齢者や，損傷の重症度にしたがって成績は低下する。痴呆の進行過程などに伴うび漫性損傷の検出にも感度が非常にいいが，コルサコフ症候群では影響が出ないこともある（7章，本書pp.143,145-146）。数字の順唱と違い，逆唱は外傷（Lezak, 1979b）や精神病の外科的手術（Scherer et al., 1957）の後，時間が経過してもほとんど改善しない。

2）その他の逆唱課題

逆唱の脳損傷に対する精度は，文字や数字（1桁とは限らない）の順番を逆唱するほかの課題でも明らかにされている（M.B.Bender, 1979）。Benderは健常な子ども，成人，高齢者を評価するためにいろいろな逆唱の課題を用いた。対象は痴呆あるいは広汎な脳症の成人患者（器質性精神障害群），失語症の患者，失読症の子どもである。数字の順唱，逆唱（次の課題での逆唱の構えを作るのが主目的である）に加えて，被検者は次の逆唱の課題を与えられた。まず2文字（I－T），3文字（C－A－T），4文字（H－A－N－D），5文字（W－O－R－L－D）の単語を逆に言うものである。必要に応じて，文字数が同じで同じ文字が入っていない単語を代わりに用いても構わない（たとえば，H－O－U－S－E，Q－U－I－C－Kなど）。さらにBenderは，文字の逆唱と曜日や12カ月などの連続した単語を逆に言うという課題の成績を比較した。また，読みの課題，すなわち単語を前・後から読んだり，タテに印刷された単語を上から下，下から上に読むという課題も行った。

この結果，健常な子どもがもっとも誤りが少なかった（５%）。健常成人および60歳以上の高齢被検者では，10人に１人が逆方向の綴りで誤りをおかした。被検者群が高齢になるほど誤りの頻度は高くなり75歳から88歳の健常高齢者の誤りの率は38%だった。広汎な脳症での逆方向の綴りでの誤り（78%）は失語症の患者がこの課題に失敗する率（90%）より少なかった。失語症の患者でこの課題に失敗したものの多くは，左から右へ，または上から下へ十分に読めるにもかかわらず，他の被検者に比べて右から左に読んだり下から上へ読むことが困難だった。Benderは，広汎な脳障害（器質性精神障害群）や失語症の患者における障害の進行レベルを区別するために逆唱障害の重症度を４段階に分類している（表9-3）。彼は文字や数字や単語の列の逆唱能力は正常な思考と言語過程に備わったものであるとしている。逆唱能力はいろいろな種類の脳疾患で障害されうる。なぜならこの課題の低成績の原因としては，（a）読解障害，（b）記憶障害，（c）失語症，（d）加齢にともなう精神的な「硬さ」，（e）保続傾向，（f）逆唱のみの特異的な障害，（g）「潜在的」失語症が慣れない逆唱課題で明らかになった，などが考えられるためである。

3）連続した７の引き算 Subtracting Serial Sevens

この検査は一般には検査としてオーダーされることはないため，統計的な資料はほとんどない。通常は，医師によるベッドサイドの検査として行われるものである。被検者はまず「100から７を引くといくつになりますか」と指示される。93と正答したら，「では93から７を引き，それ以上できなくなるまでずっと７を引き続けてください」と指示される。連続した７の引き算ができない患者では，連続した３の引き算ならできることもある（「50から３を引きなさい」）。もし連続した３の引き算もできない場合は，20から数字を逆に言うとか１年の月を逆に言うなどの，単純なメンタルトラッキングの課題を行わせる。なお，連続した７の引き算を何回もやらされた患者は，全部ではないにしても数字の順番を記憶していることもある。したがって，患者の見当識がしっかりしており，特に前の週や前月に多くの検査を受けている場合には，検者は100の代わりに101または102から検査を始めるべきである。

Smith（1967b）は，大部分が大学卒または専門的教育を受けた132人の就業中の成人に連続した７の引き算の課題を施行し，誤りが２つ以内だったのは99人にすぎなかったと報告している。したがって，誤りの有無だけでは健常者と脳損傷

表9-3　知的および言語機能障害の進行段階

段階	び漫性脳損傷による器質性精神障害	局在した病巣による失語症
Ⅰ	記憶力と計算の障害 ５文字単語の逆唱障害	失名詞以外は正常な発語 軽度の記憶障害 ときに５文字単語の逆唱障害あり
Ⅱ	第Ⅰ段階および見当識障害 ４文字単語の逆唱障害	発語は多いが言葉遣いや意志の疎通にはなはだしい障害 ４文字単語の逆唱障害
Ⅲ	第Ⅱ段階および意識清明度の障害，知覚の障害失名詞， ３文字単語の逆唱障害	発語はほとんど理解不能，意志の疎通が重度に障害されるが１から19まで数えられる。 ２～３文字単語の逆唱障害
Ⅳ	第Ⅱ段階および，錯覚，せん妄，幻覚，および社会的行動での異常（痴呆） ２文字単語の逆唱障害	発語はまったくなく，意志疎通の方法はない（全失語） 逆唱は検査不能

(Reprinted form *Neuropsychologia, vol.17,* M.B.Bender, “Defects in reversal of serial order of symbols（記号序列の逆唱障害について）” pp.125-138, © 1979 with permission form Elsevier)

者を鑑別することはできないことになる。Smithはさらに，健常人では著しい低成績が稀であることを示した。すなわち，上記の対象者のうち，課題を終了できなかったのは3人（2％）にすぎなかった。また5個以上誤ったのは6人にすぎなかった。Smithの研究では女性の方が，特に大学へ行っていないかまたは大学を卒業していない45歳以上の女性での誤りが多かった（Luria, 1966；Ruesch and Moore, 1943）。脳損傷患者では，連続した7の引き算が重篤に障害されることは非常によく認められる。誤りの数のみならず，反応と反応の間の時間が5秒以上かかることも脳損傷を疑わせる所見となる。

4）ストループ検査 The Stroop Test（Stroop,1935）

知覚的なセットを要求に応じて変換する能力の検査である。Talland（1965a）は，知覚的な干渉効果を研究する目的でこの検査を用い，偶然にも読みの流暢性に関するデータを得ている。Dodrill（1978c）は，てんかんの神経心理学的バッテリー（本書 p.426）の中に，ストループ検査を集中力の検査として含めており，この検査の低成績は変換の障害に関連しているとしている。

原法は，A，B，Cの3枚の白い検査用紙に，5行×10列の文字（または点）が印刷されている。検査用紙Aには，「青」「緑」「赤」「黄」の文字が，すべて黒い文字で，ランダムに配列されている。検査用紙Bは，上記の4つの色名が，色名とは異なった色（たとえば「青」の文字は青以外の色）で印刷されていること以外はAと同じである。検査用紙Cは，文字ではなく点が，上記4色で印刷されている。検査は4試行行う。第1試行では被検者は検査用紙Aの文字を順に声に出して読む。第2試行では検査用紙Bの文字を声に出して読む。この時，印刷された実際の色は無視する。第3試行では，検査用紙Cの点の実際の色を順に言う。第4試行では，検査用紙Bの印刷されている実際の色を言う。以上の各試行はできるだけ速く行う（表9-4参照）。なお，筆記式のストループ検査として Press Test（Boeher and Corsini, 1980）がある。これは集団に施行するためのものであるが，臨床用として用いることもできる。

Nehemkis と Lewinsohn（1972）は，1枚に100の文字（または点）を印刷した用紙を用いて，ストループ検査と同じ順序で同じ課題を施行した。その結果，左半球損傷患者は，対照群と比較して約2倍の時間を要した。しかし，第2試行と第4試行の差，すなわち干渉の効果は，左半球損傷と右半球損傷で差を認めなかった。また，年齢によるストループ検査の成績に関する研究が，3色で100語を用いる変法を用いて，7歳から12歳までの各年齢と17～19歳，25～34歳，35～44歳，65～80歳の各年齢群を対象に行われている（Comalli et al., 1962）。文字を読む課題の所要時間は，7歳で平均89.8秒，若年成人で平均39.4秒と差を認めたが，高齢になっても大きな変化は認めなかった（45.1秒）。色名を言う課題の所要時間は，若年児童でもっとも長く（264.7秒），10代後半はもっとも短かった（183.0秒）。中年成人には，あまり変化はなかった（109.9秒）が，65～80歳では，時間が延長した（165.1秒）。

Dodrill（1978c）はストループ検査をもとに，1枚だけの検査用紙を用いる修正版を作成している。この検査用紙には，178（11列22行）の色の名前（赤，オレンジ，緑，青）が，この4色でランダムに印刷されている。第1試行では被検者は，色名を読む。第2試行では印刷されている実際の色を言う。各試行について，11行目までと最後までにかかった時間を記録する。成績の記録用紙は，表（第1試行用）は被検者に提示する検

表9-4　ストループ検査の対照群被検者の成績（秒）

		黒い字を読む	色のついた字を読む	点の色を言う	字の色名を言う
50項目カード[a]	平均	24.7	32.9	40.9	71.8
	S D	8.7	12.6	8.1	19.8
100項目カード[b]	平均	45.6	47.2	68.3	147.8
	S D	9.1	10.3	14.5	73.3

[a] Talland, 1965a　[b] Nehemkis and Lewinsohn, 1972

査用紙と同じ順序で色名が印刷されており，裏（第２試行用）は，検査用紙の実際の色名が順序通りに印刷されている。この用紙は結果の記録に非常に便利である。というのは，被検者の反応は特に第１試行では非常に速いからである。Dodrillは第１試行での全反応時間と第１試行と第２試行でかかった全反応時間の差（第２試行－第１試行）を評価している（表9-5参照）。各試行の11行目までの所要時間と終了までの時間の比較により，課題への慣れや練習効果，あるいはある構えや注意の維持困難などの，成績への影響を知ることができる。

複雑な注意

視知覚検査はいずれも，視覚的な注意力と集中力を求められる。視覚的な探索やスキャンの検査は，集中力の維持と視覚の変換も求められる。視覚的な注意機能は複雑なスキャニングやトラッキング課題で検査できるもので，脳損傷に鋭敏であることが証明されている（本書 p.221-223 参照）。

１）符号問題 Digit Symbol（D. Wechsler, 1944, 1955, 1981）

WAISの下位検査のひとつである。用紙には，１から９までの数字が，４列，計100個ランダムに並び，それぞれの数字の下に空欄がある（図9-6参照）。用紙の上方には，各数字とペアになる符号が示されている。課題は，数字の下の空欄に，ペアとなる符号を，90秒間でできるだけたくさん書き入れることである。最初の10個（WAIS-Rでは７個）は練習試行になる。正しく書き入れられた数が得点になる。筆者はWAISバッテリーの中でこの検査だけは，時間を測っていることが被検者にわざとよくわかるようにしている。速さが重要であることを強調するためである。

制限時間内で物を書くとか細かい枠の中に鉛筆で書くとか，細かい手作業をやることに慣れていない被検者にとっては，この検査は難しいものである。特に35歳以下の年齢では，作業のスピー

表9-5　Dodrillのストループ検査修正版における対照群とてんかん群の成績とカットオフポイント

		対照群（n=50）	てんかん群（n=50）	カットオフポイント
Part Ⅰ	平均	84.76	115.12	93/94秒
	SD	20.60	43.91	
Part Ⅱ-Part Ⅰ	平均	123.04	194.68	150/151秒
	SD	35.77	86.44	

（Dodrill, 1978cより）

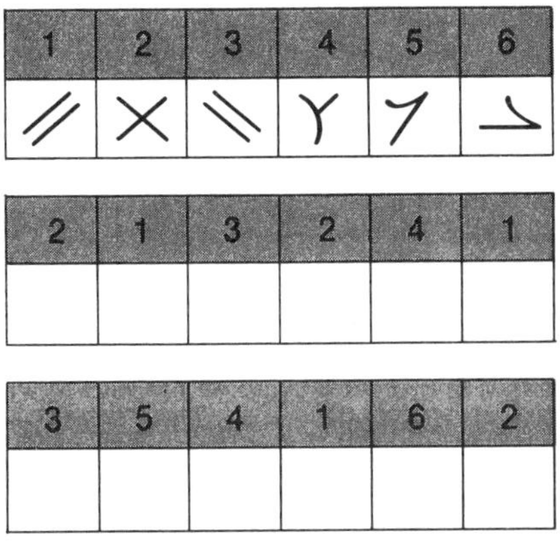

図9-6　WAISの符号問題

ドが得点に大きく関係するので，被検者が手作業に熟練していなかったり作業が遅い場合には，符号問題の妥当性は疑わしいものとなる。符号問題は高齢者にとっては特に難しい検査であるが，それは視力障害や視覚と運動の協調の障害があったり，課題の指示をよく理解できないことが理由である（Savage et al., 1973）。運動が著しく遅いとか，手仕事に不慣れな患者で高校を卒業していないか，学校を卒業してから15年以上たっている患者は，この検査では常に成績不良なので，神経心理学的検査としては役に立たない。ただし，視覚認知の問題や方向定位の障害を持つ可能性がある患者は例外である。こうした患者では，図形の回転，単純化，歪みなどが，検査のストレスに伴って現れることがある。したがって筆者は，右半球損傷の疑いのある患者にはこの検査を施行することにしている。特に右の前頭葉に損傷がある患者は，符号の方向の誤り（通常は反転）が多い。

この課題には，学習能力の測定の要素も含まれている。このことに着目してEdith Kaplanは，独自の評価法を開発した。すなわち，90秒経過した時，患者がどの四角を埋めていたかを記録する。患者にはそのまま最後から2番目の列の終わりまで作業を続けさせる。それからまだ記入していない最後の列だけが見えるように記録用紙を折り，覚えている範囲で患者が思い出せるだけの符号を書き込ませる。Kaplanは正常者では9つの符号のうち7つ思い出せれば「普通」の下限であると報告している。患者が7つ以上正しく書き込めなければ，下の余白に思い出せる限りの符号を書くように指示する。Kaplanはさらに，患者の作業の速度を評価するために，検者は30秒ごとに患者の進み具合を記録することを推奨している。

符号問題は，ほとんどの成人にとっては，知的能力，記憶，学習能力による影響を比較的受けにくい検査である（Erber et al., 1981；Glosser et al., 1977；Murstein and Leipold, 1961）。運動の持続，注意の持続，反応速度，視覚と運動の協調性ということが，正常者の成績では重要な役割を果たしている。Estes（1974）は，符号を言語化する能力の重要性も指摘し，符号の置き換え課題においては，女性の成績の方が一貫してよい（例．A.Smith, 1967；Wechsler, 1958）のはそのためであるかもしれないと述べている。高齢者の成績では，認知機能の要素がいくらか弱いことがわかるが，年齢差に関わるもっとも重要な変数は，加齢に伴って自然に反応が遅くなることであると思われる。

WAISバッテリーの下位検査の中で，符号問題は脳損傷に特に鋭敏で，ごく小さい損傷であっても得点が低下し，他の下位検査も障害されている時には得点の低下がもっとも著しいようである（Hirschenfang, 1960b）。符号問題は損傷の部位にかかわらず障害される傾向があるので，損傷がどちらの半球にあるかを予測するのにはほとんど役立たない。

符号問題には多くの要素が含まれているので，脳機能障害があればその種類に関わらず得点が低下することは驚くにはあたらない。ButtersとCermak（1976），Glosser, Butters, E.Kaplan（1977）は，この検査ができない場合，それは別々の因子によることもあり，複数の因子の相互作用による場合もあることを，一連の興味ある研究で示している。たとえば速度の低下は，右半球損傷やコルサコフ症候群の患者が，慢性のアルコール症（アルコール症の患者も随意運動が遅くなることで成績が低下する）患者よりも，得点がずっと低いことの一原因ではあっても，すべてではない。見慣れた符号と見慣れない符号を使い分けたり，標準的な実施法と逆にしたやり方（本書p.199参照）で行うなどの方法で，符号の置き換え課題を操作することで，彼らはコルサコフの患者と右半球損傷患者の成績低下の重要な一原因となっている視覚認知の要素を確認することができた。一方でTissotら（1963）は，失語症患者は通常は符号問題の成績が不良だが，これは誤りによるものではなく，課題遂行における動作が極度に遅いためであると報告している。

2）記号数字モダリティ検査　Symbol Digit Modalities Test；SDMT（A.Smith, 1982）

WAIS下位検査の符号問題の変法である。WAISでは記入用紙に数字が印刷してあり，被検者の課題はそれに対応する記号を書き込むことであるが，本法ではそれとは逆になっている（図9-7参照）。これによる利点は2つある。記号よ

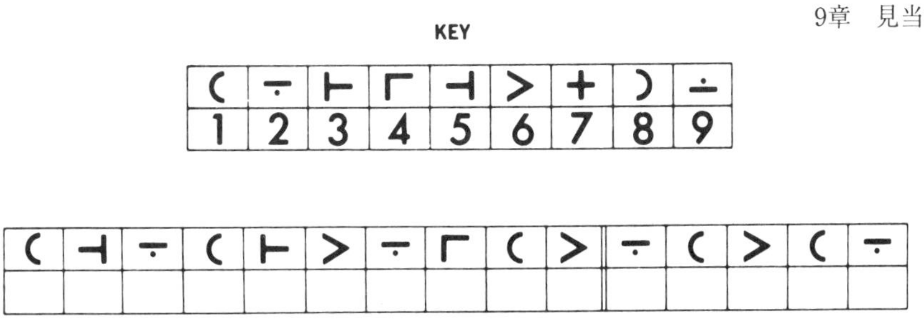

図9-7　記号数字モダリティ検査；SDMT（Sample material form the *Symbol Digit Modalities Test* copyright Ⓒ 1973 by Western Psychologial Services. Reprinted by permission of the publisher, Western Psychological Services, 12031 Wilshire Boulevard, Los Angeles, California, 90025, U.S.A, www.wpspublish.com. Not to be reprinted in whole or in part for any additional purpose without the expressed, written permission of the publisher. All rights reserved）

りも数字を書き込む方がごく自然であるということと，口頭で答えることが可能であることである。

SDMTの記入法と口頭法は2つの反応方法の違いを比較することができるときには常に行われるべきである。記入法が最初に指示される場合，検者は解答用紙の下に患者の口頭での答を記載することにより同一の用紙を用いることができる。記入法と口頭法の順番や間隔は結果に影響しないようである（A.Smith, 私信）。

制限時間は90秒である。しかし，課題数がウェクスラー知能検査では90個であるが，本検査では110個ある。この検査の記入法は，読みに必要な言語・視覚機能の多くのスクリーニング検査としても使用できる（A.Smith, 1975）。

成人の基準値は，18歳から74歳の420人の母集団から得られている（表9-6参照）。その基準値の標準偏差の1.5倍をカットオフポイントとすると，100人の「診断が確定した慢性期の」脳損傷患者の85%，健常者の92%が正しく判別できたことが報告されている（A. Smith, 1982）。Smithは各年齢の正常値より1.5標準偏差以上に低い得点を脳機能障害，1.0～1.5標準偏差の場合を大脳機能障害の「疑い」としている。1.0標準偏差をカットオフポイントとすると，偽陽性がやや多くなる（9～15%）（Rees, 1979）。なお，結果を評価する際には，記入法でも口頭法でも，患者の教育レベルが高いほど得点が高くなる傾向があることを考慮する必要がある。

記入法と口頭法の得点差が著しい場合には，当然モダリティ特異的な障害を示唆している。両者の結果が著明に障害されている場合には，視覚，視覚トラッキング，眼球運動障害，知能・運動機能全般の遅延を反映している（Kaufman, 1968）。Glosserら（1977），およびButtersとCermak

表9-6　18～74歳における記号数字モダリティ検査の標準値

年齢	平均教育期間	記入式での平均	口頭式での平均
18-24（n＝69）	12.7	55.2（±7.5）	62.7（±9.1）
25-34（n＝72）	13.5	53.6（±6.6）	61.2（±7.8）
35-44（n＝76）	12.1	51.1（±8.1）	59.7（±9.7）
45-54（n＝75）	11.7	46.8（±8.4）	54.5（±9.1）
55-64（n＝67）	11.3	41.5（±8.6）	48.4（±9.1）
65-74（n＝61）	10.7	37.4（±11.4）	46.2（±12.8）

（Carmen C. Centofantiより）

(1976) は，ありふれた記号とそうでないもの，および数字記入と記号記入の形式について，検査結果を比較した。脳損傷患者も健常者と同様に記号記入（ウェクスラーの記号数字下位検査はその例である）よりも数字記入のほうに時間がかかり，この傾向は記号がありふれたものであるか否かを問わなかった。このような傾向が認められた理由の一端は，記号刺激では刺激の配列の順番がないことによっている。なお，SDMT は，WAIS の符号問題と同様，脳損傷と加齢の影響を受けやすい。検査マニュアルには，小児における標準値の一覧も記載されている（A.Smith, 1973)。

3）連続的記憶マッチング課題 Sequential Matching Memory Task；SMMT（Collier and N.Levy, undated）

かなりの時間にわたる高度な注意を必要とする検査である（Collier and Levy, n.d.）。知覚と反応の柔軟性も要求される。照合する項目が刻々と変わるためである。検査器具としては，＋と－のような２つのはっきり区別できる記号のどちらかを記入した３インチ×５インチのカードを用いる。同じ記号のカードが４回は続けて出ないという制限の他は，カードは無作為に並べられ被検者に１枚１枚呈示される。20 枚のカードを用いた練習問題で，被検者は２つ前のカードを思い出すことが要求される。本番の検査においては，２つ前か３つ前のカードを思い出すことが課題となる。どちらにするかは難易度についての検者の意図による。標準的な施行方法としては，35 枚のカードを用いて，２つ前のカードを思い出させる課題を３回行う。てんかん患者および前頭葉白質切截術後の患者を，精神病院入院患者（主に妄想型統合失調症）を対照群として比較した予備研究では，各群間に有意の差が認められている（$p < 0.05$)。すなわち，35 枚のカード中，対照患者群では平均９個，てんかん患者では 13 個，および前頭葉白質切截術後の患者では 16 個の誤りが認められたと報告されている。

4）トレイルメイキングテスト Trail Making Test；TMT

もともと Army Individual Test Battery (1944) の一部であったが，施行が容易であることから，視覚的概念および視覚運動トラッキング検査として広く用いられるようになったものである。運動の速さと注意能力を要する他の多くの検査と同様に，この検査も脳損傷の影響を非常に受けやすい (Armitage, 1946; Reitan, 1958; Spreen and Benton, 1965)。A，Bの２つのパートから成る検査で（図 9-8 参照），最初の用紙（パートA）においては数字を順に線で結んでいき，次の用紙（パートB）では数字と文字を交互に結んでいく課題である。被検者は鉛筆を紙面から離すことなく「できるだけ速く」円を結んでいくことが要求される。

施行方法と評価方法の一部は長年の間に変更が加えられている。原著では各検査は終了するまでに要した時間により 10 点満点で評価し，被検者が３回誤りに気づかなければそこで検査は中止となると規定されていた。Armitage はこの方法を変更し，患者がいくつ誤りをおかしても検査は終りまで遂行し，誤りが正されずに残されたとき０と評価をするようにした。さらに Reiten は，患者が誤りをおかした場合，検者がそれを指摘するように変更した。この結果，検査は中止されることなく，完了までの所要時間のみで評価が決まる

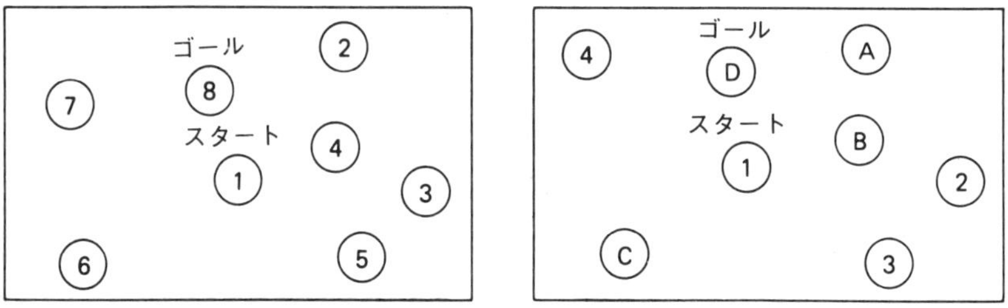

パートA　パートB

図 9-8　トレイルメイキングテストの練習課題

こととなった。

今日もっとも広く用いられているのは，このReitenの変法である。しかし，検査方法をこのように単純化することで，信頼性が低下した可能性もある。というのは，この方法で計測された時間には，（誤りに気づく際の）検者の反応時間，誤りを指摘するための時間，患者が理解し訂正するのにかかる時間が含まれているからである。この方法では誤りに対して間接的に減点するものの，反応時間や誤りを正す方法についての基準がないため，検者によりかなりの誤差を生じる可能性が高い。筆者は，19名の健常対照被検者に対して，この検査を6カ月および12カ月間隔で3回施行したところ，パートAの一致率は高く（W＝0.78），パートBではやや低かった（W＝0.67）（Lezak, 1982d）。ただし，パートAでは練習効果のため3回目で有意の差（$p < 0.001$）が認められたが，パートBには練習効果は認められなかった。

反応速度が評価に大きく影響する検査では，常に加齢による正常な遅延を考慮しなければならない。トレイルメイキングテストも例外ではなく，年齢が高くなるにつれて施行時間は長くなる（Davies, 1968 ; Harley et al., 1980 ; Lindsey and Coppinger, 1969）（表9-7を参照）。この傾向を示さなかった研究はひとつだけ存在するが，そこでは45歳以上の年齢群における平均教育レベルはおおよそ15年であった（Boll and Reitan, 1973）。Davies（1968）によると，70歳以上の健常対照群80例（男性40，女性40）をReitenのカッティングスコアを用いて評価した結果，男性のうち92%，女性のうち90%が，誤って脳損傷と分類されたことを報告している。Daviesはやや大雑把であるが，全成人のトレイルメイキングテストの標準値を出している。Harleyらにより発表されたトレイルメイキングテストに関する詳細なTスコアは，高齢者（55～79歳）に対する感度がより高い基準である。

ウェクスラー-ベルビュースコアで計測された知的能力（Reitan, 1959）および知能検査における言語性・非言語性検査の得点（Fleming, 1975）は，いずれもトレイルメイキングテストのスピードに関係するようである。この検査における知的能力の関与についての研究をレビューした結果，KramerとJarvik（1979）は能力別の基準と年齢別の基準を作成した。残念ながら，能力別の基準のほうは入手不能である。

パートAに要する時間がパートBに要する時間より大幅に短い場合，その患者は複雑な（複数の）概念的なトラッキングが困難であると判断できる。パートAまたはパートBの一方または両者の施行時間が長いことは，どの年齢においても脳損傷の可能性を示唆している。ただしそれだけでは，運動の遅延，協同運動の低下，視覚的スキャン困難，意欲低下，概念的な混乱などの，どの要因が関与しているかは不明である。

ReitanとTarshes（1959）は，左半球損傷の患者ではパートAでの施行結果がパートBより大幅に良好な傾向があると述べている。しかしながら，その根拠となるデータは確固たるものではない。ただしこれを支持する研究もある（Lewinsohn, 1973 ; Wheeler and Reitan, 1963）。KormanとBlumberg（1963）によれば，左半球損傷患者は，パートBのほうがパートAより結果が悪い傾向が認められ，両側損傷患者ではこの差は認められな

表9-7　20歳から80歳までの各年代における健常対照被検者のトレイルメイキングテスト得点（秒）

年齢	20－39 （n＝180）		40－49 （n＝90）		50－59 （n＝90）		60－69 （n＝90）		70－79 （n＝90）	
パート	A	B	A	B	A	B	A	B	A	B
パーセンタイル										
90	21	45	22	49	25	55	29	64	38	79
75	26	55	28	57	29	75	35	89	54	132
50	32	69	34	78	38	98	48	119	80	196
25	42	94	45	100	49	135	67	172	105	292
10	50	129	59	151	67	177	104	282	168	450

（Davies, 1968より作成）

かったという。一方，Reitan と Tarshes の研究では，44 人の左半球損傷患者の 25%，および右半球損傷患者の 28%は，上述の Reitan と Tarshes の傾向には反していた。筆者の未発表のデータでは，右半球損傷と診断された患者 7 人の患者全員がパート A よりパート B に有意の遅延が認められ，これも Reitan と Tarshes の傾向に反している。さまざまな種類と部位を含む脳損傷患者 300 例以上を用いた最近の分析によると，試行 A と B の比が左右の病側の有用な指標となるという知見は支持されないという結論が出されている（Wedding, 1979）。以上のような研究結果の不一致を考慮すると，この検査を左右の病巣間の判別に用いることはおおいに疑問と言わざるを得ない。

ただし，この検査は脳損傷の存在を示すもっとも鋭敏な検査のひとつであることは確かである（Lewinsohn, 1973）。他の多くの検査と同様に，脳損傷患者と健常対照群との鑑別に用いられた時にだけ，的中率は高まる。この検査を脳損傷患者と精神病患者の鑑別診断に用いる有用性に関しては，いまだ定説はない（Heaton et al., 1978 ; Spreen and Benton, 1965 ; Zimet and Fishman, 1970）。

しかしながら，トレイルメイキングテストの臨床での有用性は，鑑別診断上の意義だけにとどまるものではない。Lewinsohn（1973）は，パート A における結果は脳損傷後の職業的予後を予測する要因になることを見出している。この検査で評価される視覚的スキャンとトラッキングの問題は，患者が複雑な視覚的配列への効率的な反応力や，ひとつ以上の考えや刺激の連続的な追跡・処理能力（Eson et al., 1978），課題遂行の柔軟な転換能力（Pontius and Yudowitz, 1980 ; 本書 p.384 参照）などについての有益な情報となる。患者がこの課題をうまく施行できない場合には，誤り方をよく観察すれば，神経心理学的障害の質についての洞察が可能となる。

10章　知覚機能

知覚機能の検査は，基本的に検査素材の操作を必要としないものである。すなわち，反応は言葉あるいは身振りによるだけで十分である。これらの検査では同時に，注意力，空間見当識，記憶といった他の機能も検査することになる。というのも，大脳機能の複雑さからみてこのような重複は必要不可欠であると同時に好ましいものであるからである。個々の機能につき，それをさまざまな方法で，さまざまな機能と組み合わせて，しかもさまざまな条件の下で検査してはじめて，どの機能が障害されていて，その障害がどのように現れているかを知ることができるのである。

視覚機能

視覚の多くの側面が脳疾患により障害される。通常は視覚機能のあるひとつの面を障害する器質的損傷があれば，他の複数の機能にも障害が及ぶ。刺激の性質と視覚という観点からみれば，刺激の構造，課題中の記憶の要因，空間的要素，妨害の存在などが重要である。

視覚機能は，刺激の性質が言語／記号的か形態的かによって大きく二分される。しかしながら，一側性の障害を持つ患者を視覚的な刺激によって検査する場合，刺激が絵画であれば右脳がその大部分を処理しているとか，単語や数字の形状識別には右脳は関与していない，などと決めつけることは禁物である。記号による視覚刺激であっても，形態として処理されるような空間的要素などの面を持っている。一方，絵画や図形を含めわれわれの目にするものの多くは何らかの記号としての面を持っている。視知覚機能を検査するための素材は，実生活での視覚刺激と同様，言語と形態という厳密な二分法には従わないのである。

視覚性不注意

視覚性不注意現象（視覚無視とか視覚消去と呼ばれることもある）では多くの場合，左視野の視覚刺激に気づかないが，これは視覚性不注意現象が通常右半球損傷に伴うことを反映している（本書 p.54 - 55）。視覚性不注意は脳の前部損傷よりは後部損傷（通常は頭頂葉）に伴って生じやすい（Frederiks, 1969a）。しかし前頭葉損傷でも生じるとされる（Heilman and Valenstein, 1972）。同名半盲の存在は視覚性不注意の可能性を増大させるが，この両者は常に結びついているわけではない（De Renzi, 1978 ; Diller and Weinberg, 1977）。視覚性不注意は脳血管障害や外傷などの急性期に出現しやすい。このような時，患者は自分の無視している側の人に対して不注意になって，話しかけられてもわからなかったり，損傷側にある皿の食物しか食べず，食事が足りないと不平を述べたりする。急性期からかなり時間がたち，著しい不注意の症状が消失して，簡単な診察では患者の視覚的意識の範囲が一見正常にみえるような時期になっても，注意深く検査すれば視覚刺激に対するなんらかの無視が残存していることを明らかにすることができる。

患者をよく観察すると，歩行時に一方の壁や家具に衝突したり，片側の人にしか話しかけなかったり，食事中，料理のとり方が一側に偏っていたりすることがあるが，これらは注意障害が存在することを示している可能性がある。注意障害という現象は，刺激や答が横に並べられた検査や計算問題（Egelko et al., 1988；図 3-11 参照）のような課題においても明らかにすることができる。患者は疲労してくると誤りをおかしやすいという知見に基づいて，Fleet と Heilman (1986) は，字の抹消課題のような注意障害課題では，注意障害の傾向をより明らかにしやすいように課題数を多くすることを推奨している。刺激が無意味なものであったり，不連続であると，注意障害に対する感度がより鋭敏になる(Kartsounis and Warrington, 1989)。病巣と同側の空間に何らかの刺激を置いて注意を向けやすくすることによっても，半側の注意障害は強調される（Eglin et al., 1990；Mark et al., 1988)。

脳損傷患者に視覚的素材を呈示する際には，患者に視空間不注意があって検査素材の一側（通常は左側）のみに現われる刺激には気がつかない可能性があることを常に念頭に置く必要がある（たとえば D.C.Campbell and Oxbury, 1976；Colombo et al., 1976；Costa et al., 1969)。反応の選択肢が横に並べられたレイアウトの検査（たとえばレーヴンの色彩マトリックス検査３×２あるいは４×２，南カリフォルニア図－地視覚認知検査，相貌認知検査）では，素材を縦一列に並べ変えて，すべての選択肢が患者の正中線（ないしは患者が左側不注意を示した場合は右側）に呈示されるようにしてもよい。あるいはまた，視空間不注意が明らかであったり，疑わしい場合には横に並列した検査は患者の右側に呈示することも必要である。

１）視覚性不注意検出のための線分マーク課題

線分に印をつけさせる課題には動作の要素も必要ではあるが，たいていはごくわずかであるので，視覚運動機能の検査として用いられることはない。むしろその有用性は視覚性不注意の障害に鋭敏なことである。

線分抹消検査 Crossing-out tests　M.L.Albert (1973) は視覚性不注意を引き出すための簡略な手法として，視覚無視の検査を標準化した。患者は１枚の紙の上にランダムに引かれた短い線分を消すように指示される。Albert の原法では１枚の紙（20×26 ㎝）の上に 40 本の線分が引かれている。各線分は長さ 2.5 ㎝で，中央の４本の縦線の左右に 18 本ずつさまざまな角度で全体に散らばっている。Albert によると，一側性病変の術後３週間以上たった右半球損傷患者 30 例と左半球損傷患者 36 例とではこの課題において不注意の出現率には明らかな差はみられなかった（それぞれ 37％と 30％）が，不注意現象の重症度には大きな差がみられたという。すなわち，右半球損傷患者が消さずに残した線分の数は左半球損傷患者に比して約７倍も多かった。

線分二等分検査 Line bisection tests　患者に線分を二等分させることで一側性不注意を検出する手法もある（Diller et al., 1974；Kinsbourne, 1974a)。検者は自分で患者用に線を引いてもいいし，あるいは既に引かれている横線を患者に書き写させてもいい（Diller とそのグループは 10 ㎝の線を書き写させている)。検者は次に線分の真中に“×”をつけるよう患者に指示する。患者が“×”をつけた点から実際の中点までの距離が得点になる。Diller の手法を用いた場合，患者の書き写した線がもとの線の長さからどれだけずれているかにより第２の得点が得られる。この手法では定量的な評価はされていない。明らかな誤りがもっとも多くみられるのは視野欠損を有する患者であり，欠損視野と反対側に偏った位置に“×”をつけることが多いが，時としてこれとは逆の誤りも生じる(Benton, 1969b)。ただし，視空間不注意の問題を有する患者の多くはこれらの誤りをいつも同じようにおかすわけではない。したがって線分二等分は１回だけの試行では障害を示すのに十分とは言えないことも多い。

Schenkenberg ら（1980）は線分二等分検査の多数回試行版を作成している。この検査ではタイプライター用紙大の紙（21.5×28 ㎝）に 20 本のさまざまな長さの線分が引かれており，６本が左側，６本が右側，６本が中央にその中点がくるように配置されている。被検者の課題はそれぞれの中点に印をつけることである（図 10-1 参照)。一番上と一番下の線分は説明のために使用され，ともに紙の中央に中点がある。あいだの 18 本の線のみで得点されるため，紙を 180 度回転すれば

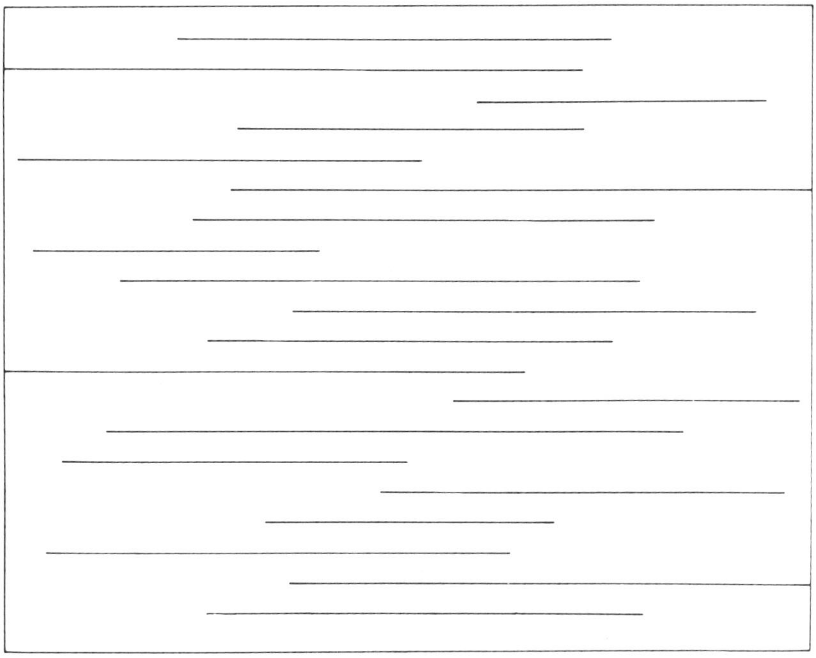

図 10-1　線分二等分検査（Schenkenberg et al.,1980）

別なもうひとつの検査用紙ができあがる。患者に「なるべく真ん中近くに鉛筆で印をつけて，それぞれの線を二等分してください」と指示し，鉛筆を持たない手は机から離しておいてもらい，また線上で印をずらさずにただ1点にするよう命じる。可能なら，まず最初に任意の向きで紙を呈示して左右両手で1回ずつ試み，次に2度目の試行で紙を180度回転して同様のことを行う。

この検査の結果の記載は2種類に分かれる。1つは線分そのものが無視された場合，その番号と位置（たとえば4R，1C，2L）である。もう1つは左，右，中央に中点がある線分それぞれに対し下式によって導かれる偏位率である。

$$偏位率 = \frac{印より左の長さ - 実際の左半分の長さ}{実際の左半分の長さ} \times 100$$

偏位率は線分の中点より右側に印をつけていれば正であり，左側であれば負となる。平均偏位率は，すべての線分に対して計算することもできるし，紙の右，左，中央にそれぞれ中点のある3群の線分の各群について計算することもできる。

Schenkenbergらの報告では，右半球損傷20例のうち15例が平均6.6本の線分を完全に無視したが，左半球損傷患者，び漫性損傷患者，対照群の60例ではたとえ1本でも線分を無視したのは10例にすぎなかった。しかもこの10例が無視したのは平均して1.4本にすぎない。右半球損傷を有する患者は線分を無視する傾向が強く，特に紙の左側あるいは中央にある線分でその傾向が強いが，用いた手の左右には関係がなかった。対照群の被検者では1人だけが1本の線分を無視したにすぎなかった。右半球損傷患者の右手による試行では，左か中央に中点のある線分ではいずれも印が右へ偏位する傾向を認めたが，右に中点のある線分ではこのような傾向は現れなかった。その他の群の右手による試行では，特に決まった偏位傾向は示さなかった。左手による試行の場合には，左へ偏位するという傾向が全般に明らかであったが，これは脳損傷の有無，あるいはその部位とは関係なかった。

線分を二等分するという課題は，多くの右半球損傷患者の視知覚障害として顕著に認められる不注意現象を検査するのに有用であることは実証されている。ただし右半球損傷の患者が右手を用いて左に中点のある線分を二等分するときは，1回目，2回目の試行では必ずしも不注意が現れないこともある。それでも，この線分二等分検査の感度は高いといえる。試行を繰り返すことで不注意の存在が明らかになる可能性が高まっていくからである。特に左半側空間無視の傾向がごく軽度な場合に有効である。

2）視覚性不注意検出のための空間嗜好性検査

視空間不注意現象を検出する手法の中には，被検者にさまざまな形でその位置的な好みを示させるものがある（Vernea, 1978）。たとえば患者に縦横9列のます目を示し，任意の3つのますの中に自由に×をつけてもらう。9つの横1列に並べた丸を見せた場合は，任意の3つを貫く線を引いてもらう。あるいは9つの点を上下2列に平行に示して，被検者に上下相対応する点の間に3本垂直な線を引いてもらってもよい。左側視空間不注意を伴う患者では右側の嗜好性が強い。左半球損傷患者にはその傾向はないと Vernea は報告している。

3）視覚性不注意検出のための絵画説明課題

左右対称な構図を持つ絵画の呈示により，半側視覚性不注意を反映する「かたよった」反応傾向を引き出すことができる。筆者は旅行の広告から取った2枚の写真を用いている。1枚は中央に柱で支えられた眺望台があり，その前景で7人の人が横に広がってクリケットをしているものである。もう1枚は正方形の4分画にそれぞれ全く異なる4つの場面が描かれている。1枚目のカードでは写っている人数と柱の数とを数えさせ，2枚目のカードでは見える物をすべて言わせる。これら2枚の絵により通常の観察では気づかれないような不注意現象を明らかにすることができる。

意味のある絵画 Meaningful Pictures（Battersby et al., 1956）　この検査は系統だった手順が決められている。患者は雑誌のカラーイラストかカラー写真を見せられるが，これらは原則として左右対称である。これははじめ言語的記銘課題として呈示される。すなわち，まず被検者に10秒間呈示した後，自分の想起した細部の位置関係を説明させる。次にこの記銘課題を補うため，被検者に各絵をもう一度見てもらい，今度はカードを見ながら細部をすべて説明するよう指示する。カードの左右で引き出された反応数を比較する。もし左右いずれかで反応が優位であれば，その側とは反対の一側性視覚性不注意の存在が示唆される。

絵画マトリックス記憶課題 Picture Matrix Memory Task（G.Deutsch et al., 1980）　これは左側の一側性視覚性不注意の検査法として考案されたものであるが，実際に一側性不注意の軽微な障害をどの程度引き出すことができるかについてはまだ検討されていない。しかしながら，この課題は患者が明らかに不注意を示すレーヴン漸進マトリックス（本書 p.370 参照）の3×2あるいは4×2と同じレイアウトになっているので，研究題材としてのみならず，臨床的にも有望といえる。用いる絵画は，赤ん坊，凧，クレヨン1箱のような日常物品の線画8枚を横2列に並べたものである。課題は，並んだ絵カードを10秒間見て，それが隠された後にできるだけ多くを想起することである。この単純な様式には数多くのバリエーションが考えられる。すなわち，絵カードの数，呈示時間の長さ，想起までの時間，妨害下での試行などである。これにより，課題の難易度や不注意への鋭敏さも変わってくる。

4）空間表象における不注意

一側性視空間不注意は視覚的現象であると同時に空間的現象でもある。このことは視覚的要素の除外された空間表象の検査によって実証できる。

空間不注意検出のための情景想起課題 Ascene-recall task　患者に自分のよく知っている情景を説明させることでも，左半側空間無視の存在が明らかになったという報告がある（Bisiach and Luzzatti, 1978）。ある場所について患者に，1地点から見た情景をまず説明させる。次に，同じ場所でちょうど真反対に位置する別な地点から見た情景を説明される。患者に左半側無視があれば，左側の情景の説明はほとんどなされず，逆に右側の情景は詳細に説明される。

円の中に点を打つ Dotting a target circle　この課題では，1枚の大きな紙の真ん中に描かれた直径約

1 cm の円の中に 5 つの点を打たせる（Vernea, 1978）。1つの点を打ち終わるごとに，被検者は書いていた位置から手を紙の手前中央かあるいは膝の上にどけなければならない。次の課題として今度は閉眼で丸の中に点を打たせるが，やはり各点を打つ試行の合間はそのつど手をどけさせる。左側不注意のある患者では閉眼時に円の右側に点を打つ傾向があり，点打ちを続けるに従い徐々に遠く円からはずれていってしまう。

色覚

色覚の検査は神経心理学的評価において2つの目的に使用できる。第一に，先天性色覚障害，すなわち「色盲」であるか否かを判定できる。先天性色覚障害の人は，正確な色彩認知を必要とする課題の遂行は不可能である。患者の色覚に障害があるとわかっていれば，ロールシャッハテスト（本書 pp.215,437 - 439 参照）の色カードなど色のついた素材への反応を評価するに当たって考慮が必要であり，また色彩分類検査（下記および本書 p.346 参照）のような色彩を用いた検査の使用は避けるべきであろう。第二に，色覚の検査は，色彩失認やそれに関連する障害を検査するためにも用いられる。色彩認知の評価（通常は以下に述べる塗り絵や色の誤った絵といった色彩連合課題が用いられる）は失語症患者の検査において重要である。というのも失語症患者の多くは色覚認知障害を示すからである（Benton,1979）。数は少ないが，右半球損傷患者や失語のない左半球損傷患者でも色覚認知に問題がある場合がある。

1）色覚の正確さに関する検査

神経心理学的評価においては，Ishihara（1979）と Dvorine（1958）によるスクリーニング検査で十分である。これらは色盲の中でもっとも多い2つのタイプについての検査である。それ以外の稀なタイプの色盲の判定には，H - R - R 偽等色板 *H - R - R Pseudoisochromatic Plates*（Hardy et al., 1955）を用いる（Hsia and C.H.Graham, 1965）。以上の3つの検査の刺激素材はどれも種々の色の点が印刷されたカードである。その点の集合がある形として，別の色の点でできた背景の上に描かれている。一方，Farnsworth - Munsell 100 色色見本と色覚に関する 2 分法検査 *Farnsworth - Munsell 100 - hue and Dichotomous Test for Color Vision*（Farnsworth, 1957）は被検者に色相の順に色紙を並べさせる検査で，色彩失認の検査としても，純粋な知覚障害の検査として用いることもできる。色彩分類検査は色と明るさの異なる毛糸束を用いて，4つの色を同定・分類させる課題である（K. Goldstein and Scheerer, 1953a, b）。

2）色覚バッテリー A Color Perception Battery（De Renzi and Spinnler, 1967）

一側性損傷を有する患者の色覚障害を検査するためのバッテリーである。色合わせ，石原式色盲検査表，色名呼称，色彩指示，色彩に関する言語記憶，塗り絵の6種類の検査により構成されている。筆者らの知見によると，右半球損傷に伴う視野欠損を有する患者の場合，純粋に知覚的な課題である色合わせと石原式の2つの遂行がもっとも困難だが，他の検査もやはり障害される。失語症患者では，予想通り言語の関与する課題遂行が困難である。

3）色彩失認と色名呼称障害の鑑別

色彩失認と色名呼称障害を鑑別するという問題は，Damasio ら（1979）が考案した2つの課題により見事に解決された。ひとつは塗り絵課題で，被検者に多くのクレヨンのセットの中から1色を選ばせ，色の決まっている日常的な物品（たとえばバナナ－黄色，かえる－緑など）の単純な線画の塗り絵をさせる。もうひとつは色の誤った絵という課題で，被検者に緑色の犬や紫色の象などの色の誤った絵を見せ，それが何の絵かを問うものである。

この2つの手法を改変して，Varney（1982）は色彩連合の正確さを検索するものとして 24 個の日常的な物品の線画のセットを考案した（たとえばバナナ，とうもろこしの実など）。

それぞれの絵には4つの異なる色見本がついており，そのうちの1色だけが正しい色になっている。被検者に求められる反応は単に正しい色を指し示すことのみである。100 人の健常対照群では，20 色以上を正しく同定できなかったのは4人にすぎなかった。一方，50 人の失語症患者では，30％が 20 色以上を正しく同定できなかった。興味あることに，この色彩連合検査に失敗した失語症患者は読解の成績も例外なく不良であった。逆に，読解の成績が良好であった患者はすべて，色彩連合検査の成績も良好であった。

視覚認知

左右両半球の機能についての知見が急速に増大するにつれ，また異なる機能系についての理解がより深まるにつれ，視覚認知への関心は高まってきている。脳損傷が存在すると疑われたり，あるいはまず確実に存在するような場合，視覚認知のさまざまな面を検査することで患者の状態をより明確にすることができる。

1） 角度認知

角度に関する知覚は，角を言葉で説明しようとする場合（例．水平な，垂直の，対角線上の）以外は主として右半球機能による（Berlucchi, 1974；Kimura and Durnfurd, 1974）。したがって不正確な角度知覚が右半球損傷に随伴していることは驚くにはあたらない（Benton et al., 1975）。

線分傾斜の判定 Judgment of Line Orientation（Benton et al., 1975, 1978, 1983）　長さは同じで傾きの異なる線分を示し，これを半円形に並べた 11 本の線分と比較させて角度を認知する能力を検査する（図 10-2 参照）。2 本の線分の組は 30 組ある。H と V という 2 つの形式があるが，これは項目が同じで順序が違うだけである。本検査の前に 5 項目の練習を行う。144 人の健常対照被検者のうち，19 点以下であったものはわずか 5％で，17 点以下は 3％にすぎなかった（Benton et al., 1978）。15 点から 18 点の場合，軽度－中等度に線分傾斜判定能力の障害があると考えられる。15 点以下の場合（144 人の健常被検者の 1 人に認められた）は，重度の障害を示している。角度関係判定の能力に関する他の研究によれば，予期に違わず左半球損傷患者の大部分（48 人中 45 人）は正常範囲内であり，17 点以下の者はいなかった。またこれも予想通り，右半球損傷患者ではさらに多く（43 人中 17 人）が 19 点以下であり，このうち 13 人は重度障害の範囲であった。ただし，障害を示したのは右半球後部損傷の患者のみであった。

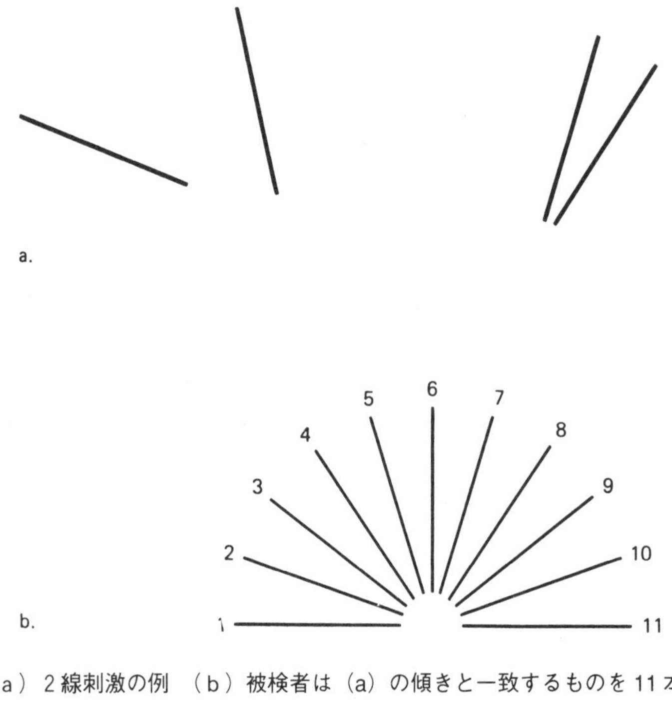

図 10-2　（a） 2 線刺激の例　（b） 被検者は（a）の傾きと一致するものを 11 本の線から選ぶ。

2）画像認知

Warrington と Taylor（1973）は，右半球および左半球損傷患者が日常物品をどの程度正確に同定できるかを，さまざまな状況下で検査した。第1の設定では安全ピンのような小さな物品の拡大画を 20 枚見せる。拡大画と実寸大の絵とに対する反応を患者と対照被検者とで比較してみると，実寸大で描かれた物品の認知については患者，対照被検者ともに全く問題はなかったが，拡大して描かれた物品の認知は患者群のほうが対照群より明らかに誤りが目立った。しかし，右半球損傷群と左半球損傷群では誤りの数に大きな差はなかった。第2の設定では 20 の日常物品を見慣れた向きと見慣れない向きから写した写真を呈示する。たとえばバケツを横向き（見慣れた向き）と真上から見おろした向き（見慣れない向き）から示す。この設定では，右半球損傷患者の成績は不良であった。また，右後部脳損傷のある患者では，他のいかなる脳損傷群よりも明らかに誤りが多かった。

3）相貌認知

Warrington と James（1967b）は既知顔貌の識別ができなくなること（相貌失認）と未知顔貌の識別が障害されることとの間に一定の関係は無いことを示した。この結果，相貌認知の検査は記憶の要素を含むものとそうでないものとに二分されることとなった。2種類の相貌認知検査に記憶が必要とされる。既知顔貌の検査はどれも貯蔵された記憶に関係する。通常，既知顔貌の検査では被検者に有名人の写真を見せ，名前を言わせるか，あるいはどんな人かを言わせる（Milner, 1968；Warrington and James, 1967b）。この検査では2種類の誤りが報告されている。すなわち，左半球損傷患者では，写真の顔の区別はできても名前を言うのが困難であった。一方，右半球損傷患者では認知そのものが障害されていた。

記憶を必要とする未知顔貌の認知検査にはいくつかの方法が考案されている。マッチさせる顔写真は1枚ずつ順に呈示しても，2枚以上まとめて呈示してもよい。はじめに呈示する写真が2枚以上の時は記憶の容量という要素が付加されるため，さらに複雑な課題になる。2度目に呈示される顔写真も1枚ずつであっても組にしてもよい。またその呈示までには時間をあけてもあけなくてもよい。時間をおいて未知顔貌をマッチさせると，右側頭葉損傷のある患者では明らかに成績が低下する。この結果は，物体の形状に関する記憶と右側頭葉との関係を支持するものである（Warrington and James, 1967b）。

相貌認知検査 Test of Facial Recognition（Benton and Van Allen, 1968；Benton et al., 1983）　顔貌を認知する能力から記憶の要素を除外するために作成されたものである。3種類のマッチング課題で構成されている。すなわち，A．まったく同一の正面写真，B．正面写真と横向き写真，C．光線の状態の違う正面写真，の3種類である（図 10-3）。原法は 22 枚の刺激写真と，それにマッチされる 54 枚の写真から構成されている。22 枚のうち6枚では正解はただ1つである（すなわち刺激写真にある6つの顔写真のうち1つだけが見本と同じ人物である）。残りの 16 枚では見本の写真と同じ顔を3つ見つけることが求められる。検査の所要時間は 10 分から 20 分程度で，これは患者の反応率や慎重さによって変わる。

この検査の所要時間を短縮するために，原法の半分ほどの長さの簡便法が考案された（Levin et al., 1975）。この版では答が1つのものが6枚，答が3つのものが7枚であり，総計 13 枚に対しマッチする写真は 27 枚である。原法と簡便法との得点の相関は，0.884 から 0.940 の間であり，2つの方法が臨床的には等価であることを示している。2つの検査法の説明や標準得点については検査マニュアルに記されている。

右頭頂葉損傷患者は右側頭葉損傷患者よりも相貌認知課題の成績は不良である。このことから，相貌認知課題には視空間プロセスの要素がかなりあることが示唆される（Dricker et al., 1978；Warrington and James, 1967b）。また，言語的要素もあることが，言語理解に障害のある失語症患者が右半球損傷患者と同程度に成績不良であることから示唆される（Hamsher et al., 1979）。この両群に関してはいずれも後部損傷患者の方が前部損傷患者よりはるかに成績が悪かった。左半球損傷患者の場合，失語の有無に関わらず理解が障害

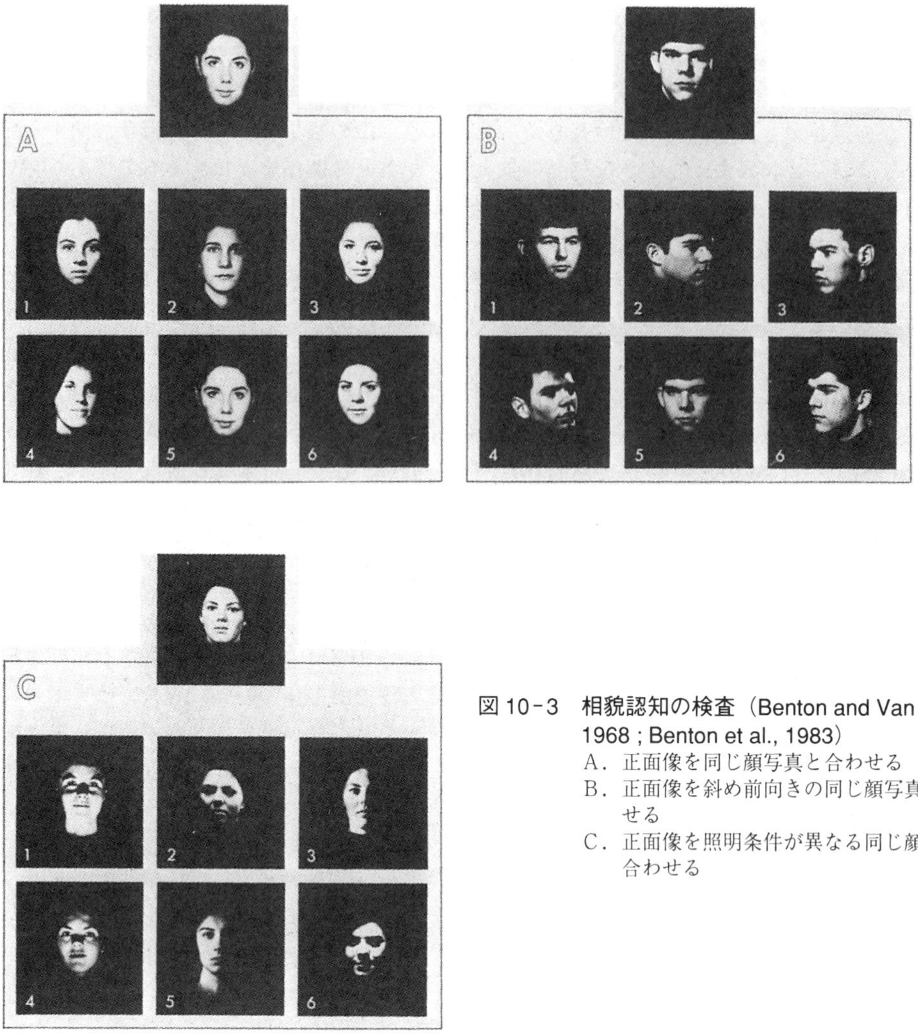

図 10-3　相貌認知の検査（Benton and Van Allen, 1968 ; Benton et al., 1983）
A．正面像を同じ顔写真と合わせる
B．正面像を斜め前向きの同じ顔写真と合わせる
C．正面像を照明条件が異なる同じ顔写真と合わせる

されていなければ，課題の遂行は健常対照群と差がなかった。視野欠損は相貌認知の得点に常に影響するわけではないが，相貌認知の障害は空間失認や失読と合併しやすく，また空間障害を含む地誌的失認にも合併しやすい（Tzavaras et al., 1970）。潜在性左利きの健常被検者は右利きあるいははっきりした左利きの健常対照被検者に比して相貌認知の成績が落ちる（Gilbert, 1973）。この傾向は，潜在性左利きの人の脳機能の側性化の低さに関連していると思われる（本書 p.164 参照）。

表情による感情表出の認知　右半球損傷患者はどことなく無表情に見えることから，表情の認知が右半球の損傷により特異的に障害されるかどうかの研究が行われるようになった。DeKosky ら（1980）は，4 つの感情の状態，すなわち幸福，悲しみ，怒り，無関心をそれぞれ表している 4 人の俳優の写真を用いた。表情で感情を識別することは，右半球損傷患者では対照被検者にも左半球のみの損傷を有する者にも劣っていた。左半球損傷患者の成績は表情の識別に関する 4 課題のうち 2 つで対照被検者よりも悪かったが，しかし右半球損傷患者よりは明らかに良好で，また残り 2 つの課題では対照被検者と有意な差は認めなかった。感情表出を識別するだけでなく，想起することも必要とするさらに複雑な実験的設定を用いて Prigatano と Pribram（1982）は，右後部脳損傷患者は右前部脳損傷患者や左半球損傷患者よりも相対的に障害が大きいことを見出した。右半球損傷群が，表情の認知と同様，叙述的な句（たとえば「窮地に陥る人」など）の感情的ニュアンスをつかむのにも困難を示す（Cicone et al., 1980）ことも，上記の知見と矛盾しない。この研究では前頭葉白質切截術患者では右半球損傷群よりもさらに大きな感情認知障害が示されている。左半球損傷患者は他の患者群に比して表情認知に困難を示さなかったが，刺激が言語による場合は右半球損傷群と同等に成績不良であった。

4）形態および図形の認知

単純な認知 無意味図形の認知を検査するには，被検者に見本の図形を模写させたり，思い出して描かせたりする（本書 pp.256,308-309 参照）。被検者の描いた図形が原画の基本的な要素を含んでいて，その要素間の相互関係がある程度正確に保たれていれば，この種の問題に関する知覚が正確であることが証明されたことになる。WAIS の下位検査の絵画完成や類似の課題に対する反応が正しければ，意味のある絵画を認知できることが示されたことになるが，さらに低次の機能に関しては，ピーボディ絵画語彙検査 Peabody Picture Vocabulary Test（本書 p.291-292）やスタンフォード-ビネー知能検査 Stanford-Binet Scale の下位検査の絵画語彙（Terman and Merrill, 1973）などの検査が用いられる。患者の描いた図形が不正確だったり，著しい歪曲，単純化，明らかな省略，付加を認めたり，あるいは描画に正しく反応できないような場合，知覚の正確さについてさらに検索していくことが必要となる。

単純な知覚認知を検査するのには数多くの手法がある。低次の視覚認知課題にはスタンフォード-ビネーの年齢段階Ⅳの形態弁別がある。患者は正方形，円，楕円といった10個のごく普通の幾何学図形の線画を1枚ずつ見せられ，その10個の幾何学図形がすべて描かれたカード上でそれと同じものを1つ選ぶように指示される。4歳の健常群の79％は正答できる。レーヴン漸進マトリックスはどの形式でもはじめの12項目で単純な図形認知を検査できる（Knehr, 1965；本書 p.370-373 参照）。

視覚構成

視覚刺激として，曖昧な図・不完全な図・断片化した図・歪曲した図などを呈示し，何の図であるかを答えさせる検査がある。これは単純な知覚認知能力以上の知覚構成能力を必要とするものである。脳に器質的変化が存在しても，知覚系は通常の目的には大体よく対応し得るが，なんらかの課題条件が加わると問題が生じることがある。したがって知覚構成検査は，神経心理学的現症の評価の最初に施行されるもののひとつになっている。視覚構成検査は大きく3つのカテゴリーに分けられる。すなわち，①欠けている部分を補完させる検査，②ジグソーパズルのように，断片から元の図版を再構成させる検査，③曖昧な図版から何かの形を読み取らせる検査（例．ロールシャッハテスト），の3種類である。

1）不完全な視覚刺激の検査

あらゆる視覚構成の検査のうちで，絵画完成のように被検者が欠けている部分を補完する検査は，脳損傷の影響をきわめて受けにくい。これはおそらく検査構造が通常非常に明瞭であり簡単に識別可能であるためである。したがって，たとえ理論的には知覚構成の検査の性質を持っていても，知覚の障害が比較的重症である場合を除いてはこれらは知覚構成の障害に特に鋭敏であるとは言えない。

欠けている部分の認知 大部分の患者において，WAIS の下位検査の絵画完成は不完全な部分を補完する能力を見るのに適した方法である。重症患者の視覚構成能力の評価が必要な場合はスタンフォード-ビネー（Terman and Merrill, 1973）の年齢段階 VI の切り取られた絵を用いる。この検査では1枚の紙の上に指のない手袋や把手のないティーポットのような物体の線画が5つ描かれている。6歳児の3/4は欠けている部分を正確に指摘できる。

不完全な刺激の認知 不完全な絵は，知覚閉包能力 perceptual closure capacity を検査するために用いることができる。ゲシュタルト完成検査の成績不良は通常右半球損傷に関係している（DeRenzi and Spinnler, 1966；Lansdell, 1970；Newcombe and Russell, 1969）。しかし，Wasserstein ら（1980）は，ゲシュタルト完成検査相互の相関が低いことを，大学生を対象とした研究で見出している。用いられたのはストリート完成検査 *Street Completion Test*（Street, 1931），その未発表の検査項目（Street, 1944），Mooney の閉包検査 *Mooney's Closure Test*，教育検査用のゲシュタルト完成検査 ETS 検査 *Educational Testing Service's Gestalt Completion Test*（Ekstrom, 1976）である。しかしながら一側性脳損傷患者の成績を分析することにより，ゲシュタルト完成検査の成績と輪郭に関する主観的錯覚（すなわち実際には存在しない明るさや色の濃淡が見えたりする錯視；たとえば多くの人は図 10-4 を見て，実際には三角形の板など存在しないのに逆三角形の枠と 3 つの黒い円の上に重なった白い三角形の板の錯視が生じる）との間に関連があることが示されている。ゲシュタルト完成検査の成績と主観的輪郭錯覚課題 Subjective contours task の成績との関係から，右半球損傷患者とは異なり，左半球損傷患者はゲシュタルト完成の解決にも主観的な輪郭問題の解決にも共通のメカニズムを用いていることが示されている。左半球損傷患者の点数は概して高かったが，4 つのゲシュタルト完成検査のどれを用いても左右の損傷群を鑑別することはできなかった。

左半球損傷患者ではゲシュタルト完成検査のうちの 8 項目の成績が，主観的輪郭課題の成績と 75 %以上相関していた。この 8 項目は，ストリート完成検査の項目 4，8，18，および ETS 検査の項目 37，39，41，51，53 である（図 10-5）。これらの項目を選び出して「主観的輪郭閉包検査 subjective contour closure test」が作成された。患者の病変側をどれだけ判別できるかを検査してみると，この新しい検査は従来のゲシュタルト完成検査のいずれよりも半球側に関して鋭敏であった（$p.<0.02$）。のみならず，左半球損傷患者はこの検査において健常被検者よりも成績が良かった。しかし，50 歳以上の患者は一般にこれらの検査すべてにおいて成績が悪かった。これは高齢者の閉包機能に関する他の研究と一致した結果である（Fozard et al., 1977）。閉包検査の成績は相貌認知検査の成績とは独立であることも示されており，閉包検査と相貌認知検査はそれぞれ独立した解剖学的基盤を持つ 2 つの異なる知覚過程をみていることが示唆されている。

Gollin の絵（Gollin, 1960）も，不完全な絵を用いた知覚機能の検査である。原法は 5 つの日常的な物品の線画（あひる，三輪車，傘など）をごく簡略なスケッチ（セットⅠ）から完全な絵（セットⅤ）へと順に並べた一連の 20 枚の絵から成っている。得点は正確に判別できたセット数の合計である。Warrington（Warrington and James, 1967a；and Rabin, 1970）は Gollin の原法を用いて研究し

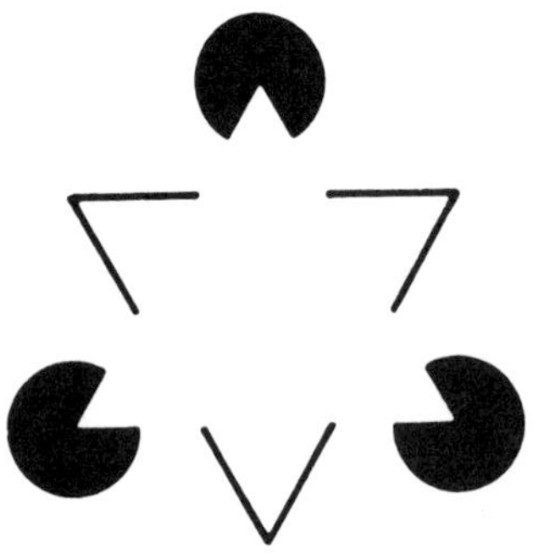

図 10-4　主観的輪郭効果の例（E.L.Brown and Deffenbacher, 1979）

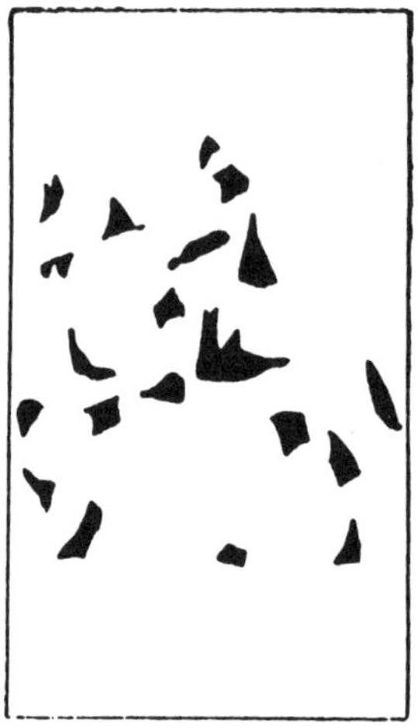

図 10-5　ストリート完成検査の図形 8

たが，1973年のWarringtonとTaylorの研究では20枚のシリーズのうち，原法の5枚でなく3枚が用いられている。WarringtonとRabinの研究によればGollinの絵は左右半球損傷群の鑑別にはならず，右頭頂病変患者の成績が悪い傾向が示されたにすぎない。しかしながらWarringtonとJamesあるいはWarringtonとTaylorによれば，この検査は他の知覚検査よりも右半球損傷に鋭敏であり，左右半球損傷患者を鑑別する検査として満足のいくものであった。同時に，不完全な輪郭の知覚における右後部脳（ことに前頂葉）の関与が示唆されている。

2）断片化した視覚刺激を含む検査

バラバラな断片の再構成を必要とする知覚的パズルは，組合せ課題と同様の知覚機能を検査することになる。検査素材は意味のある絵でも意味のない絵でもよい。

Hooper 視覚構成検査 The Hooper Visual Organization Test；HVOT（Hooper, 1958, Hooper 視覚構成検査マニュアル, 1983）　HVOTは精神病院で器質的な症状を有する患者を識別するために考案された。ある程度は何であるかわかるような，切断された物品の絵30枚を用いる。課題はそれぞれの物品の呼称である。口頭で答えても，図版の下の空欄に書いて答えてもよい（図10-6参照）。この検査は被検者が境界ないしそれ以下の知能レベルにある場合，あるいは70歳以上の場合を除いては，性・年齢・教育・知能とは明確な関連はない。6カ月後，さらに12カ月後と計3回繰り返してもHVOTの平均得点の有意な変化はなく，一致率（W）が0.86であることは検査再検査間の信頼性が高いことを示している（Lezak, 1982d）。

知能障害のない人ではHVOTの誤りは通常5項目以内である。誤りが6項目から10項目の人は「境界」群となるが，これには軽度ないし中等度の脳障害者と同時に感情障害のある人や精神病患者が含まれる。11項目以上の誤りがあれば，器質障害を示唆していると言える。精神病的問題のために11項目以上誤るようなこともあるが，その場合には，誤りの質的側面で器質障害と鑑別できるのが普通である。なお，脳損傷がないのにHVOTの成績が低下することは稀なので，この検査が低得点であれば脳損傷が存在すると考えてよい。

この検査成績が低得点になる頻度（22点以下；Mack and Levine）は左右の損傷側による違いはない。しかしMackとLevineによれば，右半球損傷患者が22点以下であった場合，左半球のみに脳損傷を持つ人々よりも明らかに誤りが多い傾向にあったという。しかし，J.L.Boyd（1981）の報告によれば，左半球損傷，右半球損傷，び漫性／正中損傷の各群間には平均得点に差はなかった。なお，脳腫瘍と脳血管障害は頭部外傷に比べてはるかに低い得点を示す傾向がみられる（J.L.Boyd,

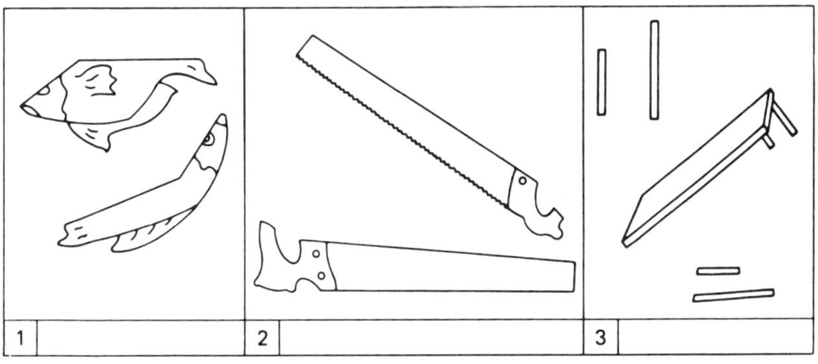

図10-6　Hooper視覚構成検査の難易度の低い項目（Sample material from the *Hooper Visual Organization Test* copyright © 1957 by H.Elston Hoopr. Reprinted by permission of the publisher, Western Psychological Services, 12031 Wilshire Boulevard, Los Angeles, California, 90025, U.S.A, www.wpspublish.com. Not to be reprinted in whole or in part for any additional purpose without the expressed, written permission of the publisher. All rights reserved.）

1981)。HVOT は患者の障害の本質を検索するのに有用なことがある。組合せ課題などの視覚構成検査から，知覚的要素を抽出することができるためである。

HVOT の項目のいくつかは，知覚の断片化の種類を知るのに特に有効である。これは右前頭葉損傷に随伴していることがもっとも多いが，もちろん右前頭葉損傷患者のすべてがこの種の誤りをおかすわけではない。この現象を呈する患者は往々にして項目の大部分を正確に同定できるので，指示内容をよく理解していることは確かである。患者によっては 20 点台前半の得点をとることすらでき，視覚認知が正確であることを反映している。しかしながら，項目によっては，図が他のものによく類似していることがあり，その場合には誤った答をすることがある。たとえば項目 1 の上の断片を「あひる」「雁」などと誤答するのである（図 10-6 参照。また HVOT と構成課題との関連に関しては本書 p.333-335 参照)。項目 21 は真ん中の 1 枚だけとってみると「無人島」にも見え，項目 22 は「ねずみ」であるが，その尻尾は「パイプ」に見える。この断片化がさらに重度であると項目 12 の網は「テニスのネット」，項目 14 は「鉛筆」，そして項目 30 は「配管工の助手」とか「潜水夫」と見えてしまう。

ミネソタペーパー図版検査 The Minnesota Paper Form Board Test（Likert and Quasha, 1970）　図 10-7 のような，断片化された円，三角形などの幾何学図形を用いた視知覚の検査である。知覚的スキャン，認知，あるいはばらばらな対象を全体として知覚する能力などが必要とされる。この検査の標準版は 64 項目の選択式の筆記検査であり，制限時間は 20 分となっている。マニュアルには高校生，種々の職業の男性，男性求職者，女性工場勤務希望者などを含むさまざまな人々の標準値が示されている。おおまかに言って高校 1，2 年の群の正答は平均 39 から 40 であるが，これは成人男性と同じである。女性の平均得点は 34 から 35 である。筆記式知能検査との若干の相関は認められるものの，有意ではない。なお，この課題は分析的過程によって容易に解くことができるために，Guay ら（1978）はこの検査の空間的課題としての有用性に疑問を投じている。

Dee（1970）はこの検査を単なるマッチングの課題というよりは「知覚能力の高次レベル」を反映するものとみなし，簡略版を作成している。すなわち，原図（2 インチ×3 インチ）を拡大（6 インチ×9 インチ）し，はじめの 40 問のみを 1 枚ずつ呈示するようにし，制限時間を 25 分とした。この結果，各項目に原法のほぼ 2 倍の時間が使えることとなった。この簡略版を用いると，構成課

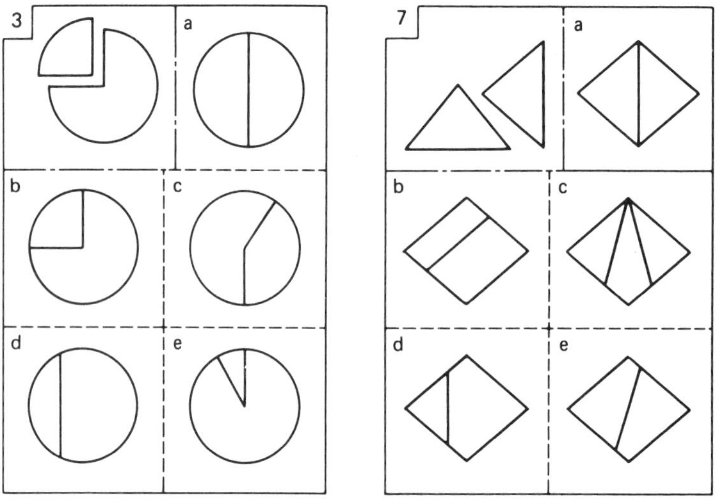

図 10-7　ミネソタペーパー図版検査改訂版の項目例（許可を得て複製。© 1941,1969, Psychological Corporation により複製。New York, N.Y.）

題を十分に遂行できる患者ではその平均正答数は32であり，一方視覚構成障害のある患者では，病変側にかかわらず，その平均得点数はおおむね19であった。統計的解析によりこの課題の低成績と構成課題（たとえば組合せ課題や描画課題）の低成績との間に強い相関が認められている。

Gazzaniga と LeDoux（1978）は，この種の知覚的パズル問題は，検査方法により大きく結果が変わり得ることを示した。その報告は一人の分離脳患者の観察にすぎないが，その患者はパズルの部分部分を見ないようにして行えば，右手より左手で行う方が明らかに優れていた。しかしながら，図形全体を左右各視野に呈示してバラバラになった部分から正しいセットを選ぶように指示すると，左右どちらの手で行ってもきわめて好成績であった。Gazzaniga と LeDoux はこの結果の説明として，左右半球の知覚過程の相違によるというよりも，「操作空間的次元」の相違であると結論している。しかしながら，この報告で Gazzaniga と LeDoux が用いた方法は，ひとつの完成図形に対し，断片のセットの中から正しいものを選ぶというもので，これはミネソタペーパー図版検査や HVOT とは逆の手法である。Gazzaniga と LeDoux が用いた手法では被検者自身がゲシュタルト概念を形成する必要がなく，断片の大きさや形をすでに形成されているゲシュタルト（完成図形）と照らし合わせるだけでよいため，左右半球いずれの方略によっても遂行可能であり，したがって知覚構成機能の半球差を研究するためには不適当な課題であると思われる。

3）曖昧な視覚刺激を用いる検査

曖昧な刺激を用いる検査のほとんどは，知的機能の検査としてではなく人格検査として発展してきた。これらの検査が神経心理学的問題に応用されるようになってきたのは，疾病によって特徴的な反応が認められることがわかってきたためである。

ロールシャッハテストを例にとると，当初は人格の評価に用いられた曖昧な刺激がいかにして患者の知覚能力に関する情報を提供してくれるかをみることができる。ロールシャッハの反応を人格のデータ（たとえば行動素因）として扱う過程で，検者は患者の検査成績の数多くの側面，すなわち生産性や反応形式，また患者の連想の情動的性質などをみることになる。神経心理学的評価においては，ロールシャッハの記録の中には脳疾患に伴って出現しやすいさまざまな量的ないし質的な反応の特徴を見出すことができる。投影法としての，そしてまた神経心理学的鑑別診断を行っていくための手法としてのロールシャッハに関しては本書の18章に述べられている。しかしながら，たとえ知覚の正確さが人格の評定と神経心理学的鑑別診断にも関与するものだとしても，そうした広範囲への応用とは別に，知覚の正確さというものをそれ自体として扱うことも可能である。

ロールシャッハ反応の知覚的要素は知覚活動の4つの側面に的を絞って評価することができる。その第一は知覚の正確さである。ロールシャッハのインクのしみは曖昧であり偶然に作られたものであるから，刺激素材の中にはいかなる先験的「意味」も存在しない。しかしながら，しみの中のある部分はごく自然なゲシュタルトを形成して，健常成人ではほぼ共通した連想を引き出しやすい。知覚の正確さ，あるいは「良形態 good form」の検査とは，患者の反応がその内容やしみの輪郭の叙述において通常のしみの見え方や解釈の仕方と合致しているかどうかをみるものである。良形態かどうかの判定を検者の判断にゆだねるという見解のロールシャッハの専門家もいる（Klopfer and Davidson, 1962；Rapaport et al., 1968）。しかし，患者の反応が刺激の正常な構成を反映しているかどうかを判別するためのより信頼しうる方法は，厳密に統計的な基盤に立って頻度数を用いて「不良形態 poor form（F−）」から「良形態 good form（F+）」を区別していくことである（S.J.Beck et al., 1961；Beizmann, 1970；Exner, 1974）。Beck は通常用いられるすべてのインクのしみについて平凡反応と稀有反応とをすべて挙げて，どれが良形態反応でどれが不良形態反応かを決定するためには，単に患者の反応をこの列挙した反応と比較するだけでよいとした。数百の良形態反応 good form responses のうち，21は特に頻度が高く平凡反応 popular（P）responses と呼ばれる。これらの反応は単に的確な知覚を構成する能力のみならず，それを社会慣習上の流儀にしたがって行えるという能力をも反映していると考えられる。良形態反応のパーセント（F%）と平凡反応の頻度とはこのように知覚の正確さを測る方法として用いることができる。

これらの反応値が正常な知覚系を反映するものであるのは，脳損傷患者が健常対照被検者や神経症被検者より常に低いF+%とP値とを示す傾向にあることから推測できる（Aita, Reitan and Ruth, 1947；Brussel et al., 1942；Goldfried et al., 1971；Piotrowski, 1937）。正常のロールシャッハ反応では大雑把な形態反応のうち75〜85%は良質good qualityである。脳損傷患者の良形態反応はこれより低い傾向にあり，通常40〜70%である。ここでみられる不良形態反応は脳損傷に伴いやすい知覚的問題を反映している。たとえば離れた個々の要素をまとまった全体に統合できない，知覚される全体像をその構成要素にばらばらにできない，図と地との関係を明らかにできない，あるいはまた重要なものとそうでないものとの見分けがつかないといった問題である（G.Baker, 1956）。患者のひとつひとつの連想から知覚障害が明らかになることもしばしばみられる。患者の行動も知覚に関わる問題を現すことがある。たとえば，しみの一部を手で覆って視覚的混乱を払おうとしたりするのは脳損傷患者以外では認められないことである。

ロールシャッハの反応に反映される視覚構成の第二の面は，複数の刺激を処理し統合する能力である。ある種の脳器質障害では数多くの知覚のインプットを一時に扱う能力が低下しており，その結果として知覚野は狭くなり，知覚対象も単純化される。このことが際立って認められるのは，しみの何かひとつの特徴だけが反応内容を物語っているような，比較的空虚で大雑把な反応の場合である。というのは患者はしみの他の要素を全く無視してしまったり，あるいはそれを自分の知覚対象へ組み入れていこうとしなかったりするからである。複数の刺激を扱う能力の低下を示唆するそのほかの反応としては，しみの個々の要素をまとめてより大きな，構成された知覚対象へと統合できないこと，あるいは隣接しているそれぞれの要素への連想を切り離して考えられないなどがある。たとえば，カードⅩのいくつかの孤立した要素を，さまざまな海の動物として解釈するが，決して「海底の光景」といった統一された概念には結びつけようとしない。あるいはカードⅢでは，両脇の形は「タキシードを着た男たち」，中央の赤い形は「蝶ネクタイ」として適切に同定できても，位置的にも隣接していて概念的にも類縁なこの2つの知覚対象を分けて考えることができず，男と蝶ネクタイとをごく単純な知覚対象へとむりやり結びつけて，たとえば「男たちがタキシードを着ていて，あれがその蝶ネクタイです」といった反応を生み出すことになる。時として単に隣にあるというだけでひとまとめの反応に陥るという結果となり，カードⅩの青い「蟹」は的確に見分けられても隣にある「貝」が蟹の「貝の爪」となってしまう。この2つの反応はロールシャッハにおける作話の例である。

ロールシャッハ特有の変数値に関しては，色を考慮に入れた形態反応（FC）は脳損傷患者の場合，全反応中おおむね1つであるが，それに対し，健常被検者では通例2つ以上のFC反応を見る（Lynn et al., 1945）。患者によってはただ単に色の名前（Cn）だけを言うことがあるが，健常被検者ではこの種の反応はみられない。色の濃淡に関連した反応（FT，FY）は相対的に少ないと考えられ，運動を知覚対象の中に読み取った反応もごく少ない傾向がある（Dörken and Kral, 1952；Hughes, 1948；Piotrowski, 1937）。

知覚の第三の面はその確信の程度である。多くの脳損傷患者は自分の知覚を信用できないと感じている。インクのしみについての自分の解釈への確信の欠如 ― 疑念と混乱を表現するロールシャッハの用語は当惑である ― は脳損傷患者においては比較的よくみられるが，他の患者群や健常被検者では稀である（G.Baker, 1956, Piotrowski, 1937）。

最後に，ロールシャッハにおいて脳損傷患者は健常人よりも反応時間が長い傾向にある（Goldfried et al., 1971）。平均反応時間が1分以上であれば，器質的基盤による知覚構成障害が示唆される。

視覚干渉

視覚干渉の課題は，基本的には視覚認知の課題であるが，被検者の注意をそらす要因を加えることにより課題を複雑にしたものである。被検者に認知させる図版は，余計な線や形が加えられて，対象を認知しにくいようにされている。視覚干渉課題が視覚構成検査と異なっているのは，後者が統合能力を要求されるのに対し，視覚干渉検査は図形を干渉要素から区別するために図と地の関係を分析することが要求される点である。

1）図と地検査

隠し図形 Hidden Figures（L.L.Thurstone, 1944）　34項目より成るGottschaldt（1928）の隠し図形検査は，脳損傷患者の能力に関する数多くの研究に用いられてきた（図10-8）。閉包柔軟性 *Closure Flexibility*（*Concealed Figures*）はこの課題の49項目の多肢選択版である（Thurstone and Jeffrey, 1982）。隠し図形課題は隠された形を発見させるもので，複雑な図形の中に埋もれている単純な図形の輪郭を被検者に描かせるものである。もっとも難しい段階では被検者は2つの複雑な模様のどちらに単純な図形が含まれているかを決めなければならない。健常人の知覚に関するThurstoneの研究ではこの課題遂行能力は「注意を分散させられる条件下でも，知覚的閉包を形成できる能力」と深く関連している。

Teuberら（Teuber et al., 1960；S. Weinstein, 1964）は，銃弾創による脳損傷のある群ではどれも隠し図形検査において健常対照群より成績が悪いことを見出している。しかしながら，すべての銃弾創患者が成績が悪いわけではない。Corkin（1979）は検査成績の障害程度は損傷側とは関係なく，病変の大きさと関連することを見出している。前頭葉皮質を含む手術を受けた患者（Teuber et al., 1951）や失語症患者では他の脳損傷患者より著明に成績が悪かった。一側性病変の影響を検討した患者のなかでは，失語症がある場合，その原因に関係なく，もっとも成績が悪かった（Russo and Vignolo, 1967）。興味深いことに，失語のない左半球損傷患者の成績は正常範囲内であった。

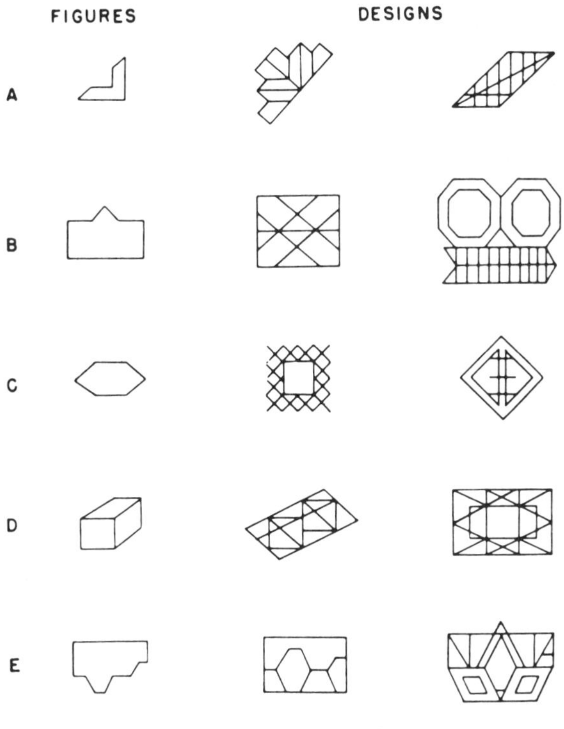

図10-8　隠し図形検査の項目例（Talland, 1965a. © Academic Press, 許可を得て転載）

右半球損傷患者の成績は上記の左半球損傷群の中間であった。視野欠損の存在は成績に影響していなかった。また，この検査は尿毒症に起因して時に生ずるわずかな脳機能変化に対し鋭敏であることが認められている（Beniak, 1977）。Talland（1965a）はコルサコフ症候群患者のこの検査の成績がきわめて低く，ほとんどすべて不正解であることを報告し，その原因は知覚の転換と集中の問題であろうと考察している。この検査では見本の図形からそれを含む複雑な図版へと自分の注意を移す過程において，知覚の構えを変えていく必要があるからである。健常な10代の被検者の成績が特に良好であることから，知覚の柔軟性も重要であることがわかる（Beard, 1965）。

錯綜図検査 Overlapping Figure Test　もともとは第一次世界大戦中に受傷した頭部外傷のもたらす影響を研究するためにPoppelreuterが考案したものである（図10-9参照）。Ghent（1956）はこの錯綜図を小児の知覚機能の発達を検査するために用いている。Luria（1966）は錯綜図や「埋め込み」図形検査のいくつかの版を同時失認現象の検出に使用している。Luriaの検査法を体系化したChristensen（1979）は「高次視覚機能検査」に3つのPoppelreuter型の図形を含めている。錯綜図検査の課題は，図の中の物の名前をできるだけ多く言うことである。LuriaもChristensenも患者がこの検査に失敗するさまざまな要因について述べている。2人が共通して指摘しているのは2種類の要因があるということである。ひとつは後部病変に随伴しやすい障害で，同時に2つ以上の物を知覚できないとか注視の転換ができないとかいった点である。もうひとつは前部病変に随伴しやすい障害で，注視の不活発や病的惰性*inertia*，保続反応，混乱した反応などである。またChristensenは，絵の右側に対する知覚的バイアスは左視空間不注意を反映している可能性があることにも注意を喚起した。LuriaやChristensenにより用いられたこの検査の簡便法では，得点をつけたり標準化までは行うことができない。むしろこの方法を効果的に用いるためには，患者の反応様式に関するLuriaやChristensenの議論のように，誤りの反応の質的な評価をするべきである。

Ghentが開発した4つの物品の錯綜図9種を用いて，De RenziとSpinnler（1966）は，右半球病変患者は健常被検者や左半球損傷患者（この群も対照群よりは悪い）より明らかに低成績であることを見出している。この検査の拡大版は全部で40の物品よりなる10個の刺激絵が「衣服」とか「動物」とかいったカテゴリーで呈示される。これはMasureとTzavaras（1976）によりGhent検査*le test de Ghent*という名前で用いられた。これには制限時間はないが，施行時間の合計が記録され，課題は選択肢から答を選ぶ形式である。この結果，後部病変患者は総じて前部病変群より成績が悪かった。右半球損傷群と左半球損傷群とでは正反応の数に差は認められなかったが，左後部病変患者はきわめて反応が遅かった。

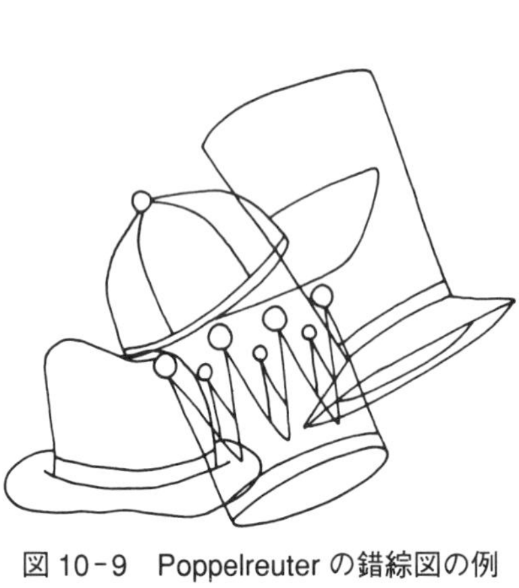

図10-9　Poppelreuterの錯綜図の例

南カリフォルニア図－地視覚認知検査 Southern Carifornia Figure-Ground Visual Recognition Test (Ayres, 1966)　この検査は小児用に開発されたものではあるが，この中に含まれる難易度の高い項目はあらゆる年齢に適用でき，成人の検査にも適している。はじめの簡単な8項目は錯綜図（たとえば椅子，スプーン，靴など）で，最後の10項目は複雑な幾何学模様である。各項目に対し6つの選択肢が示されているが，そのうちの3つが検査の絵の中に現れている正反応である。被検者は回答の番号を口頭または指し示すことで答えるか，あるいは物の名前自体を言ってもよい（最初の8項目）。この検査には成人のデータがない。しかしながら，成人脳損傷患者の知覚障害の検出に有効であると証明されている他の図－地検査との類似性から考えると，この検査を成人に使用することも妥当であると思われる。この検査の価値は，施行がごく簡単なこと，また1つの検査の中で同時に2つのタイプの図－地問題を検査できることにある。

視覚的閉包 Visual Closure（イリノイ心理言語能力検査の下位検査 Kirk, McCarthy and Kirk, 1968）　物体の一部分や，通常とは異なる角度に置かれた物体の視覚的スキャンや認知を含む課題である。これは，子どもの本によくある，絵の中に隠れている顔や動物を数えさせるクイズとよく似ている。この検査では9㎝×約43㎝の5枚の紙に絵が描かれている。それぞれの紙には14か15の項目（水の中の魚，ソーダの瓶，建築現場のハンマーやのこぎりなど）の全体像や部分的な形が描かれている。各施行の制限時間は30秒である。第1試行は練習で，得点は残りの4試行の合計である。この検査の年齢標準化は10歳10カ月までであるため，成人被検者の得点が低下していても，10歳10カ月の平均（総点58点のうち粗点で34点）より高かった場合，評価は困難である。しかしながら，10歳10カ月の平均値よりはるかに低い得点を示した場合（項目の半分以下しか見分けられなかった場合など）は当然ながら視覚的スキャンや認知に問題があることが示唆される。この検査でも，誤りの質的側面の解析がその患者の知覚的問題の本質への最良の糸口となる。Poppelreuterの錯綜図（本書p.218参照）で認められる視覚認知障害のLuriaとChristensenの分析法は，この検査にも適用できる。

錯視　錯視の中には，一種の埋め込み図形問題のようなものがある。L.Cohen（1959）は，ルビンの壺のような図－地反転図形や，ネッカーの立方体のような反転図形を用いて，「見え方の変化の割合 rate of apparent change（RAC）」を測定し，健常対照被検者と脳損傷患者の知覚の変動を測定した（図10-10参照）。この結果，逆転視は脳損傷患者の方が対照群よりも少なく，また脳損傷患者のうちでは右半球損傷を有するものの方がさらに少なかった。前頭葉損傷患者に関してはこのパターンと異なっていた。すなわち左右差はなく，両側前頭葉損傷患者は逆転視がもっとも多かったものの，全体としては前頭葉損傷の逆転視率はもっとも少なかった（Teuber, 1964；Yacorzynski, 1965）。施設入所中の高齢群（65～90歳）では，この課題を遂行できた被検者は少なかったが（31人中6人），やはり若年の対照被検者よりも逆転視数が少なかったと報告されている（Heath and

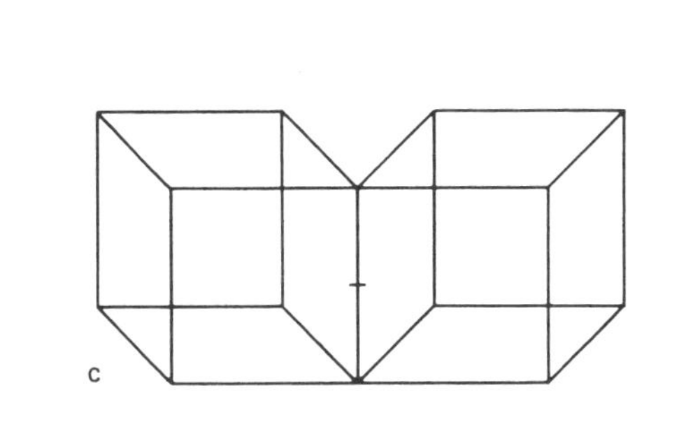

図10-10　古典的錯視：aルビンの壺，b.ネッカーの立方体，c.ネッカーの二連立方体

Ohrbach, 1963)。

線の長さや角の歪みに関する錯覚を用いて，視知覚に及ぼす一側性脳損傷の影響が検査されている。もっともよく研究されているのは，有名なミュラー-ライエル Müller-Lyer の錯覚を使ったものである（図 10-11a)。2つの研究により，左半球損傷がこの錯覚を増強する傾向にあることが示されている（Houlard et al., 1976 ; Barton, 1969)。この結果は，健常被検者がミュラー-ライエルの錯覚を見る際，右視野で見るより左視野で見る方が錯覚が大きいという傾向（Mizusawa, 1978）と合致している。左半球損傷患者に錯覚の増強が認められなかったとする研究もあるが（Greene and Tager, 1979)，ここでの被検者の課題は身振りや選択によって判断するではなく，推計した長さを描くというものであった。また別の研究（Basso et al., 1974）では，順に長くなっていく線群と順に短くなっていく線群の間で長さが合致する対を被検者に選ばせるという課題で，錯覚がもっとも強いのは視野欠損を有する右半球損傷患者，そしてもっとも弱いのは視野欠損のある左半球損傷患者という結果が得られている。この後者の群のみが有意に対照群と異なっていたという。Houlard らも，ミュラー-ライエルの錯覚は対照群と右半球損傷患者との間に明確な差は認めなかったと報告している。ミュラー-ライエルの錯覚は，他の有名な線の錯覚とは異なり，年齢が高くなるにつれ増強する傾向にある（Fozard et al., 1977)。

その他の線に関する錯覚を用いても，半球損傷の左右差が認められている。右半球損傷患者はポンゾの錯覚（図 10-11c）には鈍感であるが，左半球損傷患者では逆に錯覚が増強される（Houlard et al., 1976)。ただし，半球左右差のはっきりしない錯覚も多い。たとえば，A.E.Edwards（1972）はポゲンドルフの錯覚（図 10-11b）を垂直に呈示した実験で，左半球損傷患者では他の脳損傷患者よりも錯覚が少ないことを見出している。しかしながら，これを水平に呈示した Greene と Tager（1979）は，錯覚の程度の左右半球損傷による差は斜めの線の傾きによると結論している。このように，錯覚については標準的な検査法や教示法などが確立されていないので，臨床的意義はまだ明らかでない。

2）視覚的遮蔽問題 Visual Masking Problems

単純な線画や文字や単語の上を直線や波線で消して隠してしまうと，患者によっては知覚対象がわからなくなることがある（図 10-12)。Luria（1965a, 1966）はこの障害が後頭葉損傷のある患者に見出されるとした。すなわち，左半球損傷患者は隠された物が文字の場合に認知困難であり，右半球損傷患者では時計やテーブルといったごく簡単な絵であっても認知不能であると報告している。

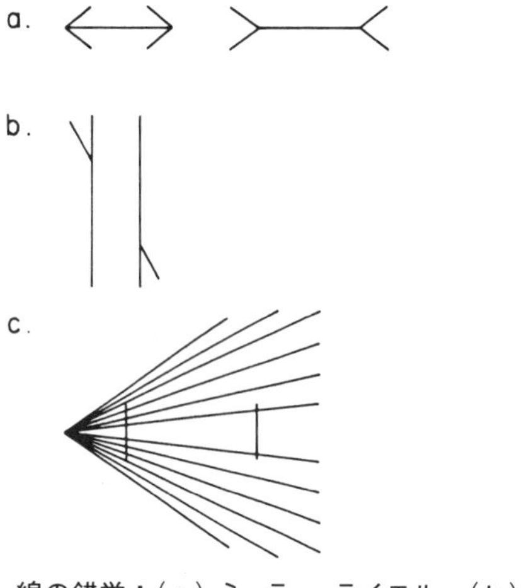

図 10-11　線の錯覚：（a）ミュラー-ライエル，（b）ポゲンドルフ，（c）ポンゾ

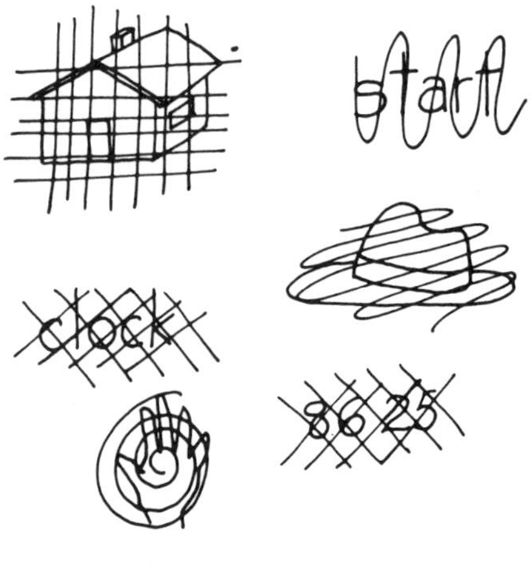

図 10-12　視覚遮蔽された単語や絵

視覚的スキャン

脳損傷にしばしば随伴する視覚的スキャンの障害は，読み書き，筆算，時計の読みといった日常の大切な活動に重篤な支障をきたすことがあり（Diller et al., 1974），事故につながることも多い（Diller and Weinberg, 1970）。この障害は右半球病変患者でもっともよくみられ，また重篤でもある（Weinberg et al., 1976）。視覚的スキャンの障害は比較的高率に脳損傷患者に見られるので，この課題を脳損傷のスクリーニングとして使用できる可能性がある。不注意検査（本書 p.203 - 207）や抹消課題（本書 p.189 - 191）の施行時に，スキャンの障害が明らかになることがよくある。純粋な知覚検査でスキャンの要素を含むものでも明らかにすることができる。

1）視覚探索検査 Visual Search Tests

視覚的迷路検査 Perceptual Maze Test（Elithorn et al., 1964）　Elithorn の迷路は，「系統発生的にみると，知覚的技能は知的行動の基本的な要素である」という彼自身の見解に基づいている。Elithorn はもともとこの知覚的迷路検査を学歴の影響を受けない非言語的「知能検査」であると考えていた。この検査の１つの版には，18 種類の格子模様がある。格子にはランダムに点が置かれており（図 10 - 13），課題はできるだけ多くの点を通って，格子模様の一番上から一番下までなるべく速く線を引くことである。これにより被検者には，知覚的活動に加えて，ある程度複雑な課題を理解すること，数を数えること，いくつかの点とその間の軌跡を外さずにたどること，そして分岐点で一方の道を選ぶことなどが要求される。制限時間は１分だが，そのことは被検者には知らせない。各迷路ごとに標準化がされており，健常対照群の何パーセントがこれを通過できたかが示されている。

ある大規模な研究では，失語症患者の数が相対的に少ないが，結果としてこの検査が脳損傷患者と対照群の鑑別に優れており，また右半球損傷患者の方が左半球損傷患者より誤りが多いことを示している（Benton et al., 1963）。失語症患者は制限時間内での成績は常に悪かった（Archibald et al., 1967 ; Colonna and Faglioni, 1966）。ただし Archibald（1978）は，左半球損傷患者の得点が低いのは課題そのものがうまくできないためではなく，むしろ課題遂行が遅いためであるとしている。この課題を制限時間のない条件で施行すると，失語症患者も，左半球病変のある非失語症患者も，健常対照被検者の成績と差を認めなかった。また右半球損傷患者は，対照群，左限局性病変患者のいずれよりも常に低成績であった。尿毒症に伴うび漫性脳機能障害のある患者では，この検査の成績がきわめて低かった（Beniak, 1977）。また Colonna と Faglioni の研究によれば，知覚迷路検査と教育程度との間に低いながらも有意な相関（r=+0.377）が，またレーヴンマトリックスとの間により高い有意な相関（r=+0.668）が示されている。

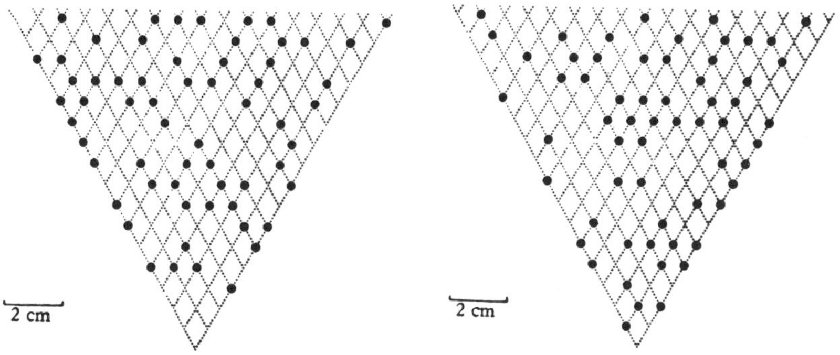

図 10 - 13　Elithorn の知覚迷路検査の２つのパターン（Elithorn et al., 1964 ; Cambridge University Press の許可を得て複製）

この迷路は視覚的に複雑であるだけでなく，課題そのものも複雑なため，指示通りに課題を行える患者の数は限定されてしまう。たとえば Kevin Walsh（1978b）は，前頭葉損傷患者では，課題の規則を無視する傾向があることを指摘している(「通り道はいつも格子の線上になければならない」「逆戻りしてはいけない」など。〔Elithorn et al., 1964〕)。

視覚探索 Visual Search（G.Goldstein et al., 1973）
この検査は，反復検査可能な認知知覚運動検査バッテリー Repeatable-Cognitive-Perceptual-Motor Battery；RCPM（本書 p.426 参照）のコンピュータ版とマニュアル版のいずれにも組み込まれている。マニュアル版には 9×9 のチェッカーボードパターンの刺激図形（図 10-14 参照）が 4 つ含まれている。被検者の課題は，中央の格子の 2 つの黒い四角の位置が同じものを，周りの格子の中から選ぶことである。得点は所要時間と誤りの数による。原法では 16 の刺激図形をスクリーン上に映し出すのであるが，それによると，脳損傷患者は健常対照被検者よりはるかに時間がかかり，また神経学的には問題のない精神障害者に比べても時間がかかった（G.Goldstein et al., 1973）。誤りの数は各群で差がなかった。さらに，所要時間による得点は，薬剤変更がてんかん患者の精神機能に及ぼす影響を評価するうえで有用であることが示されている（R.Lewis and Kupke, 1977）

点数え課題 Counting dots　これはきわめて簡単なので，検査場面で即興で作成することができる（McFie et al., 1950）。方法は，20 以上の点を，用紙の上下左右各 1/4 に同じ数ずつになるよう一様に分散させ，その数を被検者に数えさせるというだけのものである。誤りは一側への視覚性不注意による場合もあるし，課題への順序だったアプローチが維持できない場合もあるし，続けて数を数えたり点を追ったりできない場合もある。

2）視覚追跡検査 Visual Tracking Tests

視覚追跡のための検査は 2 つあり，いずれも形式は似通っている。Talland 線追跡課題 *Talland's Line Tracking task*（1965a）には，図 10-15 のような左端のみに番号をふった線が絡み合ってできたパターンが 4 つある。被検者の課題は各線を左端からたどって，その右端と思う所の空欄に線の番号を書き込んでいくことである。各検査パターンにより，左端から始まる線の数や右端で終わる線の数が異なっている。検査パターンはいずれも，L.L.Thurstone の「知覚の因子解析」（1944）からの引用である。Talland の健常対照被検者 16 例では，難易度の低い 2 つのパターンでは誤りが

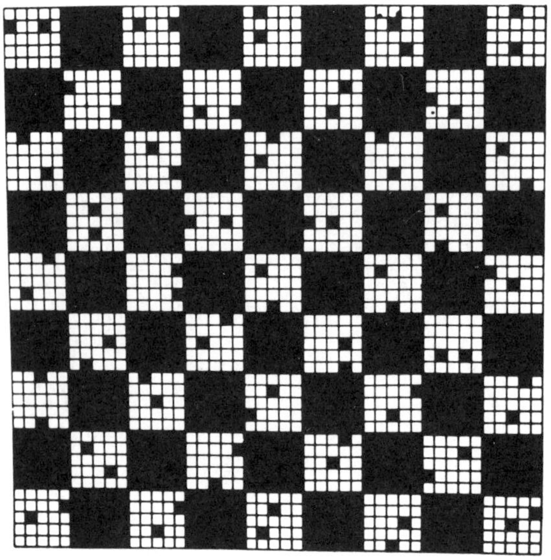

図 10-14　視覚探索刺激図形のひとつ

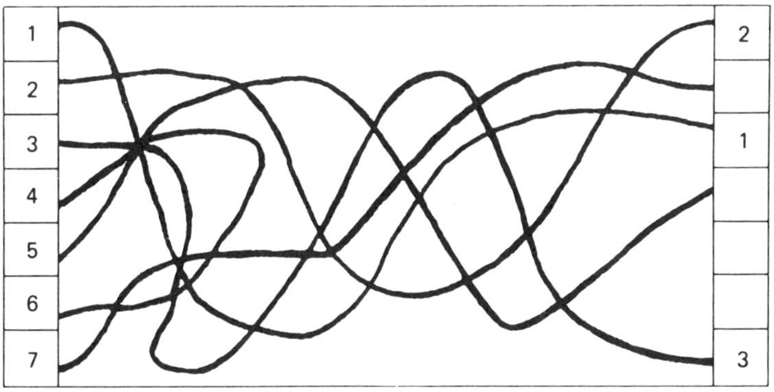

図 10-15　線追跡課題の 4 つのパターンのうちの 1 つ（Talland, 1965a, Ⓒ Academic Press，許可を得て転載）

なく，次に難しいパターンでも誤りは 1 つ以下，一番難しいパターンにおいても誤りは 2 つ以下であった。難易度の低い 2 パターンでの所要時間は 1 本の線につき平均 3.4 秒から 6.3 秒だったが，一番難しいパターンではその 3 倍以上を要した。

もうひとつの視覚追跡検査は追跡描画で，こちらの方が複雑な課題である。追跡描画は，マッカリーの職工能力検査 *MacQuarrie Test for Mechanical Ability*（本書 p.422 参照）の下位検査である。

聴覚機能

視覚と同様に，聴覚認知の言語的要素と非言語的要素は独立した機能であると考えられている（Kimura, 1967 ; Milner, 1962 ; Mc Carthy and Warrington, 1990）。言語的聴覚機能を検査するには数多くの手法があることも視覚と同様である。しかしながら，非言語的な聴覚機能に関しては，視覚とは異なり神経心理学者はあまり注目してこなかった。そのため聴覚に関する言語的検査は数多くあるにもかかわらず，非言語的側面に関する検査法は少ない。

聴覚的理解低下の成因

聴覚理解低下のもっとも多い原因は，伝音性や感音性の聴力損失と，失語症に伴うものである。

1）聴力低下

聴力に障害のある患者の大部分は自分の問題点をよく認識している。ただし，障害が軽度ないし中等度の患者では，検査中に困ってもそれを検者に告げずに済ませてしまうことがある。また，検査成績を犠牲にしてでも自分の障害を隠そうとしたりする者もある。脳損傷の結果として聴力の低下をきたすことは多いが，このような場合，病変と反対側の耳の聴力がより障害されやすい。聴力損失が軽度の場合，ことに最近になって生じたり，失語症の障害で患者の言語理解に問題があったりすると，患者は自分の聴力損失に気づかないこともある。

たとえ患者が聴力低下を自ら述べなくても，患者の行動から明らかになることがほとんどである。一側の聴力低下がある患者では，良い方の耳で聞こうとする。すなわち，頭を回したり座る向きを変えたりして良い方の耳を検者のほうに向けるのである。軽度から中等度の難聴がある人は検者の声の大小に応じて会話の理解にむらが見られることがあり，また検者が後ろ向きで話しかけるとよく聞いていなかったりする。患者に聴力損失があると疑ったなら，検者は自分の声の大きさを変えて患者の理解の程度が変化するかどうかを注意することで，大雑把にそれを調べることができる。しかし，聴力損失があると考えられる場合は，さらに聴覚の専門家による詳細な耳鼻科的検査を受けるよう患者に勧めるべきである。特に腫瘍が疑われる時に，聴覚学的評価が重要になる。ある種の脳腫瘍の初発症状は聴力の低下なのである。他の感覚障害ないし認知障害のある脳損傷患者にとっても，自分の聴力の障害を知っておくことは重要である。知っていれば何らかの形で代償することができる。必要なら補聴器を使うこともできる。

2）聴覚弁別問題

患者によっては，音知覚の閾値が正常範囲内にあり，なんら失語的障害を認めなくても音の弁別に困難をきたすことがある。聴覚弁別を検査するには，検者が言った語や句を患者に繰り返させたり，“cap”と“cat”，あるいは“vie”と“thy”といった異なる単語の対と同じ単語の対を適当に織り混ぜて検者が発音し，2つの語の異同を問う。聴覚弁別は通常の聴力検査により評価される。何か問題があると疑われれば，耳鼻科医への紹介が必要となる。

語音聴取検査 Speech Sounds Perception Test（Boll, 1981 ; Reitan and Wolfson, 1993）　ハルステッド-ライタンバッテリー（本書 p.424-425 参照）にある検査のひとつである。異なる子音にはさまれた“ee”という母音を持つ4音節の語60個がテープから流される。課題は聞いた単語を多肢選択形式で示すことである。この検査は脳損傷全般に鋭敏であるが，左半球損傷に対しては特に鋭敏である。本来の目的からは外れるが，この検査により単調で退屈な課題に取り組む被検者の能力を調べることにもなる。Halstead（1947）は誤答の正常範囲を0から7に規定しているが，健常高齢被検者の多くはこの検査で8つ以上の誤りをおかす（Lewinsohn, 1973 ; Pauker, 1977）。

しかし，この検査のフォーマットは適切でないという疑問も出されている。Reddon, Schopflocher ら（1989）は60の検査項目のうち58項目について，正解は選択肢の2番目と3番目にあり，1番目の選択肢は正しい接頭辞を含み，4番目の選択肢は正しい接尾辞を含んでいることを指摘している。Bolter, Hutcherson, Long（1984）は，ごく普通の精神能力を持つ14歳の少女が検査施行中の初期にこのパターンを見抜いてしまったと報告している。彼らは，ほとんど誤らない患者については，回答にストラテジーを使用していることを疑うべきであるとしている。また，60の検査項目はそれぞれ，一般的単語との音韻的類似性が異なっているが，音韻的類似性が高い項目の方が成績が良い傾向が認められている（Bornstein, Weinzel and Grant, 1984）。聴覚障害の患者，特に高齢者に多い高周波数領域の聴覚障害の患者は，この検査の成績は不良の傾向がある（Schear, Skenes and Larsen, 1988）。Halstead（1947）による評価では，カットオフスコアは7点で，37%の者が検査を達成できなかったとしているが，たとえば Ernst（1988）は85名の障害のない高齢者群の成績が7.8点であったと報告している。

3）失語症

患者の理解障害が聴力損失と関係しないことが明らかな場合，失語症を疑う必要がある。神経心理学者は，患者が右側の脱力を呈したり，右半身の知覚変化を訴えたりした場合は，常に失語症の存在を疑うものである。その他に失語症が疑われるのは，患者の言語理解障害が聴力損失・注意集中障害・母国語が外国語・機能的な思考障害などと明らかに関係しない時である。失語症スクリーニング検査（本書 p.284-285 参照）を行えば，さらに詳細な言語機能検査の適応となるか否かを決定することができる。

4）聴覚性不注意

側頭葉あるいは中枢性聴覚路を含む一側性病変のある患者では，病変と反対側の耳からの聴覚的信号を無視する傾向を示すことがある。これは他の脳損傷患者が病変と反対側に一側性視覚無視とか消去（体の異なる場所や視野の異なる位置などに同時に呈示された同種の刺激対のうち一方に気づかないこと）をきたすのと同様である（Oxbury and Oxbury, 1969）。

聴覚性不注意を検査する方法は簡単で，特別な道具は必要としない。検者は患者の後ろに立ち，両耳に同時に刺激を与えられるようにする。そして左右の耳に一方ずつ，あるいは両耳同時に小さな音を聞かせる。この時の小さな音は，親指，人差指，中指をこすり合わせてさらさらした音をたてるのが適切なようである（たとえばG.Goldstein, 1974）。なお，StrubとBlack（1977）も指摘しているが，同じ強さで両手の指を鳴らすことは難しいものである。

5）両耳分離機能　Dichotic Listening

両耳分離検査は左右の耳の聴覚認知機能を別々に検査するものである。しかし検査そのものは左右同時に行う。刺激としては数字の対などを用い，二重トラックのサウンドシステム（Kimura, 1967）によりヘッドフォンを通して流される。この方法を用いると，患者は別の刺激を左右の耳に全く同時に受け取ることになる。正常では，異なる数字や単語の両方を聞き取ることができる。もし一方の単語しかはっきりと聞き取られず，もう一方がごくわずかしか理解できないか，あるいは全く認知されなければ，対側の聴覚系を含む病変が疑われる（K.W.Walsh, 1978b）。

聴覚的言語認知

詳細な神経心理学的検査は，言語素材に関する聴覚的認知を評価するという要素を必ずなんらかの形で含んでいる。検者が口頭で，判断，論理，学習，記憶などについての質問をすれば，それは同時に患者の聴力や聴覚的理解，聴覚処理能力を大雑把に評価することにもなるのである。話し言葉の認知や理解の明らかな障害があれば，どんな神経心理学的検査を施行しても容易に露呈してくるものである。たとえば，かなり良好な聴覚的言語認知能力がなければ，WAISの最低点をとることもできない。

しかしながら，課題の説明が簡単で，しかも動作性の反応か，せいぜい1～2語程度の回答のみが要求されるような課題であれば，聴覚処理過程の微妙な問題は見過ごされる可能性がある。微妙な問題とはたとえば，単語や短い句への反応は正確であっても長い文の処理や保持が困難であること，言語の他の形態の処理障害は随伴していないのに数字を言われるとそれを処理できないこと，文を正確に復唱する能力は保たれているのに聴覚系の高次レベルで文の処理ができないことなどである。聴力低下がなければ，話し言葉の認知や処理の障害は通常左半球（言語優位半球）を含む病変を示している（Milner, 1962）。

聴覚処理過程の障害が疑われた場合，同じ検査の聴覚呈示と視覚呈示の両方を施行するという方法もある。これにより，同一の条件下で2つの知覚系の機能を比較することができる。患者が聴覚呈示・視覚呈示のどちらか一方で常に成績が良いという一定した傾向が認められれば，悪い方の知覚系になんらかの神経学的障害が疑われる。どんな言語検査でも，またどんな難易度でも，たいていは容易に聴覚・視覚の両方の課題を見つけてきたり，作ったりできる。たとえば筆者は，基本的なバッテリーとして，個人生活史，知識，計算，ことわざ問題などを，筆記および口頭の双方で答えさせるようにしている。理解，文構成，単語問題，記憶・見当識課題でも，聴覚・視覚の二重呈示が十分可能と思われる。

1）聴覚的理解（イリノイ心理言語能力検査の下位検査 Kirk, McCarthy and Kirk, 1968）

話し言葉がどの程度受容され，理解されているかを検査する簡便な方法は，被検者に意味のある質問と同時に無意味な質問をしてみることである。この検査には50の主語と動詞からなる文が含まれ，そのうち半分は意味を成しており（たとえば「毛虫は這いますか」など），残り半分は意味を成していない（たとえば「皿は歌いますか」など）。

単語の難易度は項目ごとに上がっていくため，この検査の成績は10歳2カ月までの語彙力を評価することにもなっている。この検査には口頭でも身振りでも答えられるため，だいたいどの患者にも施行できる。平均的な成人はこの課題で誤りをおかすことはない。わずかでも誤りが認められれば，不注意や注意集中困難を示唆する。ある程度の数の誤りが認められれば，聴覚的言語受容や聴覚的言語処理機能に関するさらに詳細な検査が必要となる。

非言語的聴覚認知

人間の行動における言語の役割は非常に大きいため，非言語的聴覚機能は過小評価されることが多い。しかしながら，音楽やタッピングパターン，あるいはサイレン・犬の鳴き声・雷といった有意味音などの認知・弁別・理解も，語音認知と同様に障害を受けることがある（Frederiks，1969a）。非言語的聴覚認知障害は右側頭葉病変に伴う傾向がある（Gordon，1974；Milner，1962，1971）。

非言語的聴覚認知に関する多くの検査は録音された音を用いている。シーショアリズム検査 *Seashore Rhythm Test*（Reitan and Wolfson，1993）は Halstead（1947）が自らの検査バッテリーに導入して，それに続き Reitan がその神経心理学的評価プログラムに組み込んで以来，おそらくもっとも広く用いられているものであろう。この検査はシーショア音楽才能検査 *Seashore Test of Musical Talent*（Seashore et al., 1960）の下位検査で，音楽的拍子の似ている対と似ていない対とを区別させるものである。この検査では，年齢範囲が 65 ～ 75 歳の健常対照群は平均すると，カットオフポイントよりもごく軽度の低下しか示さなかったが，そのうち 1/3 は，「障害」範囲の得点を示したことが示されている（Ernst，1988）。同様の結果が，55 ～ 70 歳の範囲の健常対照群で報告されている（Bornstein, Paniak and O'Brien, 1987）。Milner（1971）は，身近な物音（汽笛，ブレーキのきしむ音）を録音して，聴覚認知検査に用いている。この検査では，右側頭葉病変患者では全体に成績が低い傾向にあるが，他部位に局在する脳病変を有する患者ではほぼ良好な成績となっている。

認知する課題がごく簡単で，等間隔な 3 つのタップと，等間隔でない 3 つのタップ（たとえば，最初の 2 つは近接して 2 番目と 3 番目は間隔があいている）の区別を問う程度のものなら，それを 2 回以上失敗するようなら非言語的認知の障害が疑われる。この種の弁別課題で，5 回の施行のうち 2 回ないし 3 回失敗するような患者に対しては，同じ素材でさらに 5 回ないし 10 回の試行をするべきである。これにより，患者が課題指示を誤って理解したのか，課題に集中するのが困難なのか，実際に認知障害があるのかを明らかにすることができる。というのは，リズムパターンの認知はびまん性脳機能障害によっても低下する可能性があるからである（たとえば Beniak，1977）。言語的素材と非言語的素材とを対にして同じ課題を施行することで，患者の障害をさらに明らかにすることができる。たとえば，患者に 4 ないし 5 音節の文を復唱させ，一方で 4 拍ないし 5 拍のタッピングパターンを模倣させてみる。両方の課題がよくできない患者は，注意障害があるか，あるいは検査の説明を理解していなかった可能性がある。どちらかのみがよくできない患者は，実際に認知障害があると考えられる。こうした課題に記憶の要素を加えると，認知障害を検出する感度がよくなると思われるが，これが可能なのは患者の記憶に問題ないことが他の認知モダリティで示されている場合に限られる。また，ドアをバタンと閉める音，頭上を飛ぶ飛行機の音，あるいは電話のベルの音など外部の物音を患者がわかっているように見えるか否かにも，検者は注意を払うべきである。

1）失音楽の検査

音楽，あるいはその要素（たとえばリズム，ピッチ，音色，メロディ，ハーモニー）に関する認知の障害は，通常側頭葉損傷に伴っており，左半球損傷よりは右半球損傷で生じやすい（本書 p.41 - 42,56 参照）。こうした失音楽の検査は容易に作ることができる。検者はごく簡単で誰もが知っている曲（国家やきよしこの夜など）のメロディを口ずさんだり，口笛を吹いたりする。ピッチの区別は，ピッチパイプを用いて 2 音のどちらが高いかを言わせたり，2 音の異同を問うことで検査できる。リズムパターンの認知はリズムを持つタップの組が同じか違うかを区別させたり，あるいは検者が鉛筆でテーブルを叩いたパターンを模倣させたりして評価することができる。

音楽機能を系統的に検査するためにまとまったバッテリーを用いることもできる。Benton（1977a）は Dorgeuille が考案した 7 部より成るバッテリーを概説している。このバッテリーの中の 4 つのセクションが音楽認知に関するものになっている。すなわち，Ⅱ. リズム表出（タップされたリズムパターンの再生）；Ⅳ. 音の弁別（2 音のいずれがピッチが高いか比較する）；V.よく知っているメロディの同定；Ⅵ.音楽のタイプの同定（たとえばダンス音楽とか軍歌とか教会音楽とか）である。Botez と Wertheim（1959；Wertheim and Botez, 1961）は，音楽的素養のある脳損傷患者の失音楽現象を調べるための包括的な検査法を考案している。この検査の中では音楽家が持つ認知の側面を検討しながら以下のものを検査する。すなわち，A.トーン，メロディ，ハーモニーの要素；B.リズムの要素；C.テンポに関連したダイナミックな要素；D.知識的要素（楽譜を読む能力を検査する）である。A～Dにはそれぞれ数多くの下位検査があり，音楽的障害を多面的かつ詳細に検査できる。このバッテリーは脳損傷を受けた音楽家の残存する音楽能力の総合的な検査としては優れているが，一般に使用するにはあまりに専門的すぎる。

2）会話における感情の認知

会話では非言語的側面もコミュニケーションのためには重要である。このことは，右半球損傷患者の時として平板な，あるいは外れたイントネーションを聞くと実感できる。感情的に中立な内容の4つの文（たとえば「彼は鳩にパンを投げた」など）を用いて，Daniel M. Tucker ら（1976, 1977）は会話の感情的色彩を同定したり区別したりする能力も一側性脳損傷の影響を受けるかどうかを研究している。方法は，4つの文をそれぞれ，幸せな，悲しい，怒った，無関心な抑揚で読んだ，計16の文をランダムな順序でテープで呈示する。このうち2つずつの文について，そのどちらがある感情的色彩で読まれているかを被検者に答えさせるというものである（たとえば「悲しい」のはどちらの文か，など）。この研究では症例数は少ないものの（右側障害11例，左側7例），右半球損傷の患者（たとえば左半側空間無視のある者）では，左半球損傷の患者（伝導失語患者など）に比べて，感情的色彩を理解する能力がはるかに劣っていた。

この検査を行うと，患者はきわめて明瞭に二分され，しかも両群の得点にオーバーラップは全くない。したがって，診断補助手段として有効であると考えられる。しかも，左半側空間無視の患者の症状の新たな次元に光を当てることにもなる。すなわち左半側空間無視の患者ではこの感情的色調の認知障害のために社会適応の質が低下する。また，患者の情動的な能力が過小評価されることにもつながる。実際には一種の認知弁別の障害であるのに，感情が鈍いように見えてしまうためである。

触覚機能

触覚認知の障害を明らかにしたり測定したりするにはたくさんの方法がある。その大部分は単純な認知や弁別の課題であるが，より複雑なものもいくつかある。

触知覚

複雑な触覚認知や形態・文字などの触覚認知を検査する前に，身体知覚（神経心理学的検査のためには通常は手の知覚）そのものが正常であることを確認する必要がある。普通よく用いられる方法としては，ピンの鋭端と鈍端の弁別をさせたり，圧力が1点から加えられているか，それとも2点（近い2点を同時に押す）からかを弁別させたり，Von Frey の刺激毛という人工的な毛を用いて，段階的な圧の強さの知覚を検査する。この Von Frey の毛は触覚に対する感度の検査として広く用いられている（Christensen, 1979；Luria, 1966；E. W. Russell, 1980b）。なお，触知覚の検査の際には，患者には目を閉じさせ，手を視野外に置かせることが必要である。

触覚性不注意

触覚性不注意現象は「触覚消去」ないし「触覚抑制」と呼ばれることもあるが，右半球損傷，特に右頭頂葉損傷においてもっともよく認められる（本書 p.54－55 参照）。

触覚性不注意には視覚性不注意や聴覚性不注意が伴うことがよくあるが，単独で生じることもある。触覚性不注意を検査するには通常神経学的検査に使う方法が援用され，身体の両側各部分（通常は顔や手）にはじめは一側のみ触れ，次に両側同時に触れる（両側同時刺激）。この方法は標準化された形でハルステッド-ライタンバッテリーの中で用いられている（Boll, 1981 ; Reitan and Wolfson, 1993 など）。もし患者に左半側不注意があれば，両側同時刺激では右の触覚刺激だけを知覚する。この場合，一側のみ触れた場合は何ら問題がないこともある。

1）顔－手検査　Face-Hand Test（Bender et al., 1951；Kahn and Miller, 1978；Zarit et al., 1978）

触覚性不注意の検査としては，同時に 2 つの部位を刺激していく方法（同時刺激法）が，簡便な 10 試行の検査として確立されている。この検査ははじめ閉眼で行われる。各刺激試行で被検者は，どこに触れられたと感じたかを答える（表 10－1 参照）。もし被検者が閉眼で正答できなければ，今度は開眼で再度検査を施行する。興味深いことに，閉眼で正答できなかった患者のうち，開眼での再施行で成績が改善したのはわずかに 10 ～ 20 %にすぎなかったことが報告されている（Kahn et al., 1960－1961）。顔－手検査は触覚性不注意の検査として有用であることが示されているが，誤りがすべて消去によるというわけではない。たとえば第 2 試行と第 6 試行で誤答した場合は，むしろ知覚障害や課題の理解障害が疑われる。刺激が体の他の部位に感じられると答えた場合は定位の誤りというが，これはび漫性の痴呆で認められやすい（Fink et al., 1952）。この検査での誤りは中年以上では加齢に伴い増加する傾向にある（Kahn and Miller, 1978）。

表 10－1　顔－手検査

試行			
1	右頬	と	左頬
2	左頬	と	左手
3	右頬	と	右手
4	左頬	と	右手
5	右手	と	左手
6	右頬	と	右手
7	右手	と	左手
8	左頬	と	右手
9	右頬	と	左手

（Kahn and Miller,1978 から引用）

Aaron Smith はミシガン神経心理学的検査バッテリー Michigan Neuropsychological Test Battery（本書 p.431）の中に 20 項目の顔－手知覚検査 *Face-Hand Sensory Test* を組み込んでいる。この検査と顔－手検査との相異は，一側ないし両側の手や頬に触れる 12 項目の 2 点同時刺激の間に 8 項目の単一刺激課題がランダムに混じっている点である。Smith は触覚刺激を「一瞬のタッチ」にすることを推奨している。被検者の課題は触れられたと感ずる場所を指し示すことであり，それができない場合のみ言葉で応答させる。Smith ら（Berker et al., 1982）はこの検査で明らかになった知覚障害と認知障害との間に関連があることを示している。

2）質感消去検査　Quality Extinction Test；QET（A.S.Schwartz et al., 1977）

頭頂葉損傷患者でも通常の検査法では触覚消去現象を示さないことがあるという問題を解決するために作成された検査である。この検査はより複雑な弁別を必要とするもので，表面の手触りが異なる複数の物（たとえば金網，紙やすり，ビロードなど）を，被検者に見せたり触れさせたりしてよく馴染ませておいてから，被検者に目隠しをして手に触れた物が何であるかを答えさせる。左右の手に同一の物を触れされたり別々の物を触れさせたりすることで，触覚消去現象を調べる。この方法は従来の検査法では明らかにできなかった消去現象を検出できる，より鋭敏な検査である。

触覚認知と弁別検査

1）手指失認　Finger Agnosia

Gainotti ら（1972）は Benton（1959, 1979 ; Benton et al., 1983）の手指失認の検査法を修正して，言語による反応を，指し示すことによる反応に置き換えた。この結果，この課題は基本的には非言語的なものとなった。患者は親指から順に1から5まで各指に番号をふった実寸大の手背の絵を見て，自分のどの指が触れられたかを絵に指し示して答える。課題はA，B，Cの3種類あり，それぞれ左右の手に対し各10回の試行が行われる。課題Aは，被検者が手を水平にのばし，検者がどの指に触れたかを示す。課題Bは課題Aと同じであるが，手が見えないようにして行う。課題Cにおいても手は見えないようにした状態で，ここでは同時に2本の指に触れる。指に触れる順序はランダムであり，左右の手ごとに，また各手順ごとにそれぞれ順序は異なっている。この方法で検査を行ってみると，健常対照被検者40人のうち，2人だけがいずれも左手で1つずつ誤りをおかした。したがって，この手法を使って何らかの誤りが見出されれば，手指失認の証拠と考えてよい。

手指失認の多種多様な検査により，手指失認が脳のいずれの側の病変でも生じ得ることが示されている(Benton, 1979 ; Boll, 1974 ; Kinsbourne and Warrington, 1962)。しかしながら，検査のバイアスを避けるためには，軽度の失語が合併している可能性も考慮すると，Gainotti ら（1972）の非言語的反応を用いた方法がより優れている。

触覚性手指認知 Tactile Finger Recognition（Reitan and Davison, 1974 ; Boll, 1974 は触覚性手指定位 Tactile Finger Localization と呼んだ） この検査では検者はまずそれぞれの指の番号を決める。被検者は目を閉じて手を伸ばし，検者があらかじめ決めた順序で両手の指に触れたら，被検者は触れられたと思う指を番号で答える。

2）立体認知　Stereognosis（触覚による物体認知　Recognition of Objects by Touch）

物体認知（立体失認の検査 testing for astereognosis）は，通常の神経学的検査において施行されるものである。閉眼の状態で，硬貨，クリップ，鉛筆，鍵のようなごくありふれたものを触覚により認知させる。左右の手をそれぞれ別に検査する。大きさの弁別は硬貨を用いて簡単に検査できる。手ざわりの弁別には布，金網，紙やすりなどを用いることができる。器質的に問題のない成人であれば，触覚認知や弁別の検査は完全に正確に遂行することが可能なので，ひとつでも誤った反応を認めたり，さらには躊躇したというだけでもこの機能に障害があることを疑わせる。身体感覚の障害は一般に対側半球の病変に関係している(S.Weinstein, 1964)。

患者が自分の手のひらに置かれた物を同定できない場合，立体失認以外の障害によることも当然考えられる。Luria（1966）はこの問題を4段階の手順を用いることで解決した。すなわち，もし患者が手に受動的に触れただけではその物を同定し得なかったなら，次に患者にその物体を手の中で十分に触ってもらう。まだ患者がその物の名前を言えなければ，前に置いた他の物体の中からそれに似たものをひとつ選び出す機会を与えてみる。それでもなおその物を認知できなければ，反対の手にその物を持たせてみる。「もし患者が一方の手では認知できなかったのに，反対の手に持たせたら難なくその物を認知し得たなら，立体失認が存在すると結論できる」と Luria は述べている。当然のことながら，患者がその物を正確に同定し得た時点で，それ以後の段階は不必要となる。

立体失認の標準化・得点化された検査方法はほかにもいくつかある（たとえば Boll, 1974 ; Reitan and Davison, 1974 ; S.Weinstein, 1964, 1978 など)。このように洗練された検査は研究のためには必要なものであるが，当然検査項目は多くなり，臨床的には得るところは少ない。日常臨床では，異なる物体（ないし手ざわり）で3試行，ないし4試行を行えば十分である。ただし手の知覚そのものが十分保たれていることが必要である。

3）皮膚書字　Skin Writing

被検者の手のひらに文字や数字を書く手法も神経学的検査で用いられている。Rey（1964）は皮膚書字手順を5段階にまとめている。すなわち，

（1）「5　1　8　2　4　3」と利き手側の手掌に書く（図 10-16a 参照）
（2）「V　E　S　H　R　O」と利き手側の手掌に書く
（3）「3　4　2　8　1　5」と非利き手側の手掌に書く（図 10-16 b 参照）
（4）「1　3　5　8　4　2」と，1 cm 離して保持した両手掌にわたる大きな数字で書く（図 10

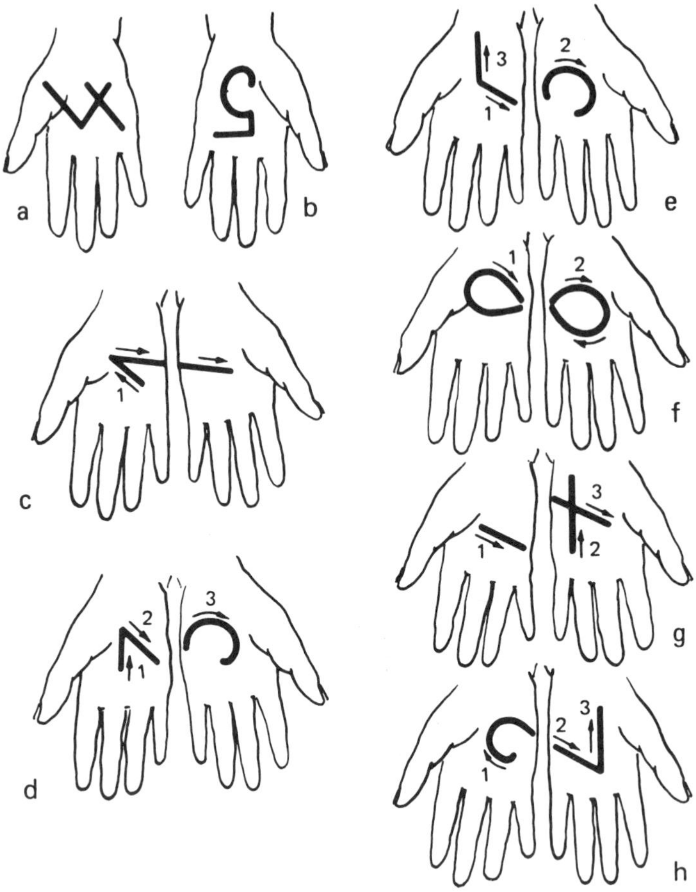

図 10-16　Rey の皮膚書字法（フランス Presses Universitaires の好意による）

-16c-h）
（5）「2　5　4　1　3　8」と利き手側前腕内側の太い部分に書く。

誤りの数が各段階の得点になる。Rey は 4 つの異なる成人群，すなわち非熟練肉体労働者（M），熟練技術者および事務系職員（T），学位取得者（B），年齢 68 歳から 83 歳までの人（A）のデータを示している（表 10-2 参照）。知覚障害や失語症状がないのに，左右の手の成績に差があれば，対側の皮質病変が疑われる。左右に関わりなく障害があれば，触知覚の障害が示唆される。

表 10-2　4つの成人群における皮膚書字法検査の誤り数

群		右手 数字	右手 文字	左手 数字	両手 数字	前腕 数字
M	Ｍｄｎ	0	1	0	2	1
ｎ＝５１	ＣＳ[a]	2	3	2	5	3
T	Ｍｄｎ	0	1	0	1	0
ｎ＝２５	ＣＳ	2	3	1	3	3
B	Ｍｄｎ	0	1	0	0	0
ｎ＝５５	ＣＳ	1	2	1	2	2
A	Ｍｄｎ	1	2	1	2	2
ｎ＝１４	ＣＳ	3	4	3	6	3

（Rey,1964 より引用）　ＣＳ[a]＝Cutting Score

指先数字書字知覚 Fingertip Number-Writing Perception（G. Goldstein, 1974 ; Reitan and Davison, 1974 ; E.W.Russell et al., 1970 は**指先書字 Fingertip Writing とも呼んでいる**）　ハルステッドの検査バッテリー（本書 p.424-426 参照）のライタンによる修正法である。検者は被検者の両手の指１本１本の先端に鉛筆で３，４，５，６という数字を規定の順序どおりに書いていく。したがって，左右それぞれの手に全部で 20 ずつの数字を書くことになる。皮膚書字検査は，片麻痺や失語といった明らかな徴候が見られないとき，損傷側を推定するのに有用である。ここで示した２つの検査は，触知覚障害の重症度の指標にもなり得る。

11章　記憶機能

記憶とは，過去の出来事や経験の登録である。ただし，一般に「記憶」と呼ばれる精神活動は単一ではなく，種々の機能が含まれている（本書p.18-22）。しかもこれらの機能相互の間には，器質的に異常のない人間でも，ある程度の不均衡がある。ある種の感情障害，脳器質障害，正常な老化に伴う精神機能低下などにより，こうした機能間の不均衡はさらに増大する。「記憶機能」障害の程度とタイプの相違は，解剖学的および機能的な差異により生じる。

全く異なる複数の精神活動が「記憶」という同一の用語で表現されているので，混乱を招く可能性がある。学習能力に障害を持つ患者の多くは，自分の記憶に問題はないと思っている。若い頃の記憶の再生が鮮明で容易に思えるためである。逆に，記憶の障害を訴えている患者が，実際には注意やメンタルトラッキングの障害であることもある。こうした障害は，確かに学習や想起に影響を与えるが，記憶機能とは区別されるべきものである。したがって，記憶障害に関して何か問う場合には，用語を厳密に用いて，「記憶機能」に含まれている機能の多様性に注意を払う必要がある。それが，患者の評価や，検査所見や理論の理解に役立つことになる。

記憶機能の全体的展望

記憶検査には次の3つの検査が含まれている必要がある。すなわち，1．即時把持の容量(スパン)，2．近時記憶の範囲の学習，学習容量，新規に学習された材料の把持の程度，3．近時学習と長期貯蔵された情報（すなわち遠隔記憶）の想起の効率についての検査である。理想的には，これらの異なる記憶機能は，系統的に十分調べられることが望ましい。すなわち，視覚·聴覚など主な入力·出力のモダリティにおける，再生と再認を検査するべきである。しかしながら，記憶の問題が中心でなかったり，特に異常はないと思われる場合にはそこまで徹底的に行う必要はなく，時間的余裕，患者の協力，疲労を現実的に考慮することになる。

多くの成人の場合，記憶機能の検査としてはWAISのバッテリーから開始するのが適切である。WAISにより次のことが直接検査される。（1）言語性即時把持容量。（2）言語形態で貯蔵された遠隔記憶（情報）の範囲。また，より長い計算や理解に関する質問を注意深く行えば，（3）有意味な内容に対する言語性容量の持続と安定性について付随的な情報を得ることもできる。このような側面は，文章想起課題（本書p.248-249参照）によっても検査できる。

次に精神現症検査（本書p.395-396参照）を行うことにより，WAISのデータに次のものが加えられる。（4）遠隔個人記憶（エピソード記憶）を含む事項。（5）口頭で与えられた3つか4つの項目を想起するように求める言語性把持課題。たとえば，戦艦，歩道，みかん，あるいはニューヨーク，デンバー，ボストン，マイアミなどを，5分間の対話の後に想起させる課題である。（6）個人の見当識に関する質問。これにより，自立した生活をするために最低限必要な程度の現実体験の把持を評価する。さらに次の検査を加えれば，記憶に関する主要な次元と様式の評価が完了する。（7）たとえば，複雑図形検査（本書p.256-259

参照）あるいはベンダー-ゲシュタルト検査のWepmanによる施行法（本書p.311参照）のような図形の想起と把持に関する検査。（8）有意味の言語性材料の学習と把持を検査するための文章想起。（9）Reyの聴覚的言語学習検査Auditory-Verbal Learning Test（本書p.239-244参照）のように学習曲線がみられる学習能力検査。

記憶検査を他の検査と組み合わせることにより，種々の検査フォーマットを作成することができる。また，こうすることにより，障害を気にしている可能性のある記憶障害患者に対する余計なストレスが避けられる。また，遅延再生の検査時に，記憶以外の検査を干渉としても使うことができる。検査導入時の面接やWAISの検査用紙のはじめの患者情報を記入している間に，全く自然なかたちで多くの精神機能の情報を得ることが可能である。たとえば，患者に学歴を尋ねてそれで終了してしまうのではなく，いつ，どこで，誰となどと質問しながら，入学の年度やそれと関連した，たとえば最初の就職や入隊の日付などの情報，または卒業からそれらの出来事までの期間，あるいは学校に通っていた頃の生活状況について質問することも可能である。この情報の正否の確認は難しいことが多いが，矛盾したところや曖昧なところがみられれば，遠隔個人記憶が混乱していることやその想起が困難であることがわかる。ひとつのパラグラフを用いて即時再生と遅延再生の両方を行う際には（本書p.251, 273参照），WAISの理解の検査の直前にまずそれを読み上げ，理解検査の終了後に，想起を求めてもよい。これにより5分から10分の言語性の干渉を与えられる。また，複雑図形検査のような遅延再生の施行を伴う検査については，WAISの施行中のどこかの時点でまず模写をさせ，WAIS終了までのどこかの時点で想起を求めることもできる。

これらの検査における患者の成績が，他の検査と比較して有意な低下を示さず，また，特に遠隔記憶検査よりも学習課題の成績が有意に低下していなければ，患者の記憶と学習機能はほぼ正常であると考えることができる。一般的な記憶検査で明確な障害がみられた場合には，詳細な検査をして，機能，様式，時間，タイプ，内容の複雑性などを系統的に比較することが必要となる。

即時記憶と把持の検査でのみ成績が比較的悪い場合は，その患者が非常に抑うつ的であるという可能性も考える必要がある（G.M.Henry et al., 1973; M.Williams, 1978; D.E.Sternberg and Jarvik, 1976）。ただし抑うつ状態では，記憶が悪いという主観的な訴えや心配の方が，検査による客観的な成績低下よりも大きいものである。さらに，うつ状態に関連して増大した心配や強迫的思考は，注意や集中力を必要とするあらゆる課題の成績を低下させる傾向にある。したがって，患者の記憶障害がうつ状態によってほぼ説明できそうな場合には，筆者は患者の心を占めているものについて丹念に調べている。そして，注意力や記憶の中に些細な間違いが現れた時には，彼がその時何を考えていたのか，彼の心はどこをさまよっていたのか尋ねるようにしている。一方，即時記憶と把持の障害は，全般的知能低下に至るような多くの神経学的疾患に共通した早期の症状である。また，意識が清明な神経疾患の患者は，能力低下を自覚するので，当然かなり抑うつ的になることもある。このことは，鑑別診断の問題をさらに複雑にする。（本書p.174-175参照）

言語性記憶機能

言語刺激の入力と出力の様式，および呈示形式の組み合わせはほとんど限りなくあるため，言語性記憶検査の数もたくさんある。それらの多くは，特定の臨床的問題や研究課題に応じて作られたものである。十分に使用されたり，信頼できる基準を得るまで慎重な標準化がなされたものは，ほんの少数しかない。言語性記憶検査は，相互の系統的な比較がなされていないために，相対的な有用性や互換性については不明である。

したがって記憶検査の選択は，臨床的判断によるところが大きい。どの検査が目的にかなっているかについての科学的な根拠はあまりないのである。利用可能な検査がたくさんあっても，どの検査も特定の患者あるいは研究課題のニーズに適さないことが判明し，また新たな検査が考案されることもある。

以下に，言語性記憶検査を項目別に解説する。項目は，形式・反応の性質・検査の主眼（即時容量，把持，学習過程など）などで，各項目ごとにいくつかの検査を紹介してある。すべての種類の検査が紹介されているわけではないが，言語性記憶機能の代表的な検査は網羅してある。

即時再生は，短期貯蔵に入力可能なスパン，あるいは学習のためにコード化しうるスパンの再生である。即時再生の検査は，数字，無意味音節，単語など，関連のない材料を用いて行われるのが普通である。いずれにせよ，いかなる即時記憶課題でも，干渉課題ないし干渉試行をはさむことにより，把持の検査に転換することができる。短期把持研究のためにもっともよく行われてきた方法は，米国ではL.R.PetersonとPeterson（1959；L. R.Peterson, 1966），英国では，J.Brown（Baddeley, 1976参照）による妨害法である。このテクニックは現在では，Brown-Petersonの方法と呼ばれている。この妨害課題の目的は，短期把持検査において保持される材料がリハーサルされることを防ぐことにある。Petersonの方法では，被検者は刺激材料を聞いた（見た）後に，中止の指示が出るまで与えられた数からカウントダウンしていく。そしてその後に，刺激材料を答えたり，同定することが要求される。検者は被検者に，刺激材料を与えた直後に，カウントダウンを始める数字を伝える。普通，それは3桁の数字である。たとえば，刺激材料が無意味の3文字音節であるならば，検者は「V O R 386 」と述べる。そして被検者は「385，384」などと数え始め，材料の再生のためあらかじめ決められた時間がたつまで，それを続ける。Butters（1973）らにより使用されているBrown-Petersonのひとつの変法では，被検者に，100から2ずつ引き算をさせる。彼らは，また単語の呼称（たとえば色）を妨害因子として使用している。しかしながら，Brown-Petersonの妨害法は，長期把持検査としては適当ではない。このように，把持は干渉試行後，あるいは1つまたはそれ以上の異なる課題を挿入した後に検査することもある。

ほとんどすべての言語刺激は，記憶機能の測定のために使用することができる。刺激の長さ，刺激の反復，タイミング，干渉などを変化させることによって，記憶機能の種々の側面を詳細に検査することが可能になる。

自動言語

幼少期に機械的に反復することによってパターン化された内容や，生涯を通じて頻繁に使用される内容は，普通はほとんど考えたり努力することなく正確に想起されるので，自動言語と言われている。例としては，アルファベット，1から20までの数列，10ずつ100までの数列，週や月の名前，長年唱えている祈りなどがある。自動言語は，学習された言語習慣の中で，もっとも障害を受けにくいもののひとつである。このような深くしみこんだ反応が，非失語症患者において喪失あるいは低下していれば，それは注意障害あるいは急性期における意識レベルの変動を反映していると考えられる。急性期を過ぎてもこれが起こるのは，重篤でび漫性の脳損傷がある時のみである。自動言語を調べるためには，アルファベットや曜日等を繰り返させるだけでよい。普通ひとつ以上の誤りがあれば，脳機能障害が示唆される。開始できなかったり，はじめのいくつかの事項しか想起できず，連続して反応できなければ，重度の障害が示唆される。

数字

1）数唱

WAIS（またはウェクスラー記憶検査）の数唱検査は，言語性の即時記憶の容量を測るものとしてもっともよく使用される検査である（本書p.191－193参照）。ビネー検査の数の順唱と逆唱では，Ⅱ－6（2つの数字の順唱）からSA Ⅰ（6つの数字の逆唱）まで，難易度の異なるレベルがある。ビネー法（Terman and Merrill, 1973）と，WAIS

やウェクスラー記憶検査の数唱の違いは，各々のスパンの長さについて，ビネー法は2試行でなく3試行行われるところだけである（Terman and Merrill, 1973）。数唱の呈示速度は，どの検査でも通常は1秒間に1つである。

2）ポインティングによる数唱（A.Smith,1975）

Aaron Smith（1975）は，標準的な数唱検査に加え，カードに記入された数列をポインティングさせることも行っている。ポインティング試行が通常の数唱検査と異なる唯一の点は，反応に発話を必要としないことであり，したがって，発話が困難な患者の言語性容量が検査できる。発話に問題のない患者で，通常の数唱検査よりポインティング検査の成績の方が著明に良好な場合は，その患者の言語産生になんらかの問題があることを示唆している。逆に，ポインティング検査の成績の方が著明に不良の場合は，視覚と言語過程の統合に問題のあることを示唆している（A.Smith, 私信, 1975）。

ポインティングによる数唱で必要な物は，大きな白いカードボード（約30 cm×30 cm）で，そこに1から9までの数字を，3行×3列の配列で，大きく黒字で（約6 cmの高さ）書く。被検者の課題は，検者が読んだ数列を順に（または逆の順序で）指さすことである。その他は通常の数唱と同じで，呈示は3つの数字（逆唱では2数字）から始め，正答すると1数字ずつ増やしていく。同じ桁数で2回失敗すると，検査は通常中止される。

3）桁数が増えていく数唱検査

高齢者と脳損傷患者の多くは，若年の健常成人とほぼ同じ長さの即時記憶容量を持っている。したがって，従来の数唱検査では，脳損傷や高齢者を健常者から区別できないことが多い（Botwinick and Storandt, 1974；Hamsher et al., 1980；Lezak, 1979b）。脳損傷や高齢者には特有の即時想起の問題があるが，それも従来の検査では発見できない。このため，桁数の多い複雑な数唱検査が作成され，記憶障害により高い感受性を持つものとして用いられている。

数唱（Barbizet and Cany, 1968）　言語性学習容量を検査するものである。患者には，前の数列に数字が1つだけ加えられた数列が順次呈示される。たとえば，8－3，8－3－6，8－3－6－1，8－3－6－1－4等である。BarbizetとCanyの報告では，88人の医学生は，平均9.06の数字を把持し，一方65歳以上の51人は，平均5.87の数字を把持した。

Hebbの再帰性数唱 Hebb's Recurring Digits（Milner 1970, 1971）　これは一種の学習検査であるが，被検者にはそれと気づかれないように工夫されている。課題は，呈示された数列を想起して口頭で述べるものである。この数列は，被検者の即時記憶容量より1桁多くなっている。試行の3回目ごとに全く同じ数列が繰り返し呈示されるが，それ以外の数列はバラバラになっている。しかし，このことは被検者には知らせない。健常者は繰り返し呈示された数列を学習することができるが，言語性学習障害を有する患者には，それができない。左側頭葉切除を受けた患者は，この検査ができなかったが，右側頭葉切除の患者では可能であった。また，これらの障害の程度は海馬損傷の量に影響されていた。この技法は健常高齢者の学習検査にも使われている（Talland, 1968）。

超スパン Supraspan　8またはそれ以上のランダムな数列を想起させる課題である。この課題の成績は，年齢，教育レベル，脳障害，抗コリン剤投与に影響されることが示されている（たとえば，Crook et al., 1980；Drachman and Leavitt, 1974）。ただし超スパンは実施法（たとえば，健常者では何桁から始めるべきか）や得点法（たとえば，部分的に答えられた場合どうするか）に問題があり，複雑なために臨床に用いるはそぐわないものになっている。DrachmanとArbit（1966）は，25回以内の呈示で被検者が正確に想起できた場合に，数列の長さを1桁ずつ増やすという技法を行った。この技法で検査したところ，重度学習障害を有する患者（すなわち「記憶障害患者」；なお，Brenda Milnerらによって詳細に研究された有名なH.M.もこの群に含まれていた）の一部に，12桁もの数列を学習できる者がみられた。もっとも，健常対照群は最低でも20桁の数列を学習できた。

数列学習検査 *Digit Sequence Learning*（または *Serial Digit Learning*；Benton et al., 1983；Hamsher et al., 1980）においては，12 年未満の教育歴の被検者は，課題として 8 桁の数字が与えられ（D8 型），12 年以上の学歴を持つ被検者は，9 桁の数字が与えられる（K9 型）。2 回続けて正しく繰り返すことができれば合格である。12 回やっても正しくできなければ中止する。得点は，正しい試行について，それぞれ 2 点である。また，12 回より前に合格した場合，残りの試行回数について 1 回 2 点が与えられる。その結果，最高点は 24 点となる。K9 型では 7 点以下，D8 型では 6 点以下が障害ありとされる。この技法は，脳損傷者や 65 歳以上の健常高齢者の加齢に伴う精神機能減退の検査として，通常の数唱検査よりも鋭敏であることが証明されている（Benton et al., 1981）。また，一側性損傷よりも両側性損傷の患者をより高い比率で検出できる。

文字

1）文字スパン

文字スパンの標準値（20 代で 6.7，50 代で 6.5）は，数唱とほぼ同じであるが，60 代を越えると相対的にやや低下することが報告されている（60 代で 5.5，70 代で 5.4）（Botwinick and Storandt, 1974）。Newcombe の研究（1969）では，すべての脳損傷患者群において，単純文字スパン課題の平均点数は数唱の点数よりも低下していた。また，左前頭葉群を除けば，左半球損傷群の文字スパンの平均点数は，右半球損傷群よりも低下していた。左半球群の平均点は 5.00（側頭葉または側頭頭頂葉，および混合）から 5.75（前頭葉）の範囲にあった。右半球損傷患者については，平均点は 5.50（前頭葉および混合）から 6.0（側頭葉または側頭頭頂）の範囲にあった。ただし，患者群同士の得点の重なりあいが非常に大きいため，個々の症例における病変局在について推論することはできなかった。

2）子音 3 文字

3 つの子音の組み合わせを聞かせ，後に想起を求める課題である。干渉として，3 桁の数から 3 ずつあるいは 4 ずつ引き算をしていくという課題を行う。左側頭葉切除術に関連した言語性学習障害を，この検査で明らかにすることができる（Milner, 1970, 1972）。

Brown-Peterson の方法は，さまざまな状況での特に短い短期記憶の障害（すなわち，記憶痕跡の急速な消失）を記録するのに有用である。Stuss と Ely ら（1985）は，この検査は一般に使用される検査バッテリーの中で，頭部外傷にもっとも鋭敏であると報告している。

Hebb の再帰性数唱と同様に，この検査の成績低下は左海馬の切除範囲との関係が認められている。しかし，右側頭葉切除術を受けた患者の術後の検査成績は，術前に比べて低下していなかった。大学生における想起の平均正答率は，干渉として 3 秒間引き算をした後の場合，3 子音の 48 セットについて 72%だった。また，引き算が 9 秒間の場合は 38%であった（Peterson and Peterson, 1959）。

音節

無意味音節は，Ebbinghaus が 1885 年に把持と忘却の研究に初めて使用したことを報告して以来，記憶研究のための定法となっている。意味による複雑な影響を最小限にしながら，あるいは制御しながら，言語機能を研究しようとすれば，この無意味音節を用いることになろう。Noble の一覧表（1961）には，音節検査に使用するために測定された連想価と有意味性にそって，子音－母音－子音の型の 2,100 個の無意味音節が含まれている。

無意味音節の記憶は，神経心理学的研究の中では検討されてきたが，臨床的使用のための検査バッテリーには，普通含まれていない。Newcombe（1969）は，左半球損傷患者では，右半球損傷患者に比較し，無意味音節を使用した即時再生と遅延再生の両方の試行における成績が低いことを示した。Talland（1965a）によって検査された健常対照者は，即時再生において，3 文字の単語と同じ数だけ多くの子音－母音－子音の無意味音節を再生できた。数分おいてから再検すると，単語再生は減少したが，無意味音節の再生は同じままであった。記憶障害患者（コルサコフ症候群）では，音節よりも単語の把持が良好であったが，音節・単語ともに健常対照者よりもはるかに低下していた。

単語

記憶課題の材料として単語を使用することは，単語リストという形をとるにせよ，あるいは句，文，より長い文節の中に現れる形をとるにせよ，記憶課題に多くの要素を持ち込むことになる。このため単語を使用した検査成績は，患者の年齢，障害の性質，知的能力などによってさまざまな影響を受ける。その他に影響する要素としては，親近性の有無，具体的か抽象的か，イメージ性の有無，連想水準の強弱，範疇化の難易度，感情に対する負荷の強弱，音韻的または他の音声的類似性などがある（たとえば，Baddeley, 1976 ; Mandler, 1967 ; Poon et al., 1980, 参照）。記憶材料に固有の要素もある（Schonen, 1968）。これは無意味音節よりも単語，あるいは，単語列よりも文の方が学習しやすいことを体験した者には，誰にも明白である。記憶を検査するために単語を用いる場合，特に単語リストや文などをその場で用意する場合，こうしたことに留意しなければならない。たとえば，同一課題に対する群間の差異を解釈するような場合に注意が必要である（同一言語課題における，健常対照群，慢性アルコール症群，その他の記憶機能の障害を有する患者の成績の差については，たとえば，Butters and Cermak, 1975 ; Butters et al., 1977 を参照）。記憶や学習機能を検査するための独自の材料を作る場合，Toglia と Battig の *Handbook of semantic word norms*（1978）が有用である。ここでは 2,854 の英単語（およびいくつかの「非単語」）を，具体性，イメージ性，範疇性，有意味性，親近性，属性あるいは特徴の数，快適性の７つの次元にそって評定している。これらの資料により，単語リストを均一化したり，あるいは意図的に偏った単語リストを作成することが可能である。319 の５文字語（子音と母音が交互に現れるもの。たとえば，vapor「蒸気」，money「金」，sinew「腱」）および語に似た構造（たとえば，paralogs）の「有意味性」リストは，Locascio と Ley（1972）によって完成された。Palermo と Jenkins の語連想基準（1964）は，語頻度やその他の関連情報が豊富である。Pavio ら（1968）は，925 個の名詞を具体性，イメージ性，有意味性に従って段階分けしている。

1）簡単な単語学習検査

単語学習検査の中でもっともよく知られているものは，医師，特に精神科医と神経内科医が患者の精神状態を評価するために使用している精神現症検査の中のものであろう（本書 p.395 - 396 参照）。患者は相互に関連のない３つか４つのやさしい単語を呈示される（本書 p.399 参照；名前，日付，住所，花の名前，花屋に注文する時の言葉 “one dozen red roses” などを用いることもある）。そして，まず復唱を行う。これは，確実に記銘したことを確認するためである。患者によっては，このために数回の反復を必要とすることもある。患者が単語を記銘したことが確認されてから，検者は，職歴，家族背景など他の事項について患者に質問を続けたり，あるいは５分間簡単な別の検査を施行したりする。それから，患者は先に与えられた単語を想起するように求められる。ほとんどの患者は何の支障もなく，５分後に３つか４つのすべての単語や句を想起できる。したがって，３つのうちの２つ，あるいは４つのうちの３つしか正しく想起できなければ，把持障害の疑いが生じる。３つの単語のうちの１つ，あるいは４つの単語うちの２つしか想起できなければ，通常，言語学習能力の障害が示唆される。この単語の学習検査には多数の変法がある。その１つとして，検者が単語の名称を呈示する際に，同時にそのカテゴリーを示す方法がある（たとえば，「デトロイト，都市；黄，色；ペチュニア，花；リンゴ，果物」）。初回の想起では，検者は単語を尋ねる。もし，想起されない単語があった場合には，検者はカテゴリーを手がかりとして与え，患者の単語想起に改善がみられるか観察する。もし，ヒントにより改善がみられるならば，貯蔵よりむしろ想起の問題が示唆される。Strub と Black（1977）は，異なる方法で手がかりを与えることのできる4つの語を用いて，10分と30分の両方の遅延再生を勧めている。自発的な再生において再生されない語があった場合，検者はたとえば，次のような異なる手がかりを与える。すなわち，抽象語の語頭音，色のカテゴリー，花についてのよく知られた特徴などである。手がかりが有効でない場合には，貯蔵と再生のいずれに問題があるのか判断するために，再認技法（たとえば,「その花はバラ，チューリップ，ヒナギク，ペチュニアのどれでしたか」）を使用するのがよい。Luria（1973）は，患者が数個の単語の想起に問題がないことを確認した後に，3つの単語からなる2種類の単語リストを用いた検査を行っている。すなわち，最初に3つの単語を学習した後にひき続き，別の3つの単語を学習させる。その後に再び最初の3つの単語を想起させるのである。これは，学習材料のサブセットの組織化と時間の関係を維持する能力についての検査である。Ryan と Butters（1980a, b）は，短期把持検査の形式として4つの単語を用いた。4つの無関係な単語（たとえば，錨，桜，ジャケット，池）を1秒に1単語ずつ読みあげた後，患者には3桁の数字が呈示される。患者は15秒または30秒間その数字から3ずつ引き算していくことが求められ，その後，単語の想起が指示される。Ryan と Butters はこれを3つの年齢段階の被検者に行い，年齢ごとの有意な成績の勾配を見出している。これは，アルコール症ではより顕著であったとしている。

2）単語スパン

健常者が想起することが可能な単語数は，青壮年期を通じて比較的安定している。Talland は，1音節単語のリスト（4語から13語の長さの範囲）を作成して，合計200名の男性からなる5つの年齢群（20代，30代，40代，50代，60代）の検査結果を報告している（Talland, 1965b, 1968）。この結果は，5語を超えるリストにおいても，平均想起数は5.0あたりに留まっていた。4語から7語のリストの想起では，5つの年齢群で差異はみられなかった。わずかではあるが統計学的に有意な傾向がみられたのは，9語および11語リストにおいて，年長の2群が最年少の群に比較し，成績が少し低かったこと，そして13語リストにおいて年長の3群の成績が低かったことである。最年長の群と最年少の群の間の最大の差は，9語リストにおいて，20代の平均が5.6語であったのに対し，60代の平均が5.0語であったことである。数唱と同じ方法，すなわち，2語のリストから始めて，復唱が成功するたびに，元の単語の系列に1単語ずつ加えていくという方法で検査した報告もあるが，対照群の単語容量はここでも平均5.0であった（E.Miller, 1973）。健常対照群は，2回，4回，10回以上の試行で，それぞれ単語容量よりも，1語，2語，3語多い単語リストを学習可能であった。

3）聴覚的言語学習検査 Auditory-Verbal Learning Test；AVLT（Rey, 1964 ; E.M.Taylor, 1959）

AVLT は施行は容易でありながら，即時記憶容量を測定し，学習曲線を示し，学習戦略あるいはその欠如を明らかにすることができる。また，逆向性および順向性の干渉傾向と，記憶課題における混乱や作話の傾向を引き出すことが可能である。また，この検査は干渉をはさんだ後の把持を測定することもできる。施行法は，15語のリストについて想起を求める呈示が5回あり，次に第2の15語のリストが1回呈示され，そして第6回目の想起が行われる。所要時間は10分から15分である。把持については30分か数時間，あるいは数日後に検査されることもある。

最初に検査されるのは即時単語容量である。第1試行では，検者は，次の指示を出した後に，1秒間に1語の割合で15語のリスト（A）（表11-1参照）を読む。

> これから単語のリストを読みますのでよく聞いてください。私が読み終わったら，できるかぎり多くの単語を思い出して言ってください。答える順序は関係ありません。ただできるだけ多くを思い出して言ってください。

検者は，患者が想起した単語を想起された順序の通り記録する。この方法により，患者の想起のパターンをみることが可能となる。すなわち，患者が2つか3つの単語を関連させているかどうか，順序正しく進行しているかどうか，あるいは，想起が当たっているか外れているかなどを知ることができる。患者がある単語をすでに言ったかどうか尋ねてくれば，検者はそれには答えるが，検者から進んで単語が繰り返されていることは伝えない。なぜならば，これにより患者の中には，気が散って課題の遂行に支障がでる者がいるからである。

患者がもうこれ以上単語を想起できないことを示した時には，検者は次の第２の指示に続いてリストを再読する。

それでは，同じリストをもう一度読みます。読み終わったら，１回目に答えた単語も含めて，思い出せる限り多くの単語を言ってください。順序は関係ありません。ただ思い出せる限り多くの単語を，１回目に答えたかどうかに関係なく言ってください。

この指示では，１回目に答えた単語も含むことを強調しなければならない。そうしないと，患者によっては言い残した単語を答えていく検査であると考えてしまう場合がある。

第２試行の指示を毎回使いながら，同じ単語リストを，第３，第４，第５試行でも再読する。検者は，患者がより多くの単語を想起した時，患者をほめてもよい。患者が想起した単語数が，患者に安心や挑戦する気を与える効果があるならば，患者にその数を伝えてもよい。Luria（1966）は，10語の単語学習検査で，ひとつの試行が終了するごとに，次の試行では何語の単語を想起できるかを患者に予想させた。この方法で，言語学習の評価と同時に，患者の自己認知の正確さ，目標設定の妥当性，そしてデータを自分に適用させる能力についての情報を得ることもできる。この追加手技は，ほとんど時間と努力を必要としないで，多くの情報をもたらし，学習あるいは想起の過程に干渉することもないと思われる。

第５試行が完了した時，検者は患者に次のように告げる：

それでは次に，別の単語のリストを読みます。今回も，この新しいリストからできる限り多くの単語を思い出して言ってください。ここでも，あなたが答える単語の順序は問いません。ただ，できる限り多く思い出して言ってください。

それから，検者は第２の単語リスト（B）を読みあげ，それまでと同じように，患者が想起した順序で単語を記録する。リストBの試行にひき続き，検者は患者に再び最初のリストからできる限り多くの単語を思い出すように求める（第６施行）。リストAまたはリストBのいずれかの呈示が，中断や不適当な施行，患者側の混乱や不完全な反応

表 11-1　Rey 聴覚的言語学習検査単語リスト

リストA	リストB	リストC
たいこ	机	本
カーテン	猟犬	花
鈴	鳥	列車
コーヒー	靴	敷物
学校	ストーブ	草地
親	山	ハープ
月	草	塩
庭	塔	指
帽子	雲	りんご
農夫	船	煙突
鼻	仔羊	ボタン
あひる	鉄砲	丸太
色	鉛筆	鍵
家	教会	ガラガラ
湖	魚	金

（E.M.Taylor, *Psychological appraisal of children with cerebral defects.* © 1959 by Harvard University Press）

などによって適切に行えなかった場合には，第3の単語リスト（C）を用いる。30分後の遅延想起の試行により，一度学習したものを患者はどの程度想起できるかという付加的な情報を得ることもできる。このような長期の遅延後の想起についての標準値はないが，臨床経験からは，第6施行で想起されたいかなる単語も30分後に失われることはほとんどないといえる。

各試行の得点は，正しく想起された単語の数である。総得点として，第1から第5試行の合計を計算することもできる。重複（Repeat）して想起された単語はRと記載する。なお，患者が自己修正（Correction）した場合にはRCと記載し，重複が疑われるがはっきりしない場合にはRQとする。想起が重複する場合，患者が単に自分が覚えた単語を確実に言いたいと望んでいることが理由のこともある。しかし，こうした重複が起こるのは，特に患者が比較的わずかの単語しか想起できない場合には，学習障害と関連した自己モニタリングとトラッキングの問題を反映していることがほとんどであろう。

リストにない単語を述べた場合は誤り（Error）であり，Eと記載される。検査の早い段階で起きた誤りは後の試行に再び現れることが多く，しかも1つあるいは幾つかの他の単語と関連する同じ場所に現われやすい。Diane Howieson は，単純な作話と，音韻的または意味的関連を持つ反応について，前者をEC（error confabulations），後者をEA（error associations）と記すことにより，両者を区別することを推奨している。リストAからリストBの想起の中への迷入，あるいはリストBから第6試行の想起への迷入は，AあるいはBと記す（誤りの記録の例として表11-2参照。この例は，28歳の牧場労働者のものである。彼は右前頭側頭部の陥凹骨折のために，2年前に脳浮腫を除去する外科手術を受けた。事故以来彼は，決断力低下，失見当，人格水準の低下のために仕事に就けなくなった)。このような記録法により，成績を一目で質的に評価することができる。この種の誤りのみられる患者は，外から来る情報と自らの連想との間の区別，あるいは異なる時間に得られた情報の間の区別を維持することが困難である傾向にある。表11-2に示された成績のような患者では，両方の区別の維持が困難であり，このことは自己モニタリング機能の重度の障害を意味している。

Rey は第1から第5試行までの成績の標準値を出している。5歳から15歳の児童と思春期の子どもの標準値もある。Rey による成人における成績の平均は社会階層と年齢により異なっている（表11-3参照）。

筆者は70人の脳損傷患者と21人の大学生・大学院生で，単語リストによる干渉後の想起のデータを出した。第6試行では，患者群は6.88語想

表11-2　AVLT における誤答の採点例

試行						
I	II	III	IV	V	B	VI
帽子1	たいこ1	川1	たいこ1	川1	机1	たいこ1
庭2	カーテン2	家2	カーテン2	家2	猟犬2	カーテン2
月3	鐘3	あひる3	帽子3	学校3	眼鏡3	鐘3
あひる4	家4	農夫4	学校4	鐘4	鐘A	親4
ホースEA	川5	水EA	親5	農夫5	ペットEC	学校5
	ホースEA	色5	農夫6	たいこ6	魚4	月6
	たいこR	たいこ6	色7	カーテン7	眼鏡R	教師EA
	鐘R	カーテン7	鼻8	鐘R	山5	あひる7
	カーテンR	庭8	あひる9	学校R	雲6	コーヒー8
	たいこR	帽子9	色R	親8	鐘AR	色9
		ズボンEA	学校R	コーヒー9		
		庭R	鼻R	学校R		
		あひるR	たいこR	親R		
		農夫R	あひるR	色10		
		学校10	農夫R	月11		
		親11				

起し，第5試行より平均して1.97語少なかった。学生では第5と第6試行における想起単語数の差の平均は，1.52であった。これらの平均値の差の相異は有意ではなかった（t = 1.16）。しかし，第5から第6試行で3語以上想起が減少した者の割合は，患者群1/3，学生群1/10であり，患者群が学生群に比し有意に高かった（χ^2=5.66, p<0.02）。これらの結果から言えることは，第5から第6試行で3語以上想起が減少することは異常であり，おそらく把持あるいは再生の問題を反映しているものと考えられる。これらのことは，より最近の研究（O'Brien and Lezak, 1981）でも支持されている。この研究の対象は最近（検査施行の6カ月以内）頭部外傷を受けた18歳から49歳の患者群17名と対照群26名であり，教育水準を合わせて，この検査の聴覚的呈示と視覚的呈示（本書 p.243-244 参照）について比較が行われている（表11-4）。この研究では，対照群は患者群より，第5から第6試行での把持が有意に高く，減少数の平均は学生のそれとほぼ等しかった。

通常は，数字に関する即時記憶容量とAVLTの第1試行で想起される単語数の差異は，1点か2点の範囲内にある。このことはスパンの容量という概念を支持するものである。差がより大きい場合は，通常数唱の成績の方が優っている。これは，患者の即時記憶や集中力は正常であるが，過剰な刺激により混乱するという傾向を反映しているようである。このような患者は，あらゆる種類のより複雑な材料や状況で困難をきたす傾向にあるが，単純化され高度に構造化された課題では成績が良くなる傾向にある。より難しい単語リストの把持課題の点数の方が良ければ，数唱の低得点は，通常，不注意，動機の欠如，検査時の不安などによるものである。

ひとつの反応から別の反応への転換が遅延していることが，第1試行における低得点の原因であることがある。即時言語性記憶容量が正常範囲内にある患者にこれがみられる場合，リストBの想起が少なくとも第1試行のそれよりも2～3語多く，通常は正常範囲内にある。また，第2試行での想起の伸びがきわめて大きくなる。普通は，第1試行の想起が非常に悪い場合，第2試行ではあ

表11-3　成人5群のRey聴覚的言語学習検査の各学習施行における平均想起数

対照群		試行 I	II	III	IV	V
肉体労働者	平均	7.0	10.5	12.9	13.4	13.9
(n=25)	標準偏差	2.1	1.9	1.6	2.0	1.2
知的労働者	平均	8.6	11.8	13.4	13.8	14.0
(n=30)	標準偏差	1.5	2.0	1.4	1.1	1.0
学生	平均	8.9	12.7	12.8	13.5	14.5
(n=47)	標準偏差	1.9	1.8	1.5	1.3	0.7
高齢肉体労働者	平均	3.7	6.6	8.4	8.7	9.5
(70～90歳)(n=15)	標準偏差	1.4	1.4	2.4	2.3	2.2
高齢知的労働者	平均	4.0	7.2	8.5	10.0	10.9
(70～88歳)(n=15)	標準偏差	2.9	2.9	2.5	3.3	2.9

(Reyより引用，1964)

表11-4　AVLTとPVLT[a]の第5および第6施行における平均成績

試行	AVLT V	AVLT Ⅳ	AVLT V－Ⅳ	PVLT V	PVLT Ⅳ	PVLT V－Ⅳ
患者群	7.12	4.06	3.06	8.88	7.53	1.88
対照群	13.15	11.62	1.53	14.38	14.27	0.11

[a] *Pictorial Verbal Learning Test*（本書 p.243-244 参照）

まり伸びず，第3試行になってはじめて伸びが認められるものである。反応の転換の遅延が疑われる場合には，その患者の他の検査における成績のパターンを見直してみるべきである。すなわち，積木のような検査において，反応セットが確立されるまで，遅延反応を示すかもしれない（たとえば，最初の2つの課題では，それぞれせいぜい2点とるのがやっとであった患者が4番目，5番目，6番目の課題では，最初の2つよりも正確にしかもしばしば速く行うことがある。あるいは，言語流暢性検査の成績において，呼称課題の難度が次第に増加しても，各試行ごとに患者の語産生数は上昇していくことがある）。リストBの想起が第1試行における即時想起よりもはるかに低い（2語または3語）ような場合には，学習されたばかりのもの（リストA）が新しい材料の獲得を妨害したのであろう。すなわち，順向干渉の影響である。順向干渉が非常に強い場合は，リストAからの単語の迷入がリストBの想起の中に現れることもある。

ほとんどの脳損傷患者で，5つの試行の点数を通してみると，学習曲線が認められる。第1試行が3語または4語，第5試行が8語または9語というように，たとえ低いレベルでも，学習曲線は認められる。また，遅延想起の課題である第6試行においても，ある程度の上昇が維持されれば，学習曲線はある程度の学習能力の存在を示している。このような患者は，精神療法または個人カウンセリングが有用である可能性がある。さらに，これらの患者は正常よりも速度は遅いものの学習可能であるので，リハビリテーションや通常の学校教育も役立つであろう。病前は非常に知能が高かった重度の記憶障害患者において，即時記憶容量が大きく，第1施行で8語または9語を想起できるのに学習曲線が得られない場合がある。すなわち，第5試行や第6試行でも9語または10個しか想起できないことがある。このような例は，それぞれの試行の得点を他の試行との関連の中で評価することの必要性を示している。

Craik（1977a）によれば，AVLTのような超スパンの学習課題では，健常者の短期把持と学習能力（すなわち，Craikの用語では一次記憶と二次記憶）の両方が関与している。したがって，多くの脳損傷の患者は，第1試行では健常者同様に良い成績を示しても，その後の試行では，以前の学習からの影響は少なくなる（たとえば，Lezak, 1979b）。学習能力が欠如している患者の短期把持では，リストの終わりの単語がリストのはじめの単語よりもはるかに良好に想起されることがある（新近性効果）。これは患者の即時記憶容量を超えて新しい単語が呈示されると，直前に聞いた単語の把持が妨げられることによる。他方，健常者では，新近性効果と同様に，常にリストのはじめの単語の想起が他のほとんどの単語の想起よりも良好であるという初頭効果がみられる傾向にある。さらに，記憶機能に問題のない人は，新しい単語が追加された時を除いて，各試行間であまり変化のない，一定の想起パターンを形成することが非常に多い。記憶力が良好な人の多くは，第5試行まで，呈示された順番とほとんど同じ順番でリストを繰り返す。

6カ月と12カ月の間隔をあけて20人の対照例に3回検査を実施したデータによると，2回目の第5試行と第6試行で練習効果がみられている。また，この練習効果は3回目の第6試行でもみられたが，第5試行ではみられなかった（Lezak, 1982d）。この結果はAVLTを繰り返し施行する場合には，別の単語リストを使用する必要があることを示唆している。

再認課題を行うこともある。第6試行の想起の成績が，直前の第5試行の想起の成績よりも，3語以上低下した場合である。再認を検討することにより，患者の有する想起障害の本質が明らかになるだろう。たとえば，患者が情報を把持しているのに再生しにくいのであれば，再認課題の成績が良好になると考えられる。しかし，もし患者の問題点が単に新しい情報を把持することの困難にあるならば，再認課題の成績についても，第6試行同様に悪いであろう。再認検査では，検者は患者に対して，50個の単語を視覚的または聴覚的に呈示し，その中から第1リストの単語をできるだけ多くみつけるように求める。これらの50個の単語には，リストAとリストBに含まれるすべての単語だけでなく，リストAやリストBの単語と意味的（semantic）に関連する単語（S），あるいは音韻的（phonetic）に類似する単語（P）

が含まれている（表 11-5 参照）。この方法により，患者が貯蔵した量についてだけでなく，患者がひとつのデータの学習時期や同時に学習された他の情報を識別する能力についても明らかにすることができる。前頭葉機能障害を有する患者は，学習そのものは容易にできるが，学習したものの順序を覚えたりすることができない。再認は，このような前頭葉機能障害患者の臨床的な想起障害の裏づけのためにも使用することができる。

第 1 試行から第 5 試行の計 5 つの学習フォーマットは，絵画言語性学習検査 *Pictorial Verbal Learning Test*；PVLT として，あるいは印刷された単語を用いて行うこともできる（本書 p.255 も参照）。筆者はビネーの絵画語彙 *Picture Vocabulary*（Terman and Merrill, 1973）の 15 の項目を用い，絵カードを 1 秒間に 1 枚ずつめくりながら，各絵を約 0.5 秒間呈示している。表 11-4 に示した結果は，文章想起（ウェクスラー記憶検査の下位検査である論理的記憶）を干渉試行として用いることにより得られたものである。絵カードは，フラッシュカードや言語病理学者などが言語療法で使う単語学習の材料からも作成することできる。ほとんどの人が第 1 試行で単語よりも 2 個から 3 個多い絵を想起でき，しばしば第 4 試行までに 14 個または上限の 15 個に達する。1 つの群として，表 11-4 に例として示した外傷性脳損傷患者は，単語が聴覚的に呈示されるよりも，絵によって呈示された場合の方がこの課題をより多く学習し，同時により多く把持している（O'Brien and Lezak, 1981）。損傷の左右局在（片側麻痺や失語の存在，あるいは神経学的所見と検査により決定される）によって分類すると，外傷を受けてから 2 年目には，右側優位の脳損傷患者も左側優位の脳損傷患者もともに，聴覚的呈示および視覚的呈示でほぼ同数の単語を学習した（第 5 試行）が，把持には差がみられた（第 5 試行－第 6 試行）。左半球損傷患者は，視覚的情報の方をより良好に把持する傾向が見られたのに対し，右半球損傷患者では聴覚的呈示の方が良好であった。左側の脳血管障害を有する高齢の患者では，対照群と同様に，視覚的呈示の成績が良好であったが，右側の脳血管障害ではこの傾向は認められなかった（M. E. Davis, 1983）。

Miceli ら（1981）は，この検査の修正版を神経心理学的検査バッテリー（本書 p.432 参照）の中で用い，右半球損傷の患者の成績は（左半球損傷の患者にたとえ失語症がなくとも）左半球損傷の患者の成績よりも有意に良好であることを指摘した。彼らの方法では，想起課題は患者に 15 分間視空間課題を行わせた後に行われる。その結果，2 つの得点が抽出される。ひとつは 15 W－ST で，各学習試行にひき続いて想起されたすべての単語の総数であり，もうひとつは 15 W－LT で，遅延想起試行において想起された単語数である。

4）ウェクスラー記憶検査の対連合学習検査（本書 p.271 参照）

対語学習検査としておそらくもっともよく知られたものである。10 個の単語対から成り，そのうち 6 個は「容易」に連想（例. 赤ん坊－泣き声）が可能な単語対であり，4 個は連想が「困難」な単語対（例. キャベツ－筆）である（Wechsler, 1945）。検者はこの単語対を読みあげた後，対の一方の語だけを順に読む。被検者は 5 秒以内に対

表 11-5　AVLT 再認検査の単語リスト

鐘（A）	家（SA）	タオル（B）	船（B）	眼鏡（B）
窓（SA）	魚（B）	カーテン（A）	熱（PA）	靴下（SB）
帽子（A）	月（A）	花（SA）	親（A）	靴（B）
納屋（SA）	木（PA）	色（A）	水（SA）	教師（SA）
猟犬（B）	風船（PA）	机（B）	農夫（A）	ストーブ（B）
鼻（A）	鳥（B）	銃（B）	バラ（SPA）	巣（SPB）
天気（SB）	山（B）	クレヨン（SA）	雲（B）	子ども（SA）
学校（A）	コーヒー（A）	教会（B）	家（A）	たいこ（A）
手（PA）	鼠（PA）	あひる（A）	外人（PB）	キャンデー（PA）
鉛筆（B）	川（A）	泉（PB）	庭（A）	仔羊（B）

（A）リストAの単語；（B）リストBの単語；（S）リストAまたはBの単語と意味的関連のある単語；（P）リストAまたはBの単語と音韻的に関連のある単語

応するもう一方の語を答える。これを3回繰り返す。連想の容易な単語対の正答数の1/2と，連想が困難な単語対の正答数を加えたものが総得点である。したがって，最高点は，（3＋4）×3＝21点となる。

標準化がいくつか試みられており，それらを総括すると，この検査のおおよその基準を知ることができる。ただし，50歳から59歳のデータはない（本書 p.272, 表 11-12 参照）。各年齢段階で男性より女性の方が約1点平均点が高い傾向があり，60歳になると女性の方がおよそ2点高くなる（Ivison,1977；Verhoff et al., 1979 ）。この検査は，複雑な情報や全く初めての情報に関する学習（すなわち二次記憶）の障害に鋭敏である（Kaszniak et al.,1979b；Kear-Colwell, 1973；Wilson et al., 1982）。しかし，Verhoff ら（1979）の指摘によれば，この得点は，単に学習されたもののみを反映しているのではなく，保続や作話といったような病的反応傾向に由来する誤りも反映している。単一の検査の中に,連想が「困難」な単語対と「容易」な単語対の両方が並列に置かれているため，実際には2つの異なる能力（すなわち，よく学習された言語連合の想起とそうでない言語材料の把持）が検査されることとなる。その結果，合計点にしてしまうとそれぞれの能力は明瞭に評価できなくなってしまうのである。

Edith Kaplan は，対連合学習課題の標準的な施行に第4の試行を追加するという変法を開発した。それぞれの単語対の後の方の単語を検者が読み上げ，被検者は前の方の単語を答えるのである。これにより検者は，第3試行までの患者の反応が，真に学習されたものか，あるいは受動的に学習された音声的連合の記号を表したものであるかどうかを知ることができる。

5）選択的想起喚起と限定的想起喚起（Buschke and Fuld, 1974；Fuld, 1975）

把持，貯蔵，検索は選択的に想起を喚起する方法と限定的に想起を喚起する方法によって容易に区別することができる。選択的想起喚起では，検者が単語リストを読みあげた直後に，順番は無関係にできるだけ多くの単語を想起することが被検者に求められる。次に，被検者が想起できなかった単語のみを検者が読みあげる。このように直前の試行で想起できなかった単語のみを喚起し，想起を求める試行が被検者が，リストのすべての単語を想起するまで続く。この方法は，学習に失敗した項目だけに注意の焦点を集めることにより，学習を容易にするものである。健常者は一般に，3回目の試行で動物や衣類の10単語リストの10項目すべてを想起でき，4回目の試行では何の喚起もなしに10単語すべてを想起できる（Buschke and Fuld, 1974）。

この方法を用いて，Levin, Grossman ら（1979）は重症度の異なる頭部外傷の患者が12語の高頻度語リストを学習する能力を評価した。彼らは4つの指標を用いている。すなわち，「長期貯蔵数（12回の各試行ごとに想起された単語の数），「長期貯蔵数の合計」（各試行で想起された単語数の総数），「（貯蔵からの）安定した長期検索数」（ある試行で想起され，その後のすべての試行で喚起なしに想起された単語数），「安定した長期検索数の合計」（「安定した長期検索数」の総数）である。長期検索では，重度の障害群のみ，12回の試行を通して持続的な改善を示さず，6回目の試行でプラトーに達した（平均およそ6単語を再生）。軽度の障害群は最後の2回の試行でほぼ満点に達した。そして，中等度の障害群は軽度の障害群よりおよそ1試行につき1単語ずつ少なかった。ただし，中等度の障害群の再生パターンは，軽度の群よりもかなり一貫性に乏しかった。

限定的想起喚起では，単語リストの1回目の読みあげに続いて，検者は被検者が想起できなかった単語のみを再び繰り返し，できるだけ多くの単語を想起するよう伝える。その後の想起の喚起は，それまでの試行で1回も想起されなかった単語に限定される。再生の試行と想起の喚起は被検者が各々の単語を少なくとも一度は言うまで続けられる。したがって，最初の想起は即時記憶の把持スパンを検査している。自発的な想起とは，被検者が前に言った単語を自分で想起することである。検索の問題は，一度言った単語が以後散発的にしか想起されない時に明らかとなる。被検者がいったんすべての単語を言った場合，さらに再生を延長することで貯蔵の安定度を検査できる。この方法では，患者はそれ以上想起の喚起を受けずに，さらに12回の再生を行う。患者の反応は想起した項目数と，その項目の想起の一貫性により評価される。動物の名前の20単語リストでは，健常対照群は想起延長によって平均16項目を再生し，一度想起延長の試行の間に再生されるとその項目は一貫して想起される傾向がみられた（Fuld, 1975）。

Buschke と Fuld の研究のほとんどは，動物や衣類のような単一のカテゴリーによる単語リストを用いるものであった。この方法では被検者の推測を誘導しているのではないかとする Erickson と Scott（1977）の疑問を，筆者も経験的に感じていた。さらに，このようなリストを用いると，被検者がいつ推測を行っているかを知るのは困難である。カテゴリーの制限のないリストを用いれば，推測の時点は，雪の中のカラスのようにはっきりする。

6）単語学習検査

患者に単語の定義を学習させることによって，一般的な学習活動を測定する検査が2つある。ひとつは，新単語学習把持検査 *New Word Learning and Retention Test*；NWLT（Meyer and Yates, 1955；Meyer and Falconer, 1960）であり，もうひとつは修正単語学習検査 *Modified Word Learning Test*；MWLT（Savage, 1970；Walton and Black, 1957）である。両者は，学習すべき単語リストの長さのみが異なる。

この2つの検査ではそれぞれ標準化された単語リストを使用する。NWLT では，ビネーまたはウェクスラーの単語リストを，MWLT ではビネーの単語リストのみを用いる。これらの標準化された単語の検査で連続して10以下の誤りしかないような例外的に優秀な被検者では，Mill Hill の単語スケールの形式1の上級からもっとも難しい単語が選ばれる（Raven, 1958）（米国の検者には Atwell と Wells の広範囲単語検査の方がより利用しやすいかもしれない）。NWLT で用いる単語は，単語リストにおいて患者が定義できなかったはじめの5単語である。MWLT で用いるのは，10単語である。検者は患者に，定義できなかった単語の意味を教え，その後すぐに患者にそれらの単語の定義を言わせる。5単語の検査の通過基準は，合計で3つ正しく定義できることであり，必ずしもその3つを連続して正しく定義できる必要はない。10単語リストでの通過基準は5単語の場合の倍にあたる6つ正答である。もし患者がこの基準を満たすことができなければ，すべての単語の定義が再び教示され，患者が要求された3つまたは6つの定義を答えられるまでは繰り返される。

MWLT では学習速度に対しても得点を与えるようになっており，10単語のリストの第1呈示で6単語学習した患者に対しては，最高点の10点が与えられる。患者が課題に成功するまでリストが追加呈示されるたびに，1点が減点される。したがって，第2呈示で6語が学習されたならば，患者は9点を獲得する。もし6語が第5呈示でも学習されなければ，患者の得点は6点となる。

健常者では通常，定義を1回聞いただけで NWLT の5単語のうち3つを学習できる。57人の健常対照群では，例外なく3回以内の反復で10単語のうち6つを学習した。一方46名の器質性障害群では，5回以内のリストの反復で成功したものはわずか1名だった（Walton and Black, 1957）。5点をカッティングスコアにする（6回反復での成功が5点）と，器質性障害群の93.5%と，健常対照群と155名の機能性障害（神経症と精神病）を持つ精神科患者群の97%を同定することができた。6点をカッティングスコアにする（5回の反復により成功）と，健常対照群での偽陽性はみられず，器質性障害患者の71%が正しく分類された（Bolton et al., 1967）。この検査の成績は知的能力のレベルと有意に相関があるので，知的能力が平均以下の人の得点の解釈については注意を要する。

高齢の精神科患者に NWLT を使用したデータについては一定していない。MWLT の成績低下は，死亡率を強く予測するものである（Sanderson and Inglis, 1961）とか，高齢の精神科患者の中から統合失調症を分類することはできなかった（Orme et al., 1964）とか，器質性疾患と診断された患者と診断されなかった患者の間を区別することができなかった（Newcombe and Steinberg, 1964）などの報告がある。Newcombe と Steinberg は，「MWLT の基準（10のうち6単語を学習する）は，厳しすぎ，高齢患者には難しすぎることがある」と結論で述べている。Riddell（1926b）は，WAISの単語リストではなく，スタンフォード-ビネーを使えば，機能性と器質性の高齢精神科患者を鑑別できることを指摘した。

MWLTのひとつの変法として，新造語の使用がある。言語を熟知した教養のある対象者が有利となることを避けることが目的である。また，具体性のある定義を用いることによって，誰でも容易に学習できるようにすることも可能である（Hetherington, 1967）。この方法での通過基準は10のうち6個であり，10回を超えての反復は行わない。新造語を使用すると，対照群と器質性障害群の得点の差は非常に大きくなる。

7）Wickensの順向抑制からの解放検査
（Craik and Birdwistle, 1971 ; Wickens, 1970）

学習された材料がいかなる段階でコード化されるかを知るために，順向抑制 *Proactive Inhibition* ; PI現象を用いる検査である（Butters and Miliotis, 1985 ; H. S. Levin, 1986）。これは基本的には単語の短期把持の検査で，それぞれ異なる数個の単語を5回呈示する。ただし，最初の4回で呈示される単語は1つの同じカテゴリーからのものであり，5回目に呈示される単語のみそれまでのカテゴリーとは異なっている。たとえば，ButtersとCermak（1974, 1975）は，はじめの4回では動物の名前，あるいは3つの子音のような1つのカテゴリーの単語を呈示し，各回ともに干渉課題（例．色名呼称またはある数字からのカウントダウン）の後に想起させた。続く5回目には，野菜，あるいは3つの数字のような別のカテゴリーの単語を呈示し，干渉課題の後に想起させた。Moscovitch（1976）は単語学習課題の中でこの方法を用いた。12語から成る5つの単語リストを使用し，2秒間に1語の割合で読みあげた。はじめの4つのリストの単語はスポーツに関するもので，第5のリストは職業に関連したものから構成されていた。

健常者は意味的カテゴリーによりコード化しているので，同じカテゴリーの単語の学習課題が続くと，想起の成績は次第に低下する。しかし，新しいカテゴリーからの単語の想起に際しては，順向抑制からの解放を示し，最初の想起レベルに回復する。カテゴリーが転換する時に，想起される項目数に増加がみられなければ，異常反応ということになる。ButtersとCermak（1974, 1975）とCermak（1979, 1982）は，健常対照群として順向抑制からの正常な解放を示したアルコール症患者を選び，この群とコルサコフ症候群の患者とを比較した。その結果，カテゴリーの転換が文字から数字というように差が大きい場合には，コルサコフ症候群の患者においても順向抑制からの正常な解放がみられた。しかし，ひとつの意味カテゴリーから別の意味カテゴリーに移った場合には，コルサコフの患者はこの解放現象を示さなかった。このことは，コルサコフ症候群患者では，記銘に際し，意味的カテゴリーの中でコード化していないことを示している。Moscovitch（1976）は，短期把持の段階と解放現象の有無との間の解離を明らかにした。彼の研究によれば，左半球前方損傷の患者では，想起は正常であるが，順向抑制からの解放はなく，左側頭葉損傷の患者では，想起課題の成績が悪いが，順向抑制からの解放を示した。右半球損傷の患者では，病変の前後にかかわらず，順向抑制からの解放を示した。

8）系列単語学習

学習した項目の順序を保持する能力は，多くの方法により研究されてきた。Luria（1966）は，10個の単語リストを患者が再生する順序に興味を持ち，系列単語学習検査 *Serial Word-Learning Test*（Vowels, 1979）として実施した。この検査では，比較的高頻度で，それぞれ関連のない10個の単語を，呈示された通りの順序で想起するように指示される。中年の健常対照群は3ないし4試行以内でリストを学習することが可能であった。

系列単語学習はハンチントン病の患者（Caine et al., 1977），あるいはアルコール症患者（Weingartner, 1971）が学習する際に，刺激単語の関係（イメージ性や連合の強さ）がどのように影響しているかを研究するために使用されている。これらの研究では，8ないし10単語から成るリストを2種類使用している。その2種類は，イメージ性の強さ，連合の強さ，ランダムさなどが異なっている。リストは，それが学習されるまで，あるいは，決められた試行数（たとえば6または10）

に達するまで呈示される。得点は学習までの試行数あるいは，各試行で順序通りに繰り返された単語数に基づいて付けられる。

系列単語学習は，継次的な組織化を学習のために利用する能力の研究に非常に適している（Weingartner, 1968）。健常対照群では，継次的に組織化された単語リストでは学習が容易になるが，てんかん発作コントロールの目的で一側（右または左）の側頭葉切除術を受けた患者では，そうした傾向は認められなかった。ここでいう高度に組織化されたリストとは，隣接した単語が強力な連合を有しているものをいう。たとえば，蛾－蝶－昆虫－虫－鳥－羽－蜂－蚊－日光－夏－庭－春である。また，あまり組織化されていないリストとは，強力な連合が分断されているものであり，たとえば，鳥－蛾－夏－蚊－庭－昆虫－羽－日光－蝶－蜂－春－虫である。学習はリスト上の次の単語がいかに正確に予想されるかにより測定される。

文章

文章想起による記憶検査法は，従来考えられていた以上に重要な検査である。他の多くの記憶検査と異なり，文章の記憶は日常生活機能に自然に直結している。また，文章については発達段階ごとの基準が存在するので，患者の成績を評価しやすい。健常者は 24 ないし 25 の音節の文章を正しく想起できる（M.Williams, 1965）。

文章のスパンを語や数字のスパンと比較することによって，その患者の即時記憶スパンに意味がどの程度利用されているかを決定することができる。他の言語性記憶課題と同様に，文章記憶の成績不良は左半球病変と関係がある。McFie（1960）の報告によれば，左前頭葉，左側頭葉，左頭頂葉病変がこの課題の低成績と結びつきやすいが，右半球病変の患者ではこの障害は認められなかった。さらに，文章は機能語と内容語からなっているので，文章想起は失語症の検査として使用可能である。失語症では内容語より機能語が誤って使用されたり省略されることが多いからである（Caramazza et al., 1978）。

1）文章の記憶

スタンフォード-ビネーの知能検査には 3 つの年齢段階で文章の記憶検査があり，年齢段階Ⅳの 12 音節の文が検査Ⅰの項目である（Terman and Merrill, 1973）。年齢段階Ⅺにおける文章の記憶検査Ⅱの各項目は 20 音節である。年齢段階Ⅻにおける文章の記憶検査Ⅲの 2 つの項目はそれぞれ 19 音節と 16 音節であるが，構文と語が年齢段階Ⅺより複雑になっている。

2）文の復唱（Benton and Hamsher, 1976, 1978）

この検査は，多言語失語症検査（本書 p.283 参照）の下位検査で，2 つのことを検査できる。形式Ⅰの 14 の文は 3 音節から 24 音節までの長さがあるので（表 11-6 参照），非常に短いものから健常成人なら可能なはずの 24 音節の長さまで，有意味の言語材料のスパンを測定することができる。さらに，7 種の異なる言語構造が形式ⅠとⅡという 2 つの文章のセット（たとえば，肯定平叙文，否定疑問文等）にそれぞれ含まれている。これにより，聞き取りに際して，患者が構文的多様性に感受性を有するかどうかも知ることができる。この検査は，通常の神経心理学的検査ではコミュニケーション能力の異常がとらえられない患者の，ごく微細な言語面の障害を発見するのに有用である。得点法としては，正確に復唱された文に対してそれぞれ 1 点が与えられる。また 25 歳から 29 歳および 60 歳から 64 歳の年齢群で，学歴が 15 年以下の者には粗点に加え補正式にしたがって付加点が与えられる。この検査を多言語失語症検査バッテリーと別に施行した場合は，期待される 24 音節のスパンからの逸脱の有無や文の選択的聞き違えを示唆する誤りのパターンから必要な臨床的情報を得ることができる。

形式ⅠとⅡの 2 つの検査を 85 名の 2 つの患者群（形式ⅠおよびⅡの平均補正点はそれぞれ 10.65 と 10.96）に対して施行した結果は，難度は同等であるとされた。ただし，形式Ⅱの 2 つのもっとも長い文が 18 音節と 19 音節（それぞれ 16 語と 15 語）でしか構成されていない点は形式Ⅰとは異なる点である。したがって，形式Ⅱの文は構文的統合性を調べるのに適したものであり，厳密な意味

表 11-6　文章の復唱：形式 1

1．これを家に持っていきなさい。Take this home.
2．その子どもはどこにいますか？ Where is the child?
3．その自動車は走らないでしょう。The car will not run.
4．なぜ彼らはここに住んでいないのですか？ Why are they not living here?
5．楽団が演奏し観客は喝采した。The band played and the crowd cheered.
6．あなたは今度の夏どこで仕事をするつもりですか？ Where are you going to work next summer?
7．彼は家を売り，彼らは農場へ引越した。He sold his house and they moved to the farm.
8．豆を全部つみとるまで庭で働きなさい。Work in the garden until you have picked all the beans.
9．その画家はこの谷の美しい風景をたくさん描いた。The artist painted many of the beautiful scenes in this valley.
10．この医者は国中のすべての町を旅行したわけではない。This doctor does not travel to all the towns in the country.
11．彼女がここでやっているあいだに，彼はわれわれに正確に語ることができるだろう。
He should be able to tell us exactly when she will be performing here.
12．そのグループのメンバーは，なぜ彼らの代表に助けを求める手紙を書かないのか？
Why do the members of that group never write to their representatives for aid?
13．ひどい吹雪のためたくさんの男女が仕事に行くことができなかった。
Many men and women were not able to get to work because of the severe snow storm.
14．協会のメンバーたちは，毎月第 1 火曜日に会合を持つことに同意した。
The members of the committee have agreed to hold their meeting on the first Tuesday of each month.

での文のスパンを調べるのにはあまり適していない。

3）無意味文（Botwinick and Storandt, 1974）

把持に対する意味の影響を検討する手段として，文節の想起と並行して開発された課題である無意味長文の想起がある。

1．穀物が／川のそばで／飛ぶ／間／独立宣言が／一晩中／歌われた。
2．ふたつの日付が／ピンクの花を／見ながら／永遠に／車の下で／ベッドを／食べた。
3．彼らは眠った／風を避けるために／火の中で／そこは寒かったが／セーターが彼らを／涼しくした。
4．わたしはピンクのねずみを食べる。／それはおいしいが／その緑色の毛皮は／胸焼けを起こさせる。

これらの無意味文を検者が読んだ直後に，ひとつずつ想起の試行が行われる。区切られた各部分を正しく想起すれば 1 点が与えられる。したがって最高点は 24 点である。10 歳ごとの被検者の平均想起数は，20 代で 21.9，30 代で 20.7，40 代で 20.6，50 代で 20.0，60 代で 19.0，70 代で 15.6，であった。これらの成績を文節の想起から得られた得点と比較したところ，年齢が高くなるほど材料の有意味性が想起に大きな役割を果していることが示された。

パラグラフ

パラグラフ検査に含まれる言葉と内容の量は，単純な即時記憶のスパンを超えている。すなわち，パラグラフ検査で測定されるのは，ほとんどの人が一度聞いただけでは思い出すことができないような多くの情報が呈示された時に把持される情報量である。この意味では，パラグラフ記憶は，到底把持できないような多くの材料が呈示される超スパン検査に類似している。パラグラフ検査における患者の記憶容量を文章のそれと比較することにより，情報の過剰な負荷がいかに機能を低下させるかということが明らかになる。もし患者が数字の順唱を平均的に想起でき，26 語か 28 語の文を覚えることができるにもかかわらず，AVLT の語リストの初回呈示で 6 語程度しか繰り返すことができず，22 または 24 の記憶単位を含むひとつのパラグラフからわずか 5 か 6 の内容しか想起できないならば，その状況下では患者の即時想起の能力は有効に作用していないと判定する。パラグラフは文章と同様に，より小さな言語単位よりも自然に記憶を検査できる。

F.B.Wood ら（1982）はパラグラフの直後再生と遅延再生の差は，エピソード記憶を間接的に測る手段になると指摘している。このパラグラフの遅延再生法は，直後再生，学習検査，数列学習などよりも健忘症患者の記憶障害に対して鋭敏であると彼らは指摘している。これらの検査は，パラグラフ再生と異なり，言語能力ともっとも高い相関がある意味記憶を測定していると彼らは考えている。

パラグラフ再生の採点法には，いくつかの問題点がある。ほとんどの人が検査材料を正確に復唱できないので，どの程度の誤りを減点の対象にするかということがまず問題である。よく見られる誤りとしては，いろいろな置換（同義語，同様の概念，あまり正確でない言葉，異なる数字や固有名詞），省略（大小さまざま，すなわち物語と関連のないもの，あるもの，重要なもの），付加と精緻化（理屈の通らないもの，物語を歪め変化させるもの，全く奇妙としかいいようのないものなど），物語の順序の移動（意味に変化を与える場合，与えない場合）などがある。Rapaport ら（1968）は，これらの誤りの判定にあたって，「そのパラグラフの変化が物語の全体的な意味や詳細を変化させない」場合には，パラグラフをすべて正しいと評価した。もしさらに洗練された得点法がないならば，この方法が臨床の場で行いうるおそらくもっとも合理的なものであろう。次に Rapaport らは，4 段階の「歪曲得点」を考案した。これは，パラグラフの変化が物語の要旨を歪曲する程度を反映する。ほんの小さな誤り（1 点）に対しては，正確で「意味のある記憶」とした。

Talland と Ekdahl（1959）は，パラグラフの逐語的想起と内容的（意味的）想起との区別を明確にした。彼らは有意味の言語材料を，逐語的想起と意味内容といった別々の得点単位に分けた。被検者が正確な言葉で表現する代わりに同義語または適当なパラグラフで代用させた場合には，正確に想起されたとして意味内容には評価が与えられる（本書 p.253 参照）。意味的および逐語的得点方法を比較する研究においては，Mills と Burkhart（1980）が意味得点が逐語得点よりも高得点であることを見出した。相関係数は非常に高く（$r = 0.94$），この 2 つの方法は同一の機能を測定していることが示されている。しかし，病変の左右差によって有意差がみられたのは，即時想起では逐語得点のみであった。遅延想起では，意味得点も病変側により差がみられたが，逐語得点は意味得点よりも病変の側性に鋭敏であった。また，それぞれの方法について，採点者間の評価にも高い一致（$r \geqq 0.97$）がみられている。

ウェクスラー記憶検査の下位検査である論理的記憶（本書 p.251）について考案されている採点法変法を，そのままパラグラフ想起検査にも適用することができる（Power et al., 1979 ）。この方法は以下のように修正得点を加えるものである。（1）基本的概念を変化させない同義語の置換に 0.5 点を与える，（2）形容詞，副詞，冠詞の省略が基本的概念をほんの少ししか変化させないならば，0.5 点を与える。著者らはこの変法と原法の即時想起の試行について，採点者間の評価に高い一致（$r \geqq 0.95$）が認められたことを報告している。

たとえば Rapaport らのように，誤りを得点化する方法が特定されていなかったり，小さな誤りを採点する方法が用いられないならば，検者ははっきりとした客観的基準に基づかずに，採点せざるを得なくなるだろう。パラグラフ記憶検査の得点は（採点者が誰であるか，あるいは採点者のその日の状態がどうであるかにより）数点の範囲で異なる可能性があるが，それはあまり重要なことではない。経験豊かな検者なら，いかなる得点についてもある程度の誤りが存在することを知っている。患者の中には，物語をきわめて詳細に想起して語るが，多くのパラグラフについて逐語的想起としては得点できないような答え方をしてしまう者がいる。また，多くの材料を逐語的に再生するが，脈絡に全く欠け，奇妙で作話的であったり，保続的挿入がある患者や，非常に高い逐語的想起得点にもかかわらず，新たな言語的材料を正確に学習，想起する能力に欠ける患者もいる。

1）物語の記憶とパラグラフの再生（Terman and Merrill, 1973）

ここでも，スタンフォード-ビネーの知能検査にある材料が役に立つ。年齢段階Ⅶにおける *The Wet Fall* について，被検者は，物語が印刷されたカードを見ながら，検者が物語を音読するのを聞く。音読の直後に，検者は被検者からカードを取り，物語について「この物語の名前は何ですか」などといった一連の質問を行う。1937年と1960年の両方のビネーのスケールには，*Repeating Thought of Passage* からの，2つのパラグラフが含まれている。いずれも抽象的なテーマを扱ったもので，SA Ⅱ段階の「人生の価値」とSA Ⅲ段階の「試験」である。これらの項目がより簡単なパラグラフ記憶課題と異なるところは，被検者がパラグラフを見ないこと，そして自由想起が行われるということである。

2）ウェクスラー記憶検査の論理的記憶（本書 p.271－273 参照）（Wechsler, 1945）

物語の記憶検査は，一般には聴覚的呈示後の即時自由再生という形をとっている。ウェクスラー記憶検査の論理的記憶は，おそらくもっとも広く使用されている物語記憶検査であるが，やはりこの形をとっている。検者は，2つのパラグラフを読みあげる。この際，各パラグラフを読みあげた後には中断を入れ，患者に即時自由再生を求める。パラグラフAには24個，Bには22個の記憶単位ないし「概念」が含まれている。被検者はそれぞれの「概念」を正しく想起するごとに1点を得る。総得点は各々のパラグラフで想起された概念数の平均である。最高点は23点，すなわち，A＋B／2である。年齢とともにかなりはっきりした得点の低下がみられることが，論理的記憶の特徴である（表11－12, 本書 p.272 参照）。

論理的記憶は言語学習の要素を含んでいるが，女性が男性よりも成績が優れているということはない（Ivison, 1977）。逆に，男性の方が女性よりも成績が優れていたという研究もある（Verhoff et al., 1979）。ウェクスラーの記憶検査の因子分析では，この下位検査は対連合学習および図形の即時想起検査（視覚再生，本書 p.256 参照）（Kear-Colwell, 1973）ともっとも高い相関を示した（本書 p.244 参照）。この相関パターンから，論理記憶は複雑で新しい情報の学習や即時想起と関係していることを示すものであると解釈できる。

多くの検者が遅延再生を追加して行っている。これは他の検査にひき続いて，20分後（Edith Kaplan），30分後（E.W.Russell, 1975a；本書 p.273－274 参照），45分後（Mills and Burkhart, 1980），1時間後（Foliart and Mack, 1979）などに行われる。一般的に，対照群の遅延再生の得点は，即時再生の得点よりも1点から2点低い。Verhoffらは（1979），遅延再生で性差が顕著であることを見出した。側頭葉の外科的切除を受けた患者についての研究では，この検査の即時再生に関して，左右半球群の間に差がみられなかった（Delaney et al., 1980）。しかし，30分後の遅延再生では，左半球病変患者は物語の要素の再生が有意に少なかった。

3）バブコック物語再生検査 The Babcock Story Recall Test（Babcock, 1930；Babcock and Levy, 1940；Rapaport et al., 1968）

このパラグラフ再生検査には，即時および遅延再生を測るために，21単位より成る物語が使用されている。

先週の／12月6日に／アルバニーから／10マイル離れた／小さな町で／川が／氾濫した。／水は通りをおおい／家の中に入った。／14人が／溺れ／600人が／寒い天候と／濡れたために／かぜをひいた。／橋の下で／少年を／助けようと／手をさしのべて／男は／自分の手を切った。／

この検査を始めるにあたり，検者は次のように述べる。「私は今から短い物語を読みあげます。よく聞いてください。私が読み終わったら，内容をできる限りたくさん思い出して話してください」パラグラフを読み終えた後で，検者は患者に指示をする。「では，あなたが物語について思い出せることすべてを言ってください」患者がほんの少しのことしか思い出せないならば，検者はもっとたくさん思い出すように促すべきである。患者がそれでもさらに思い出さないならば，検者は次のような質問をして再生を助けるようにする。「何が起きましたか？」,「それはどこで起きましたか？」,「誰が被害を受けましたか？」検者は，この種の質問を開始した時点を記録し，どこまでが自発的に再生された内容かを明記しておくべきである。また，あまりしつこく質問して患者を不快にさせてはならない。検査が進むにつれ，検者は反応水準の低下が病的惰性，コミュニケーション障害，特定の記憶障害などをどの程度反映しているのかについてある程度評価することが可能になってくる。その結果，検者は患者を促す適切な状況もわかってくる。

1回目の再生の直後に，検者は次のように言う。「しばらくしたら，私はあなたがどれくらい多く覚えているかについて尋ねます。話がもっと鮮明に記憶に残るように，いまからもう1度物語を読みあげます」第2回目の読みあげに続く再生は，言語材料を使う約20分間の検査の後に行われる。再度検者は「あなたが覚えていることをすべて言ってください」と求め，正しいと思われる反応が増えるように促す。

即時再生の成績にはプラス4点の補正をする。そして表11-7のように被検者を知的水準に応じて3群に分け，平均期待得点および上から1/4の期待得点，下から1/4の期待得点を算出すると，成績は即時試行よりも遅延試行のほうが高くなっている（表11-7参照）。

Diane Howiesonと筆者は，パラグラフの長さと概念的および統辞的複雑性が類似した独自のパラグラフ（ポートランドパラグラフ *Portland Paragraph*）を作り，バブコックの物語再生検査と同じ得点単位の数に分けて再検査に使用している。

ウエストスプリングフィールドで／竜巻が／多くのトラックを／高速道路から／吹きとばし／2台の／中型トレーラーが／横倒しになっている。／空港と／近くの住宅地域を襲った／水曜日の嵐で／1人が／死亡し／418人が／負傷した。／州知事は／大統領に／市街を／主要災害地域に／指定するよう／要求するだろう。／

これら2つのパラグラフは，学習の進行中に新しく学習した材料の干渉作用を調べる目的で，連続して使用することができる。具体的には次のように施行する。まず標準的な指示の後，バブコックのパラグラフを2回読む。次にポートランドのパラグラフを，バブコックの方法により読み，直後再生させ，再び読みあげる。その後20分の干渉期間の後に遅延再生させる。ポートランドパラグラフの成績評価の基準は特にないが，バブコックの基準が，おおよその目安となりうる。特に興味深いのは，第1のパラグラフから第2のパラグラフへの内容や意味の迷入と，第1と第2の想起量の大きな相違である。

ウェクスラーとバブコックのどちらのパラグラフ再生法を用いるべきかという決定は，順向抑制と学習のどちらの検査を主として行いたいかによる。この2つの検査のパラグラフは，それぞれ交換しうるものである。ウェクスラーのパラグラフ検査に遅延再生試行を追加することで（E.W. Russell, 1975a, 本書 p.273-274 参照），順向抑制の影響を検査することができる。ウェクスラーの方法は，パラグラフを1度だけ読みあげるというマニュアル通りに施行した場合には，バブコックのものより，学習検査としての意味が少なくなる。バブコックとポートランドの物語の内容は似ているので，この2つは順向抑制あるいは物語の流れを妨害する検査としては，ウェクスラー記憶検査の論理的記憶より適している。

機能性障害の高齢精神科患者と器質性障害の患者を鑑別するためにパラグラフ再生を用いた研究がある。ここでは，まず短い物語を読み，直後再生させ，第2回目を読み，第2回目の直後再生を施行した。ひき続き1日後，3日後，1週後，2週後，1カ月後の計5回遅延再生を行い，それぞれの時期において，ひき続きもう1回読みあげ

表11-7　バブコック物語再生検査の即時および遅延再生施行における期待得点

知的水準	即時再生				遅延再生		
	Sample n	Q1	Median	Q3	Q1	Median	Q3
平均	27	12	13	14	13	15	16
平均の上	41	12	14.5	17	16	17	19
優秀	45	13	15	18	15	17	19

（Rapaport et al., 1968 より引用）

た後に，即時再生を行った（Newcombe and Steinberg, 1964）。器質性障害群の初回再生の低得点は即時登録の障害を示していた。また，再度読んだ直後の再生では，著明な改善を見せたが，24時間あるいはそれ以上経過した後で行った次の試行では，学習したことのほとんどを必ず忘却していた。これに対し機能性障害群は，学習したことの多くを忘れることはなく，28日の検査期間を通して，学習内容を維持し増加させることができた。

4）カウボーイ物語 The Cowboy Story

このパラグラフは1919年に初めて登場して以来，多くの精神現症検査の中で用いられてきたので，もっともよく知られている。Talland（1965a；Talland and Ekdahl, 1959）は，パラグラフの逐語的想起と内容の想起を区別するために，このカウボーイ物語を利用した。彼はこのパラグラフを量的・逐語的想起のために27の記憶単位に分割し，内容に関する24の概念（下線を引いた単語や語句）を抽出した。これらの内容概念については，被検者が原文の語ではなく同義語などの適切な語句を置換した場合にも，正しく想起されたものとして評価される。

> カウボーイが／犬を連れて／アリゾナから／サンフランシスコに行った。／新しい　服を／買う間／友人のところに／彼は犬を預けた。／新しい服を着て／犬のところへ／彼は戻り／犬に口笛を吹き，／犬の名前を呼び／軽くたたいてやった。／しかし新しい帽子と／コートを着た／カウボーイには何の関心も示そうとせず，／悲しい声で／吠えた。／あやしてみたが全く無駄だったので／カウボーイは離れ／古い服を着たところ／犬は／即座に／自分の思っていた通りの／主人の姿を見て／とてもよろこんだ。（Talland, 1965）

即時再生検査において，対照群22名の27の逐語的記憶単位再生の平均点は8.32であり，内容再生の平均点は9.56であった。

模様，図などを用いた視覚性記憶機能の検査

図形の刺激材料を用いた視覚性記憶検査で患者に要求されるのは，記憶した図形を線で描いて再生するというような視覚運動反応であることが多い。当然ながらこのことが検査結果の解釈を難しくしている。なぜならば，患者の成績低下が，構成能力の障害によるものなのか，視覚ないし空間的記憶の障害によるものなのか，あるいは，これらの障害の相互作用の現われなのか，それ以外の要素も含むのかなど，さまざまな原因が考えられるからである。視覚運動反応を要求しない再認課題であっても，視空間の不注意のような知覚障害が記憶の問題と混在しているのである。したがって検者は，記憶，知覚，構成，視覚運動などの要素が最終結果にそれぞれどの程度関与しているかを評価するために，患者の反応の性質について十分な注意を払わなければならない。

言語的要因を除外するために，多くの視覚想起検査の刺激は，幾何学図形や無意味図形から構成されている。しかしながら，それらが非常に複雑であったり全く目新しいものでない限り，幾何学的な図は言語化を完全に避けることはできない。さらに言えば，言語化されないような無意味図形をたくさん作成するとなると，これは事実上不可能である。180のランダム図形から成るある検査では，言語的要因の関与をあらかじめ考慮し，言語的連合についての頻度と異質性に関する基準が設けられている（Vanderplas and Garvin, 1959）。

視覚性記憶：再認と言語的再生の検査

1）再帰性図形検査 Recurring Figure Test（Kimura, 1963）

幾何学図形あるいは不規則で無意味な図形が描かれた20枚のカードから構成されている。患者はこれらのカードを1枚ずつ続けて見た後に，140枚で1組になっているカードを1枚ずつそれぞれ3秒間呈示される。この140枚のカードは，もとの20枚の原画のうちの各8枚から構成される7組セット計56枚に加え，84枚の似通ったデザインのカードが混じっているものである。患者の課題は，もとの20枚のカードがどれであるかを判断することである。完全に正答すると56点になる。偽陽性反応は推測によるものを補正するために正答から差し引かれる。Kimuraの研究における11名の対照群は，平均年齢が20代で，実正答数（正答数から偽陽性反応を引いたもの）の平均は38.9であった。右側頭葉切除と左側頭葉切除の患者の間では，粗正答数の平均（それぞれ43.4と44.4）に基本的な差はみられなかったが，右側頭葉の患者では左側頭葉の患者に比べ2倍以上の偽陽性反応が認められ，実正答数では左半球の患者が圧倒的に優れているという結果となった。両群の患者とも無意味図形よりも幾何学図形の方をはるかに良好に記憶し，また左半球の患者は右半球の患者よりも，はるかに多くの無意味図形を記憶していた。しかし，幾何学図形の再認に関しては両群に大きな差はみられなかった。

より年長の28名の対照群では，その大部分が40代であったにもかかわらず，この検査における平均点は28.5±6.92点であった（Newcombe, 1969）。左半球に損傷のある患者は，右半球に損傷のある患者や，さらに対照群よりも得点が高い傾向を示した。右半球病変では，対照群と同程度の成績の群が全くなかったのに対して，左半球に損傷のある3つの群では，実正答の平均で対照群の平均を越えていた。しかしながら，このNewcombeの研究では，いずれの群についても有意差はみられなかった。この検査の実正答数により，対照群と外傷性の脳損傷患者は区別されるものの，偽陽性反応からみるとこれらの群の間に差はみられなかった（Brooks, 1974b）。Brooksの研究では，各課題が20枚から成る7回の試行に分かれているため，得られたデータが学習曲線を示すか否かも検討されている。対照群と脳損傷群の両方で，学習曲線は7回の試行を通じて実正答数の増加と偽陽性の誤答の低下として示された。しかしながら，どちらの群においても偽陰性の誤答の減少について規則的なパターンは示されなかった（Oxbury et al., 1974；Campbell and Oxbury, 1976）。

2）視覚把持検査 Visual Retention Test；計量図形（Warrington and James,1967a）

WarringtonとJamesは，言語的な要素を最小限にする目的で，多肢選択による再認課題を考案した。この検査の材料は5インチ四方の20枚の正方形により構成され，それぞれの正方形内には5個の黒い正方形が図11-1の例のように描かれている。したがって，この検査で用いられる刺激図形はひとつひとつがすべて異なっている。患者は各々の刺激図を2秒間呈示された後，4枚1組の類似のカードから同一の図形を選ぶよう求められる。ひき続き刺激図形が180度回転し呈示時間も変更（10秒間）した第2回目が施行される。この検査により，各試行における誤答数とその合計数の合わせて3つの誤答得点が得られる。最大誤答数は40であるが，10名の対照群に施行した結果は，第1回目は平均3.3，第2回目は平均2.2，合計では平均5.5の誤答が認められた。

しかしながら，37名の左半球損傷患者の誤答の平均合計誤答得点（8.6）は，40名の右半球損傷患者の平均（10.2）よりもかなり低く，10名の右頭頂葉損傷の患者では，2秒間呈示の施行において，8名の左頭頂葉の患者よりも有意に多くの誤答がみられた。積木模様とこの検査の間に有意な関連があることは，この検査が視空間的知覚過程を評価するために有用であることを示している。この検査における右半球損傷患者の誤答の内容をみると，右頭頂葉損傷では半側空間無視の影響で誤答が多くなっていることがわかる。半側無視を示す患者は多肢選択のセットの右側にある2つの選択肢から解答を選ぶ傾向があるからである（Oxbury et al., 1974；Campbell and Oxbury,

1976)。

3）物品と絵の記憶スパン

視覚性把持のスパンを検査するために，絵や物品を使用することがある。この場合，刺激数，呈示時間，遅延時間の有無と長さ，求められる反応の種類などが異なる検査を作成することが可能である。視覚性記憶のスパンで把持する内容は，言語化することが可能なので，この種の検査は言語性記憶の検査にもなりうる。したがって，これらの検査の結果を，単純に視覚性記憶の評価に用いることはできない。

Squire（1974）は再認形式の検査を用いて，50代から80代まで10歳ごとに4グループに分けた高齢者の遠隔記憶を研究した。Squireは1回に1枚ずつ合計15枚の物品が描かれた刺激絵を3秒間呈示し，被検者に声を出して物品を呼称させた。30分後，被検者は元の15枚の刺激絵と新しい15枚の刺激絵が混在した計30枚の刺激絵を見せられた。以前に示された元の刺激絵であるか否かを「はい」と「いいえ」により正答すると1点加算され，したがって，最高点は30点であった。年齢による影響がわずかに認められ（$p < 0.05$），最高点は60から69歳の群で29.2，最低点は70から79歳の群で26.3であった。

物品記憶スパン検査はF.L.WellsとRueschによる *Mental Examiner's Handbook*（1972）に記載されている。患者は10あるいは20の物品が描かれた絵を見せられ，単語スパン検査と同様，呼称したあとで再生する。平均的な成人では20枚の絵のうちの11枚を想起できる。10個の物品の場合については，WellsとRueschは7±1.4を正常なスパンとして報告している。10個の物品のうちの再生した数により，検査施行後1年間生存した初老期痴呆ないし老年痴呆の患者（平均スコア5.89±3.54）と施行後1年以内に死亡した患者（平均スコア2.94±4.85）を判別することができた（Kaszniak et al., 1978）。ただし両群にはかなりのオーバーラップがあった。絵画言語性学習検査は，学習と把持に加えて，印刷された単語の即時再生のスパンを測定している（本書p.244参照）。

4）非言語性対連合学習検査 Non-Language Paired Associate Learning Test（R.S.Fowler, 1969）

言語に障害があるために単語学習検査を施行できない患者の学習能力を評価するために考案されたものである。形式はウェクスラー記憶検査の連合学習検査と同一で，そもそもこれに倣って作成されている（本書p.244,271参照）。ただし刺激材料としては，単語ではなく，物品分類検査のキット（本書p.349-350参照）にある物品を用いる。その物品は，連合が容易な6組（たとえば，本物のフォーク－本物のナイフ，パイプ－マッチ）と連合が困難な4組（たとえば，本物のペンチ－角砂糖，本物の葉巻－赤いゴムボール）に分けられる。被検者は10組のそれぞれを順番に呈示された後，ペアの片方の物品が示され，一緒に呈示された物品を22個の物品セットの中から見つけ出すことが求められる。各物品の呈示順序は，対連

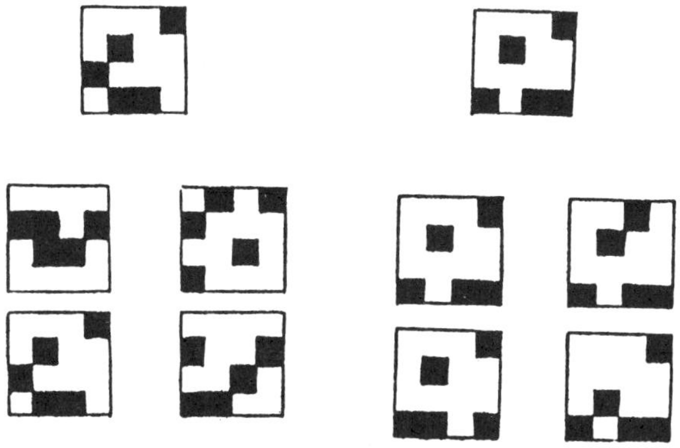

図11-1　視覚把持検査；計量図形（Reprinted from *Neuropsychologia*, vol5, Warrington and James, "Disorders of visual perception in patients with localized cerebral lesions", pp.253-266, © 1967 with permission from Elsevier）

合学習検査のように，試行のたびに変更される。

年齢別の4段階（30代，40代，50代，60代以上）の対象において，物品と単語のそれぞれについて，連合が困難な対と容易な対の成績を比較してみると，容易な対の成績には単語と物品にほとんど差はみられなかった。しかしながら，困難な対については，すべての年齢段階において，物品より単語の対の成績が低かった。しかし，第3試行までは，その差は実際には無視し得るほどであった。年齢に伴うわずかではあるが有意な学習能力の低下は，容易な物品と困難な物品の両方に認められたが，どちらかと言えば困難なペアの方に顕著に認められた。ただし性差はなかった。

この検査はウェクスラーの検査のように，それぞれの年齢群でおおよそ同じ数の健常者（40人）で標準化されているので，標準データはウェクスラー同様に確立している。しかし残念なことに，遅延再生の標準データはない。そのため，古い連合と新しい学習を検査する有用で簡便な方法のひとつであるこの検査は，記憶検査としてはまだ不完全なものである。

視覚性記憶：再生検査

1）図形の再生

図形を5秒または10秒呈示し，直後または短い時間の後にその図形を描かせる形式の簡便な記憶検査は数多くあるが，もっとも有名なものはスタンフォード-ビネーの年齢段階ⅨとⅪにおける図形記憶Ⅰの中の2つの図形であろう（図11-2参照）。これは，ウェクスラー記憶検査の視覚的再生など，いくつかの検査で用いられている（たとえばGainotti and Tiacci, 1970；L.Wood and Shulman, 1940）。ビネーの検査とウェクスラー記憶検査のいずれにおいても，10秒間の呈示と直後再生が行なわれる。年齢段階Ⅻでは，菱形が組み合わされたビネーの第3図形が示される（図11-2参照）。ビネーの採点方法でもある程度は段階づけがなされているが，ウェクスラー記憶検査の4図形に比べると得点分析の精密度はかなり劣っている。対象をさらに増やし，入念に対象を選択すれば，ビネーの基準の信頼性はさらに増すであろう。図形の再生を求めるタイプの記憶検査は，特に右半球損傷に鋭敏である。McFie（1960）は，ビネーにおける図形再生の障害は，左半球損傷とは関係がないが，右半球損傷全般と有意に関係していることを報告している。

ウェクスラー記憶検査の視覚的再生（本書p.271-273参照）：この検査は本来は直後再生検査であるが，検者によっては遅延再生を推奨する者もいる（たとえば，E.W.Russell, 1975a；本書p.273-274参照）。ここでは図形が印刷された3枚のカードがそれぞれ5秒間呈示される（検査の各形式の3番目のカードは，2種類の図形が描かれている。たとえば，図11-2のように形式Ⅰはビネーの絵の年齢段階ⅨとⅪの図形であり，他の2つの図形はBabcock-Levyの検査バッテリー［1940］から選ばれたものである）。呈示後，被検者は図形を思い出して描くよう要求される。この検査はウェクスラー記憶検査のすべての下位検査の中でも，年齢勾配がもっとも急である（表11-12参照）。Framinghamの研究では，年長者（55歳以上）において性差は認められなかったが（Verhoff et al., 1979），オーストラリアで行なわれた大規模な標準化の検討（Ivison, 1977）では，女性の平均点は男性の平均点より約1点低かった。なお，この検査の直後再生の成績に関しては，損傷半球の左右差はみられなかった（Delaney et al., 1980）。これは図形が比較的単純であるため，言語符号化がされやすく，半球間の側性効果を生じないためと思われる。半球間の左右差に関しては，30分後の遅延再生において，右半球損傷患者の得点が左半球損傷患者や健常対照群に比べて有意に低いことが示されている。

複雑図形検査 Complex Figure Test；CFT：再生検査としての施行　直後再生と遅延再生の両方が施行されることが多いが，遅延時間は検者によりばらつきがある。たとえばEdith Kaplanは20分を推奨し，Brooks（1972）は30分，Snow（1979）は40分にしている。また，モントリオール神経研究所のグループは45分の干渉課題を挿入し，遅延再生を施行している（L.B.Taylor, 1979）。これら1時間程度の範囲の中では，遅延の長さはほとんど結果に影響しない。Taylorの図形を使用し

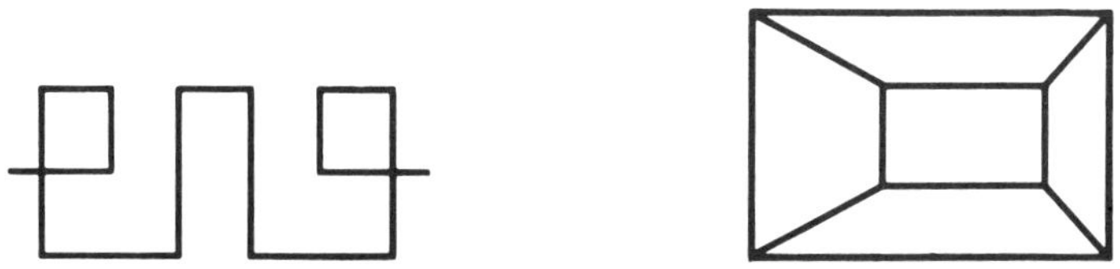

9－11歳レベル

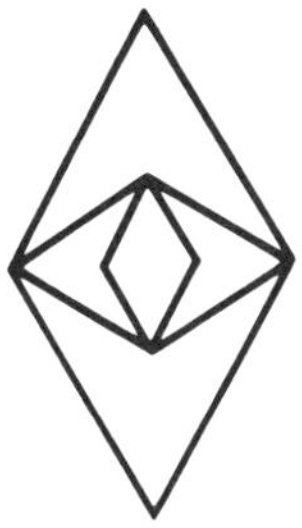

12歳レベル

図11-2　図形記憶の例（Terman and Merrill, 1973）（Houghton Mifflin Co. の好意による）

たEbertの研究でも，患者群と対照群のいずれにおいても30分あるいは1時間の遅延による差はみられなかった（Wood et al., 1982に引用されている）。描画の順序の記録のために，被検者に順次別々の色を使わせたり，あるいは図形に数字を記入しておくべきである。なお，理想的にはこれらの両方を用いることが望ましいであろう。

Osterrieth（1944）の基準は模写と再生を比較検討する場合に有効である（表13-5，本書p.321と表11-8参照）。Ebertは直後再生と遅延再生の間に1点ないし2点以上の差がみられる患者はほとんどなく，2種の課題の平均の差は無視できるとし，遅延が1時間以上でなければ，表11-8は直後再生と遅延再生の両方の評価に使用できるとしている（F.B.Wood et al., 1982に引用されている）。

複雑図形の想起障害には，構成と記憶の障害が関与している可能性があるが，上記の2種の再生検査でこれを鑑別しうる（Snow, 1979；Wood et al., 1982）。模写障害の原因が，視空間能力の障害よりも，複雑なデータの構成が遅延することによる患者（主に左半球損傷）の成績は，直後再生では改善する（Osterrieth, 1944）。左半球損傷の患者では，単純化と細部の喪失はあるが図形の大まかな構図の再生は保持されている。図形の模写が困難である右半球損傷の患者は，再生に関してもより重大な障害を呈する（Milner, 1975；L.B. Taylor,1969）。すなわち，図の多くの要素が脱落する傾向にあり，直後再生から遅延再生に移行するにしたがい，原図の再生が一層貧弱なものになっていく傾向がみられる。視空間に問題があり，知覚が断片化されやすいこれら右半球損傷患者は，図形の輪郭に関する要素を歪めたり乱したりする傾向も認められる。図11-3がその実例である。ここに示してあるのは，（a）模写，（b）直後再生，（c）おおよそ40分後の遅延再生の結果である。この症例は50歳の土木技師で，12年前に前交通動脈瘤破裂により左片麻痺と重度の行動障害，および他の知的機能の低下とともに顕著な計算障害と複雑な推論能力の障害を呈していた。

頭部外傷の患者も複雑図形の再生に困難をきた

表11-8　複雑図形検査（CFT）正答率基準（成人）

百分率　%	10	20	30	40	50	60	70	80	90	100
得点	15	17	19	21	22	24	26	27	28	31

す。交通事故で前頭葉に損傷を受けた患者の研究では，頭部外傷患者は健常対照群よりはるかに重大な障害（そしてより幅広い得点分布）を再生（おそらく 3 分後）で示している（Benayoun et al., 1969)。しかしながら，Brooks（1972）の外傷例では，即時再生の成績は対照群と同程度であった。ただし 30 分の遅延再生では障害がみられた。前頭葉損傷患者では，最初の模写や即時再生の時に初めて現われた図形に対して，保続や作話，擬人化，あるいは他の方法で変形させてしまうが，これらは再生が繰り返されるごとに強調される傾向があった。

筆者は自験ファイルから，最近経験した 40 症例（男性 27 例，18 歳から 67 歳）を無作為に選び，即時再生と遅延再生の得点を比較してみた。症例の半数は頭部外傷で，残りの半数は発作性障害，多発性硬化症，ハンチントン病，HIV 陽性，中毒性脳症，脳血管障害といったさまざまな診断を有する症例であった。4 症例（10%）では，得点の差が 5 点であったが，30 症例（75%）では，得点の差は 2 点未満であった。即時再生と遅延再生の得点の差の平均は 0.425 であった。Taylor の図形を用いる 10 種の方法の得点分布と Rey-Osterrieth の図形を用いる方法の得点分布との間に違いは認められなかった。遅延再生の得点の 1/3（13 症例）は，即時再生の得点よりも高かった。年齢と診断名は得点と無関係であった。

Osterrieth（1944）の基準（表 11-8 参照）に加えて，模写・即時再生・遅延再生の成績の間の区別をより正確なものにするため，次の 2 つの採点法が考案されている。Snow（1979）は記憶の成績（CFT・R）から模写の成績（CFT・C）の影響を排除するために，

$$\text{再生得点（\%）}\ \frac{CFT \cdot R}{CFT \cdot C} \times 100$$

を用いている。また，Brooks（1972）は即時再生（CFT・RI）から遅延再生（CFT・RD）の間に失われたものを調べるために，

$$\text{忘却得点（\%）}\ \frac{CFT \cdot RI - CFT \cdot RD}{CFT \cdot RI} \times 100$$

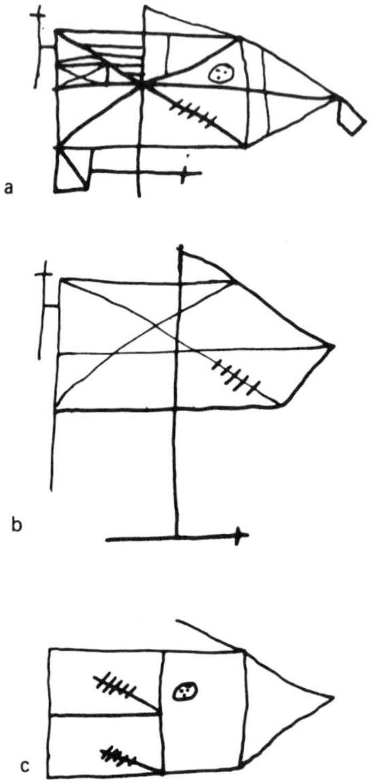

図 11-3　50 歳の技師。12 年経過の重度右前頭葉障害を持つ片麻痺患者（本文参照)。（a）模写，（b）3 分後再生（干渉なし)，（c）干渉として別の描画作業をさせ，約 40 分後再生。視覚記銘が時間経過に伴って確実に減退することがわかる。

を用いている。これらの得点がもっとも有用なのは研究目的であると思われるが，検者が患者の障害を具体的かつ詳細に記載する必要がある時にも役立つかもしれない。

ベントン視覚記銘検査 The Benton Visual Retention Test；BVRT（Benton, 1974；Sivan, 1992）　幅広く使用されている視覚再生検査で，単にベントンと呼ばれることも多い。ベントンが普及しているのは，それだけ多くの長所があるためである。ベントンには3つの形式が存在する。この3つの形式に難度の差はないとする研究と，D形式がC形式やE形式よりやや難しいとする研究がある（Benton, 1974；Riddell, 1962a）。標準データとしては，年齢と推定される本来の知的能力の両方が出されている。図11-4のように，3つの図形から構成されているので，半側空間無視に鋭敏である。採点方法は複雑であるが，簡単に習得できるものであり，誤りのパターンの分類は容易である。Bentonは3通りの施行方法のそれぞれについて成人の標準データを示している。施行Aではそれぞれのカードを1枚づつ10秒間呈示し，即時再生で描画させる（施行Aには8歳から14歳の小児の標準データもある）。施行Bも単純再生検査であるが，呈示は5秒間である。施行Cは模写検査で，被検者はできるだけ正確に模写するように求められる（施行Cにも小児の標準データがある）。施行Dは10秒間呈示し，その15秒後に反応を求めるもので，標準データはない。

カードは10枚1組で，各組とも8枚のカードには，水平に2個以上の図形が配置されている。多くは2つの大きい図形と1つの小さい図形の3個であり，小さい図形は常に左右どちらかの端にある。この検査は視覚性注意障害に鋭敏であることはもちろんだが，3つの図形から構成されているために，患者がたとえ単純な単一図形の記憶課題を容易に遂行できるとしても，2番目や3番目の図形を把持できなくなることがあるので，即時再生のスパンについてもある程度の測定が可能である。さらに空間構成の問題についても，3つの図形の大きさや位置関係を観察することにより明らかにできる。

検者はそれぞれの図版ごとにカードと同じ大きさの何も書かれていない白紙を被検者に1枚ずつ

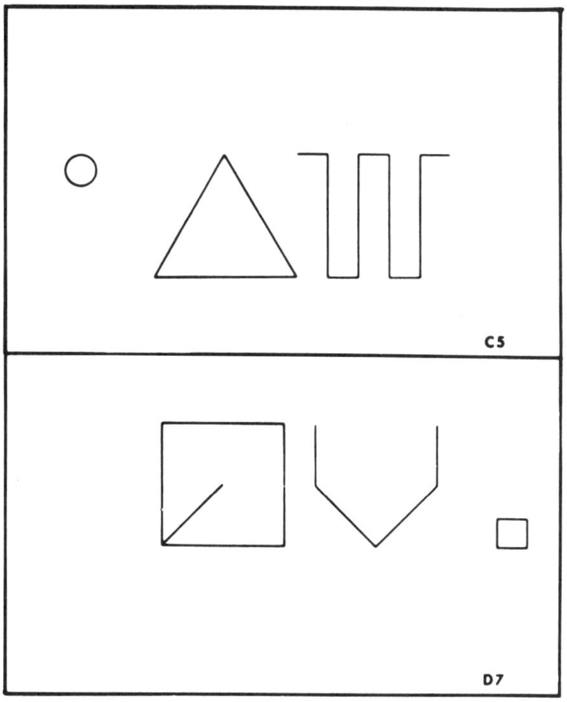

図11-4　ベントン視覚記銘検査の図版の例（© A.L.Benton）

与える。特に記憶についての施行Dでは，被検者がフライングをしないように，筆者は1つの図版が終了したらカードを検者の手に戻し，次の図版を描く時まで渡さないようにしている。紙上における被検者の描写の方向を明示するため，描写したものには何らかの方法で番号を書き込んでおくべきである。普通は被検者に対する紙の方向に関しては特に考慮する必要はないが，省略や保続，そして特に回転といった誤りの多い場合については，図からだけではどちらが上であるかということだけでなく，どの図版が模写されたのかさえ判定できなくなる時がある。

最初に模写を行うと，検者は被検者の有する描画の特性を確認でき，また被検者の方は3つの図から成るフォーマットに慣れることができる。しかし見当識が良好で意識清明な患者については，一般に施行Cによる練習は必要ない。したがって，もしバッテリーの中に別の模写課題があれば施行Cは不要である。指示に従うことが困難であったり，検査を理解できない患者については，模写の練習のために少なくとも最初の3つか4つの図版を試してみる必要があるだろう。

各試行では，正確な図版の数と誤りの数の両方が採点される。誤りについては6つのタイプに分類される。すなわち，省略，歪み，保続，回転，配置の誤り（図形の相互の位置関係），大きさの誤りである。したがって，1枚のカードに対して，複数の誤りが稀ならず起こりうることになる。施行Aの正確数と誤謬数の標準データはともに知能水準と年齢ごとに出されている（表11-9参照）。Klonoff と Kennedy（1965, 1966）は，外挿法によって算出した高齢者の予想得点は高すぎると報告している。彼らは，地域社会に生活しそのほとんどが活動的な80歳から92歳の115名について検討した結果，正確数の平均は3.94，誤謬数の平均は11.93であったと報告している。（本書 p.321 参照）。

成績の解釈は容易である。検者は被検者の年齢と病前推定IQごとの施行Aの基準表から，直ちに正確数あるいは誤謬数が障害カテゴリーの中に入っているか判定できる。16歳から60歳の施行Bの成績においては，10秒呈示の施行Aの場合より図版の再生が1つ少ないことが一般的な傾向である。したがって，検者が施行Bの成績を評価したい場合は，1点を加えた上で施行Aの標準データを利用すればよい。施行Cに関しては年齢や知能に関係なく，誤謬数の標準データが使用できる（本書 p.321 参照）。健常対照群の施行Dの正

表 11-9 BVRT の標準得点 施行A：年齢と病前推定 IQ ごとの期待得点

病前推定ＩＱ		年齢別期待得点		
		15 − 44	45 − 54	55 − 64
110 以上	（優秀）	9	8	7
95 − 109	（平均）	8	7	6
80 − 94	（平均より劣る）	7	6	5
70 − 79	（境界）	6	5	4
60 − 69	（障害）	5	4	3
59 以下	（重度障害）	4	3	2

BVRT の標準得点 施行A：年齢と病前推定ＩＱごとの期待誤謬数

病前推定ＩＱ		年齢別期待誤謬数			
		15 − 39	40 − 54	55 − 59	60 − 64
110 以上	（優秀）	1	2	3	4
105 − 109	（平均の上）	2	3	4	5
95 − 104	（平均）	3	4	5	6
90 − 94	（平均より劣る）	4	5	6	7
80 − 89	（平均の劣）	5	6	7	8
70 − 79	（境界）	6	7	8	9
60 − 69	（障害）	7	8	9	10
59 以下	（重度障害）	8	9	10	11

確数は，施行Aのそれより平均0.4点低い。

誤りをタイプごとにまとめた表を用いることにより，この検査における患者の問題の本質を判断できる。即時再生や注意の障害は，単純化，すなわち単純な置き換えやカードに描かれた最後の1つか2つの要素の省略として現れるのが普通である。この傾向は健常者でも認められるが，頻度はより低い。各形式の最初の2つの図版は，単純で呼称が容易な1つの図形であるため，即時記憶容量が顕著に障害されている患者でさえ忘却することは稀である。半側空間無視では，無視側の図形が一貫して省略される。視空間と構成の障害は，描画の実行すなわち組織化の障害として現れる。回転や図形の歪曲傾向は一般に知覚の問題を示している。この検査で保続が認められた場合には，他の種類の課題にも保続が出ていないか注意する必要がある。広範な保続は，モニタリングや行為の制御の障害を示唆している。この検査だけに保続が出現する場合には，視知覚の特異的障害あるいは即時記憶障害の存在の可能性が高いといえる。図形の大きさや位置が無視されている形で図形が単純化されている場合は，両側損傷あるいはび漫性損傷による全般的な認知機能障害と関連していることもある。

施行Aを終えて施行D（10秒呈示，15秒の遅延再生）を実施すると，他では得られないような患者の記憶過程に関する興味深い知見が得られることがある。脳損傷患者の施行Dから施行Aの得点差の平均は0.7であるとする報告がある（Benton, 1974）。時に，施行Aで記憶障害がみられない場合に，15秒の遅延再生により著明な記憶障害が明らかになることもある。また少数ではあるが，施行Aの成績よりDの成績の方が高い脳損傷者も存在する。これは明らかに，即時描画を始めると記憶の痕跡が消散してしまうが，15秒の遅延時間があると定着するためである。たとえば5名の脳血管障害患者と5名の神経学的に障害のない入院患者について検討したCrowとLewinsohn（1969）の研究でも，遅延施行のDの方がAより誤謬数が少なかったと報告されている。このように平静な遅延期間があった方が成績が上がる患者は，記憶自体よりむしろ注意や集中力に問題があるか，あるいは新しい情報を整理するのに時間が必要かのいずれかであろう。

ベントンは反復施行してもきわめて安定した高い信頼性を持つ検査である（Lezak, 1982d）。6カ月と12カ月の間隔をあけて健常対照群に3回施行した研究においても，正確数と誤謬数の平均点数のどちらについても有意な差は認められなかった。各試行で得られた点数間の一致度の係数は，正確数で0.74，誤謬数で0.77であった。

ベントンと他の視覚性呈示の記憶検査のどちらかを施行する場合には，ベントンの検査に使われる図版の多くが言語化され得ることを認識することが重要である（たとえば，図11-4のC5は，「小さい丸が上，三角があり，底の角をとったWがある」とすることができる）。したがって，この検査は右半球損傷と同じように左半球損傷に対しても鋭敏である。たとえば，ZubrickとSmith（1978）は，失語症患者のベントンの得点は言語機能の回復に平行して改善すると報告している。さらにZubrickとSmithは，右後頭葉に限局した損傷を有する患者は，WAISの積木模様と組合せにおいて成績がもっとも低いが，ベントンにおいても，左半球損傷や右前方損傷の患者よりも成績が低くなることを報告している。ベントンは記憶検査よりも図版の模写能力に関する検査とより高い相関を持つとする報告（A.B.Silverstein, 1962；Snow, 1979）から，ベントンにより測定される要素は構成能力の方が記憶の要素よりはるかに勝っていることが示唆される。

ベントンはさまざまな目的に利用できる検査である。保続や視空間の注意障害が疑われる時，あるいはこうした問題を患者の自筆により記録に残しておく必要がある時などにも適切である。特に，自分の行為をモニターし，それにより不注意や保続的な誤りがわかればそれらを抑える傾向がある患者に対しては，このような問題を記録するのに特に有用である。また，刺激が多すぎて混乱したり，情報処理に時間がかかっているように思われる患者に対しては，施行Aの後に15分の遅延再生を実施してみるとよい。それによって，患者が材料の選択や整理に時間を必要としているかどうかがわかる。また，この検査は言語障害患者の即時把持の容量を測定するためにも利用することが可能である。

ベントンは，視覚運動反応，視空間知覚，視覚性・言語性の概念化，即時記憶容量などの多くの異なる能力に関係しているので，脳損傷の存在に非常に鋭敏であるのは驚くにあたらない。圧倒的に多数の研究により，ベントンが精神科的障害と脳損傷を鑑別するうえで最も優れた検査であることが示されている（Benton, 1974 ; Heaton et al., 1978 ; G.G.Marsh and Hirsch, 1982）。また75歳から84歳までの健常者162名の約40%が低得点となることから明らかなように，健常者の加齢に伴う認知の変化に対しても鋭敏であると思われる。しかし，他の検査と同様に，単独に使用して器質性疾患を同定するだけの信頼性はない（Watson, 1968）。

図版記憶検査 The Memory for Designs Test ; MFD（F.K.Graham and Kendall, 1960）　複雑度の異なる15の幾何学的図版から構成されている（図11-5）。被検者に1つずつ5秒間呈示した後に直後再生させる。

再生された図形に対しては，以下の点数システムにしたがって得点がつけられる。すなわち，本質的には図形が保持されているが，2カ所以上の誤りがある場合は1点，図形のゲシュタルトが崩れていたり主成分を欠いたり過度の歪みが見られる場合は2点，回転や反転がある場合は3点であ

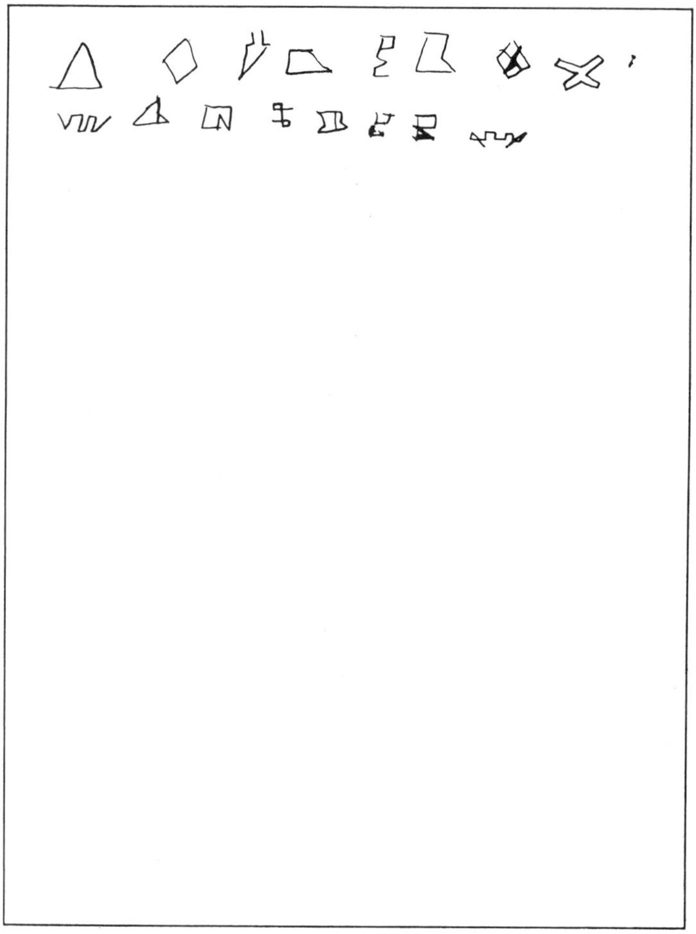

図11-5　図版記憶検査の施行例
39歳の牧師。1年前の交通事故で脳震盪となり，16日間意識障害が続いていた。この図は，MFD得点システムでは，ゼロ点（perfect）である。実際には，3個の図に誤りがある（3，14，15番目）ことに加え，描線の質，誤り削除の仕方，図の大きさや位置に，脳損傷患者特有の異常が認められる。

る。しかし，図形を完全に忘れてしまった場合には得点が定められていない。したがって，図形の数カ所または全部を忘却してしまうほど即時再生に極端な障害を有する患者については，誤り得点が高くならないことになる。その一方，回転や反転のために3点を課された患者の点数は不釣り合いに大きくなってしまう（Grundvig et al., 1970）。健常対照群の1/3には脳損傷患者のおおよそ1/3程度の回転性の誤りがみられるというKendallの報告（1966）の中では，このようなペナルティの荷重の問題は特に問題にされていないようにみえる。小児，精神遅滞，高齢者などの成績を評価する場合には，年齢や（ウェクスラー-ベルビューやビネーの語彙検査の点数に基づいた）全般的な能力に対する補正が推奨されている。それ以外の成人では，粗点を直接評価することが可能である。この検査の標準データは，535名の健常対照群と243名の非常に多彩な「脳障害」の患者から作成されたものである。

精神科患者の中で脳損傷の存在を推測する方法としてのMFDの効果に関する研究は，しばしばMFD検査をベンダー-ゲシュタルトやベントンと比較しているが，一般にMFDはこれらの検査の中でもっとも正確さに乏しい（Heaton et al., 1978）。G.G.MarshとHirsch（1982）の報告によると，誤謬数では64%，得点差では61%が誤って分類されていた。MFDとベンダー-ゲシュタルト（Hain法による点数）の間の相関係数は0.851である。したがって，MFDは即時再生検査であるものの，この2つの検査は概して同じ機能を調べていると考えられる（Quattlebaum, 1968）。

さらに，MFDの点数システムは厳密すぎる傾向があり，信頼性が問題となる（McFie, 1975）。MFDでは，図を一見すると明らかに障害がみられるものの，点数上は「正常」（0-4）あるいは「境界」（5-11）の範囲内となるようことが稀ではない（図11-5参照）。しかし反対に，点数のシステムが厳密なので偽陽性はほとんどない。また，故意の誤答も困難なので，器質的に問題のない被検者が「脳損傷」の範囲（12点以上の誤り）になることはまずあり得ない。

2）順序の再生

ブロックタッピングBlock-tapping　側頭葉切除術が行われた患者の記憶障害を検査するために，Corsiによって考案されMilner（1971）が実用化した。これは黒板の上に無作為に並べられた1.5インチ立方体9個から構成されている（図11-6参照）。検者があらかじめ決めておいた順番に積木を叩いていき，患者は叩かれたパターン（順序）を模倣するよう指示される。正答できたら1個ずつ叩く積木の数を増やしていき，患者の即時再生の容量を確認する。その後，即時容量より1回叩く回数を多くして，積木を連続して叩くという試

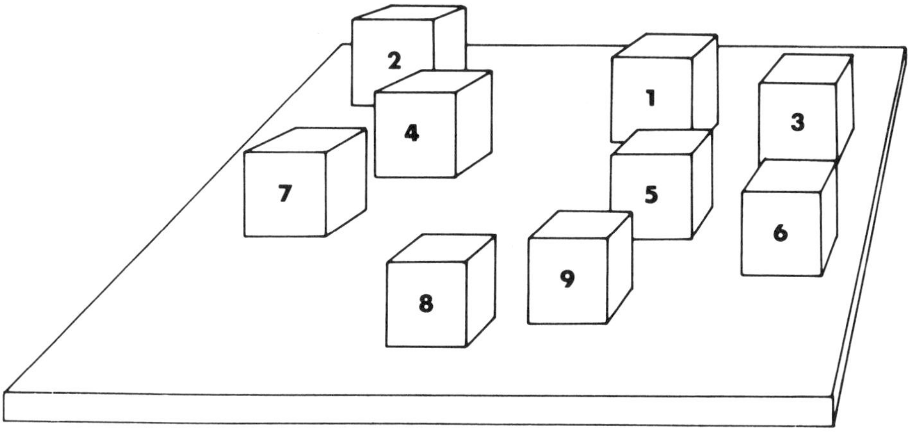

図11-6　Corsiのブロックタッピング検査（Milner, 1971年版）

行を24回行なう。Hebbの再帰性数唱課題（本書p.236-237参照）の方法と同様に，3回ごとに同一のタッピングパターンを繰り返す。

健常被検者は，24回の試行が進むにつれて徐々にタッピングの順序を学習できる。また，左側頭葉切除の患者も切除の大きさにかかわりなく，同様に学習できる。しかし，右側頭葉（海馬の一部を含む）を切除した患者では，この課題で学習はみられない。De Renziら（1977）は脳血管障害の患者にCorsiの検査を施行し，損傷半球の左右に関係なく，視野障害を持つ患者は持たない患者に比べて，即時再生の容量が小さいことを報告している。あらためて，今度はスパンに2を加えた超スパンの基準を用いると，視野障害患者は他の患者に比べて誤りが多かったが（50回施行），右半球に病変を有する視野欠損の患者の誤答と正答の比率は2対1（誤答13，正答7）であり，左半球に病変を有する視野欠損の患者は1対2（誤答6，正答14）以下であった。

Knoxの立方体模倣検査 Knox Cube Imitation Test

Corsiのブロックタッピング検査はArthurの遂行点数尺度 *Arthur Point Scale of Performance* バッテリーに含まれるKnoxの立方体模倣検査を変形したものである（Arthur, 1947）。Knoxの立方体検査の4個の積木は細長い木の板の上に1列に固定されている。ここでも検者はあらかじめ決められた順番にしたがって積木を叩いていく。そのパターンは順次長く複雑になっていく。被検者はその叩くパターンを正確に模倣するよう指示される。施行時間は2分から5分である。大規模な総合病院において，この検査を4回別々に実施したうちの2回検査を受けた中高年の男性の平均得点は，WAISの数唱，算数，積木模様，絵画配列と有意な相関（$p < 0.01$）があった。しかし単語問題との相関は低かった（Sterne, 1966）。実施が簡便であり要求される反応が単純なので，言語や運動の障害を有する患者，疲労しやすい患者，高齢患者，精神科の患者に対する適用が推奨されている（Inglis, 1957）。この検査では4個の積木が直線に配列され，患者は再生のために積木の位置を数に置き換えることが可能であるため，患者のいかなる反応に対しても，言語と非言語の両方の関与があることをEdith Kaplanは指摘している。またHoran（1980）らは，右半球に対して電気けいれん療法を施行した直後にKnoxの立方体検査の成績が改善することを示し，この検査がみている継次的能力は左半球の機能であると結論している。

論理的・継次的順序学習検査 Learning logical and sequential order（Lhermitte and Signoret, 1972, 1976）

記憶障害が前景の患者の症状を分析し，鑑別するために作られた課題である。空間の位置学習においては，9個の小さな正方形に分割された正方形の枠（またはカードに線を引いて3×3の正方形に分割したもの）が被検者の前に置かれる。9枚の物品の絵（たとえば，鍵，梨，膝掛け，オートバイなど）のうちの1枚が，小さな正方形の1つの中に5秒間置かれ，「絵が置かれた場所を覚えてください」と指示される。それからこの絵は取り去られ，次の絵が別の小さな正方形の中に置かれ同様に指示される。9枚の絵をすべて呈示したら，再びすべての絵を1枚ずつ，さきほどとは異なる順序で見せる。被検者の課題は，それぞれの絵カードがはじめに置かれていた位置を示すことである。検者は正答なら被検者にそれを告げ，誤りならば直ちに修正する。被検者が9枚の絵を連続して3回成功させることができれば，空間位置学習を達成したとみなされる。もし被検者が10回連続して失敗した場合は，検者は1回ごとに正しい位置に置かれたカードをその位置に残しておき，回数を重ねるにつれて徐々に易しくなるようにする。この修正試行は3回連続して成功するか，検査が中止される基準である10回目の試行まで続けられる。初回試行に続き，3分後，1時間後，24時間後，4日後に，3つのタイプの再生検査が行われる。すなわち，（1）呈示された絵は使わずに，空白になっている枠を使い指示と呼称により，どの絵がどこであったかを再生させる；（2）患者に本来の呈示の順番に絵を渡し，絵を配置させて再生させる；（3）患者に全部の絵を渡し，配置させて再生させる。

20歳から72歳までの20人の健常対照者は，1回から4回の試行で空間的位置を学習でき，上記の3つのタイプの再生検査では，6，7カ所から9カ所の絵の位置を正しく示した。コルサコフ症候群の11名の患者は，この課題の学習が相対的に遅かったが，再生検査の（2）と（3）では学習の効果が4つの遅延間隔のすべてで認められた。しかしながら，手がかりのない（1）の即時再生検査では，コルサコフ症候群のほとんどが，絵と位置の間の正しい連合を2つ以上形成することはできなかった。この中の1人は，24時間後手がかりなしで正しく1つマッチできたが，4日後手がかりなしではすべて失敗した。ヘルペス脳炎による両側海馬損傷の3名の患者は，いかなる方法でも事実上まったく学習できなかった。

もうひとつの空間学習検査である論理的順序学習 *Learning a logical order* でも同じ3×3の正方形の枠を使用するが，この学習課題では論理的に意味のある配列にして刺激を呈示する。つまり上段の水平列には2つの三角形，中央の列には3つの円，底辺の列には正方形が配列されている。また同じ縦の列の図形は同じ色で統一されている。したがって被検者は横方向の色の配列と，縦方向の形の配列を学習することになる。多くの被検者は初回試行の6番目の項目までに配列の原理を理解する。10回の試行の間に3回連続正答できれば合格である。健常対照者はこのパターンを1回から多くても6回までの試行で学習した。コルサコフ症候群の患者11名のうち9名はこの課題をまったく学習できなかったが，3名の脳炎患者のうち2名は健常対照者と同じ程度の速さで学習し，1名は8回の試行で学習した。

コード学習 *Learning a code* も被検者に原理の学習を求める検査である。この場合の原理はビーズ玉の色の配列である。検者は連結したビーズ玉を手の中に隠し，被検者にビーズの最初の色は何かをあてさせる。そして，手を開いてビーズ玉を見せる。したがって，被検者は最初はあてずっぽうに推測しなければならない。ビーズ玉の連結パターン（コード）は以下の4つの長さがある。すなわち，①GY（緑・黄）；②BRR（青・赤・赤）；③BYRY；④GYYRGである。①から④のそれぞれは，3回連続正答するまで続けられる。対照群および3名の脳炎患者は，6回以内にすべてのコードの長さを学習できた。しかしながら，対照群の中に，12回の繰り返しでもっとも長いコードを学習できた者も例外的に何人かいた。コルサコフ症候群8名は，いかなる長さのコードも学習できなかった。

3）視覚性記憶に関するその他の再生検査

スタンフォード-ビネーの記憶の下位検査（Terman and Merrill, 1973）　この検査は，非常に重症な患者に適用できる2つの簡略な視覚再生課題から構成されている。ひとつは年齢段階Ⅱでの遅延反応課題で，もうひとつは年齢段階Ⅳでの記憶による呼称課題である。前者においては，次のような試行が3回行われる。すなわち，小さな猫の置物と3個の箱を使い，毎回違う箱の中に猫を隠し，10数える間その3個の箱を覆って見えなくする。その後被検者に猫を隠しておいた箱がどれか答えさせる。後者の課題では，1個の箱と9個の異なる小さな物品（たとえば，猫，指ぬき，スプーンなど）を使用する。これらの中から3つの物品を呈示し，患者に呼称させるか検者が呼称して聞かせる。それから患者に閉眼させ，検者は3つの物品のうちの1つを箱に隠す。開眼後に隠された物品の想起を求める。2つ正しく答えられれば合格である。

スタンフォード-ビネーの年齢段階Ⅻでは，検者が9個の異なる形の木製のビーズ玉を紐に通すところを被検者に見せ，完成してからも5秒間呈示する。その後の2分間のうちに，被検者は記憶に基づいて同じものを再現する。この課題は13歳の健常対照者にとっては比較的易しく，70%が合格した。

直線上のマルとバツ；Posner課題（Milner, 1972, 1974）　もうひとつの非言語性課題は直線上のバツ印の手本を再生するものである。右側または両側の海馬損傷を有する患者はこの課題ができないが，左側の海馬損傷者はできる。患者は8インチの線上の小さいマル印の位置に注目するか，または検者が線上にバツ印をつけるのを観察する。そして刺激は取り去られ，被検者は10から逆に数えるなどの干渉課題を与えられる（Squire and Slater, 1978）。規定時間（秒単位）後，患者は直線上の手本と同じ位置にマルやバツをつける。SquireとSlaterは，この方法が電気けいれん療法の副作用としての把持への影響に鋭敏であることを示している。

7/24（Barbizet and Cany, 1968）　完全に非言語的な視空間性再生課題である。視力や運動コントロールをあまり必要としないという長所を持っている。この検査のオリジナル版では，7枚のポーカーチップがランダムに6×4＝24のチェッカー盤の上に置かれる。呈示は10秒単位で行われ，その後，被検者には9枚のチップとチェッカー盤が与えられ，元の7枚チップのパターンを再現することが求められる。そして学習試行は，被検者が課題をマスターするまで，あるいは成功せず15回の試行に達するまで繰り返される。各試行ごとに検者は正しく置かれたチップの数を記録する。初回試行時のチップの数は，即時視覚再生の容量を表している。試行の回数の総数と学習に要した時間も記録される。再検査は5分，30分，24時間後に行われる。15試行やっても7/24の学習ができない患者に対しては，1週間後に5枚のチップで検査を行う。それでも15試行以内に学習できない時には，さらに次の週に3枚のチップで検査を行う。41歳から79歳（平均年齢58歳）の健常対照群は初回試行で正確に4枚のチップを再生した。5分，30分，24時間後には初回試行で平均して6枚より少し多いチップを再生した。

この検査の合理的な修正法として，7枚のポーカーチップを並べる5回の学習試行が行われている（配置A，図11-7参照）。この方法では1試行につき10秒間呈示する（Rao et al., 1982）。ひき続き別の配列（配置B）を用いて1回だけの学習試行を行う。この6番目の試行の目的は，順向干渉を見ることと，7番目の試行である配置Aについての1回目の自由再生に対する干渉課題とすることである。30分後に7番目の試行として配置Aの2回目の遅延再生試行が行われる。正しく置かれたチップの数が得点となる。35名の中等度の多発性硬化症の患者と年齢・教育水準をマッチさせた18名の対照被検者（表11-10の対照群のデータ参照）を比較すると，5回の学習試行のうちの4回（1回，2回，3回，5回）と1回目の（即時）再生試行について差が認められた。この検査と難度が一致していると思われる言語学習検査では，多発性硬化症の学習障害は比較的少なかった。

ポーカーチップの代わりにチェスの駒（キング，クイーン，ポーン5個）を用いた検査もある（Vowels, 1979）。この検査では，対照群では3か

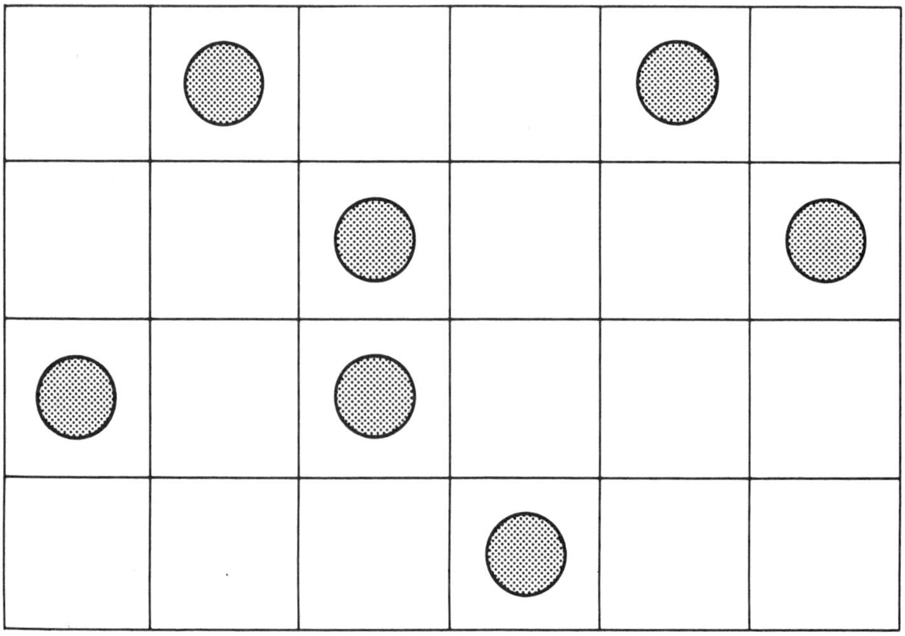

図11-7　7/24検査の配置A（Rao et al., 1982より）

表 11-10　7/24 検査の対照群データ

被検者	数 18（男 9，女 9）		年齢 44.4±10.7		教育 13.9±2.6	
学習試行	*デザインA*					*デザインB*
	1	2	3	4	5	
	5.1	5.9	6.6	6.6	6.8	4.4
再生試行	*直後*		*30 分遅延*			
	6.1		5.6			

（Rao et al., 1982 から引用）

ら 4 試行で位置が学習されたのに対し，多発性硬化症では平均 6 試行であった。遅延再生では，対照群は 1 時間および 24 時間で 6 個から 7 個の位置を再生し，初回から 2 回目の再生試行において平均再生数がわずかに改善した。一方多発性硬化症の患者では，1 時間と 24 時間の両方で，再生数が対照被検者より少なく，24 時間ではむしろ数が減っている。患者群と対照群の差はいずれも有意であった。この課題は，チェスの経験があり，盤上の視覚化的な空間関係に慣れている人にとっては困難が少ないかもしれない。

物品隠し　物品を隠した場所や隠した物品が何かを再生させることによって，空間的な即時記憶や学習あるいは即時記憶のスパンを検査することは，ビネーの検査（本書 p.265 参照）や精神現症検査（たとえば Strub and Black, 1977）の中にもある方法である。Strub と Black の方法では，4 個の日常物品（ペン，鍵，時計，眼鏡など）を隠す時にひとつひとつ呼称させ，患者の見ている前でそれらを検査室のどこかに隠す。少なくとも 10 分おいてから，それぞれの物品が隠された場所を示すのが患者の課題である。視覚的な学習障害のない成人では 4 個すべて正答する。Barbizet と Duizabo（1980）の改変版でも日常物品（ペン，ボタン，コルクなど）を使用する。検者は 5 個の物品を患者に呼称させた後，箱の中に入れ，その箱を見えない場所に隠す。15 分後，患者は物品を隠した場所と物品が何であったかを答えることを求められる。1 時間後と 24 時間後にも再生が求められる。Barbizet と Duizabo は，即時再生と 1 時間後・24 時間後の遅延再生を比較することで，記憶障害の性質を鑑別できると指摘している。たとえば，多幸的な「重度アルコール症」患者では，隠されてから 3 分以内では，自分の後ろに隠されたワインの瓶を見つけたが，隠されてから 10 分以上の場合では，隠した物品も場所も想起できなかったという。

絵画記憶検査（Butters et al., 1984）　これは絵画物語作成検査 *Make-A-Picture-Story test*；MAPS（小児の人格障害を評価するために開発された投影法による検査）の材料を用いて視覚的記憶を調べる独創的な方法である（Shneidman, 1952）。Butters らは被検者に 6 枚の異なる場面の絵それぞれに 3 枚の切り抜きが置かれたものを連続して呈示した。たとえば，居間という場面の絵の上に，幸せそうな少年，怒っている男，犬の 3 枚の切り抜きが置かれたものなどである。この方法では，再生と再認の両方を比較することができる。また，単なる視覚呈示と場面についての物語を読みながらの視覚呈示とを比較することにより，被検者が記憶の助けとして言語を使用できるかどうかを研究することも可能である。この方法を用いて Butters らの研究グループは，4 つの患者群（アルツハイマー病，ハンチントン病，コルサコフ症候群，右半球損傷）について再生と再認の間に有意差が見られることを示した。すなわち，すべての群において，再認検査ではチャンスレベルより良好な成績を示したが，再生検査の成績は健常対照群より低下していた。さらに 4 つの群は再生された切り抜きの数と物語を聞くことによる成績の改善の両方について顕著な差が認められた。すなわち，右半球損傷者とハンチントン病の患者は，コルサコフ症候群とアルツハイマー病の患者に比較して，再生した切り抜きの数は多く，言語の助けによる成績の改善の度合も大きかった。

触覚記憶の検査

1）触覚性運動検査 Tactual Performance Test

この検査の材料であるSeguinの型枠は，Knoxの立方体検査と同様に，Arthur（1947）の検査バッテリー（図11-8参照）のものを用いている。この検査はもともと視空間遂行課題として用いられていたが，Halstead（1947）は被検者を目隠しして描画再生させることによって，触覚記憶検査に変換した。Reitanはこの検査のHalsteadによる変法を神経心理学的検査のためのバッテリーに統合した（Reitan and Wolfson, 1993）（本書p.424-426参照）。Halsteadによる変法では3回実施される。最初の2回はそれぞれ利き手と非利き手で行われ，3回目は両手で行われる。得点は各試行の達成までの時間であり，Halsteadは1/10秒の単位まで記録した。その合計が「総時間」得点となる。

この検査の最後には，型枠を隠してから被検者の目隠しを取り，形状と配置のどちらかを示し，記憶に基づいて型枠を描かせる。描画の試行では2種類の得点をつける。すなわち，十分正確に再生された形の数を記憶得点とし，正しい位置に置かれた型枠の数を位置得点とする。

Halsteadが定めたカットオフポイントを，Reitanは器質性障害の存在を予測する得点とした（表11-11参照）。このカットオフポイントは，40歳以上の人への適用には疑問がある（本書p.425を参照）（Bak and Greene, 1980 ; Blusewicz et al., 1977 ; Cauthen, 1978）。たとえばPriceら（1979）は，平均年齢71.9歳の引退した健康な元教師についての研究で，総時間に関するカットオフポイントによって，この群の88.9%が「障害」の範囲

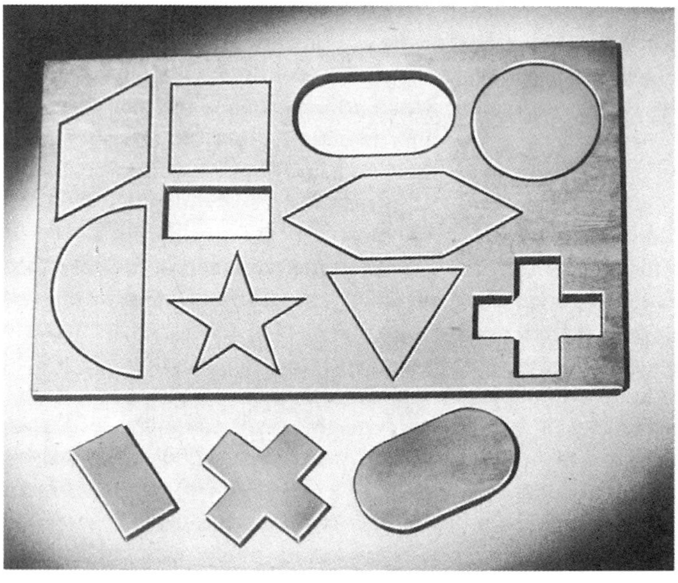

図11-8　触覚性運動検査の例（Seguin-Coddard Formboardのひとつ）

表11-11　触覚性運動検査

	総時間（分）	記憶	位置
健常者の平均	10.56	8.17	5.92
カッティングスコア	15.6	6	5

（Halstead, 1947より）

の中に分類されてしまうことを示した。Prigatano と Parson（1976）の研究でも，年齢による有意な影響が認められた。またこの研究では健常対照の2つの群のうち一方の群では，総時間得点と教育歴との間に弱い相関がみられたが，もう一方の群ではみられなかった。

Teuber と Weinstein（1954）はこの検査を Halstead と Reitan とはやや異なった方法で実施した。彼らは目隠しした被検者に2試行のみ行い，そのうち1回は型枠を通常の位置に置き，もう1回は180度回転させて置いた。Halstead と Reitan と同様に，型枠課題に続いて描画の再生課題を行ったが，記憶についてのみ得点をつけ，位置については得点をつけなかった。前頭葉損傷の患者の成績は他の皮質領野の損傷を有する患者に比べ常に良好であった（Teuber, 1964）。また，描画においても前頭葉の患者は良好で，もっとも再生が少なかったのは後頭葉の患者であった。

型枠検査や再生試行における成績の著明な遅延や障害が脳損傷全般と関係していることにほとんど疑いはないが，障害の本質についてはまだ議論の余地がある。左半球損傷を有する患者の方が右半球損傷を有する患者より成績良好であるという説もある（Reitan, 1964；Teuber and Weinstein, 1954）。しかしながら，再生課題において反対の結果も報告されている（De Renzi, 1968）。De Renzi は右半球損傷の患者において再生得点がより良好であることは，言語の利用によるものと考えている。Halstead（1947），Reitan（1964），Scherer ら（1957）は，この検査が特に前頭葉病変に鋭敏であると考えたが，Teuber と Weinstein のデータによると，後部脳損傷患者における成績がもっとも低く，前部脳損傷患者における成績は3つの脳損傷群のうちでもっとも高かった（1954；Teuber, 1964）。この結果について Teuber は，「側頭葉と頭頂葉病変に関する既知の症候学からみて不合理ではない。むしろ理解が困難なのはこの型枠課題を前頭葉の検査であるとする説の方である」と述べている（1964, p.421）。Reitan による前部と後部の間の有意な差は，右の前頭葉と左の非前頭葉との間，そして左の前頭葉と右の非前頭群との間にみられ，同側の前部と後部の病変の間においてはみられないことが，Teuber のデータとの矛盾の説明になるかもしれない。しかし右前頭葉群の成績が比較的悪いことと，病変の局在が類似している Teuber および Weinstein の患者の成績が比較的良好であることの間に認められる矛盾については説明できない。

利き手と非利き手による施行時間の差は，損傷側に関するヒントになる。正常の場合，学習がなされれば，非利き手であっても第Ⅱ試行は第Ⅰ試行よりも時間がかからず，また第Ⅲ試行はもっとも時間がかからない。

慢性アルコール症者では，この検査でかなり一定した機能障害のパターンが得られている（Fabian et al., 1981；Parsons and Farr, 1981）。ハルステッド-ライタンの形式では，右利きのアルコール症者は，非利き手の試行でもっとも遅延を示し，利き手でも有意な遅れを示した。また，正常あるいはほぼ正常の記憶得点を有しながら異常に低い位置得点を呈する傾向にあった。このパターンは本質的には性差はないが，女性においては（アルコール症者と対照例ともに）記憶得点は男性を上回るが，位置課題については男性に比べて得点が比較的低い傾向にあった（Fabian et al., 1981）。

この検査は広く使用されているが，その大きな理由はおそらくは一般に普及しているハルステッド-ライタンのバッテリーの中に含まれているということ，そしてもうひとつの理由は検査内容を決定する責任がある臨床家より，むしろ心理検査員によってかなり頻繁に実施されているということであろう。実際にはこの検査はいくつかの欠点もあり，筆者はそのうちのひとつはかなり深刻であると考えている。そのため，使用は視覚障害者の触覚学習を評価する必要がある場合など特別な状況に限っている。一番の欠点は，10分あるいは患者によってはそれ以上の時間目隠しして施行することによるフラストレーションと強い不快感である。そしてその代償に得られる情報となると非常に少ない。もうひとつの大きな欠点は，老人や脳損傷患者にこの検査を施行した場合に時間がかかり過ぎるうえ，データの性質の解釈は曖昧ですっきりしないことである。筆者の経験からは，この検査は時間と労力をかける価値がないと言える。

De Renzi（1967, 1978）は，10 個の型枠（図 11-8 参照）ではなく 6 個の型枠を用いている。この方法ならボードが小さくなり，検査に要する時間が十分短縮し，通常の臨床的使用に適合するかもしれない。De Renzi によれば，型枠の数を減らしても検査の感度は落ちなかったという。

2）その他の触覚記憶検査

無意味な形にねじられた 4 つの針金（図 11-9 参照）を用いた触覚の即時記憶検査がある（Milner, 1971）。患者には決して針金の形状は見せない。練習試行として，形状の即時マッチングを数回行った後に，遅延マッチングを行う。遅延時間は最長 2 分である。30 秒の遅延時間には，干渉課題としてマッチ棒によるパターンの模倣を行う（Milner and Taylor, 1972）。交連離断術を受けた 7 名の患者のうち 6 名は，右手よりも左手による施行が良好であった。このことは，言語なしで複雑な知覚学習が成立すること，そしてそれが右半球により行われていることを示している。Milner と Taylor（1972）は，一側性病変を有し半球間の連絡が保たれている患者と対照群との間には，この課題の成績には違いがほとんどなかったとしている。彼らのデータによると，患者群も対照群もともに，迅速かつほとんど誤りなく施行している。ただ例外は，2 名の左側頭葉切除患者が右手を用いた場合にそれぞれ 1 つずつの誤りがあっただけであった。これらの知見は，干渉課題を伴う遅延の後でさえ，限局性の境界明瞭な病変を有する患者にも側頭葉切除患者にも容易すぎることを示している。

ねじられた針金は，対連合学習の再認課題にも使用されている。この課題では目隠しをした被検者の手のひらにねじられた針金を 2 つずつ置いて学習させる。それにひき続き，学習された針金に対する再認を対連合課題として検査する（V. Meyer and Falconer, 1960）。片側の脳損傷を有する 36 名の患者の触覚識別学習を検査するために，ブロックの上に突き出ている単純な幾何学模様を用いて，Ghent ら（1955）は，損傷と同側の手を用いた時には学習ができるが，反対側の手ではできないことを見出した。板に浮き彫りにされた図形を用いる触覚把持検査の言語的形式（アルファベット文字）の成績と形態的形式（4 本線の無意味図形）の成績を比較した研究によって，干渉課題による遅延の後に行われる言語的形式の再認（同じものをマッチさせることによる）は，どの被検者にとっても，形態的形式よりもはるかに容易であることが示された（Butters et al., 1973）。またこの方法により，コルサコフ症候群の患者の触覚的学習は，アルコール症者や対照例に比べて劣っていることが明らかにされている。

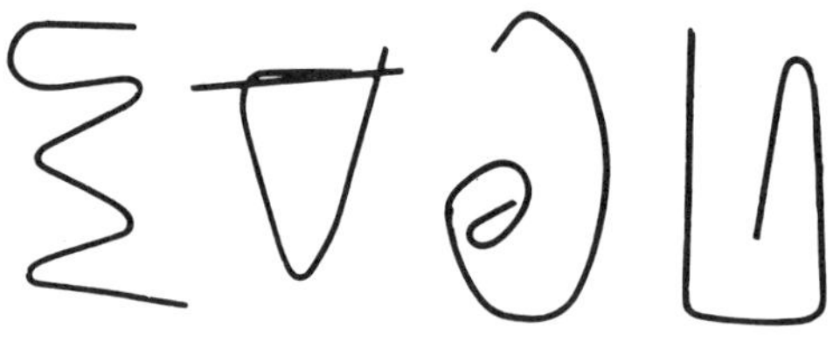

図 11-9　触覚的無意味図形（Milner, 1971）

記憶バッテリー

種々の記憶障害すべてをまとめて検査するための記憶検査バッテリーはこれまでにいくつか作られており，また現在作成中のものもある。昔のバッテリーには概してしっかりした基準がなく，検査できる範囲に限界がある。バランスも悪く，臨床への適用は困難であることも強調されている（Erickson and Scott, 1977 を参照）。バッテリーに期待されるのは，1 時間以内に施行でき，かつモダリティや記憶システムに関する主要なすべての側面を把握でき，十分に標準化されているということである。記憶機能を概観するために筆者が正式のバッテリーの代わりに使用する方法（本書p.233-234参照）は，標準化されておらず，信頼性も不十分である。理想的な記憶バッテリーに求められるのは概観的に広範囲の機能を検査できることで，ひとつひとつの機能を深く検査することではない。記憶システムを概観することにより障害が起きていると思われる領域が示されれば，検者はさらに詳しく障害を評価していくことが可能となる。一般的な概観については何度も行う必要はない。なぜならば，どの領域を詳細に検査するべきかは，観察や病歴からきわめて明白になっているからである。

1）ウェクスラー記憶検査 Wechsler Memory Scale；WMS（Stone et al., 1946 ; Wechsler, 1945）

この検査には２つの形式があり，それぞれ７つの下位検査が含まれている。下位検査の最初の２つは精神現在症の検査によくある質問である。Ⅰ個人と現在の一般情報では，年齢，生年月日，現在および最近の高官（米国の大統領は誰か？彼の前の大統領は誰だったか？）が尋ねられる。さらに，Ⅱ見当識では時間と場所が質問される。Ⅲ精神統制は自動性（アルファベット）や単純な概念のトラッキング（１から53まで４つおきに数える）を検査する。Ⅳ論理的記憶は２つの文章により言語性概念の即時再生を検査する（本書p.251参照）。Ⅴ数唱は，WAISの数唱検査と形式は同じだが，順唱の３桁と逆唱の２桁が省かれ，さらに順唱の９桁と逆唱の８桁について得点をつけない点が異なっている。Ⅵ視覚性再生は，即時の視覚記憶描画課題（本書p.256参照）である。Ⅶ連合学習は言語性の把持を検査する（本書p.244参照）。

ウェクスラー記憶検査の主要な研究はすべて形式Ⅰを用いている。形式Ⅱには何ら有用な基準や利用可能な標準化されたデータがない。ある小規模の研究では，形式Ⅰの視覚性再生は形式Ⅱの同じ検査より明らかに困難であり，また形式Ⅰの連合学習は形式Ⅱの同じ検査より明らかに容易であることが報告されている（Bloom, 1953）。したがって，この検査の２つの形式を同等のものとして用いることはできないと思われる。

ウェクスラー記憶検査の基準となった母集団は比較的小さく（約200名），20歳から50歳の年齢群から構成されているが，群ごとの数は明らかにされていない。Wechslerは基準となった被検者の知的能力に関して何ら情報を発表していない。この基準データの母集団の最年長の50歳という年齢は，ちょうど健常者でも記憶機能の最大の変化が始まる年齢であり，かつ中枢神経系の異常が増加し始める年齢でもある。これは標準データとしては重大な欠陥であるが，Hulickaによっていくらか修正されてきた（1966）。HulickaはⅡを除いたすべての下位検査について，５つの異なる年齢範囲（15－17，30－39，60－69，70－79，80－89）に属する５つの健常被検者の群について，その平均得点を報告している。即時再生と学習を測定するWMSの３つの下位検査，すなわち連合学習，論理的記憶，視覚性再生に対する年齢範囲ごとの標準データをみることにより，これらの検査の成績の年齢にともなう変化を知ることができる（表11-12を参照）。

WMSには，年齢範囲ごとの標準データが不十分であることのほかに，重大な欠点がある。その中でおそらく最大のものは記憶指数（MQ）に関するものである。MQとは下位検査の総計に基づく得点であり，被検者の記憶能力を表す代表値とされている。この方法にはいくつかの問題点を指摘することができる。たとえば，（１）記憶は単一次元の機能であるという仮定。（２）記憶の概念が広すぎる。すなわち，患者の記憶機能の現症の中に，見当識，言語的一般情報，即時の言語性容量，描画能力，メンタルトラッキングまでが含まれていること。（３）神経学的および精神医学的状況に付随したさまざまな記憶機能の障害パターンに対して鋭敏でないことである。（３）の問題はMQが記憶障害の鑑別診断の目的には有用でないことを意味している。WMSはスクリーニングテストとして価値があるかどうかもきわめて疑わしい（Erickson and Scott, 1977 ; Prigatano, 1977, 1978）。

WMSに対するその他の批判としては，このバッテリーが検査する記憶機能の種類には限界があるということが挙げられる（たとえば，Erickson

表 11-12 ウェクスラー記憶検査：即時再生と学習

年齢範囲	20 − 29	30 − 39	40 − 49	40 − 49	40 − 49	40 − 49	40 − 49
報告者	W[a]	H[b]	W	H	H	K[c]	I[d]
n	50	53	46	70	46	115	500
連合学習							
Mean	15.72	15.48	13.91	11.94	10.98	10.15	12.89
SD	2.81	3.48	3.12	4.53	4.78	3.80	3.93
論理的記憶							
Mean	9.28	7.99	8.09	7.34	7.35	5.72	7.77
SD	3.10	2.95	2.52	2.90	3.83	2.91	3.70
視覚性再生							
Mean	11.00	10.09	8.35	6.03	4.95	3.76	8.46
SD	2.73	3.01	3.17	3.72	3.42	2.70	3.25

[a] D. Wechsler, 1945. [b] Hulicka, 1966. [c] Klonoff and Kennedy, 1966. [d] Ivison 1977.

and Scott, 1977；E.W.Russell, 1975a, 1980a 参照)。7つの下位検査のうち6つは言語によるものであり，また視覚性再生の含まれる図のいくつかの側面は言語化可能であるため，非言語的な記憶機能については検討が不十分で，言語的な障害を有する人は正確に評価することができない。さらに，WMS には信頼性に乏しい点がいくつかある。それは下位検査の内部の一貫性が低いこと，下位検査の間に難度のレベルの違いがあることなどである。下位検査の間の相関は非常に低いため，健常被検者の各下位検査の成績も一定しておらず，したがって患者の下位検査の得点の偏りから脳の損傷を予測するのは不可能である（J.C.Hall, 1957b)。さらに，下位検査の多くと認知機能検査の間に正の相関が見られることは，これらの下位検査が一体何を測定しているのかという疑問を投げかける（Clément, 1966；Hulicka, 1966；Kear-Colwell, 1973)。

WMS の形式Ⅱの欠陥はさらに深刻である。形式Ⅱの標準データとして存在するのは，若年成人の3つの学生群に，2週間の期間をおいて実施した2回の検査の全得点の平均と2回の検査の間の総得点の差の平均のみである。3つの群のうちの1つの総得点の平均は有意に異なっており，形式Ⅱの信頼性については疑問がもたれている。

この検査は心理検査としてかなりの欠陥があるものの，加齢にともなって，あるいは両側性のび漫性病変，特に左半球病変（右側に局在する病変に伴う記憶障害に対してはあまり鋭敏ではない）と関連した記憶障害に伴って，下位検査の得点は低下する傾向がある（Prigatano, 1978 参照)。さらに，安定した因子構造を持っていることも指摘されている。すなわち,（Ⅰ）即時学習および想起,（Ⅱ）注意と集中力，（Ⅲ）見当識と長期情報の想起の3因子である（Kear-Colwell, 1973；Skilbeck and Woods, 1980)。Skilbeck と Woods は第4の因子として「視覚性短期記憶」を報告している。この因子は器質的および機能的診断名の両方を有する高齢（54歳～88歳）の精神科患者による WMS の成績を分析すると出現するものである。WAIS の下位検査の得点と関連させて因子分を行なうと（Larrabee, Kane and Schuck, 1983)，予想された学習／記憶因子（Ⅰ）と，注意／集中力因子（Ⅱ，これはまた WAIS の A/C 因子を構成する）が見出された。しかし，学習／記憶因子が視覚再生の分散のわずか5％を説明する一方，視覚構成因子はそれの 83％を説明するというように，因子Ⅰに対する負荷よりも，視覚再生は WAIS の視覚構成（視空間）因子と強い関連を示した。この知見はこの下位検査を記憶検査とすることに疑問を投げかけたことになる。

Kear-Colwell（1973）はウェクスラー記憶検査を解釈するにあたり，下位テストの得点よりも因子得点をより合理的な測定尺度と考えている。ステップワイズ多重回帰分析に基づいて，彼は下位テスト得点を因子得点に変換する次のような計算式を導き出した。

Ⅰ＝-0.27＋（0.25×論理的記憶）＋（0.19×視覚再生）＋（0.21×連合学習）
Ⅱ＝-1.80＋（0.28×知識）＋（-0.34×見当識）＋（0.43×精神統制）＋（0.45×数唱）
Ⅲ＝-9.68＋（0.78×知識）×（2.34×見当識）

ウェクスラー記憶検査は記憶バッテリーとしては不十分なものであるが，対連合学習・論理記憶・視覚再生の各下位テストは臨床面だけでなく，研究面においても有用であることが明らかにされている（たとえば，本書 pp.131, 134, 276 参照）。しかしながら，それらを使用する際には，表 11-12 に掲載した標準データだけが，唯一の参考になるものとみなされている。

2）改訂版ウェクスラー記憶検査 Revised Wechsler Memory Scale（E.W.Russell, 1975a）

Russell はウェクスラー記憶検査にみられる多くの欠点に不満を感じ，論理記憶と視覚再生を用いた新しい記憶検査を開発した。Russell はこれら２つの下位検査はともに言語的（Russell はそれを「意味的」と呼ぶ）記憶と構成的（「形態的」）記憶をバランスよく評価することが可能な即時再生の測定手段であると考えた。それぞれの下位検査の実施は同じ手順で行われる。各検査はまずはじめにウェクスラーの原法通りに行われ，30 分後に２回目の想起試行が行われるが，その間被検者は「まったく異なる」検査を受ける。この方法により３つの得点からなる２組の結果が得られる。第１番目はウェクスラー記憶検査の原法で使用されている短期記憶の得点である。第２番目は同じく遅延再生に関する長期記憶の得点である。第３番目は「把持率（%）」（遅延再生／即時再生×100）である。遅延再生では，被検者が物語や図形を想起できないと答えた場合，検者が想起を促すことが必要である。物語については，「洗濯する女性の物語を覚えていますか？」などの質問を行うことを Russell は奨めている。彼はまた「形態的」下位検査については，たとえば「旗のように見える模様を覚えていますか？」などの言語性の手がかりを与えることを推奨している。

この検査の信頼性は，２つの物語の得点の相関および視覚再生における２組の４つの図の得点の相関によって評価することができる。この信頼性は「形態的把持率（%）」を除くすべての得点で 0.83 あるいはそれ以上であった。論理的記憶に対する採点のシステムに中間的な信頼性のカテゴリーを加えると，評価者間の信頼係数は即時再生と遅延再生の両方に対してそれぞれ 0.83 と 0.88 から 0.97 と 0.96 まで上昇した（Power et al., 1979, 原書 p435f も参照）。６つの得点すべてによって，健常対照群と種々の器質疾患患者を鑑別することができた。Russell はこの６つの得点と自らが使用しているハルステッド-ライタンのバッテリーの変法から導かれた平均障害得点の間に高い相関があることも見出している（E.W.Russell et al., 1970）。この検査には，０～５点（５点がもっとも障害あり）の「スケール得点」もある。これにより言語的下位検査と形態的下位検査の得点を比較できる。実際にこの得点を用いて病変の左右の局在を鑑別できたので，このスケール得点は「側性化記憶指数」として用いられるようになった。すなわち，６点以上は右半球損傷を示唆し，５点以下は左半球損傷を示唆する。この方法で実際に５点を基準に右半球損傷と左半球損傷の患者を鑑別することができた。さらに，この尺度は年齢，性，教育歴が一致した痴呆患者群と健常高齢対照群（55～85 歳）の間の鑑別にも効果的であった（Logue and Wyrick, 1979）。両群間の有意差は６つの得点のすべてについて認められた。両群とも意味的な検査よりも形態的な検査の成績が不良だった。また，両群とも得点の分散は大きかった。

3）マイヤー-ファルコナー学習検査バッテリー Learning Test Battery（V.Meyer and Falconer, 1960）

ウェクスラー記憶検査と違い，この検査バッテリーは遠隔記憶再生の検査でも即時再生の検査でもないが，新たに学習された内容の把持に焦点をあてたものである。入力と出力のモダリティによって系統的に異なった下位検査によって構成されており，モダリティ特異的な学習障害のすべてを検査できるようになっている。このバッテリーには７つの検査がある。すなわち，（１）新単語学習検査（本書 p.246-247 参照），そして対連合形式の６つの他の学習検査として，（２）聴覚的言語想起，（3）聴覚的再認，（4）視覚的言語再認，（5）視覚的図形再認，（6）視覚的図形再生（絵と図版が対になった描画検査），（7）触覚的図形再認（本書 p.270 参照）である。

4）ランド-ブラウン記憶検査 Memory Test (Randt and Brown, 1986)

貯蔵および再生の機能について軽度から中程度の障害を持つ患者の「縦断的研究のために特別に作成された」検査である。Randt らはこの検査が薬物の効果，特に記憶増強薬の効果を調べる際に役立つことを期待している。この検査は7つの下位検査（「モジュール」と呼ばれる）を含んでいるが，約20分という短時間ですむなど，容易に施行できるものである。決められた順序で呈示することにより，記憶の獲得と貯蔵からの再生が区別できる。即時再生と，一定の課題後の再生を別々に検査するのである（遅延再生課題は4つあるが，それぞれ直前の課題が干渉課題の意味を持っている）。興味ある特徴は24時間の再生データを得るために電話インタビューを用いていることである。

この記憶検査には，5種類のバージョンがあるので，何回も再検査することができる。最初と最後のモジュール（一般的知識と偶発学習 incidental learning）は，どのバージョンも同じである。新しい体験の想起能力を多少なりとも有する患者にとっては，下位検査の名称の想起を求める偶発学習の検査は，再検査では偶発学習の検査にはならない。他の5つのモジュールのそれぞれの形式は語の長さ，語頻度，表象レベルのような関連した特徴をもとに難易度がそろえられている。したがって5つのバージョンはかなり類似していると思われるが，信頼性についての研究はまだ1つもない。中間にある5つのモジュールは順唱と逆唱による5つの単語および5つの数字の想起，対語の想起，そして文章の想起の検査である。さらに，日常的な物品の線画の再認を検査するモジュールも含まれている。

一般的知識を除くと，どの下位検査も少なくとも1回の施行であれば加齢の影響や1年以上の訴えを持つ患者の記憶障害に対して鋭敏であることが示されている。しかしながら，この検査は高度な言語能力を求められるので，神経心理学的評価における一般的な使用には適さない。なぜならば，言語障害のある患者には必然的に不利になり，非言語的（たとえば形態的，空間的）要素に関わる記憶障害には相対的に鋭敏でなくなる可能性があるからである。記憶機能の障害の評価におけるこの検査の有用性は加齢やび漫性脳疾患患者に限定されると思われる。

特殊な記憶の問題

患者の記憶障害の検査をしようとする時，通常の神経心理学的検査ではカバーできないいくつかの学習と記憶の側面の評価が求められることがある。たとえば非常に長期の記憶（遠隔記憶），忘却率，貯蔵と抽出の問題の区別，入力と出力のモダリティの差異などである。これらの問題に関する検査のほとんどは，入院患者に適用するものとして開発されてきたもので，その大多数は一般的な臨床には適していない。施行にあまりに長い時間を要したり，何時間もあるいは何日も繰り返し行うことが必要となるからである。このため特に外来患者を対象とする臨床での施行は事実上不可能である。しかしながら，新たな発想を持って工夫すれば，これらの検査を修正して患者のニーズに合わせて実際の臨床場面で用いることが可能であろう。

遠隔記憶

非常に長い期間の記憶を評価する必要性が生じるのは，患者の逆向健忘の長さを知る必要がある時のみである。遠隔記憶の検査は，加齢やコルサコフ症候群のような原因で逆向健忘を有する場合や，たとえば電撃療法による治療のような特殊な状況で記憶の問題が生じている場合に行われる。逆向健忘の測定には，通常保持される情報の再生や再認が含まれる。ひとつの問題は，最近のことから遠い過去のことにおよぶ検査項目を使用して長期記憶の傾斜を評価しようとする検査は，内容を常に新しいものにしなければならないことである。そうしなければすぐに時代遅れなものになってしまう。このため，本当の意味で十分に標準化された遠隔記憶検査の開発は不可能になっている。なぜならば，数年ごとに標準化の手順をふんでいくことは不可能だからである。Bahrick と Karis (1982) は遠隔記憶（彼らは「長期生態記憶」と呼んでいる）を評価する方法を記載し，付随する方法論的問題のいくつかについても議論している。

1）社会的事件の再生に関する検査

社会的事件の再生と再認は英国で Warrington と Silberstein (1970) によって研究されている。彼女らは前年に起きた事件の記憶を評価するために，再生と多肢選択式の質問票の両方の有用性を検討した。被検者は6カ月の間隔で3回この検査を受けた。この方法により，かつては知っていた情報の再生と再認には年齢と1年間の時間経過の両者が影響し，再認よりも再生の方が年齢や時間の影響に対してはるかに鋭敏であることが示された。さらにこの方法はより長い期間にまで拡大され，40年の範囲を網羅するために選ばれた過去10年ごとの計40年間の事件をカバーする多肢選択式の質問票が作成された（Warrington and Sanders, 1971）。また，付随的検査として，過去およそ25年をカバーする「有名人の」顔の検査も，自由再生と多肢選択の両方の版が開発された。期間が長くなるにつれて，再認も再生も年齢と時間経過にしたがい有意な減少を示した。

米国ではこれよりやや長い期間の時間（1930〜1972年）を網羅する社会的事件の質問票が開発され，遠隔記憶に対する加齢の影響を評価するために用いられている（Squire, 1974）。これは多肢選択式の検査方法で，把持される記憶量は全期間を通じて加齢とともに減少するが，時間的傾斜はみられないことが報告されている。

Sanders (1972年) と，のちに Squire (1974) は，遠隔記憶の研究から得られたデータの解釈について疑問を投げかけた。すなわち，それらの記憶材料のいくつかは事件から年数が経っても再学習される可能性があるからである（たとえば記事，本，テレビ番組でとりあげられた場合）。Sanders はまた，他国の首相の死亡のような事件に対する関心，あるいは政治家や映画スターのような人物に対する関心の大きさというものは人によって大きく異なるため，この検査技法の均等性についても疑問を投げかけている。たとえば，テレビ番組のタイトルに対する親近性に関する検査の得点は被検者がテレビを見ていた総時間と正の相関を有している（Harvey and Crovitz, 1979）。Squire は知的能力の影響も重視し，これらの検査が単に学習能力を測定しているのではないかという疑問を述べている。

2）有名人検査

M.S.Albert らは（1979a, b, 1981a, b；Butters and Albert, 1982）コルサコフ症候群における記憶障害の研究のため，有名人の再生や再認を行う検査を開発した。顔の再認検査は60年間（1920年代から1970年代）を10年ごとに区切り，それぞれの年代の有名人の写真約25枚から成り，全部で180枚の写真を再認検査として呈示する。顔の再認検査のうちの29枚の写真は，被検者が若い時にも年をとった時にも有名だった人（たとえば，チャップリン）のそれぞれの年代の写真をペアにして，ランダムに並べられている。これを老年－若年検査とする。さらに，各年代の有名人について2つの質問票が作成されている。ひとつは再生に関する質問票であり，もうひとつは再認に関する質問票である。データとして発表されているコルサコフ症候群の患者の平均年齢はおおよそ60歳，平均教育歴はおおよそ12年であった。年齢と教育歴をマッチさせた対照群では時間経過とともに情報が失われるという傾斜はみられなかった。一方，患者はほとんどの検査で顕著な時間的傾斜を示した。すなわち，最近の写真については低得点を示し，昔の年代の写真については正常に近い得点を示したのである。これらをハンチントン病や老年痴呆の患者に実施したところ，検査から2年以内に診断された大部分の患者には，いずれの群についても時間的傾斜はみられず，すべての年代の写真について成績が不良であった。しかしながら，アルツハイマー病も対照群も，よく知っている顔写真の再認においては，若い時に撮られた写真よりも年をとった時に撮られた写真の方をより容易に再認できた。

忘却

忘却曲線を得るためには，時間をおいて反復する検査が必要である。記憶の把持を測定するほとんどの方法は，一定時間後の再生と再認の検査を付加することにより，忘却を検査するために使用することができる。Talland（1965）は多くの異なる種類の材料についての忘却曲線を得るために，遅延再生の形式，たとえば時間，日，そして１週間までの再生試行による遅延再生を用いた。

セービング法は，学習した後に把持されている材料の量を測定する間接的な方法である。この方法では患者に同じ材料を覚える機会を２回以上与える。これはふつう，何日かあるいは何週間かの間隔をあけて行われるが，２回目の学習試行は第１回目の30分後に行ってもよい。患者が基準に到達するのに要する試行の回数を，各試行ごとに記録する。後の方のセッションではこの基準到達に要する試行回数の減少（「セービング」）がみられるが，これは以前の学習試行のセットからの把持を示すものと解釈されている。Ingham（1952）は学習試行に対する再学習の比率に基づいてセービングを表す計算式［10（N1－N2／N1）＋５］を考案した。ここで，N1は材料を完全に学習するために要した反復数，そしてN2は後になってそれを完全に再学習するために要した反復数である。定数の５は，N2がN1より大きい場合を含めすべての得点がプラスになるようにするためのものである。

Warrington と Weiskrantz（1968）は１週と４週の間隔をおいて，言語性と非言語性の材料でセービング法を用い，重度の健忘症患者においてもいくらかの把持がみられることを示した。彼らによれば，他のいかなる方法でも，これらの患者が最初に検査を受けた時から何らかの材料を把持したという証拠は得られなかった。Lewinsohn ら（1977）はセービング法を用いて，30分後のイメージ訓練と１週間後の再度のイメージ訓練の効果を検討するために，10回までの正確な再生までの試行回数と，最初の再生試行における正確数をみた。この方法では，脳損傷患者と対照群の両方において，イメージ訓練の効果は30分間持続したが１週間持続することはなかった。

Brooks（1972）と Snow（1979）は，複雑図形検査のさまざまな試行の間で失われた情報の相対的な量を明らかにするための得点法を考案しているが，これは他の検査にも同様に適用することができる（本書 p.259 参照）。Brooks はこのことを示すために，自ら開発した「忘却率（%）」得点を用いて，ウェクスラー記憶検査の論理的記憶と連合学習における即時再生と遅延再生の成績を比較している。

１）記憶体験質問票 Inventory of Memory Experiences；IME（Herrmann and Neisser, 1978）

遠隔と近時の両方の個人的体験の想起の検査である。48項目の質問（Part F）は，いずれも個人的な日常の出来事やその詳細を忘却する頻度に関するものである。たとえば以下のようなものがある。「ほんの数分前に置いた物をみつけられないことがどのくらいありますか？」「ある体験やジョークや話を思い出したいのに，思い出せないことがどのくらいありますか？」Part R は遠隔記憶に関する24の質問から成る。たとえば，「あなたは幼い子どもの頃持っていたおもちゃを覚えていますか？」「あなたは自分ではじめてお金を稼いだ時のことを覚えていますか？」などである。これらの質問にひき続き，「どのくらいよく覚えていますか？」という質問も行われる。72の質問はすべて，「まったくない」から「完全に」の範囲まで７段階のスケールで答えるようになっている。

この検査には大学生を対象としたデータがある。Part F の得点に因子分析を行なったところ８つの因子が認められた。すなわち，（１）機械的記憶（たとえば，電話番号），（２）うっかりミス，（３）名前，（４）人物，（５）会話（たとえば冗談や会話を忘れる），（６）用事（たとえば雑用を忘れる），（７）検索（あるものをよく知っているという感覚を持てないこと），（８）場所（ものの場所を忘れる）であった。大学生でもっとも問題であったのは機械的記憶と名前で，逆にもっともよく覚えていたのは人物や会話に関してであった。Part R については，女性は男性より幼児期に関係する記憶の想起が少し良好であった。長期記憶の他の側面に関係する反応パターンはあまり区別されなかった。高齢者群や脳損傷患者に異なった忘却のパターンがみられるかどうかは不明であるが，それぞれに特有のパターンが存在する可能性がある。この検査は近時記憶と遠隔記憶の想起を比較するために同じ形式を用いることができるという利点のため，魅力的な神経心理学的検査となっている。Herrman（1982）は同様の質問票について概説している。

貯蔵と検索の鑑別

想起できる素材の量は，その人が貯蔵した情報量と検索過程の効率の両方に依存する。想起されるものに対する貯蔵と検索の相対的な関与について直接的に評価することは不可能である。しかしながら，これら２つの機能を区別する方法がいくつかある。

貯蔵と検索の能力の相対的な効果について評価するひとつの方法は，再生を求める検査の成績と，再認だけが必要な多肢選択検査の成績とを比較することである。ただし難度と内容が両者で同等であることが条件である。この比較はいくつかの遠隔記憶研究において系統的に行われてきた（本書p.275-276 参照；Botwinick, 1978）。語彙検査はこの比較を行うために有用である。たとえば，WAIS やスタンフォード-ビネーの語彙下位検査（いずれも再生検査）における患者の成績は，ゲイツ-マクギニティの読解検査や SCAT（いずれも多肢選択の再認検査）の語彙検査の成績と比較することができる。口頭で答える検査の得点より筆記式の検査の得点が高い場合，検索の問題が示唆される。逆に，口頭による検査の得点が筆記式の検査より高い時は，患者の自己方向づけや自立性の能力に問題がある可能性がある。

貯蔵と検索を区別するもうひとつの方法は再生をセービングと比べることである。なぜならセービングの方法は間接的に貯蔵をみているからである。もし，記憶障害が把持の問題によるのであれば，再生は低下し後の記憶試行におけるセービングはほとんどなくなるであろう。もし患者の問題が検索であれば，再生は低下するが，後で再学習が即座に起こることから，記憶材料が貯蔵されていたことがわかるであろう。

再生を促進するために手がかりを用いる方法が多く開発されてきた。これにより検者はまた自由再生の効率性を評価できるようになった。Butters らは（1976）ハンチントン病とコルサコフ症候群の患者を連続単語リストの学習について比較した。カテゴリーによる手がかり（たとえば野菜，道具）はこれらの患者にはまったく無効であったが，健常被検者では語想起を改善した（Baddeley, 1976；Tulring and Pearlstone, 1966）。M. William の遅延再生検査 *delayed recall test*（1978, 1979）では，日常的な９つの物品が描かれた線画のカードが呈示され，呼称が求められる。そして，覚えておくよう指示される。自由再生は語彙または他の言語性検査の８分から 10 分後に行われる。再生されない項目はそれぞれ，その対象のカテゴリーや使用法，普通の置き場所などにふれた手がかりによって促される。手がかりを必要とした時は減点し，手がかりが再生に役立たなかった時にはより大きく減点するという得点法を用いて，Williams は健常対照群よりも精神科的および神経学的な患者の方が有意に手がかりに頼っていることを示した。

把持の検査の成績を評価する際の注意として，何らかの記憶の下位システムに関する構造的な損傷あるいは機能障害による成績低下と，前頭葉損傷あるいはある種の皮質下損傷を有する患者の再生課題の成績低下の鑑別があげられる。後者の患者は刺激材料を記銘することはできるが，再生しようとする自発性や欲動が欠如している。活動開始や自発性の欠如，あるいはアパシーが患者に欲動や動機を起こす能力に障害があることを示唆している時には，検者が働きかけてさらに反応を引き出すようにするべきである。たとえば，記憶材料が物語である場合，筆者は次のような質問をすることがある。すなわち，「始まりはどんなふうでしたか？」「何についての話でしたか？」「どんな人が出てきましたか？」，あるいはもし患者が１つか２つの項目の再生のみを繰り返すような場合には，「次に何が起こりましたか？」などと質問する。課題が形態的な材料の再生に関する場合は，「そうですね，それから次は？」と言ったり，「もっと覚えているでしょう？」と質問して患者を励ますこともある。

12章　言語機能

言語機能障害の主要なものは，失語症とその関連障害である。これには麻痺性構音障害（*Dysarthria*）や発語失行が含まれる。言語機能のうち，流暢性や読みの能力，書字能力などは，失語症でも通常障害を受けるが，失語症がなくても障害されることがある。よって，これらの機能の評価法は失語症の検査とは別に論ずる。

失語症の検査

失語症と誤診されやすいものとして，軽度の意識障害，構音障害，病的惰性（本書 p.135 - 136 参照）などがあげられる。逆に，言語理解と言語産生の軽度の障害が，全般的な知能障害，記憶障害，注意障害などと診断されることもありうる。特に，聴覚的理解力の障害は，それが難聴のためであろうと言語理解の障害のためであろうと，結局は無反応や社会的に不適切な行動につながるので，拒絶症や痴呆，精神症状と誤診されてしまうこともありうる（Brookshire and Manthie, 1980）。実際，失語症は種々の脳損傷における症状の一部分として起こるものである（Golper and Binder, 1981）。したがって，問題とされるのは失語症の有無ではなく，その患者の病像への失語症の影響の度合である場合が少なくない。失語症があるかどうかを調べるには，患者の知覚，理解，記憶，発話，書字能力をよく観察することである。これは必ずしも決まった検査の形式をとらないまでも，系統的に調べることが必要である。あるいは失語症のスクリーニング検査（本書 p.284 - 285 以下参照）を施行してもよい。コミュニケーション障害の有無を調べるために言語機能をみる場合には，以下に示す側面をチェックする；

1．自発話
2．単語，句，文の復唱：早口言葉を行うと，構音の歪みや音のつながりの障害が明らかになる。"No ifs, ands, or buts" という文の復唱は言葉の表出中枢（ブローカ領野）と受容中枢（ウェルニッケ領野）との連絡路が保たれているどうかを調べる検査になる（本書 p.24 - 25 参照）。
3．話し言葉の理解：a. 被検者に簡単な命令をする（例.「顎を指してください」「左手を右耳に当ててください」）。b.「はい，いいえ」で答えられる質問をする（例.「ボールは四角ですか」）。c. 被検者に特定の物品を指すように求める。
4．呼称：検者は物品やその一部分を指して，「これは何ですか」と問う（例. 眼鏡，フレーム，眼鏡のブリッジ，レンズ）。呼称に関しては，色，文字，数，動作のようなさまざまな範疇別にも検査すべきである（Goodglass, 1980）。
5．読み：正確さをみるために，被検者に音読させる。理解をみるためには，書字命令に従わせたり（例.「テーブルを 3 回叩いてください」），読んだ文を説明させたりする。
6．書字：文章を少し模写させたり，書き取らせたり，作文させたりする（本書 p.300 - 302 参照）。

正規の失語症検査は，失語症の存在が明らかにわかっている場合，あるいは，その疑いが強い場合に施行すべきである。検査目的としては次のようなものがあげられる。「(1) 失語症の存否と型の診断。これは大脳局在に関する推定診断に通じる。(2) 長期にわたる検査成績の重症度の判定。つまり初診時の評価と経時的変化の見通しも含む。(3) すべての言語領域における患者の残存能力と障害の包括的な評価。これは治療への指針となる」(Goodglass and Kaplan, 1972)。

失語症検査は，象徴形成障害や失行失認に焦点を当てた他の言語検査とは異なる (Benton, 1976b)。失語症検査は，普通コミュニケーションの各モダリティ，すなわち，聴く，話す，読む，書く，身振りをする，の能力をみるように作成されている。中心となる「言語記号の言語学的処理過程」の検査こそが失語症検査の共通基盤である (F.L.Darley, 1972；Wepman and Jones, 1967)。

失語症検査バッテリー

もっとも広く使われている失語症検査は，いわゆる検査バッテリーであって，多くの独立した言語機能を扱った膨大な下位検査によって構成されている。検査結果は診断のために点数か指数として表わされるか，あるいは患者のコミュニケーション障害が段階表記される。大部分の失語症検査は，時間がかかり，検者には正確さや注意深さが要求される。したがって，言語病理学者のように，十分に失語症学に通じていて失語症検査の特殊な技能を訓練されていることが検者の要件となる。

失語症の検査バッテリーは，広範な課題を含んでおり，言語障害と随伴障害の性質や重症度を確定できる。失語症検査とは，言語機能の障害を扱うことが本質であり，知能の細部を測るものではないので，検査項目は低学年の子どもでもわかるような，簡単で具体的な課題である。失語症検査に共通の課題としては，以下のものがあげられる。①簡単な物品の呼称（コップ，万年筆，男の子，時計などの絵を指して「これは何ですか」と検者が問う)。②簡単な話し言葉を理解する（「耳を指してください」あるいは「スプーンをコップの中に入れてください」)。③系列的な命令に従って動作する。④単語や句を復唱する。⑤簡単な印刷された文字，数字，単語，ごく簡単な算数の問題やありふれた記号を理解する。⑥印刷された簡単な質問に口頭であるいは身振りで答える。⑦文字，単語，数などをタイプで打つか書く。さらに，物語を話したり，描画を求める失語症検査もある。また，構音障害や構音失行を調べる検査もある。

失語症バッテリーは，用語，内部構成，検査するモダリティの組み合わせの数，難度や複雑度が異なる。本書では，もっともよく知られている代表的なものを紹介する。臨床家の中には他の検査の一部分を自分の検査に加えて独自のバッテリーを作る者もいて，公に刊行されているバッテリー以外にも，未刊行の検査バッテリーは数多くある (Eisenson, 1973, Osgood and Miron, 1963)。失語症の検査の多くは，F.L.Darley の *Evaluation of appraisal techniques in speech and language pathology* (1979) に詳しく解説されている。

1) 失語症言語能力スケール The Aphasia Language Performance Scales；ALPS (Keenan and Brassell, 1975)

失語症患者に対する言語療法の効果についての経験を基に作成されたものである。したがって，実用的なことが第一の特徴である。検査にあたっては，患者が気分良く最善を尽くせるように，患者と検者の関係をくつろいだものにする必要があることが強調されている。ALPS と名づけられたこの検査では，言語能力の4側面 — 聴く，話す，読む，書く — が対象となっており，各々について難易度順に並べられた10項目のスケールがある。正反応あるいは自己修正反応は1点，反応が促された場合(検者が質問を繰り返す場合が多い)は0.5点である。検査前の会話などをもとに，適切と思われる難易度の検査から始められるため，検査時間は通常30分以内である。得点表の他に患者の日を追っての改善を記入するための累積記録表も用意されている。用具は持ち運びがしやすいように意識的に軽くしてあり（読むためのカード1組，硬貨，鍵，腕時計)，ベッドサイドや患者の家などさまざまな場所で施行できる。標準化は小さい集団でしか行われていないので，正規分布するような標準データは存在しない。ALPS の

4スケールは，おそらく同じ機能を測定しているとみられるPICA（本書p.283-284参照）の下位検査の得点と高い相関を持つ傾向にある。

この検査の成績と失語症のタイプや損傷部位との相関についての検討は行われていない。むしろ予後を推定するには，患者の経過が重要であることを強調し，横断的，縦断的データと相俟って，4種の得点を治療計画にどのように利用するかが説明されている。Ritter（1979）はこの検査をスクリーニング用には推奨しているが，治療を計画する際の有用性は疑問であるとしている。ALPSではコミュニケーションに関する機能を包括的に調べることはできない。あくまでも実用的なものであり，統計に基づいたスケールではないので，スケールの比較検討や研究への利用は困難である。

2）ボストン失語症診断検査 The Boston Diagnostic Aphasia Examination；BDAE（Goodglass and Kaplan, 1983a, b）

BDAEは，「言語の構成因子」を検査するものである。これにより，診断と治療，さらに失語症の病巣についての知見に役立たせることを目的としている。因子分析によって定められた12分野におけるコミュニケーションとそれに関連する機能を系統的に検査するように構成されており，下位検査は合計34ある。完璧を目指した検査であるため，必然的に検査時間が長くなり，全部施行するには1時間から4時間かかる。その結果，一部を選んで使う検査者が多く，他の検査と組み合わせて使うことがよくある（たとえば本書p.293参照）。文法や統語のような心理言語学的側面や離断症候群の検査を目的とした補助言語検査もたくさんある。下位検査では正反応の数が得点となり，さらにその得点はZスコアに変換される。このZスコアは，比較的選択的な障害を持つ失語症患者のデータをもとに算出されたものである。この標準化には，全失語のような著しく重症なものを除いたすべての型の失語症患者のデータが用いられている。さらに，質的な発話特徴を示す「段階評価尺度プロフィール」が作成されているが，質的側面は「客観的な得点によってだけでは，満足のいく判定はされない」と作成者自身が指摘している。しかし，ここに作成された7つの7段階評価尺度プロフィールのひとつひとつが，言語産生のそれぞれ異なった面を示しているので，ある程度は判定可能になっている。下位検査と段階評価尺度プロフィールは診断に役立つが，それによって患者を自動的に診断分類することはできない。

BDAEは，範囲が広く感度が良いので失語症の障害を記載し，治療計画を立てるのに優れた検査である。しかしながら，この検査を診断に使用するには，経験を積む必要がある。問題点としては，標準化の過程と母集団を考えると，下位スケールのZスコアを比較することには疑問が残る。したがって研究への適用には限界があると思われる。1980年には新しい規準値（平均値，標準偏差，範囲，カットオフポイント）が発表されているが，こうしたことによって，この検査法は一般的な臨床面での有用性は高まっていくことになるだろう。

3）日常生活でのコミュニケーション能力検査 Communication Abilities in Daily Living；CADL（Holland, 1980）

言語能力を測定する通常の正規の検査で得られる得点と，実生活上のコミュニケーション能力には格差がある。CADLはこの問題の解決のため，患者にとって自然で実際的な内容を持つ検査として開発されたもので，「診察室」や「食料品店」のような場面を設定し，そこで患者に役を演じさせることによって，その人が日常生活上の課題をどのように処理するかを検査する。検査をできるだけ自然なものにするため，検者は，検者と演技者という二重の役を聴診器の模型やスープの箱などの小道具を使って，さりげなく演じる必要がある。モダリティに関係なく（患者は話し言葉，書き言葉，身振りのどれを用いてもよい）コミュニケーションの有効性によって3段階スケールで得点をつける。十分なコミュニケーションがとれる場合には，2点が与えられる。コミュニケーションは不十分でも，その場面のテーマからはずれていない反応があった時は，半分の1点が与えられる。CADLの68項目は，「発話行動」，「文脈の利用」，「社会的慣習」，「役割演技への参加能力」などの10種類の内容を反映している。1つの項目に複数の内容を含むものが多数（46）ある。

130人の失語症患者をCADLにより評価した

研究では，この検査は失語症，年齢，施設の種類で比較すると有意な差があり，その一方で性別や社会的背景にはあまり関係ないことが明らかにされている。また，CADL では，総得点をもとにして，コミュニケーション能力の重症度という側面から患者を大きく分類している。さらに，上述の10 種類の内容の得点によって下位型を分類している。マニュアルは失語症の型を分類するためのカテゴリーのパターンおよび非失語の多くの群の中から失語症者を同定するカットオフポイントの説明が記載されている。採点の妥当性をあげることを目指す検者のための自己学習法も作成されており，これには患者の反応例とそれに対応する訓練テープがついている。

CADL では音声による反応は要求されていないため,発話に障害のある患者(例. ブローカ失語)のコミュニケーション能力に対して，従来の検査よりも感度が良好である。臨床での CADL の有用性は今後ますます高まると思われる。

4）Eisenson の失語症検査 Examination for Aphasia（Eisenson, 1954）

この検査で使われている診断カテゴリーは，一般には過去のものになってしまった。しかしこの検査は，コミュニケーション障害の検査の先駆的役割を果たした。これが世に出てから 20 年近くたった頃，作成者は「言語およびその関連障害の主な型と重症度を判定するための臨床的道具である」と述べている(Eisenson,1973)。この検査は 37 の独立した下位検査から構成され，それぞれ検査するモダリティ,内容,難度が異なる。Eisenson は，この検査をすべて行うと機能障害の重症度が判定できるが，失語症のスクリーニングとしては各下位検査の最初の項目だけ行えばよいと述べている。検査時間は 1 時間半ないし 2 時間である。Eisenson は反応を評価するための標準化したデータや客観的な基準を設けていない。反応には変動性があるため，決まった採点手法は適用はできないと考えたからである。各下位検査の結果は「完全」から「無」までの 5 段階スケールにまとめられる。この検査は「心理検査尺度としての有用性は全くないが」(G.J.Canter, 1979)，刺激材料は非常によくできており，近年多くなってきた高度に構造化された手続きを持つ検査より柔軟な手順を好む臨床家にとっては，有効な検査となろう。

5）機能的コミュニケーションプロフィール The Functional Communication Profile（M.T. Sarno, 1969）

45 項目から成り，施行には 20 分から 40 分かかる検査である。この検査でつける評価尺度は，一般的な状況での実際の言語行動で，形式の定まった検査での言語行動とは一線を画している。形式の定まった検査の点数上の改善は，必ずしも患者の日常生活での実際的な改善を反映していないからである（J.E.Sarno et al., 1971)。包括的な失語症検査と同様，機能的コミュニケーションプロフィールも経験豊かな臨床家が確実に細心の注意を払って使うことが必要である。評価は「運動」「発話」「理解」「読み」と，言語以外の行動を含めた「その他」の 5 分野に分かれる。得点は 9 段階スケールで，患者の発症前の能力を考慮しながら段階が決められる。得点はヒストグラムとして記録される。Sarno は初回評価と再評価の違いがすぐわかるように，色を変えて記録することを勧めている（M.L.Taylor, 1965)。また，研究目的や検査者間の臨床評価の比較には主観的すぎて使えないが，項目得点をパーセンテージに変換する，比較的柔軟性のある方法も勧められている。総合すると，本検査は機能的なコミュニケーションを予測するのには実用的な価値があると言える(Swisher, 1979)。

6）ミネソタ失語症鑑別診断検査 改訂版 The Minnesota Test for Differential Diagnosis of Aphasia ; rev. ed.（Schuell, 1973）

57 の下位検査があり，コミュニケーション障害のすべてを完全に包括する検査である。施行には長時間を要する。5 つの領域の多様な側面に焦点があてられている。この 5 つの領域は，因子分析により抽出され，失語症患者に共通するとされているもので，「聴覚過程の障害」，「視覚過程および読みの障害」，「発語と内言語の障害」，「視覚運動過程および書字の障害」，「数概念および計算過程の障害」である。施行には 1 時間から 3 時間を要するが，重症の患者は数項目しか答えられないので，ずっと早く終わる。各下位検査の成績は誤り得点で示されるが，Schuellは誤りの数よりも質の方が患者の状態をよく現している，と強調している。検査成績は，機能的行動カテゴリー別の診断スケールにまとめられる。また，検査用紙には，検査状況以外での話し言葉の理解や読み，書字，麻痺性構音障害の観察に基づく6段階スケールもついている。この検査により患者の言語障害が系統的に明らかにされ，治療計画の基礎とすることができる(Osgood and Miron, 1963 ; Zubrick and A.Smith, 1979)。しかし，標準化されていないので研究に適用するには限界がある。

7）多言語失語症検査 Multilingual Aphasia Examination；MAE（Benton and Hamsher, 1989）

8部から構成されており，話し言葉と内言語機能の受容，表出，即時記憶の構成要素を系統的かつ段階的に検査するために開発されたものである。下位検査の中には「トークンテスト」「数字の復唱」「口頭による語連想」のように一般に使用されているものの変法もある。また，3種の綴りの検査（口頭，書字，ブロック — 大きな金属かプラスチックの文字を使用）のように，新たに作成されたものもある。下位検査には2，3種あるものが多いので，反復して施行しても練習効果を抑えることができる。各下位検査では，粗点に適正得点を加えた修正得点によって，年齢や教育の影響を処理している。それぞれの得点が，心理検査として比較できるように，各修正得点がパーセンタイルに変換されていたり，対応分類がなされていたりする（例．表12-4，12-5，本書p.295参照）。この下位検査の得点や評価の方法には，各検査を別々にできるという副次的な長所がある。たとえば，失語症ではない患者や，他の検査をたくさんするのは時間の無駄となる患者には，言語の流暢性や言語の記憶のみを施行できるのである。

8）神経感覚センター包括的失語症検査 Neurosensory Center Comprehensive Examination for Aphasia；NCCEA（Spreen and Benton, 1977 ; Spreen and Strauss, 1991）

24の簡潔な下位検査から構成されている。言語能力の20種の側面を判定する検査と4種の視覚と触覚機能を判定する「対照」検査である。各下位検査の施行には5分とかからないものが多い。対照検査は，視覚や触覚の刺激にあまり反応を示さない時のみ行われる。検査の材料はさまざまで，日常物品の音の入ったテープ，印刷されたカード，触覚認知のための目隠し箱やトークンテストの「トークン」（本書p.285-289参照）がある。また，利き手が麻痺した患者が「書く」ことができるよう，単語を構成する「Scrabble（文字埋めゲーム）」の文字を使うという面白い試みがなされている。材料はどこでも買えるありふれたものである。あるいは説明書にしたがって作ることもできる。点数は2つのプロフィール用紙に記入する。ひとつは健常成人の基準が記載されているもので，年齢と成績が考慮されている。もうひとつは失語症患者の成績の基準が記載されているものである。この2種類の得点法によって患者の成績が健常人のものと有意に差があるかどうかがわかり，一方，失語の得点範囲内でも識別ができるので，わずかな変化でも記録することができる。この検査の鋭敏さはすでに証明されており，特に中等度から重度の失語症患者には適切である。しかし，標準化のデータが不足しており，満点のレベルが低いため，軽度の患者にはあまり適さない。

9）ポーチコミュニケーション能力インデックス The Porch Index Communicative Ability；PICA（Porch, 1983）

PICAは厳密に標準化され，統計学的に信頼のある検査である。ただし測定される言語機能は限定されている。18の下位検査のそれぞれに10項目があり，下位検査のうち4つは言語検査，8つは身振り検査，6つは書く検査である。図形模写というもっとも簡単な書く検査以外では，各下位検査に共通の10個の日用物品（煙草，櫛，フォーク，鍵，ナイフ，マッチ，鉛筆，万年筆，25セント銀貨，歯ブラシ）を使う。患者の各反応に対して，16点の多次元得点方式で点数化する(Porch, 1971)。たとえば，1点は無反応である。15点は正確，的確，迅速，完全，有効と判断される反応である。40時間の研修を受け，検査を10回練習するとPICAの検者として資格が与えられる。この制度によって，検者間の信頼性の相関係数を高められる。

構成が厳密で，信頼性の高い評点方法であるため，PICA では症状の微細な変化でも鋭敏に測定できる。そのため，治療計画を立てるのに有用である。ただし，満点のレベルが低いため，障害が軽い場合は見逃されることがある。さらに，統計的に十分検討され，信頼性があるので研究にも有用である（F.L.Darley, 1972；McNeil, 1979）。Martin（1977）は，PICA のいくつかの側面に疑問を呈している。たとえば，スケールの間隔が等しく設定されていることは，点数を重視する検者にとっては，特に機能的コミュニケーション能力に関して，結果を誤って解釈する可能性があると指摘している。この Martin の批判は一種の注意と受け取るべきであると McNeil（1979）は述べている。すなわち，解釈上の誤りをおかさなければ，この検査は幅広い用途に用いることができるといっている。

10）ウェスタン失語症検査 The Western Aphasia Battery；WAB（Kertesz, 1979, 1983）

BDAE を発展させたもので，診断的分類ができ，治療にも研究にも役立つという目的で作成されている。したがって，BDAE からとった項目が多い。WAB には，4つの口頭言語の下位検査があり，スケール（流暢性・発話による情報内容）と各項目の正反応の総得点を 10 段階に変換したものをもとに5種の得点が算出される。よって，各項目の得点は 10 段階になる。この結果，5種の得点をスケールにのせると，「成績のプロフィール」になる。失語指数（AQ - Aphasia Quotient）は，5種のスケール得点を各々2倍して合計したものである。正常，すなわち満点は 100 点である。AQ によって，正常な言語能力に比してどの程度障害されているかがわかるが，障害の性質についてはわからない。合計得点から障害の質的情報が得られないのは，神経心理学的検査には共通したことである。成績のプロフィールと AQ により失語症の8種の下位型が決定される。さらに，読み，書き，計算，身振り動作（すなわち，身振りの失行の検査，本書 pp.23 - 24,389 - 390 参照），構成行為，レーヴン漸進マトリックス（本書 p.370 - 372 参照）の検査も含まれている。これらによって，コミュニケーション能力とそれに関連する機能について包括的に理解することができる。これらの検査の得点は，動作指数（PQ - Performance Quotient）にまとめられる。そして，AQ と PQ から診断や研究のための皮質指数（CQ - Cortical Quotient）が算出される。本検査のうち，言語に関する部分の施行時間は約1時間だが，重症者ほど時間は短くなる。

WAB の得点のうち，標準化に問題があるのは2項目に過ぎない。しかし他の項目にも，反応の質的側面を考慮にいれるべき余地が若干残っている。したがって，患者の機能を部分的にしか反映していない可能性はある。もうひとつの問題は，「混合」性の症状（すなわち，この分類方法の8つの型で複数の要素を合わせ持っている）を呈する患者を考慮に入れていないことである。この検査の診断的価値は今後明らかにされていくであろう。

失語症スクリーニング検査

失語症のスクリーニング検査は，これまでに記してきたような，入念な検査バッテリーによる言語機能の詳細な検査の代用にはなりえない。むしろ，一般の神経心理学的検査バッテリーの補助として使用することがもっとも望ましい。すなわち，スクリーニング検査によって失語症の存在が明らかにされたり，その特徴が浮かび上がる。しかし，完全な失語症バッテリーほどの識別力はない（Eisenson, 1973）。スクリーニング検査は，言語病理学の専門知識がなくても十分施行・解釈できるので，失語症に関するある程度の臨床的知識があれば，確実に施行・解釈可能である。

1）失語症スクリーニング検査 The Aphasia Screening Test（Halstead and Wepman, 1959）

すべての失語症検査のうちで，もっとも広く使用されているものである。なぜなら，正規に構成された多くの神経心理学的検査バッテリーに，本検査そのもの，あるいはその変法が組み入れられているからである。失語症スクリーニング検査の原版には，コミュニケーション関連障害はもちろん，失語症の障害のすべての要素を包括する 51

項目があるが，どの項目もきわめて簡略な検査であり，30分以上かかることは稀である。厳密な標準得点はなく，むしろ言語学的問題があると判明した場合，その問題の質的な判定をすることの方が重視されている。誤答は診断プロフィールにコードされる。このプロフィールは，患者の言語障害の型を反映するように作られている。障害が多くの領域に及んでいたり，あるいはひとつの領域でも重篤に障害されていれば，重症になるのは明白である。しかし，重症度をもとに検査成績を段階づける工夫がされておらず，患者を分類するための情報も得られない。Tikofsky（1979）は，本検査では，臨床に適用するための指針が得られないので，経験の浅い検者は使わない方がよいと述べている。

Reitanはハルステッド-ライタンバッテリー Halstead-Reitan Neuropsy-chological Test Battery（本書p.424 - 425）の中に，他のさまざまな検査とともに，この失語症スクリーニング検査を含めている。原版を32項目に減らしているが，方法としては原版とほぼ同様に，データを記述形式で処理している（Boll, 1981 ; Reitan, 未発表）。また，失語症スクリーニング検査の第2版がE.W.Russell, Neuringer, G.Goldsteinによるライタンバッテリーの増補版に入っている（1970）。この版は「失語症検査 aphasia examination」と呼ばれ37項目で構成される。4つの簡単な計算問題と鍵を呼称する問題が追加されていることを除けば，実質的にはReitanの改訂版と同じものである。E.W.Russellらはコンピュータによる診断分類システムに使用できるように，6段階の簡潔な採点方式を作成した。このスケールは，失語症の性質を示すものではなく，重症度を示すものである。

この検査には以下の4課題だけの超短縮版がある（Heimburger and Reitan, 1961）。

1．正方形，ギリシャ十字，三角形の模写。ただし，紙から鉛筆を離さない。
2．模写した各図形の呼称。
3．2. で呼称した名称を書く。
4．「男は危ないと叫んだ」と復唱する。さらにそれを書き，意味を説明する。

この簡単な検査は，左半球損傷と右半球損傷の患者の識別に使用できる。なぜなら，左半球損傷者では図形模写は可能だが名称や文を書くことが不可能で，右半球損傷者は名称や文を書くことは容易だが，模写は不能の場合が多いからである。

2）トークンテスト The Token Test（Boller and Vignolo, 1966 ; De Renzi and Vignolo, 1962）

トークンテストは施行も採点もきわめて簡単で，大部分の非失語症者は，ほとんど誤りなく第4段階まで回答できる。しかし，失語症を中心とする言語障害については非常に鋭敏な検出力を持っており，コミュニケーション行動にほとんど異常がない場合でさえ診断することができる。トークンテストの得点は聴覚的理解（Morley et al., 1979）の検査の得点とよく一致する。また，言語系列の即時記憶の長さや統語能力とも関連が深い（Lesser, 1976）。他の障害で失語症が隠されていたり，象徴化の過程の障害が比較的軽く，容易には失語症と判定できない脳損傷患者を識別できる。しかし，難度が高すぎるので，重症の失語症状を明らかにするのにはあまり役に立たない（Wertz, 1979）。

検査材料としては，厚紙かプラスチックか木の薄い板を切った20個の「トークン」を用いる。形は2種類（丸と四角），大きさも2種類（大と小），色は5色である[1]。これらの札を，色とは無関係に，大きな丸，大きな四角，小さな丸，小さな四角の順に横に並べる（De Renzi and Faglioni, 1978）。この検査で患者に求められる唯一の能力は，指示に含まれるトークンの名称と，動詞・前置詞を理解することである。この課題が不可能であるくらい言語障害が重篤な患者は数少ない。そうした患者の診断には正規の検査を使わない方がよいが，脳損傷患者の大多数が，本検査のもっとも簡単な指示に反応することができる。本検査は全部で62の口頭命令から構成され，5部に分かれている。後になるほど複雑度は増していく（表12 - 1）。

この検査を施行するのは簡単そうにみえるが，検者は患者の行動の質に応じて，話す速度を遅く

1）なお，原版では長方形が使われていたが，患者が処理するべきシラブル数を減らすため，正方形に代えられた。

表 12-1　トークンテスト

第 1 部

（大きい四角と大きい丸のみを使用）

（1）赤い丸に触ってください
（2）緑の四角に触ってください
（3）赤い四角に触ってください
（4）黄色い丸に触ってください
（5）青い丸に触ってください（2）[a]
（6）緑の丸に触ってください（3）
（7）黄色い四角に触ってください（1）
（8）白い丸に触ってください
（9）青い四角に触ってください
（10）白い四角に触ってください

第 2 部

（すべてのトークンを使用）

（1）小さい黄色い丸に触ってください（1）
（2）大きい緑の丸に触ってください
（3）大きい黄色の丸に触ってください
（4）大きい青い丸に触ってください
（5）小さい緑の丸に触ってください
（6）大きい赤い丸に触ってください
（7）大きい白い丸に触ってください（2）
（8）小さい青い丸に触ってください
（9）小さい緑の四角に触ってください
（10）大きい青い丸に触ってください

第 3 部

（大きい四角と大きい丸のみを使用）

（1）黄色い丸と赤い四角に触ってください（3）
（2）緑の四角と青い丸に触ってください
（3）青い四角と黄色い四角に触ってください
（4）白い四角と黄色い四角に触ってください
（5）白い丸と青い丸に触ってください
（6）青い四角と白い四角に触ってください
（7）青い四角と白い丸に触ってください
（8）緑の四角と青い丸に触ってください
（9）赤い丸と黄色い四角に触ってください
（10）赤い四角と白い丸に触ってください

第 4 部

（すべてのトークンを使用）

（1）小さい黄色の丸と大きい緑の四角に触ってください（2）
（2）小さい青い四角と小さい緑の丸に触ってください
（3）大きい白い四角と大きい赤い丸に触ってください（1）
（4）大きい青い四角と大きい赤い四角に触ってください（3）
（5）小さい青い四角と小さい黄色の丸に触ってください
（6）小さい青い丸と小さい赤い丸に触ってください
（7）大きい青い四角と大きい緑の四角に触ってください
（8）大きい青い丸と大きい緑の丸に触ってください
（9）小さい赤い四角と小さい黄色の丸に触ってください
（10）小さい白い四角と大きい赤い四角に触ってください（4）

第５部

（大きい四角と大きい丸のみを使用）

（１）赤い丸を緑の四角の上に置いてください（１）
（２）白い四角を黄色い丸の後ろに置いてください
（３）青い丸に，赤い四角で触ってください（２）
（４）青い丸で，赤い四角に触ってください
（５）青い丸と赤い四角に触ってください
（６）青い丸か赤い四角を取ってください
（７）緑の四角を黄色い四角から離してください（５）
（８）白い丸を青い四角の前に置いてください
（９）ここに黒い丸があったら，赤い四角を取ってください（６）（黒い丸はない）
（10）四角を取ってください，ただし黄色以外の
（11）白い丸に，右手以外で触ってください
（12）私が緑の丸に触ったら，白い四角を取ってください（検査者は，この教示のあと数秒たってから緑の丸に触る）
（13）緑の四角を赤い丸の横に置いてください（７）
（14）四角にゆっくり，丸に素早く，触ってください（８）
（15）黄色い四角と緑の四角の間にある赤い丸に触ってください（９）
（16）緑以外の丸に触ってください
（17）赤い丸を，いや，白い四角を取ってください（11）
（18）白い四角の代わりに，黄色い丸を取ってください（12）
（19）黄色い丸といっしょに，青い丸を取ってください（13）
（20）緑の四角を取ってから，白い丸に触ってください
（21）青い丸を白い四角の下に置いてください
（22）黄色い丸に触る前に，赤い四角を取ってください

---

[a] 教示の後につけた数字は，De Renzi と Faglioni の「短縮版」（本書 p.289 参照）の中の，本質的に同一な項目の番号を示す。「青」と「黒」の位置が替わっているほかには，「取ってください」が「触ってください」に替わっている。また，第６部（原典の第５部）の言い回しがいくつか異なっている。教示の後に数字がついている項目は，「短縮版」の第２部から第６部の内容と本質的に同一と考えてよい。短縮版の第５部の複雑さを反映させるためには，原典の第４部の（３）を，「大きい白い四角と小さい赤い丸に触ってください」とすればよい。

（Boller and Vignolo, 1966 より）

しなければならない。指示を遅くすると，（指示のテープの再生速度を遅くする）右半球損傷の患者の成績には影響を与えないが，失語症特有の誤りの数を有意に減らせる（Poeck and Pietron, 1981）。しかし，指示を遅くしても，やはり失語症患者の方が右半球損傷患者に比べて誤りが多い。

１回目に不成功の項目は再度行い，２回目で成功すれば，１回目の反応とは区別して採点する。採点そのものは２回目の成績に基づいて行う。これは，１回目の失敗は不注意や興味の欠如などに起因することが多いという仮定に基づいている。各正反応について１点なので，最高の総得点は62である。採点する際，第５部で指示されているように，「触る」のと「取る」のとを区別しているかどうかを記述しなければならない。

原法は De Renzi と Vignolo により作成されたものだが，Boller と Vignolo はこれを若干改訂した。彼らは標準化の際使用した集団の得点を満点とし，カットオフポイントによって対照群の100％，右半球損傷の非失語群の90％，非失語群の65％，全体で88％が正しく分類されることを示した（表12-2）。

注目すべき箇所は，関係概念を含む項目で構成されている第５部である。この部のみを施行した

場合と，62 項目を全部施行した場合を比較すると，第 5 部のみでも「潜在的失語症者」の検出数が 1 人少ないだけだったということである。したがって，第 5 部の 22 項目のみを行い他の 40 項目を行わなくとも，検出力は十分であると言える。すなわち，表出過程の障害があまりに小さいため通常のコミュニケーションにほとんど問題がなく，非失語と誤って分類された左半球損傷患者を失語症と診断するのには第 5 部だけで十分である。

年齢や教育による影響についての報告はいくつかあるが，結果は必ずしも一致していない（De Renzi and Faglioni, 1978；Wertz, 1979a）。Wertz ら（1971，Brookshire と Manthie の 1980 年の報告に紹介）は年齢が増すにつれて，誤りが増えることを観察している。35 歳から 39 歳の健常被検者の誤り得点の中央値は，第 5 部で 0 点だった。65 歳から 69 歳では 3.2 点で，70 歳から 74 歳では 3.4 点に増えた。75 歳から 79 歳では 4.4 点であった。全般性知的能力（レーヴンマトリックスで測定したもの）がトークンテストに影響を及ぼすかどうかについては，否定的な見解もある（Coupar, 1976）。Coupar はマトリックステストとトークンテストの相関係数が 0.35 であることから，知能の影響は実際には無視できると報告した。

トークンテストは，要求されている反応が単純であるにもかかわらず，いやおそらく単純だからこそ，よく観察すれば患者の障害の性質を洞察することができる。この検査では，聴覚的理解の障害のために失敗する患者は，色や形を誤り，反応数も少ない傾向がある。指示が複雑になると，保続が出始めることもある。非失語症患者の中にも，概念の硬さや系列的な命令を実行する能力の障害のために，保続反応をする者もわずかではあるが存在する（Lezak, 1982b）。たとえば，多発性脳梗塞の痴呆を呈する元作業員の 68 歳の男性は，指示を正確に復唱することはできても，2 つの命

表 12-2　トークンテストの成績

		脳損傷群		
		右	左	
	対照群		非失語	失語
各部の得点	(n=31)	(n=30)	(n=26)	(n=34)
第 1 部				
10	31	30	26	30
9 以下				4
第 2 部				
10	31	29	25	23
9 以下		1	1	11
第 3 部				
10	29	28	25	13
9	2	2	1	10
8 以下				11
第 4 部				
10	29	25	21	5
9	2	3	3	4
8 以下		2	2	25
第 5 部				
20 以上	28	22	14	3
18 − 19	3	7	5	2
17 以下		1	7	29
総得点				
60 以上	26	21	14	2
58 − 59	5	6	4	1
57 以下		3	8	31

(Boller and Vignolo, 1966 より改変)

令からなる項目はできなかった。系列的な反応をしようと何回も試みるのだが，指示されたトークンに同時に手を置くことに固執するのである。

トークンテストの成績が不良の場合，通常はその患者の問題は自明なので，臨床的な目的のためには，最初から最後まですべての項目を施行する必要はない。筆者は通常，正反応の出そうなレベルでもっとも高度のものから始め，患者が連続3～4項目を容易にパスすれば，すぐに高いレベルの課題に移ることにしている。研究や法律的問題に使う可能性のある報告書作成のように，数値化された得点が必要な際は，短縮版を使用するのがよいであろう。

Spreen と Benton (1969) は De Renzi と Vignolo の原版を39項目に短縮した。これは，神経感覚センター包括的失語症検査 Neurosensory Center Comprehensive Examination for Aphasia に組み入れられている。さらにこの検査から Spellacy と Spreen (1969) は16項目の短縮版を作成した。これは原版と共通の20枚のトークンを使用し，第5部の関係概念を調べる項目を含んでいる。

Benton と Hamsher の多言語失語症検査バッテリー Multilingual Aphasia Examination Battery (1976, 1978；本書 p.283 参照) に，22項目のトークンテストが採用されている。前半の10項目は，原版の第5部の代表的な項目で，後半の11項目には原版の第5部のより複雑な関係概念の課題が含まれている。16項目の短縮版では，失語症患者の85%を判別でき，脳損傷で非失語症患者の76%を判別できたと報告されている。これはスクリーニング検査の有用性としては，原版の第5部単独に匹敵するが，62項目を全部施行するよりは劣っている。したがってスクリーニングとしては，第5部か短縮版のどちらかで十分ということになる。どちらか1つを施行し，得点が境界域であった患者には，検査を全部施行するべきである。

トークンテスト「短縮版」(De Renzi and Faglioni, 1978)　この「短縮版」は36項目で，原版の半分の時間しか要さないので，患者の疲労を軽減することができる。この版と他のものとの相違は，第1部として新たな部が追加され全6部になっていることである。この新しい第1部はより難度が低く，1つの要素（「触りなさい」という命令を除く）を理解することを要求する7項目で構成される。たとえば，「1．丸に触りなさい」「7．白いトークンに触りなさい」などである。全体の項目数を抑えるため，第6部には原版の第5部から13項目だけが採用され，第2部から第5部までは各4項目で構成されている（表12-1の二重に数字がつけられた項目と脚注を参照)。第1部から第5部までは，誤反応や5秒間無反応であれば，誤って置かれたトークンを元の位置に戻して指示を繰り返す。2回目の試行で成功すれば，半分の点数が与えられる。作成者は，教育レベルによって得点を補正することを勧めている（表12-3参照)。29点を基準にすると失語症群を対照群ともっともよく識別でき，29点より低い対照群は5%，29点より高い失語症群は7%しかいなかったと報告されている。修正点に基づいた聴覚的理解のスケーリング（表12-3参照）は，実際の臨床のために作成されたものである。De Renzi と Faglioni は17点以下を全失語，それより高い得点はブローカ失語と診断できると報告している。

トークンテスト改訂版 Revised Token Test；RTT (McNeil and Prescott, 1978)　各10項目より成る10の下位検査で構成され，トークンテストの原版より長い。材料と形式は従来のトークンテストと本質的には同じであるが，このような長さになった

表12-3　トークンテスト「短縮版」得点の教育レベルによる補正

補正得点		補正得点による重症度	
教育年数	補正	得点	重症度
3－6年	＋1	25－28	軽度
10－12年	－1	17－24	中等度
13－16年	－2	9－16	重度
17年以上	－3	8以下	きわめて重度

(De Renzi and Faglioni, 1978より改変)

のは，他の一般的な神経心理学的検査の評価尺度に求められる基準を満たすためである。はじめの4つの下位検査は，原版のはじめの4つの部に相当する項目を含んでいる。下位検査5，6，9，10には，原版の第5部の項目を統語的に複雑に変化させたものが入っている。下位検査7と8では左右の定位を検査する。反応の各々の4つから8つの「言語的要素」はPICA（本書 p.283-284 参照）の15点スケールにそって1点から15点までに採点される。作成者らは「トークンテスト改訂版の得点表とプロフィールの詳細な分析」によって聴覚過程の障害に関与する欠陥を鑑別すべきであると述べ，この分析を進めるための標準化したデータ（90例の対照群，30例の左半球損傷群，30例の右半球損傷群）を6つの表（12ページにわたるもの）にまとめている。トークンテストのもっと短い版に比べて，改訂版がその顕著な冗長性や追加された検査や採点時間に見合うだけの臨床的有用性があるかどうかは，少なくともその妥当性が公正に評価されるまでは臨床的に判断するべきであろう。

言語能力

語彙

語彙の検査は健常で社会的地位が高い人々の知的能力の優れた指標として長く認められてきた。また，優位半球損傷の検査としても有用であることが証明されている。このため語彙の検査は，単独で使われるにせよ，またバッテリーの一部として使われるにせよ，もっとも広く使われている検査のひとつとなっている。

1）単語問題（D.Wechsler, 1955, 1981）

この検査はWAISでは40，WAIS-Rでは35の単語から成り，易しいものから難しいものという順に並べられている。検査者は「～とはどういう意味ですか」という形式の質問を行う。単語表の中で一番易しい単語は「ベッド」であるが，普通は「冬」という4番目の単語から開始する。「冬」はほぼすべての成人が定義できる。被検者が5つの単語を連続して誤るか，単語表がすべて終わるまで検査を続ける。WAISではもっとも難しい単語は「刺し貫く impale」と「諷刺 travesty」であり，WAIS-Rでは「大胆な audacious」と「長広舌 tirade」で，これはWAISの34問目と36問目にあたる。WAISの単語表のはじめの3語は2点か0点かで採点されるが，それ以外の語は，それなりに定義できれば，表現の正確さ，精密さ，適合性に応じて1点または2点が与えられる。したがって，得点は定義のために想起した言葉の範囲と，話し言葉の有効性の両方を反映することになる。

単語問題は普通15分から20分かかり，採点に少なくとも5分はかかるので，とび抜けて時間のかかる下位検査である。実際の臨床では，特に易疲労性の高い脳損傷患者では，単語問題を実施するために時間をかけてもそれに見合うだけの情報が得られることはめったにない。

例外的に価値ある情報が得られるのはある種の精神障害者で，標準的な人格検査には問題がなくても，実生活では判断力に乏しく，非生産的であるというような場合である。他にはっきりした知見がない時には，WAISバッテリーの中では単語問題が機能性・器質性を鑑別するのにもっとも役立つ下位検査である。その理由は，単語問題はなんの不安も惹起しないので，思考障害の患者の警戒心を解くことがあり，その結果，不協和音的な表現，異様な連想，自分自身に関連させた答，作話などが現れて，思考の障害が表面化することがある。それ以外の目的には，別の語彙の検査の方が患者の語彙を評価できるだけでなく，WAISバッテリーでは検査されない，読み，書き，視覚認知や視覚的弁別といった側面も評価できる（本書 pp.291-292, 298 参照）。

採点法を標準化して，評価尺度の正確さを増し，冗長度を減少させ，各問題の識別力を増加させることを目的として，Jastak と Jastak（1964）は，WAISの単語問題の単語表の中の20語を用いたスケールを作成した。問題の選別と採点のための詳細な回答例の作成を綿密に行った結果，300人の男性と200人の女性において，それぞれ0.972と0.963という信頼度係数が得られている。短時間で単語問題を施行したい場合は，この短縮版を試みてもよい。

単語問題は，単独の検査としては，言語機能と全般的知的機能の両者がもっとも正確に測れるものとされてきた。全般的知的機能を測るものとしては，「知識」は単語問題に匹敵するし，また言語機能を測るには「理解」も単語問題とほぼ同程度に正確である。単語問題の成績への影響は教育歴より過去の社会経験の方が大きいので，単語問題の得点は，「知識」や算数問題に比べ患者の社会経済的，文化的背景を反映しやすく，学問的な意欲や成績の影響は受けにくい。

脳損傷がび漫性か両側性である場合は，WAISバッテリーの中では，単語問題はもっとも成績が低下しにくい下位検査のひとつである（Gonen and Brown, 1968）。単語問題は他の言語性の検査と同様，左半球損傷の影響を相対的に受けやすい（Parsons et al., 1969）。しかしWAISバッテリーの言語性下位検査の中でみると，単語問題は左半球損傷によってもっとも成績の低下するものであるとはいえない。

2）筆記式語彙検査

筆記式語彙検査は単独で使われることは稀である。多くの場合，語彙力の評価は学習適性検査のバッテリー，読み検査のバッテリー，多目的式指導のバッテリーなどのひとつとして行われる。神経心理学的検査として単独で用いられる筆記式語彙検査としては，Atwell と Wells の100語から成る広範囲語彙検査Wide Range Vocabulary Test（Atwell and Wells, 1937），または80語から成るミルヒル語彙検査 Mill Hill Vocabulary Test（Raven, 1958）がある。いずれも多肢選択式検査で，施行時間は比較的短く，採点も容易である。Atwell と Wells の語彙検査は，小学校3年生から大学生までの粗点の学年レベル換算表がある。ミルヒルの粗点はパーセンタイルや20歳から65歳までの年齢レベル（表14-5，本書p.371参照）における評価点（IQ偏差得点と呼ばれている；Peck, 1970）に変換できる。この2つのようによく標準化された検査は，左半球脳損傷に鋭敏であることが証明されている（Costa and Vaughan, 1962；Lansdell 1968a）。ミルヒルの成績は，発症から6カ月以内に検査を受けた頭部外傷患者のグループにおいて，ごくわずか（5IQ得点）ではあるが有意に低下していた（Brooks and Aughten, 1979a, b）。老年でび漫性脳損傷がある群とない群の間ではミルヒルの得点差では認められなかった（Irving, 1971）。このことは，語彙検査が他の検査に比較して器質的障害の影響を受けにくいことを反映している。

3）非言語性反応による語彙検査

単語を聴覚的あるいは視覚的に呈示し，その単語が示すものを複数の絵の中から選ばせるという形式の語彙力検査により，言語障害のある多くの患者の語彙認知力の評価ができる。これらの検査は，時間的，状況的制限がある時のスクリーニングや，健常人の一般能力レベルを評価するためによく使用されている。検査デザインや標準化に用いた集団の微妙な相違が，この種の検査の適用できる患者の範囲に影響している。

ピーボディ絵画語彙検査 Peabody Picture Vocabulary Test；PPVT（Dunn, 1965）　施行が容易であり，2歳半から18歳までの年齢で標準化されている。この検査には4つの絵が描かれた図版が150枚ある（図12-1参照）。各図版の中の1つの絵に対応する単語リストが2セットある。図版は難易度の順に並んでいる。被検者は言葉やカードに示された刺激語にもっとも近い絵を指さすか番号を言う。もっとも簡単な単語は，幼児や明らかな精神発達遅滞の成人，障害のある成人にのみ施行される。検査の項目はかなり低年齢の範囲と低い知的成績レベルから，平均的な成人の能力よりもかなり高いレベルに及んでいる。被検者にもっともふさわしいレベルから単語リストを始めることが望ましい。すなわち，基礎得点（最高では6連続正解）も天井得点（8題中6題失敗）も容易に得られるレベルである。得点は単純に加算されるもの

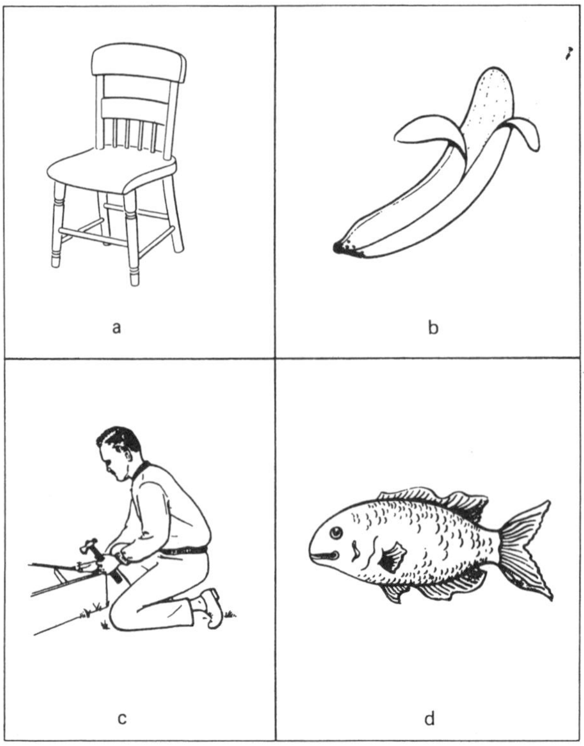

図 12-1 ピーボディ絵画語彙検査の例。「バナナ」を選ぶ。

で，精神年齢，パーセンタイル IQ が得られる表に記入する。

この検査はテネシー州ナッシュビルの白人の子どもを対象に標準化された。この検査の IQ 得点の妥当性は以前から問題とされてきた。ウェクスラー検査の言語性 IQ との相関がかなり低かったからである(0.47, 0.66)(Frankenburg and Camp, 1975)。2 つの形式の中央値の相関係数は，0.77 と報告されてきた(Bochner, 1978)。また，検査と再検査の中央値の相関は 0.73 であった(0.28 から 0.97 の範囲)。おそらく病前の能力を評価するには精神年齢(MA)の方が適当である。患者の PPVT の成績から病前の言語能力を一般化するには，かなり注意深い判断をくださなければならない。

しかしながら，この検査は患者がまだ利用できる語彙能力や，病前持っていた知識について何らかの情報が得られる。特に重度の障害，とりわけコミュニケーション能力が障害された患者について，この検査は残された語彙能力や知識にもっとも接近できる検査である。さらに，この検査で用いられる絵は単純なので，複雑な刺激の中から要素を選別するのが難しすぎて，意図された問題に答えられない脳損傷患者に特に適したものにしている。

4）呼称検査

絵や写真の呼称検査でも，患者の単語能力について有益な情報を得ることができる。Snodgrass と Vanderwart (1980) は「名前の照合しやすさ，イメージの照合しやすさ，親しみやすさ，視覚的複雑度」を基準にして，260 枚の絵を作成している。この基準によって，特殊な患者や研究に適した呼称課題を作ることができる。以下に記した 2 つの検査は，呼称を別々の角度から扱っている。これらの絵は市販されてはいないが，呼称検査により，臨床上利用できるさまざまな情報が得られ，見通しを立てることに役立つので，これらの検査について述べておくことには意義がある。

物品の呼称検査 Object-Naming Test（Newcombe et al., 1971）　Oldfield と Wingfield（1965）は，36 枚の線画により，局所的な銃創損傷患者の呼称の誤り（すなわち，「語健忘」，「物品同定障害」，「わからないという反応」の 3 種類。「語健忘」には，名前の代わりに用途を言ったり，名前に関連した連想をすることを含む）と反応の遅れを調べた。線画は，Thorndike と Lorge の単語リスト（1944）から使用頻度（100 万語に 100 回以上から 300 万語に 1 回まで）別に選ばれた名詞に対応している。36 枚中 20 枚正解をカットオフポイントとし，年齢を合わせた対照群と脳損傷群の成績をみると，正反応が 20 未満なのは対照群の 4 %，右半球損傷群の 3 %のみだったのに対し，左半球損傷群では 16%，両側損傷群では 15%であった。誤りの性質も損傷部位による特徴が見出されている。すなわち，左半球損傷群では呼称の誤りが多いが，両側損傷群では，物品を取り違える方が若干多い。20 以上正答した場合には反応時間も測定されている。正答が 20 に達しない者は，左半球損傷群の 51%であったが，対照群では 25%のみであった。それでも対照群は，残りの 49% の患者群よりも，すべての語頻度レベルにおいて反応時間が短かった。低頻度語の呈示では，両側損傷群の反応時間は，対照群，他の損傷群のいずれと比べても非常に長かった（平均値は 1.5 ～ 3.0 秒）。

ボストン呼称検査 The Boston Naming Test（E.F. Kaplan, Goodglass and Weintraub, 1983）　60 枚の大型の線画で構成されている。それは，木や鉛筆などのありふれたものからスフィンクスや格子などまで語頻度の順で並べている。患者が呼称できない場合，検者は意味的なヒントを与える。それでも正しい名称が言えない場合，音のヒントを与える（例．ペリカンに対し，意味的なヒントとして「鳥です」，音のヒントとして「ペ」など）。正答までに必要だったヒントの数やどのヒントが有効であったかを記録する。Borod ら（1980）は 25 ～ 85 歳までの健常な対照群をもとにして，平均値・範囲・カットオフポイントを含む，年齢別の正答数を出している。この検査は呼称障害の評価のために作成されたものだが，Kaplan は右半球損傷患者に使用することも勧めている。すなわち，右前頭葉損傷患者の特徴として，断片的な認知に基づく反応をすることがあると記している（例．ハーモニカの吹き口をバスの窓と見てしまう場合がある）。

5）表出の障害の検査

物語の陳述　絵は自由な発語を引き出すための刺激として適切なものであり，標準的に用いられる。ボストン失語症検査Boston Aphasia Examination（Goodglass and Kaplan, 1983 ）からとった，「クッキー泥棒 Cookie Jar Theft」の絵は叙述的発話の検査として非常に優れている。なぜなら普通の人（母親，いたずら坊主など）が，日常場面（台所）で，日常的なこと（皿洗い）をしているところが単純な線画で描かれているからである。また，F.L.Wells と Ruesch（1969）の「割れた窓」の絵を理解するためには，被検者は社会的事柄を考慮に入れ，多数の個々の要素を統合しなければならない。スタンフォード-ビネー知能検査（Terman an Merrill, 1973）の誕生会の状況画は，「割れた窓」の絵よりは単純なものだが，同様の目的に使用される。この絵に対する被検者の反応を見れば，絵の諸要素の知覚・統合能力（Lezak, 1982b）が明らかになる。また語の選択，語彙レベル，文法，表現の豊かさや複雑性などの言語能力についての情報も得られる。

日常生活の説明　患者の日常生活や技能について，自由に説明をさせることで，言語表現能力を判定することができる。筆者は患者に，自分の仕事や 1 日の生活について語らせるようにしている（例．「ドリル盤の操作方法を教えてください」「1 日の生活を，朝起きた時から順に話してください」）。これによって，患者の計画や遂行の能力を知ることができる。ただし患者間の比較はあまりできない（たとえば，1 日中ベルトコンベアから丸太を落している製材所の労働者と農夫の仕事の説明を比較するのは困難である）。さらに，患者の仕事が同じことの繰り返しであったり，あまり系統的でないような場合には，多くの言葉を引き出すことはできない。De Renzi と Ferrari（1978）はこの問題を解消するために，イタリア人の男性には髭剃の方法，女性にはスパゲッティの作り方を質問した。米国人には，「スクランブルエッグはどうやって作りますか？」という質問が適切である。D.Cohen と Eisdorfer はタイヤの交換法，あるいはケーキの焼き方を患者に尋ねている。

言葉の流暢性

脳損傷を受けると，言葉の産生が困難になったり遅くなったりすることが多い。失語症では，言語の産生が著しく減ることが多いが，言語の産生の減少が起こるのは失語症だけとは限らない。流暢性の障害は，前頭葉，特に左半球のブローカ領域の前方部の損傷とも関連がある（Milner, 1975；Ramier and Hécaen, 1970；Tow, 1955）。流暢性の問題は発話，読み，書字に現れる。一般にはこの３つのすべてに影響を及ぼす（Perret, 1974；L.B.Taylor, 1979）。

1）発話の流暢性

発話の流暢性は，通常は発せられた語の量によって判定される。制限時間内に一定のカテゴリー内，あるいはあるひとつの刺激に対する語の産生をみるのが一般的である。自由に発話をさせる検査の多くは，流暢性を調べるものである。たとえば Dailey（1956）は，主に前頭葉に損傷のある脳腫瘍の患者の多くは，ロールシャッハテストにおいて後部脳損傷者よりも反応が少ないと報告している。通常は，言葉の流暢性は呼称検査で測定される。Estes（1974）は，この検査の成績は患者の「意味的に関連のある単語群から表出をする」能力に左右される部分があることを指摘した。また，前に言った言葉を覚えているという点では，間接的には短期記憶が関わっているとも述べている。成績には年齢，性別，教育が影響し（Benton et al., 1983；Verhoff et al., 1979；Wertz, 1979b），また 55 歳以上では，男性より女性の方が良好である。

Estes が示唆しているように，言語の流暢性検査は，被検者の思考の組み立てを調べるのに優れた方法である。語頭の文字によって単語を生成する流暢性検査は，被検者が単語を見つける方略を探るという点で非常に優れている。自分自身の方略を立てられない被検者には，著しく困難な検査であると言える。有効な方略の例としては，語頭が同じ子音から始まる語の列挙（例．content, contain, contend 等），１つの語からの変化した語の列挙（靴，靴紐，靴屋），１つのテーマに関する語の列挙（縫う，ひと針，縫い目）などがある。１つのカテゴリー（動物，食料品店にある物等）から項目を呼び出す流暢性検査は，語頭の文字によって単語を探すことができない被検者に方略の枠組みを与えることになる。しかしながら，カテゴリー内でも自然に方略が作れる被検者はさらに下位のカテゴリーを作り出すことがたびたびある。たとえば「動物」というカテゴリーを与えられた場合，家畜，農場の動物，野性動物，鳥，魚，哺乳類という下位カテゴリーごとに述べるのである。

語列挙 Word Naming（Stanford-Binet；Terman and Merrill, 1973）　語列挙はもっとも古くからある流暢性検査のひとつで，１分間で単語をできる限りたくさん言うというだけの検査である。この際，文章や数を言ってはならない。Terman と Merrill が 1960 年に行った研究では，10 歳の子どものうち 59％が 28 語以上言うことができた。これをもとにスタンフォード-ビネーは標準化されている。

口頭による語連想検査 Controlled Oral Association Test（Benton and Hamsher, 1976, 1989 ;Spreen and Strauss, 1991）　Benton らは決められた文字から始まる言葉の口頭での産生について系統的に研究している。X と Z を除くアルファベットの各文字の連想価が，健常対照群のデータから算出されている（Borkowski et al., 1967 ）。能力の低い対照群は能力の高い脳損傷患者より若干成績が劣る傾向にあった。この結果から，言語の流暢性を評価する際には患者の発病前の言語能力を考慮に入れる必要があることが明らかである。

この検査（口頭による語連想検査。かつては語連想流暢性検査と呼ばれていた）は，３つの語頭音から始まる単語を言わせるというものである。３つの語頭文字として，F，A，S が広く使われたので，この検査は「FAS」と呼ばれることもある。1976 年版は，Benton と Hamsher の多言語失語症検査（本書 p.283 参照）の一部として開発された。ここでは FAS ではなく，CFL と PRW

が基準となっている。これらの文字の選択基準は，それを語頭とする英単語の頻度である。CFL も PRW も最初の文字は比較的頻度が高く，２番目はそれよりやや低く，３番目はさらに低い。失語症検査の多言語間のバッテリーを開発するという目的のため，Benton と Hamsher はフランス語，ドイツ語，イタリア語，スペイン語の文字の頻度順位もつけている。この検査の課題は，あるアルファベット文字から始まる単語を思いつく限り言うことである（ただし，固有名詞，数詞，語尾変化した同じ単語を除く）。多言語バッテリーの検査においても，非常に頻度の高い「S」を使って練習試行をする。練習は，「S」から始まる適切な単語を２つ言えたところで終わらせる。この方法を使えば，本検査をする前に，被検者が課題を理解しているかどうかがわかる。実際の検査では，１分間試行を３回行い，産生された有効な単語の合計が得点となる。得点は年齢，性別，教育（表12-4参照）に応じて補正する。補正得点は，さらにパーセンタイル値に変換する（表12-5参照）。Benton は（私信によると）これらの値は仮のもので，現在，新しく標準化のデータを集めているという。また，教育レベルが低くなるほど成績にばらつきがあるので，高等学校教育以下の人々の成績を解釈するには注意しなければならない。

FAS のような方法で判定された語の流暢性は，脳機能障害に対して鋭敏な指標であることが判明している。左右を問わず，前頭葉損傷では流暢性得点は低くなる傾向にあるが，右側損傷より左側損傷の方が語の産生が低下する（Miceli et al., 1981; Perret, 1974; Ramier and Hécaen, 1970）。Benton（1968a）は，左前頭葉損傷患者の平均が，右前頭葉損傷患者より，FAS でおよそ 1/3 低得点であること，さらに，両側前頭葉損傷患者はもっとも低い成績をとる傾向にあることを見出している。語を生成する能力の欠如は，アルツハイマー型痴呆にも認められている（E.Miller and Hague, 1975）。反対にうつ症状のために器質性の低下のようにみえる場合，語の流暢性は保たれる（Kronfol et al., 1978）。

その他の語の流暢性検査　Talland（1965a）は，重度の記憶障害（コルサコフ症候群，本書 p.145-146 参照）を持つ患者の語の産生における「セットの効果 effect of set」の研究で，60 秒間で「道路にありそうなものをできるだけたくさんあげ」，

表 12-4　口頭による語連想検査の得点補正

補正得点＝粗点＋ 10 ＋表中の数字

教育年数	年齢					
	25 − 54		55 − 59		60 − 64	
	男	女	男	女	男	女
8 年以下	9	8	11	10	14	12
9 − 11 年	6	5	7	7	9	9
12 − 15 年	4	3	5	4	7	6
16 年以上	−	−	1	1	3	3

（Benton and Hamsher, 1976 より改変）

表 12-5　口頭による語連想検査のパーセンタイル値と判定

補正得点	パーセンタイル	判定
53 以上	96 以上	優秀
45 − 52	77 − 89	正常：高
31 − 44	25 − 75	正常
25 − 30	11 − 22	正常：低
23 − 24	5 − 8	境界
17 − 22	1 − 3	障害
10 − 16	＜1	著しい障害
0 − 9	＜1	零

（Benton and Hamsher, 1976 より改変）

30秒間で「動物の名前をできるだけたくさんあげる」という課題を患者に与えた。その結果，WAISの単語問題の平均が10点の17人の健常者の対照群は，前者の平均が15.7，後者が12.5だった。一方，患者群の平均値は前者で8.8で，後者で9.1であった。

セットの検査 *The set test* は語の流暢性における「セットの効果」を判定するもうひとつの検査である。課題は4つのカテゴリー，すなわち，色，動物，果物，町の中から，思いつく限り多くの単語を言うことである。最初のカテゴリーで10個言えるか，それ以下でももう出てこなくなったら，その時点で次のカテゴリーに移り，以下同様で行う。思いついた語の合計が得点となるので，最高得点は40点である。無作為に抽出された65歳以上189人の平均値は31.2点であった。このうち，95%が15点以上をとっているので，15点未満がこの年齢では異常と考えられる。15点未満の22名全員が語の流暢性の障害以外の症状も有していた。痴呆と診断された6名は，15から24点で，うつの3名，健常な12名も同様の結果だった。反対に，25点以上とった146名の患者のうち，1名が軽度意識障害，11名が「不安あるいはうつ状態」との診断であった。

Newcombe（1969）は，これらの検査を改変し，（1）物品名，（2）動物名，（3）鳥と色の名前を交互に言う3課題を，各々60秒間行うという検査を作成した。はじめの2課題は，適切な語の数が得点となり，最後の課題では，適切な変換回数が得点となる（例．鳥－色－鳥では2点，鳥－色－鳥－色では3点）。左半球損傷群は右半球損傷群に比べて成績が低かったが，損傷部位と成績の差異の間にははっきりした関連は認められていない（表12-6参照）。流暢性検査はNewcombeの膨大な検査のうちで，左右半球損傷をもっともよく識別する。しかし，このデータは群間の重複部分が非常に大きいので，左半球損傷群に流暢性障害の傾向が大きいという以上のことは言えない。

W.G.Rosen（1980）は，アルツハイマー型痴呆患者の語の流暢性を調べるため，動物名を言う課題と上記の口頭による語連想検査（CFLで始まるもの）を試行した。それによると，高齢の対照群と軽度痴呆者は，CFLの単語よりも動物名を多く言えた。この差異は，はじめの15秒間で特に顕著で，軽度痴呆では平均4語，高齢対照群では平均7語以上であった。両群とも，動物名列挙の際，最初の15秒間であとの45秒間の2倍以上言えた。中等度から重度の患者はどちらの流暢性検査でも同じように成績は悪く，1分間に平均2語未満であった。文字による検索は動物名による検索よりも多くの下位カテゴリーを探る必要があるので，2つのカテゴリー（文字と動物名）の階層的機構の差異ゆえに，成績の差が出る可能性があるとRosenは述べている。

R.S.Wilson, Kaszniak, Foxら（1981b）は動物名列挙の変法として，90秒間の試行中もっとも単語生産が最多になる60秒間で点数をつけた。32名で構成される対照群（平均年齢67.7歳，平均教育年数13.1年）は，動物名を平均18.8個挙げ，年齢で対応させた痴呆群の2倍以上も成績が良好だった。Fuld（1981）は，果物，野菜，楽しかったこと，悲しかったことを尋ねて，高齢群と痴呆群の語の流暢性を調べている（本書p.432-433参照）。

表12-6　語の流暢性検査の成績

	物品名	動物名	交互（鳥と色）
左半球損傷群	24.25 (n=50)	14.43 (n=35)	12.00 (n=50)
右半球損傷群	29.02 (n=42)	18.00 (n=31)	14.24 (n=42)
対照群 (n=20)	30.20	16.95	16.95

（Newcombe, 1969より改変）

動物カテゴリーや頭文字による呼称課題は，語流暢性に対する痴呆とうつ病の影響を比較するためにも用いられることがある(R.P.Hart, Kwentus, Taylor and Hamer, 1988)。うつ病の患者では，動物の呼称課題の評価点の方が良好である。ただし対照被検者よりは低下している。右半球損傷患者を対照被検者と比較すると，カテゴリーによる呼称は語頭文字による呼称に比較して，やや低下する傾向が認められる。この理由は，意味的な側面の方略を展開する能力が低下しているためと思われる。

２）書字の流暢性

単語の流暢性 Word Fluency　最初に作成された書字による単語流暢性検査は，Thurstoneの Primary Mental Abilities tests（1938, 1962）である。課題は，５分間でＳから始まる単語，次の４分間でＣから始まる４文字の単語を，できる限り多く書くことである。平均年齢18歳の集団では，９分間で平均65語書ける。Milnerらのモントリオール神経研究所では，流暢性障害のカッティングスコアを45点としている。Milner（1964, 1975）はこの検査において，左前頭葉切除術を受けた者は，他の左側部位の切除を受けた者（左前頭葉は無傷），右半球の手術を受けた者と比較して，有意に成績が劣ることを見出した。また，この課題，特にＣで始まる単語を書く課題は，物品呼称の流暢性検査 Object-Naming Fluency より難度が高いので，判別力があるとしている。

書字の量　右半球損傷の患者では，会話が冗長な傾向があるので，字を書かせると多く書くのではないかと予測されていた（Lezak and Newman, 1979)。そこで，現在の生活や経歴についての質問あるいはWAIS形式の質問，文章の欠けた部分を埋める課題，諺の解釈や絵画統覚検査カードの13MFカードの物語を書くのに使われる単語数などが研究された。対象者は，29名の主に右半球損傷患者，15名の主に左半球損傷患者，25名の両半球またはび漫性損傷患者，また41名の内科的あるいは外科的処置のため入院している対照群である。上記の課題のいくつかにおいて，右半球損傷患者は他部位損傷患者や対照群よりたくさんの単語を用いて反応する傾向があった。この現象は，文章の欠けた部分を埋める課題のような自由に答えられる質問や，個人史に関する質問のような，概念操作や文章能力をそれほど必要としない課題に如実に現れる。一方，諺の解釈や絵画統覚検査では反応の長さは教育レベルに大きく影響される。ただし，左半球損傷群は諺の解釈での反応はもっとも短かった。

書字の速さ　Talland（1965a）は，２つの方法で書字の速さを測定した。すなわち，１インチの活字で書かれた12語から成る文を模写する速さと，聴いて書き取る速さである。模写に関しては，16名の対照群では平均33.9秒かかり，コルサコフ症候群の患者より有意に（$p<0.05$）短時間だった。聴いて書き取る速さには，患者群と対照群に差はなかった。しかしながら，97語から成る物語を１語につき１～２秒の割合で読み聴かせた場合，対照群は３分の制限時間で平均71.1語を書くのに対し，患者群では平均53.5語（$t=2.69$, $p<0.02$）であった。このことから，脳損傷によって書字速度が遅くなり，その差は課題の長さが増すほど顕著に現れることがわかる。

さらに，非利き手で「テレビジョン」という語を書くのに要する時間によって，統合失調症の患者を神経学的に正常な群と異常な群に分類することができ，その識別力はハルステッド-ライタン検査バッテリー（本書p.424 - 426）などの30の検査より良好だったと報告されている（G. Goldstein and Halperin, 1977)。Goldsteinらは，この結果が解釈困難であることを認めており，本検査の感度が鋭敏なのは，課題の複雑度が中等度であることによるのではないかと考察している。器質的には問題のない統合失調症患者（Goldstein and Halperinによる）と，投薬中のてんかん患者にこの検査を施行した結果は，6.6秒と5.7秒の範囲であったと報告されている（R.Lewis and Kupke, 1977)。一般に，非利き手での所要時間は，利き手の倍かかる傾向にある。このパターンから著しく逸脱すれば，一側の脳損傷を示している可能性がある。

学習能力

失語症検査以外では，読み，書き，綴り，計算のような後天的に獲得した言語機能の検査を含んでいる神経心理学的検査が非常に少ないことは，驚くべきことである。これらの言語機能の障害は，患者の職業能力や最終的な適応に対して大きな影響を及ぼし得るものである。また，この障害は基礎にある器質的状態の性質を示す指針ともなる。単一の能力を判定する標準検査もあるが，２つ以上の能力を判定するものもある。

読み

1）ゲイツ-マクギニティ読解検査第２版 The Gates-MacGinitie Reading Tests 2nd Ed.（Macginitie, 1978）

神経心理学的評価に役立つ学力検査の代表的なものである。これは筆記式の多肢選択検査で，４つの基礎レベルと３つの高等学校レベルとから構成されている。もっとも高いレベルである検査Fには，グレード10，11，12の基準値が設定さている。グレード12-8（教育歴12年の上位1/4）の基準が大多数の成人に適したレベルである。ただし，大卒者にとっては最高値がやや低すぎるといえる。検査Fが難しすぎる患者は，より低いレベルの検査を受ける必要がある。たとえば，検査Dはグレード４まで下がる。それでもできない患者には，個人向けPIATまたは失語症検査の読みの部分を施行するべきである。

ゲイツ-マクギニティ読解検査では，読みのさまざまな側面を個別に判定する。最初の下位検査である「速度と正確さ」では，４分間の制限時間でいかに速く読み，内容を理解できるかをみる。２番目の下位検査の「語彙」では，単純な語理解を扱う。最後の下位検査の「理解」では，書かれた文章を理解する能力を判定する。言語機能が障害されると，「語彙」と「理解」での得点が低くなる。基本的な言語機能が保たれていても，より高度の概念や構成する行為が障害されていると，「理解」の点が「語彙」の点より著しく低くなる。「速度と正確さ」の基準値は時間によるところが大きいので，脳損傷患者は遅くなるということ以外はあまり情報は得られない。他の２つの検査にも制限時間はあるが，前者に比べて，緩やかなものである。制限時間をなくしても，情報量が減ることはあまりない。検査施行に時間のかかる患者は，制限時間を超えてより高度な課題を行っても，誤りが多くなるからである。

2）ボーダーの診断的スクリーニング法 Diagnostic Screening Procedure（Boder, 1973）

これは簡略な検査で，もともとは発達性難読（dyslexia）を診断するために作成されたものであるが，脳損傷の成人の読みの障害を分析するのにも有用である。施行に必要な道具は，すべてBoderの論文に記されている。第１項は20語リスト８つで構成されている。これは，就学前（例.「そして」「行く」）から６年生（例.「地震」「外国の」）までの読みのレベルが難易度順に並べられたものである。１秒の呈示時間で反応した語は，「瞬間」正反応とされる。10秒以内に正しく読んだものは「短時間」正反応となる。

「瞬間」正反応単語を，その被検者の「視覚語彙 sight vocabulary」という。視覚語彙が50語以上得られたレベルを，その被検者の読みのレベルとする。被検者が，視覚的に読んだか，音声的に読んだかを決定するには，「瞬間」と「短時間」語の数を比較すればよい。

この検査の第２項は綴りの検査である。第２項も２部に分かれている。すなわち，視覚語彙からとった「既知の語」と視覚語彙には入っていない「未知の語」である。最初に，検者は視覚語彙のレベルの高い方から３番目までの段階からとった10語を書き取らせる。次に，被検者のレベル以上のレベルからとった10語の「未知の語」を書き取らせる。結果の評価においては，「既知の語」を正確に綴ることができるか，また，「未知の語」の綴りの音声的要素の正確さに着目する。

Boderは，小児の難読（dyslexia）を３つに分類している。３つの群すべてに共通するのは，文字の逆転や文字の順序の誤りである。各群の特徴は以下の通りである：

1．音韻性難読〈*Dysphonetic Dyslexia*〉：この群では一定の数の単語は瞬時に認知しスムースに読むことができる。これが言い換えれば視覚語彙（いわば「瞬間的な視覚的ゲシュタルトとして」読むのである）ということになる。音読したり綴りを言ったりすることはできないが，視覚的に表象した語の綴りを書くことはできる。読みでも綴りでも，概念的に関連のある語で置換されることがあるのが特徴である。
2．視覚性難読〈*Dyseidetic Dyslexia*〉：Boder は，この群を letter blind（文字盲）であるとしている。それは，視覚ゲシュタルトを作りあげることの障害によって，文字を識別するのが困難になっているからである。音が文字の形と結びつくことを学習すれば，音声的分析をすることによって読むことができ，視覚語彙が増すこともある。この群でもっとも障害されるのは，音と文字があまり一致しない単語の綴りである。彼らの綴りの誤りは，音声的には理にかなったものであり，奇異なものではない。通常，見て知っている単語でも音と文字が一致しない場合に綴りを誤り，知らない単語でも音と文字が一致する場合は誤らない。
3．混合性難読〈*Mixed Dysphonetic-dyseidetic Dyslexia, Alexia*〉：文字通り，視覚も音も使えず，読み，綴りのすべてに障害を持つ。

3）ミンクス完成検査 Minkus Completion（スタンフォード-ビネーの下位検査，12歳と優秀成人；SA）(Terman and Merrill, 1973)

穴埋め式の文章完成検査である。統語構造を平均以上に理解していることが要求される。語の使用と読解の両方の検査である。筆者は，各年齢段階から4項目を選び，簡便な8項目の検査を作成し，神経心理学的評価の筆記形式の検査（本書p.82）の一部として，日常よく使っている。患者の成績の段階を標準と比較して評価したり，正式な文書にしたりする時は，Terman と Merrill の標準得点を利用する。これによると,高卒では SA 段階で3項目失敗するのは普通だが，大卒で同様の結果だと読解力か語の使用能力の障害が疑われる。この検査は，言語理解と概念統合の高度なレベルの障害に対して鋭敏で，これらは右半球損傷を示唆するものである。

4）新成人読み検査 New Adult Reading Test；NART(Nelson, 1982；Nelson and O'Connell, 1978)

語彙は全般的な能力水準ともっともよく相関し，知的能力の中では痴呆過程でももっとも障害されにくい傾向があるので，痴呆患者の残存語彙は，病前の知的能力の最良の指標となる。患者が，言葉の定義はできないが発音は正しくできる場合，病前はその言葉を知っていたということの証明になる（Nelson and O'Connell, 1978）。しかし痴呆患者は，正常な対照群と同様，文字と音が一致する単語（表12-7参照）なら，知らない単語でもあたかも前から知っていたように読めることもあるので，病前の語彙をより正確に評価するためには，音と文字が一致せず，元から知っている時のみ正しく読める単語を使うことを Nelson と O'Connell は勧めている。

NART のリストは，音声的に不規則な50の語彙から構成されている（表12-8参照）。皮質に萎縮があると，音声的に不規則な語の方が，規則的な語よりも誤りが多い（Nelson and O'Connell, 1978）。対照群は，不規則語のリストの誤りは患

表12-7　文字と音が一致する単語

Adventurously	Indiscoverable	Chitterling	Tipularian
Individual	Manufactured	Herpetology	Gressorial
Uninterested	Organizations	Fleeringly	Paraboloid
Experimenter	Particularly	Huckaback	Hectographic
Apprehensive	Trajectory	Intertergal	Shibboleth

（Nelson and O'Connell, 1978より改変）

者と同じ程度だったが，規則語での誤りが少なかった。NARTは病前の語彙レベルに対する感度が高いので，もともと知的能力が高い患者の病前能力を，他の読みの語彙検査よりも正確に推測できると思われる。

5）読み／日常生活活動 Reading/Everyday Activities in Life；REAL（Lichtman, 1972）

実用的な読みの能力を測る検査である。映画広告，料理法，求職欄などの日常的な読みの場面が設定されている。設問はテープに録音されているが，被検者は自分のペースで答を書ける。評価は，きちんと読み書きできる，かろうじてできる，全くできない，に類別されるので，臨床的というより限られた実用目的の検査といえる。

6）読み理解ー単純命令 Reading Comprehension－Simple Commands（A.Smith）

ミシガン神経心理学的検査バッテリー（本書p.431）の下位検査で，5つの文から構成される読みの検査である。カードに記された簡単な書字命令（「コップに鍵を入れなさい」「目を閉じて，鼻に触りなさい」等）に従えるかどうかをみるものである。あくまでもスクリーニング検査であって，基準のようなものはない。命令にうまく従えない場合は，その基本的な要素（形態の認知，視覚的スキャン，言語理解等）の観点から，読みの障害を分析し，その性質を決定する。

書字と綴り

書字の質的な面をみると，脳の左右どちらの損傷かを判定できることがある（Brodal, 1973；Hécaen and Marcie, 1974）。右半球損傷患者は，同じ文字や単語を繰り返して書いたり，紙の左側を普通より広くあけてしまう傾向がある。模写の課題を施行すると，左側視空間不注意を明らかにすることができる(図12-2参照)。Edith Kaplanは，右半球損傷患者がnやmの文字の斜線を余分に書いてしまうような「ささいな保続的誤り」に注目するよう述べている。左半球損傷患者では，右側を広くあけ，字と字，あるいは音節と音節の間をあけて，書字の流れを中断させてしまう傾向がある。Kaplanは失語症者は活字体で書く傾向があることも指摘している。

急性期の軽度意識障害confusionにある患者の書字障害を研究するため，ChédruとGeschwind（1972）は，三部構成の書字検査を作成している。それは，①自発書字（天気や自分の仕事について文章を書かせる），②単語や文の書き取り（仕事business，大統領president，仕上げfinishing，経験experience，医師physician，けんかfight，「男の子がクッキーを盗もうとしている。The boy isstealing cookies.」「気をつけないと，椅子が倒れるだろう。If he is not careful the stool will fall.」），③活字体の文の模写「すばしこい茶色の狐がのろまな犬を飛び越えた。The quick brown fox jumped over the lazy dog.」Chédruらは，これらの患者の書字を運動の障害(例．なぐり書き)，空間障害（例．行の乱れ，文字の重複，文字の詰め過ぎ），失文法，綴りや他の言語学上の誤りを

表12-8　新成人読み検査（NART）

Ache	Subtle	Superfluous	Gouge	Beatify
Debt	Nausea	Radix	Placebo	Banal
Psalm	Equivocal	Assignate	Facade	Sidereal
Depot	Naive	Gist	Aver	Puerperal
Chord	Thyme	Hiatus	Leviathan	Topiary
Bouquet	Courteous	Simile	Chagrin	Demesne
Deny	Gaoled	Aeon	Detente	Labile
Capon	Procreate	Cellist	Gauche	Phlegm
Heir	Quadruped	Zealot	Drachm	Syncope
Aisle	Catacomb	Abstemious	Idyll	Prelate

（Nelson and O'Connell, 1978より改変）

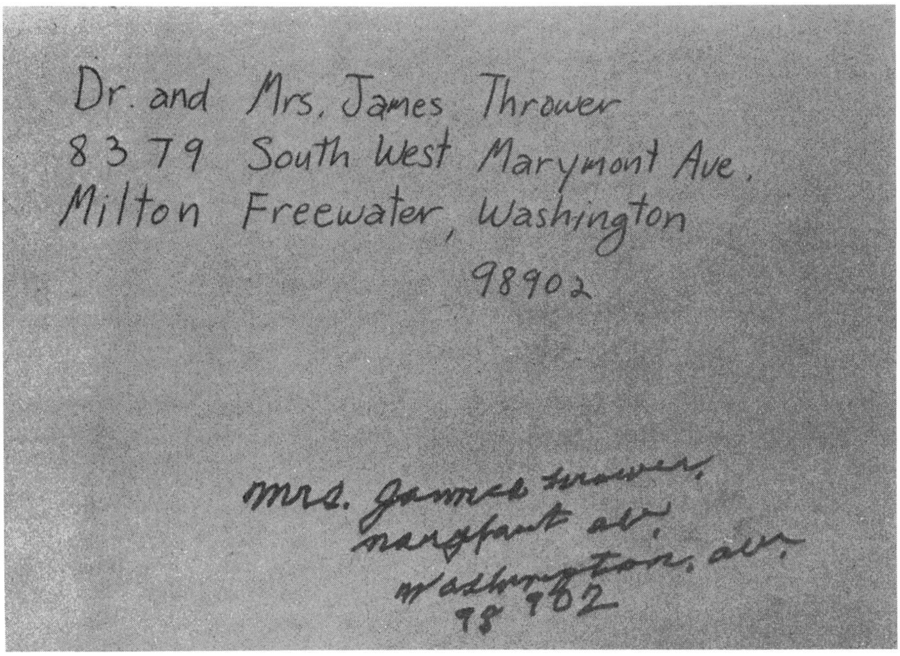

図 12-2　住所の模写。66 歳の元工員。2 年前に右前頭葉の脳血管障害を被る。この患者の書字は，左の視空間不注意に加え，文字に余分な「瘤」をつける傾向（たとえば，“James” の m に見られる），視覚トラッキングの障害（たとえば，“Ave” が二行にわたって繰り返されている）が認められる。これらは右半球損傷の患者に特有の障害である。

示す書字障害（dysgraphia）に分類できるとした。さらに，こうした軽度意識障害の患者には，書字障害がもっとも顕著で常に現れる症状であるという傾向を認めた。Chédru らは，書字が障害されやすい理由として，書字というものは，行動の非常に多くの要素，またそれらの統合されたものに影響されやすいためであると述べている。また，書字能力は話し言葉とは異なり，もともとそれほどに充分な能力を身につけていない人が多いことも指摘している。

1）文章作成 Sentence Building（スタンフォード-ビネーの下位検査，優秀成人；SA Ⅰ（Terman and Merrill, 1973）

与えられた 3 つの語を使って文を作る課題である。言語機能のささいな障害に鋭敏で，ちょっとした言いよどみや造語を発見することができる。この程度の障害は WAIS の言語性下位検査の得点にはあまり影響しないものである。文章作成は，書字の検査として使用できる。指示と使用単語が回答用紙に書かれている筆記形式の検査バッテリーの一部としても，あるいは，文を「書く」ように口頭で指示する検査としても，どちらでも可能である。書字検査として使用すれば，言語能力，系列的に構成する能力，統語運用能力に加えて，綴り，句読点の打ち方，書字動作も明らかにすることができる。この下位検査の書字形式は筆者の神経心理学的評価の筆記形式検査（本書 p.82 参照）に含まれている。1973 年の改訂版，すなわち 7 歳レベルの文章作成の下位検査の M 版は，言語能力に障害のある成人に対して適用可能である。

文章作成には 5 項目版がある。これは 2 語ないし 3 語を使用するもので，Miceli らによって開発された神経心理学的検査バッテリーに含まれている（Miceli et al., 1977, 1981）。得点は，文法的に正しい意味のある文の産生（各 3 点）と，反応時間（20 秒以内は 1 点，10 秒以内には 2 点）との両方を反映する。この方式で採点すると，左半球損傷の非失語症患者と右半球損傷患者の成績に差はなかったことが報告されている。

書字は，図 12-3 に示すような，筆者が用いている質問票で簡単に検査することができる。自記式質問紙の「生活史質問票 Personal History Inventory：PHI」（Lezak, 1968）でも，患者の読み書き能力を評価できる。

知識の把持と獲得

1）一般的知識

米国で成人した人なら誰でも知っている知識を検査するものである。他の国向けの WAIS バッテリーでは内容は適宜改変されている。設問は難易度の順に並んでおり，重度の発達の遅れがあるか，器質的損傷のある者以外は正答できるような4つのごく簡単な問題から，健常成人でもごくわずか答えられないような難しい問題までが用意されている。WAIS の問題の中には，特に若年層にとって，相対的な難易度が長年の間に変化してきたと思われるものがある。近年，ワシントンの誕生日を祝う日が年によって変わること，高校の教科課程の中にオデュッセイやイリアッドが含まれるのが一般的となったこと，イスラム文化に興味を持つ人が増えたことなどにより，必然的にこれらの問いに正答できる人の割合が年齢層によっても同年齢層内でも変化してきている。さらに米国での教育水準が上がった結果，特に高齢者層において，WAIS の「知識」の平均点が上がり，より新しい WAIS-R の「知識」の平均点が下がっていると考えられる。筆者の臨床的経験からいっても以上のことは確かであると思われる。

筆者はウェクスラーの設問にさらに追加をしている。WAIS には米国人女性の平均身長を問う設問があるが，これに対して被検者が大きく外れた値を答えた場合，筆者はあたかも次の設問であるかのように「平均とは何ですか」と常に聞くことにしている。その答が本当に見積もりの誤りなのか（本書 p.369-370 参照），あるいは平均という概念を知らないためなのかをみるためである。また，筆者はコーランについて尋ねた後でその綴りを言ってもらう。というのは，コーランは聞くよりも読んだ可能性の方が高い言葉で，聞いたことがあるとしても発音が異なっていることもあるからである。大学に進まなかった患者が 21 から 25 の問題のいずれかに正答すれば，最後の4問を2つ以上施行することになるので，筆者は「あなたは大変よくできたので，これから普通は大学卒の人だけが答えることのできる質問をいくつかします」というようなコメントをすることにしている。それによって患者にとって問題が難しすぎても，劣等感を抱かずにすむようにするためである。患者が1つの質問に対して2つ以上の答をし，しかもそのうちの1つが正しい場合は，正答と誤答を両方含んだものを採点することはできないので，どちらの答を採点してもらいたいか言うように，検者は患者にはっきり告げるべきである。筆者は「今の答の中から1つ選んでください」と患者に指示することにしている。

原法では，5つ誤りが続くと検査を中止することになっているが，特に脳損傷患者の場合は，この規則に従うかどうか柔軟な判断が必要である。病前，「普通」以上の知能を持っていた神経疾患の患者では，一度習得した知識を必要に応じて思い出すことができずに，簡単な問題をいくつも連続して間違えることがある。このような患者が，より難易度の高い問題で正答できる見込みがなく，失敗にがっかりしているようであれば，この課題を中止してもほとんど問題はない。患者が残りの質問に答えることができないという確証を検者が持てない時は，他の下位検査で正答できた後に，次の質問をもう1つか2つ施行すればよい。また他方では，知能は高いが教育歴の低い被検者は，一般的知識に関しては無知でも自分の領域では専門的知識を持っていることがよくあるが，規則通りに検査を中止したらこれを明らかにすることはできない。たとえば，機械工や看護職員で，文学，地理，宗教といったことには無知でも，水の沸騰する温度は知っている者がある。専門的な職歴があり，知能は高いが教育歴が短い被検者が，自分の仕事に関係のない問題を連続して5つ誤った場合，筆者はその人の仕事に関係すると思われる高いレベルの問題をすべて実施することにしている。

器質的な障害がある患者や，またはその疑いがある患者に「知識」の下位検査を行う場合，はじめから知らなかったための誤りか，一度獲得した知識が失われたための誤りなのか，かつて学習し

質　問　票

名　　前 ________________________________

住　　所 ________________________________

電話番号 ____________________　年齢 ____________________

最終学歴：該当するものにマルをつけて下さい

小学校	中学校	高等学校	大学	大学院
1　2　3　4　5　6	1　2　3	1　2　3	1　2　3　4	______

マルをつけて下さい

独身　　既婚　　別居　　離婚

子どもの数 ____________　被扶養者の数 ____________

入　院　日 ____________　病　　棟 ____________

職　　業 ________________________________

入院前，最後に仕事をしていた時期 ____________________

入 院 理 由 ________________________________

____

図 12-3　自記式の質問票

たことを想起できないのか，あるいは要求に応じてそれを言うことができないのかを区別することが重要である(本書 p.86-87 の「限界能力の検査」参照)。教育歴，社会経験，職歴，語彙，最近特に興味を持っていることなどから予測されるより高いレベルの質問に答えられない患者は，おそらくもともと答を知らないのである。こういう質問を続けることは時間の無駄であり，悪くすると患者は自分が馬鹿にされていると思い，検査者に対して反感を持つこともある。しかし高卒の患者がイタリアの首都を答えられなかったり，シカゴからパナマへ行くとしたらどちらの方角に行くことになるかがわからなかったりした時には，筆者はかつてはその答を知っていたかどうか質問してみる。保存されていた知識が失われていたり，想起することができなくなった場合には，かつては知っていて忘れてしまったのは何か，あるいは想起しにくくなっているのは何かということをはっきり自覚しているものが多い。そうであれば，患者自身がかつては知っていたという知識は，経歴と一致するのが普通である。このことは，障害の程度と性質を評価と，患者自身の自分の状況についての感情を知るのに有益である。

患者がかつては知っていたが今はわからないという場合や，想起の問題がありそうだという場合や，答を言語化することが難しいように思える場合や，患者の経歴から考えてかつては答を知っていた思われる場合（たとえば，ヴァチカンが何であるかわからないカトリック教徒のように）には，多肢選択の形で課題を出してみるべきである。筆者は患者が選択肢を一度に見ることができるように視覚的に呈示している。聴覚的に呈示すると記憶力の影響が出てしまうためである。たとえば高卒の患者がハムレットの作者を思い出せないとき筆者は，「ロングフェロー（WAIS-R ではキプリング），テニソン，シェイクスピア，ワーズワース」と書き出す。患者が「ロングフェロー」を指すことが時々ある。もし保続傾向があることが他の検査で示されていれば，この反応も保続のひとつの現れと考えられる。いずれにしてもこうした設定では保続を疑うべきである。もっとも，ほとんどの患者は正解のシェイクスピアを選ぶことができる。その場合は彼の知識の量（「知識」の下位検査の得点が示すよりも大きいことを示したわけだが）と，想起の問題の両方について情報が得られる。非失語症患者で，読みに問題はないのに多肢選択で正答を選べない場合は，答を知らないか，想起できないか，本当に答を忘れてしまったかのいずれかである。

多肢選択法を行えば患者の知識の量についてより多くの情報を得ることができるが，これには採点の問題がある。多肢選択法は標準化されていないので，得点を標準化された規則に従って得られた得点と同じレベルで評価することはできない。とはいうものの，多肢選択から得られる情報は貴重である。この問題の解決のために筆者は二重採点を行っている。すなわち第一の得点として，標準的な規則に基づく年齢別の標準得点を記し，括弧内に第二の得点を記す。この第二の得点は，標準得点に患者が知識としては持っているが自発的な答としては出せなかった問題の得点を加えたものである。この方法により，患者のもともとの知識を，患者の障害を考慮したより正確な情報に基づいて評価することが可能になる。第一と第二の得点の違いから患者の障害の程度を評価することができるし，また低い方の得点は，患者の言語的知識の自発的な想起能力を示している。

このような二重採点をすれば，その検査項目について，器質的障害のある患者の能力の全貌を明らかにすることができる。この方法を効果的にするためには，まず患者の能力の限界をきちんと判定することである。同様に重要なこととして，第二の得点と比較するために，標準化された検査による第一の得点を出すことが必要である。どのような症例においても，被検者を十分励ましつつ，まず標準的な方法で検査問題を実施し，患者が標準的な指示で正答できるかどうかを時間をかけて検討する。患者の能力の限界を検査するのはその後である。

「知識」と単語問題は WAIS の中で全般的知能をもっともよく反映するものである。測定できる因子は多岐にわたり，学習能力に加えて知的機敏さ，速度，能率などを含んでいる。「知識」は同時に，言語力，知識の広がり，そして特に高齢者にとっては過去の記憶を検査するものでもある。「知識」は学歴と学究的なことに対する意欲を反映する傾向がある（Saunders, 1960a）。これはWAISの中で高学歴の者を実際より高い能力があると評価し，若い頃に勉強する機会がなかったり，興味がなかったりした被検者の全般的知能を低く評価することもあるという点では例外的な下位検査のひとつである。WAISの「知識」は10問あるが，男性にとってと女性にとってでは難易度が異なり，男性の成績が有意に優れている。

脳損傷患者では，WAISの下位検査の中で「知識」の成績がもっともよく保たれる傾向がある（K.O'Brien and Lezak, 1981 ; Sklar, 1963）。脳損傷があれば，それがどのようなものであれ，「知識」の得点はいくらかは低下するものの，この課題にはある種の弾力性があるので，脳の局在損傷や外傷の患者では，その患者のもともとの能力をもっともよく反映することが多い。この得点が目立って低い場合は，左半球損傷を示唆している。特に全般に言語性検査が相対的に低く，患者の生活歴にその理由と思われるものがない場合は左半球損傷と考えてよい。このように「知識」の成績は，脳損傷がどちらの半球にあるかということを，かなりよく反映するものである（Reitan, 1955b ; A.Smith, 1966b ; Spreen and Benton, 1965）。

13章　構成機能

構成機能は，知覚性の活動を運動性の反応に結びつけるものであり，常に空間的な要素を含んでいる。ここではStrubとBlackにならい，構成機能という用語と行為*praxis*という用語を区別して用いることとする。行為という言葉は，神経学的に厳密に言うならば，習得された複雑な動作の実行に必要な運動の統合を示している（Strub and Black, 1977）。したがって，筆者としては「構成失行」より，むしろ「構成障害」という用語を用いる。「失行」という用語は，複雑な運動行為のコントロール，あるいは実行の崩壊を特徴とする機能障害に対してのみ用いることとする。

知覚障害が存在すると，それがごく軽度でない限り，構成課題の遂行はなんらかの困難に陥ることから，視知覚機能が構成活動に不可欠な役割を果たしていることは明らかである。しかしながら，視知覚機能の障害を全く合併しなくとも，構成障害は起こりうる。構成行為にかかわる機能の複雑さゆえ，数字で表された得点では，検査の遂行に関して限られた量の情報しか得ることができない。知覚障害や失行，空間的な混乱，あるいは注意や動機づけの問題を区別するためには，注意深い観察が必要である。

構成機能の概念には，２つの大きな行為が包含されている。すなわち，線で描くことと，物を組み合わせて作ることである。この２つの障害が合併しやすい傾向があることは重要な事実であるが，合併のパターンは非常に変化に富んでいるため，別々に評価される必要がある。

２つの大脳半球の情報処理能力が異なるということが明らかにされるにしたがい，左右の損傷側の違いによる構成課題障害の特徴が注目されている（Hécaen and Albert, 1978；Mack and Levine, 1981；K.W.Walsh, 1978b）。右半球に損傷のある患者は，断片的で崩れたアプローチを行い，全体的なゲシュタルトを失う傾向にある。彼らは構成課題の左半分を無視したり，時には，線画の線やブロックやパズルのピースを左側に重ねてしまったりする。右半球損傷の患者の中には，非常にまばらでスケッチのような線画を描くケースもいるが，その一方で非常に手が込んでいる洗練された線画を描くケースもあり，しばしば重要な要素を欠いたり，全体像や比率がひどく歪んでいても，なおかつ細部が過度に繰り返され，描写がリズミカルな質感を与えている絵を創造する者もいる（図6-1参照）。左半球損傷の患者と異なり，右半球損傷の患者は手本になるものがあっても役に立たない（Hécaen and Assal, 1970）。一方，左半球に損傷を有する患者は，構成課題の全体的な釣り合いや全体的な意図を正確に把握するものの，詳細さに欠ける傾向があり，一般に出来上がりは粗末である。なお，左右の損傷側による誤りの頻度については，誤りの性質ほどの差はないようである（Archibald, n.d.；Gainotti and Tiacci, 1970；Hécaen and Assal, 1970）。しかしながら，非常に単純な模写課題（刺激カードの１つまたは２つの十字を，白紙カードに模写する課題）における誤りの数は，損傷と反対側の反応カードにおいては同じであったが，損傷と同側のカードにおいては右半球損傷の患者のみが異常に多くの誤りをおかしたという報告もある（Tartaglione et al., 1981）。左半球に損傷のある患者は，模写する十字が空間の左にあっても，健常者に比し誤りが多いということはなく，この場合は，右半球に損傷のある患者に比し，全体の誤りも少なかった。

Warringtonら（1966）は，一側性の損傷を有する患者によって描かれた単純な幾何学的図形の模写を調べ，左右それぞれの半球に損傷を有する患者の間に次のような違いのあることを報告した。（１）左半球損傷の患者は，練習により改善する傾向があるが，右半球の損傷患者にはそれがない。（2）ドットの間の斜め方向の距離を見積もることにおいては，右半球損傷の患者は左半球損傷の患者に比し著しく劣っているが，水平方向に置かれたドットについては，両者とも正常であった。（3）左半球損傷の患者は，立方体の直角部分を実際よりも多く作る傾向があるが，右半球損傷の患者は，実際よりも少なく作る傾向がある。（4）星形の角度について，右半球損傷患者は，一貫して過小評価し，左半球損傷患者は一貫して過大評価する。（5）右半球損傷患者は，左半球損傷患者に比し対称性に関する誤りが多い。（6）左半球損傷患者は右半球損傷患者と同程度に線画の構造を模写できたが，その構造を自らの線画を描くのに利用できなかった。（7）損傷の反対側への視覚性注意障害は，右半球損傷患者において6対1の比率で優位であった。Edith Kaplanは，一般に描画は左から右に進められるのが普通であるが，右半球損傷患者は，右から左に描画を進めることがあると記している。

以上のような傾向が代表的な研究結果である。損傷位置が脳の前方か後方かによっても，構成障害の発現の仕方は影響されるため，これらの傾向は，個々の症例への適用には若干の無理がある（A.Smith, 1979 ; K.W.Walsh, 1978b ）。たとえば，右側後方損傷のある患者は，一般にもっとも構成機能障害をきたしやすく，右側前方損傷のある患者は，もっとも構成障害をきたしにくい傾向がある。

描画

描画は，模写と自由描画に大きく分けられる。この2つの能力は重なる部分が多いが，自由描画が障害されていても，ある程度正確に模写することのできる症例が多く存在する。一方，この反対の結果を示す症例は比較的稀である（Messerli et al., 1979）。

描画課題は，多くの異なる種類の器質的障害に対して鋭敏であるため，神経心理学的検査の中でも重要な位置を占めている。たとえば，Andrewsら（1980）は，描画（自由描画と模写の両方）に異常が認められた場合，それは予後不良の重要な因子であると述べている。このように，描画課題は感度が高いため，その識別能力が時に過大評価されてしまうことがあった。この結果不幸なことに，WAISとベンダー-ゲシュタルトテストや人物描画検査などの1つあるいは2つの描画検査を行えば，神経心理学的検査として常に必要十分であると考える専門家が多くなった（ただ1つの描画に基づいて，診断的意見を決めたがる大胆な者もいる）。描画検査は，豊富な情報源となりうるが，供給できる情報量にはやはり限界がある。描画検査を使用する検者は，いかなる種類の描画検査であっても，しかも本来なら描画課題が不可能なはずの損傷を有する患者であっても，脳損傷患者が正常に施行できる場合もあることに留意すべきであろう。さらに，描画検査が知覚的，行為的，ある種の認知的，運動構成的な障害に対していかに鋭敏であろうとも，こうした障害があっても影響されない認知機能は数多くあることも重要である。

一側性注意障害があると，描画においては，損傷に対して反対側の描画の細部が省略されるという形で現れる傾向にある（図3-9, 3-10a ; Colombo et al., 1976 参照）。また，Burton（1978）とGurら（1977）は，一側性の損傷を有する患者は，損傷側と同側のページに自分の描画を配置する傾向があり，反対側のスペースを十分に利用しない傾向があることを観察した。Gasparinniら（1980）は，このような傾向は，右半球損傷患者よりも左半球損傷の患者においてより明確であるとしている。これはおそらく，左半球損傷の患者は，より小さい部分（典型的には左上四半分とそのすぐ近縁部分）を利用しがちであるのに対して，右半球損傷患者による中心線から右側への全体的なシフトは，それらの描画がページ全体を占めてしまうことから，比較的明確になりにくいためと思われる。右半球損傷の患者の描画（自由描画と模写の両方）は，左半球損傷の患者のそれに比べ大きくなる傾向がある（Larrabee and Kane, 1983）。Frederiks（1963）は，自由描画の方が模写よりも注意障害が存在する証拠を容易に示すことが可能であると報告している（1963年にFrederiksが定義した「構成失行」は，本質的には現在われわれが「視空間注意障害」「無視」と呼んでいるものと同一のものであるということは興味深い）。

注意障害を検査する手段として描画を用いる場合，知覚的あるいは空間的な嗜好性の検査（本書p.203-206参照）と同様に，単純な描画を完全に模写できたとしても，それだけでは半側無視を否定する証拠にならない。半側無視が軽度な場合には，比較的単純な描画には現れないためである（Colombo et al., 1976）。無視が疑われた場合は，さまざまな方法でそれを検出する必要がある（本書p.206-207参照）。

描画する際に手が器用であるかどうかも結果に影響する。Semenzaら（1978）は，健常被検者の場合，比較的単純な図形の模写課題に対するアプローチの仕方に，利き手と非利き手の間に差がみられなかったとしている。しかしArchibaldは，左半球損傷があり，右利きなのに左手で描画しなければならなかった患者では，複雑図形の模写を単純化する著明な傾向を示すことを報告している（本書pp.307-308, 319参照）。

模写検査

1）ベンダー-ゲシュタルトテスト The Bender-Gestalt Test（L.Bender, 1938 ; Hutt, 1985）

あらゆる描画検査の中で，ベンダー-ゲシュタルトテストはもっとも多くの研究や理論，調査の対象とされてきた検査である。ベンダー-ゲシュタルトテストの研究を通して発達した非具象的な描画の解釈についてのアプローチは，描画行為一般の評価にも応用可能である。この検査は迅速かつ容易に実施することができるため，米国においてもっとも頻繁に施行されている心理検査のひとつとなっている（Lubin et al., 1971）。神経心理学的評価のための視覚構成課題であるだけでなく，性格研究のための投影法としても用いられていることからも，この検査の普及程度が窺われる。

ベンダー-ゲシュタルトテストは，1セット9枚の図形[1)]から成っている。この9枚の図形が用いられたもともとの目的は，知覚システムは複数の視覚刺激をゲシュタルト（形態的統一体）に構成する傾向を有するということを明らかにするためのものであった（図13-1参照）。この9枚の図形は，小児の精神発達の研究のためにLauretta Benderによって集められたものである。彼女はこれを「視覚運動ゲシュタルト検査」と呼んだ。その後時がたつにつれ，ベンダーの名が加えられてこの検査の正式名称になった。ほとんどの臨床家は単に「ベンダー」と呼んでいる。

刺激図形として，正確なベンダーの図形を用いることが，描画の歪みを正しく評価するために必要である。たとえば，図形2の円が楕円として描かれていたり，見本図形の線質にむらがあったりした場合，被検者の模写の中の同じような歪みがあると，それが歪みなのかそれとも正確に手の込んだ模写を行った結果なのかの判定は困難になる。また，図形7の交差するべきカーブが交差せず，2つの接触したカーブあるいは重複する曲がりくねったカーブとして見えるような場合，被検者がそれらを単純な（交差しない）形と見たのか，あるいは複雑な（交差した）形と見たのか，検者はどちらであるのかを判断することができない。

ベンダー-ゲシュタルトテストについて何らかの発表経験のあるほとんどすべての臨床家は，この検査に関するマニュアルを少なくとも1つ作成している。筆者はこの検査を次のように実施している。まず，尖った鉛筆3本と無地の白いタイプライター用紙を1束用意し患者の正面に置く。そして，用紙はその短い辺が患者の平行に向くようにしておく。患者が不器用であったり，筆圧が強かったりするために，鉛筆の芯が1本以上折れてしまっても，消しゴム付きの鉛筆が3本あれば，検査は中断することなく済ませることができるだろう。鉛筆があまり硬いと，描く時に労力が必要となるので，筆跡の明暗や濃淡から筆圧の違いが判定しにくくなる。用紙を2枚以上重ねて使用す

1）ベンダーの図版でもっとも質のよいものは，Huttによる図版である（Hutt, 1977）。Huttの図版は，本書図13-2.に示した原図を正確に再現したものである。

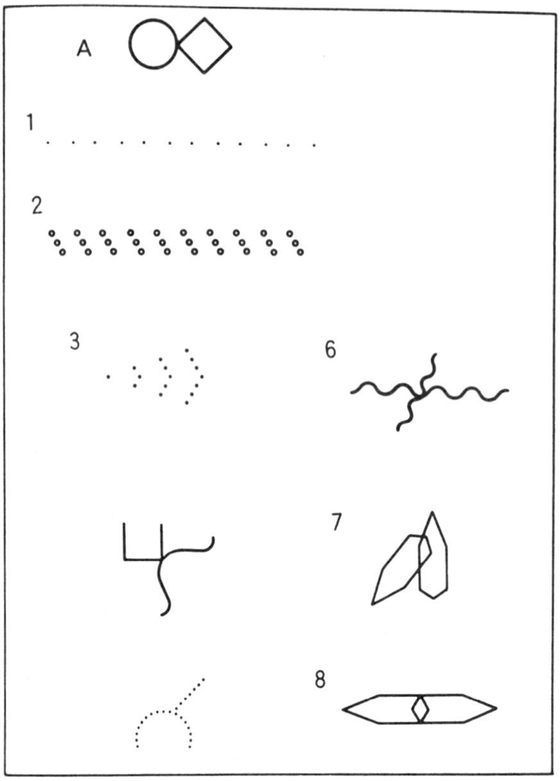

図 13-1　Hutt が改変したベンダー-ゲシュタルトテストの図（Hutt, 1977）

る主な目的は，描画の紙の表面をより柔らかなものとすることにより，描画を容易にすることと，２枚目の用紙に１枚目の筆圧の跡を拾えるようにすることである。患者は時々，最初の１番目の描画あるいは３～４番目までの描画を完成しただけで，１番上の用紙を横にどけてしまうことがある。この場合には残っている余白があるかぎり，すべての絵を１枚目の用紙に描くように告げ，余白がない場合には，２枚目で終わらせるようにする。患者の描画を１枚，あるいは多くとも２枚以内の用紙の中に制限するという方法により，患者がそれらの図形を制限された余白の中にどのように構成するのか，あるいは構成することができるのかどうか，観察することが可能となる。

教示の内容は以下の通りである。「ここにこういうものが９枚あります（裏側を被検者に向けながら積み重ねたカードを掲げる）。これから１枚ずつカードを見せますのでできるだけ正確に模写してください。それでは始めてください」１枚目のカードは，その長い方の辺が被検者に対して水平になるように被検者の正面に呈示し，カードの端と書き写す紙の端が一致するように置く。被検者が１枚目の描画を終了したら，２番目のカードを１番目のカードの上に置き，同様のやり方で続けてもらう。すべての図形が模写されたら，被検者に紙面に氏名と日付を書いてもらう。その際どこに書くべきかといった指示は与えず，もし質問されても，なんの示唆も与えない。

これらの教示は，この検査に関する最小限の枠組みだけを伝えるものであり，検査の進め方について，なんら実質的な情報を与えるものではない。この方法によって，この検査の持つ投影法としての性格を生かすことができるだけでなく，被検者が自分なりに構成していく能力をみることができる。カードは全部で９枚あることを被検者に知らせることにより，被検者に必要な余白を計画する機会を与えている。たとえば，これらのカードを「図形」などと呼ばないなど，このカードの性質について一切言及しないことにより，被検者が刺激を知覚的に構成することへの影響を最小限にしている。模写する側の用紙の端に合わせてカードをきちんと並べることにより，検者は刺激図形の角度に関して固定された外的な基準点を置くことができ，被検者が図形を回転させて模写したとしても，検者はその模写の原画に対する傾きを正確に知ることができる。

これ以上の教示がなくても，多くの被検者はこの検査を楽に行うことができる。しかしなかには，図形をどう描くのかとか，大きくなったり小さくなったりしてもよいのか，点が多かったり少なかったりしてはいけないか，番号を付ける必要はあるのか，端にそってきちんと並べる必要はあるのか，ページからはみ出してはいけないのか，などといった質問をする被検者もいる。これらの質問に対しては，「できるだけ正確にカードを模写してください」とだけ答えるようにする。被検者が，このような質問に固執するようであれば，検者は，「私は，これ以上は何も言えません。その他のことについては，あなたに任せます」と答える。被検者が描いたものを消したいという場合は，許可するが，消すことを勧めるようなことはしない。もし被検者が刺激カードや模写側の用紙を回転させようとしたら，模写を始める前に，中止させなければならない。なぜならば，用紙を再び元に戻した時，模写の角度の乱れがわからなくなってしまうからである。筆者は気持ちよく描ける範囲以上には，被検者にページを回転させないようにしている。合計の検査時間は通常5分から10分である。

標準的な施行方法には改変版がいくつかあるが，その他にも多くの変法があり，そのほとんどは性格評価のために開発されたものである（Hutt, 1977）。これらの検査によって，被検者が心理的な圧迫のもとで，どの程度能力を発揮できるかということを検討することが可能となり，興味深い神経心理学的データも得ることができる。たとえば，「ストレスベンダー stress Bender」という検査では，被検者は検査全体でほんのわずかな時間しか与えられず，「図形をできるだけ速く模写してください。1回目は○○秒（妥当なおおよその時間を言う）でした。今度はどれくらい速くなったか調べたいと思います」という教示が行なわれる。検者はできるだけ騒々しくこれ見よがしに，時間のカウントを開始する。心理的な圧迫のない時は，軽度の構成障害をうまく代償できていた被検者の中には，作業速度のスピードを上げた時にはじめて，障害の存在が明らかになる者もいる。興味深いことに，器質的に問題のない被検者は，ストレスのかかる状況のもとではベンダー検査の成績が実際には伸びている（被検者が2回目にどれだけ時間がかかろうとも，筆者は被検者が速くできているといつも激励し，必要ならば何秒か差し引いて被検者に伝えている）。Hutt（1977）は，鑑別診断を目的にする場合には，タキストスコープにより図形を呈示したほうがより鋭敏な手法になりうるとしているが，確定的な研究がないため，この方法に関する研究をさらに進めるべきであると力説している。

Wepman（私信，1974）は，3段階の標準的なベンダー検査の中に2つの再生課題を組み入れている。各々のカードは5秒間呈示してから隠され，次に被検者は，記憶に基づいてそれを描くように指示される。その後，再びカードは1枚ずつ呈示されて，正確に模写するように指示される。この段階は，通常の模写の課題と同じである。最後にすべてのカードが隠されて，被検者にはもう1枚の白紙の用紙が渡される。そして思い出せるだけ多くの図形を描くように求められる。Wepmanは，特に図形1，2，4，5が困難な場合，構成障害の可能性があると考えている。彼は，正常の被検者は普通5個以上の図形が再生できるとしており，再生が5点以下の場合は脳損傷が示唆されると考えている。これは，精神科患者（機能性障害）は平均6個の図形を再生できたのに比べ，器質性障害の患者は平均3個半の図形しか再生できなかったというTolorの結果（1956, 1958）からも支持される。LyleとGottesman（1977）は，ハンチントン病患者と，その発病リスクはあるが発症していない健常者を比較して，同様の結果を得ている。すなわち，再生された図形の平均は，前者では5.6個，後者では3.7個であった。したがって，再生のスコアは，臨床的な判断と同じように，鑑別診断に有効であった。患者も健常者もともに約2/3はこの方法で正しく同定されたが，これだけでは神経心理学的状態を十分に予測することはできなかった（Lyle and Quast, 1976）。

Lauretta Bender はこの検査を臨床的な診察に近いものと位置づけており，「基準から外れた反応の観察と注意が必要である。基準から外れているからといって，決して検査不能ということにはならない」としている（1946）。彼女は点数をつけようとしなかった。点数に関係するベンダーの変数は数多くかつ曖昧であり，はっきりさせることは困難なことが多い。ベンダーの採点法は種々考えられる。その結果，診断に必要な点数を得るための有効なシステムの開発に，多くの試みがなされてきた。

おそらくもっともよく知られている採点法は，Pascal と Suttell（1951）のものである。彼らはベンダーの描画の遂行にみられる偏りは，機能性あるいは器質性のいずれかを基礎とする皮質機能の障害を反映していると考えた。基準から外れた反応のひとつひとつに対して数値を割り当てることにより，患者の描画の逸脱の程度を示す点数を計算することができる。原則的には，神経症患者の点数は，健常者の点数とほとんど区別がつかない。一方，脳損傷の患者では点数はもっとも高くなる傾向がある。そして，脳損傷患者と精神疾患患者の間には，かなりの重複があるため，ベンダーの点数だけを基にして鑑別を行うことは，かなり問題がある。

Pascal-Suttell の方法は，点数にできる要素を各図（A を除く）から 10 ～ 13，合計 106 抽出し，ここに，全体としての成績に適用されるレイアウト変数を 7 つ加えている。たとえば，図形 6 には点数にできる要素が 12 項目ある。すなわち，(1) 非対称－3 点，(2) 曲線の中の角－2 点，(3) 交点－2 点，(4) 余分なカーブ－8 点，(5) 二重線－各々に 1 点，(6) 修正－8 点，(7) 震え－4 点，(8) 歪み－8 点，(9) 補助線－2 点，(10) 後で手を加えたもの－2 点，(11) 再試行－各々に 3 点，(12) 回転－8 点の 12 である。熟練した検者なら，記録のほとんどを 2 ～ 3 分で計算できる。高等学校程度の教育を受けた男女 7 つの年齢層の平均得点は 18.0±9.4 で，大学教育を受けた同数の男女の年齢層の平均得点は 12.7±8.8 である。

カード 1 枚ずつということでなく検査成績全体をみることにより，Hain（1964）はベンダーの行った脳損傷患者のプロトコルの検索から 15 のカテゴリーを有するシステムを開発した（表 13-1 参照）。このシステムでは，たとえ 1 つでもあるカテゴリーに該当する特徴があれば，そのカテゴリーに点数が加算される。合計点は，0 点（誤りなし）から 34 点（すべてのカテゴリーについて少なくとも 1 つの逸脱反応）の範囲になる。Hain は，脳損傷，精神疾患，非脳損傷の患者を比較して，脳損傷者とそれ以外の者とを区別するカットオフポイントを 8 点と 9 点の間であるとした（表 13-2）。この基準により，すべての被検者の 80％が正しく同定されたが，脳損傷患者の 41％と脳損傷のない 2 つの群の 8％については，誤った判定が下された。

Hutt は，精神症状の重症度を測定するために，17 の項目からなるスケールを考案し（1977），健常者，神経症患者，統合失調症患者の評価を行った。Hutt は，統合失調症患者と脳損傷患者の点数はオーバーラップし，後者の方が高得点を示すであろうと予想していた。Hain のスコアの方法と同様に，このシステムは検査を全体として扱う点で，Pascal-Suttell のシステムとは異なる。たとえば，「カーブを描くことの困難」といった要素に関して，Hutt はカーブを有する 3 つのすべての図形について，カーブが歪んでいる場合の「重

表 13-1　ベンダー-ゲシュタルトテストにおける Hain の 15 カテゴリーの採点法

点数の重み付けごとの得点カテゴリー			
4 点	3 点	2 点	1 点
保続	余計な角	装飾	省略
回転または逆転	線の分離	部分的回転	図 1 または 2 の省略
具象性	重複		分離
	歪曲		抹消の欠如
			閉鎖
			図 A との接触点

（Hein, 1963 の改変）

度」（スケールの値=10.0）から，すべてのカーブがうまく描かれている場合の「問題なし」（スケールの値=1.0）まで，4段階の点数を設定している。これとは対照的に，Pascal と Suttell のシステムでは，図形ごとにカーブの歪曲の評価が細かく定められている。すなわち，カーブの評価が，図形4については6項目，図形5については1項目，図形6については2項目ある。図形4については6つの異なる種類のカーブの歪曲が，図形5については1種類のカーブの歪曲が，そして図形6については2種類のカーブの歪曲が，それぞれ点数化されるようになっている。

Hutt の項目のうち最初の5つは，ひとつひとつの描画そのものと描画相互の関係に関わっている。すなわち，（1）連続性，（2）最初の描画の位置，（3）空間の使い方，（4）衝突，（5）紙面の偏位である。6番目から9番目の項目は，ゲシュタルトの変化に関連するものである。すなわち，（6）閉包についての困難，（7）交差についての困難，（8）曲線についての困難，（9）角度の変化である。10番目から17番目の項目は，ゲシュタルトの歪みに関連しており，重度の障害を意味する。すなわち，(10) 知覚的な回転，(11) 退化，(12) 単純化，(13) 細断化，(14) 重複の困難，(15) 苦心，(16) 保続，(17) 絵全体の描き直しである。各々の項目についての得点は，第2項目を除いて10点から1点の範囲にある。第2項目については，異常が3.25点，正常が1.0点の2つの得点しかない。合計点の範囲は，完全な（あるいは，少なくとも得点をつけられるほどのミスはない）場合の17点から，17項目すべてに最重度の障害がある場合の163.5点である。

各々の項目を点数化する基準は詳細に定められており，十分に明確で信頼できる判断を下すことが可能である。Hutt の報告では，100人の統合失調症の記録を点数化した2名の評価者の17の項目についての判断に関して，評価者間信頼性の相関係数は1.00から0.76であった。このうち，5つの項目の相関係数は0.90以上であり，9つの項目の相関係数は0.80以上であった。すべての項目の合計から見ると，評価者間信頼性の相関係数は0.96であった。Hutt は，この方法による健常者，神経症患者，統合失調症患者，器質障害患者の識別はかなり信頼できると報告している。すなわち，「慢性統合失調症患者」と「器質障害患者」の群間の有意差の危険率が5％のレベルであることを除いては，これらの各グループの間の危険率では0.1％のレベルであったと報告されている。Hutt が標準化のために行った140名の対照群（無作為に選ばれた大学生60名が含まれる）の平均得点は，32.8±4.9であった。「外来の神経症患者」では53.5±9.6，「慢性の統合失調症患者」では97.1±12.1，器質性脳損傷群を構成する「慢性疾患あるいは外傷性脳損傷」を有する患者では100.3±14.3であった。

Hutt は，大きさの変化や線の質といったようないくつかの他の特徴的な歪曲についても着目している。これらは Hutt のスケールには含まれていないが，器質性障害に関係する可能性があり，他のスケールにはすべて含まれている。彼は，特に脳損傷に関係する11種類の偏りの存在を同定している。すなわち，1－衝突（および衝突傾向），2－角をつくることの困難（目につくような），3－知覚的回転（被検者が気付かなかったり，訂正できなければ重度），4－単純化，5－細断化（重度），6－重ね合わせの困難（中等度から重度），7－保続（1つの図形の中の要素の保続，特に重症であれば，ある1つの図形の中における別の図形の要素の保続），8－苦心（中等症），9－1つの絵全体の描き直し，10－線についての協調障害

表13-2　脳損傷群と非脳損傷群における Hain によるベンダー-ゲシュタルトテストの点数の分布

分類	点数	脳損傷群（%）(n＝21)	非脳損傷群（%）(n＝84)[a]
正常領域	0-5	20	80
境界	6-12	41	18
損傷領域	13-24	39	2

（Hain, 1963の改変）[a] 精神科患者21名が含まれる

（繊細と雑の両方），11－具体性，である。Huttは描画の質を低下させ，ゲシュタルトに歪みを生じさせるような曖昧で雑なスケッチ，そして無気力な気分が反映されているものを器質性の指標とみなしている。Huttは，1つの記録中に4つ以上の逸脱した反応特性がみられる場合，障害の存在を強く示唆していると述べている。これらの逸脱した特性に関するHuttの記載と解釈を注意深く読めば，ベンダーのデータをより洗練された形で処理することが可能であろう（たとえば，Hutt and Gibby, 1970を参照）。

ベンダーの有する投影法的な性格に関心を持ったHuttは，「知覚的な接近と回避の行動」を測定するために，2番目のスケールであるAdience-Abienceスケールを開発した。このスケールは，視覚的に描写する機能に関する研究にはほとんど役に立たないが，究極的には脳損傷患者の社会的・感情的な適応に関する情報を与えてくれる。

ベンダーを用いて研究する際には何らかの点数化のシステムが必要であるが，臨床的な目的のためには，一般には点数化は必要ではない。1つ，あるいはできればそれ以上の点数化のシステムを熟知すれば，検者はベンダーにおける一般的な歪曲についてよくわかるようになるだろう。視空間的能力の障害や器質性障害の反応様式と関連するさまざまな逸脱について熟知すれば，ベンダーの描画の点数より，むしろ描画を観察することによってより正確に判断できるようになるであろう。このことは，L.R.Goldbergの研究（1959）により実証された。この研究では，ベンダーの結果から脳損傷の有無を判断する上で，①心理学の研修生の群，②心理学者の秘書の群，③Pascal-Suttellシステムによって得られた点数，④Max Hutt教授の判定，の4つの正確さを比較している。結果は，研修生，秘書，Pascal-Suttellシステムの点数の3つによる判断の正確さはいずれも同等で，Hutt教授の判断がもっとも正確であった。

E.W.Russell（1976）は，点数による判定がいかに臨床と矛盾するかを示している。すなわち彼は，約17年前に重症の頭蓋骨の陥没骨折を負い，明らかな右片麻痺を有する失語症患者に対してベンダーを施行した。この結果，Huttのシステムを用いた得点としては正常範囲（健常者の平均スコアから2SD以内）であったが，4つの図形において点の数が不十分であり，図形1から図形2に点の保続が見られ，図形4のカーブが45度回転し，図形の配置に計画性の不足が見られ，図形が互いに交錯するいくつかの例（Huttはこれを衝突の傾向とよんでいる）が認められた。さらに，角に数個の小さな「切れ端」を残している。このような量的な誤りは，神経学的に正常である人が，急いだり不注意のためにおかす誤りの程度をはるかに越えたものである。しかし，この患者の描画はゲシュタルトとしては正常で，描かれた線は時々少々揺らいではいるが，描画は外見上はほぼ「明瞭」であった。このRussellの患者は，脳損傷患者でもベンダーの成績が比較的良好でありうることの好例となっている。

高等学校卒の被検者と大学卒の被検者との間のPascal-Suttellの平均点に差がみられるということは，ベンダー-ゲシュタルトの成績が全般的な知的能力と相関することを示唆している。このことは，精神科領域の集団においてはPascal-SuttellとWAISの下位検査の間に一貫して有意な相関（約0.50）がみられることにより支持される。ただし例外として，WAISの数唱および組合せ問題の間の相関は0.40以下である（Aylaian and Meltzer, 1962）。一方，大学生を対象とした研究では，大学のあるひとつの試験の成績とPascal-Suttellのスコアには，相関はほとんど認められていない。ただし，このような比較的均一な知的水準の高い集団におけるベンダーの点数の差は，成績表の平均点の差と相関していた（Peoples and Moll, 1962）。9歳児のほとんどは，ベンダーの図形をかなり正確に模写できる（Koppitz, 1964）ので，健常な能力を有する成人におけるベンダーの成績の差異は，気質や性格傾向といわれるものに起因すると思われる。気質や性格傾向は，学校や会社における行動に影響を与えるものである。器質的に問題のない群の被検者の中にかなりの知能の差が存在する時のみ，ベンダーの得点に差が認められることが期待される。

脳損傷の患者と精神障害の患者とを神経心理学的検査で鑑別することは困難であることが多いが，そのなかでベンダーは比較的有用であることが示されている（Yates, 1966）。BrilliantとGynther

(1963)，Lacksら(1970)は，Huttの点数システムを用いた研究で，脳損傷患者と精神障害患者の同定に関しては，ベンダーが他のいかなる方法よりも正確であることを報告している。BrilliantとGyntherの研究では，ベンダーは82%の精度で正確な鑑別が可能であり，この精度は2つの視覚描画的記憶検査のいずれよりも良好であった。Lacksの研究においては，ベンダーは器質障害の患者の同定に関して，ハルステッドバッテリーの8つの得点のうちの4つと比較した場合，精度が同等もしくは良好で(74%)，非器質性の患者の同定に関しては，ハルステッドバッテリーのいずれよりもはるかに優れていた(91%)。Pascal-Suttellの点数化システムを用いた他の研究では，脳損傷患者と精神科患者との鑑別において，74%の診断精度が報告されている(Korman and Blumberg, 1963)。1960年から1975年の間に報告された，精神科的障害と神経学的障害の神経心理学的鑑別に関する研究については，Heaton, Baade, Johnson(1978)の総説がある。この総説の中で，ベンダーについて76%の診断精度を得られる得点中央値が算出されている。診断的なスクリーニングの目的で使われている他の4つの神経心理学的手法(背景干渉法 Background Interference Procedure；ベントン視覚記銘検査，本書p.259-262；図版記憶検査，本書p.262-263；トレイルメイキングテスト，本書p.200-202)と比較したところ，ベンダーよりも判別精度が優れていたのは背景干渉法のみであった。

ベンダーの得点は，神経心理学的な状態の変化の証明にも鋭敏であることが明らかにされている。Farmar(1975)は，100例のアルコール症患者についてベンダーの平均点(Pascal-Suttellのシステムを使用)の変動を断酒後2カ月半にわたって追跡し，平均17.2点の減少をみている。この減少は1カ月半後の時点においてもみられた。また，54例のパーキンソン病患者において，左側基底核に外科的化学療法を受けた例と右側に受けた例の違いを，Pascal-Suttellの点数化システムを用いて検討した研究もある(Riklan and Diller, 1961)。さらに，慢性閉塞性肺疾患で持続酸素療法を受けている患者の治療に対する反応も，ベンダーの成績の改善に反映することが示されている(Krop et al., 1972)。

他の視覚描画的障害と同様に，頭頂葉に損傷があると，ベンダーの成績は低下しやすい(Garron and Cheifetz, 1965)。特に右側頭頂葉に損傷があると，もっとも低下する傾向がある(Diller et al., 1974；Hirschenfang, 1960a)。右半球損傷の患者は，左半球損傷の患者に比べて，回転(Billingslea, 1963)や断片化(Belleza et al., 1979)に関する誤りがかなり多い。DillerとWeinberg(1965)は，左右両半球の損傷を有する患者は，余計な付加を行いやすく，右半球だけに損傷を有する患者は，省略の傾向があることを報告している。しかし，筆者の経験では，両側損傷の患者の場合に余計な付加をしやすいのは確かであるが，省略の誤りは左右いずれかの半球損傷の患者にもみられる(本書p.313-314のE.W.Russellの症例報告も参照のこと)。

左前頭葉損傷を有する患者では，ベンダーではあまり障害が認められない。このことは，ベンダーの模写がたとえ適切であっても，必ずしも器質的な脳損傷が除外されるものではないことを示している(Garron and Cheifetz, 1965)。ただし，ベンダーの成績が正常であれば，頭頂葉病変が存在する可能性が少ないことは確かである。ベンダーが，び漫性の皮質病変や皮質下病変に対して感受性を有していることは(Lyle and Gottesman, 1977；Lyle and Quast, 1976；Riklan and Diller, 1961)，模写課題が，統合という高次機能を必要とするものであることを示している。そして，この機能は必ずしも視覚描画的な機能に特異的ではなく，多くの種類の脳損傷によって崩壊する可能性があると考えられる。

2) ベンダーの背景干渉法 Background Interference Procedure-Bender；BIP(A.Canter, 1966, 1968)

ベンダー-ゲシュタルトテストを神経心理学的なスクリーニングに役立てることを目的として，Canterは背景干渉を法考案した。この検査には，白い紙面全体にわたって，大きな黒い曲線が交差している21.6 cm×28.1 cmの紙(BIPシート)が用いられる。まずベンダーを標準的な方法で行い，その後にこのBIPシートの上に模写するのが被検者に与えられる課題になる。また，被検者が紙やカードの向きを変えることは禁じられている。BIP シートの下の白紙にカーボン紙を添えることにより，標準的な方法による結果と BIP による結果を比較することができると Canter は述べている。

器質性の患者と精神科の患者の鑑別における神経心理学的スクリーニング検査の有効性についてのある総説に，Canter の BIP の優秀性が示されている（Heaton, Baade, and Johnson, 1978）。この総説では，94 の研究において施行された多くの検査やバッテリーの成績を検討し，その中で BIP は中央値で 84%の分類精度を有し，群を抜いて有用であることが明らかになった。脳障害のスクリーニング検査としての BIP の有効性は，高齢者においても実証されており，ベンダーの Pascal-Suttell のスコアでは，17 人の健常高齢者のうち 5 人が軽度から中等度の障害を示したが，BIP スコアにおいては，17 人のうちの 1 人しか異常を示さなかった（A.Canter and Straumanis, 1969）。しかし，障害のある患者は両方の検査方法を用いることによって同定することができた。また，酸素吸入療法を受けている慢性閉塞性肺疾患の神経心理学的状態の改善に関しても，BIP 検査は鋭敏である（Krop et al., 1972）。ベンダーと同じように BIP においても，病変の左右差が成績に影響する。すなわち，右半球損傷の患者の成績は左半球損傷の患者の成績よりも劣る傾向が認められる（Nemec, 1978）。

3）複雑図形検査 The Complex Figure Test；CFT：模写

複雑図形は Rey（1941）が開発したもので，脳損傷患者の知覚的構成と視覚的記憶の両方を検討する検査である（本書 p.256-259 の記憶検査における複雑図形に関する考察を参照）。Osterrieth（1944）は Rey の方法を標準化し，4 歳から 15 歳の 230 名の健常な小児と 16 歳から 60 歳の 60 名の健常な成人の成績から標準データを集めた。さらに，学習障害と適応障害を有する 2 つの群と，行動障害を有する成人を少数加えた。これらのうち 43 名は外傷性脳損傷の既往があり，数名の患者は内因性の脳疾患を有していた。その後，L.B.Taylor が再検査に使用する複雑図形を変更した（Milner, 1975；L.B.Taylor, 1969, 1979）。Taylor の図形の標準データは得られていないが，図形の要素と複雑性に関して Rey の図形と同等であることは，左側頭葉切除患者の再検査で得られた点数と類似していることで示されている。こうした患者の描画能力は，通常，左側頭のてんかん焦点やその外科手術により影響を受けないとされている。

検査には，Rey の複雑図形（図 13-2 参照）あるいは Taylor の複雑図形（図 13-3 参照），レターサイズの白紙，そして 5 色か 6 色のペンまたは色鉛筆が必要である。被検者は，まず図形を模写するように指示され，図形はその長いほうが被検者の水平面に沿うように置かれる。検者は被検者が検査をしている様子を近くで観察する。被検者が描画の 1 つのセクションを終了するごとに，検者は被検者に異なる色の鉛筆を渡し，色の順番を控えておく。被検者の模写を後からたどるために色を使う代わりに，検者の中には描かれた順番に各ユニットに番号を付けて，行われた行為を再生するという方法によって，被検者の模写を連続して詳細に記録している者もいる（Binder, 1982；Edith Kaplan, 私信）。Visser（1973）は，検者の記録用紙として Rey の図形が印刷されたものを使用している。Visser の方法は，被検者が模写する順番に検者は数字を記録用紙の図形に書き込んでいくのである。この方法は，労力を節約できる優れた方法であるが，被検者の模写した描画が原図と著しくかけ離れている場合には適さない。この場合には Visser は余計な線を無視し，誤った線であっても正確な位置に引かれたとみなして処理することを奨めているが，これは記録を混乱させ誤った記録につながる可能性がある。臨床的には，色を変えることにより被検者の全体的なアプローチの方法を適切に記載しておけばほぼ十分である。複雑図形検査を研究用に使用する時には，被検者が描画を正確に描画し，各セグメント（筆者は方向を示す矢印も使用している）に番号を振る方法が，描画の過程を正確に残しておくためにはもっとも良い方法である。被検者が模写を完成したら，所要時間を記録し，検査図形と被検者の描画の両方を片付ける。この後，再生課題を 1 回

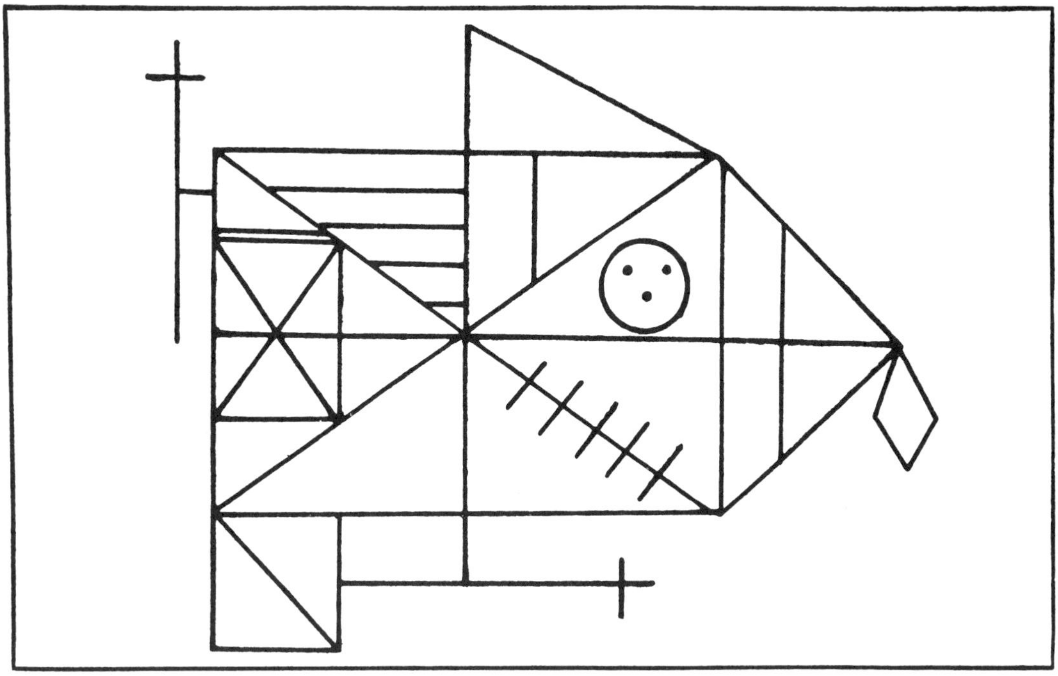

図 13-2　Rey の複雑図形（Osterrieth, 1944）

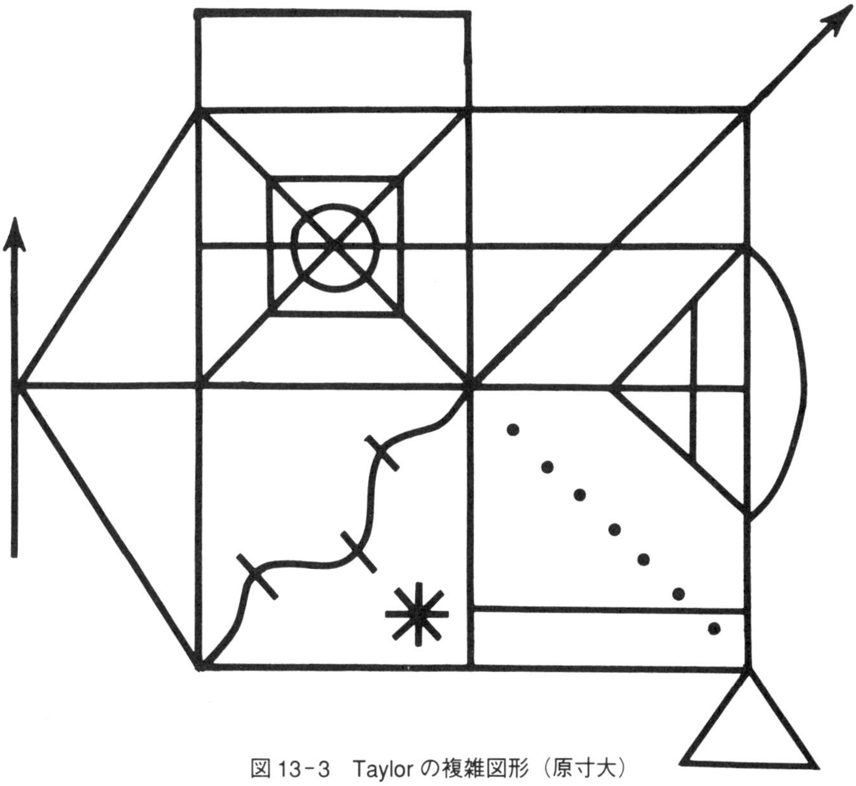

図 13-3　Taylor の複雑図形（原寸大）

または複数回行うのが普通である。被検者によっては，自分の下手な模写に不満なことがあり，その場合は2回目の模写では改善を示すこともある。

Osterriethは模写結果の誤りだけでなく，描画方法に関する分析も行っている。彼によれば，描画の方法は7つに分類できる。すなわち，（Ⅰ）大きな中央の長方形から描きはじめ，それに関連した細かい部分を後から付け加える。（Ⅱ）中央の長方形に付属した細かい部分から，あるいは中央の長方形の小部分から描きはじめ，この長方形を描き終えてから，残りの細かい部分を付け加える。（Ⅲ）中央の長方形を明確に区別せずに，描画全体の輪郭を描きはじめ，それから内部の細かい部分を付け加える。（Ⅳ）全体を構成することなしに，細かい部分を1つずつ並べていく。（Ⅴ）断片的な部分だけを模写し，まったく全体の構成に注意しない。（Ⅵ）船や家のような似た形を本来の図形の代わりに描く。（Ⅶ）描画が認識できない程になぐり書きされている。

Osterriethの検討対象では，成人の健常対照の83％にタイプⅠとⅡがみられ，15％にタイプⅣが見られ，タイプⅢが1名にみられた。7歳を過ぎた小児には，タイプⅤ，Ⅵ，Ⅶはみられなかった。そして，13歳から上の年齢では，半分以上の小児にタイプⅠとⅡがみられた。小児にも成人にも，なぐり書きする者は1人もみられなかった。外傷性脳損傷群の半分以上（63％）にも，タイプⅠとⅡがみられた。しかしながら，この群にはタイプⅢとⅣが数名以上みられ，タイプⅤも1名みられた。4名の失語症患者のうちの3名と1名の老年痴呆患者にはタイプⅣがみられた。また，1名の失語症患者と1名の初老期痴呆の患者にはタイプⅤがみられた。

Osterriethの観察を受けてVisser（1973）は，脳損傷患者の正常からの逸脱について次のように述べている。「彼らにとっては図形の中に大きな長方形は存在しない。つまり，主たる線の集まりが存在せず，上から下へ，そして左から右へと作業しながら，主たる線と細部（の部分）が混ざり合って描かれている」（p.23）。

極端な一般化には常に例外があるものだが，Visserの記載にも例外があるのは当然である。しかし，Binder（1982）も，脳血管障害患者が図形の全体的な輪郭を欠く傾向がきわめて強いことを指摘している。被検者のRey-Osterriethの図形の構造的要素（一緒に描かれる5角形の頂点，中央の水平線，中央の垂直線，2本の対角線の合計5つの要素）（図13-4）の描き方を分析することにより，Binderは3つの点数を定めた。第1は「輪郭単位」で，上記の5つの要素に対応する。第2は「断片化単位」で，1つの単位として描かれなかった要素の数である（これには不完全な単位，たとえば一部が脱落しているような単位は含まれないので，「輪郭単位」の点数の逆というこ

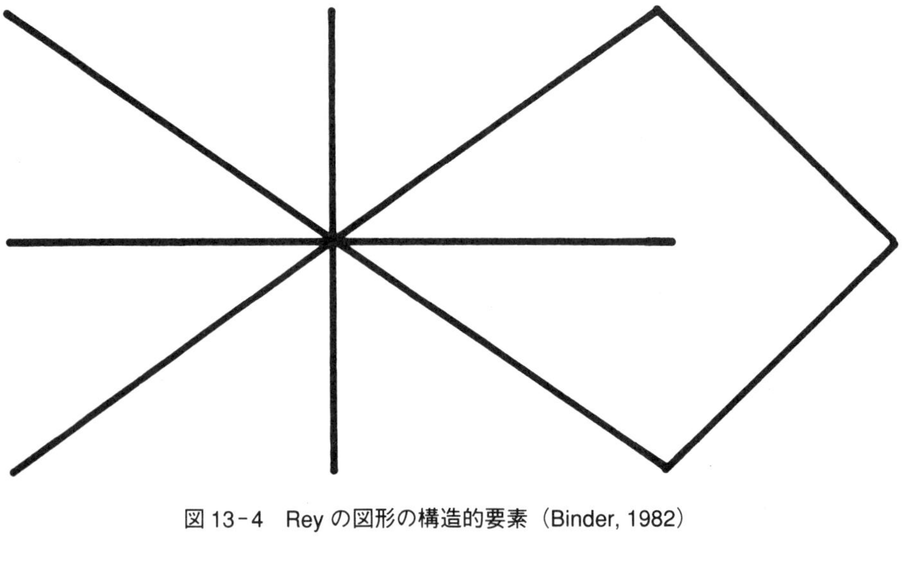

図13-4　Reyの図形の構造的要素（Binder, 1982）

とではない)。第3は「欠損単位」で，不完全あるいは省略された要素の数である。左半球損傷患者14名（平均1.64）は14名の右半球損傷患者（平均0.71）に比し，「断片化単位」が高かった。しかしながら，後者の「欠損単位」の平均は1.71（主に左半側無視による）であり，左の脳血管障害群の「欠損単位」が0.07と非常に小さいことに比べると，著しい差を示していた。一方，14名の健常対照者の「断片化単位」の平均は0.21であり，省略された単位は1つもなかった。このような模写の方法は，右側の脳血管障害患者の「輪郭単位」が平均2.57と低く，左側の脳血管障害患者の平均が3.29と高く，そして対照群のそれが4.79とほぼ完全であることに反映されていた。

Visser（1973）は，断片的で部分的な模写方法は脳損傷患者に非常に特徴的であるが，これは一度に多くの情報を処理することができないことを反映していると述べている。そのため脳損傷患者は，小さな視覚単位としての処理を重ねていくことにより図形を完成させていく傾向がある。多くの患者はこのような方法で最終的にはかなり正確な模写を行うことができる。ただし，大きさと部分部分の関係についての誤りの頻度は高い（Messerli et al., 1979）。

Messerliら（1979）は，前頭葉に限局あるいは主病変を有する32名の患者にReyの図形の模写を施行した。その結果，全体の75％の患者の模写は元の図形とかなり異なっていた。もっとも多い誤り（模写の障害の75％にあり）は，すでに模写された要素の繰り返しであった。この誤りは，系統的でない方法で模写するために，描画している場所と方向を失うことから生じている。模写の障害の1/3は，1つの図形の要素が親近性のある対象に変換されたものである（たとえば，3つの点の入った円は顔として描写される)。保続は比較的少ないが，認められる場合は，余計な十字や（12点）あるいは平行線（8点）としてみられる。省略も認められる。

Reyの図形の模写には，病変の左右差がいろいろな形で反映される。Binderの研究（1982）によれば，左半球損傷の患者は図形を分割して正常に知覚されるよりもより小さな単位にしてしまう傾向がある。一方，右半球損傷の患者はまとまった要素を省略してしまう傾向がある。しかしながら，模写では図形を断片化する傾向のある左半球損傷の患者でも，再生の段階になると，基本的な直交する輪郭線と構造的要素を1つの全体の輪郭として描く傾向がある。したがって，左半球損傷患者は図形の要素の処理は遅いものの，時間が与えられていれば最終的には1つのゲシュタルトとして再構築できることを示唆している。右半球損傷患者ではこうしたことは起こりにくい。右半球損傷患者では，再生においても統合した形で図形を描くことはできにくいのである（本書p.257-258参照)。Archibaldは，全体として左半球損傷の患者は，右半球損傷の患者よりも模写をより単純化する傾向があるとした。その他の相違点としては，右半球損傷の患者の単純化には部分省略（点や線の省略)がみられることが多く，一方，左半球損傷の患者には角を丸くしたり（たとえば，Reyの図形の菱形を丸く描く)，点の代わりにダッシュを描いたりするなどの単純化の傾向がみられることである。また，Reyの図形の十字を不完全なTの形のままに残しておくようなこともみられる。ただし注意すべき点は，左半球損傷患者では右麻痺のために非利き手の左手で課題を施行していることが多いということである。すなわち，左半球損傷患者による32個の単純化の誤りの中で，右手によるものは5つだけであり，しかもそのうち3つは右上肢の筋力が低下した患者によるものであった。したがって，左半球損傷患者の単純化による誤りの大部分は，非利き手を使用しているために繊細な動きを制御することができないことによると考えられる。すなわち，左半球損傷の患者にみられる単純化の誤りは実行のレベルの障害であり，知覚や認知の障害ではない。Binderの患者においても，再生の精度において損傷側により有意な差が認められた。右半球損傷の患者は左の脳血管障害の患者に比し，正確な模写がかなり少なかった。一方，左の脳血管障害の患者は健常対照に比し，全体としては正確な模写が少なかったが，精度の点数において健常対照とのオーバーラップが多少は認められた。

頭頂－後頭に損傷を有する患者と前頭葉損傷を有する患者の差は，複雑図形を正しく模写することの障害のなかに認められる（Pillon, 1981b)。前頭葉の患者による誤りは，図形を模写する方法を計画する能力の障害を反映している。これに対し，頭頂－後頭に損傷を有する患者は図形を空間的に構成する能力に障害がある。その結果，模写の方法をある程度教えられると，前頭葉損傷の患者の成績は著明に改善するが，頭頂－後頭損傷の患者の模写は改善しない。一方，空間的な基準点が与えられれば頭頂－後頭損傷の患者の模写は改善するが，前頭葉損傷患者の模写は改善しないし，模写の方法をある程度教えられても頭頂－後頭損傷の患者の模写は改善しない。

複雑図形課題の成績は，点数化して評価することが可能である。この点数は，図形の単位ごとにつけるものである（表 13-3，13-4 参照）。ここでいう単位とは，特定の領域あるいは図形の細部で，それぞれに便宜上番号が振られたものである。それぞれの単位の再生は 2 点満点なので，最高点は 36 点になる。

8 歳を過ぎると通常平均点は 30 点以上になる。成人の平均点は 32 点である（表 13-5 参照）。複雑図形課題の点数は，模写の正確さに関するもので，模写の方法には関係しない。記憶検査の方の試行も同じ方法で点数化できるので，模写と記憶の点数の比較が可能である（本書 p.257-259 参照）。たとえば，Osterrieth の報告では，模写においては，外傷性脳損傷を有する 43 名の成人患者のほぼ半数の成績は 32 点以上であったが，1/3 については点数は有意に低かった。一方，記憶検査の方の試行では，正常群の平均点である 22 点に達した者は 1/3 以下であった。一般には，脳損傷群における模写と記憶の点数の解離は健常群（Osterrieth の 16 歳から 60 歳の 60 名）より大きかった。また，模写よりも記憶の成績が比較的良好であった患者が 4 名存在した。この 4 名は，知覚的な構成に時間がかかっているか，または新たな課題に素早く適応することができないと考えられた。また，描画に奇妙な装飾を加えたり，細部を具体的に解釈したり，図の部分を色で一様に塗

表 13-3　Rey の複雑図形の採点法

単位

（1）長方形の外側の左上端にある十字形
（2）大きな長方形
（3）交差する対角線
（4）（2）の水平な中央線
（5）垂直な中央線
（6）（2）の左内部にある小さな長方形
（7）（6）の上方の短い線分
（8）（2）の内部の左上方にある 4 本の平行線
（9）（2）の上，右上方にある三角形
（10）（9）の下方，（2）の内部にある短い垂直線
（11）（2）の内部，3 個の点を有する円
（12）（2）の内部の右下方，（3）に交差する 5 本の平行線
（13）（2）の右側面に接する三角形
（14）（13）に接する菱形
（15）（13）の三角形内部の垂直線
（16）（13）の内部にあり，（4）の右端につながる水平線
（17）（2）の下方，（5）に接する十字形
（18）左下方にあり，（2）に接する正方形

採点法

上記の 18 単位を別々に検討する。各単位の正確さと図形全体の中における相対的な位置を評価する。各単位については以下のように得点する。

正確	位置が正しい	2 点
	位置が正しくない	1 点
歪曲あるいは不完全だが認識できる	位置が正しい	2 点
	位置が正しくない	1/2 点
欠損あるいは認識できない		0 点
最高点		36 点

（E.M.Taylor, 1959 より，Osterrieth, 1944 を改変）

りつぶしてしまうなどの誤りは，重度の精神科的障害を有すると診断された7名のみであった。脳損傷患者の中には，このような反応はまったくみられなかった。

4）ベントン視覚記銘検査 The Benton Visual Retention Test；BVRT：模写（Benton, 1974；Sivan, 1991）

この検査では，3つの方式から1つを選んで施行することができる（本書 p.259-260 の検査の説明と絵を参照）。通常は模写検査，記憶検査の順に行う。これにより，模写検査より難度の高い記憶検査を実施する前に，患者を検査や検査材料に慣れさせることができる。Benton は 200 人の成人を母集団として標準化を行い，基準点数を算出している。患者の描画は，Benton が定めた機能レベルに照らして評価されなければならない。平均かそれ以上の知的水準を有する人は，2つ以上の誤りはしないとされる。他の多くの知能課題において境界レベルから平均以下のレベルにある被検者が，この検査で誤りが3つあるいは4つであれば，妥当な成績と言える。

このレベルの被検者では，通常以上の誤答がみられても，視覚描画的な障害を意味するとは言えない。一方，他の課題の成績が平均以上の範囲の被検者が，ベントンで4つ，5つの誤答を示した場合は視覚描画機能の問題が疑われる。

前頭葉損傷患者の成績は，損傷側により差が認められる。すなわち，両側性損傷患者の誤答数は平均 4.6 であり，右半球損傷患者は平均 3.5，左半球損傷患者は，平均 1.0 であった。すなわち，左半球損傷患者では健常者の標準値とほぼ同じである（Benton, 1968）。他の研究でも，損傷側による左右差の存在が支持される傾向にあり，右半球損傷患者は左半球の患者に比し，2倍から3倍程度に模写が困難であると考えられている（Benton, 1969a）。しかし，失語症の患者を含めて検討した右半球損傷と左半球損傷の比較研究においては，

表 13-4　Taylor の複雑図形の点数化システム

単位
1. 図の左側の矢印
2. 大きな正方形の左の三角形
3. 図の基礎となる大きな正方形
4. 1に達する，大きな正方形の水平な中央線
5. 大きな正方形の垂直な中央線
6. 大きな正方形の上半分の水平線
7. 大きな正方形の左上方 1/4 の中の対角線
8. 左上方 1/4 の中の小さな正方形
9. 左上方 1/4 の中の円
10. 左上方 1/4 の上の長方形
11. 右上方 1/4 の中を通り，突き抜けている矢印
12. 大きな正方形の右についている半円
13. 大きな正方形の右半分にあり，垂直線を含む三角形
14. 右下方 1/4 の中の7個の点
15. 6番目と7番目の点の間の水平線
16. 右下方 1/4 の右の角の底にある三角形
17. 左下方 1/4 の3個の交差する線分を伴う曲線
18. 左下方 1/4 の中の星

採点法
表 13-3 に掲載した Rey の図形の点数化の指示と同じ

表 13-5　複雑図形の模写における成人の得点のパーセンタイル値

パーセンタイル	10	20	30	40	50	60	70	80	90	100
得点	29	30	31	32	32	33	34	34	35	36

（Osterrieth, 1994 の改変）

左右の半球損傷患者の描画に認められる構成障害の出現頻度について，左右差は認められなかった（Arena and Gainotti, 1978）。

5）その他の模写課題

どんなものでも模写させれば何らかの情報を得ることができるので，目的に応じた課題を即興で作成して差し支えない。検者はいくつか図形を覚えておき，それをベッドサイドや面接場面で描いて示せば，特に検査用具がなくても模写課題として施行できる。Hécaen ら（1951）と Warrington（1970）は，立方体やギリシアの十字架とか家といった，模写が簡単で視覚描画的な障害の評価に役に立つ例をいくつか挙げている（図 13-5 参照）。図 13-5 にある十字や星，スタンフォード-ビネー知能検査の図形（図 11-2 の左上および下，本書 p.257）のような左右対称の図形は，特に半側性注意障害の検査に適している。

視覚性の注意障害や空間関係の保持に対して鋭敏なもうひとつの単純な模写の方法は，十字形の模写である。用いる十字形の数は特に決まっていない。すなわち，大きな１枚の紙（27 cm×22 cm）に，２つから６つの小さな十字形を水平に配列したり（De Renzi and Faglioni, 1967），10 個の小さな十字形を５つずつ紙の中央点から両側に分けて水平に配列したりする（Gainotti and Tiacci, 1970）。Gainotti と Tiacci は，１つか２つの十字形の欠損を「半側空間不注意」と定義し，５つ以上の欠損を「半側空間無視」と定義している。さらに，ひとつひとつの十字形についても，部分的とか断片化などの誤りを記載している。

自由描画検査

自由描画は手本なしに行うものであるから，同じ知覚課題ではあるが模写課題とは性質が異なっている。すなわち，模写は知覚した直後の行為であるのに対し，自由描画では思考の中から像を喚起させるということが要求される。Warrington ら（1966）が左半球損傷の患者と右半球損傷の患者の描画を系統的に分類できなかったのは，このためであると思われる。ただし，いくつかの違いが存在するのは確かである。たとえば，右半球損傷の患者は左側の視覚的注意障害を生じやすいこと，また，描画のスケッチが多すぎたり，とるに足らない細部を余計に描く傾向があることなどである。一方，左半球損傷の患者には詳細な描画はみられず，空疎であったり拙劣であったりする。このような相違がみられるため，自由描画に基づいて損傷側を同定することが可能な場合もある。

1）人物描画

検査の使用頻度に関する研究（Lubin et al., 1971）によれば，*Draw-a-Person* 検査と *House-*

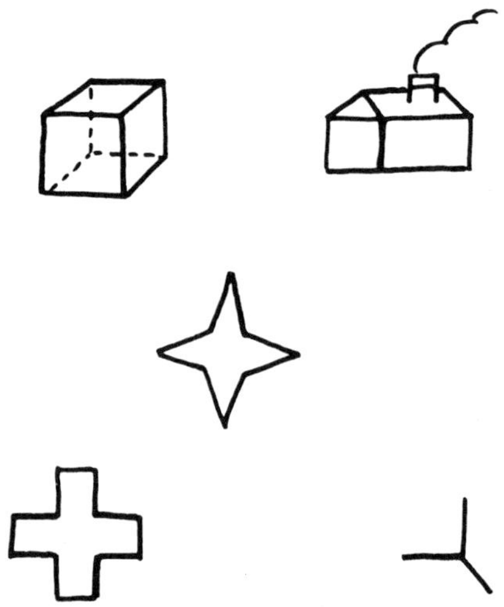

図 13-5　フリーハンドによる模写のための手本の例

Tree-Person 検査を「人物描画」検査とみなせば，合計の使用頻度は従来トップであったベンダー-ゲシュタルトよりも多くなっている。人物描画検査は，小児の知能評価に関する一般的な方法としてだけでなく，性格検査バッテリーや神経心理学的検査バッテリーとしても，以前から重要な位置を占めてきているので，頻度が高いことはさほど驚くべきことではない。この検査の利点として，検査の施行が簡便であることが挙げられる。鉛筆と紙，そして，人物を描くという指示以外には何も必要なものはなく，検査の所要時間も比較的短く，絵を完成するのに5分以上かかる被検者はほとんどいない。また，絵を描くことができないような重篤な障害がない限り，いかなる患者にもこの検査を適用することが可能である。

小児の描画の質と複雑性は，年齢が高くなるにつれて，きわめて一定したペースで高度になっていくので，知的発達検査に描画検査を組み込むことは妥当であるとされている。米国においては，Goodenough の「男性描画検査」とその改訂版である男性と女性の人物描画検査が発達水準を評価するためのもっとも一般的な人物描画検査として使用されている（D. B. Harris, 1963）。ヨーロッパで開発された類似の検査には，「雨の中を歩いている1人の婦人」という描画課題の得点によって，小児の発達水準を評価できるようになっている（E. M. Taylor, 1959）。これらの検査は，身体的障害や神経学的障害のある小児らの知的潜在能力を測定することができることから，特に高く評価されてきている。また，これらは，簡便に幼児の知的能力をスクリーニングできる測定法としても使用されてきた。

上記の検査の年齢基準の上限はいずれも15歳であり，この年齢基準には10代前半で健常者の描画検査の得点は横ばいとなることが反映されている。なお，描画検査は言語能力の影響をほとんど受けないので，言語障害を有する成人の全般的能力についても，大まかに評価することができる。

上記の検査では，男と女1人ずつ，あるいは雨の中を歩いている1人の婦人描画をするよう，言語的指示を与える。いずれも時間制限はない。男性と女性の描画に対し，それぞれ最高で73点と71点の得点が与えられるが，André Rey による「婦人」の描画の標準化では，最高49点であり，Harris-Goodenough 検査の評価よりもややきめの粗いスケールとなっている（表13-7参照）。

Harris の採点法では，3歳から15歳の各年齢に対して，平均値と標準偏差がそれぞれ100と15である評価点に粗点を変換する。ただし，12歳以上の得点の上昇には加齢による上昇が反映されないので，検査年齢の最高は12歳に固定されている（L. H. Scott, 1981）。Rey の「婦人」の描画の採点方法では，4歳から15歳以上（表13-6）の各年齢に対して，粗点を5段階のパーセンタイルに変換する。成人患者には，両検査の15歳の規準を使用することが望ましい。

人物描画によって得られる神経心理学的データは，文化と比較的無関係で，言語からも独立しているだけでなく，十分に複雑で正常な人間の発達と密接に関係している。そのため，描画能力が基本的に保たれている患者の知的能力のある程度の目安となる。しかしこの方法は，知覚障害や構成障害のある多くの脳損傷患者，あるいは精神症状が前景の脳損傷患者には，適用することはできない。Harris と Rey の採点方法は，自由描画能力を担う機能の障害の評価に大いに役に立っている。

人物描画検査を評価するために，いろいろな採点方法が工夫されている。Machover（1948）と J.N.Buck（1948）は人物描画を性格の評価に用いる有名な方法を開発した。この方法は2つとも，描画の性質のうちのほとんど神経心理学的な問題とは関係がない部分に着目したものである。Reznikoff と Tomblen（1956）は，脳損傷の同定に有用と期待される単純なプラス・マイナスの点数化の方法を提案した。彼らの方法は，脳損傷患者と他疾患の患者を十分区別するものの，オーバ

表13-6 「雨の中を歩いている1人の婦人」の Rey による標準値（15歳以上）

パーセンタイル	0	25	50	75	100
得点	17	30	33	37	43

（E. M. Taylor, 1959 より）

表 13-7 「雨の中を歩いている１人の婦人」の Rey の採点法

項目	得点
1．頭と両脚がある	1
2．体幹（腕・脚以外の部分）	1
3．洋服（ボタンなど，何らかの洋服らしき物）	1
4．女性であるとわかる	1
5．頭に加え，少なくとも体の一部が描き足されている（体幹，脚，腕）	1
6．動きが示されている（歩いている姿勢）	1
7．雨が降っているとわかる	1
8．雨が適切に描かれている（地面に落ちている，比較的画面全体に描かれている，傘などに雨粒が描かれている）	1
＜傘をさしている絵の場合＞	
9．傘であるとわかる	1
10．傘の丸い形，先，柄が描かれている	1
11．傘がよく描かれている（骨があり，ふくらんだ感じ）	1
12．傘の大きさが適切（人間の1/3から2/3）	1
13．傘が少なくとも人間の体の半分を雨から遮っている	1
14．傘が人間の手に接している	1
15．腕の位置が適切	1
＜傘をささず，レインコートなどを着ている絵の場合＞	
16．頭があるとわかる（フードを被り，傘もさしている場合，42.のみ得点）	1
17．頭がフードで適切におおわれている	1
18．レインコートを着ている	1
19．肩と腕がレインコートでおおわれ，手だけが見えている	1
20．腕がレインコートでおおわれ，肩の形がわかる	1
21．肩が描かれていないが，「腕はどこにあるの？」と問われたのに対し，「コートの中」と答えられる	1
22．目が描かれている（１本線と点）	1
23．目の上まぶたと下まぶたを表す２本線などが描かれている	1
24．鼻が描かれている	1
25．口が描かれている（１本線）	1
26．口が２本線で描かれていて，位置も適切である	1
27．耳が描かれている	1
28．顎が描かれていて，位置も適切である	1
29．髪の毛が描かれている（フードとは別に）	1
30．首か襟がはっきりと描かれている。顔が傘で隠れていたり，顔が後ろを向いている場合は，鼻，口，目などについては，合わせて１点とする。絵の他の部分がよく描けていれば，２点とする。	1
31．手が描かれている（手がポケットに入っていれば，１点とする）	1
32．腕が描かれている（１本線）	1
33．腕が２本線で描かれている	1
34．腕が肩の位置で体に接している	1
35．腕の長さが体の大きさに対してほぼ適切である	1
36．脚が描かれている（１本線）	1
37．脚が２本線で書かれている	1
38．脚が適切な位置で体に接している	1
39．脚の長さが体の大きさに対してほ適切である	1
40．足が描かれている	1
41．靴がはっきりと描かれている	1
42．服が２つ以上描かれている（スカートとブラウス，ジャケットとスカートなど。フードを被り傘をさしていれば，それは服１つに相当するとみなす）	1
43．絵のなかに重なる部分がある場合，後ろの物が前の物に隠れるように描かれている（前の物が透き通っていない）	1

その他の技巧が認められる場合（陰影が描かれている，立体的に描かれているなど），得点を上乗せしてここまでの合計点を37点までにしてよい。

<背景>

44. 地面，道にあたるものなどが1本の線か点々で描かれている	1
45. 人物画地面に対し適切な位置に描かれている	1
46. 道がそれとわかるように描かれている	1
47. 舗道など道の形状が描かれている	1
48. 花，木，家などが描かれている	1
49. その他，目を引くポイントが描かれている	1
最高43点	

(E. M. Taylor, *Psychological appraisal of children with cerebral defects*, 1959, by courtesy of Harvard University Press and the Commonwealth Fund. Adapted from André Rey, *Monographies de psychologie appliqueée*, No. 1, 1947)

ーラップするケースも多く，この検査だけをスクリーニングに使用するには無理がある。しかしながら，この研究において，脳器質因に強く関連する人物描画として以下の6つの特徴が同定されている：(1) 細部の欠如，(2) 部分間のつながりが粗い，(3) 部分間の相互の位置がずれている，(4) 手足が短かったり細かったりしている，(5) 頭部を除いた身体の他の部分のサイズや形が不適切である，(6) 花びらのような，あるいはなぐり書きされたような手指。

視覚描写機能そのものの障害や，あるいはもっと一般的な認知障害を有する脳損傷患者の人物描画の一般的特徴は，子どものような，単純な，緻密でない，不完全な，粗雑な，統合されてないという言葉があてはまる（たとえばHécaen et al., 1951）。さらに,非対称性が認められることもあり，これは手足のサイズなど身体の片方の特徴が反対側に比し目立つとか，あるいは描画が一方に傾いているなどの形としてみられる。描画の一部欠損も脳損傷患者に特徴的な所見であるが，それは必ずしも視覚性注意障害を意味しているわけではない。というのは，視野や視覚性注意検査の成績が良好でも，四肢や身体の半側に感覚障害を有していると，自分の障害のある部位を描き忘れてしまうことがあるのである（Cohn, 1953；Schulman et al., 1965）。Riklanら（1962）は，パーキンソン症状群の患者では描画が異常に小さい傾向があり，しかも固縮の程度が増すにつれてさらに小さくなる傾向があると述べている。この傾向は，他の脳損傷患者（たとえば，本書 p.262 の外傷性患者の描画を参照）にも認められる。保続的なループも重度の障害患者の描画に特徴的である（M. Williams, 1965）。重度の描画障害を有する患者は，課題に直面して急激な感情の破綻を示すが，その課題が除かれると，そのような感情がすぐに回復することがある（破局反応）。脳損傷患者による人物の描画を評価するにあたっては，患者の感情状態が描画に影響していることを見過してはならない。このことは，障害が軽度で自己の障害の自覚がある患者に特に当てはまる。すなわち，描画を施行することによって，このような患者に不安や抑うつが起きると，描画の質は低下し障害の程度も悪化する。

2）自転車描画検査

脳損傷患者の人物描画検査にみられる所見は，他の自由描画検査にもみられることがほとんどである。自転車描画検査は，視覚描画的機能だけでなく，機械的推論の検査として利用することができる（E.M.Taylor, 1959）。指示は単純で，「自転車を描いてください」である。必要な物は，タイプライターの用紙と鉛筆である。描画が完成した時に，「それはどういうふうに動くのですか？」と質問してみてもよい。軽度意識障害 confusion があったり，集中力が低下していたり，構造依存的であるような患者で，ペダル，チェーン，サドルのような必要な要素が欠落していても自分の描画は完全だと思っているような患者は，そのように質問されれば欠落部分に気づき，描き加えるのが普通である。視覚性無視や視覚的スキャンの問題があったり，軽度意識障害を有する患者などでは，欠落部分に気づいていてもその不完全な描画に満足したままであったり，あるいは欠落部分を見過ごして，不必要な細部を書き足したり余計な装飾を表面的に加えたりすることもある（図3-10a, b, 図 6-1 参照）。元の不完全な描画の状態を保存する一方で，患者に描画を修正する機会を与えるため，Diane Howieson は，患者が最初に描画を完成したとした後に，患者が補正を加えたり修正する場合には，色ペンか色鉛筆を患者に手渡すことを推奨している。

自転車描画検査を数量的に評価するために，筆者は 20 点満点の採点システムを考案した（表 13-8 参照）。Lebrun と Hoops は（1974），失語症患者の描画行為を検討するために，Van Dongen によって考案された 29 点満点の採点システムを報告している。後者のシステムは，細部（タイヤ，テールランプ，荷台の横木など）に関しての採点を多く含んでいるが，これらは健常な被検者によってもあまり描かれることはなく，ましてや脳損傷患者によって描かれることは稀である。

自転車描画課題により，損傷側による描画障害の特徴が明らかにされることがある。右半球損傷の患者は自転車の機械部分を多く再生する傾向にあり，しばしば，非常な努力や注意をみせながらこれを行ったりするが，位置関係が誤っていることが多い。左半球損傷の患者は，全体的な均衡を保持しようとするが，単純化しやすい傾向がある（Lebrun and Hoops, 1974 ; McFie and Zangwill, 1960）。障害が重度な患者においては，病変の部位にかかわらず，この課題の達成は非常に困難で不完全で単純化された描画になる。

3）その他の描画課題

視覚描写機能に限定した障害は，その他の描画課題を用いて研究することが可能である。家の描画課題により，認知障害を有する患者によくみられる遠近処理の障害が抽出されうる。たとえば，意識清明でしっかりした患者が，屋根の線に苦労したり家の正面と側面の間のコーナーを真っすぐに描く場合は，左よりも右半球に損傷がみられることが多い。道順障害があり，慣れた場所でも迷う患者には，患者の自宅や病棟の図面を描かせてみることが推奨される。時計とかデイジーのような対称性の物を描かせることにより，半側の視覚性注意障害の問題を明らかにすることができる（Battersby et al., 1956）。右半球損傷の患者では，たとえ数字と花弁がすべて描かれていても，時計の左側を丸く描くことが困難であったり，描画の左側の数字や花弁を適切に配置することが困難なことがある。時計の絵の模写や自由描画は，頭頂葉の検査バッテリーの一部である（Borod et al., 1980 ; Goodglass and Kaplan, 1972）。自由描画においては，患者は「針は 11 時 10 分にあわせてください」と指示される。これによって，患者の有する時間の見当識と数処理能力，および数－時間関係の処理能力について付加的な情報を得ることが可能である。

表 13-8　自転車描画の採点法

以上の各項目に対して 1 点を与える。

1. 車輪 2 つ
2. 車輪のスポーク
3. 車輪がおおよそ同じ大きさであること（少なくとも小さい方は大きい方の 3/5 以上）
4. 車体に対して適切な車輪の大きさ
5. 前輪からハンドルにつながるシャフト
6. 前輪の後部からシートあるいはシートシャフトにつながるシャフト
7. ハンドル
8. シート
9. ペダル接続部と車体前部の連続性
10. ペダル接続部と車体後部の連続性
11. ペダルとの位置関係が適切なシート（極端に前や後にあったりしない）
12. 2 つのペダル（1 つにつき 0.5 点）
13. 回転機構あるいはギアーに対して正しい位置にあるペダル
14. ギアー（すなわちチェーンとその覆い；もし 1 つだけなら 0.5 点）
15. トップを支えるバーが正しい位置にある
16. 駆動チェーン
17. 正しくつけられた駆動チェーン
18. 2 つの泥よけ（1 つにつき 0.5 点）
19. 正しくつながった線
20. うしろが透けていない

構築と組立

構築と組立の課題には，知覚における概念レベルでの空間的要素と，運動の遂行における空間的要素が，他のいかなる検査より豊富に含まれている。検査バッテリーに構成と描画の両方が含まれていれば，構成障害の空間的側面と視覚的側面を区別したり，構成障害に対してこれらの側面が関与する相対的な割合について評価するのに役立つであろう。

WAISの積木模様と組合せは，神経心理学的検査の中では基本的な構成課題とされているものである。これらはいずれも二次元空間を対象とする課題である。三次元空間の構成には，いくらか異なる種類の機能が必要となる。このことは，二次元または三次元のいずれかの構成は可能でもその両方は不可能である患者が存在することから明らかである（Benton and Fogel, 1962)。その他の構成課題としては，空間内で向きを逆転させる能力を検査するものや，いろいろな種類の視空間的操作の模倣や推論を検査するものがある。

二次元の構成

1）積木模様 Block Design

被検者には，4つか9つの赤と白の積木が与えられる。被検者の課題は，見本と同じ積木模様を作ることである。見本は，検者が実際に積木で作るものが2題，カードに印刷されたものが7題（WAIS-R）または8題（WAIS）である（図13-6参照)。見本の呈示の順序は，難易度の順とは異なっている。Dillerら（1974）は高齢者では，第2問の模様の難度は，WAISにおける第5問と第6問の中間のレベルにあるとしている。一般的には，WAISの偶数番号の問題は，奇数番号の問題より難度が高いようである。第1，3，5，7問（WAIS-Rでは第1，4，6問）の模様では，ほとんどの積木が全面赤または白なので，対角線がある積木（すなわち半分が赤で半分が白）は一目瞭然である。したがって，視空間障害を有する患者や知的能力の低下がある患者，注意散漫な患者が，奇数番号の問題で正答できない場合は，全体のパターンを配置することの誤りというよりも，対角線がある積木の位置の決め方の誤りであると思われる。これに対し，偶数番号の模様の対角線のパターンは，2つか3つの積木にまたがっている。具象的思考をする人や視空間障害を有する患者（特に右半球損傷を有する患者）は，特にこうした対角線のパターンを構成することが困難である。制限時間は1分の課題が4題，2分の課題が9題である。WAISの最後の4つの模様では，完成までの速さにより1点または2点のボーナス得点がある。WAIS-Rでは，このボーナス得点は第3問から第9問で与えられる。

検査実施にあたっては，図13-6の写真とは違い，手本の模様は患者の正面・手前に置き，患者の作業のために必要なスペースが十分確保されるようにするべきである（また図13-6の写真とは違うもうひとつの点として，患者の作業スペースからは，他の検査用具やマニュアルなどのような障害物は取り除いておくことが必要である)。検査は常に最初の問題から始める。この問題は図の模写検査としてよりも，むしろ積木の模写検査として呈示し，検者が実際にやってみせる。被検者が制限時間内に正確な図を作れなければ，最初と2番目の問題は繰り返して構わない。また，マニュアルではこの2題に関しては呈示と説明にいくらか許容範囲を持たせている（Wechsler, 1955, 1981)。重度の発達遅滞や重度障害の患者を除けば，この2題ができないということはない。WAISの第3番の問題は第2番の問題よりもかなり易しく，第1番あるいは第2番の問題の成績にかかわらず，すべての被検者に対して行われる。最初の2問以降の問題では，検者が実際にやってみせるようなことはしない。この検査は通常3回失敗した場合，中止される。

場合によっては，標準的でない方法で施行することもある。標準的な方法で失敗した問題を解決する機会を患者に与えたり，積木模様問題に対する患者の解決法の違った側面を明らかにしたいような場合である。たとえば，時間超過のために問

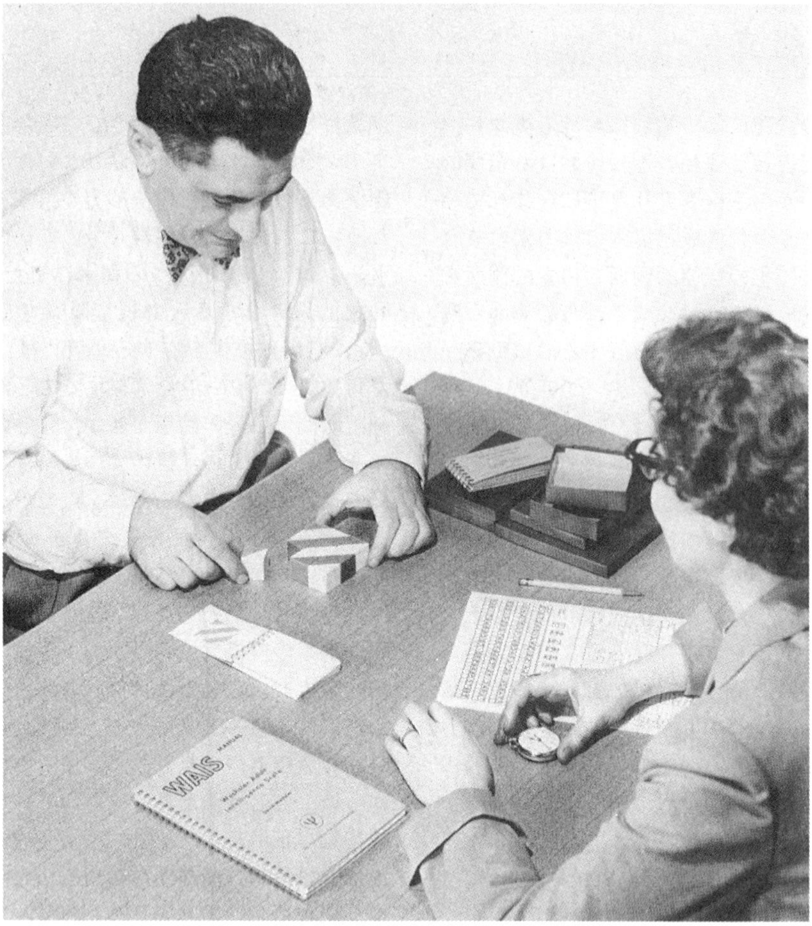

図 13-6　積木模様検査（Psychological Corporation の許可を得て掲載）

題ができないのであれば，制限時間を定めた他の検査のように，2 種類の得点（時間制限ありとなし）をつけることは有用である。検者が目立たないように時間を測定すれば，患者は制限時間を過ぎたことに気づかないので，もし模様を正確に完成させていれば，自分の成功に十分満足するであろう。普通，模様を正確に完成する余裕を患者に与えるということは，規定の制限時間から 1 分もしくは 30 秒余計に時間を測るということを意味する。非常に遅い患者については，検者は次のようなことを考慮しなければならない。すなわち，1 つの問題について 5 分や 7 分延長することで，患者の観察や問題解決のための機会が得られるかどうか。患者にとって非常に困難な課題をやらせることで，患者を過度に疲労させないかどうか。患者がその課題を解決するには，とにかく時間が必要ということなのかどうか，などである。非常に遅い患者について，少なくとも 1 題の課題については，じっと待ってみることは一般に価値がある。すなわち，難しい問題に取り組む様子を最初から最後まで観察したり，またその患者の持続力を測定することができる。しかしながら，患者の力が及ばないことが明白であるが，患者がそれを正しく認識できなかったりあるいはそれを認めることを拒否しているのなら，患者が混乱したり疲労していかなる検査も続けることを嫌がるようになる前に，検者は機転を利かせて介入する必要がある。

脳損傷の患者では，標準的な指示だけを与えたのでは積木模様の課題を理解できないことがある。次に述べるような言語による説明を付け加えると理解しやすくなることがある。すなわち，「この左手（患者の左）の下の角は赤いので，赤い積木をここに置きます。右手の下の角もやはり赤いので，ここにも赤い積木を置きます。その上の右の上の角にあるのは，私が『半分半分』と呼ぶ積木（対角線で赤と白に分けられている）です。赤い部分は上から内側に向かう形になっているので，右側の赤い積木の上に，こんなふうに（対角線の角を強調しながら）置きます」などである。検査が終了した後，検者は，患者が混乱した模様や非定型的な解答を示した模様について，再度検査を施行することができる。検者はさらに，患者の障害の性質を明らかにするために以下のように検査を工夫することも可能である。すなわち，作業中に行為を言語化させたり，単純化や練習の効果についてみるために，模様を分解して，小さく分けた部分を構成させたり再構成させたり，通常の手本（実物より小さく，線が引かれていない印刷された模様）の代わりに，積木で模様を作ってそれを模倣させたりするのである。また，患者の知覚の正確さについてのみ検査するために，積木模様と見本の一致・不一致の判断をさせることもできる（Bortner and Birch, 1962）。

積木問題は質的評価に適した課題である。積木問題での患者の作業の様子から，患者の思考過程，作業習慣，気質，自己に対する態度などについて多くのことが明らかになる。個々の積木の面を模様のパターンに合わせることが，患者にとって容易なことであるか，あるいは迅速に行うことができるかは，患者の視空間的概念化の水準をある程度示している。もっとも高い水準の患者は，一目で模様を理解し（ひとつのゲシュタルトあるいは統一された概念の形成），その後はほとんど見本を見ないで積木を迅速に正確に並べることができる。次の水準の患者は，それよりもう少し時間をかけて見本を見て，１つか２つの積木を試してみた後，今度は躊躇しないで作業を続けるか，あるいは絶えず見本を参照しながら作業を続ける。ゲシュタルト的な行為の対極にあるものとして，試行錯誤による解決がある。すなわち被検者は，ひとつひとつの積木について，実際に試してみながら，各積木の位置を見本と比較し，それから次の積木へと進んでいく。このようなやり方は，「平均」の能力の範囲にある人に典型的である。これらの人は，模様をひとつの全体的な形態として知覚していないばかりか，時には四角の形態として認識していないことさえあるが，知覚そのものは正確で，こつこつと作業することにより，多くの人はもっとも難しい模様の問題ですら解いてしまう。「平均」以上の能力があれば，ほとんどの場合，難しい模様のうち少なくとも５つのゲシュタルト形態を即座に形成する。そして，模様が複雑になり，自分の持つ概念化の水準を越えると，自動的に試行錯誤の方法に移行する。したがって，この知覚構成課題における能力水準を示すもうひとつの指標は，被検者が即座に理解できる模様の中で，もっとも難度の高いものということになる。

問題解決の手法は，患者の作業習慣を反映している。この課題から特に明らかになるのは，順序性と計画性である。たとえば，左から右へ，上から下へというように，常に同じ方向で作業する患者がいる一方，模様の中のどの部分でも，目についた所から取り掛かり，慌てふためいたようなやり方を続ける患者もいる。被検者のほとんどは，どの積木も同じであることをすぐ理解するが，被検者によっては，新しい積木を取り上げるたびに求める面を探して，あれこれ回転させ，最初に探している面が上に向いていないと，その積木を別の積木の横に置いてしまうという者もいる。急いで作業するために，積木を置き違えたり，不注意で誤りを見落としたりする者も見られる。他方，作業は遅いものの整然と行うため，無駄な動作がない者もいる。誤りを知覚する能力があるかどうか，その誤りを自発的に修正することができるかどうかも，積木問題で容易に観察できる重要な側面である。

慎重さ，注意深さ，衝動性，短気，無関心などの性格傾向は，問題に対する患者の反応の様子に現れる。自己弁護や自賛的言辞，援助の要求，課題の拒否といったものから，患者の自分自身についての感情がおのずと明らかになるものである。

被検者の誤りの種類や解決方法に加え，検者が気づいた点についても記録しておくべきである。迅速に首尾よく解決できた場合でも，検者は被検者の解決方法が空間的概念をとらえたうえでのものか，あるいは試行錯誤的か，もし試行錯誤的ならば，それが系統的かあるいはまったくランダムなものであるかについて，記録する必要がある。ひとつの模様を解くのに要する時間は，ある程度までは患者の概念化のレベルと作業能率を示すと思われる。なぜならば，系統的な試行錯誤による解法は，ランダムな試行錯誤による解法より速く，ゲシュタルト的な解法はさらに速いからである。したがって，特に若い被検者については，この検査の高得点はある程度はスピードで決まるのは当然である。たとえば35歳以下の人では，遂行時間が短いことによるボーナス得点をとらないと，75パーセンタイル以上の得点（すなわち「平均」の範囲以上）には達しない。検者は，患者にとって作業の困難なところ，誤りが生じたところ，誤った解法のところを記録しておくべきである。これは，記録用紙の余白，別紙，模様を記録するための追加用紙などにメモすればよい。患者の行為の理解・記述のために特に価値があるのは，誤りから正しい解答へと展開したり，誤りが積み重なり雪だるま式に混乱して，最終的に模様ができないといった一連の様子をスケッチすることである（たとえば，本書 p. 43 の図 3-6a）。

積木模様は，WAISの中では視空間的機能の測定に最良の検査とされている。また，全般的知能を適度に反映するので，知的には能力があるものの，教育歴や文化的背景の点で不利な人は，この検査の得点がWAISの下位検査の中で最高になることが多い。

積木模様の得点は，いかなる脳損傷によっても低下する傾向がある。脳損傷の影響がもっとも小さいのは，損傷が左半球に限局している場合である。ただし左の頭頂葉に損傷がみられる場合は別である（McFie, 1975）。外傷により生じたようなび漫性あるいは両側性の脳損傷，あるいは皮質組織には一次的には病変が及ばないび漫性の脳の変性があると，積木模様の得点は中等度に低下する傾向がある。

アルツハイマー病，前頭前野皮質の重度損傷，頭頂葉を含むような右半球の広範な損傷などでは，皮質の神経細胞がび漫性に脱落するため，いずれもこの検査の成績が非常に悪いが，その様態はそれぞれ異なっている（たとえば，Luria, 1973）。アルツハイマー病の患者はごく初期の段階では，課題を理解し１つか２つの模様を模写できることもある。しかしながら，まもなく積木同士を混同したり自分の作った積木と検者の手本を混同するようになり，その結果，わずか１つか２つの積木の位置を模倣することさえできなくなることがある。

「固着性 stickiness」という言葉は，器質的損傷の患者の行動を表現するためによく使用されるが，定義となると難しい。積木模様では患者が積木を模様のカードの上に置いたり，検者の手本に近接して置き，それ以外の反応ができない時に，この固着性という言葉がはじめて具体的な意味を持つことになる。

重度の前頭葉損傷を有する患者も固着性を示すことがあるが，それでも患者自身は自分が課題を理解していると主張する。それほど重度でない前頭葉損傷患者で積木模様課題の成績が不良の場合，その原因は，衝動性や不注意，さらには具体的思考のために模様を論理的に分析できず，結果として問題をランダムな方法で解決しようとしたり，自己の誤りをチェックしたり修正することができないなどである。具体的思考は第１問の時点で明らかになる。積木の上面だけでなく，側面も手本と合わせようとしたり，さらには底面が合っているかどうか確認しようとして手本の積木を持ち上げて見ようとする者さえいるからである。こうした患者でも，多くの模様を速やかに正確に模倣できることもある。しかし，第８問（WAIS-Rでは第７問）などは失敗しやすい。たとえば，３×３の形を抽出して（はじめの３×３のだいたい正方形のデザインから），対角線に沿った解法に考えを移行していくことができず，その代わりに全部の積木を使って赤と白の縞模様を並べてしまったりするのである。

アルツハイマー病の患者や前頭葉損傷の患者が，自分の意志通りに積木を構成することができない場合は，構成失行と表現するべきである。意志（通常は正確な知覚に基づいている）と行動の間の断絶は，行動プログラムの障害を反映しており，これは失行概念の中核である。

加齢，痴呆の進行過程，前頭葉損傷，頭部外傷などでは，新たな反応の構え（セット）を学習することに遅延が生じる。積木問題の形式は，誰にとっても慣れないものであるため，その影響が出やすい。すなわち，十分良い成績がとれるはずの患者でも，はじめは成績が不良のことがある。最初の5問（WAIS-Rでは4問）は，「平均」以上の構成能力を持った人にとってはかなり易しいので，新たな反応の構えの学習が遅延する患者に対しては，検査の習熟に必要な機会を与えることになる。これらの患者は，最初の2問で失敗するか，あるいはよくても第2試行でようやく通過するのであるが，その一方，それに続く2問ないし3問，あるいはそれ以上の問題に正答し，いずれも前回よりも解答が速くなるという興味深い反応パターンを示す傾向がある。反応セットの学習速度は遅くても構成能力が良好な患者は，検査のはじめは誤りが目立つにもかかわらず，ほとんどあるいはすべての難しい問題に成功することがある。

積木模様課題の障害は，損傷が後部，特に頭頂葉領域を含み，それが右半球にある場合に，もっとも一般的に明確に認められる（Black and Strub, 1976；Newcombe, 1969；A.Smith, 1966b）。一側半球に損傷を有する患者の成績，さらには一側の半球しか利用できない「分離脳」の患者の実験的研究の結果から，いずれの半球も積木模様の課題に関与していることが示されている。すなわち，「一側半球だけではこの課題を遂行する力とならない」（Geschwind, 1979）ということである。しかし，障害の性質は，どちらの側に損傷があるかにより異なる傾向がある（Consoli, 1979）（病側による障害の性質の違いは，積木模様と組合せ問題の得点の相互関係や，純粋な視知覚検査の成績との関係などから示唆される。これについての議論は本書 p.334-335 参照）。

左半球，特に頭頂葉に損傷を有する患者は，混乱したり単純化したりしやすい。また，模様に対して柔軟な扱いができないことも多い。しかしながら，やり方としてはたいてい整然としており，健常者と同様に左から右へと作業し，患者が構成したものには，模様の四角い形が保たれているのが普通である。これらの患者にとって最大の問題は，最後の積木（それは典型的には右側にある）を置くことにあるようである（McFie, 1975）。一方，右半球に損傷を有する患者は，模様の右側から取り掛かり，左側へ作業していくことがある。そして視空間性の障害は，方向の誤り，模様の歪み，誤認などとして現れる。重度の視空間性の障害を有する患者の場合には，模様の四角い形や模様独自の形が全く失われてしまうこともある（本書 p.43 の図 3-6a 参照）。左側の視空間性の注意障害が合併すると，見本が4つの積木でできているのに2つか3つの積木で解答したり，さらに，その模様の左側半分あるいは左側 1/4 が省略されていたりすることもある。

半球損傷の患者は，損傷のある側と反対側の模様に関する誤りが多い。Edith Kaplan は，誤りが上側と下側のどちらに多いかということも重要であると述べている。上方の視野には側頭葉が関与し，下方の視野には頭頂葉が関与しているからである。したがって，患者が構成したものの上方もしくは下方に，一定のパターンで誤りが集中する場合にも，損傷の部位と範囲についての情報になる。

2）コース立方体 Kohs Blocks

WAISの積木模様とは異なり，使用する積木は赤，白，青，黄の4色に塗られている（Arthur Point Scale Performance, Arthur, 1947）。17通りある模様も WAIS の積木模様とは異なっている。その多くはWAISの模様よりも複雑であるが，検査の方法と検査結果の解釈は同じである。この検査はスクリーニング検査，特に精神科患者と脳損傷患者との鑑別には有用でないことが判明している（Yates, 1954）。しかしながら，後部脳の損傷（Benton, 1969a；Luria, 1973b）と変性疾患（Botez and Barbeau, 1975；Botez, Botez and Lévielle et al., 1979）に対して鋭敏であることは，十分確立されている。

WAISが幅広く使用されることにより，コース立方体の施行頻度は減っている。しかし，コース立方体の方がやや複雑な模様であるので，軽度の視覚構成的な障害を明らかにするのには有用である。

3）スティック構成 Stick Construction

スティックをあるパターンに並べるという二次元の課題である。通常，被検者には，検者が並べてみせたスティックのパターンを再生することが要求される（Fogel, 1962；K.H. Goldstein and Scheerer, 1953a, b）。また，被検者独自の模様に並べたり，絵を模写するように並べたり，単純な幾何学的な数字や文字の形に並べることを求める課題もある(Hécaen et al., 1951 ; Hécaen and Assal, 1970)。スティックの構成課題に重篤な障害がみられる患者は，右半球損傷では左半球損傷の 2 倍(14% vs 7 %)認められる。病変の左右に関係なく，一側性の病変を有する患者の約 20% には，この課題に関して何らかの困難が認められる (Benton, 1967)。Hécaen ら (1951) は，重度の視覚構成障害を有する 6 名の患者について研究し，施行そのものは模写も自発的な配列もかなり正確だが，完了までに長時間を要する傾向にあったと報告している。その後の研究では，スティックでの立方体のパターン構成について，左半球損傷と右半球損傷の間に違いがあることが明らかになった。すなわち，左半球損傷の患者はスティックのモデルのパターン模写は非常に良好であったのに対し，右半球損傷の患者は描画されたもののパターン模写が非常に良好であったという (Hécaen and Assal, 1970)。

スティック検査 stick test (Benson and Barton, 1970 ; Butters and Barton, 1970)　この検査には，標準的な模倣に加えて，回転させる課題が含まれている。スティック検査には 10 項目あり，まず模写課題として行われる。最初は「マッチング条件」で，検者は患者の横に並んで座る。そして患者に 4 本の木製のスティック（1/2 インチの黒い先端部があり，長さと幅の平均がそれぞれ 5 インチと 1/4 インチ）を渡し，他の 2 本のスティックを用いて練習のパターンを作って見せる。そして，患者に検者が作ったパターンを正確に模倣するように指示する。検者は患者がこの 2 本のパターンの問題を理解し，実行できることを確認してから先に進む。すなわち，その後検者は番号順にそれぞれの模様を構成し（図 13-7 参照），患者には，検者の手本を見ながら模倣するように求める。模倣が 10 個完了した場合，検者は検査に使用している机の反対側に移動し，患者に向かい合って座る。そこで検者は最初と同じように 2 本のスティックの練習パターンを構成するが，今度は患者に「私の方向から見えるのと同じように，あなたの方向から見えるように作ってみてください」と求める。もし患者が理解できない時には，検者は練習用のパターンと一緒に，左右あるいは上下の反転したパターンを実際に呈示する。患者が課題を理解していると確認できたら，最初と同じ順番で再度検査の項目を呈示する。時間制限はなく，患者には必要なだけの時間をかけてもよいことを説明する。点数はどの条件も失敗した項目の数である。反転の条件では，5 回連続して失敗した場合，検査は中止される。

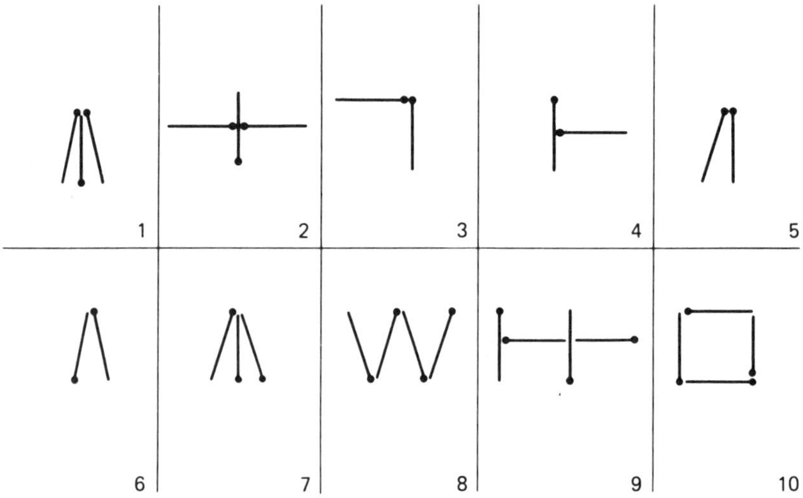

図 13-7　マッチングと回転の条件で使用されるスティックによる 10 通りの図形（*Neuropsychologia*, 8, pp.205-214, Butters and Barton : “Effects of parietal lobe damage on the performance of reversible operations in space.” © 1970, with permission from Elsevier）

この検査でも模倣課題の成績は，中心後回の損傷，特に右半球の中心後回損傷と関係している。しかしながら，回転の条件においては，左中心後回損傷の患者が他の群の患者に比して有意（$p < 0.05$）に誤りが多い傾向が認められた（平均=2.74）。次に誤りが多いのは右前方損傷の患者で（平均=2.13），左前方損傷の患者の誤りの数は（平均=1.69），16名の対照群（平均=1.59）と同様であった（Benson and Barton, 1970）。回転課題を効率良く行うためには言語による媒介が必要であることが，左後方損傷の患者の結果が比較的悪いことのひとつの説明となるかもしれない。他の構成課題において構成障害が顕著である場合は，損傷がいずれの半球にある場合でも，この検査のマッチング条件でもやはり障害はみられるであろうし，回転条件においては非常に顕著な障害がみられるであろう（Butters et al., 1970）。

4）組合せ問題

図13-8のように，厚紙に描いた絵をバラバラにしたパズルを使用する。絵は4種類で，いずれも日常的な物であり，徐々に難度が高くなっていく。呈示される絵は，マネキン，横顔，手，象の順である。採点は時間と正確さに基づいてなされる。各問題には，制限時間（一番易しい2問は2分，その他は3分）があるが，積木模様や絵画配列とは異なり，部分的に完成した反応にも得点が与えられる。どの被検者にも全問実施する。

組合せ問題は全般的知的能力との関連が動作性尺度の下位検査の中ではもっとも低く，また全体でも数唱問題に次いで2番目に低い。健常者では，組合せ問題の成績は他の下位検査の成績とは比較的独立している傾向がある。積木問題と同様，この検査は，視空間機能の能力を比較的純粋に測定するものである。抽象的な思考はほとんど必要としない。良好な成績を得るためには，視覚的概念を形成する能力が必要であり，「平均」以上の得点を得るためには，視覚的概念を「即座に」形成し，それを迅速な手の反応に変換する能力が必須である。したがって組合せ問題は，視覚的な構成そのものに必要な能力の検査であると同時に，視覚的な構成と運動による反応の速度の検査でもある。

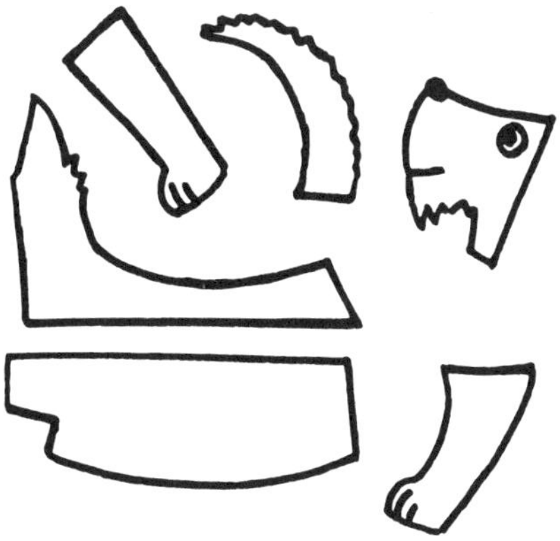

図13-8 WAISの組合せ検査の一例

検査そのものはパズルとしては比較的単純である。中等度の知的障害の成人でも，マネキンの絵を完成させることができ，半数以上の成人被検者は4つのすべてのパズルを正しく完成することができる（Matarazzo, 1972）。WAISではこの検査の最高得点44点のうち15点が，WAIS-Rでは41点のうち12点が，作業速度に対して与えられている。したがって，35歳までは「平均」の範囲以上の成績レベルの差は迅速さによるボーナス得点のみにかかっている。35歳を過ぎると，時間的要素の重要性は減少するが，それでも70歳においても，75以上のパーセンタイルの得点をとる者（全体の25%）では，得点差は所要時間にのみに基づいている。

組合せ問題には速度の要素があるため，脳損傷全般による影響を比較的受けやすい。構成能力の検査であるから，後部損傷に対して鋭敏である傾向が見られるが，特に右側の後部損傷に鋭敏である（Black and Strub, 1976；Long and Brown, 1979）。組合せ問題と積木模様の得点の相関は，WAISの下位検査の中でもっとも高い。このことは，分裂した部分を統合してまとまった1つのものに構成するという点で，両者が類似していることを反映している。さらに，速度の要素も反映していると思われる。したがって，特に右側の後部損傷を有する患者では，組合せ問題と積木模様問題のうち1つで得点が低いと，もう一方の検査でも得点が低い傾向がある。

積木模様と組合せ問題の得点の相互関係パター

ン，さらに他の検査得点との関係のパターンから，その患者の障害の本質を，以下のように推測することができる。

1．視空間操作の障害　知覚よりも操作のレベルの障害が推測されるのは，組合せや積木模様のような構成課題よりも，Hooper の視覚構成検査（本書 p.213－214 参照）のような視知覚の概念化と組織化の検査の成績が良好な場合である。実例として，ある 64 歳のきこりの症例を挙げることができる。この患者は，右半球の主として側頭頭頂葉の脳血管障害により，一時的な軽度の左片麻痺を生じた。発症 2 年後の WAIS で組合せ問題の「象」を施行した時，この患者は，「これが何だかはわかるが，何もすることができない」と述べたのである。

2．視空間的概念把握障害　視覚化あるいは概念化に障害がある患者でも，組合せ問題において，ひとつひとつのピースについて，入念に線や角を合わせていくようにして完成することができる。ただし，ほぼ完全に組み合わされるまで，自分が何を作っているのかわかっていない。また，全体として不正確な組み合わせでも，正しいとしてしまうことがある。こうした患者は，積木模様問題の成績も不良である。積木模様問題も言語化が役に立たないからである。次の 3．との共通点は，Hooper の検査のような純粋な知覚課題が困難なことである。相違点は，視覚と運動の協調とコントロールはきわめて良好であるにもかかわらず，視覚運動の刺激があっても，自分がしていることの概念化の助けにならないことである。損傷部位は右の後頭葉皮質が圧倒的に多い。

3．視覚運動行為に依存する視空間的概念把握　積木模様も組合せ問題も，試行錯誤だけで完成する患者もいる。図の特徴にも頼らず，言語的補助も用いない。こうした患者は，何らかの右の頭頂葉損傷があるのが普通で，Hooper の検査のような純粋な知覚の課題における成績の方がはるかに悪いのが特徴である。完成された図を見ずに視空間的概念を形づくることができないようである。ただし，知覚そのものには問題はなく，自己修正能力も十分保たれているので，ピースを操作しながら，正しい関係を把握することができる。したがって，図ができていくにつれて，それを基に作業を進めることができる。

4．細部認知の障害　左半球損傷の患者で組合せ問題の成績が悪い患者は，積木模様でも低い得点をとるのが普通である。こうした患者はピースの全体的な輪郭に頼り，ピースの中の絵や相対的な大きさなど（たとえば「手」の指）の細部を無視する傾向がある。

5．構造依存性　手本としての枠組みやパターンがある時にのみ満足のいく解答ができる患者は，積木模様やレーヴン漸進マトリックス検査（本書 p.370－371 参照）はある程度のレベルまで達成できる可能性がある。既存のパターンに従ったり選んだりすることができるからである。しかし，こうした患者は，組合せ問題や Hooper の検査の成績は悪い。組合せ問題や Hooper の検査では，完成図の概念を把握したり同定したりすることが要求されるからである。それなしではピースを頭の中でも実際にも組み合わせることができない。こうした患者は，前頭葉に何らかの損傷があるのが普通である。

6．具体的思考　積木模様問題の最初の 2 題については全く問題がないのに，3 題目以後，すなわち縮小された絵で示される抽象的模様を理解することが困難であり，結果として積木模様の成績が悪い患者も存在する。しかし組合せ問題の成績は比較的良好である。組合せ問題は，具体的な意味を有する絵を作るものであるからである。こうした患者も，やはり前頭葉に何らかの損傷があることが普通である。

7．遅延　組合せ問題の成績低下と前頭葉損傷の間には，遅延の要素が関連していると思われる（Smith, 1966b ; Sheer, 1956）。

三次元の構成

1）立方体の組立 Cube Construction

単純なブロックの組立課題により，三次元の視覚構成障害を明らかにすることができる。課題は年齢別になっており，どの年齢レベルまでできたかによって，障害の重症度に関する有用な情報を得ることができる。スタンフォード-ビネーのバッテリーの1960年版には，2種類の単純なブロックの組立課題が含まれている。ひとつは「塔」で年齢レベルⅡにあり，4個のブロックを積み上げるだけの単純な構造である。もうひとつは「橋」で年齢レベルⅢにあり，3個のブロックからできており，2個のブロックが基礎を形成し，3番目のブロックがそれらに架かっているという構造である。3歳ではほとんどの小児が4個のブロックの列車をまねて作ることができ（3個ブロックは列をなし，4番目のブロックが最後のブロックの上に載っている），4歳の小児のほとんどは，6個のブロックのピラミッドと5個のブロックの門を組み立てることができる。この5個のブロックの門は，2個のブロックの「塔」を1インチ以下の距離に並べ，各々の一番上のブロックは一番下のブロックの端から少し後方にずらしてあり，真ん中のブロックを45度の角度で横に置けるだけの余地が残されている。5歳児のほとんどは6個のブロック課題を通過できるが，10個のブロックの段階になると，6歳児にとっても難度が高すぎる（E.M.Taylor, 1959）。Hécaenら（1951）は，7個のブロックを用いて図13-9のような独自の立方体の組立課題を作成している（4個のブロックを離れた位置に置き，四角形のコーナーを作る；その4個のうち，平行に置かれた2個ずつのブロックの上に，1個ずつのブロックを架ける；7番目のブロックは，中央の2個のブロックの上に架ける）。Hécaenらは，右頭頂葉の損傷を有する重度の視覚構成障害の患者6人は，この課題を正確に行えなかったと報告している（図13-9参照）。

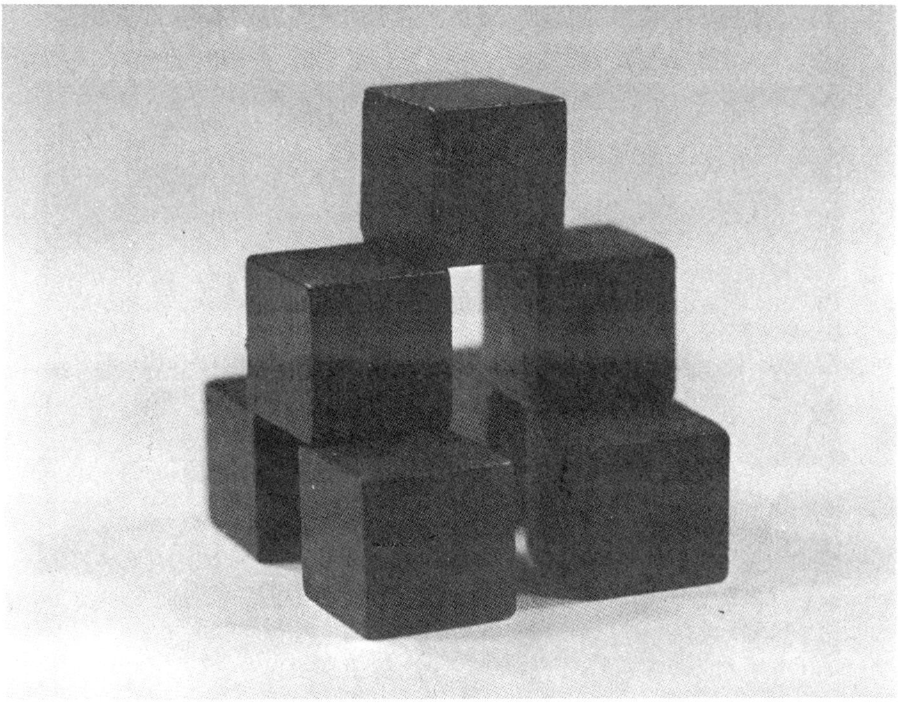

図13-9　Hécaenら(1951)の積木モデル

2）三次元のブロック組立検査 Test of three-dimensional block construction（Benton, 1967, 1968b, 1973 ; Benton et al., 1983）

2組のセットについて3種類ずつ，計6種類のブロック組立課題が含まれている(当初は *Test of three-dimensional constructional praxis* と呼ばれていた)(図13-10参照)。3種類を合計すると29のブロックがあり，この29から誤りの数を引いたものが得点となる。誤りの種類としては，（1）省略，（2）付加，（3）置き換え，（4）置き違い（45度以上の角度の偏位，分離，置き間違い）がある。手本全体の回転についての減点はないが，Bentonは回転の誤りをおかす患者も存在することを記載している。得点が有用な情報となるためには，患者の作品を手本の通りに直すために，最低何個のブロックを動かす必要があるかということがわからなければならない。もし患者の作品が手本とあまりにもかけ離れていて，誤りを数えることも不可能な場合には，正しく置かれたブロックの数を得点とする。3種類すべての完成に要した時間の合計が380秒以上の場合，合計点から2

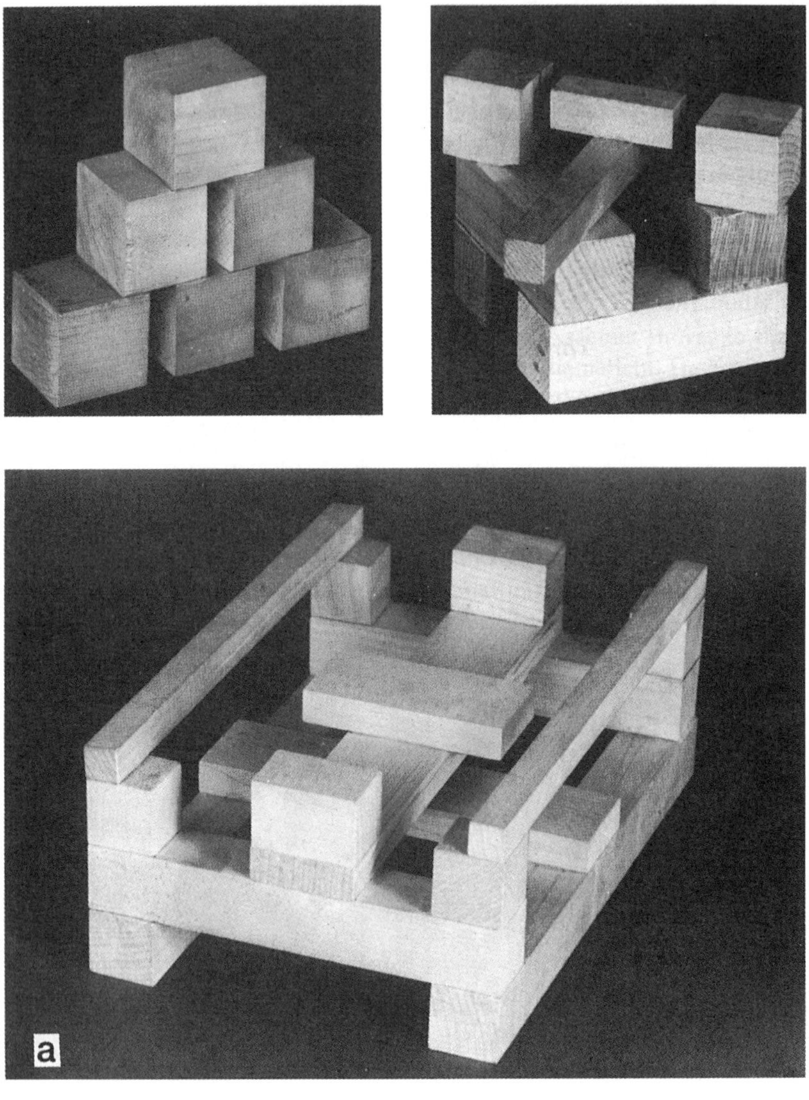

図13-10　三次元のブロック構成行為検査，フォームA（A.L.Benton）3つの手本が順に被検者に呈示される

表 13-9　三次元組立課題の点数: 実物による呈示と写真による呈示の比較

点数	実物		写真	
	対照群 (n = 120)	器質損傷群 (n = 40)	対照群 (n = 100)	器質損傷群 (n = 40)
25 点以上	120	30	92	10
17 － 24	0	3	8	17
16 点以下	0	7	0	13

(Benton, 1973a)

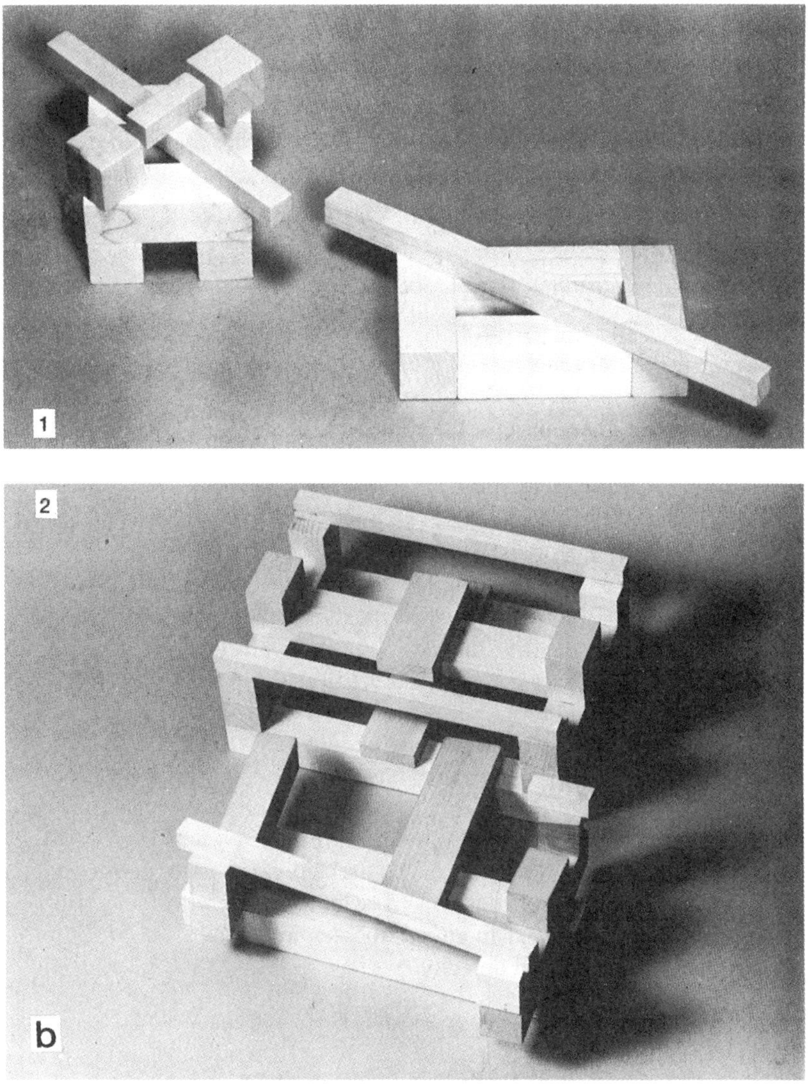

図 13-11　ブロック組立検査でみられる障害の一例：(1) 単純化された構成。不適当なブロックの選択を伴っている　(2)「closing-in 現象」患者が自分の作品の中に手本の一部を組み入れている

点を差し引く。対照群と脳損傷群の両方において，手本を実際のブロックで呈示する方が，写真による呈示より結果は良好である（表 13-9 参照）。

三次元組立能力の障害は，種類によっては，二次元の構成や描画課題の障害と共通するものがある。たとえば，単純化（図 13-11 参照）と手本の半分の無視は稀なことではない。三次元のブロック組立検査では，対照群の下位 5％に入るレベルの成績の場合に不合格と定義されるが，この不合格の率は，右半球損傷の患者が左半球損傷の患者よりも，約 2 倍の頻度で認められる（54% vs 23%；Benton, 1967a）。また，前頭葉損傷においても，右半球損傷者の不合格が左半球損傷よりも高率である（Benton, 1968a）。興味深い所見は，他の視覚構成課題（たとえば，積木模様やスティック構成）と異なり，この検査は重度障害の患者においてだけでなく，中等度に障害された患者においても，右半球の患者と左半球の患者を識別することである（Benton, 1967a）。その理由は，この課題が他の視覚構成課題よりも複雑であるためと考えられる。

3）折り紙　Paper Folding

スタンフォード-ビネー検査の 1960 年版における年齢レベルⅤの「三角形」では，被検者は手本にしたがって三次元的な技術を要する操作を要求される。すなわち，検者は 1 枚の正方形の紙を対角線に沿って三角形に折り，さらにその三角形を半分に折る。そして被検者に同じ操作を求める。Beard（1965）は，より複雑な折り紙課題 3 種類を高校生の被検者に施行し，結果を因子分析した結果，「空間移動の想像と方向の注意」に関わる空間因子の重みが高く（0.592），「閉包の速さ」の因子（0.290）と言語性推論の因子（0.263）の重みは低いと報告している。

折り紙とは別の種類の空間的操作が要求される課題として，Poppelreuter の検査がある。この検査では，被検者は検者が実際にやってみせた通りに，星型を切抜くことを求められる（Paterson and Zangwill, 1944）。右の頭頂後頭損傷を有する患者は，この課題を行うことができなかった。Paterson と Zangwill は，視覚的空間知覚を検査するために，単純な「メカノ」のモデルも利用している。また，「エレクター」のセットや「レゴ」のようなプラスチックブロックなどは，標準的な評価方法が確立していないとはいえ，視空間機能の検査に用いることが可能である。

14章　概念機能

概念に関する機能障害は，受容性ないし表出性の障害とは異なり，必ずしも特定の皮質領野の損傷に伴って生じるのではなく，損傷部位とは無関係に脳損傷の影響を鋭敏に反映する傾向を持っている（Luria, 1966；Yacorzynski, 1965）。このことは取り立てて驚くべきことではない。なぜならば，概念活動が正常に機能するためには，少なくとも常に以下の（1）から（6）が必要とされるからである。すなわち，（1）知覚を組織化するためのシステムが正常であること。このとき，特定の知覚モダリティの障害の有無は問わない。（2）記憶された学習素材の貯蔵が良好であり，それが容易に利用可能であること。（3）「思考」の基礎となる，皮質および皮質下の結合と相互作用が完全に保たれていること。（4）2つ以上の心理的な事象を同時に処理ができること。これらの（1）から（4）に加えて，認知活動を実際の行動へと具現化するためには，次の（5）と（6）が必要とされる。（5）概念を行動へと変換するために必要な反応モダリティ。これは中枢の皮質活動と十分に統合されることが必要である。（6）出力を連続的に監視し調節するために必要な反応フィードバックシステムが良好であること。

概念機能が障害された場合のもっとも一般的な徴候は，具体的思考 *concrete thinking* である。具体的思考は，抽象的に考えることができないという形で現れるのが普通である。すなわち，概念の形成，カテゴリーの使用，ひとつの具体例からの一般化などが困難となり，規則や一般的原則の適用が難しくなる。ここでいう規則・原則とは，文法や行為，算数などから家事に至る，あらゆる範囲のものを含んでいる。抽象的態度が欠如すると，わかりきったような表面的な解決ばかりが選択されることが多い。問題の背後に微妙に潜んでいる基本的・本質的な側面が気づかれず，関連のないものと関連のあるもの，本質的でないものと本質的なもの，適切でないものと適切なものの区別ができなくなってしまう。抽象的概念化能力が低下すればするほど，個々の事象は新奇なものとして，また他のものとは無関係の，独特の法則を持った体験として扱われることとなる。

概念に関する具体的態度と精神的な柔軟性の欠如は，同じ障害の異なった側面として扱われることもある。この両者が共に生じた場合には，その影響を互いに強化し合う傾向がある。しかし，この2つの障害は別々に生じることもある。どちらも広範なび漫性の損傷の際に生じるのであるが，概念操作における柔軟性の重篤な欠如のみが，抽象的概念を形成・応用する能力の顕著な障害なしに出現することがある。これは特に前頭葉に損傷がある場合である（Zangwill, 1966）。また，具体的思考とは，必ずしも特定の推論能力が障害されることを意味しているわけではない。計算課題を解いたり実際的な判断を行うといった多くの推論課題で良好な成績を修めることができる場合でさえ，具体的な思考が行われていることがある。これに対して，特定の推論能力の障害がある場合には通常，思考は具体的である。

概念機能の検査の大部分は，具体的思考が現われているかどうかをみるものである。すなわち，概念形成そのものか，概念形成と精神的柔軟性とを合わせて検査するものである。計画や組織化の能力をみる課題や，問題解決・推論課題のような検査は，具体的思考を標的にしたものではないが，関連したデータを得ることができる。精神的柔軟性自体を取り扱う検査については後述する（本書p.384-387参照）。

概念形成検査

概念形成の検査は反応の内容よりむしろ思考の質ないしは過程に焦点が当てられている点で，他の多くの心理検査とは異なっている。概念形成検査の多くは「正」ないしは「誤」という反応で答えるものではない。これらの検査の点数は質的な判定を示すもので，患者の反応が抽象的か具体的か，複雑か単純か，適切か不適切かについてのデータとなるものである。また，「正」と「誤」の反応で答える検査でも，その検査から患者がどのように考えているかという情報が得られるものであれば，抽象的概念化の検査であるといえる。

中等度から重度の脳損傷やび漫性の脳損傷が存在する場合には，検査の呈示方法や反応経路に関係なく，すべての抽象的思考の検査成績が不良となる傾向がある。一方，軽度から微細な脳損傷やモダリティ特異的な脳損傷の場合には，全般性の具体的思考に陥ることはない。ただし検査課題が，障害されているモダリティに直接関与するものであったり，非常に複雑であったり，情動を揺さぶるようなものであったりした場合は別である。さらに，具体的態度は患者によってさまざまな形で現れる。またそれが心理機能の効率に与える影響も課題のタイプによって異なる。患者の思考が具体的かどうかを見出すためには，複数の感覚ないし反応モダリティを含む概念形成検査を，複数行うことが必要である。

諺

諺の解釈についての検査は，思考の質を評価するためにもっとも広く使用される方法のひとつである。ウェクスラーの検査にも，スタンフォード-ビネーの知能検査にも，精神現在症の評価にも諺の解釈の項目がある。諺の検査が一般に普及している理由は，それが患者の思考が抽象性－具体性という次元のどこに位置しているかを示すのに有用であるためである。さらに心理的な障害や重度のコミュニケーション障害が存在しない限り，患者の尊厳を傷つけることなくいつでも容易に何らかの反応が得られるという特徴もある。

抽象性－具体性という次元は連続的なものであることが仮定されてはいるが，諺の解釈の評価は通常，抽象的か具体的かというように二分法的に行われている。一般によく使用されている3段階の採点法も，この二分法に依拠している（Bromley, 1957；Gorham, 1956；Wechsler, 1955, 1981）。また，精神現在症における患者の反応の臨床的な評価でも，この二分法を前提としている。この3段階の採点法においては，適切な抽象的解釈（たとえば，*A rolling stone gathers no moss*：転石苔を生ぜずという諺に対して，「移動してばかりいたら何も得られない」という解釈をする場合）には2点が与えられ，具体的解釈（たとえば，「転がっているものはほとんど集めることができない」とか「苔が落ちてしまうからだ」という解釈をする場合）には1点が与えられる。また，諺の要旨をはずしている反応や諺を誤って解釈している反応（たとえば，「忙しくしていれば楽になるだろう」という解釈をする場合）の場合には0点が与えられる。通常はこの採点法で問題はないが，患者によっては，諺の解釈が点数の境界領域にある場合や，分類困難な解釈がなされる場合がある。

1）諺検査 The Proverbs Test（Gorham, 1956a, b）

諺の解釈を定式化した検査である。諺の解釈自体から被検者の思考の質についての情報を得ようとするもので，他の検査の一部としようとするものではない。標準化されているので，施行方法や採点のバイアスは少ない。また，個々の諺の難度を考慮に入れた基準もある。Gorhamの諺検査には3つのフォームがある。いずれも12の諺から成り，難易度は3つとも同じである。検査は筆記形式で行われ，被検者は「ただ諺についてより詳しく説明するというのではなく，むしろ諺が何を意味しているのか言ってください」と教示される。3段階の採点法が使用される。各フォームの平均点数に有意な差はない。この諺検査に対する答を多肢選択方式にした変法（もっとも適切な答を選択する）では，答として4つの選択肢を持つ40項目が含まれている。選択肢のうち，適切な答は1

つのみであり，他の3つは具体的な解釈であるか，一般的な誤った解釈である。

諺検査の成績は教育レベル（そしておそらく社会階層）によって異なる（Gorham, 1956）。Benton（1968a）は前頭葉機能の検査としてこの諺検査の多肢選択方式の変法を使用し，両側前頭葉損傷を有する7例では成績は非常に低下し（平均点数11.4±6.1），右側前頭葉損傷を有する8例では成績は両側損傷の場合よりはやや良好であり（平均点数20.1±6.8），さらに予想とは異なり，左側前頭葉損傷を有する10例では比較的良い成績が得られた（平均点数26.4±9.4）ことを報告している。一方，統合失調症群と脳器質性損傷群を対象に，多肢選択方式の変法を行った結果は，両群ともに得点は健常対照群より有意に低下するが，統合失調症群と脳器質性損傷群との間には有意な差はみられていない（Fogel, 1965）。

Bromley（1957）は諺の解釈を問う検査の多肢選択方法と「諺の要旨を自発的に答えさせる」方法とを用い，20代から70代にわたるさまざまな年齢のグループで，健常者の思考の質的側面を比較している。その結果，いずれの方法においても，具体的反応の相対的な出現数が年齢と共に増加するというはっきりした傾向が明らかになっている。

語法検査 Word Usage Tests

2つ以上の語の抽象的比較を行う検査は，具体的思考を鋭敏に評価する方法である。しかし，語の使用法はコミュニケーション能力の状態や言語における技術的側面のレベルにも強く依存している。したがって，ごく軽度の失語性の障害や知的能力の低下がある場合や，あるいは教育レベルが低い場合には，他の認知機能がいかに保持されていても，語法検査の成績は常に低下するであろう。

語の概念を形成する能力が評価される場合には，言語における技術的側面のレベルがどの程度であるかが常に考慮されなければならない。容易な項目（たとえばビネーの検査のうちの年齢段階XIの項目）は6学年を終了した成人のほとんどに使用することが可能である。また，知的能力や教育水準が高い成人では，簡単な語を用いた検査の成績からは言語性の抽象化能力が正常であると判定される場合でも，難しい項目を用いた検査から，認知障害の存在が明らかにされることもある。

1）類似問題 Similarities

言語性の概念形成の検査である。被検者は一組の言葉に共通しているものの説明を求められる。難易度は，発達遅滞や障害のある成人以外は誰もが正答できるもっとも簡単なもの（「みかん」と「バナナ」）から，もっとも難しいもの（WAISでは「蝿と木」，WAIS-Rでは「賞賛と罰」）までの幅がある。どの被検者にも最初の問題から開始し，4つ誤ると検査は中止される。問題の性質を理解しなくなってしまった患者や，疲労している患者や混乱している患者に対しては，最後の1つないし2つの問題を施行するかどうかは，検者が常識で判断するべきである。抽象的な一般化ができていれば2点，問題に固有の具体的な類似点を挙げていれば1点を与える。2点または1点が得られれば，次の問題に進む。

類似問題では一般的理解に比べて採点上の問題は少ないが，採点者間のばらつきは多少ある。概念形成に障害のある患者や，全般的機能が境界線上ないしそれ以下の患者は，最初の数問には課題のとおり類似点を答えるが，問題が難しくなると相違点を答えることがある。一般に相違点の方が類似点より易しいためである。このような例では，筆者は誤った反応を記録し，その問題を0点と採点する。ただし，最初に相違点を答えた時に類似点を答えるように繰り返し説明する。このような追加説明をすれば，次からの質問では，解答として類似点が求められていることに対して患者の注意が促される場合があるであろう。

筆者の印象では，高齢の患者（年齢範囲が55歳～64歳以上）にとって，WAISの類似問題の年齢補正した評価点は甘すぎるように思う。年齢補正した評価点が「平均」の範囲になる高齢の患者の粗点は5点か6点であるが，これは，抽象化ができた問題が1問，3問か4問は具体的な解答というレベルの得点である。これは実際には言語的抽象化や一般化の能力が低下していると判定すべきであろう。したがってWAISの類似問題を高齢者に施行する場合には，年齢別評価点からの結論は慎重に行う必要がある。このようなことは

WAIS-Rの方ではあまり問題にならない。なぜなら，65歳から69歳の年齢で評価点が8点となるためには粗点で10点が必要だからである。しかしながら，70歳から74歳の年齢では，評価点が8点というのはわずか8点の粗点があればよいので，やや甘いともいえる。

類似問題は全般的知能の検査として優れている。ただし中年層までは言語的能力の検査しての有用性はそれほど高くない。類似問題はいかなる記憶の要素とも独立しているといえるので，高齢者の言語能力検査としては最適である。他の言語性検査では記憶の要素が重要になってしまうためである。言語性の下位検査の中で類似問題は被検者の経歴や経験に影響されることがもっとも少ない。知識や算数とは違って，教養に左右されないので，十分な学校教育を受けていないが頭のよい人は，学歴にもっと左右されるその他の言語性の下位検査より，この検査で有意に良い成績をとることもある。理解とは異なり，類似問題は社会的経歴や教育歴とは比較的独立しており，またある種の脳損傷に伴う衝動性や社会的判断の悪さといったものの影響も受けない。統合失調症患者や健常者と比べ脳損傷患者では，類似問題の質問に「わかりません」と答えることが多く，それに比例して脳損傷者が概念的な反応をしようとすることは少ない（Spence, 1963）。

類似問題は他の言語性の下位検査よりも，脳損傷一般に対する感度がよい（Hirschenfang, 1960b）。類似問題は，言語機能の障害や概念形成の障害で成績が低下しやすいので，左の側頭葉と前頭葉の損傷と関連が強い（McFie, 1975 ; Newcombe, 1969）。また，類似問題は，WAISのバッテリーの中で，左半球損傷との関連がもっとも強い検査である。Rzechorzek（1979）は左前頭葉損傷の患者は，右前頭葉損傷の患者よりも，類似問題の得点が有意に低く，右前頭葉損傷の患者では類似問題の得点はあまり低下しないとしている（Bogen et al., 1972 ; McFie, 1975）。類似問題の成績低下は，前頭葉の両側損傷とも関連がみられる（Sheer, 1956）。

具体的思考がときどきみられるレベルの患者は，痴呆が進行しつつあることが多いが，類似問題の成績が驚くほど良好である。こうした患者がもともとは優れた言語機能を有していたことから考えると，成績良好の背景には，過去に形成された言語連想の利用があると考えられる。すなわち，類似問題は，通常は記憶の機能とは独立しているとされているが，実際には古い記憶が引き出されているのである。

2）抽象語検査 The Abstract Words Test（Tow, 1955）

WAISの類似問題と同様に，Towの抽象語検査も2つの語の比較を行う検査である。ただし，この検査で要求されるのは，2つの語の類似点ではなく，相違点であるので，通常はより易しい課題となる（表14-1参照）。この検査は，精神外科（前頭葉白質切截術）が認知機能に与える影響を評価するために，手術前後に行われる検査バッテリーの一部となっていた。手術後にこの検査の成績は有意に低下する。

表14-1　抽象語テスト：語のリスト

教示：＿＿と＿＿とでは何が違いますか？

1．	間違い	と	嘘
2．	倹約	と	貪欲
3．	謀殺	と	故殺
4．	怠惰	と	無為
5．	勇気	と	大胆
6．	貧困	と	悲惨
7．	豊富	と	過度
8．	裏切り	と	詐欺
9．	評判	と	名声
10．	進化	と	革命

（Tow, 1955より）

3）ルリヤの概念形成検査法　Luria's Methods for Examining Concept Formation（Luria, 1966 ; Christensen, 1979）

Luriaは具体的思考を調べるために，語に関する多くの課題を施行している。彼の検査には，言語的な概念の類似や相違についての問題に加えて，「論理的関係」を答える課題がある。この論理的関係には，特定の対象物に対する一般的カテゴリー（たとえば，「のみ」に対する「道具」），一般的カテゴリーに対する特定の対象物（たとえば，「花」に対する「バラ」），全体とその部分（たとえば，「テーブル」とその「脚」），そして，部分とそれから構成される全体（たとえば，「壁」と「家」）が含まれる。さらにLuriaの検査では，反対語を問う問題（たとえば，「健康－病気」），対応を類推する問題（たとえば，「テーブルに対する脚に相当するのは，自転車では車輪」），４つの語の中から１つだけ意味の異なるものを選択する問題（たとえば，「スコップ，のこぎり，おの，丸太」）が行われる。Luria も Christensen も概念形成問題の各々のカテゴリーについて示している実例は決して多くはない。しかしながら，Luriaに準じたアプローチを行おうとする研究者がこのような課題のための項目を考案することは困難なことではないであろう。類似した項目のさらに多くの例はスタンフォード-ビネーの検査の中にみられるが，この検査では年齢基準があるという利点もある。

4）スタンフォード-ビネーの下位検査 Stanford-Binet Subtests（Terman and Merrill, 1973）

スタンフォード-ビネーの下位検査には，言語的抽象化の検査が多くある。採点はいずれも２段階方式である。したがって，WechslerやGorhamの３段階の採点方式とは異なり，語や諺の具体的解釈や誤った解釈はすべて誤りとして判定される。

まず，３つの類似問題がある。たとえば年齢段階Ⅶにおける２つの語の比較には，「木と石炭の似ているところは何ですか？」などがある。年齢段階Ⅺにおける３つの語の比較は，３つの語の類似点をみつけることが要求されること以外はより低い水準の類似問題と同じである。たとえば，「本，先生，新聞の似ているところは何ですか？」などといった問題がある。SA Ⅰ水準における本質的類似問題は，高次の抽象化が要求される類似問題である。

また，３つの差異問題もある。たとえば年齢段階 VI における差異問題は「鳥と犬の違いは何ですか？」などのように，かなり具体的な対象物を指す２つの語の差異についての質問が３項目ある。AA段階における抽象語の差異問題と，AA段階とSA Ⅱ段階における本質的差異問題の両者では，２つの抽象語の差異をみつけることが要求される。この２つの下位検査の違いは，対になった語の内容を別とすれば，質問に「主な」という言葉が挿入されているか否かということのみであり，本質的差異問題では·「____の（主な）違いは何ですか？」と質問される。

さらに，３つの差異および類似問題もある。年齢段階Ⅳ-６における図版を用いた差異および類似問題Ⅰはもっとも簡単なものであり，４つの図形（たとえば，３つの＋と１つの－）の描かれた絵が呈示され，その中から１つだけ異なった図形を示すことが要求される課題が６題ある。年齢段階Ⅴにおける図版を用いた差異および類似問題Ⅱは，２つの図が描かれている12枚のカードより構成されている。この２つの図は同じものの場合（たとえば，２本の木）と異なったものの場合（たとえば，丸と正方形）があり，その図が同じか違うかを答えることが求められる。また，年齢段階Ⅷにおける差異および類似問題は，完全に言語のみを用いる問題であり，野球のボールとオレンジのような日常的なものを指す２つの語のどこが似ていてどこが異なるかが質問される。

これらの語の比較を行う下位検査に加えて，ビネーの尺度には，抽象語の定義を問う下位検査があり，年齢段階ⅩとⅫ（抽象語Ⅰ），年齢段階ⅪとⅫ（抽象語Ⅱ），年齢段階AA（抽象語Ⅲ）について標準化されている。語の難度は，年齢段階ⅩとⅫにおける「かわいそう」のような感情に関する語から「寛大」や「権威」などのような語までさまざまであり，この語の定義も２段階の合否方式で採点される。

反対語も，言語的抽象能力の検査のひとつである。ビネーの尺度の中には５つのバージョンがあり，年齢的には６歳の範囲にわたっている。能力水準では年齢段階Ⅳ（兄弟は男の子である；姉妹は____である）から年齢段階SA Ⅲ（才能は先天的なものである；教育は____なものである）にわたっている。

5）カテゴリーテスト The Category Test（Halstead, 1947；Reitan and Wolfson, 1993）

抽象能力に関する検査で，208項目からなる刺激図形がスクリーンに映写される（図14-1参照）。刺激図形は６つのセットに分けられて順に呈示される。７番目には，それまでに呈示された刺激図形が再度呈示される。刺激図形はセットごとに種

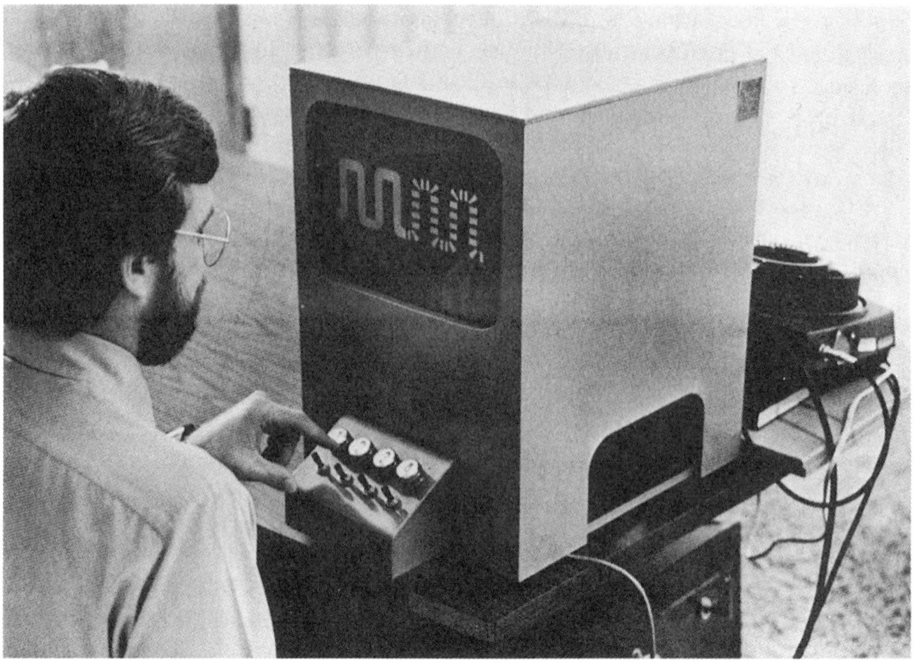

図 14-1　検査施行中のカテゴリーテスト

類が異なっており，たとえば第1番目のセットは，ⅠからⅣまでのローマ数字で，被検者が反応のための4つのキーの使い方を習得できるようになっている。第3番目のセットでは，4つの図形のうちの1つが他の3つの図形と異なっている（たとえば，1つの丸と3つの正方形）。第5番目のセットでは，実線と点線で引かれた幾何学図形が用いられ，実線の全体に対する割合が正答となる（たとえば，1/4，2/4など）。第7番目のセットにおいては，被検者が以前の項目をどれくらい想起できるかが検査される。各セットにおける被検者の課題は，そこでの規則は何かを考えることである。被検者の反応は単純なキーボード上のキーを押すことによりなされる。正答の場合にはチャイムが鳴り，誤答の場合にはブザーが鳴ることで，反応の正否が知らされる。誤答の数が点数となる。

カットオフポイントは50～51点で，これはReitanが推奨し，Halsteadが少人数の比較的若年の標準的なグループで得た結果に基づいて算出したものである（本書p.424参照）。このカットオフポイントは，若年者における脳損傷と神経学的に正常な群との識別に有効であることが報告されている（De Wolfe et al., 1971；Shaw, 1966；Spreen and Benton, 1965）。しかしながら，この検査の点数（誤答数）が40代で上がり始めること（Lewinsohn, 1973；Pauker, 1977），さらに40代以後は年齢とともに上昇すること（Harley et al., 1980）を考えると，この検査が加齢に対しても鋭敏であることがわかる。教育歴がこの検査に与える影響も有意であることが報告されている（Pauker, 1977；Prigatano and Parsons, 1976）。

カテゴリーテストには，抽象的な概念形成能力（Pendleton and Heaton, 1982）や課題に対する長時間に及ぶ注意の維持能力が必要であると同時に，視覚構成要因が重要であり，それゆえに，このテストはWAISの下位項目にある積木模様および絵画配列の成績と非常に高い相関を有している（Lansdell and Donnelly, 1977）。また，Boll（1981）によると，このテストは効果的に行うための技術の学習を必要とする「学習実験」であるという。

カテゴリーテストの変法　カテゴリーテストの標準型には施行上多くの欠点がある。まず検査施行時間が非常に長く，健常対照者でもその多くが約

1時間を要する。脳損傷患者は検査をすべて終えるのにほぼ2時間は必要とするであろう。テストに用いる装置も，持ち運びするのには余りにも大きく価格が高い。多くの研究者によってこれらの欠点をなくそうとする試みがなされてきた。

カテゴリーテストの短縮版として，原法のはじめの4セットのみ（108項目）を使用したものが作られている（Calsyn et al., 1980）。この短縮版と原法におけるセット間の誤答数の内部相関はそれぞれ0.89と0.88であり，このことは5番目と6番目のセットを施行することにはあまり意味がないことを示している。さらに，妥当性に関する検討からは，最初の4つのセットのみに基づいて算出された全得点と，標準型による全得点の相関は0.83から0.88であり，このことも短縮版の有用性を支持している（Golden, Kuperman et al., 1981）。カテゴリーテスト短縮版の検査成績は，点数×1.4＋15という変換を行うことにより，以前より使用されている標準型の基準にしたがって評価することができる。

2番目から5番目のセットの最後の項目と，6，7番目のすべての項目を除外することによって作成された120項目よりなる短縮版もある（Gregory et al., 1979）。この短縮版と原法の相関は0.95と報告されている。さらに，この短縮版において35点というカットオフポイントを用いた場合と標準型において51点というカットオフポイントを用いた場合とを比較すると，80人の被検者のうち3人の分類が異なっていたが，この3人のうち2人は短縮版による分類の方が正しかった。

筆記形式によるカテゴリーテストも2種類作られている。そのひとつは，3×5インチの図版の上に刺激図形を描き，原法のそれぞれのセットに対応する7冊の小冊子を用いるものである（R.L. Adams and Trenton, 1981）。解答用紙とペンは化学的に処理されており，正答がマークされるとそのマークは赤色に変化し，誤答がマークされると緑色に変わる。したがって，原法におけるチャイムとブザーが色の変化によって代用されている。原法と筆記版をそれぞれ半分ずつ行った場合の相関係数は，ほぼ原法の信頼度と同程度である。DeFilippisら（1979）も，できる限り原法のスライドに似せた図版を用いた小冊子形式の変法を作成している。刺激図形はレターサイズの2つのノートに描かれ，各図形の下には1から4の数字が印刷されており，被検者はこの数字を指すことによって解答する。検査は検者と被検者の1対1で行われ，検者は被検者の解答を記録し，それが「正しい」か「誤っている」かを口頭で告げる。健常対照群とアルコール依存症群における，検査装置による形式の成績と筆記形式による成績は高い相関を示すという（健常対照群では0.913，アルコール依存症群0.804）。小冊子を用いた筆記形式による変法における誤答数はこの両群でともに多かったが，その差は有意ではなかった。さらに，この小冊子の変法は健常対照群とアルコール依存症群との判別にも有効であった。

また，S.D.Kimura（1981）は10×15㎝の図版に刺激図形を描いた変法を用いている。検者は図版を呈示し，被検者が口頭で行う解答を記録しながら図版のページをめくる。この変法と従来のスライド映写による方法との相関は後者（原法）のテスト－再テストによる相関とほぼ同程度であったという。

シンボルパターン検査 Symbol Pattern Tests

演繹的な推論は，たとえば基礎精神能力 *Primary Mental Abilities*（PMA）バッテリー（1962）や米国教育局心理検査 *American Council on Education Psychological Examination*（ACE；1953, 1954）のThurstoneの推論検査 *Thurstones' Reasoning Test* にみられるようなシンボルパターン検査における概念的系列化能力と深い関係を持っている。これらのシンボルパターン検査は，1-2-4-2-4-8-3-とかA-B-D-C-E-F-H-などのような数字や文字のパターンから構成されている。その系列で次に続くシンボルを選択肢の中から選ぶというのが通常の課題である。ACEとPMAには，年齢や教育レベルに従った基準がある。雇用者能力検査の下位検査である数字を用いた推論検査（F.L.Ruch and W.W.Ruch, 1963）には，さまざまな職業に関する基準がある。こういった推論問題を解くためには，継次的で系列的な関係を正しく判断する能力が必要とされる。

分類検査 Sorting Tests

分類検査は，抽象化や概念形成の検査としてはもっとも一般的である。分類検査においては,「似ているものに分けなさい」ないし「共通点を持っているもの同士を集めなさい」といった教示にしたがって，物品，積木，トークンなどを下位グループに分類することが要求される。ほとんどの分類検査においては，概念を変換する能力やそれを使用する能力が評価される。被検者が課題に取り組む際に用いる方法の中に，抽象的概念の形成能力やその操作能力がなんらかの形で反映されるのである。

ほとんどの分類検査には数量的評価法（点数）が存在しない。なぜなら，検者が注目するのは，解答そのものというより問題が解決されていく過程だからである。原則に従って分類されているか，原則の言語的な定式化がなされうるか，その原則は理にかなったものであるか，原則の使用に首尾一貫性があるかなどに注意が払われる。

分類検査によって，どのような考え方がとられているか，ある種の抽象化問題がいかに扱われているかが示される。ただし，分類検査では，脳損傷と機能性精神病との区別は難しいとされている。特に精神障害が慢性期にある場合にこのことが言える(K.Goldstein and Scheerer, 1941, 1953 ; Yates, 1954 ; Tutko and Spence, 1962)。点数化された分類検査においては，脳損傷群と健常対照群の平均点数に有意差はほとんど認められない（De Renzi et al., 1966 ; McFie and Piercy, 1952 ; Newcombe, 1969)。しかしながら，このことによって分類検査の価値が低下するわけではない。ただスクリーニングテストとして使用するのが不適切であると言えるだけである。つまり，これらの分類検査の成績に示される障害は，多くの脳損傷の患者では，軽度でありしかも稀にしか生じないことが示唆されるのである。一方，著明な成績低下がみられた場合には，高い確率で器質性の脳損傷が存在すると考えられる。

1）単純分類検査 Simple Sorting Tests

単純分類検査には，有名な非言語性の概念形成検査が2種類ある。いずれも概念形成問題を解く過程に焦点が当てられており，点数化はされていない。

色彩分類検査 The Color Sorting Test (K.Goldstein and Scheerer, 1941, 1953 ; Weigl, 1941)　色・形分類検査（本書 p.348 参照)，物品分類検査（本書 p.349 - 350 参照）と同様に，この検査は「抽象的思考および具体的思考」を評価するために考案された検査のひとつであり，Gelb-Goldstein の毛糸分類検査 *Gelb-Goldstein Wool Sorting Test* としても知られている。使用するのは色相，明度，輝度がさまざまに組み合わされた61本の細い毛糸の束で，緑色，赤色，青色，黄色，茶色，灰色，紫色および他の色相の組み合わせという大きな色のグループのひとつひとつにそれぞれ約10本の毛糸の束が含まれる。検査の実施に際しては，（1）毛糸を分類すること，（2）3つの異なった毛糸の束のうち色相ないし輝度の一致した2つの毛糸の束をマッチさせること，（3）同じ色相ではあるが異なった明度を持つ6本の毛糸の束を集める際にその6本はどこが同じか，および異なった色相ではあるが同じ輝度を持つ6本の毛糸の束を集める際にその6本はどこが同じかを説明すること，（4）「赤色」「緑色」などのような同じ色相のすべての毛糸の束を選択し，その選択の理由を説明することが要求される。検者自身の観察および被検者が検査施行中に行う説明から，患者の抽象的思考のレベルおよびその容易さの程度が判定される。

Kasanin-Hanfmann の概念形成検査 The Kasanin-Hanfmann Concept Formation Test (Hanfmann, 1953)　ヴィゴツキー・テスト *Vigotsky Test* と呼ばれることもある。この検査の目的は「抽象的概念を使用することによって問題解決を行う能力を評価し，抽象的思考のレベルと問題解決の際にもっとも優先的にとられるアプローチの方法についての情報を提供すること」である。この検査は色，大きさ，形，高さの異なった22個の積木から構成される。それぞれの積木の裏には，異なった4つの無意味語（もしくは検査変法の場合には数字）が印刷されており，この無意味語は積木が大きさと高さによって分類された場合にその積木

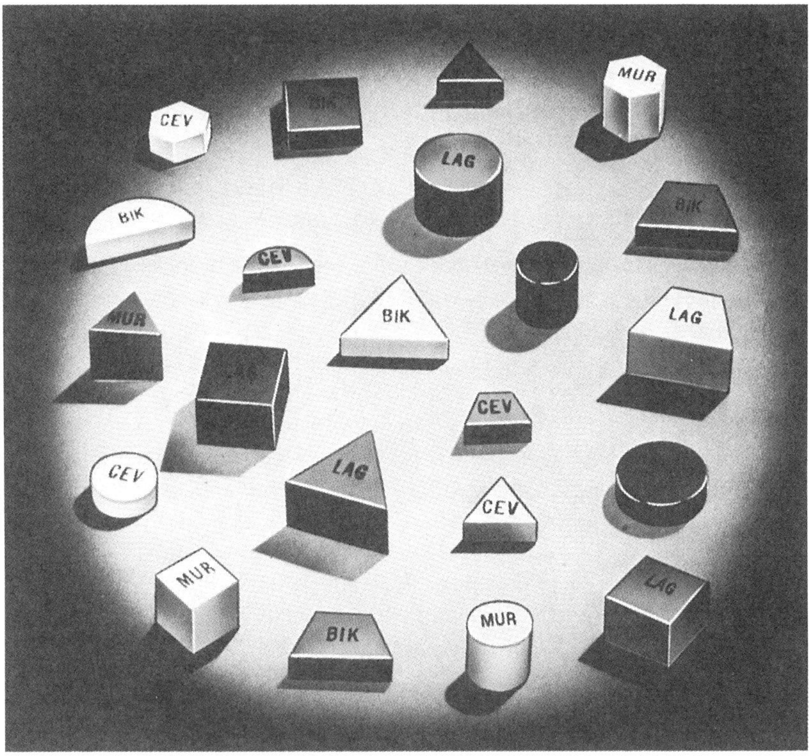

図 14-2　Kasanin-Hanfmann の概念形成検査（Stoelting Co. の承諾を得て転載）

が属するグループの名前を示している（図 14-2 参照)。一通りの分類が行われた後もさらに分類が続けられ，誤った分類が行われるたびに１つの積木が裏返され分類のための手がかりが与えられ，大きさと高さという２つの原則が組み合わされて正しい分類が完成するまで試行が続けられる。施行時間は約５分から１時間である。分類を行っている間，被検者には「声を出して考える」ことが求められ，検者は被検者の行為とその行為の口頭での説明とを詳細に記録しなければならない。

カード分類検査 Card sorting（Caine et al., 1977）
単語を分類する課題である。32 枚の３×５のカードを２セット用いる。各々のカードには単語が１つずつ印刷されている。８つのカテゴリー（たとえば，衣服，動物）の各々について４枚，計 32 枚のカードが１番目のセットを構成する。２番目のセットはランダムに選択された単語から成る。課題は単純にカードを分類することで，成績は分類の回数およびそれが適切に行われたかということに基づいて評価される。この方法は意味記憶の組織化における「クラスター化」現象を検討するために使用されてきた（Mandler, 1976)。

カテゴリーを用いて思考する能力は，多くのさまざまな種類の植物，動物ないし階層的に下位クラスを構成する他の実在物の絵によるセットを用いることによっても検討することができる。たとえば，動物のセットは猫，犬，霊長類，牛や馬などのような多種多様な哺乳類の絵から成る。鳥（鶏，海辺の鳥，猛禽）や昆虫（蝶，かぶと虫）を用いることも可能である。被検者はランダムに配列された絵のセットを適切であると思う通りに単純に分類することが要求される。さらに，課題を終えた後，言葉を話せる場合には，分類を口頭で説明することが求められる。

２）分類・変換検査 Sort and Shift Tests

分類検査の中で，概念の変換を必要とするものは，単なる分類検査よりもスクリーニングテストとしての適用範囲が広い。被検者の有する障害の本質が，分類することにあるのか，あるいは分類を変換することにあるのかを，分類・変換検査によって明らかにすることができる。数量的に点数化された分類・変換検査においては，行動の記載と数量的データを併せて判断することが必要であることは言うまでもない。

色・形分類検査 The Color Form Sorting Test（K. Goldstein and Scheerer, 1941, 1953 ; Weigl, 1941）
この検査はワイグルの検査 *Weigl's Test* ないしはワイグル-ゴールドスタイン-シーラーの色・形分類検査 *Weigl-Goldstein-Scheerer Color Forming Test* とも呼ばれている。12 個のトークンないし積木から成り，その表面は赤，青，黄，緑で塗られ，裏の色はすべて白色である。形は，正方形，円，三角形である。まず最初に，これらを分類することが要求され，この第 1 回目の分類が終わった後に，「もう一度，今の分類とは異なった方法で分類してください」と告げられる。さらに，この 2 回の分類が終了した後に，「どうしてこのように分類したのですか？」あるいは「どうしてこれらは同じグループになるのですか？」と質問される。被検者が 2 度目の分類を行うことができない場合，次のような手がかりが与えられる。すなわち，1 回目の分類が色によるものであった時には，これらのトークンないしは積木を裏返してすべてを白色にする。また，1 回目の分類が形によるものであった時には，4 つのうち 1 つの色に従った分類を示し，この 3 つのトークンないし積木が 1 つに集められる理由を尋ねるといった手がかりが与えられる。

病前の機能が境界以上の場合には，第 1 回目の分類ができないことはほとんどない。たとえば，K.W.Walsh（1978b）によると，過去に前頭葉眼窩内側面の白質切截術（側脳室前角の先端近くでの前頭・視床結合の切断手術）を受けた 13 人の患者のうち 3 人のみがこのテストの第 1 回目の分類に失敗したという。第 2 回目の分類，すなわちひとつの分類原則から他の分類原則への変換の失敗は比較的多く観察され，特に前頭葉損傷の場合に多い（たとえば，Walsh の 13 人の患者のうち 5 人は，変換を行うために何らかの援助を必要とした）。病前の能力が正常下限以上の患者に，この変換障害が認められた場合には，機能障害が存在することを示す証拠となる。前頭葉損傷の際には，この色・形分類検査が困難な場合がしばしば認められるが，加齢によってもこの検査の成績低下がみられるという（Kramer and Jarvik, 1979）。McFie と Piercy（1952）によれば，この検査が困難となるのは，右半球損傷の場合（32 名中 2 名）より左半球損傷の場合（17 名中 8 名）により多く認められ，さらに左半球損傷においては，失語の有無はこの検査が成績不良となる率に影響を与えないという。一側性前頭葉損傷の研究でも，やはり損傷が右前頭葉に限局している場合は成績が比較的良好なのに対して，左半球損傷の場合には，この検査が「非常に困難」になるという（Rzechorzek, 1979）。

ペインの物品分類検査 The Object Classification Test（R.W.Payne and Hewlett, 1960）　色・形分類検査の修正法で，分類原則の数が増加している。やはり 12 のトークンが使用される。それらは色と形の他に，重さ，厚さ，大きさ，材料，色相，輝度が異なっている。このことによって，（表面積や角が曲がっているか否かにしたがった分類を含めて）10 種類以上の異なった分類が可能になる。教示は色・形分類検査と同様である。すなわち，正しい分類が行われるたびにそれとは違った別の分類が要求される。点数は行われた抽象的分類の数である。20 名の標準化された健常対照群のこの検査の平均点（分類数）は 4.20±1.61 であり，統合失調症群の平均点は 2.80±2.62 であった。神経症や気分障害の患者 3 群の平均点は，この中間に位置していた。Newcombe（1969）がこの検査を施行した結果では，脳損傷群における可としうる分類の数は健常対照群とあまり差がなかった。具体的には，前方および後方の混合性の右半球損傷を有する 4 人の患者の平均点は 4.25 であり，後方の右半球損傷を持つ 5 名の患者の平均点は 4.00 であった。Newcombe が検討した患者群でもっとも低い平均点を示したのは，左頭頂葉損傷群と右前頭葉損傷群であり，その平均点はそれぞれ 2.70 と 2.80 であった。

ワイグルの検査の修正版 Weigl's Test, modified

version（De Renzi et al., 1966）　この検査も色・形分類検査の修正法である。従来の4つの形と3つの色に加えて，厚さ，大きさ，そして「トランプの組札」（クラブ，ハート，ダイヤが積木の中央に印刷されている）を使うことによって，分類原則の数が5つに増加している。検査のはじめの部分の手技は，3分間の制限時間を設けること以外は，原法およびR.W.Payneらの修正法と同様である。3分間以内に可としうる分類が試されない場合には，それ以前に被検者によって行われていない分類の1つが示され，1分間でその分類原則を同定することが要求される。自発的な正しい分類には1つの分類につき3点が，検者の分類の正しい同定には1点が与えられる。総得点は0点から15点の間になる。40名の健常者の平均得点は9.49であった。失語が存在する場合には，点数が著明に低下する傾向があったが，その他の種類の脳損傷はこの検査の成績にほとんど影響を与えなかった。これらの結果は左半球損傷の場合に比較的低得点になるという他の分類検査のデータと整合性があるといえる。

ゴールドスタインの物品分類検査 The Object Sorting Test（K.Goldsteinand Scheerer, 1941, 1953；Weigl, 1941）　検査材料が30個の日常的な物品であること（図14-3参照）以外は，他の積木やトークンを用いた分類検査と同じ原則に基づいており，検査の施行方法もほぼ同じである。これらの物品は使用法，それらが普通にみられる場所，色，対になるかどうか，材料などの原則にしたがって分類される。基本となる分類課題を変化させることによって，検者が前もって選択した物品と同じ種類の物品を見出したり，検者が指定したカテゴリーにしたがって物品を分類したり，検者が集めた物品のセットがどのような原則に基づいて集められているかを検討したり，検者が集めた物品のセットの中からそのセットに属するのが不適切な物品を選別したりすることが要求される。また，多くの場合，口頭で分類について説明することも要求される。この物品分類検査では，多くの分類検査よりもさらに広い範囲の反応が得られるため，検者は検査の施行方法により柔軟性を持たせることができ，また被検者の概念的なアプローチを観察する機会をより多く持つことができる。また，一般的な物品が使用されるため，被検者が検査材料に慣れる必要もなく，さらに耳慣れない物品の名前を考える必要もない。

Weigl と K.Goldstein および Scheerer は検査成

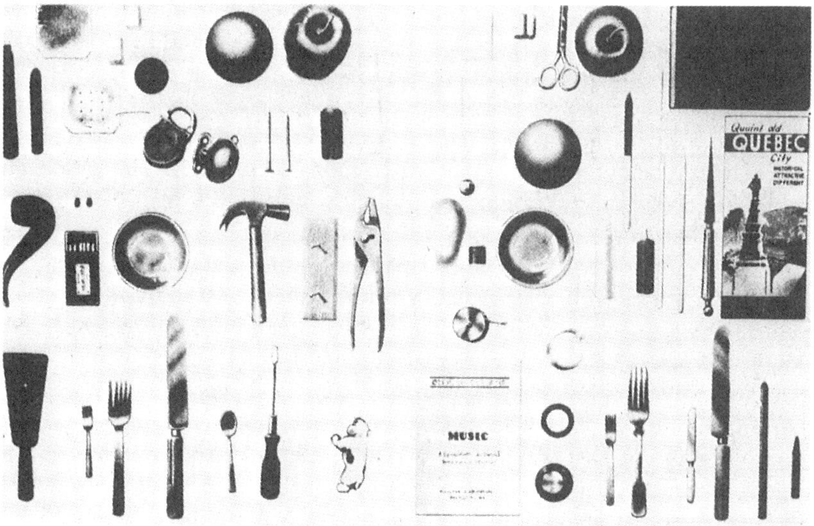

図14-3　ゴールドシュタインの物品分類検査（K.Goldstein and Scheerer, in *Contribution toward Medical Psychology*, edited by A.Weider. © Ronald Press, New York.）この版は男性用の物品セット（左半分）と女性用の物品セット（右半分）からなる。

績の質的な側面に焦点を当てているが，Tow (1955) は分類の数という量的な側面を重視している。彼によれば，前頭葉白質切截術を受けた患者における術前の自発的な平均分類回数は 2.5 回，自発的な分類回数とヒントを与えられた後の分類回数の合計は 3.2 回であり，術後では自発的な平均分類回数は 1.8 回，自発的な分類回数とヒントを与えられた後の分類回数の合計は 2.1 回と低下していた。したがって，Tow は前頭葉白質切截術によって概念形成が障害されると結論している。

自由・連続分類 Free and serial classification (Krauss, 1978)　トランプのカードを用いて，初老期ないし老年期における認知能力のさまざまな側面を検査するものである。トランプを用いる理由は，老年期の被検者が気楽に検査を受けることができるためには，既によく知っていて，見たり取り扱ったりするのが簡単な検査材料である必要があるということである。Krauss によって考案された分類検査で使用されるカードには 4 つの形があり (標準的なもの，円形，普通より大きな物，ジグザグ形)，4 つの普通のトランプの組札と 2 つの数字から構成されている。最初の「自由」分類では，できるかぎり多くのグループを作るように要求される。これに続いて，その後の「連続」分類では，別の方法でカードを再分類することが要求される。これを，被検者がそれ以上分類のための根拠を見出せなくなるまで続ける。最初の自由条件下での施行において分類されたグループの数には年齢による差はない。また，この自由な施行およびその後の施行において分類の根拠となった種々の属性の数にも年齢による差はない。しかし，自由分類以後に続いて行われる課題での分類数は，加齢にしたがって減少する。教育歴が高いほど，分類を行うための根拠の数が増加する傾向にあるが，分類の回数は増加しない。

ウィスコンシンカード分類検査 The Wisconsin Card Sorting Test；WCST (Berg, 1948；D.A.Grant and Berg, 1948)[1]　有名な検査法で，「抽象的行動」および「構え（セット）の変換」を研究するために作成されたものである。被検者は 64 枚 1 組のカードを渡される。各カードには，それぞれ赤，緑，黄，青のいずれかの色の，三角形，星形，十字形，円形のいずれかの形の記号が，1 個から 4 個のいずれかの数で印刷されている。同一のカードは 1 枚もない（図 14-4 参照）。被検者の課題は，この 64 枚のカードを，1 枚ずつ 4 枚の刺激カード ― 1 個の赤の三角形，2 個の緑の星形，3 個の黄の十字形，4 個の青の円形 ― の下に置いていくことである。その際被検者は，自分が置いたカードの位置に対する検者の反応（正否）のパターンから，正しい分類規則を推論し，それに基づいてカードを置いていくことが要求される。たとえば，分類規則が色であれば，赤色のカードの正しい位置は，形や数に関係なく 1 個の赤の三角形の

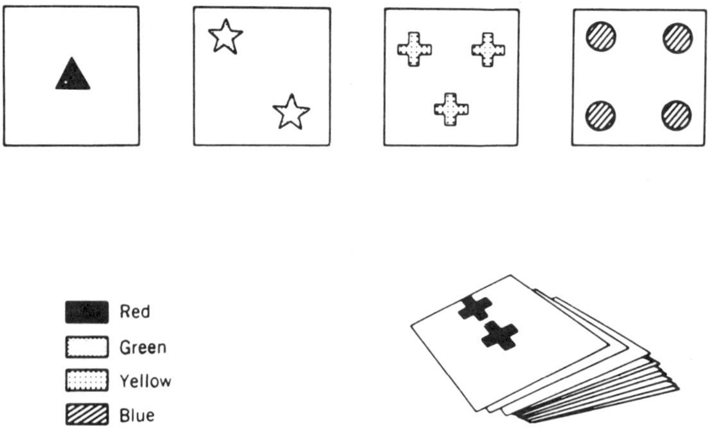

図 14-4　ウィスコンシンカード分類検査（Milner, 1964）

下であり，検者もその分類規則にしたがって応答する。検査開始時には，被検者は単にカードをいずれかの位置に置くだけである。それに対して検者はそれぞれのカードの位置が正しいか否かだけを告げる。正しい配置が10回連続して続いたら，検者は分類規則を変換する。ただし変換したことは被検者に直接告げることはしない。被検者は，検者の「正しい」,「間違っている」という答のパターンが変化することのみに基づいて，分類規則が変換されたことに気づかなければならない。

最初の分類規則は色で開始する。次にそれは形へと変換され，さらに数へと変えられ，そしてまた色，形，数へと戻っていく。被検者が，10回の連続した正しい配置を計6回行うか，１つのカテゴリー（基準）に64枚（１組）以上のカードを置き続けるか，自発的に基盤となっている分類規則を述べる（たとえば，検者に「分類の規則を順番に変えているんですね。数，形，色というふうに」と言う）まで検査は続けられる。仮に６つのカテゴリー（６つの10連続正答）が達成される前に１組のカードをすべて使い切ってしまった場合には，カードの順番が並べ変えられ，そのカードが再び使用される。検査の施行方法としては，筆者は30枚ないし40枚のカードが誤って置かれたり，被検者が検査課題を理解しそうもないように思えた場合には，検査を中止している。また，被検者が10回の連続正答を４回行った場合には(次の新しい分類規則を決定するために必要な，連続正答間に出現する１,２回の試行錯誤のための誤った施行は勘定しない)，筆者は被検者に一般的分類規則を尋ね，正しい答が得られた場合にも検査を中止している。Milner（1963）は128枚１組からなるカードを用い，６回の10連続正答が達成されるか，128枚のカードがすべて置かれてしまった場合に検査を中止している。Milnerは達成カテゴリー数と誤反応の数を点数として数えている。

脳損傷を受けた退役軍人にこのウィスコンシンカード分類検査を施行したTeuberら（1951）は，被検者の施行の正否にかかわりなく10枚のカードごとに反応の分類規則を変換している。この実施方法によって，多くの患者はこの課題におけるカテゴリーの変換という局面により多くさらされることとなる。しかし，E.Miller（1972）の鋭い観察によれば，この方法では前頭葉損傷患者は各分類規則に時間的に十分な対応をする余地がなく,「いかなる次元に対しても，確固たる反応の構え（セット）を作ること」ができなくなってしまうという。

ウィスコンシンカード分類検査には，多くの採点法がある。もっとも広く用いられている採点法は，達成カテゴリー数と保続性の誤り数である。Milner（1963）の基準では，達成カテゴリー数は10連続正答の数であり，被検者が全く検査の意図に思い及ばなかった場合には０点となり，基準が達成された場合（６回の10連続正答が達成された場合)には６点となる。10連続正答が最大11回可能であるような128枚のカードを２組用いたMalmo（1974）とMoscovitch（1976）は，達成カテゴリー数が４から６の場合に課題が成功したとしている。

保続性の誤りには２種類ある。検者が分類カテゴリーを変えた後も，被検者がそれまでの分類カテゴリーにしたがって分類し続ける場合と，最初から「間違っている」と告げられたのにもかかわらずそのカテゴリーに分類し続ける場合である。保続性の誤り数は，概念の形成，訂正の効果，概念操作における柔軟性の問題を明確にするための有用な評価法である。A.L.Robinsonら（1980）による研究では，10連続正答が６回完成するまでの健常対照群の保続性の誤り数は平均12.06であったが，右前頭葉損傷を有する患者群のそれは平均約60であった。全誤答数と保続性の誤り数の差がその他の誤答数となる（表14-2参照)。その他の誤答数は試行錯誤や選択され続けている分類規則の見失いを反映しており，時には，被検者が他の複雑な分類規則を求めて努力していることを反映することもある。このような努力は通常,言語的に優秀な被検者が検者の反応パターンの道筋をたどれなくなったり，そのパターンの単純さを受け入れられなかったことを示すものである。TarterとParsons（1971）は，この検査の他の２つの興味深い側面を表にしている。それは，正反応が数回続いた後に生じる誤反応の出現率と，ある回数誤反応が続いた後に生じる誤反応の出現率である。前者は被検者がどの程度セットを維持できるかを示す指標であり，後者はどの程度訂正の効果があるかないしはどの程度誤りのパターンが続くかを示している。この2つの出現率を用いると，セットの維持ないしは秩序的な探索パターンの続行に障害のある長期間の飲酒歴を持つアルコール依存症群（図14-5およびp.144参照），短期間の飲酒歴しかもたないアルコール依存症群，さらには，こういった問題の徴候を示さない健常対照群の3群が明確に区別される。

検査成績の記録は，特に被検者が速やかにカードを置いていく場合には，困難なことがある。筆者は，独自の記録方法を使用することにより，あまり努力せずに正確な記録をとっている。この記録方法では一目で成績の良否を判定することや必要に応じてさまざまな評価法の点数を算出することが可能である。具体的には，記録用紙の行の左端に検者のカテゴリーを記録し，正しい分類に対しては斜線を，誤った分類に対しては選択されたカテゴリーの頭文字を記入していく（たとえば，C，F，N；誤った分類において，被検者の置いたカードと刺激カードが2つのカテゴリーで一致している場合にはＣＦ，ＣＮなど）。また，被検者の分類が刺激カードとどのカテゴリーとも一致しない場合には（たとえば，3個の青の円形のカードが2個の緑の星形という刺激カードの下に置かれた場合），Xが記入される。1つのカテゴリーが達成されると（すなわち，斜線が10回続けて記入されると），記入場所は次の行の左端に移動され，同様に記録が続けられる（図14-5参照）。

さまざまな種類の障害によってこの検査の成績低下が引き起こされる。カテゴリーに従って分類することが困難な場合には，概念形成能力の障害が示唆される。前頭葉内側領域を含んだ前頭葉損傷（特に左前頭葉損傷）が存在する場合に，この概念形成に関する問題がもっとも多く生じるとされている（Drewe, 1974）。約25年前に前頭葉白質切截術を受けた統合失調症患者では，最初の64枚のカードにおける達成カテゴリー数は健常対照群とほぼ同じであった（Benson et al., 1981）。さらにこの研究では，後半の64枚のカードを置く前に，色，形，数の3つのカテゴリーでの分類が可能であることが被検者に告げられた。この情報が与えられると，健常対照群の検査成績は有意な改善を示したが，統合失調症群の成績は「付け加えられた情報によって妨害されたかのように」低下した。

検者のカテゴリーが変えられたにもかかわらず，被検者のカテゴリーの変換が行われないという現象が保続である。保続は損傷側あるいは損傷部位にかかわらず，Dreweの観察した脳損傷患者に共通した誤りでもあった。Milner（1963, 1964）の報告によれば，脳腫瘍の外科的切除前および切除後の両方において，前頭葉外側穹窿部損傷群の成績はその他の部位の局在性脳損傷群の成績に比較して低下していた。前頭葉損傷を有する患者においては，その他の部位の脳損傷患者に比べて，達成された分類カテゴリー数が少なく，より多くの保続性の誤りがみられた（表14-2参照）。

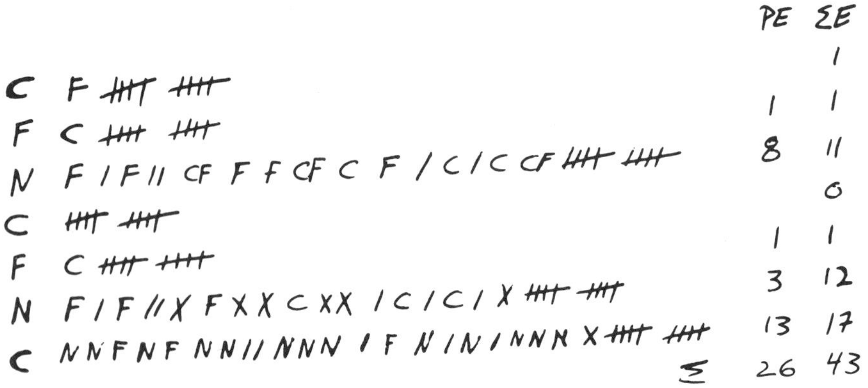

図14-5　ウィスコンシンカード分類検査における成績の記録方法のひとつ

A.L.Robinson ら（1980）によると，前頭葉損傷を有する患者群とび漫性脳損傷を有する患者群の両者において，保続性の誤りが非常に生じ易い傾向があるという。

L.B.Taylor（1979）も，保続性の誤りと前頭葉外側穹窿部損傷との関連を報告しているが，彼によれば，前頭葉切除術（通常てんかん発作のコントロールや脳腫瘍の除去のためになされる）による左側前頭葉損傷の患者においては，右側に損傷を有する患者より，この課題の障害が永続的な場合がより多くみられるという。Robinson らは，同様の所見を持つ報告として Drewe の研究に言及しつつ，これとは全く反対の意見を述べ，左前頭葉損傷を持つ場合より，右前頭葉損傷を持つ患者群において保続性の誤りが若干ながら多い傾向があるとしている。この両者の違いが，対象とした患者群の病変の性質などの差に起因しているのかどうかという問題は，今後検討が必要である[2]。ただしいずれにせよ，前頭葉損傷を有する患者では，ウィスコンシンカード分類検査において保続的な傾向が存在することについては一致している。

保続は長期間の飲酒歴を持つアルコール依存症者の成績の特徴でもある（Parsons, 1975；Tarter and Parsons, 1971）。Parsons はウィスコンシンカード分類検査に一般的にみられる3番目の誤り（概念形成とその変換の障害に続く）として，セットの維持困難を挙げている。この障害がある場合には，カテゴリーの形成およびその変換は容易に行われるが，何回かの変換の後，患者は自らが選択し続けているカテゴリーを見失い，どうしようもない混乱に陥ってしまう（図 14-5 はセットの維持困難の例。被検者は 13 年の教育歴を持ち 20 年のアルコール乱用歴を有する 55 歳の事務員。不安定な誤りのパターンは，慢性アルコール依存症者の成績の特徴であるセットの維持の妨害および困難を現している）。

修正カード分類検査 The Modified Card Sorting Test；MCST（Nelson, 1976） ウィスコンシンカード分類検査の修正法で，いずれかの刺激カードと複数の属性で一致するカードをすべて除いたものである。たとえば，赤い三角形のカードはすべて取り除かれ，黄色，青色，緑色の三角形のカードのみが残され，さらにこの中から，2個の緑色，3個の黄色，4個の青色の三角形のカードも取り除かれている。原法の 64 枚のカードの中で，いずれかの刺激カードと共通する属性を1つしか有さないカードは 24 枚のみである。この方法により，検者の応答に曖昧さがなくなるため，被検者にとって課題が単純化されるばかりか，検者にとっても誤りの性質が明瞭になる。

Nelson は 48 枚（24 枚 2 組）のカードとウィスコンシンカード分類検査で用いられたものと同様な4枚の刺激カードを使用している。一番はじめは，被検者によってどのようなカテゴリーが選択されようとそれが「正しい」とされ，最初の6連続正反応が達成されるまでは，検者は被検者の選択が正しいか否かを告げることを続ける。最初の6連続正反応が達成された時点で，被検者には分類規則が変更されることが告げられ，「他の分類規則をみつけてください」と教示される。このよ

2）Taylor の対象はすべて前頭葉の外科的切除を受けた患者である。Robinson の研究では，外科的切除を受けた患者の人数が明記されていないだけでなく，おそらくび漫性の損傷を受けている閉鎖性頭部外傷の患者も「局在性」脳損傷群に含まれている（p.120-122 参照）。この問題に関して，Drewe の知見は他の2つの研究で代表される対立する見解の中間的所見に位置するが，Drewe が対象とした群には，前頭葉切除術後の患者と前頭葉病変による脳損傷患者の両方が含まれていることは興味深いことである。

表 14-2　外科的病巣を有する2群の患者の平均達成カテゴリー数と平均分類誤答数

病巣部位	達成カテゴリー数	誤答	
		保続性の誤答数	その他の誤答数
前頭葉外側穹窿部損傷群（n = 18）	1.4	51.5	21.7
後部皮質損傷群（n = 46）	4.6	18.1	18.0

（Milner, 1964 から改変）

うなやり方が，6つのカテゴリーが達成されるか48枚のカードがすべて置かれるまで続けられる。Nelsonがおこなった予備研究によると，各段階で変換を知らせる説明を行うことによって，保続的な傾向が影響を受けることはないらしいことが示されている。しかし，分類規則が変更されることが知らされることによって，患者は分類が間違っているという検者の応答に対処しやすくなっていることは確かである。

Nelsonは達成されたカテゴリー数以外に，全誤答数（total errors；TE）を算出し，さらに，直前の（誤）反応と同じカテゴリーに分類された保続性の誤りのみを保続性の誤り（PN）として計算した（これは，本書p.351で述べたMilnerの保続性の誤りの基準と対照的である）。また，第三番目の評価法として，（PN／TE）×100％を計算している。この数値は保続性の誤りの全誤答数に対する比率を表している。

一側性脳損傷を有する53名の患者と健常対照群47名を比較した予備研究によると，達成カテゴリー数によって患者群と健常群は容易に区別された。また，前頭葉を含んだ損傷を持つ患者に比べて，後部脳損傷を有する患者は成績が良好である傾向が認められたが，この両者ではかなり大きなオーバーラップがみられた。なお，損傷側に関しては差がなかった。しかし，前頭葉損傷を持つ患者では，健常群の中で6つのカテゴリーが達成できず，その成績が目立って低下している者45名よりもかなり多くの保続性の誤りが認められたが，この健常群の中の成績不良な例（15名）と後部脳損傷群の保続性の誤りはほぼ同数であり，その数も比較的少なかった。また，損傷側による成績の差は認められなかった。保続性の誤りの数ないしは比率を使った分析の結果も同様の有意差のパターンを示した。Nelsonのデータによると，この修正法は加齢の影響にも鋭敏であることが示唆されている。

この修正法には長所も欠点もある。どちらが大きいかは，検査対象や検査の目的によって異なるであろう。曖昧でないカードのみを使用することによって成績の評価が明確になることは長所であるが，半球側による差がみられなくなってしまうとことは欠点である。Nelsonによれば，この損傷側による差が消失した理由の少なくとも一部は，曖昧でないカードを分類するために言語的な媒介の必要性が減少したためであるという。より短い連続正答（6個）によって1つのカテゴリーが達成されたとみなすことは，患者の疲労を少なくし，注意の集中を良好に保つという利点を持つ。しかし，慢性アルコール症患者のような対照群では欠点となる。慢性アルコール症患者では，6個以上の連続正答の後に障害が生じるからである（Parsons, 1975参照）。さらに，10試行ごとにカテゴリーを変換するというTeuberの手技のように，より短い連続正答でカテゴリーを変換する方法では，前頭葉損傷患者は確固たる反応の構え（セット）を形成する十分な機会を得ることができないであろう。また，予告なくカテゴリーが変換され，不意に検者から「間違っている」と告げられた時に，患者が感じる苦痛を考えると，不必要な苦しみを軽減しようとするNelsonの意図に共感できるであろう。しかし，患者に分類規則が変換されることを警告することは，変換が起こったという事実に気づいて，それを真に理解する必要性がなくなってしまうため，課題の性格を基本的に変化させてしまうものである。

検者が検査方法にこだわりすぎなければ，Nelsonによって行われた検査手順の変更が，いくつかの目的や対象群にとって有用であることに気づくであろう。Nelsonの方法には採点基準はないが，実際の臨床では，成績が満足のいくものであるか否か，ないしはどのような理由で成績が不良なのかを決めるために基準はほとんど必要とされないのである。

3）ハルステッドのカテゴリーテストとウィスコンシンカード分類検査の類似点と相違点

ハルステッドのカテゴリーテスト（本書p.343）とウィスコンシンカード分類検査で検査される認知機能はかなり共通している（J.A.Bond and Buchtel, 1984；M.C.King and Snow, 1981）。また，脳損傷に対する感度もほぼ等しく，健常群から脳損傷群を正しく識別する確率は69％から88％とされている（M.C.King and Snow, 1981；Pendleton and Heaton, 1982）。しかし，共分散は少ないものでは12％（Donders and Kirsch, 1991），最大でも1/3と報告されている（Pendleton and Heaton, 1982 ; Perrine, 1993）。

この検査を受けた健常群の言語化についての分析では（J.A.Bond and Buchtel, 1984），経験豊富な研究者（M.C.King and Snow, 1981）によって推測されてきたことと同様の結果が示されている。結局，両方の検査とも被検者に，関連のあるものを認識・抽象化し，関連のないものを無視することを要求している。被検者は１つのものに２つ以上の属性が重なる可能性を認識し，関連のあるものを選択しなければならない。被検者は仮説を作成・検証して，条件を記憶することが必要となる。KingとSnowは不適切な仮説や規則を放棄する能力も必要であるとしている。Perrine（1985）も，このことが両方の検査のもっとも大きな類似点であるとしている。

両者の明らかな相違点は点数化の方法にある。ハルステッドのカテゴリーテストでは単一のスコアが用いられることが多いが，ウィスコンシンカード分類検査では最低でも３つのスコアが使用される。これらの検査の本質に関する相違については，BondとBuchtelの分析によると，カテゴリーテストはより多くの次元を持つため複雑で難度が高いこと，ウィスコンシンカード分類検査は被検者に知らせることなく分類規則を変換することが指摘されている。より明確なフィードバックを行うウィスコンシンカード分類検査と比較して，カテゴリーテストは多次元的であるため，フィードバックは明確ではない。さらに，カテゴリーテストでは，前回のフィードバックを思い出すことはより困難である。ウィスコンシンカード分類検査との主な相違点は，分類規則が変わったことに対する警告がなく，被検者が変化を認識する必要があること，認識ができた後で，いくつかの試行で規則を応用することを心にとめ，その数がいくつなのかを評価する必要がある点である。概念形成（属性同定）と規則学習に関する研究によると，カテゴリーテストは規則学習課題としての構成要素を持ち，ウィスコンシンカード分類検査での保続は属性同定と有意な相関を持つとしている（Perrine, 1986）。Perrine（1993）は，概念形成が多面的であることを示すためにこの２つの検査を用いている。

両方の検査を実施した場合の順序効果に関しても研究されており（Franzen, Smith et al., 1993），ウィスコンシンカード分類検査を最初に実施した場合に，カテゴリーテストの誤りが増すとされている。逆の順序では，ウィスコンシンカード分類検査の誤りを減らす傾向があるが，神経疾患，精神疾患，健常高齢者の小さな集団（20名から36名）での研究では，有意なレベルまでには達していない。以上のような影響のために，どちらか一方の検査だけを実施することが推奨されている。

それぞれのケースでどの検査を用いるかに関しては考慮を要する。カテゴリーテストは抽象化や概念形成に関してはよりよい検査法と思われるが，ウィスコンシンカード分類検査では，保続傾向をより明確に得点化できる（Pendleton and Heaton, 1982）。筆者の経験では，ウィスコンシンカード分類検査は，知的機能の高い健常な人の大部分は問題なく終了できるが，できなかった場合には，カテゴリーテストと比較して，フラストレーションが生じやすい。特に，挫折したり，達成できないと思われても，その部分をとばすことができないことがカテゴリーテストと異なっている。さらに，ウィスコンシンカード分類検査は，いったん解決できた場合には長期の手続き記憶の評価法としては利用できるが，ベースライン評価の項目に加えることには疑問がある。反復して実施した場合の評価が難しいためである。なお，ウィスコンシンカード分類検査の採点は複雑なので，反応を細やかに分類できることから，思考能力障害や問題解決能力障害の本質の評価を目的とする場合には有用な可能性がある。たとえば，パーキンソン病の遂行機能障害の本質を探る研究に用いられている（たとえばA.E.Taylor and Saint-Cyr, 1992）。

継次的概念形成検査
Sequential Concept Formation Tests

Talland（1965a）のもっとも複雑な継次的概念形成の検査では，エースを抜かした２組のトランプカードを用いる。Tallandはこれを基本的には迷路学習と類似する課題であると考えていた。黒と赤のカードが黒－黒－赤－黒－赤－赤を１系列１組として16組用意される。被検者はカードを

１枚ずつ表にしながら，次のカードの色を当てるべく，カードの出現パターンを見出すことを求められる。被検者は自分自身のペースでカードをめくり，連続して３つの系列（18枚のカード）を正確に当てるまで続けられる。この課題に即時記憶の関与を加えるために，被検者が３系列を連続して正しく当てたら，検者から一言二言口頭で誉め言葉を差しはさみ，それからもう一度課題に戻らせる。最後の課題では，ランダムに並べられた１組のカードから前述したパターンを並べて見せることが要求される。もし，患者が２組のトランプカードをめくり終える前にパターンを見出すことができなければ，検者が患者にパターンを教示し，実際の例をいくつか示すこととなる。それでも患者が１人で課題を遂行できない場合には，検者は患者にパターンのモデルを見ながら，パターンを作ることを求める。ある研究によると，20名の健常対照者はすべて３試行後に課題に成功し，そのうち10名では，試行は中断なくスムースに行われたが，20名の重度記憶障害を持つ患者では，正答したのは２名だけであった。しかもそのうち１名は２度，もう１名は５度の試行の後だった。

この課題を神経学的ないし精神医学的障害の既往歴のない50代から90代の76名の健常な男女に施行したTalland（1961）は，18枚のトランプからなる３系列を当てるという課題に正答できる被検者の割合は年齢に反比例するということを見出した（表14-3参照）。概念形成課題における分類の型に関しては，90代にいたるまで，年齢によるはっきりとした差異は見出されないために，Tallandは継次的概念形成の課題が年齢に比例して成績低下するのは，この課題に必要とされる短期記憶の把持という要因に原因があるとみなし，加齢とともに短期記憶の保持能力が低下し，ある程度の長さのパターンを記憶することができにくくなるのではないかと考察している。

よりやさしい継次的概念形成の検査として，白いカードに黒いインクで描いた直径１インチの円，２つの小さい円，三角形，四角形，直径２インチの円の５つの幾何図形を用い，いつ大きな円が現れるかを当てるというものがある。Tallandはこの課題の３つの異ったパターンをあげている。

（A）さまざまな数の干渉カードの中に，１インチの円，２つの円，１インチの円の組み合わせが現れると，直後に大きな円が現れる。

（B）さまざまな数の干渉カードの中に，１インチの円と２枚の白紙カードの組み合わせが現れると，直後に大きな円が現れる。

（C）（B）と同様，さまざまな数の干渉カードの中に，１つの四角形と１つの三角形の組み合わせが不規則に現れ，２インチの円のカードはこれら２つの図形のカードの組み合わせが２度目に出現したすぐ後に現れる。

21名の健常対照者はすべてパターンAとBを解くことができたが，パターンCについては，4名は前もって規則を教えなければ解けなかった。記憶障害を持つ患者では，18名がパターンAを，10名がパターンBを解いた。しかしCを解くことができた患者は７名のみであった。パターンCの規則を正しく言語化できた患者は何人かいたものの，その規則を実際に適応することはできなかった。

継次的概念形成検査のうちのもっとも容易なものとして，組札の系列，すなわちD（ダイヤ）－S（スペード）－C（クラブ）－H（ハート）に分類されるトランプを使用するものがある。被検者には，次にどの組札が出てくるかを予想することが要求される。20名の健常対照者では，４枚のカードからなる１系列が３回繰り返されるまでに，組札の順序を正しく推論できた。この問題を解くことのできた記憶障害を持つ（20名のうちの）17名の患者は，４枚のカードからなる系列を推論するまでに，平均8.41組の系列を必要とした。

表14-3　継次的概念形成テストに対する年齢の影響　（Talland, 1961より引用）

年　代	50代	60代	70代	80代	90代
n	14	13	19	20	10
%正解率	57	64	42	25	0

推論検査

推論検査では，多種多様な論理的思考，関係の理解，実際的判断が要求される。WAIS は理解，算数，絵画完成，絵画配列といった下位検査の中にさまざまな推論検査がある。他の検査の中にも，ゲイツ-マクギニティの読解下位検査や自転車描画検査のように，推論能力を評価するものがある。スタンフォード-ビネーの知能検査にもさまざまな推論検査が含まれており，その中には他の検査の中でも用いられているものもある。この項のスタンフォード-ビネーの下位検査は，原則として1973 年の改定版である。

言語性推論問題
Verbal Reasoning Problems

1）理解 Comprehension

WAIS 下位検査の理解にはオープンエンドの質問が2種類含まれている。第 11 問（WAIS-R では第 13 問）は常識的判断と実際的な推論を検査するもので，残りの3問は諺の意味を問うものである。一般的理解の難度には幅があり，障害のない成人がすべて通過する常識的な質問から，十分に理解している者は成人の 22%（Matarazzo, 1972）に満たないような諺までである。

問題の中には長いものがあるので，言語性の即時記銘力が低下している患者では，1問の要素をすべて覚えたかどうかの確認が必要である。この下位検査では4つ誤ったら中止することになっているが，もっと早く終了すべきか，4つの「誤り」の後も続けるべきか，検者はよく考えて判断する必要がある。

WAIS の最初の2問は，○か×かで採点されるが，この2問以外は，答が限定的で具体的か，それとも一般的で抽象的なものであるかにより，質問ごとに1点か2点が与えられるようになっている。実際には1点と2点の中間のような答があまりに多いので，検者にとってはその判断が問題となる（R.E.Walker et al., 1965）。なかには2点とするべきか0点とするべきか迷ってしまうような答もある。同じ回答を数名の心理学者と心理学の実習生に採点した結果は，粗点の合計で2点から4点も違いが出ることが明らかにされた。しかし評価点に換算した時，その違いが1点を超えることは稀であり，検者が個々の下位検査の得点を得点の範囲の代表値として捉える限りは，検者間の差はとるに足らないものである。

理解は，WAIS 下位検査の中では唯一の全般的知能に関する検査と言えるものであるが，言語的要素の影響は避けられない。知識と同様，高齢者では過去の記憶を反映するようである。WAIS の 14 問のうち6問は性別により成績に差があり，全体的には男性の方がわずかだが高い得点をとる傾向がある（有意水準5％による）。理解の検査の得点は，患者の社会的な知識と判断力も反映する。しかし，単独で明快な問題に関して作られた質問にもっともらしく答える知能と，実生活における複雑で多次元的な状況を扱うのに必要とされる判断力とは分けて考えることが重要である（Lezak, 1979a）。実際の生活で判断力が発揮されるのは，問題に対してどう行動するかの決定をすると同時に，判断を必要とする問題を規定して，概念化・構造化し，問題が明快にされた時である。したがって，右半球損傷患者でしばしばみられることだが，理解の得点が高いからといって，実際的な常識があり，道理にかなった行動ができることが保証されるわけではない。

62 歳，元は専門的な組み立て作業の監督。右半球の脳血管障害で左片麻痺と左足の筋力低下をきたし，その2年後の理解の年齢別評価点は 15 点であった。彼はソーシャルワーカーがみつけてくれたアパートに入居したものの，家賃を払わないためにたびたび追い立てられた。というのも，彼はいつも年金を受け取った週に，それをタクシー料金に使い果してしまうのであった。この問題に関して聞かれると，町を車で走り回るのが好きだからと答えた。入院中に将来の計画について尋ねられた時，退院したら小型トラックを買って海辺へドライブして釣りをするのだと言っていた。

もうひとりの62歳の患者は左半身の筋力低下を生じたが，数日で改善し，わずかに知覚と運動にその影響が残った。CTスキャンでは右の前頭側頭部に損傷があったが，その1年後の理解の年齢別評価点が13点であった。この男性は2つの学位を持っており，応用科学分野でのすばらしい経歴の持ち主であった。しかしながら脳卒中後数カ月してから，70件以上の法律違反を繰り返した。刑事訴訟を起こされそうになった時の彼の自己弁護はきわめて無邪気なもので，交通規則の妥当性を検証するために自分自身で独自に実験を行っていたなどと説明した。

理解は，WAISの下位検査のうちで，内容の解釈をもっとも必要とする検査である。患者にとって強い感情的意味を持つ可能性がある，結婚や税金のようなさまざまな社会的話題について，患者が判断や意見を求められるからである。拾った手紙や森から出る方法に関する質問の答に，衝動に駆られやすい傾向や依存傾向が現れることがある。劇場で火事を発見した時の適切な反応を問う質問で，判断力に乏しく衝動的であることが明らかになることがしばしばある。種々の脳障害を有する無作為に選んだ60名の患者のうち，17名（28%）は「怒鳴る」か「叫ぶ」もしくは観客に自分自身で知らせるか，大急ぎで逃げると答えた（たとえば，58歳の法律家は長年にわたる重度のアルコール中毒の結果，知的機能の低下があったが，理解の年齢別の評価点は15点であった。彼の答は「普通は『火事だ』と大声で叫ぶだろう」というものだった。63歳でアルツハイマー病の疑いのある男性は理解の年齢別の評価点は8点であったが，彼は「出口へ向かう」と答えた）。これらの患者のうち9名は理解の年齢別の評価点が10点以上であった。

理解の得点は，脳損傷患者における病前の認知機能との相関が高い。ただし，左半球損傷に対する感度は，言語性とされる下位検査よりも高いことに留意する必要がある。したがって，損傷がび漫性であったり両側性であったり，右半球に局在している時は，理解の得点は病前の能力をもっともよく示すもののひとつとなる。一方，この得点は言語障害の影響を受けやすいので，左半球の損傷の有無を反映することになる。患者によっては，感情を刺激する質問に対しては衝動的な答をし，土地の価格や少年労働法については熟考した末に判断するというように，質問の内容によって際立った対照を示すことがある。これは，病前は知的にも優れ社会的心得もあった人が，脳損傷に伴って衝動的となり抑制が欠如してしまっていることを反映している。

高齢者の中には，実際には推論する能力がかなり障害されているようでも，税金の必要性とか土地の市場価値などという日常生活の側面や，ビジネスの問題に関連した質問の多くで2点をとれる者が散見される。このような例では，少し質問してみると，ビジネスや地域社会の事柄における経歴が明らかになり，彼らの答はその場の推論というより，かつて習得された知識が思い起こされたものであることがわかる。このような患者にとっては，理解は過去に習得したことの検査になっている。知的低下のある高齢の患者が諺をひとつ以上うまく解釈できた場合にも，同じことが言える。2世代以上も前は，諺というのは会話における共通の通貨のようなものであり，高齢の患者の多くは抽象的に考えることはできなくても，よく知っている諺の意味を適切に述べることができるのである。一方，若年者にとっては諺は実際に抽象的な言語性の推論を検査していることになる。特に古い世代のやり方にほとんど関心もなく接することもない若年者について，それは当てはまる（本書p.340-341参照）。

諺は，理解の他の問題とはいくらか異なる能力，そして「経験」を検査していると思われるので，実際的な推論の問題に対する反応と，諺に対する反応とは別々に評価したほうがよい。両者に差異がみられる時は，諺の成績，すなわち抽象的な推論は類似問題の成績と質が似ていることが多い（本書p.341-342参照）。

2）スタンフォード-ビネーの下位検査（Terman and Merrill, 1973）

スタンフォード-ビネーにある推論検査reasoning testは，論文として発表されるほどには使用されてこなかったが，推論の障害をみるには有効な検査である。ビネーの言語性推論検査は，障害の範囲を十分に広範囲にわたって取り扱い，認知機能がほぼ最高水準である患者から最低水準にある患者まで，その能力にふさわしい問題が網羅されている。たとえば，年齢段階Ⅷと XIにおける「問題状況Ⅰ・Ⅱ」や年齢段階XIIIにおける事実問題には，患者に説明を求める課題がいくつかある。たとえば，「わたしの隣の家には普段見慣れない客が来ています。はじめは医者が家に入り，次に弁護士，そして聖職者（伝道者，僧，あるいはラビ）が家に入りました。隣の家では何が起こっているのでしょうか？」というような問題である。

「言語的矛盾」の中には，被検者に話の論理的矛盾を指摘させる項目がある。たとえば，年齢段階Ⅸのレベルにおける「ビル・ジョーンズの足は大きすぎるので，ズボンを頭から被らなければならない」という項目である。言語的矛盾の問題には４つの形式があり，これらはⅧ（VA Ⅰ），Ⅸ（VA Ⅱ），Ⅹ（VA Ⅲ），XI（VA Ⅳ），XII（VA Ⅱ）の５つの年齢段階に対して，スコアの標準化が行われている。「言語的矛盾」を検査してはじめて，問題点を評価し把握する能力の障害が明らかになることもあり，これらは実際的推論や常識的判断を検査するための一般的で素直な問題への反応では明らかにされない場合もある。特に，被検者が経験豊富な成熟した患者で，脳損傷を負った年齢が遅い場合には，このことはなおさらである。

大学１年修了の学歴をもつ48歳の工場長。踏み台からの転落による左側頭部血腫の外科的摘出術から３カ月半が経過した時点のWAISの年齢補正点数は平均から優秀の能力レベルであった。しかしながら，ただ途中まで行って引き返してくるだけなのでもはや公園を散歩することができないと訴える老紳士についてのくだりの中で「何がおかしいか」を患者は説明することができなかった（年齢段階Ⅷの問題）。患者の最初の答は，「年をとったから」であった。（検者が「どういうことですか？」と尋ねると）「彼はまだ公園を歩き回っているからですよ。彼がまだ公園を歩き回っているかどうかは大したことではありません」と答えた。また，メキシコ湾流の中で溶けかけた氷山を目撃することについて「何がおかしいか」（年齢段階Ⅸの問題）という質問に対しては，「氷山がメキシコ湾流にあるはずがない」というものであった。

3）毒入り食べ物問題 Poisoned Food Problems (Arenberg, 1968)

加齢に伴う推論能力の変化を検討する目的で開発されたものである。さまざまな陳述からひとつの特定の事実を演繹していくのが，被検者の課題である。Arenbergは，抽象概念（たとえば，色，形，数）を用いると課題がきわめて抽象的になりすぎるために，高齢（60歳から77歳）の被検者には理解することが困難であると考え，「毒入り食べ物」検査を作成した。

問題は10題あり，さらに１題の練習問題がある。被検者は各問題につき１枚ずつ用紙を渡される。この用紙には，９種類の食べ物と表が書かれている。表は，食べ物とそれを食べた結果（すなわち，生きているか死んでしまうか）を記録するためである（図14-6参照）。被検者に，毒が入っている可能性のない食べ物を消すという記録のとり方を指示した後，検者は食事の組み合わせの内容を読みあげる（表14-4参照）。

５種類の課題（毒入りの食べ物，安全な食べ物，どちらかわからない食べ物の組み合わせが異なっている）が，それぞれ前半５題，後半５題の中に１回ずつ出現する。Arenbergは正答した被検者数と各問題の正答数と誤答数を表にしている。

Arenbergは高齢被検者と17歳から22歳までの被検者との間に有意差（$P < 0.001$）を見出している。同様にHayslipとSterns（1979）も，加齢にしたがって誤答数が増加すると報告している。Arenbergの21名の若年被検者の平均正答数は7.6±2.4であったが，同数の高齢被検者の平均正答数はわずか4.5±2.5にすぎなかった。

Arenberg（私信，1979）によると，年齢をマッチさせた群では，年齢に関連した分散が大きく減少したという。また，問題の型と年齢の関係をみると，毒入り・毒なしの食べ物の判断については差は認められなかったが，余分なデータ（つまり毒入りか毒なしかの判断には役立たない）の扱いに関して，高齢群は若年群よりはるかに多く誤りを示したという（Arenberg, 1968, 1970）。

図 14-6　毒入り食べ物問題の解答用紙

下に掲載した9つの食べ物を見てください。
これらの食べ物の中で毒の含まれているものはどれかを考えてください。
毒が入っている可能性がない場合には，十字線で消してください。
毒が入っている可能性がある食べ物は消してはいけません。
消さなければいけない食べ物が決ったら，毒が入っている可能性のある食べ物をすべて言ってください。つまり，十字線で消されていない食べ物全部ということです。

コーヒー　ミルク　お茶　牛肉　仔羊肉　仔牛肉　米　とうもろこし　えんどう豆

食事	生か死か	

絵画問題 Picture Problems

スタンフォード-ビネー（Terman and Merrill, 1973）の年齢段階Ⅶ，Ⅻにおける絵画不合理問題 *Picture Absurdities* Ⅰ，Ⅱは，言語的不合理問題の視覚版であると言える（図 14-7 参照）。この課題には，論理的かつ実際的に不可能な状況が描かれており，患者にはそれを同定することが求められる。McGill の絵画間違い探し検査 *McGill Picture Anomalies Test*（Hebb and Morton, 1943）も，実際的・論理的に不可能な状況が描かれている。これは 30 枚の絵 2 セットから成り，被検者に「おかしいところや不適当なところを示してください」と指示するものである。右側頭葉に外科的損傷を有する患者は他の患者に比べてこの検査で誤りが多く，時間も長くかかり，自信を持って答えることもできない。頭頂葉に損傷を有する患者におけるこの問題の成績は良好である（Milner, 1958）。しかしながら，側頭葉てんかんの患者では手術前後に差異がみられなかったことが報告されている（Shalman, 1961）。McGill の絵は時代遅れであり，今日の利用には向いていないようであるが，ビネーの 6 枚の絵は時代と関係なく使用できると思われる。

ユーモアの理解力に関する機能に焦点を当てて，Wapner らは，3 コマ漫画に対する患者の反応を報告している（1981）。対照被検者と失語症の患者では，「常に」ユーモアは理解されたが，右大脳半球に損傷がある患者では，ジョークが描かれていることさえ理解されなかった。右半球損傷患者の応答は，真面目くさっていて批判的であると言うべきものであった。このことは話の全要素の自然な統合が困難であるために，ある種の要素が全体の文脈から取り除かれていることを示している。したがってこの反応は何らかの点で不適当であると解釈される。

1）絵画完成 Picture Completion

WAIS 下位検査の絵画完成では被検者に 21（WAIS）か 20（WAIS-R）の不完全な絵を見せる。この絵は人間の顔であったり，日常物品，場面であったりするが，やさしいものから難しいものという順で配列されており，絵の中で欠けている重要な部分は何であるかを答えることを求められる（図 14-8 参照）。この検査は必ず最初の絵（ノブのないドア）から始め，最後の絵（WAIS では眉のない横顔，WAIS-R では薪の山の上に雪が積っていない絵）まで続ける。最初の絵は知的障害の者もほとんど正答できる。この検査では，優秀と非常に優秀の能力レベルの区別は難しい。

表 14-4　毒入り食べ物検査

練習問題の食べ物とそれを食べた結果。右に毒が含まれている可能性のあるものを示す。

コーヒー　仔羊肉　えんどう豆……死	コーヒー　仔羊肉　えんどう豆
コーヒー　仔羊肉　えんどう豆……死	コーヒー　えんどう豆
コーヒー　仔羊肉　とうもろこし…生	えんどう豆

練習課題：被検者によって記録された誤りはすべて訂正し，矛盾があればそれを全部指摘すること。最後の食べ物を言った後も，被検者が問題を解き終えていなければ，「時には問題を中断して，次の問題にとりかかることがあります」と言って中断する。検者への質問は練習課題中にのみ受けつける。いったん本検査を始めたら，検者が助けることは一切ないことをはっきりと説明する。
本検査：「この問題での，一番初めの人の食事は……」という言葉から始める。

検査問題

Ⅰ	ミルク	牛肉	とうもろこし……死
	茶	牛肉	とうもろこし……死
	ミルク	牛肉	えんどう豆………死
Ⅱ	コーヒー	仔牛肉	とうもろこし…死
	コーヒー	仔牛肉	米………………生
Ⅲ	茶	牛肉	米………………生
	ミルク	仔牛肉	米………………生
	茶	仔牛肉	えんどう豆……生
	茶	仔牛肉	米………………生
	ミルク	牛肉	とうもろこし…生
Ⅳ	ミルク	仔羊肉	米………………死
	茶	仔羊肉	米………………死
	コーヒー	仔羊肉	米………………死
	ミルク	仔牛肉	米………………死
Ⅴ	茶	仔羊肉	とうもろこし…死
	コーヒー	仔牛肉	米………………生
	ミルク	牛肉	米………………生
	茶	牛肉	とうもろこし…死
	コーヒー	仔牛肉	とうもろこし…生
Ⅵ	茶	仔牛肉	とうもろこし……死
	茶	仔牛肉	米…………………死
	茶	仔牛肉	えんどう豆………死
	ミルク	仔牛肉	とうもろこし……死
Ⅶ	茶	牛肉	えんどう豆………死
	コーヒー	牛肉	とうもろこし……生
	コーヒー	牛肉	米…………………生
	茶	仔羊肉	えんどう豆………死
	茶	仔牛肉	とうもろこし……生
Ⅷ	コーヒー	仔羊肉	とうもろこし……生
	コーヒー	仔肉	えんどう豆………生
	コーヒー	仔牛肉	えんどう豆………生
	ミルク	仔牛肉	えんどう豆………生
	茶	仔牛肉	とうもろこし……生
Ⅸ	コーヒー	仔羊肉	えんどう豆………死
	コーヒー	牛肉	えんどう豆………生
Ⅹ	ミルク	仔羊肉	とうもろこし……死
	ミルク	仔羊肉	えんどう豆………死
	ミルク	仔牛肉	とうもろこし……死

Ⅴの問題が終了後：1～2分の休憩を入れる。

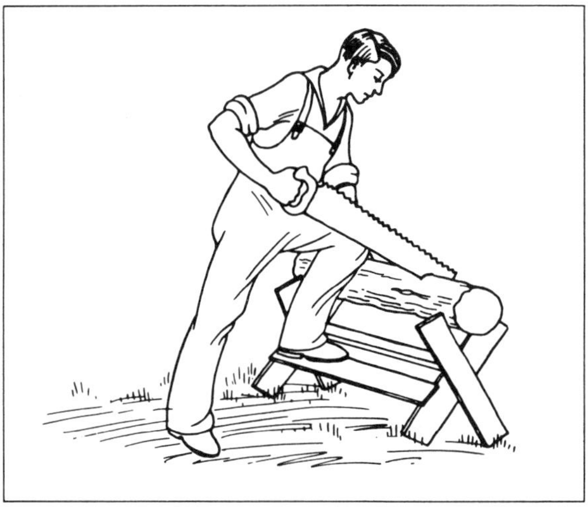

図 14-7　絵画不合理性問題Ⅰ，カードＢ（Terman and Merrill, 1973 ; Houghton Mifflin Co. の好意により転載）

制限時間はそれぞれ20秒である。反応の遅い被検者を検査する時は，検者は完成までの時間とその反応が正しいかどうかを記録すべきである。そうすれば，制限時間のある時の得点とない時の得点とが得られる。できなかった問題についての患者の逐語的な反応が，根底にある障害の性質を知る有益な手掛かりをもたらすことがある。たとえば，WAISで35の星のついた米国旗の絵に対する「旗竿」という答は，やや早とちりの人がよくやる誤りであり，そのような人は目立つものを答えたり，単純で具体的な見地から考える傾向がある。しかし，黒と白が連続する11番目の絵に対して「縞が赤くない」という答は稀であり，明らかに非常に具象的で判断力のない思考を現している。ここでもまた，筆者は答が正しいかどうかを単に記録するよりも，患者の言葉を記録する。言葉で言うことが難しい患者は指で答を示してもよい（たとえば，手漕ぎボートの縁の通常オール掛けが見られる所を指さす）。筆者はこのような反応を信用している。被検者が何を指さそうとしたかはっきりしなければ，多肢選択式の質問で明らかにすることができる（たとえば，オール掛けが欠けているものである時，検者は被検者が「オール，かい，オール掛，錨をさげる所」のいずれを指さしたのかを問う）。

動作性の下位検査の中で，絵画完成は言語性要素と視空間的要素の両方に適度の重みを持ち，全般的知能の要素がよく現れるものである（Lansdell and Donnelly, 1977；Maxwell, 1960；E.W. Russell, 1972a, b）。この検査は視覚認知のもっとも基礎的なレベルをみている。絵画完成で必要な視覚的機構の種類や推論する力は，他の動作性検査の下位検査で要求されるものと異なっている。というのは，被検者は長期記憶によって足りない部分を埋めなければならないが，部品を操作する必要はないからである。WAISでは，絵画完成は理解を除いた他の下位検査よりも知識と高い相関（0.67）があり，このことは，絵画完成が遠隔記憶と理解を検査するものであることを反映している。WAIS-Rでこの下位検査がもっとも高い相関を示すのは単語問題で，相関は0.55である。この検査には推論する力という要素もあり，それには実際的，概念的な妥当性の両方についての判断が含まれている（Saunders, 1960b）。J.Cohenは，この検査は理解の非言語性課題に相当するものであると考えている（1957b）。絵画完成は，男性と女性ではわずかに有意な差があり，男性の方が優れているようである。

絵画完成は脳損傷の影響を受けにくい検査であることが定説となっている。一側性の損傷をこの検査で鑑別することはできない。脳損傷がどちらか一側にある時，絵画完成の得点は他の検査の得点よりは高い傾向にある。たとえば，左半球に損傷のある患者は4つのかなり言語的な要素の強い下位検査より，絵画完成の成績の方がよく，右半球損傷では絵画完成の得点は動作性検査の他の下位検査よりよい傾向がある。また，絵画完成は病前の能力を示す最良の検査となり得る。言語性の下位検査に必要な，複雑な音声言語での反応を形成する能力が，左半球損傷によって著しく損なわれている場合には，特にそれが当てはまる。

WAIS下位検査の年齢別評価のパターンにおいて，病前能力が絵画完成によく示された退職した50歳の高卒機械工の例を示す。原病は右側の脳血管障害で，その2カ月後に，右側頭葉の表在動脈と中大脳動脈の吻合術が行われた。神経心理学的検査はその3年後に施行された。手術を受けてから1年余り後，彼は右手の障害と頭痛，右半身の麻痺を伴う発作があったと報

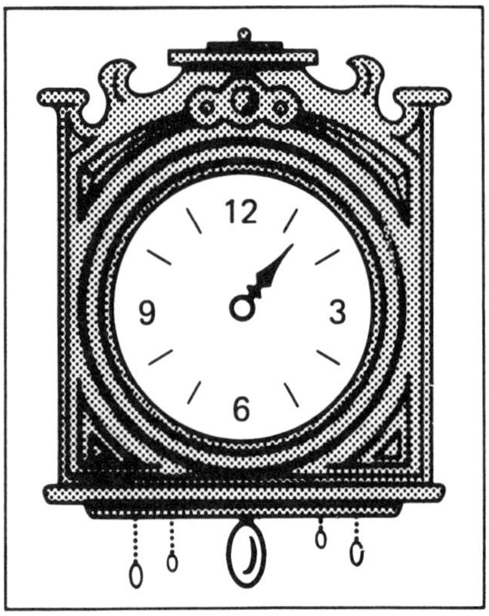

図14-8　WAISの絵画完成の問題

告した。脳波はび漫性の徐波化を示し，これは両側性損傷を示すものであった。両側性損傷であることは，WAIS 下位検査の年齢別の評価が知識，類似，組合せで 7 点，積木模様，絵画配列で 5 点であったことでも示唆された。彼の最高得点は 10 点で，それが絵画完成であった。

2）絵画配列 Picture Arrangement

8 組（WAIS），もしくは 10 組（WAIS-R）の物語をなす漫画による絵で構成されている。各組ともバラバラな順で被検者に呈示され，一番意味の通る物語になるように，絵を並べ変えることが指示される（図 14-9 参照）。各組の絵は 3 枚から 6 枚ある。徐々に難度が高くなる順に呈示される。被検者が 1 問目と 2 問目の両方を失敗しない限り，WAIS の 8 組はすべて実施される。WAIS-R では連続して 4 つ誤ると検査が中止される。重度な知的障害を除いて 1 問目は誰もが正答できる（Matarazzo, 1972）。制限時間はもっとも易しい問題は 1 分，もっとも難しい 2 問は 2 分である。5 問では正確性の点から各問とも 2 段階の得点が設けられている。被検者は WAIS の最後の 2 問では，時間によるボーナス得点をとることができる。55 歳未満では年齢別の評価点で優秀から非常に優秀の分類に入るためには，WAIS の場合，ボーナス得点をとらなければならない。制限時間のある他の検査同様，検者は制限時間を過ぎて完了した正答も書き留めておくべきである。

類似問題と同様，絵画配列の年齢別の評価点は，高齢者において基準が甘いようである。55 歳以上では 1 番易しい問題が 3 つできただけでも，平均の範囲内の得点が得られる（たとえば，55 歳で WAIS の粗点が 12 点，WAIS-R の粗点が 5 点で評価点は 8 点である。ところが，70 歳で同じ粗点の評価はなんと 10 点なのである。しかし，20 歳では同じ粗点は評価点の 5 点に換算され，これは障害との境界の範囲内ということで，このような成績はどのレベルにあるかがより正確に評価されている）。若年齢の被検者で平均から平均上にあると認められる成績に対しては，筆者は実際より高い年齢別の評価点が与えられていることによる歪みもあると考えている。それゆえ，高齢者について WAIS の絵画配列について年齢別の評価点を解釈する際には慎重な判断が望まれる。

この検査においても，他のほとんどの下位検査と同様，器質的に障害されていない患者に共通する誤りがある。また，概念の混乱，認知の歪み，判断や推論の問題から生じると思われる特殊な誤りもある。たとえば，軽犯罪で拘置されていた人の多くが，特に若い男性が WAIS の 3 問目を誤って並べるのは無理もないことである。法廷で無罪か執行猶予とされる前に，短期間投獄されていた経験があるからである。よくみられるこの誤った配列の得点は 0 点であるが，検者は下位検査の得点を評価する時に，この「正しい」解答を考慮すべきである。もうひとつよくみられる誤りは，4 問目で連続の最後のカードを 1 番初めに置くというものである。この配列はどこが笑い話の要点になっているかを見落とした人が，規則正しく連続して考えたことを現している。これはこの問題での他の誤りとは別に解釈する必要がある。少数の目のよく利く人は一人の少年のズボンが他のカードでは黒いのに，6 番目のカードでは白いままになっているという印刷ミスを見つけて，WAIS

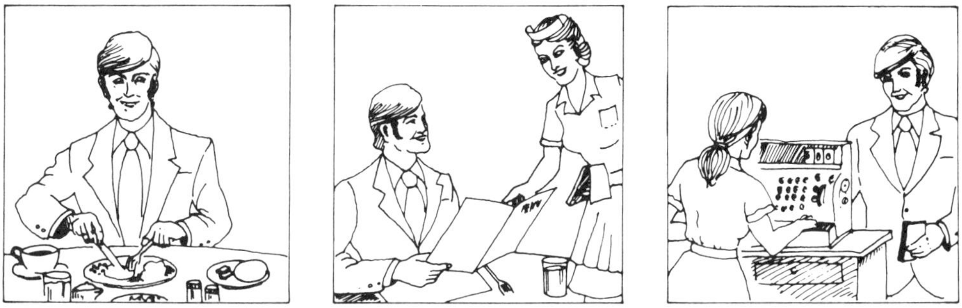

図 14-9　WAIS の絵画配列の問題

の４問目を解くことが難しくなる（Cooley and Miller, 1979）。

被検者に自分が並べた漫画の「筋を言わせる」のは有用である。これによって，検者は複雑な連続した視覚的データを言語化する被検者の能力をチェックすることができる。被検者が話の筋を語っている間に誤りに気づくことを避けるため，検者は最初にカードを片付けてしまってもよい。こうすることで話の筋を言うことは，同時に即時記銘の検査ともなるので，記銘力の障害が作話にも及ぶような患者が話した物語は，並べたものとはかなりずれたものとなりやすいが，無関係な迷入（それ自体が興味深い）によって，並べたものと同一のものとなることもある。絵がなくても被検者の物語には影響しないことが多いように思われる。時間の節約のため，筆者は２つか３つの問題についてのみ筋を話すことを要求し，また全問が完全な正答でなければ，少なくとも通過した１問と失敗した１問を入れて，筋を話させるようにしている。患者が偶然あるいは間違った論拠で正しい配列をしたことを発見する機会は少なくないが，そういう時はそれに続く問題すべてについて筋を言わせる。

筆者は通過していても失敗していても，話の筋を言ってもらう問題として，いつも５問目を入れている。なぜなら，この問題は視覚情報の理解が難しく，連続した素材を統合することが難しいとともに，患者の病前の職業によっては誤って解釈されることがあるからである。以下は，10カ月前に事故で頭部外傷を負った31歳の高卒の建設労働者が，この問題でもっともよくある誤り（OPESNの順）を説明したものである。

> 男がドアを開けようとしている。彼はドアのところまで歩いて行きドアを開けようとする。彼がドアを開けようとして，それから歩いて行ってしまうと，別の男が彼のすぐ後からやって来てドアを開ける。何の支障もなくドアを開けている。

この患者の絵画配列の評価点は12点であった。次に示す49歳の投資コンサルタントは事業・経営学校を修了していたが，心停止により倒れ右前頭葉に損傷を負った。その後およそ１年して検査を受けた。彼は最初の２問しか正答できなかったので，この検査におけるWAISの評価点は５点であった。彼の５問目の配列は正しかったが，説明は誤っていた。以下のとおりである。

> あそこは鍵が掛かっているらしい。でも，まだ１人分は人の入る余地があるはずだ。３人のとんでもない人が関係している。黒い帽子をかぶった男はどこへでも入って行って，そして出て来た。それから，もうひとりの紳士が入って行った。

この検査結果から当然予想されることだが，かつては優秀であったこの患者は，自分の状況の変化を認識し，それ相応に対応することが非常に困難であった。もうひとりの患者は35歳の建築設計士で，彼は神経心理学的検査を受けに来る10年も前に，昏睡と左半身の一時的な筋力低下を伴う重度の左前頭葉損傷を受けていた。彼もまた，この５問目では正しい配列を行ったが，それについての説明は，「ひとりの男が家に押し入ろうとしていた。そして，その家の持主が家に戻って来た。それで彼は歩き去った」というものであった。

全般的能力という要素との弱い相関は別にして，絵画配列は他の下位検査ともWAISのバッテリーの主な因子とも相関がほとんどない。絵画配列は世慣れているかどうかを反映する傾向があるので，障害のない被検者では，この点で非言語性の一般的理解にあたるものとなる。そのユーモアのある内容は社会的に適切な思考に対する感度を高めるだけでなく，検査場面でのある種の社会的反応や相互作用を引き出す機会を与えるものである。連続して考えること ― 出来事間の関係をみて優先順位を決め，時間の順に行動を並べていく能力を含む ― も，この検査において重要な役割を果たす。

絵画配列は一般に脳損傷によって影響されやすい傾向がある。右半球損傷は左半球損傷よりも得点が低くなる（McFie, 1975）。絵画配列の低得点は，本来右側頭葉損傷と結びついていることが多い（Dodrill and Wilkus, 1976b；Long and Brown, 1979；Piercy, 1964）。Meier と French（1966）は，発作を抑えるために行う右側頭葉切除術の1年後と3年後に検査すると，他の下位検査に比べて絵画配列の得点が有意に低下していると報告した。筆者の経験では，右の側頭葉に損傷がある患者は，例外なく絵画配列の成績が悪い。しかし，Meier と French の知見とは逆に，右側の切除術を受けた患者では絵画配列の得点が他の得点より低くないことが多かった。Milner（1954）は同様の観察から「単に細胞組織がないよりも，異常な機能をする細胞組織がある方が，より大きな低下を生じさせることがある」と結論している（本書 p.155 - 156 参照）。

McFie（1975）と K.Walsh（1978b）は前頭葉損傷のある患者でカードを全く動かさないか，動かしてもごくわずかで，しかもこの反応（もしくは無反応）を解答とする者がいることに注意を喚起している。Walsh はこの行動は，前頭葉損傷者が，衝動的かつ無批判に第一印象や最初に目に入ったものをもとにして，全体の状況を分析することなしに仮説を立てる，という Luria（1973a）が指摘した傾向と本質的に同じものであるとしている。

算術問題 Arithmetic Problems

1）算数問題 Arithmetic

この WAIS の下位検査は 14 問から成るが，最初の2問は，3問目と4問目を誤った人にのみ実施するので，通常3問目から検査がはじまる。1番易しい問題は積木の数を数えるものであるが，右半球損傷が存在するか，それが疑われる患者にも行うべきである。このような患者は，かなり難しい計算問題を概念的に解くことができるのに，視覚的に呈示されたわずか数個のものを正しく数えることができないことがあるからである。精神発達の遅れがなく，器質的にも健常な成人であれば，最初に実施される問題には正しく答えられるはずである。脳損傷患者のなかには，簡単な足し算はできるのに，質問を正しく理解できないために算数問題を誤る者がいる（本書 p.339 参照）。成人の約 20％は最後の問題も正答できる（Matarazzo, 1972）。この問題は「4人の男が8時間で終える仕事があります。これを 30 分で終えるには何人が必要でしょうか？」というものである。患者が自分の失敗にがっかりしてしまったり，成績がよくなる見込みがないと思われる時には，筆者はマニュアル通りに4つ連続して誤るまで続けるよりも，2つか3つ連続して誤ったら，この検査を中止することがある。算数問題は問題ごとに制限時間があり，その幅は最初の4問の 15 秒から 14 問目の 120 秒までである。最後の4問では，特に速くできた場合にボーナス得点が与えられる。結果として，年齢が 18 ～ 70 歳までで評価点が 13 点以上の得点はすべて，時間によるボーナス得点だけが異なっている。

WAIS の記録用紙を使って検査のデータを記録する時，マニュアルに示されるように「正（R）」とか「誤（W）」と書くより，記録用紙に患者の反応を正確に記録しておく方が多くの情報を得ることができる。誤りと同時に正答も書き込むようにすれば，検者が書いている速さや量から，被検者が自分の誤りを知ることはない。算数問題の誤りはすべて同じ0点となるが，他に比べて正答に近いものもあり，単に「誤」と書いただけでは，それを知ることはできない。たとえば，上記の問題は WAIS も WAIS - R も共通に最後の問題となっているが，ここで「32」という誤答は患者が問題の要素を分類し適切な計算をしたが，正しい結論を引き出せなかったことを示している。「48」という答は患者が正しい計算をしたが，途中で計算間違いをしたことを示し，一方，「1 1/2」とか「16」という答は問題を理解していないか，混乱していることを現している。したがって「32」「48」「1 1/2」「16」というのは，採点上は同じ誤りであるが，算数の基礎をよく理解していて複雑な計算を推論できた人だけが「32」という答を出せるのであり，また「48」と答えた人は数字の概念はよく扱えるが，不注意であるか，九九の表を忘れてしまったかのいずれかである。

算数問題の総得点は，好成績の被検者では正答数と時間によるボーナス得点の合計から算出される。正しい答を出すのに制限時間を越えるような反応の遅い人の場合には，算数問題の総得点は算数の能力を反映していないことがある。このような人々の正答数が同じ 11 であったとすると，健常な被検者は粗点が12点で評価点が11点となり，一方，算数の能力がそれに匹敵するような神経疾患の患者では，粗点でわずか8点か9点，評価点で7点か8点しか獲得できない。反応の遅い人にも公平になるようにし，被検者についてのデータを十分に得るためには，2種類の得点を出すべきである。ひとつは制限時間内の正答数の合計と時間の増加得点を加えたものに基づいたもので，もうひとつは制限時間を考慮しない正答数の合計に基づいたものである。最初の得点は検査の基準の観点から解釈することができ，2番目は患者の算数能力そのものをよく示すものである。持てる力の限界を検査する時には，検者は患者ができないといったり，答えられない問題を続けられないほど患者が落ち着かなくなったり，混乱したりするまでは，その問題を中断して次の問題へ進まなくてよい。

即時記憶，集中，概念操作，トラッキングに障害があると，数学的能力の優れた患者であっても，聴刺激による検査ではよい成績がとれない。こうした患者は典型的には最初の数問は迅速に正答できる。それはこれらの問題は計算を1つだけすればよく，要素が少なく，簡単で馴染みのある数の関係を扱っているからである。2つ以上の計算をし，要素がいくつかあり，さほど馴染みのない数の関係を「記憶に留めておかなければならない」ことになると，こうした患者は問題の要素や目的を忘れたり，混同したりする。なかには，刺激を繰り返していると，制限時間が過ぎた後でようやく正答できることもあるし，質問を何度繰り返しても，問題を「頭の中で」行うことはできない場合もある。WAISの算数問題の標準的な手順では，このような患者の計算能力の検査をしたことにならない。即時記憶に頼らなければならない時には患者の成績がいかに悪いかが判明した後に，被検者は患者に紙と鉛筆を渡してその問題を行なわせると，今度はとてもよくできることがわかるはずである。筆者はこの目的で罫線のない紙を1枚使用している。誤りが即時記銘や集中力，概念の明確さの欠陥によると思われる時は，失敗するたびにその紙を渡す。罫線がない紙を使う利点は2つある。すなわち，空間的位置の問題はガイドラインのない方が現れやすいことと，患者を混乱させるような視覚的な障害物がないことである。1枚だけ紙を与えて1ページに2つか3つ，時にはそれ以上の問題を患者にやってもらうようにする。空間的構成，配列，計画性の問題が現れることもある巧妙な処置である。これに代わるもので，Edith Kaplanが勧めており，書くことも難しい患者に合った方法は，問題をカードに書いて患者に渡して無制限に自由に解かせるものである。いずれの場合も検者は2つの得点を得ることになる。ひとつは標準的な条件下での患者の成績に基づくもので記銘力と知的能率の問題が暗算で問題を解く能力をどの程度妨げるかを評価するものとなる。もうひとつは制限時間も実施形態も問わずに得られた正答すべてから成り，計算力そのものを評価するものである。

算数問題の得点は，理解の得点のような全般的知能を測るためには，せいぜい並の価値しかないが，集中力や「観念形成の修養」を反映するものである（Saunders, 1960a）。若年成人では，算数問題において記憶の要素は比較的小さい役割しか果していないが，年齢とともにその重要性が増す。算数問題の成績は知識同様，若い頃の学業に対する構えや経験が不足していると，それが響いてくることがある。算数問題が文化に根ざした態度の影響を受けやすいことが，女性の場合の一般に有意に低い得点によく現れることがある。

健常な被検者にとっては，この下位検査は言語能力をあまり反映していない。言語性要素に重きをおいた下位検査（知識，理解，類似，単語）の算数との相関（0.49-0.66）は，動作性検査の下位検査，絵画完成との相関（0.56-0.67）より低い（Wechsler, 1958）。したがって，普通の状況ではこれは言語性の下位検査と考えることはできない。しかし，McFie（1975）は，言語理解に障害のある被検者は問題の言葉遣いがわからず，そのために正答できないことがあると指摘している。したがって言語理解の障害が疑われる時は，質問を言い換えることを彼は勧めている。1例をあげるとMcFieは第8問（WAIS-Rでは第7問）を，「もし1時間に3マイル歩けるとしたら，24マイル歩くのにどのくらいかかりますか」というように言い換えている。

標準的な方法にしたがって脳損傷患者に検査を

実施した場合，WAISの算数問題の得点は本質が明らかになるというよりも，逆に混乱を生じさせる可能性がある。問題は口述式というやり方にあり，口述による計算の有する記憶と集中の要素が少なからず強調されることになる。この結果，脳損傷があると算数問題の得点が低下するという傾向を示す（Morrow and Mark, 1955 ; Newcombe, 1969）。さらに，口述式では，患者が紙の上で（すなわち，空間的に）計算しなければならない時にだけ明確になる空間的な障害による失算の影響が検者に見逃されてしまうことがある。また，紙に書かれた数字などを患者が見なければならない時に現れる数の失読に検者が気づかない例もある（Hécaen, 1962）。さらに，器質的な損傷のある母集団の算数問題の成績には，はっきりした言語性の要素が現れる。このことによって，右半球損傷の患者よりも左半球損傷の患者の方が，算数問題の成績がわずかに悪いという一定の傾向を説明することもできる（Spreen and Benton, 1965 ; Warrington and Rabin, 1970）。McFieは，左頭頂葉に損傷のある患者は算数問題の得点が有意に低いという知見を得ている（1975）。また，LongとBrown（1979）は左側頭葉に損傷のある群について同様の知見を報告している。筆者は特に言語性の下位検査の得点と比較して，算数問題の成績の悪い右半球損傷者が多いことを経験している。このような患者の中には，この課題の難しさが，問題の要素を組み立てる能力の障害と関係しているように思われる者もおり，また，記憶や注意力の障害のためと思われる者もいた。算数問題の得点が低くても，即時記銘や集中力，言語機能に関する問題が疑われる場合，低い得点は必ずしも患者の算数能力を反映するものではない。患者の算数能力を評価するためには，制限時間を設けずに施行した算数問題の得点や筆記式検査の得点，患者の成績の質的側面，その他の算数の検査などを総合的に検討することが必要である。

2）計算 Calculations

計算能力の検査を含んでいなければ認知機能評価としては不完全である。神経心理学的な検査バッテリーの中には，患者が基本的な算術記号（＋，－，×，÷，＝）を認識し，暗算や筆算を行うためにそれらを使用できることをみる検査が含まれているべきである。ウェクスラーの検査にあるような文章題は，算術操作の知識とそれを応用する能力を評価するが，記号の認識や空間的計算障害は評価できない（本書 pp.54, 366 参照）。また，ウェクスラーの検査の算数問題は，高校卒の成人のほとんどが修得している，より高等な数字概念（たとえば分数，小数，平方，代数公式）が脳損傷後も保たれているか否かの評価もできない。

広範囲学力検査 Wide Range Achievement Test（WART）が手元にあれば，その中の算数問題を神経心理学的な目的で用いることができる（本書 p.420 - 422 参照）。より難度の低い（下級学校レベルの）問題が多く，広域学力検査よりも神経心理学的評価に適している検査として，Woodcockの心理・教育バッテリー *Woodcock's Psycho-Educational Battery*（1977）の計算問題がある。Woodcockの計算問題には，たとえば対数，べき指数，その他の関数のように，通常は高校上級ないし大学の数学科で学ぶ概念や操作を取り扱う問題もある。したがって，高校上級の生徒の平均得点と標準偏差を成人に対して有効に適用することができる。残念ながら，Woodcockの検査はWRATと同様に，字体は大きくて見やすいが，計算をするための余白が少ない。また特に，空間的計算障害や細部を操作する際の不注意，誤りを認知し修正する能力の障害が疑われる場合，神経心理学的評価として必須の2桁・3桁の四則算を含んだ十分な算術問題が含まれていない。このような場合には，検者が10問ないし12問の計算問題を作成するとよい。問題のほとんどは繰り上がりがあるものとし，乗除算には小数を含むものも入れ，少なくともそのうちのいくつかには乗数・被除数にゼロを含むように構成するべきである。検者はすでに問題が書いてある用紙を渡すだけでなく，患者が正しく問題を書けるかどうかを見るために，四則算それぞれに相当する問題をいくつか口述で呈示するとよい。

Luriaは算術能力の個々の側面を系統的に検査することを目的として，一連の問題を作成した（1966 ; Christensen, 1979も参照）。それは1桁の加減算から始まって，順次桁数と問題の複雑性を増していくものである。もっとも簡単なレベルでは，たいていの成人は問題の多くを九九のようにほとんど機械的に行える。このような簡単なレベルで誤る場合には，記号の形成の障害が示唆される。これは，失語症や概念機能の重篤な障害に特徴的なものである。2桁・3桁の算術操作を含む，より複雑な問題は，算術能力の保持だけでなく，即時聴覚記憶スパン，注意，メンタルトラッキング検査にもなる。検者は患者が暗算でできなければ，同種のものを筆算で施行し，両方の結果を比較することにより障害の本質を見きわめるようにしなければならない。2＋5，4×4，8－2，42÷7のような「口頭での機械的な例題」から15＋18，18×4，52－27，126÷9のような「口頭での複雑な例題」に及ぶ算術問題を，精神現症検査の一部として行うことを，Strub と Black は提唱している（1977；本書 p.395-396 も参照）。彼らは「書くことによる複雑な例題」にも，2桁，3桁，4桁の問題を取り入れている。

3）算術的推論問題　Arithmetic Reasoning Problems

Luria（1973）は推論能力を調べるため，段階的に難しくなる算術問題を使用した。いずれも数学的な技術をあまり必要としないものである。ただし正解を得るためには，被検者自身で問題の中の要素を比較することや，解法のためのステップを考え出すことが必要になる。例としては次のような問題がある。「緑のかごにはりんごが3個あり，青いかごにはその2倍あります。りんごは全部でいくつありますか？」もっと難しい問題としては次のようなものがある。「2つのかごの中に合わせて24個のりんごがあります。青いかごには緑のかごの2倍入っています。それぞれのかごの中にりんごはいくつずつありますか？」もっとも難しい問題は，解くために「衝動的・直接方法の抑制」を必要とするもので，「緑のかごにはりんごが12個あり，青いかごにはそれより36個多く入っています。青いかごのりんごの数は緑のかごの何倍ですか？」というような問題である。Luria は問題を解くために必要である複雑な操作（すなわち〔12＋36〕÷12）をするためには，「直接操作」すなわち36÷12をする傾向を抑制しなければならないことを指摘した。Luria は，算術問題を概念形成の柔軟性を調べるためにも使用した（1966；Christensen, 1979）。たとえば，減算の筆算問題では，小さい数を大きい数よりも上に書くなど，やり慣れている問題を変わった方法で呈示することを試みている。

スタンフォード-ビネーの検査には，通常の文章題だけでなく，算術的な操作や概念を含んだ興味深い複雑な推論問題もある。被検者に，問題を整理して考えたりする能力や，概念を把握・追跡する能力にわずかな障害がある場合，この推論問題で明らかにできることがある。これは，もともとの思考能力が優れている患者で，他の大部分の推論問題の成績が良好な場合に有用である。創意問題 *Ingenuity* のⅠとⅡは，算術的「難問」である。「（ある少年が）ちょうど13パイントの水を汲まなければなりません。彼は9パイントの缶と5パイントの缶を持っています。この2つの缶だけ使って，正確に13パイントの水を測るにはどうしたらよいでしょうか？」この種の問題は満足のいく解答というより，むしろ「過程」を求めており，患者の推論の仕方に関する情報を引き出している。SAⅠ段階の箱詰め問題 *Enclosed Box Problem* も数学的難問である。これは一連の推論課題であり，第1問は，「この箱の中に2つの小さな箱が入っていて，その小さな箱の各々にさらに小さい箱が入っています。大きい箱も含めて，箱は全部で何個ありますか？」という問題である。続く3問は第1問のバリエーションで，段階ごとに箱の数を増すことで，複雑な問題になっている。年齢段階XIVの帰納問題 *Induction* は，紙を折りたたんで切る一連の問題である。切った穴の数は，当然折目の数に比例して増加する。折りたたんで切る手続きを患者に見せた後，折目の数から穴の数を当てるための法則を述べさせる。推論問題ⅠとⅡも同様に難問で，数で示された一連の事実を構造化し，それらの関係を推論させるものである。

積木数え問題 Block Counting　年齢段階Ⅹの積木数え課題は，立方体の分析 *Cube Analysis*（Newcombe, 1969），あるいは立方体数え *Cube Counting*（McFie and Zangwill, 1960）とも言われ，推論過程の研究に適したスタンフォード-ビネー検査のひとつである。材料は立体的な積木が重なった線画である（図 14-10 参照)。被検者は見えない部分を考慮して，積み重ねた各山ごとに積木の総数を数えることを求められる。この課題で右半球損傷患者と左半球損傷患者を比較した研究から，右半球損傷の方が有意に成績不良であるという傾向が見出されている（Newcombe, 1969 ; McFie and Zangwill, 1960 ; Warrington and Rabin, 1970)。さらに，右半球損傷患者のなかでは，左の視空間不注意を呈している患者がそうでない患者よりも，この線画を修正した 25 項目の問題において誤りが多かったと報告されている（D.C.Campbell and Oxbury, 1976)。Newcombe によると，損傷側による得点の有意差はなかったが，右半球損傷患者の反応はより遅かったという。

Luria は，Yerkes の考案によるとして同種の積木数え課題を記述している。彼は「Yerkes の検査」の 4 つの例題を示しているが，それは後に Christensen（1979）の検査カード材料に利用されている（本書 p.427-428 参照)。これは，被検者に空間的推論操作ができるか否か，またそれをどのように行なうか，という点についての所見を得ることを目的とした検査であるが，基準や十分な段階的問題系列がないので，有効性には限界がある。また，マッカリーの職工能力検査の下位検査にも積木数え問題があり，これは空間的投影の推論に似た能力を求める課題である（本書 p.422 参照)。これは段階的に呈示されるものではないが，個々の項目は難度が異なり，基準も設けられている。

見積り Estimations　大きさや量の見積りも，事実を適用・比較して，頭の中で操作する能力を検査するものである。ウェクスラーの検査の一般的知識には，見積りを必要とする問題がいくつかある。たとえば，米国人男性ないし女性の平均身長，ニューヨークからパリまでの距離，米国の人口を問う問題などである。その他，適宜，電柱の高さや 10 ポンド袋の中のじゃがいもの数のような問題を作ってもよい。

Shallice と Evans（1978）は実際的判断を調べる目的で認知的見積り問題 *Cognitive Estimate Questions* を作成した。彼らは前方損傷患者が後方損傷患者よりも逸脱した反応をする傾向があることを見出した。この結果は，前頭葉損傷患者が特に新奇な状況で判断力の低下をきたしがちであるという経験的知識を支持するものであった。15 問中，前頭葉損傷患者がより逸脱した反応を呈したのは，次の 4 問であった。「競争馬の走る速さはどれぐらいか？」(p<0.10)，「家の中に通常ある物品でもっとも大きいものは何か？」(p<0.10)，「現在イギリスでもっとも賃金のよい仕事は何か？」(p<0.05)，「イギリス人女性の平均身長はどれぐらいか？」(p<0.01)。残念なことに，最後の問題は WAIS-R から省かれている。しかし，実際的には WAIS とほぼ同じ位置に（「ブラジル」の後，「イタリア」の前）この問題を配置することが可能である。なお，「1 ポンド紙幣の長さはどれぐらいか？」という問題では，逸脱した答を述べた後方損傷患者の比率は前方群のそれを上回っていた。

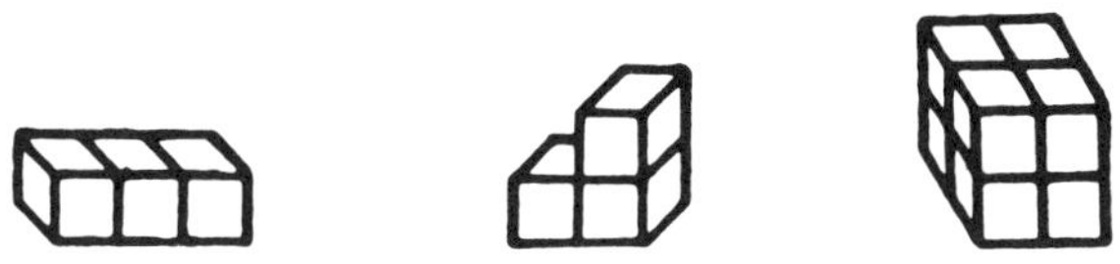

図 14-10　積木数え問題の例（Terman and Merrill, 1973 ; Houghton Mifflin Co. の好意により転載）

その他の推論問題

1）レーヴン漸進マトリックス　Raven's Progressive Matrices；RPM（Raven, 1960；Raven, Court and Raven, 1976）

イギリスで開発され，国内外で広く普及している検査である。「文化的影響を除いた」一般能力の検査を目的として作られたものであるが，言語や高等な技術は必要としないにせよ，教育レベルの影響は認められる（Bolin, 1955；Colonna and Faglioni, 1966）。検査は一連の視覚パターンのマッチング，および空白部分に相当するデザインの推論問題から成る。被検者はきわめてわかりやすくて具体的なものから，非常に複雑で抽象的なものに及ぶ，空間，デザイン，数の関係の概念化を要求される（図 14-11 参照）。障害のある成人や小児に適用するために，レーヴン漸進マトリックスをより簡単にした，3セット形式の色彩漸進マトリックス検査も作られている。これを神経心理学的評価のために用いることもある（たとえば Costa, 1976；A.Smith, 1972a）（本書 p.431 参照）。

レーヴンマトリックスの施行は容易である。秘書や事務員でも教示や説明が可能である。時間制限はないが，大体 40 分から 1 時間でできる。項目は 60 あり，5セットに分かれている。各項目は一部がブランクになっていて，6つないし8つの選択肢から，正しいパターンをひとつだけ選択するのが課題である。選択は指さしでも，または解答用紙に数字を書き込んでもよい。

8歳から 65 歳に適用できる基準が作られている。得点はパーセンタイルに換算するが，20 歳から 65 歳までの年齢集団に対しては7つのパーセンタイルのレベルが設けられている。より細かく尺度化するためには，粗点をパーセンタイルに換算する Peck の表を用いるとよい（表 14-5 参照）。Raven と Peck が報告した年齢集団の変化は，加齢に伴う概念的思考に関する他の研究でも見出されている（Botwinick, 1973）。再検査による信頼性の相関は 0.7 から 0.9 までの範囲であり（Eichorn, 1975），6カ月，12 カ月おいて3度施行した場合も同様であった（Lezak, 1982d）。信頼性係数のうちもっとも低いものは，0.67 であった。（Dolke, 1976）。また，結果の安定性は非常に高く，3度の検査の各平均得点間に有意な変動はないことも証明されている（Lezak, 1982d）。

最初のセット（A）の 12 項目は，図形の欠けている部分を6つの選択肢からひとつ選んで完成させる問題である。いずれもパターンマッチングを求めるもので（たとえば図 14-10 の左側の例），右半球機能と関連する視覚認知能力を検査する（Denes et al., 1978）。パターンマッチングは最初の 12 項目だけで，次のセットからは，類似に基づく推論問題となる。レベルはきわめて簡単なもの（セットB）から次第に難しくなり（セットC以降），最後には非常に複雑になる。これらは主

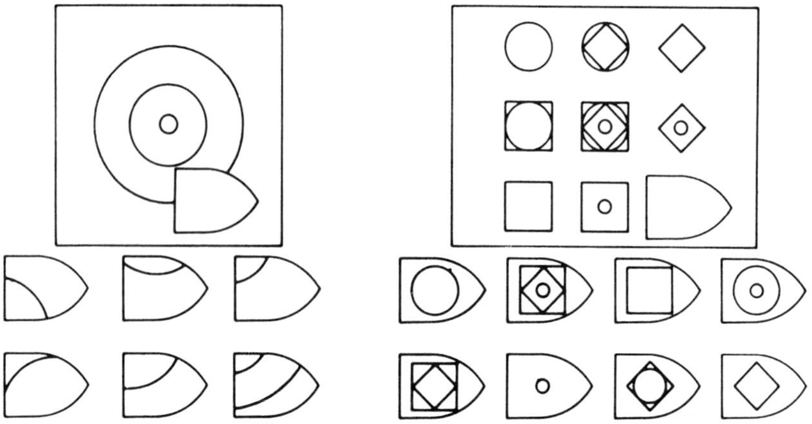

図 14-11　漸進マトリックスの2つの問題例（難度が異なる）

表 14-5　漸進マトリックスの粗点をパーセンタイルに変換するための表

	年齢集団								
粗点	25	30	35	40	45	50	55	60	65
13								2	5
14								5	7
15					2.5	3.0	5	8	10
16					3.0	3.5	7	10	13
17				2.0	4	5	8	13	17
18				3.0	5	6.5	10	15	20
19			2.0	4	7	7.5	12	18	25
20	2.0	2.0	2.5	5	8	10	15	22	30
21	2.5	3	3.5	7	10	12	20	25	34
22	3.0	4	5	8	12	15	24	28	38
23	3.5	5	7	10	15	19	28	32	42
24	4.0	7	9	12	17	21	32	36	46
25	5	8	11	15	20	25	36	40	50
26	8	10	14	17	23	28	40	45	55
27	9	12	16	20	25	32	44	50	60
28	10	14	19	23	28	36	48	54	64
29	11	16	21	26	31	40	50	59	68
30	12	18	25	28	35	46	54	63	72
31	14	20	28	31	39	50	58	66	75
32	15	22	30	34	43	54	62	70	78
33	17	25	34	37	47	58	64	73	81
34	19	28	38	40	50	61	68	75	83
35	21	30	40	43	54	64	71	78	85
36	24	32	42	46	57	67	73	80	87
37	26	34	45	50	60	70	76	82	88
38	28	38	48	53	63	72	78	84	89
39	32	40	50	57	66	74	80	85	90
40	35	42	53	60	69	76	83	87	91
41	38	45	56	64	72	78	86	89	93
42	42	48	60	68	75	80	88	90	94
43	45	50	62	71	78	83	90	92	95
44	48	54	66	75	81	85	92	93	96
45	52	58	70	79	85	87	93	95	97
46	56	62	74	82	87	90	94	96	98
47	61	66	77	85	90	92	95	97	>98
48	66	70	80	88	92	93	96	98	
49	70	74	84	90	94	95	97	>98	
50	74	78	86	92	95	96	98		
51	78	82	89	94	96	97	>98		
52	82	85	91	95	98	98			
53	85	90	93	96	>98	>98			
54	88	95	95	97					
55	94	98	>98	98					
>56	>98	>98							

（Peck, 1970 による）

に右半球の機能と関係するようである（Denes et al., 1978）。図 14-11 右側の例は，セットDに似た問題である。難しい問題の多くは数学的概念を要求される。セットBや，さらに難しいC，D，Eの問題の多くは名前をつけることのできる特徴があるので，因子分析によって本検査における言語要素が因子として抽出されていることは（Bock, 1973；Burke and Bingham, 1969）驚くにはあたらない。しかし，漸進マトリックスは「非言語性」検査との相関がもっとも高く，学力との相関はもっとも低い（J.C.Hall, 1957a；Talland, 1965a；Urmer et al., 1960）。本検査は全般的認知機能の検査にはならないが，視空間モダリティにおける推論機能の評価をすることができる（Archibald et al., 1967；Colonna and Faglioni, 1966）。

この検査で器質性損傷の患者を同定することができるか否かということに関しては，損傷の拡がりの影響が大きいようである（Zimet and Fishman, 1970）。これは Brooks と Aughton（1979b）の外傷性脳損傷患者で実証されている。この研究では，レーヴン漸進マトリックスの得点は，外傷後健忘の期間とほぼ反比例することが示されている。しかし，脳損傷のスクリーニングとしての本検査の有効性には限界がある（Heaton et al., 1978；Newcombe, 1969）。Newcombe と Artiola i Fortuny（1979）は社会的能力のない外傷患者が 95 パーセンタイル以上の得点を得た症例を引用して，古い（1950 年代からの）基準のために成績を多少過大評価する傾向が感度の低さの一因であると考察している。

本検査の標準形式は右および左半球損傷患者の混合群を識別することができない（Arrigoni and De Renzi, 1964；Costa and Vaughan 1962）。Sperry（1974）は，交連切除術を受けた患者がこの検査の触覚版において，右手と左手で異なるストラテジーを使ったという所見により，「漸進マトリックス検査の得点だけから損傷側を判定することはできない」と結論づけた。交連切除および半球切除の患者各 2 例に対して，視野の半側に視覚呈示し対側の手で反応させた場合にも，両半球の成績に有意差はなかった（E.Zaidel et al., 1981）。漸進マトリックスの成績不良と，描画および構成課題の成績不良は明らかに関連があることが報告されている（Piercy and Smyth, 1962）。

選択肢を選ぶ際にみられる位置の偏りは本検査の成績に影響を及ぼしている。器質性疾患や機能的障害と診断されている患者を含む中年層の精神疾患患者のサンプルを用いて，Bromley（1953）は「ある位置が他よりも好まれる」ことを見出した。しかし，同時に，女子学生の群では精神疾患患者とはやや異なる位置の偏りが認められたことについても報告している。一般に，両群とも下段より上段の選択肢を選ぶ傾向があり，また最初と最後の位置も好まれたが，一貫した左右の偏りパターンはみられなかった。しかし，一側性の病変を持つ患者で，中でも特に一側性視空間不注意を呈している患者は，一貫して病変の反対側を無視し，病変と同側にある選択肢を好む傾向を示した（D.C.Campbell and Oxbury, 1976；Colombo et al., 1976；Costa et al., 1969）。この現象は右側病変でも左側病変でも生じるが，右側病変で，そして特に視空間障害を伴う場合により強く現れる（De Renzi and Faglioni, 1965）。

このように，本検査は半側無視の存在を明らかにし得る。また，その他の誤りのパターンから，概念的問題の処理能力をみることができる。誤りの傾向を明らかにするためには，一項目ずつ誤りを調べ，そのパターン，たとえば一部に全体をあてはめるような選択肢を選ぶ（セットAにおいて），マトリックスの一部を繰り返す選択肢を選ぶ（たとえば垂直と水平の両方向の連続を含むパターンの，ひとつの次元にのみ注意を向けることによって），単純化した抽象作用を行なう，あるいは（パターンの連続の方向，解決様式，位置の）保続といったものをチェックすることが必要である。患者によっては，全く理解できない誤りをおかすこともある。このような場合，患者の選択について質問すると，個人的，象徴的，あるいは，具体的な思考，理解不良，混乱といった傾向が明らかになる（Bromley, 1953 参照）。

2）レーヴン色彩漸進マトリックス Raven's Coloured Progressive Matrices；RCPM (Raven, 1965)

レーヴン色彩漸進マトリックスは，単純化された 36 項目の形式からなる検査で，5 歳から 11 歳までの小児と65歳以上の成人を対象とした基準がある。これはレーヴン漸進マトリックスのセットAおよびBと，セットBのようにゲシュタルトの完成項目といくつかの単純な類推を含む中間のセットAbで構成されている。各項目は，子どもが興味を持ち，またその明瞭さが減じないような明るい背景色で描かれている。Miceliら（1977, 1981）は神経心理学的検査バッテリー（本書p.431参照）に，この色彩漸進マトリックスを取り入れている。彼らは視空間の不注意の影響を最小限にするために，反応選択肢を垂直に並べて呈示するという修正法を用いている（本書p.204も参照）。

レーヴンの色彩漸進マトリックスの研究では，レーヴンマトリックスとは対照的に，右側に病変のある患者が左側に病変のある患者よりも成績不良であるという一貫した傾向が現れているが（Costa et al., 1969；A.Smith, 1972a, 私信, 1976），これは驚くにはあたらない。レーヴン漸進マトリックスの項目のうち，主に視覚認知能力を検査しているのは1/5にすぎないが，レーヴン色彩漸進マトリックスの1/3以上は視空間性優位の項目で構成されているからである。Costaらは受容型ないし混合型失語症の患者において，本検査の成績が不良であるという点にも注目した（もちろんこれらの失語症患者は構成機能障害を有していたと推定される）。これは，後方病変では前方病変よりもマトリックス問題を解く能力が障害される傾向があるというCostaの後の見解（1976）と一致する所見である。これらの研究データは，漸進マトリックスと色彩漸進マトリックスが互換性のあるものではないことを示唆している（Zaidel et al., 1981も参照）。

3）スタンフォード-ビネーの推論問題（Terman and Merrill, 1973）

AA（1937年版のフォームM）とSA IIにおける暗号問題は，別種の推論課題である。たとえば，「ロンドンに来い」というメッセージがあり，横にそのメッセージに対する2種類の暗号が記されている。課題は各々の暗号の規則を見つけることである。言語パターンを推定し，それを他の言葉に移すことが求められる問題である。この検査は，言語機能障害に対して感度が高い。定型的な検査には反映されないようなごく軽度の障害でも，暗号問題のように複雑で変わった検査においては成績低下が認められるものである。

年齢段階IX，XIIIおよびAAにおける紙の切取り問題では，検者は折りたたんだ紙を切って穴をあける。この時，被検者には，検者のしていることが見えるように，ただし開いた紙がどう見えるかはわからないようにする。被検者は開いた時の紙の状態を考えて図を書くよう求められる。本検査は一側性損傷患者の視空間認知を研究するためのバッテリーに含まれていた（McFie and Zangwill, 1960；Paterson and Zangwill, 1944）。左半球損傷患者4例はいずれも年齢段階IXを通過したが，右半球損傷患者10例では，通過できたのはわずか1例にすぎず，左半球損傷患者と右半球損傷患者には明らかな差がみられている。

15章　遂行機能と運動行為

遂行機能

遂行機能は，概念上，次の4つの要素に分けることができる。(1) 意志，(2) 計画，(3) 目的を持った計画の実行，(4) 効果的な行為。これらの各要素に対応した特有の行動が存在する。また，社会的責任のある大人としての適切な行為のためには，この4つのすべての要素が必要である。また，自己の行為の方向づけや制御に問題がある患者では，上記の要素の中の1つだけが損なわれている例は稀である。むしろ，遂行機能障害の背景には複数の要素の障害があり，その中の1つか2つが，特に顕著であることが多い。

一時的な心臓停止を起こし，さらに転倒した際に右のこめかみを強打して，経理部長の職を辞した男性。その後も自分の仕事を続けたいという気持ちは強く，精力的に計画を実行しようとしていた。しかし残念ながら，彼はしっかりした計画を立てることができなくなっていた。ある状況に関するすべての局面を考慮したり，それらを統合したりすることができなかったからである。これは自分の誤りに関する認識が不足しているためさらに悪化した。この患者の問題は，情動的な不安定さと，易刺激性傾向によって引き起こされていたが，場違いな，時には経済的に無謀な計画を実行しようと熱心になるため，その本質的な問題がわかりにくくなっていた。

2章（本書 p.28）に記載した若い女性は，正面衝突で重篤な脳損傷を受けた後，情動的な反応性がなくなり，喜びを感じる能力も，何かを始めようとする能力も失ってしまったようであった。はっきりした目標を与えて行動を起こさせない限り，自発的に活動するのは，トイレに行く要求で目が覚めたり，眠るということのみになってしまった。ただし，実際に行動し始めると，すべてのことに対し非常に注意深く正確であった。

上記の2例や，遂行機能に関する文献の多くで，前頭葉損傷との関連が示唆されている（たとえば，Damasio, 1979 ; Hécaen and Albert, 1978 ; Luria, 1966, 1973 ; Seron, 1978）。前頭前野領域にはっきりした損傷や病変，特に眼窩部や内側部にそれが及んでいる場合には，大部分の患者に，遂行機能障害に基づく行動上の変化や人格の変化が認められるので，これは当然であるとも言える（本書 p.59-61 参照）。ただし，遂行機能は前頭葉だけでなく，皮質下損傷とも関連がある。遂行機能の障害は無酸素脳症による辺縁系の損傷や（Falicki and Sep-Kowalik, 1969 ; Jefferson, 1976 ; Muramoto, et al., 1979），有機溶剤を吸収した後遺症としても起こり得る（Arlien-Søborg et al., 1979 ; Gregersen et al., 1978 ; Tsushima and Towne, 1977）。コルサコフ症候群では，視床核や辺縁系等の皮質下組織の損傷が中心で，遂行機能に強い障害を認める。そして，最終的には無関心や不活発さといった症状に落ち着く場合が多い。パーキンソン病では，概念の柔軟性が減退したり，創造力や自発性が損なわれたりする場合がある（Bowen, 1976 ; M.L.Albert, 1978）。また，右半球に損傷を持つ患者は，会話を楽しむことができ，不活発さや無関心は目立たない場合でも，遂行機能はきわめて乏しいことが多い。というのは，特定の活動のすべての局面を概念的に組織化し，それを実際の行動に統合することが困難なため，自分の意図の多くを実行できないことがあるからである（Lezak, 1979a）。

遂行機能のシステムは，計画的・意図的な活動を構成している流れのどの段階においても障害される。冒頭にあげた4つの各段階を検査することで，どの段階が障害されているかを同定することができる。このような検査により，自己の方向づけや自己制御の障害も明らかにできることがある。こうした障害は，通常の検査や一般的な観察では明らかにできないものである。

遂行機能を評価する検査を作る場合に問題となるのは，患者自身が構造を組み立てる能力をみるための構造が必要となるジレンマである。通常の検査では，患者の用いる題材・行為の内容や方法やタイミングは，検者があらかじめ指定する。そのため大部分の検査は，被検者が任意に行動する余地がほとんどない。一方，遂行機能を検査する際の問題は，検査の目標設定や構造などを，いかにして被検者自身に行わせるかということである。従来の定型的な検査の中には，被検者自身に二者択一を考えさせ選んでもらって，遂行機能の主な行動を明らかにできるものはほとんどない。

遂行機能は，人間の活動の中でもっとも繊細かつ中核的なものである。以下に，この遂行機能を検討し明確にしうる技法について述べる。また，自己制御や自己修正といった，より末梢的ではあるが重要な遂行能力を検査する方法についても述べる。

意志

意志とは，自分が必要とするもの・望むものを決定したり，それらの実現を概念化するという複雑な過程のことをいう。一言で言えば意志とは意図的な行動をする能力である。目標を設定する能力，あるいはそこまで明確でない段階では，何らかのひとつの意図を形成する能力は動機づけと結びついており，さらに自分自身についての心理学的・身体的な認識とも密接な関係があり，さらに周りの環境とも関係する。目標設定の能力がない人は，端的に言うと自分のすべきことについて何も考えることができない。極端な場合には，無感情になったり，自分自身についての評価ができなくなる。幼児や小児のようなレベルである。そのため，膀胱圧のような内的な刺激やうるさい蚊のような外的な刺激に反応する場合を除けば，活動を開始することができない。このような場合でも，複雑な活動を遂行すること自体は十分可能であるが，具体的な指示がなければ，一連の活動を実行に移せない。たとえば本当は適切に食事する能力があっても，はっきりとした指示を与え続けないと自分の前に置かれているものを食べないでいる場合がある。障害が軽度の場合は，自分の前に置かれているものは食べたり飲んだりするものの，たとえ空腹であっても自発的に食物を探したりはしない。意志能力があまり損なわれていない患者は，励ましがなくても通常の仕事をしたり，いつもやっているゲームや趣味に取り組むことができる。しかし彼らは，長期的あるいは抽象的な目標の認識を必要とする行動を起こすことができないし，自主的に新たな活動を開始することもない。人からの指示がない限り，目的もなく散策したり，テレビの前に座っていたりする。日常の活動を終えたあとには近所にあるなじみのバーや喫茶店だけに行ったりすることが多い。

患者の日常生活についての観察や，介護者，家族あるいは定期的にその人と会っている第三者からの報告は，目標を明確化したり意図を形成する能力（つまり意志能力）の程度を判断する場合にもっとも価値のある情報である。情動的な能力の検査には，患者自身に加え患者をよく知っている人，すなわち患者の好き嫌い・楽しみにしていること・怒りを感じることなどを知っている人に，質問することが必要である。患者によっては，余暇をどのように過ごし，日常の仕事をどのようにこなしているかと聞かれた時に，正常にしているかのような答をすることがしばしばある。したがって，たとえば患者が最後にデートしたのはいつか，キャンプに行ったのはいつか，患者が料理する内容を決めるのは誰なのか，というような具体的な内容を質問することが重要である。女の子と映画に行くのが好きだと言っている患者が，3年前の事故以来，そういう女の友達もなく，映画に行くこともないということや，自分は台所仕事が得意だと言っている患者が，教えられた通りに機械的に何度も何度も同じ少数の皿を並べているだけである場合も稀ではない。

患者の自己に対する認識や周りの環境に対する認識についての評価は，観察や面接の方法によって結果が大きく異なる。一般に，自己認識の不足は，身だしなみの悪さや，病前の社会的経歴にまったくそぐわない，子どもっぽく未熟な行動などとして現れるものである。患者が自分の身の回りで起こっていることについてどの程度わかっていてどの程度反応するかということは，自分のおかれた状況における手がかりの使い方に反映される。たとえば，その時の時刻や季節，あるいは世間の出来事や状況にあわせた事柄（クリスマスの季節，食堂，事務所，待合室など）についての質問をする。これらは，自分の周囲に対して気を配っている注意深い患者にとっては容易に答えることができるのである。

従来の標準検査における物語や絵画の題材は，状況的な手掛かりに対して注意を払う能力の検査として使用できる。スタンフォード-ビネー知能検査（本書 p.359 参照）の「事実問題」の項目は，ある状況を解釈するために手掛かりを使うことを要求される課題である。ボストン失語症診断検査（Goodglass and Kaplan, 1972）のクッキー泥棒の絵も，こうした目的に使用できる（本書 p.293）。すなわち，クッキー泥棒の絵を見て，たとえばある患者は，その中の重要な要素をピックアップして，統一されたひとつの物語を作ることができる。またある患者は，その絵について部分的な描写を重ねていくことはできるが，個々の描写を統合するには至らない。またある患者は，見えるものについて組織的な注意を払う能力が損なわれているので，１つか２つの項目以下はすべて無視する。このように，クッキー泥棒の絵は，１枚の絵からひとつの物語を推論する能力を検査するのに優れた課題であるといえる。

計画

ある意図を実行したり，目標を達成するためにどのような手段や要素（たとえば技能，素材，自分以外の人など）が必要であるか，ということを決定し体系化することが，「計画」の根幹である。ここには多くの能力が関与する。計画を立てるためには，現在の状況の変化を概念的に捉えなければならない（すなわち「見通しを立てる」）。また周囲の環境と自分自身との関係を客観的に扱い，状況を客観視することが必要である。たとえば，抽象的な態度をとることがこれにあたる（本書 p.72 参照）。また計画を立てるには，いくつかの選択肢を思いつき，比較して選択をし，計画の実現に向けて概念的な枠組みや構造を発展させていかなければならない。また，これらの概念的な活動には常に注意の持続も必要である。

1）標準的な検査の利用

計画能力に関する正式な検査はほとんど存在しない。しかし，標準的な検査でも，注意深く反応を観察することで，被検者がこういった重要かつ概念的な活動をどのように遂行するかを見ぬくことが可能である。たとえば，ベンダー-ゲシュタルト検査においては，描かれた図形の配置によって，空間の使い方や空間的な関連性についての認識を推測できる。また絵画統覚検査（TAT；本書 p.440 - 441 参照）のように，物語を作成する課題に対する反応は言語的な発想を反映する。たとえば，複雑で高度に組織化された物語が作られる場合もあれば，まとまりがなく支離滅裂な連想や叙述である場合もある（W.E.Henry, 1947）。積木模様のような高度に構造化された検査であっても，検査への取り組み方をみることで，被検者が自然かつ効果的に積木模様を並べ次の計画に進めるか，非常な努力を要しているか，一貫性に欠けるか，あるいはまったく計画が立てられないかどうかといったことがわかる（本書 p.327 - 331）。スタンフォード-ビネーの 1960 年改訂版 SA Ⅰの文章作成 Sentence Building やビネー尺度の 1937 年Ｍ型の年齢レベルによって，被検者が自分の考えをどのようにして常識的で言語的に容認できる構造に体系化するかを十分に知ることができる（本書 p.301）。レイの複雑図形（Messerli et al., 1979；Rey, 1941）によっても，計画的な行動をしているかどうかわかる。Osterrieth（1944）による，レイの複雑図形の模写の分析は，課題に対する反応がどの程度体系的であるかを判断する評価基準となる。たとえばでたらめな，部分的な反応様式は計画性の低さを示唆している（本書 p.316-318 参照）。

具体的な質問をすることで，計画の障害が判明することもある。たとえば独りで生活し，家事を切り盛りしているという患者に，食べ物の購入，準備をどのようにするか述べてもらうことで，その人がどの程度体系的な計画を立てられるかを知ることができる。体系化した計画を立てる能力を明らかにするための他の方法としては，患者自身のケアや，疾患がその患者の活動や家族にどのような影響を与えているか，自分の障害や変化した財政状態や職業的地位などに対してどのように対処しなければならないか，などに関して質問することである。特に右半球損傷の場合には，自分が直接関わらない状況や出来事についての体系化や計画を必要とする質問には的を得た回答をするが，自分自身のことに関しては非現実的で，混乱した，非論理的かつあり得ない判断しかできず，独りでは計画を立てる必要性すら判断できなくなる場合がある（Lezak, 1979a）。

2）ポーテウス迷路検査　Porteus Maze Test（Porteus, 1959, 1965）

計画性と先の見通しに関する高次脳機能について検査するために考案された迷路課題である。Porteus によれば，「進路の選択，試行，却下，採用などの思考や行動の過程は，単純なレベルでは，非常に入り組んだ迷路を解くということに類似している」（Porteus, 1959）。

現在使用されているポーテウス迷路検査は3組ある。Vineland 改訂版は，3歳から12歳用，14歳用，成人用があり，合計で12の迷路がある。ポーテウス迷路拡張版は7歳から12歳用，14歳用，成人用があり，合計8つの迷路がある。ポーテウス迷路増補版には，7歳から12歳用，14歳用，成人用があり，合計するとやはり8つの迷路がある（Porteus, 1965）（図 15-1 参照）。後者の2組は再検査による効果を少なくするように開発されており，ポーテウス迷路拡張版の各年齢での迷路は Vineland 改訂版の各年齢に対応する迷路より少し難しく，ポーテウス迷路増補版の各年齢は，拡張版の対応する迷路よりもさらに難しいものである。

高得点を出すには，被検者はできるだけ袋小路に入らず迷路をたどらなければならない。検査には時間制限がなく患者によってはすべて完了するために1時間あるいはそれ以上かかる者もいる。得点は検査年齢（TA）に換算されるが，それは被検者がパスしたもっとも難しい迷路の年齢レベルに相当する。最高点は，成人レベルの迷路が成功した場合の17点である。非利き手で行うと，

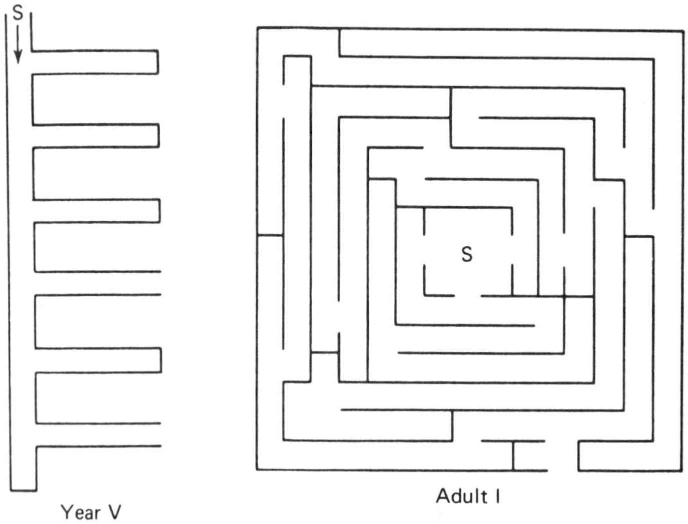

図 15-1　2種類のポーテウス迷路（© 1933. 1946. 1950 by S.D.Porteus, the Psychological Corporation, NewYork.）

利き手に比較し質的な誤り（線をはみ出したり，鉛筆を上に持ち上げたりなど）が2倍多くなるが，これは減点とはならないのでどちらの手でも検査を行うことができる（Briggs, 1963）。

ポーテウス迷路検査は脳障害に対してかなり鋭敏である（Klebanoff et al., 1954）。もっとも著明な研究はA.SmithとKinder（1959）やA.Smith（1960）によるものであろう。彼らは精神外科手術を施した患者について8年間の追跡研究を行い，上ないし眼窩部前頭回切除術を受けた患者を若年群と年長群に分け，同じ年齢群の患者を対照群として比較した。その結果，手術後3カ月以内に行われた検査での得点は，2回目の得点をすべての場合において下回るものであった。上前頭回切除術群の得点は，8年後でも最初の得点より有意に（$p < 0.05$）低くなっていた。対照群の平均得点は再検査の1回目，2回目と順を追ってわずかに高くなっていった（10.87，11.89，12.59）が，8年後の得点と最初の迷路検査の得点は，本質的に同じであった。迷路検査得点は，脳損傷による障害の程度の予測という点でも優れていた（Meier, 1974；Meier et al., 1982）。脳血管障害を起こした1週間後に，検査年齢（TA）得点が8あるいはそれ以上の患者は，失った運動機能がかなり自然回復したが，この標準を下回る得点の患者は自然回復をほとんど示さなかったのである。Tow（1955）は，前頭葉白質切截術を受けた患者の手術前後の成績を比較し，迷路検査時間が手術後に有意に（$p < 0.02$）遅延し，誤りも多くなっていることを見出した。すなわち，手術前の平均時間はVineland改訂版の6歳から12歳と14歳の迷路において，313秒であったが，手術後の平均時間は546秒まで遅延していた。

小児用ウェクスラー知能尺度（WISC）には，時間制限と誤りを得点化できる比較的短い迷路がある。WISCの迷路は，もっとも難しい問題でも，ポーテウス迷路のもっとも難しい問題ほど複雑ではないが，もっとも上級（15歳10カ月）の基準を用いると検者は成人患者能力のおよその評価をすることができる。さらに，1ページにまとめられていることと時間制限があることのため，WISCの迷路の施行は容易である。臨床的には，ほとんどの場合に，時間のかかるポーテウス検査を行わなくても，WISCの迷路で十分であると考えられる。

行為の実行

意図や計画を，生産的で自分にとって有効な活動に変換していくためには，一連の複雑な行動の開始・維持・転換・中止を，順序よく統合して行うことが必要である。行為をプログラムする段階に障害があると，動機づけ，知識，実行能力などが保たれていても，正しい計画の実行が損なわれる。ただしこのような場合でも，衝動的な行動は影響を受けにくい。

行為のプログラムに障害を持つ患者は，自分の意志や計画に関して，言葉による表現と実際の行動との間に著しい解離を示す。

> コルサコフ症候群や頭部損傷の患者は，自分がどこにいるのかわからなくても，帰りたい（お金が欲しい，妻のところへ戻りたい，両親に会いたいなど）と何度も述べることがある。自分の行きたいところはどこでも行って構わないと教えたり，どのようにしたら自分の行きたいところへ行けるかと説明してみても，どの患者もすぐに言われたことを忘れ，話題を変えたり，伝えたことを無視してしまう。ある若い頭部損傷の患者は，髪の毛を切る必要があるという正当な自分の意志を繰り返し話していた。彼は床屋へ行く方法を知っていたし，移動のための身体的問題もなかったが，実際に自分から髪を切りに行くことは決してなかった。

プログラムが困難であることの影響は，目的を持った活動全体や，個々の行為や複雑な運動の制御や微調整にも及ぶ。個々の活動を実行するのに障害がある場合も，より広範な目的を持った活動の実行が困難になりがちである。たとえば，活動の切り替え困難がトレイルメイキングテストB（本書p.200－202参照）の時間制限のない試行での成績低下として示された若年の犯罪者では，犯罪中に「行動原理principle of action：POA」を適切に変換できない場合が多かったと自己報告している（Pontius and Yudowitz, 1980）。

1）目的を志向した行動

ティンカートイ・テスト The Tinkertoy Test ; TTT（Lezak, 1981, 1982） 構成検査の一種だが，必要十分に構造化された検査の枠組みの中で，被検者の遂行能力をみるためのものである。ティンカートイ・テストの特長は，複雑な行為の開始，計画，構成を被検者自身にひとりで行わせるということである。こうした機能は，ほとんどの神経学的あるいは神経心理学的検査では，被検者ではなく検者によって実行される。あるいは，検査によってはこうした機能は不要か，さらには邪魔なことさえある。大部分の認知機能の検査では，検査構造が厳密で，反応パターンも限られているからである。したがって，こうした機能は，一般的には検査の対象になることはないが，複雑な社会で社会的な独立を維持していくために必須なものである（本書 pp.28-30,375 参照）。

ティンカートイ・テストでは，被検者が「自由に」構造を作ることができる。模写するモデルや正解のようなものは存在しない。ただし，遂行機能と構成機能が同時に必要となるため，構成機能の検査としてはある程度限度がある。ティンカートイ・テストを構成機能検査としてみた場合の有用性は，患者の生産性によって大きく異なる。たとえば，図 15-2 は頭部損傷を受けた若い患者によって組み立てられたものである。WAIS でみる限りでは，この患者の構成的な能力は，比較的保たれており（積木模様＝10，組合せ＝14），複雑な刺激を統合する能力は損なわれていた（絵画配列＝6）。ティンカートイ・テストでは，図 15-2 の「宇宙ステーション」は野心的・複雑・比較的左右対称であり，確かに構成能力が優れていることを反映している。しかし，不安定で，統合に欠け（患者は主要な構造の上に2つの小さな構造をどのようにして付け加えたらよいかわからなかった），無計画に付加していくという作り方をし，不適切な名称をつけていることなどは，遂行機能障害の確固たる証拠であるといえる。

ティンカートイ・テストの施行方法は単純である。標準的なティンカートイセットのピース 50 個（表 15-1 参照）を被検者の前の何もない机の上の

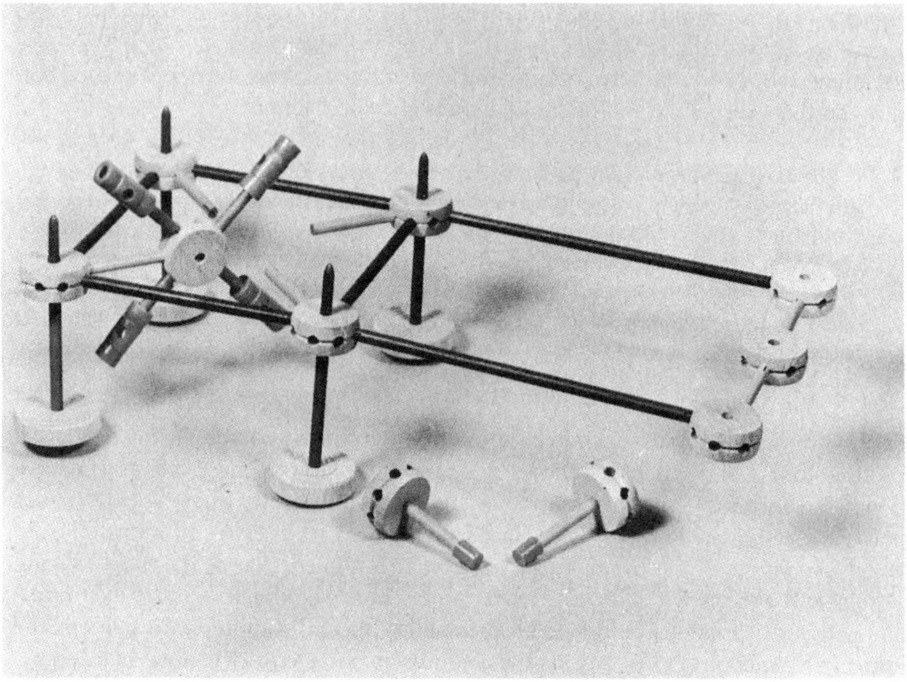

図 15-2　高卒，23 歳の職人は，最初に「何かのデザイン」を作ろうとして次に「展示会出品の新しい乗り物」を作ろうとし，最後にこの「宇宙ステーション」を作製した（本文参照）。

正面に置き，「これであなたの作りたいと思うものをなんでもいいから作ってください。時間は最低でも５分はかけてください。ただし，必要なら，時間は延長します」と告げる。５分間という最小限の時間制限が必要である理由は，制限がないと頭が良くて競争心のある対照群の被検者が，これはスピードの検査であると考え，ただがむしゃらに作ることがあるからである。また，動機づけが乏しい患者や自己卑下をする患者は容易に諦めたりする場合があるからである。患者によっては，２～３分で作業をやめる場合があるが，それでもさらに数分たってから，やめたのかどうかを問うべきである。ティンカートイ・テストには５分間という最小限の時間以外に，制限時間はない。これは患者と健常対照群による予備検査において，神経心理学的状態や作業の質の違いは，所要時間に反映されないという結果が出ているためである。なお，必要に応じて患者を励ますことも行う。

ほとんどの患者はこの検査を楽しんで行うことができる。予備試験に参加した35人の神経疾患患者の多くは，何かのものを構成するという行為を楽しんでいるようであったし，検査を嫌がる人はいなかった。まったく構成することのできなかった患者でさえ，いくつかのピースで遊び，注意が続く限りピースをくっつけたり，離したりした。両手で小さな物を扱えない患者だけが，この検査を受けられなかった。

完成したら，検者は作られた作品が何を表しているかを尋ねる（たとえば「それは何ですか？」)。それが何か（たいてい名前の付いていたもの）を表している場合，名称（あるいは概念）の適切さも評価の対象になる。得点は以下のようにして与えられる。①何か作品を作ったか（*mc*)，②使われたピースの総計数（*np*)，③作品の名称と外観の適合性（*name*)，④ａ可動性（可動する輪）と④ｂ動く部分（*mov*)，⑤対称性（*sym*)，⑥三次元の物となっているか（*3d*)，⑦支えがなくても立っているかどうか（*stand*)，⑧誤り（*error*)。*error* には，以下の３つのタイプがある。不適合（*misfit*)；ピースの部分が結合できないのに無理矢理合わせせられている場合。不完全適合（*incomplete fit*)；結合が正確に合わされていない場合。落下（*dropping*)；ピースを床の上に落としてそれらを拾って元通りにしようとしない場合（図 15-3 参照)。以上のすべてを総合したものが，複雑性スコア（*comp*）になる（表 15-2 参照)。修正複雑性スコア（*mComp*）は，使われたピースの数（*np*）を含まないものである。

遂行能力検査としてのティンカートイ・テストの有効性についての最初の報告では，無作為抽出

表 15-1　ティンカートイ・テストで用いられる材料

木の合わせ釘	木の球体	プラスチック・ピース
緑（18.9cm）4	ノブ　10	コネクター　4
赤（12.6cm）4	輪　4	キャップ　4
青（ 8.3cm）4		ポイント　4
黄（ 5.3cm）6		
オレンジ（3.2cm）6		

表 15-2　ティンカートイ・テスト：複雑さの得点

変数	得点基準	最高点
1．*mc*	何らかのピースが結合されている	1
2．*np*	n ⪬ 20＝1，30＝2，⪬ 40＝3，⪬ 50＝4	4
3．*name*	名前あり　(＋)＝1	1
4．*mov*	可動性＝1，動く部分＝1	2
5．*sym*	対称性×２＝1，×４＝2	2
6．*3d*	３次元的＝1	1
7．*stand*	支えがなくても立っている＝1	1
8．*error*	１つ以上の誤り（不適合,不完全適合,落ちていても拾わない)	-1
	最高得点	12
	最低得点	-1

された脳損傷患者35名と健常対照群10名の*np*と*comp*スコアが検討されている。生活歴，カルテ，家族面接に基づき，日常生活に支援や指導を要する患者18名は，依存群（D）と分類され，残りの17名は自分自身で日常の仕事をなんとかやれ，自動車を運転したり，公共の交通機関を使うことが可能で，非依存群（ND）と分類された。さらに17名中5名は自主的に仕事ができた。その2組の患者群は年齢や教育歴，WAISの知識の下位検査における差異がなかった。対照群は，脳損傷群よりも平均年齢が低く，教育歴が高かった。

*np*得点と*comp*得点はどちらも，3群間で異なった結果を示した。（表15-3参照）。依存群は1名を除き全員が23未満のピースを使用し，非依存群は23以上のピースを使用した。一方，健常対照群の半数では，50ピースすべてを使用した。健常対照群とWAISの知識，積木模様の下位検査で10点以上の年齢評価得点をとった19名の*np*得点と*comp*得点には有意差があった。通常の認知機能が比較的損なわれていない患者のティンカートイ・テストの得点が低いということは，この検査が認知機能以上のものを測定しているということを示唆している。積木模様の得点として示される構成力は，構成の複雑さと関連があったが（$r_{comp} \times_{BD} = 0.574, p < 0.01$），使ったピースの数との関連はずっと低かった（$r_{np} \times_{BD} = 0.379, p < 0.05$）。

ティンカートイ・テストで高得点をとるためには，遂行機能のいくつかの要素が必要であると思われる。具体的には，目標を明確にする能力や，その目標を達成するための複雑な活動の計画・開始・実行の能力などである（たとえば，図15-4「宇宙の乗り物」は，斬新な研究で知られている著名な神経心理学者の作品であるが，彼女の技術的な能力や非常に組織化され系統立った問題解決方法を反映している）。

作品群の検討からまず示唆されたのは，目的を志向した活動を開始したり，実行したりするのが困難な患者は，使用するピースが比較的少ない傾向がある反面，はっきりそれとわかる作品や適切に命名された作品を作る者もあるということであった。（たとえば，図15-5参照，左手利き・右目利きで，病気で引退した60歳の配管工の作品である。彼は左頭頂葉の小さな脳血管障害を起こし，一時的な失語症症状を呈した）。一方，目標を設定したり計画を立てたりする能力が損なわれているが，活動の開始は可能で，十分に動機づけが保たれている場合は，使用するピースは比較的多い反面，名前の付けられないものであったり，その名前にふさわしくなくて組織化の乏しいものだったりする傾向がある（たとえば，図15-2）。実行に移す機能があらゆる面で障害されている広範な損傷の患者は，ピースを積み重ねたり，まったく構成しようとせずにピースをグループに分類することもある。あるいは，少数のピースを使い，名前が付けられず，計画性もない作品を作ることもある。たとえば，図15-3は，髄膜炎に罹患した40歳の電気器具販売員の作品である。彼は最初の右側脳血管障害により軽い左半側不全麻痺が出現し，発語が不明瞭になった数日後に，血管内皮除去術と血栓摘除術を受けた。髄膜炎が回復してから4カ月後，彼のWAISの知識，理解，積木模様の得点は，それぞれ10，9，6点であった。なお，病的に反応が乏しくなったために，標準的な検査

表15-3　np（使用ピース数）と複雑性（complexity）得点に関する3群の比較

群	患者群		対照群	
	依存群	自立群		
評価				F
使用ピース数（*np*）				
平均±SD	13.5±9.46	30.24±11.32	42.2±10.03	26.91[a]
範囲	0-42	9-50	23-50	
複雑性（complexity）				
平均±SD	2.22±2.10	5.47±1.77	7.8± 1.9	28.27[a]
範囲	-1-8	2-9	5-12	

[a] one-way ANOVA, $p < 0.001$

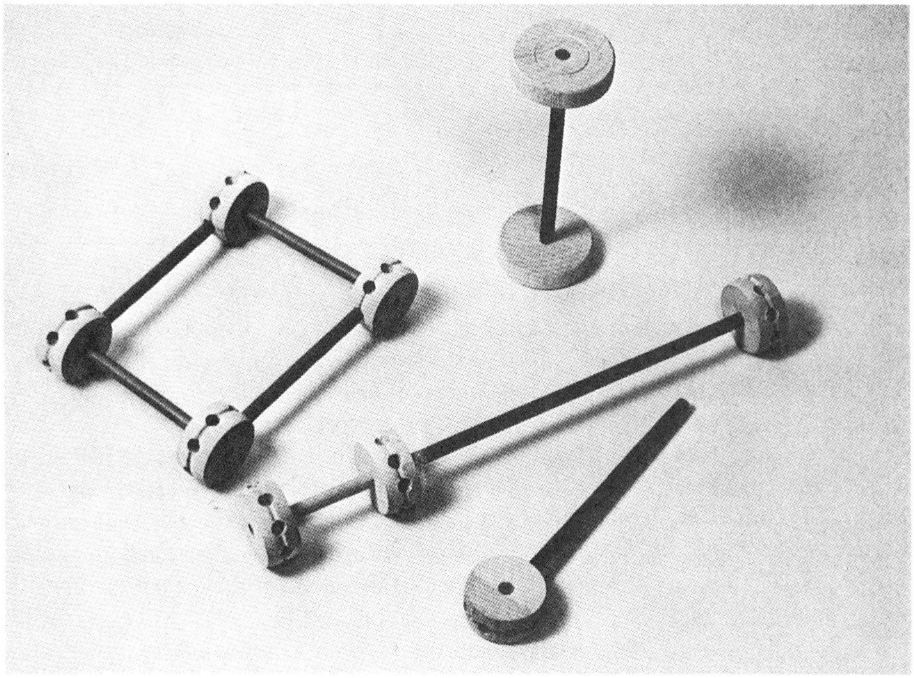

図 15-3　この患者は「自動車」を作ろうとしたと述べた（本書 p.382 参照）。この患者は発症以来自立度がきわめて低かった。発語は非流暢で，自力で食べたりトイレに行ったりはするが，歩行はパーキンソン様である。

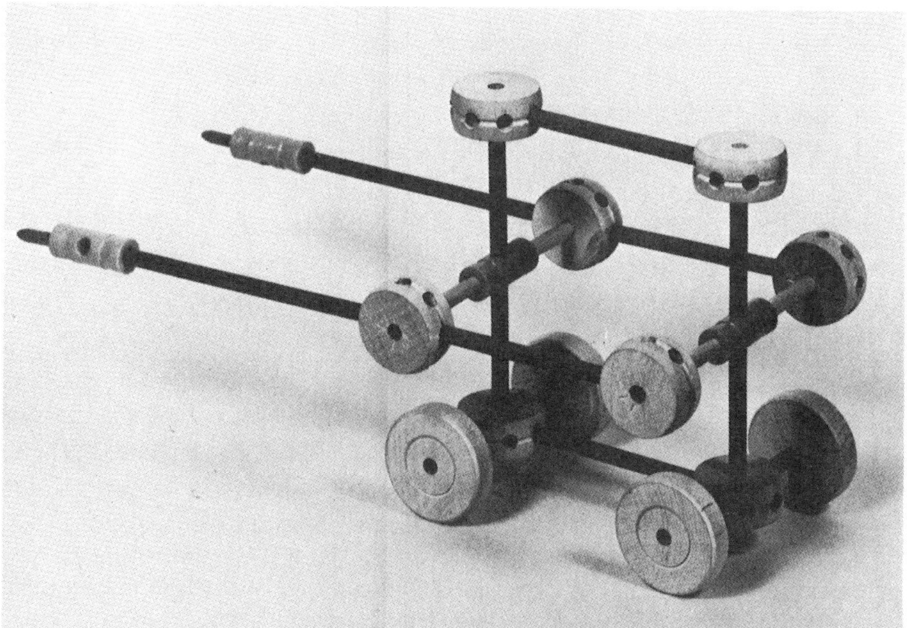

図 15-4　この「宇宙の乗り物」はティンカートイ・テストを知らないある神経心理学者によって作られた。使用ピース数は 34 個だけであるが，「複雑さ」得点は 11 であり健常者の平均を優に上まわっている。

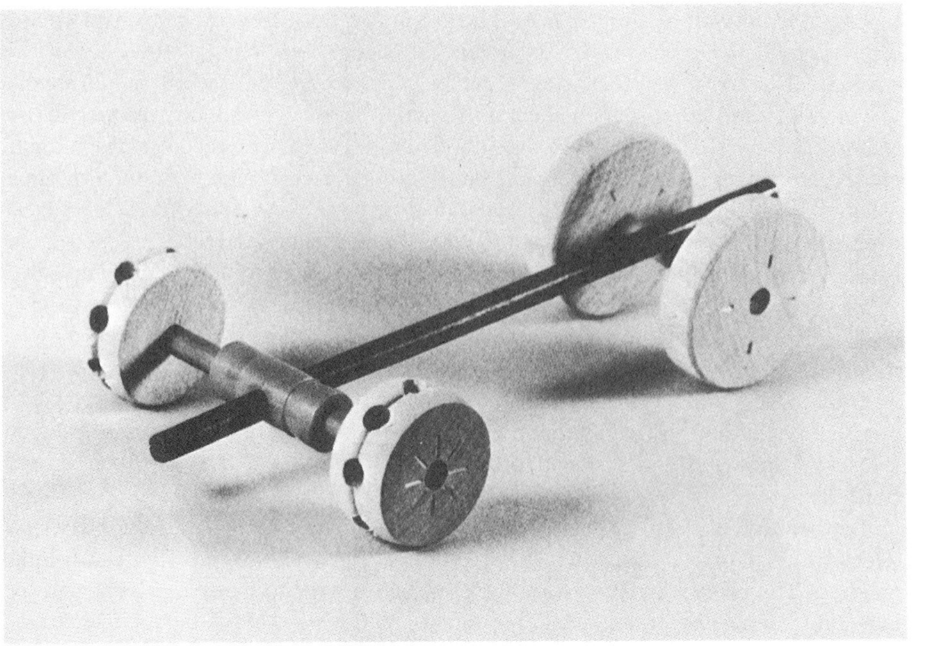

図 15-5 この「大砲」を作った患者は，WAIS の理解が 16 点と積木模様が 17 点であった（本書 p.382 参照）。

では促されてようやく反応できる程度の患者では，ティンカートイ・テストのようなオープンエンドの課題はまったくできない傾向がある。

ティンカートイ・テストの構成的な側面を評価する得点法の妥当性については，系統的な検討はなされていない。構成的要素の細かい評価のためには，別の得点基準が必要であろう。あるいは，個々の変数に対して異なる重みづけをすることが必要かもしれない。ただし，実際にこの検査を施行してみれば，作品の質的な性質が多くの場合，三次元的な構成問題に関する患者の能力に関する豊富なデータ源となることがわかる。

2）自己制御

柔軟性と変換する能力　自分自身の行動をコントロールする能力は，柔軟性の検査によって測定することができる。これは，状況の変化に応じて，思考や行為の変換を被検者に求めるものである。行動における柔軟性の能力は，知覚・認知・反応の領域に及んでいる。知覚における柔軟性の障害は，視覚的スキャンの障害や知覚的なセットの変換困難として現れる。概念における柔軟性の障害は，問題の理解や解決における硬直したアプローチや，刺激にとらわれた行動，すなわち自己の知覚領域に存在する物に反応や注意がとらわれた行動として現れる。これは，知覚的組織化・思考の流れ・継続的行為を，刻々と変化する必要性に合わせて変換することの困難として現れることもある。

反応における柔軟性の障害は，保続・常同行為・非適応的行為として現れたり，あるいは行為の調整の困難として現れる。具体的には，行動を容易に変えることができなかったり，迅速に変化する要求に行動を合わせられなかったりする。行動のプログラミングにおけるこの障害は，さまざまな文脈の中でさまざまな形をとって現れ，前頭葉障害と関連している（Luria, 1966；Luria and Homskaya, 1964）。症状は，少なくとも部分的には損傷の部位によって決まってくる。

一般に，自己制御の障害を明らかにするような検査法は，得点化することができず，構成の標準化さえされていない。これらはいずれ不要であり，特に望ましいものでもない。保続が認められたり，動作，描写，会話の連続的で円滑な移行ができないことが明らかになりさえすれば，その患者は自己制御が困難であるということの十分な根拠となる。したがって以下のような点が次に問題となる。すなわちそれがどのくらいの頻度で起こるのか，どのくらい長く続くのか，患者は自分で誤りを修正することができるのか（たとえば，単語や運動の保続が認められる場合や，正しい反応の流れが失われている場合），誤った反応がもっとも引き出されるのはどんな状況か（課題の種類・外的条件・ストレス・疲労等）ということである。効果的な検査は，患者ひとりひとりによって異なっているはずである。なぜなら，検査過程の各段階で患者の示す特有な一連の反応が重要だからである。たとえば微細な障害が疑われる時には，検査の長さや複雑さを増してみることが必要になろう。逆に，広範で全般的な障害が疑われる時には，非常に長い課題や複雑な課題を課すことは不必要であろう。一方，今後の計画やリハビリテーションの目的のためには，患者に広範囲な課題を課すことがより有用であろう。

概念的なレベルでは，思考の柔軟性の障害の存在を診断することは困難である。これは，性格の硬さや鈍さという形に変化して現れるためである。抽象概念の検査のうち，特に概念形成における変換をみる課題（本書 p.347 - 355 参照）が思考の柔軟性を判定する検査となる。

思考の柔軟性を評価する別の検査として，物品用途検査 *Uses of Objects test*（Getzels and Jackson, 1962）がある。これは，優秀な小児の創造性の検査としても有用である。被検者の課題は5つの日常的な物（レンガ，鉛筆，クリップ，楊枝，紙）について，できる限り多くの使い方を書くことである。例として各々について使い方が2つ，たとえば，「レンガ－家を建てる，ドアを止める」や「鉛筆－書く，しおり」が挙げらている。回答用紙には，各々について 12 以上の使用方法が書けるような枠が設けられている。レンガに対して「壁に使う」や「庭の小道に沿って並べる」というような明白で型にはまった反応をする傾向は，被検者が「正当な」あるいは論理的な答を考えていることを反映している。これは収束性思考 convergent thinking と呼ばれている。これに対し，多くの案やしばしば独特で大胆な案を出すものの，それが正しいとか論理的であるとかいうことにはあまりとらわれない思考は発散的思考 divergent thinking と呼ばれる。たとえば，レンガを湯たんぽがわりや武器として使うというのが拡散的思考の例である。Zangwill（1966）はこの検査を，思考の柔軟性を評価するために使用することを奨めている。彼は次のように述べている。「前頭葉損傷の患者は，物の主要な，あるいは型にはまった使い方に執着し，他の稀な使い方を考え出せないという傾向がある。このことは，ある分類原則から別の分類原則への切り換えができないという事実を思い起こさせるものである」（p.397）。

デザイン流暢性検査 *Design Fluency Test*（Jones-Gotman and Milner, 1977）は，Thurstone の語流暢性検査 *Word Fluency Test*（本書 p.297 参照）の非言語性バージョンとして作られたものである。この検査も概念的な生産性を評価するものである。方法は２種類ある。第１の方法は自由条件で，被検者は単に「図を考え出して描く」ことを指示される。この場合，実際の物や名前のある抽象的な形（たとえば幾何学的な形）や単なる走り書きをすることは認められない。認められる図と認められない図を例として示された後に，被検者は５分間でできる限り多くの異なる種類の図を描く。この時，「多く」と「異なる」という点が重要になる。被検者が認められない図を描いた場合や，類似した図を書いた場合には，最初の時点で検者がそれを指摘する。細かすぎる図も，時間がかかって「多く」という条件が満たされなくなるのでやはり指摘する。第２の方法は制約条件で，４本の線を使うという制約が与えられる。時間は４分間である。４本の線は直線でも曲線でもよい。被検者は再度，認められる図と認められない図を例として示された後に課題に取り組む。健常被検者の平均作図数は，第１の自由条件で平均 16.2，第２の制約条件で平均 19.7 である。ただしそのうち 10％が保続的であると判断されている。前頭葉損傷の患者は，自由条件，制約条件のいずれにおいても，健常者や後部脳損傷患者と比較して作図数が少ない傾向があった。一般に右側に損傷のある患者は作図数が少ない傾向があり（自由条件における右後部脳損傷の患者を除く），右前頭葉に損傷のある患者は作図数がもっとも少なかった。前頭葉（特に右前頭葉）の損傷と右中心部の損傷を持つ患者は，自由条件と制約条件の両方において，対照群に比べて保続傾向がもっとも顕著であった。

保続は，反応の非柔軟性を示す証拠のひとつである。保続や変換の困難が疑われる時は患者に対して交互に変わる連続文字（たとえば，mnmnmn の筆記体）を写させる。あるいは手の反復・連続パターンの運動をさせる。これは，手のコントロールに左右差があるかどうかを決定するために，それぞれの手に対し別々に行う。Luria（1966）は，「丸，丸，丸，十字，丸」とか「四角，十字，丸，十字，十字」とタイプした紙を患者に与え，それぞれの単語の下に指示された図形をできるだけ速く描くようにという教示を与えた。同様のことを言語的に行う検査でも，保続傾向を引き出すことができる。図形としては，単純な幾何学的形態でも文字や数字でもよい。一般的な幾何学的図形の中では，円がもっとも保続が起きにくく，四角は比較的起きやすく，三角はもっとも起きやすい（E.Goldberg, 1975）。E. Goldberg と David Tucker（1979）は，このような一連の言語的命令に対して単純作図の反応を行う場合に生ずる保続を次の４型に分類した。（１）「多動性運動保続」は，元の運動を終えることができないことをいい，課題の中の単一の要素を余計に描き過ぎたり，ページの端で止まるまでひとつの要素を描き続けるという形で現れる。（２）「要素性保続」では，個々の要素を再生することはできるが，以前に描いた図形の要素を取り入れてしまう。（３）「特徴の保続」は以前に描かれた図形のある特徴が現れてしまうことである。たとえば，普通に交差した十字を描くべき時に，以前に描いた円や三日月のような輪郭で描かれた「丸い」図形の特徴が現れて，輪郭で描かれた「丸い」十字を書いてしまう場合などである。（４）「行為性保続」においては，たとえば，単語，数字，数学の記号や幾何学の記号という異なる刺激のカテゴリーが混同してしまう。Goldberg らは，（１）の「多動性運動保続」だけが真の運動保続であると指摘している。他のタイプは，異なるレベルの認知的過程の崩壊から生じるものであり，互いに異なる図形の要素の単一化から生ずるのが（２）の「要素性保続」，空間的特徴の混乱が（３）の「特徴の保続」，そして，意味的なカテゴリーの混乱が（４）の「行為性保続」であり，処理過程における複雑さの階層のなかでもっとも高位レベルのものである。

ベンダー-ゲシュタルト検査（本書 p.308 - 315 参照）の特にカード１，２，６と，ベントン視覚記銘検査（本書 p.259 - 262 参照）も，保続傾向を明らかにするのに有用である。保続のある患者は，アルファベットや一連の数字，自分の住所などを書くのに困難をきたすことが多い。しかし保続がサイン（署名）に現れるということはほとんどない。なぜならサインは，非常にやり慣れている行為なので，高度障害者を除くほとんどの人にとって自動的にできるのである。

運動反応制御の困難は，患者が検者の示すシグナルに対して反対のことをするという検査によって明らかにすることができる（Luria, 1966 ; Luria and Homskaya, 1964 ; 本書 p.389 も参照）。たとえば検者が１度手を叩いたのに対し，患者は２度叩くという課題である。あるいは，検者が長い信号を出すブザーを押すと，患者は短い信号の方を押すという課題である。自己制御に問題のある患者は，このような課題で，検者の反応パターンに否応なく従ってしまう。

自己制御の問題は，運動の行為を逆転させる際の困難さとしても現れる。Talland（1965a）は，記憶障害の患者と対照群被検者の両者に，Ｓを 30 秒間，次に逆転したＳを 60 秒間，そして再び標準のＳを 60 秒間書かせた。２回の 60 秒間試行において対照群被検者は標準のＳを平均 78.2 個，逆転したＳを 65.8 個書くことができた。患者は標準のＳを平均 78.0 個書いたが，逆転したＳの平均は 35.3 にすぎなかった。

運動を制御する能力の検査では，検者は障害のある反応が現れるまで十分に長くその課題を続けなければならない。患者は，最初のいくつかの刺激に対しては正しい反応の構えを維持することができても，その後になって混乱したり，保続のパターンが出現することが多いものである。患者が反応を続けられなくなってきた場合，検者は患者に教示を思い出すように言うべきである。前頭葉損傷の患者は，教示を正確に繰り返すことができても，誤った反応を続けることがある。それにより，理解と行為の解離が明らかになるのである。

筆者は，細かい運動制御を検査するためにライントレース検査*Line Tracing Task*；LTT を考案した（図 15-6 参照）。被検者は明るい色のフェルトペンと図 15-6 のような図が印刷された一枚の紙を与えられる。そしてできるだけ迅速にそれぞれの図の線上をトレースするように指示される。カーブや角をいかに正確にトレースするかをみることが目的なので，時間の計測は必要ない。運動制御に問題があると，角度が不正確だったり，角でうまく曲がれずにはみ出したり，保続が生じたり，図の最後にあるような曲線の大きさが徐々に小さくなっていくことについていけない，等の形で現れる。この課題は，健常者なら 10 歳で正確にできるものであり，顕著な偏りが見出されれば，運動制御に問題のあることを示唆する。

マッカリーの職工能力検査 *MacQuarrie Test for Mechanical Ability*（MacQuarrie, 1925, 1953）は，トレース，タッピング，点打ちの下位検査から成る。これは，微細な運動コントロールの障害に対して鋭敏と思われる（MacQuarrie 下位検査については本書 p.422 - 423 参照）。MacQuarrie の検査では時間を計測するので，得点に反映されるのは運動そのものの遅れと運動行為の障害から生ずる反応の遅れの両方になる。したがって，下位検査の得点が低かった場合には，検査成績の質の分析と全体的な検査得点のパターンの評価をしなければ，遅延の要因を明らかにすることはできない。

スキャン検査 *scanning test*（本書 p.221 - 223 参照）は，思考の柔軟性の低下に鋭敏である。知覚の変換能力の低下は，視覚的な錯覚や，視覚的検索を含む注意力検査の成績低下として現れる（本書 pp.189 - 191，197 - 202，219 - 220 参照）。こういった知覚検査の成績内容を分析することで，成績の低下が知覚の障害の結果なのか，または多様性や変化についていけなくなったのかが判断できる。

持続力 perseverance 持続力に問題があると，あらゆる精神活動・運動活動が障害される。持続力の問題は，注意障害から生じていることも，あるいは前頭葉損傷と関連した自己制御の障害を反映していることもある。注意障害から生じている場合，行動は外的な干渉があると中断される。前頭葉損傷の場合には，患者が興味を失ったり，反応が鈍ったり，諦めたりというような，患者の内部の要因によって活動は減退する。運動維持困難では，指示された運動行為を自発的に維持することができなくなる。運動維持困難は，両側皮質ないし右半球損傷に伴いやすく，かなり重篤な知的障害を呈する（Joynt et al., 1962；Joynt and M.N. Goldstein, 1975）。

Tow（1955）は，前頭葉手術後の患者の持続力

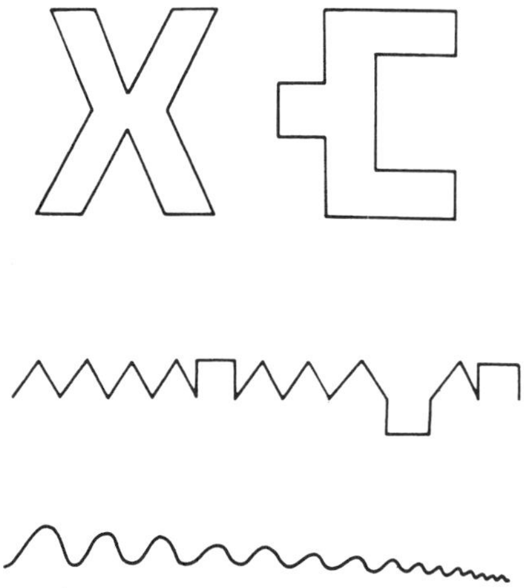

図 15-6 ライントレース検査 Line Tracing Test（縮小して掲示）

を2種類の方法で検査している。第1の方法は，患者にできるだけ長く正面のイスよりも高く脚を上げ続けてもらう課題である。第2の方法は，“constable”“speculate”“overstate”の単語にある文字を使って3文字の単語をできるだけ多く書かせるというものである。この3つの単語は，それぞれからたくさんの短い単語を作ることができるという観点から選ばれたもので，3つの独立した試行として，1つずつ順々に与えられた。前頭葉手術後の患者は，手術前より早く脚を下におろしてしまい，単語課題では生産性が第2・第3試行で低下するという傾向が一貫して認められた。このことからTowは次のように結論している。「保続の検査は，精神過程が遅延する傾向を測定するものである。保続は不随意的である。一方，持続力は行為の随意的なコントロールを意味する」（pp.130-131）。

運動維持困難の検査 Tests of motor impersistence（Joynt et al., 1962 ; Benton et al., 1983）以下のような神経学的検査を基にした8つの簡易な下位検査から成っている。（1）目を閉じ続ける，（2）目を閉じたまま呈舌し続ける，（3）目を開いて呈舌し続ける，（4）側面の視野に視線を固定する，（5）口を開け続ける，（6）検者の鼻に視線を固定する，（7）「アー」の声を出し続ける，（8）手を握り続ける。運動維持困難は，患者に息を止めさせたり，横目を続けさせたりする場合にも出現する。Ben-Yishayら（1968）は，左半球損傷患者24名のうち，呈舌維持のできなかった患者は3名だけであったが，視線の固定できなかった患者は20名であったと報告している。すなわち，課題に失敗する割合は，課題の難しさに比例して増加した。検査成績が難易度に従って低下するということは，運動維持困難の基盤には共通のメカニズムがあり，それが障害の程度によって現れるということを示唆している。失敗した下位検査の数も，認知能力，視覚運動効率，機能的能力の障害と相関しており，重症度を反映していると判断された（Ben-Yishay et al., 1968）。

効果的な行為

行為の有効性というものは，その行為のモニター・自己修正・強さ・テンポなどの量的側面のコントロール能力にかかっている。脳損傷患者は，行為の誤りや不成功が多い。自己修正やモニターの能力が障害されやすいからである。患者の中には，自分の誤りに気づかないために誤りを修正できない者がいる。患者が病的に緩慢な場合には，自分の誤りに気づき，時には誤りをはっきり確認することもできるが，それでも修正することができない。自己モニター能力に問題があると，いかなる行為でも障害され得るので，現れ方もさまざまである。たとえば，芝生の一部だけを刈り取らなかったり，会計簿の数字を1つか2つ飛ばしたり，靴ひもを切ってしまったり，力を入れすぎてボタンがはじけたりするというような形である。神経心理学的な検査においては，自己モニター能力の障害は，たとえば単語と単語との間にスペースをほとんどまたは全く開けなかったり，あるいは斜めに書き続けていったりするという形で現れる。また，筆記式の検査では項目を飛ばしたりずらしたりするということもある（たとえば，10番目の欄に9番目の設問の回答を書き込むなど）。さらに，話し方が素早く一気であったり，一本調子で切れ目がなかったりすることもある。文章や思考が脇道にそれて不完全に終わったり，内的・外的な原因ですぐに気が散って中断したりつながりがなくなったりすることもある。

自己モニターや自己修正の障害そのもののための検査はあまりないが，どのような検査でも，被検者の行為を観察すればこれに関連した情報を得ることができる。患者の誤りや態度（自分の態度の認識や判断を含む），特異な歪曲，代償的努力などの性質や内容を検討することで，多くの情報が得られることが多い。この種の情報は，検査得点よりも有用なことも稀ではない。得点化してしまうと，本来患者の持つ欠陥あるいは代償の程度がマスクされやすいからである。

迷路学習 Maze Learning

Milner（1965, 1969）は，前頭葉損傷のある患者（Milnerの研究では脳葉を切除された患者）

の迷路学習障害を初めて示した。前頭葉損傷患者は，迷路課題を言語的にははっきり理解したのにもかかわらず，迷路学習障害を示すのである。他の脳部位に手術を受けた患者と比較した研究では，前頭葉に損傷のある患者だけに「規則を破る」ということが認められた。すなわち，教示を正確に覚えているのにもかかわらず，教示に従うことができないのである。また，両側性の海馬病変のある患者は，予想通りルートの学習に欠陥があることも Milner は見出している。

運動行為

運動行為の障害の原因が，遂行機能の障害か，特定の運動機能の障害かを鑑別するのは，言葉で言うほど容易ではない。たとえば，皮質障害で連続して交互に手を動かすことに障害がある場合は，協調運動という特定の運動障害の場合もあれば，保続あるいは運動パターンを持続できないことによる場合もある。それどころか，皮質下の病変による場合さえある（Heilman, 1979）。こうした鑑別は，運動障害を観察することによって可能なこともある。しかし，個々の障害を分類するためには，症状のパターンが小脳の障害を示唆するのかそれとも前頭葉の障害を示唆するのか，片側性か両側性か，運動それ自体の障害というよりもむしろ感覚障害や筋力低下ではないか，などの検討が必要である。E.Goldberg と David Tucker（1979）は，描画に現れる保続の類型と局在的な関連性は，少なくとも今のところはないと述べている。また，その他の運動障害で脳損傷に伴うものであっても，特定の解剖学的領域との間に必ずしも関連性はない。

神経心理学的な意味で運動機能の障害とは，正常な運動の能力が損なわれていないにもかかわらず生じる障害である。また，本人が意図して行っているという要素を持っていることが，神経心理学的データになる条件でもある。この点が，単なる反射運動やせん妄患者のランダムな腕の動きとは異なっている。

運動機能

運動機能に関する神経心理学的な検討は，運動の全領域に及ぶ。すなわち，命令に対する反応や，手，指，口，足，脚の単純な動きの模倣，さらには１つか２つの手足の動きの共同作用や手と手の動きの共同作用，運動の持続，速さと方向の変換，特に手と口を含む複雑な連続的運動，運動行為を話し言葉や言語的思考と統合することに至る。そうした基礎的な運動機能を神経心理学的に検査するために Luria が用いた手技を，Christensen（1979）が整理して記載している（本書 p.427-428 参照）。また，Luria 自身の著作（1966, 1973）にも見出すことができる。Luria の技法は，難易度や複雑度の段階も標準化もなく，統計的な検討に適したものでもない。むしろ，運動面に現れる障害の検出や臨床観察の整理の枠組みとして有用なものである。

失行の検査

失行の検査は，学習によって獲得された顔や手足のさまざまな動きをみるものである。また，稀には，身体の動きをみることもある（Hécaen, 1981; Heilman, 1979; Kimura and Archibald, 1974; Strub and Black, 1977）。顔や四肢，特に手の学習された動きの統合は，模倣と命令の２つの条件下で検査するのが普通である。すなわち，（ａ）誰もが知っているジェスチャーのような，象徴的あるいはコミュニケーション的な動き；（ｂ）実際に物を使う；（ｃ）物を使わずにパントマイムの身振りで表す。以上の（a）（b）（c）を，模倣と命令の両方の条件で検査する。

表 15-4 は，失行の検査で使われている行為の一覧である。検者は被検者に対し，「私がするのを見て，同じようにしてください」とか「あなたが○○する時はどのようにやりますか」と言うことによって，行為を模倣させたり命令したりする。

そのなかには，実際に物を使うか，あるいは使うような身振りをするものを含むべきである。なお，検者が注意すべきこととして，失行症でない患者であっても，パントマイムの命令に対して自分の手が道具であるかのような反応をすることがある（たとえば，拳を握ってハンマーのようにする，指を開閉してハサミのようにする）という事実がある。患者の反応が抽象的要素を欠いている場合，その患者の抽象的思考に障害があることを現している。

遂行機能の障害に非常にたくさんの側面があるように，失行が存在するということは，求められている動きの中のどこかある一カ所が実行できないということによって示される。ただし，それが知覚障害や筋力低下によるものではなく，運動機能の要素を含む皮質下性の疾患（たとえばパーキンソン病や小脳障害）の結果でもないことが条件である。検査を幅広く行えば，それに比例して障害の範囲と重症度を評価することが可能になる。片側だけの病変を持つ患者においても，物を使ったり身振りをしたりすることの失行が身体の両側に及ぶ場合がある。一般的には，左大脳皮質損傷の場合にそういった失行が生ずる（Kimura, 1979）。象徴的な失行と物品を使うときの失行が，感覚性失語（Dee et al., 1970）や身振りの認知（Ferro et al., 1980）と密接な関連を持つ傾向にあることが報告されている。しかし，脳損傷を持つ患者の大多数は，損傷の左右にかかわらず，象徴的な身振りを模倣するのが困難である。Heilman（1979）は，課題条件や左右の手で異なる失行パターンがみられるのは，損傷の部位に関係していると報告している。

手先の器用さ

多くの神経心理学者は，検査バッテリーの中に手先の器用さの検査を含めている。いずれも速さを求める検査であり，検査用具そのものが何らかの数を出すものか，あるいは，行為の回数を数えるものである。これらの検査は，損傷の左右差を見出すのに役立つこともある。

1）指タッピング検査 The Finger Tapping Test : FTT（Halstead, 1947 ; Reitan and Wolfson, 1993 ; Spreen and Strauss, 1991）

これは手先の器用さを調べるのにおそらくもっとも広く使われている検査で，もともとは指振動の検査 *Finger Oscillation Test*（Halstead, 1947）と呼ばれていたものである。これは，ハルステッド-ライタンの検査バッテリーに含まれており（本書 p.424-426），キーを叩いた回数を数えるものである。片手ごとに 10 秒間の試行を 5 回行い，各試行の間には短い休憩をとる。5 試行の平均が片手ごとの得点になる。Halstead の対照群（本書 p.425）29 名は，10 秒間に右手で平均 50 回，左手で平均 45 回のタッピングを記録した。男 47 名，女 47 名を対象にしたデータでは，利き手による平均は男 55.87±4.91，女 51.08±4.87 であった（Dodrill, 1979）。この男女の約 5 点の違いは，0.1 %水準で有意であった。Matarazzo らは（1974），29 名の若者を対象として指タッピングの平均得点を 54.12±4.35 と報告しているが，この得点は，Dodrill のデータを支持するものであった。また，男性の方が 4.4 点上回っていること（$p < 0.01$）も一致している（G.D.King et al., 1978）。G.D.King らは，女性の場合，不安が指タッピングの得点を

表 15-4 失行の検査

	物品の使用	象徴的身振り	その他
顔（上顎・顔面）	マッチを吹き消す	舌を突き出す	口笛を吹く
	ストローで吸う	キスをする	歯を見せる
上肢	歯ブラシを使う	あいさつをする	指を鳴らす
	くぎを打つ	ヒッチハイクの合図をする	人差し指で耳を触る
	紙を切る	「ＯＫ」の合図	親指と小指を立てる
	コインをはじく	「止まれ」の合図	拳を握る
下肢	ボールを蹴る		
	タバコを消す		
全身	野球のバットを振る	おじぎをする	立つ（または坐る）
	ほうきで掃除する	ボクサーのポーズをする	うしろを向く

低下させる傾向にあるが，男性ではその傾向がないことを観察している。また，誰もが推測できるように，タッピングは年齢とともに遅くなる。それが明らかになるのは50歳から60歳で，それ以後は順次遅延の程度が増加してくる（Bak and Greene, 1980 ; Harley et al., 1980 ; Pauker, 1977）。

脳損傷患者では，例外はあるものの，一般的には指タッピングの速度が遅くなる。（Dodrill, 1978 a ; Haaland et al., 1977 ; Lansdell and Donnelly, 1977）。一側性の損傷があると，たいていの場合，対側手のタッピング速度が遅くなる（Finlayson and Reitan, 1980 ; Haaland and Delaney, 1981）。しかし，この検査をスクリーニングに使える程の一貫した傾向はない（Heaton et al., 1978 ; Lewinsohn, 1973）。なお，この検査は，ジフェニルヒダントインの血中濃度に対して感度が高い（Dodrill, 1975）。

2）パードゥ・ペグボード検査 The Purdue Pegboard Test（Purdue Research Foundation, 1948）

神経心理学的に感度の高い検査で，もともとは職業選択の際に手先の器用さを検査する目的で考案されたものである。その後，脳損傷患者における損傷の左右差（Costa et al., 1963 ; Vaughan and Costa, 1962）や運動の器用さ（Diller et al., 1974）の検査に用いられてきた。標準的な方法では，患者は，左手，右手を順に使い，最後に両手を同時に使ってペグを置いていく（図15-7参照）。各条件は30秒で，全体の検査時間は90秒になる。標準的な方法は1回であるが，脳損傷が疑われている患者やすでに明らかな患者を検査する場合には，被検者が検査方法を学習できるように，各条件ごとに練習試行を行うべきである。得点は正確に置かれたペグ数である。製造業従事者や製造業

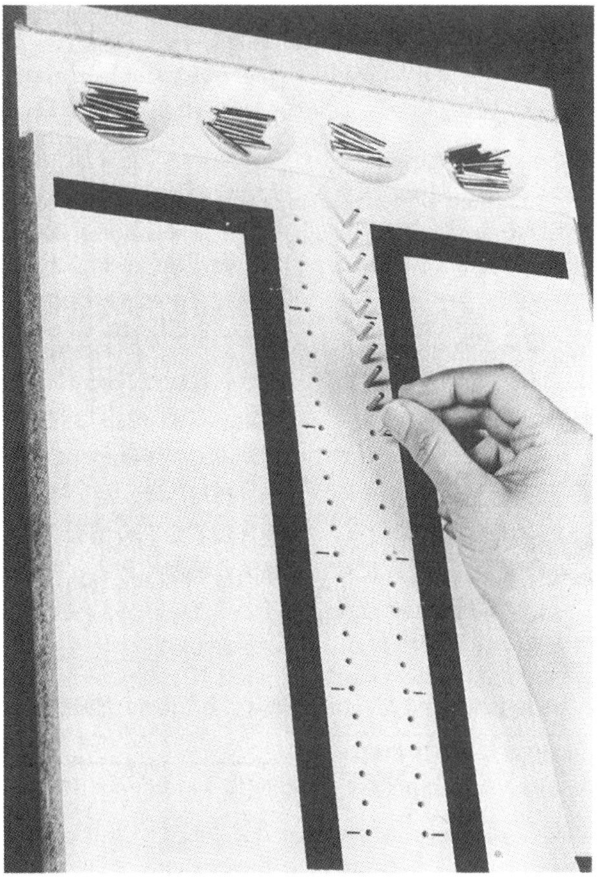

図15-7　パードゥ・ペグボード検査（Lafayette Instrument Co. の御好意による）

志願者から成る健常対照群の平均得点は，右手で15 ～ 19 点，左手で 14.5 ～ 18 点，両手で 12 ～ 15.5点という範囲にあり，これら 3 得点の合計は，43～ 50 点である（Tiffin, 1968）。女性グループの平均得点は男性グループの平均点よりも 2 点以上高い傾向がある。

脳損傷患者は，全体としては対照群に比べて成績が低い傾向がある。しかし右半球損傷患者は事実上左手での課題を施行することはできないことがある（表 15-5 参照）。しかし，Diller は脳血管障害の患者では，左半球損傷と右半球損傷で平均得点（30 秒間の試行 3 回の平均）に有意差がないことを見出している。患者群の平均得点は，10.40 ～ 11.83 点の範囲にあり，標準偏差は 2.41程度であった。

このパードゥ・ペグボード検査の，鑑別診断における有用性についての研究もある。それによれば，病側を正確に予測できた率は，検定集団で 70%，交差検定集団で 60%であった。また，脳損傷の有無という点に関しては，89%の正確さを持つという結果であった（Costa et al., 1963 ）。高齢群と若年群に対しては，2 種類の別々のカットオフポイントが定められている（表 15-6 参照）。さらに，どの年齢の患者についても，左手の得点が右手（利き手）の得点を上回る場合や右手（利き手）の得点が左手の得点を 3 点以上上回る場合は，脳損傷の存在が考えられる。片手だけが遅れるということは，対側半球に損傷があることを示唆している。両手がともに遅れるということは，び漫性脳損傷や両側性の脳損傷がある場合に生ずる。

T.E.Goldberg と A.Smith（1976）も，2 つの年齢群に対してカットオフポイントを求めている。これは，各条件（利き手，非利き手，両手）に対して 30 秒間の試行 2 回と 60 秒の試行 1 回を行うというように施行を拡張して用いるものである。彼らのカットオフポイントが Vaughn と Costa（表15-6 参照）の得点と異なっているのは，若年群（13 歳～ 40 歳）の両手のカットオフポイントが9 点であることと，中高年群（41 ～ 70 歳）の利き手のカットオフポイントが 12 点であることのみである。これら 2 つの研究における若年群と中高年群の年齢範囲は同じではないが，若年群と中高年群に対する他のカットオフポイントは同一であった。T.E.Goldberg と A.Smith の 60 秒条件の基準は，単に 30 秒条件を 2 倍にしたものである。脳損傷を示唆するのは，基準を下回る得点が，30秒条件のいずれかにおける第 1，第 2 試行の両方，あるいは 60 秒条件で 1 回でも認められた場合である。60 秒条件で非利き手の得点が利き手の得点を 3 点以上上回る場合は，利き手の反対側に病変があることを示している。30 秒条件で利き手の得点が非利き手の得点を 5 点以上上回る場合は，利き手の同側に病変があることを示唆している。

他の多くの有用な神経心理学的検査と同じように，パードゥ・ペグボード検査でも，脳損傷を同定する効率についての報告結果は全く一定しない。T.E.Goldberg と A.Smith（1976）は，自らの基準を用いて，正常な被検者と神経疾患患者からなる大きな集団の 80%（10%は偽陽性，10%は偽陰性）を正確に同定できたことを報告している。一方，同じ基準を用いた Berker ら（1982）の研究では，さまざまな脳損傷患者 228 名の集団で運動障害の患者が感覚障害の患者より多かったが（顔－手感覚検査 Face-Hand Sensory Test を用いて判定，本書 p.228 参照），いずれも一側性の損傷によるものがほとんどであった。しかし，Heaton ら（1978）は，器質性疾患の患者とそれ以外の精神科患者をこの検査だけで識別できる率は 76 ～46%の範囲であると報告している。したがって，スクリーニングテストとしてはあまり期待できないと言える。

表 15-5　パードゥ・ペグボード検査の平均得点

	健常対照群	左半球損傷群	右半球損傷群
右手	14	9	10
左手	13	10	0

（Vaughan and Costa, 1962）

表 15-6　2 つの年齢群における脳損傷のパードゥ・ペグボード検査のカットオフポイント

	60 歳未満	60 歳以上
右手（利き手）	＜ 13	＜ 10
左手（非利き手）	＜ 11	＜ 10
同時（両手）	＜ 10	＜ 8

（Vaughan and Costa, 1962）

3）溝のあるペグボード　Grooved Pegboard（Kløve, 1963 ; Matthews and Kløve, 1964）

この検査は，ペグボードの課題に複雑な協調運動の次元を加えたものである。検査用具は，さまざまな方向に曲がった溝が5×5の組み合わせで並んでいる小さなボードである。1個1個のペグの片面には隆起がついており，正しく差し込むには，適切な向きに回転させる必要がある。これはウィスコンシン神経心理学的検査バッテリーWisconsin Neuropsychological Test（Harley et al., 1980 ; Matthews and Kløve, 1964）にも，またラファイエットクリニック反復施行可能神経心理学的検査バッテリーLafayette Clinic Repeatable Neuropsychological Test（R.Lewis and Kupke, 1977）にも入っている（本書p.427参照）。この検査は複雑なので，脳血管障害後の運動機能の改善度や（Meier, 1974），運動機能に関する各半球の要素（Haaland et al., 1977 ; Haaland and Delaney, 1981）を研究するのに感度の高い検査である。

得点は完成するまでの時間である。検査データの扱われ方はさまざまである。Matthews と Haaland（1979）は，ほとんどが中年（55±5歳）である小グループ（n=16）の対照群被検者で，両手を使った場合の平均時間を85秒であるとしている。14歳の男女を対象とした研究では，利き手では66.5±13.3秒，非利き手では70.1±7.5秒であった（Knights and Moule, 1968）。14歳の男子だけを対象とした別の研究では，もっと長い時間を要し，しかもばらつきが大きかった。すなわち，利き手では78±40.5秒，非利き手では81±23.8であった（Trites, n.d.)。R.Lewis と Kupke（1977）の報告によれば，てんかん患者（服薬の種類と量はさまざま）の利き手による平均得点は，71～79.5秒の範囲内である。

16章　観察方法，評価尺度，調査票

この章で扱う技法は，臨床観察に基づいた比較的簡便なもので，厳密に標準化されたものではない。多くは，行動観察や診断面接を行うためのスケジュールという性格を持っている。臨床経験から発展したものもあれば，特殊な評価の目的で開発されたものもある。いずれにせよ，どの技法も検査データを生きたものとして評価するうえで有用であり，患者の経過を追ったり大まかな印象診断をしたりするのに役立つと思われる。

精神現症評価

精神現症検査，すなわち構造面接は検者が患者に対した時まず最初に行うものであり，精神医学的あるいは神経学的検査で認知機能を評価する唯一の正規の検査法である。心理学者はこれを省いてしまうことが多い。というのも精神現症検査から得られる情報のほとんどは一連の神経心理学的評価から得られるためである。しかしながら，精神現症検査を行えば，患者の認知機能や社会的行動に関する概略を把握することができるので，どの領域の詳細な検査が必要かを知ることができる。また，精神現症検査により，患者の全般的機能が標準的な成人用検査に適するかどうか判断できるのが普通である。さらに，個々の症例の特異性や情動面の問題を引き出すことにより，検査の障害となる点，特殊な配慮が必要な点，また検査方法の改変の必要性などを知ることもできる。

精神機能の情報は，面接における直接の質問と注意深い観察から得られるものである。精神医学や神経学のほとんどすべての教科書や手引きに精神現症検査の方法が記されている。認知機能，社会・情動面の機能のさまざまな領域を網羅する種々の質問と，精神現症検査で得られる情報については，いくつかの文献にまとめられている（R. G.Knight, 1992 ; Ovsiew, 1992 ; Sturb and Black, 1985)。精神現症検査は，方法も質問項目もさまざまであるが，常に以下の点は網羅されている。

1．外観：患者の服装，装い，態度，表情，視線を観察し，衒奇的行動などあらゆる行動の異常を記載する。
2．見当識：時間，場所，人物，自己の状況に関する患者の評価。検者の役割がわかっているかどうかを調べる。
3．発話：話しぶりと内容の両者について観察する。発話の速度，声質，発音，言葉遣い，流暢性，発話の努力性について正常からの逸脱を調べ，言葉の使用の誤りや混乱，文法上や統語上の誤り，保続，呼称障害，他の言語表出や統合の障害等を調べる。
4．思考：失語症や発語失行，あるいは運動抑制を伴ううつ病のような重度の機能性障害においては，言語の障害と思考の障害を識別することが困難となる場合がある。しかしほとんどの患者においては，言語機能は次のような思考障害とは分けて評価されうるものである。たとえば軽度意識障害 confusion の際の思考の統合の質と適切性，論理，正確性，首尾一貫性，思考の産出の速度における特徴，思考の途絶，作話，迂遠，合理化などである。
5．注意，集中，記憶：注意のスパン，即時，近時，遠隔記憶に関しては，患者の昔や最近の生活を前もって調べたうえで，名前，日付，場所，出来事を質問する。数唱，3～4語の直後再生と，5分間他の質問や検査を行った後の遅延再生，7の連続減算や逆唱は精神機能集中の標準的な課題である。

6．認知機能：全般的認知機能は，時事問題の一般的知識についての質問や単純な計算，抽象的思考の問題と同様に語彙，論法，判断，組織的思考の質に基づいて評価する。諺の説明や「類似点」と「相違点」の指摘もよく用いられる。神経学的障害があることが確実かまたは疑われる症例に対しては単純な描画と模写（時計と家の描画，検者の描いた立方体や図形の模写等），読字と書字の検査を行うべきである。

7．感情の状態：気分（患者の持続的な感情）と情動（情動反応の強さと適切性）の両者を区別し記載する必要がある。気分は情動的行為の基底を，情動がその表出を構成する。

8．特殊なとらわれや体験：身体への関心，自己意識の歪み，強迫的傾向，恐怖症状，被害的思考，自責感や希死念慮，妄想，幻覚，解離，遁走，離人感や非現実感等の奇妙な体験について記載する。

9．病識：患者の自己理解，自己状況の把握，そして将来への希望や計画に基づいて評価する。

患者がある程度協力的で言語機能の保たれている場合，精神現症検査の所要時間は20～30分である。ウェクスラーやスタンフォード-ビネーのような標準化された検査の項目以外のものについても，検者は経験を積み訓練することによって，患者の反応や言動を評価する基準を持つようになるものである。精神現症検査で得られるデータは心理検査の細かな評価に比べると，印象に左右され大まかなものであるので，正規の検査の代用にはなり得ず，別の次元からの情報を付け加えるものと位置づけられる。しかしながら，寝たきり，重度の感覚や運動の障害，意識レベルの低下や動揺のある患者においては，精神現症検査は第一の選択となるだけでなく施行しうる唯一の検査である。たとえば重症の頭部外傷患者においては，意識回復後6～8週間の経過をみる際にベッドサイドで精神現症検査がしばしば用いられる。

精神現症の多くのもの，すなわち精神現症検査で得ようとする情報は，患者の病歴，現在の状況や将来について話し合うという導入面接のなかにまとめることができる。たとえば現在の収入，収入源とそれぞれの金額，最近の生計のやり繰りについて患者に質問することにより，最近の記憶の統合の程度を知ることができる。複数の収入源がある場合の総収入，毎年の地代や毎月の家賃，家計に支払った後の残金などを質問することにより，計算力や集中の程度も知ることができる。頭が「おかしい」とか「鈍い」のではないかと心配している患者は，計算や記憶の検査に応じることには大変敏感になっているが，精神機能を試されていると考えない場合には協力的に答えることが多い。

評価尺度と調査票

評価尺度と調査票のほとんどは次の3つの範疇のいずれかに入るものである。（1）得点形式の評価によるほぼ完全な精神現症検査，（2）活動性や精神症状などのいくつかの特定の高次機能の記述，（3）患者をよく知っている家族など専門外の人の反応や認識。評価尺度と調査票のほとんどは，特定の対象や診断的質問を念頭に置いて作成されていることを，使用にあたっては考慮する必要がある。また，どの評価尺度や調査票で扱う問題も，考察時に対象とした群に特異的なものである。したがってここでは，考察時の目的別に論じる。

評価尺度や調査票の得点方式は，精神現症測定の技法や信頼性や統計的研究による検討が行われないままに作成されているのが普通である。評価尺度や調査票の得点の大部分は，一般人口から特定の対照群を識別することを目的としている。それにより，大まかな臨床的スクリーニングや研究目的に使用できるのである。臨床的な目的のためには，評価尺度や調査票の価値は，得点よりもむしろ，簡便な検査の施行法や評価の枠組にあるといえる。

痴呆の評価

精神疾患と脳器質性障害とを症状に基づいて鑑別することは通常きわめて困難である。このため臨床家は，系統的な観察方法によって両者を鑑別する方法を模索してきた。老年期によくみられる抑うつ反応や行動障害をこの年代によくみられる脳器質性障害で出現する症状と鑑別することは事実上困難である。ここに挙げる検査のほとんどが，この困難な鑑別の一助となることを目的として開発されたものである。したがって中高年を対象とした質問を取り入れたり，すべての年代に行えるように検査を簡略化したりされてはいるが，ほとんどのものが幅広い適応を持つ。これらの検査を組み合わせることで診断の正確性を高めることができるであろう（Eisdorfer and Cohen, 1980）。

精神機能類型尺度 Mental Status Type Scales

Kochansky（1979）が「脳器質性の精神機能障害」を評価するための13の検査を簡単に紹介している。精神現症検査に基づく尺度のほとんどは，複雑度に基づき次の３つに分類される。

（１）完全版尺度。多くの項目から成り，精神現症検査のほとんどの要素が含まれ，得点をつける形式を持っている。もっとも複雑なものは，マチス器質精神症状群スクリーニング検査 *Mattis Organic Mental Syndrome Screening Examination*; MOMSSE（Mattis, 1976, 1988）である。この検査は10種類の領域を網羅している。最初の４つは（Ⅰ）意識状態，（Ⅱ）病識，（Ⅲ）情動，（Ⅳ）病前の認知機能の評価から成り，構造化された面接と観察の方法を定めている。後半の６つはそれぞれ多くの得点項目があり，（Ⅴ）一般常識，（Ⅵ）言語性の抽象化機能,（Ⅶ）注意（数字の順唱７桁，逆唱６桁），（Ⅷ）記憶（時間と場所の見当識，文章構成の検査を干渉課題として文章の即時再生と遅延再生, ベントン視覚記銘検査のデザインD-Vの再生)，(Ⅸ）言語（９種類の言語の検査)，(Ⅹ）構成（描画と模写，WAISの積木模様２，４，６）より成る。（Ⅴ），（Ⅵ），（Ⅶ）については，評価点により標準以上，標準，標準以下，障害ありの４段階に分けられる。これらはWAISの縮小版である。たとえば（Ⅴ）はWAISの常識の下位検査の29段階の項目の中から，簡単なものから中等度の６つの項目を用いている（6, 8, 10, 12, 15, 21)。MOMSSEの施行時間は15～20分であり，Mattisはこの検査で認知機能をチェックすれば偽陰性の誤りは起こりにくいと述べている。

Mattis（1976）はさらに，アルツハイマー型老年痴呆（SDAT）の症状に敏感な精神現症検査で，より短く，負荷の少ないものを開発した。この検査は次の５つの領域にわたっている：（Ⅰ）注意（４桁の順唱逆唱；「口を開けて目を閉じなさい」というような２つの命令に従う)，（Ⅱ）発動性と保続（スーパーマーケットにあるものの名前を言う；韻を踏む一連の音節を繰り返し言う；両手の交互の変換運動をする；ＯとＸの列を交互に模写する)，（Ⅲ）構成（四角形の中にひし形のある図形の模写；平行な線の模写；名前を書く)，（Ⅳ）概念（WAIS型の４つの類似検査；３つの中で異なるのはどれか),（Ⅴ）記憶（５語文の遅延再生；自己に関する見当識；図形の再生)。なお，再検査による比較が可能なように評価法が定められている。

一般には，検査は段階的に難度が上がっていくように配列されているものだが，Mattisの評価法ではもっとも難しい問題が最初に施行される点が興味深い。痴呆評価スケールの中のもっとも難しい問題やMOMSSEの各項目の２～３番目までの問題は，健常高齢者ならほとんど誰もがパスする問題であるため，Mattisの方式では時間を節約できる。たとえば，健常高齢者に痴呆評価尺度の概念化の項目の類似の下位検査を行う場合，わずか３つが正答されれば他の26の問題を省略できることになる。他方，痴呆患者の場合は30～45分を要する。ただし，数唱と積木の検査においては，練習効果や順序が影響するため，従来のように易しい問題から配列されている。

（２）短縮版の精神現症検査。これは各項目が

1～3の問題から成る。臨床的スクリーニングにはもっとも適しており，治療方針を決定したり経過を追う目的のために，自己に関する見当識，注意，メンタルトラッキング，言語性の抽象概念，言語の使用，近時・遠隔記憶，描画，書字などに関する質問が含まれている。たとえば精神現症チェックリスト *Mental Status Check List*（Lifshitz, 1960）は，上記の個々の領域をすべて網羅しており，高齢者個人間評価尺度 *Geriatric Interpersonal Rating Scale*（Plutchik et al., 1971）はこれらすべての種類の問題を含み，また数の順唱・逆唱，一連の簡単な計算問題，ユーモアに関する2つの問題，カードを用いた分類検査や照合検査も組み入れられている。

作話質問紙 *Confabulation questionnaire*（Mercer et al., 1977）は，主としてコルサコフ症候群のような健忘のある患者において作話を引き出すために作られたものである。これは次の4種の質問からなる。（Ⅰ）41の質問のうち12は遠隔記憶についてのものである。たとえば「小学校に入学した時どこに住んでいましたか？」等。（Ⅱ）近時記憶については29項目あり，見当識や最近の出来事についての質問である。「ワールドシリーズはどのチームが勝ちましたか？」「現在の大統領は誰ですか？」等。（Ⅲ）手がかりを利用できる質問が6項目ある。たとえば検者の名札，カレンダー，病院の名称と住所が印刷された封筒等。（Ⅳ）神経学的に障害のない患者であれば，むしろ「知りません」という反応が生じてもおかしくない質問もある。たとえばワールドシリーズやスーパーボールの優勝チーム等である。（Ⅱ）に含まれる質問の中で次の4つは「引っかけ」の傾向のある質問，すなわち作話を引き出しやすい問題である：「私達が最後に会ったときに何をしたか覚えていますか？」「もうすぐ何か重要なことが起きますよね。何が起きるんでしたっけ？」「昨日は何をしていたんですか？」「最近どこかに旅行しましたか？」。この検査によって作話が軽度か重度かの識別をすることができ，それぞれの患者について，記憶障害（作話が重度なら記憶障害も重度），反応潜時（作話が重度なら反応が速い），自己修正（重度の作話患者はその傾向はないが，軽度の作話患者は自己修正の傾向がある），手がかりの使用（重度のものではあまり用いない）などの特性を定めることができる。一般にひとつの正答しかない質問（日付，誕生日，場所）はもっとも作話を引き出しやすい。

ミニメンタルステート *Mini-Mental State*（Folstein et al., 1975）は，認知機能を単純かつ迅速に調べるために考案されたものである。これには抽象概念の検査は含まれていないが，診断的に重要な言語性の記憶把持検査が含まれている。施行時間は5～10分である。施行方法と評価方法は標準化されており簡単に習得できる（図16-1）。標準化の際には63名の高齢者（平均年齢73.9歳）が健常群として用いられている。満点は30点で，高齢健常群と比較的若い機能性精神病の患者は24.6～27.6点の成績であった。老年痴呆の多くの群は9.6～12.2点であり，上記2群との間に重複はみられなかった。この検査は精神科患者の治療への反応にともなう認知機能の変化を記録するのに有用であることが証明されている。

（3）もっとも短い検査。一般的な精神現症検査の1～3の領域に関する質問から成るものである。見当識についての質問がもっとも多い。

記憶損失尺度 *Memory Loss Scale*（Markson and Levitz, 1973）は，年齢，住所，誕生日，日付，「被検者のよく知っている場所」への行き方，というわずか5つの見当識に関する質問である。重要なことはこの検査による見当識の障害から，高齢者の死亡率を有意に予測できることである。すなわち，検査の1年後に低得点者の23％が死亡した。高得点者では死亡者はわずか3％であった。

精神現症質問紙 *Mental Status Questionnaire*（R.L.Kahn and Miller, 1978）は10項目の質問より成る。そのうち5つは見当識項目である。一般常識の項目が5つあり，そのうち3つは個人に関するもの（年齢，生まれた年と月）で，他の2つは前大統領とその前の大統領の名前を問うものである。この検査の作成者らは，場所に関する質問で名前を間違えたり，過去に入院した他の施設と混乱することが，急性期の脳障害に特徴的であると述べている。また急性期の患者に比して慢性の脳障害患者はこの点に関しては素直に修正を行おうとすることを観察している。

ポータブル簡易精神現症質問紙 *Short Portable*

氏名＿＿＿＿＿＿＿＿＿＿＿＿

検査者＿＿＿＿＿＿＿＿＿＿＿＿

検査日＿＿＿＿＿＿＿＿＿＿＿＿

ミニメンタルステート

得点　**見当識**
(　　)　今は「年」「季節」「月」「日」「曜日」？（5点）
(　　)　ここは「都道府県」「地方」「町」「病院の名前」「何階」？（5点）

記銘
(　　)　物品名3個（相互に無関係）
検者は物の名前を1秒間に1個ずつ言う。その後，被検者に繰り返させる。
正答1個につき1点を与える。3個すべて言うまで繰り返す。
何回繰り返したかを記せ＿＿＿回（3点）

注意と計算
(　　)　100から順に7を引く（5回行う)。正答1個につき1点を与える。
または「world」のスペルを逆に言わせる。
—— 最初の誤りまでを正答として得点する。たとえば「dlorw」は2点（5点）

再生
(　　)　記銘で尋ねた物品名を尋ねる。正答1個につき1点を与える。（3点）

言語
(　　)　呼称　－　鉛筆，時計（2点）
(　　)　反復　－「もし」，「それで」，「しかし」のない文（1点）
(　　)　3段階の命令：「右手にこの紙を持ってください」
「それを半分に折りたたんでください」
「机の上に置いてください」（3点）

読んで指示に従う
(　　)　目を閉じなさい（1点）
(　　)　何か文章を書きなさい（1点）
(　　)　この図形を描き写しなさい（1点）

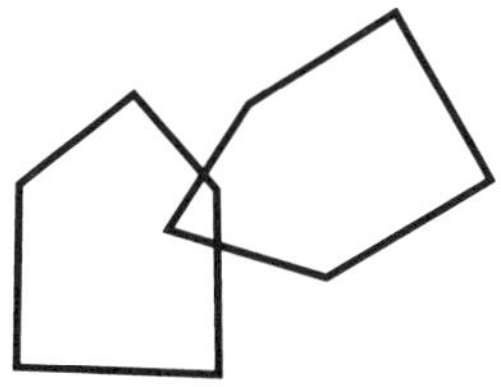

(　　)　合計30点

この検査は抽象化能力の検査を含んでいない。必要があれば以下を検査する。
諺
類似

図16-1　ミニメンタルステート

Mental Status Questionnaire；SPMSQ（Pfeiffer, 1975）も10項目の質問より成る。7つは見当識（日付，場所，母親の旧姓等），2つは現在と過去の大統領，最後の検査は3の連続減算による集中力とメンタルトラッキングの検査である。この検査は，減点方式による10点満点の採点法と，教育歴を考慮した障害指数を用いることにより，器質性脳損傷の識別力に優れており，(p<0.001)，偽陽性はきわめてわずかであった（133名の健常群のうち誤って器質性と分類されたのは4名にすぎなかった)。しかし器質性脳損傷と診断された80名中37名が偽陰性であった。

発達評価尺度

患者の障害が重度で，検査の質問や問題に安定した反応ができない場合には，幼児と小児の発達の検査を用いることで，患者の高次機能について標準化された評価を行うことが可能である。これらの検査は多くの健常児の観察に基づいて各々の年齢で予想される発達段階をチェックするものである。検者はその小児（患者）に関する情報のほとんどを両親（看護師，家族）から収集する。直接の観察や，特殊な反応や技術についての検査から得られる情報もある。たとえばEsonら（1978, 1979）は頭部外傷患者の経時的評価を行うための検査を作成する際に多くの幼児の検査（たとえばボイド発達評価尺度 *Boyd Developmental Progress Scale* やバインランド社会成熟度評価尺度 *Vineland Social Maturity Scale* 等）から97の項目を取り入れた。この検査は重度の頭部外傷患者の受傷直後の適応行動の回復を記録するために用いられている。

てんかん患者の評価

てんかん患者の評価尺度や評価票は2つの全く異なった目的に用いられている。第1には術後の高次機能や社会心理学的転帰の記載である。精神運動（複雑部分）発作の治療としての側頭葉切除術患者に関するものがその典型である。Serafetinides（1975）は側頭葉切除術後の患者についての報告の中で，術後の精神症状の変化（精神症状簡易評価尺度 *Brief Psychiatric Rating Scale*；BPRS, Overall and Gorham, 1962）や術後早期のうつ状態の評価（ツングの自己評価うつ病尺度 *Self-Rating Depression Scale*；SDS, Zung, 1965）に精神症状評価尺度を用いている。また，側頭葉切除術後の社会心理学的転帰を扱った研究もある。Horowitzらは心理社会的評価尺度 *Psychosocial Rating Scale*；PRS（1970）を作成した。これには7つの下位項目があり，それぞれ社会性について6段階で評価される。たとえば（Ⅰ）自己充足度は1（満足，充足した）から6（絶望，抑うつ，自殺）までである。他の項目は，（Ⅱ）否定的感情の大きさ（抑うつ，怒り，恐怖，恥，嫌悪，罪業感）；（Ⅲ）疾病への適応；（Ⅳ）精神症状；（Ⅴ）自立度；（Ⅵ）意志の疎通；（Ⅶ）妄想，である。著者は「社会心理的評価尺度は臨床判断を記録する簡易法にすぎない」ことを指摘している。彼らは個々の患者の反応を記述するためと，ある患者群（発作のない群，発作のある群等）についての結論を引き出すための両方に評価得点を用いている。

第2の目的としては，慢性てんかん患者の社会的不適応に関するもので，Dodrillらはこの目的のためにワシントン心理社会的けいれん調査票 *Washington Psychosocial Seizure Inventory*；WPSI（Dodrill, 1978a；Dodrill et al., 1980）を開発した。Yes ／ Noで答える132の質問から成り，施行には15～20分を要する。この検査結果は，3種類の基準で有効性を評価する（A－無答の数；B－「嘘」についてのスケール。たとえば「生活には何も問題がないですか？」という質問に「はい」と答えた場合等；C－「稀な」項目，すなわち対照群において「はい」と答えることが15%以下のもの)。以下の7つの社会心理的項目は患者の生活の重要な点に密接に関係している：背景因子（家族に関連した，影響を与えると思われるもの)；情動の問題；対人関係の問題；職業上の困難；経済的問題；発作の受容；薬や医療。

精神症状

精神症状簡易評価尺度 Brief Psychiatric Rating Scale；BPRS（Overall and Gorham, 1962） 16項目の検査

で，脳器質性疾患の患者でよく用いられている（Kochansky, 1979；Levin and Grossman, 1978；Serafetinides, 1975）。それぞれの項目は「比較的独立した症状領域」である。ほとんどが精神医学的評価のデータに基づいている。評価は無症状からきわめて重度までの７段階で行われる。項目の多くは脳損傷よりも精神科疾患に特徴的なものであるが（罪業感，誇大性など），器質性の状態にきわめて特徴的な症状も含まれている（運動減退，思考の解体，感情鈍麻など）。また，一般には精神症状と考えられている項目でも，脳器質性疾患においても多く認めるものもある（非協調性，抑うつ気分，疑惑など）。

外傷性脳損傷

確立された行動評価尺度と調査票のほとんどが，外傷性脳損傷患者に用いることができる。頭部外傷では特殊な問題を有する患者も多いので，特殊な検査が開発されている。頭部外傷でもっとも重要なことは，予後の予測であると思われる。予後の多くは外傷の重症度と密接に関連しているため（本書 p.159-160 参照），特に重症度については臨床観察に基づく評価が重視されている。第２の問題は，外傷では急激に変化する症状を評価する必要があるということである。特に意識回復後の２～３カ月の時期では変化は著しい。筆者の経験では，意識回復後まもない患者に対し，たとえば木曜日か金曜日に開始した検査の続きを翌週の月曜日か火曜日に施行しようとしたところ，患者の成績レベルがもはや最初のデータの時とは異なってしまっていることにしばしば気づく。ただし，外傷の初期にはその変化の割合そのものが重要な所見となる。さらにもうひとつの問題点は，頭部外傷患者の成績は項目によるばらつきが大きいことである。そのため患者によっては，綿密に検査するためには，複雑度・洗練度が幼児から大学の能力にわたる多くの異なった評価尺度を用いる必要がある。また，頭部外傷患者の救命率が大きく改善してきたことに伴い，社会適応が注目されている。頭部外傷患者は，身体機能と本来の認知機能が大部分回復しても，判断，自己制御，社会的技能，感受性などは依然として障害されたままであることが多い。患者の基本的な能力と，実社会での能力の解離により，患者の適応障害のパターンは独特なものとなり，これは通常の高次機能や社会性の検査ではとらえきれない。

１）重症度の評価

グラスゴー昏睡尺度 Glasgow Coma Scale（Teasdale and Jennett, 1974） 検査名に「昏睡」という文字があるものの，これはもっとも軽い意識の変容から深い昏睡の段階までの外傷後のあらゆる状態を表すのに用いられる簡易検査法である（表 16-1）。開眼，言語反応，運動反応の３項目のそれぞれについて，もっとも高い得点の合計を昏睡得点とする。得点は３～13 点の範囲であり，受傷後２～３日で８点以上の場合は予後が良いと予測される。簡単であるため医師のみならず看護師にも使用可能である。３つの反応項目があるため，意識障害以外の要素で視力や言語などが影響されている場合にも意識レベルを評価することができる。さらに受傷後早期の回復経過についての経時的情報を得るために繰り返し使用することが可能である。この検査のもっとも大きな利点は予後との相関が高いことが証明されている点である（Jennett et al., 1975；Levin, Grossman et al., 1979；Plum and Caronna, 1975）。グラスゴー昏睡尺度は意識の障害された患者において外傷の重症度を決定する基準として広く用いられている。

表 16-1 グラスゴー昏睡尺度

項目		得点
開眼	自発的	4
	呼びかけで	3
	痛覚刺激で	2
	開眼せず	1
言語反応（最高能力）	見当識あり	5
	混乱している	4
	不適切	3
	理解不能	2
	無し	1
運動反応（最高能力）	指示に従う	4
	痛みの部位がわかる	3
	痛みで屈曲する	2
	無し	1

ガルベストン見当識・健忘検査 Galveston Orientation and Amnesia Test ; GOAT（Levin, O'Donnell, Grossman, 1979） 頭部外傷によって起こる軽度意識障害 confusion や健忘の程度と持続を評価するために開発された簡易精神機能検査である（図16-2）。グラスゴー昏睡尺度と同様に，繰り返し施行可能なように考案されており，必要に応じて1日何回でも，また何日でも何週でも続けて用いることができる。10の質問のうち8つは，時，場所，人の見当識に関するものである。2つの質問は「受傷後」最初に覚えている出来事と「受傷前」の覚えている最後の出来事を問うもので，健忘に関連するものである。誤りの評価得点は0～100点となる。この検査は2つの目的に用いることができる。第1は，見当識の早期の回復と良好な予後との関連，また逆に見当識の回復の遅れと不良な予後との関連が明らかにされたことから，予後の予測のために用いることができる。第2に，頭部受傷から日が浅い患者の反応性のレベルについてのかなり鋭敏な指針となる。たとえばLevinは，患者がGOATで75点以上（正常範囲），すなわち見当識がほぼ正常となったときにはじめて正規の検査が施行可能となると主張している。また，彼は見当識が正常化した後も健忘の問題が持続する傾向があると述べている。

外傷後健忘評価質問紙 Questionnaire for evaluating posttraumatic amnesia（Artioli i Fortuny et al., 1980）
絵と人物についての再認は，外傷後の健忘の検査として有用である。もちろん，通常の個人史，見当識，事件に関することなどについての質問も適切である。患者に日ごとに異なった3枚の色刷りの絵を見せ，それらの再生か，5つの余分な絵を含む絵の中からの再認の検査を行う。また毎日検者の姓の再生や再認，検者の顔の再認（「私に会ったことがありますか？」）を行う。検者が替わった場合は写真を用いる。3日連続ですべてに正答すれば，外傷後健忘が3日前に回復していたということができる。この検査の著者らは，毎日検査を行うことで，患者の状態の変化に対応じた精神機能の変化を知ることも可能になると述べている。

2）予後の評価

グラスゴー転帰尺度 Glasgow Outcome Scale（Jennett and Bond, 1975 ; Bond, 1979） これは予後の「良さ」を評価することでグラスゴー昏睡尺度を補足するものである。5段階に分けられている：（1）死（脳損傷に起因する。典型的には48時間以内に起こる。状態が4，5のレベルまで改善していた患者では，脳損傷そのものが原因で死亡することは稀である）；（2）持続性の植物状態（脳皮質機能の喪失）；（3）重度障害（意識はあるが障害がある，日常生活で補助を必要とする）；（4）中等度の障害（障害はあるが自立）；（5）回復良好（「健常な生活」を想定しており，復職を意味するものではない。復職可能でも経済的な要因のため仕事に就かなかったり，逆に障害があっても環境が特に恵まれていれば収入を得ることができるからである）。この評価法は簡潔さという点で魅力的であるが，かえってその簡潔さのために，半自立か自立という段階の患者の多くを分類するのが難しいという欠点がある。著者らは次のように忠告している。予後を判定する際には，余暇活動や家族との交流といった社会的予後を含めて考えるべきである。しかしながら，患者の社会・情動面の機能は，認知機能，感覚運動能力，日常の活動性とは大きく異なることが多く，社会的予後の概念を含めてみても，そうした患者において生じる分類上の複雑な問題を解決することはできない。

3）脳損傷患者の社会心理学的能力の評価

外傷性脳損傷は，個人的・社会的適応に影響を与える。家族，友人，地域社会にもインパクトを与える。こうした問題の認識に伴い，評価の標準化や記述のためのリスト表や尺度が開発されている。Brooksらは，外傷性脳損傷が家族に与えた主観的・客観的負荷を評価する方法を考察した（Brooks and Aughton, 1979b ; Brooks et al., 1979 ; McKinlay et al., 1981）。これは90項目から成る聞きとり表で，家族に対して，患者の身体状態，精神状態，行動，セルフケアについて質問するものである。この聞きとりで得られるのは「客観的負荷」である。「主観的重荷」は「その事故以来患

図 16-2

名前＿＿＿＿＿＿＿＿＿＿　　　　検査日 [　|　|　]
年齢　　性　男　女　　　　　　　　月　日　年
生年月日 [　|　|　]　　　　　　曜　日　日　月　火　水　木　金　土
　　月　日　年　　　　　　　　　時　間　午前　午後
診断＿＿＿＿＿＿＿＿＿＿　　　　記　入 [　|　|　]
　　　　　　　　　　　　　　　　　月　日　年

ガルベストン見当識・健忘検査（GOAT）

誤答得点

1．あなたのお名前は（2）＿＿＿＿＿＿　あなたが生まれたのはいつですか（4）＿＿＿＿＿　[　|　]
　あなたのお住まいは（4）＿＿＿＿＿＿
2．あなたが今いるところはどこですか　（5）市＿＿＿＿＿＿　（5）病院＿＿＿＿＿＿　[　|　]
3．入院日（5）＿＿＿＿＿＿　[　|　]
　病院までどうやって来ましたか（5）＿＿＿＿＿＿
4．受傷後のことで覚えている最初の出来事は何ですか（5）＿＿＿＿＿＿　[　|　]
　それを詳しく説明してください（たとえば日付，時間，一緒にいた人など）（5）＿＿＿＿＿＿
　＿＿＿＿＿＿
5．受傷前のことで覚えている出来事のうちでもっとも新しいものを詳しく述べて　[　|　]
　ください（たとえば日付，時間，一緒にいた人など）（5）＿＿＿＿＿＿
6．今の時間は＿＿＿＿＿　（30 分ずれるごとに－1点最大－5点）　[　|　]
7．今日は何曜日ですか＿＿＿＿＿　（1日ずれるごとに－1点）　[　|　]
8．今日は何日ですか＿＿＿＿＿　（1日ずれるごとに－1点。最大－5点）　[　|　]
9．今は何月ですか＿＿＿＿＿＿　（1月ずれるごとに－1点。最大－15点）　[　|　]
10．今年は何年ですか＿＿＿＿＿　（1年ずれるごとに－1点。最大－30点）　[　|　]

誤答得点合計 [　|　|　]
GOAT 総得点（100 －誤答得点合計）[　|　|　]

76-100 ＝正常
66-75 ＝境界
≦ 65 ＝障害あり

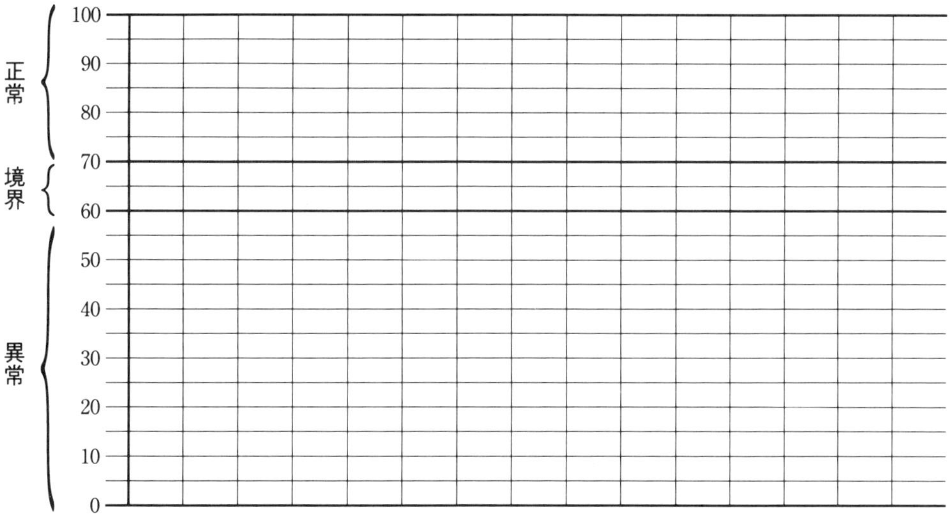

日付　＿＿ ＿＿ ＿＿ ＿＿ ＿＿ ＿＿ ＿＿ ＿＿ ＿＿ ＿＿ ＿＿ ＿＿ ＿＿ ＿＿ ＿＿

時間　＿＿ ＿＿ ＿＿ ＿＿ ＿＿ ＿＿ ＿＿ ＿＿ ＿＿ ＿＿ ＿＿ ＿＿ ＿＿ ＿＿ ＿＿

者に生じた変化のために」生じた家族の緊張や悩みの程度を家族が評価する7段階尺度によって測る。

Rosenbaum と Najenson（1976）も，脳損傷患者の配偶者への影響に関心を向けている。彼らはイスラエルにおける「償いの日」の間に頭部外傷を負った男の妻に，4つの質問を用意した。この質問は，まず家族生活（例．セックス，余暇，子ども，社会生活）についての23の項目について，夫の負傷前と比べた現在の状況を，1（ずっと減った）から5（非常に増えた）の5段階で答えるものである。第2の質問は負傷した夫の対人関係に関するもので，妻，子ども達，姻戚との関係について，1（非常に悪くなった）から5（非常に改善した）の5段階で答えるものである。第3の質問は，夫としての役割に関するもの，第4の質問は気分変調を評価する22の徴候に関するものである。Brooks らにより使用されているリスト表のように，この質問のセットは，脳損傷そのものに伴う変化と，この変化が配偶者をはじめとする家族に与える影響の両方に関係するものである。

カッツ適応尺度・親族版 Katz Adjustment Scale : Relative's Form ; KAS-R（Katz and Lyerly, 1963）

この尺度は地域社会における精神疾患患者の個人的・対人的・社会的適応を評価するために開発されたものであるが，その中の多くの項目は神経心理学的な障害を受けた患者にも適用できる（たとえば，McSweeny et al., 1982）。頭部外傷患者の中でもこの尺度による評価に特に適しているのは，家族と同居している患者や，病院などの施設に入っていない患者である。患者の適応状態を親族による評価から判断するのが適切であることの理由を Katz は，患者の総合的な機能は，家族内での相互の満足した関係の実現に関わっているからだと述べている。さらに付け加えると，親族は患者の日々の活動性に関して密接な観察が可能である。また，精神疾患患者の場合のように，脳損傷患者によっては自記式調査の回答に信頼性がなかったり，まったく非協力的だったりするので，親族からの情報が唯一のものとなることもある。身近な親族による評価では客観性が問題となるため，尺度の項目は特定の行動に限られたものになっている。

カッツ適応尺度は5つの下位尺度から成っており，そのひとつひとつが患者の生活あるいは親族からみた患者の生活についての種々の側面を評価するように構成されている。第1のフォーム R1 は「患者の症状および社会的行動についての親族による評価」で，127項目の質問で，睡眠，恐怖感，会話の質，心配といった患者の適応の指標に関して，「1－ほとんどない」から「4－ほとんど常に」までの4段階尺度で評価する。

フォーム R2 とフォーム R3 は，「社会的に期待される活動の遂行レベル」と「社会的活動の遂行に対する期待のレベル」で，家事を手伝う，パーティーに行く，働く，といった日常的な活動について同じ16項目をたずねる。フォーム R2 では，各項目についての活動レベルを「しない」を意味する1，「ある程度する」の2，「定期的にする」の3，の3段階尺度で評価する。フォーム R3 も3段階評価であるが，ここでは親族の患者に対する期待を評価している。すなわち「1－彼にはそれをすることを期待しない」等である。McSweeny ら（1982）は，4段階目の評価として，「該当しない」を各下位検査に付加している。

フォーム R4 とフォーム R5 の22項目は患者が自分の自由時間をどう過ごすかについてである。項目としては，テレビを見る，買物をする，トランプをするといった，フォーム R2 やフォーム R3 と共通するものに加えて，23番目の項目として新たな別の活動についての質問がある。フォーム R4 とフォーム R5 も3段階評価である。フォーム R4 は活動の頻度についての質問である（1－「しばしば」から3－「ほとんどなし」）。フォーム R5 は，患者の活動に対する親族の満足度についての質問である（1－「彼がすることに満足している」から3－「彼のすることをこれ以上見たくない」）。ここでも McSweeny らは4段階目の評価として「該当しない」を付加している。

ポートランド適応調査票 Portland Adaptability Inventory（Lezak, 1987 ; O'Brien and Lezak, 1988）

3つの尺度がセットになっているものである。個人的・社会的不適応を系統的に記述するための調査票で，項目としては，頭部外傷患者の正常な家族関係や社会活動への復帰の障害になることが多いものを選んである。３つの尺度はそれぞれ別々の領域をカバーしている。第１は気質と情動で，７項目ある：（１）易刺激性と攻撃性，（２）不安焦燥，（３）無関心，（４）抑うつ，（５）妄想と幻覚，（６）パラノイア，（７）意欲。第２は活動性と社会的活動で，11項目ある：（１）重要な人間関係（状態），（２）住居（すなわち住まいはどこか），（３）社会的接触，（４）セルフケア，（５）仕事／学校，（６）余暇活動，（７）車の運転，（８）法律違反，（９）アルコール，(10) 薬物，(11) 適切な社会的交流。第３は身体的能力尺度で，これにより身体的障害と個人的社会的適応の関係を知ることができる。個人的・社会的適応へ明らかに影響すると思われる身体的不能についての項目も取り入れられている。この尺度は次の６項目である：①移動能力，②手の使用，③知覚状態：聴覚，④知覚状態：視覚，⑤構語障害，⑥失語。どの項目も，問題なしあるいは正常状態（例．単身生活あるいは家族と同居）を意味する０から，重篤な問題あるいはもっとも異常な状態（例．施設収容）に対する３までの４段階評価である。ただしアルコールと薬物の項目だけは３段階評価である。実際の評価は，外傷性脳損傷の問題に精通した，訓練された評価者によって行われるべきである。また，評価者は質問や観察の経験が豊富であることが望ましい。患者や家族による報告，臨床観察，カルテ，社会的経歴に基づいて評価することも可能である。多くの場合，注意深い評価者であれば，これらの大部分あるいはすべてを情報源として利用している。

42例の外傷性脳損傷者について，年１回の評価を５年間にわたって行った経時的研究がある (Lezak et al., 1980)。怒り，社会的接触，仕事／学校，余暇は70％以上の患者において最初の問題として非常に頻度が高く，しかも受傷後５年間を通じて高頻度であった。その他の問題は，最初の１，２年間は高頻度に生じるが，早晩多少は改善する傾向にある（例．抑うつ，意欲，重要な人間関係）。独立性の改善は，住居，セルフケア，車の運転といった項目での得点の低下として現れていた。ただしそれでも患者は社会的には孤立したままのこともあった。失語症を除くと，身体的ハンディキャップは情動的安定や社会的適応との関係はまったくなかった。しかしながら社会的依存に関係する項目（すなわち，住居，セルフケア，車の運転）の得点は，移動能力の改善と直接的に関係していた。

17章　脳損傷のためのバッテリーおよび複合検査

初期の心理学の理論では，認知機能は「知能」という単一の能力として捉えられていた。しかし，検査の作成にあたっては，精神機能の多元性を考慮した，多面的な測定方法が用いられていた。広く使用されている知能検査は，ほとんど例外なく，異なる技術や能力を調べる種々の課題からなる複合検査である。

複合検査には2つの型がある。第一はオムニバス検査で，さまざまな課題が順不同に呈示され，各検査項目もしくは下位検査はそれぞれその前後のものとは異なっているものである。たとえば，言語性ないし絵画の推論問題の次が計算問題であり，そのあとに今度は即時記憶や描画問題が続くといった具合に，別々の課題がいろいろな難易度で繰り返し出てくるようになっている。オムニバス検査は幼年者や知能障害のある者の興味を持続させるために，課題内容が頻繁に変わるように構成されている。被検者は一定の時間内に多くの異なる種類の課題を行うことになる。しかし検査の体裁が次々に変わるため，検者は検査材料の取扱いと新しい指示を与えることにとらわれてしまい，患者の観察や検査に対する反応をたどることが難しい場合もある。また，考えたり，学習したり，切り替えたりすることが遅い患者は，課題に十分慣れることができず，持てる力を最大限に発揮できないことがある。さらに課題の種類が多すぎる場合は，各課題の難易度ごとに十分な時間が取れるとは限らない。

複合検査の第二の型は，いくつかの別個の下位検査からなるバッテリーである。この形式では上記のオムニバス的な方法における実施上の問題点は解決される。すなわち，課題から課題への転換が少ないので，指示や検査材料の取扱いの量が減少し，検者の負担は減る。また反応が遅い患者でも新しい課題に適応できる時間が与えられることになる。下位検査が難易度の異なる類似の課題からなっているので，成績評価の際に，より細かい段階づけをすることができ，また下位検査間の成績比較のための標準化した基準を作成することができる。このような特長のため，現在では下位検査からなるバッテリータイプの知能検査が世界中で使用されるようになっている（Lubin et al., 1971）。もちろんオムニバス検査も日常的な検査として行われるが，標準化された検査に含まれない特別な課題の資料として，また患者の注意力が散漫であったり落ち着きがなく，検査の実施が危ぶまれる時に，バッテリータイプの検査の代わりとして使われるのが普通である。

バッテリータイプ，オムニバスのいずれの検査も，個別に実施することも，集団に対して筆記式で行うことも可能である。臨床的な診断のためには個別検査が基本である。筆記式は補足情報として価値がある。

バッテリー

神経心理学的検査バッテリーのほとんどは，2つの目的のために開発されている。第1は「正確な予見」であり，Filskov と S. Goldstein（1974）はこれこそが良い検査の条件であると述べている。検査の選択や，検査より得られた情報の処理は，予見の有効性のみに基づき，なされるべきであるという主張である。

第2の目的は器質的な障害の本質を理解することである。この目的のために開発されたバッテリーで得られるデータには，広範囲にわたる高次機能が網羅されている。このような検査においては，少なくとも聴覚，視覚，言語，非象徴的なモダリティにわたる主要な認知機能を測定し，それぞれのモダリティ間で主な機能の比較を行うことが可能である（A. Smith, 1975）。バッテリーに取り入れる検査の選択基準としては，予見の有効性と同時に，複数の異なる高次機能の検査としての有用性を考慮するべきである。

予見の有効性と器質的な障害の本質理解という2つの目的は，互いに相容れないものと思われるかもしれない。確かに，器質性疾患の同定には優れていても，すべての主要なモダリティにおける認知機能を包括しえない総合検査というものはあり得る。しかしながら逆に，包括的な検査であっても診断的識別には有用でない検査というものはほとんどあり得ない。神経心理学的評価のためのバッテリーの長所と限界についてはDavisonにより適切に述べられている（1974, p.354）。

> 標準化されたバッテリーの有用性は，特に神経心理学者以外によって施行された場合に大いに研究に役立つということである。評価が客観的になり，すべての課題の信頼性が同等になるためである。しかしながらこの方法には臨床診断上の問題もある。たとえば，被検者の生活環境における行動を予測するための特徴の適切な詳述が困難である。このため，検査結果の評価にあたっては，予測しようとする問題が何かということについて明確に意識していなければならない。また，柔軟さと知識と創意工夫を持って，バッテリーに別の検査を追加したり，必要に応じてそれぞれに即席で評価を特記しなければならない。臨床の場では，依頼されている問題点だけでなく，人間としての被検者全体に注意を向ける責任があることを認識しなければならない。

一般の臨床に用いるための正式なバッテリーの数は少ない。ほとんどのバッテリーは，臨床または研究上の特定の必要性のために作成されたものである。正式なバッテリーのなかでもっとも有名なものは，Reitanが作成したものである（Reitan and Davison, 1974）。特定の目的のために構成されたバッテリーのなかでは以下のものが有名である。前頭葉障害における「生物学的知能」を検査するためのハルステッドバッテリー Halstead's Battery（1974），精神外科手術による知的機能の結果を研究するためのコロンビア-グレイストーンバッテリー Columbia-Greystone Battery（Landis, 1952），ベントンの6検査前頭葉バッテリー Benton's six-test frontal lobe battery（1968a）と高齢者を評価するための7検査バッテリー seven-test battery 〈for elderly persons〉（Benton et al., 1981），銃創の知的機能に及ぼす影響について評価するためのニューカム23検査バッテリー Newcombe's 23-test battery（1969）などである。

多くの経験豊かな神経心理学者が，大脳損傷を神経心理学的に評価するために独自の検査バッテリーを作成している。A. Smith（1975）の臨床評価のためのテスト選択と著者が作った基本的バッテリーの検査の組み合わせ（本書pp.81 - 82,431参照）は略式のバッテリーの例であり，個々の患者の必要に応じて臨機応変に付加，省略が可能である。柔軟な方法を用いて神経心理学的評価を行うことの臨床的かつ論理的利点については，Luriaが見事に示している。「彼は常に非常に正確な科学的方法で実験し，状況を変え，また新しい手段を試みている」（Christensen, 1979）。

既成のバッテリーを用いるか，独自のものを作成するか，あるいは他のバッテリーを再編成するかを決定するために，臨床の場においてはそのバッテリーの適切性，実用性，有用性を評価する必要がある。いかに長所があろうとも，ひとつの面でも不十分なバッテリーは，たとえそれが個々の症例やある研究構想の要求を満たすものであっても，一般の臨床目的には不適切であろう。

「適切な」バッテリーとは，患者の必要性，すなわち基本的調査，鑑別診断，リハビリテーション計画やその他の評価に有用な検査を提供するものである。したがって，たとえば記憶障害のための援助を求めている患者のバッテリーには，視覚的・言語的な学習検査と，記憶の把持と再生の検査が含まれるべきである。また，感覚や運動の障害を持つ患者にもそれに応じた検査が必要になる。すなわち適切なバッテリーとは，検査の追加や変形などの柔軟性があり，感覚や反応モダリティにハンディのある患者でもすべての主な認知機能に関する評価が可能なものであると言える。

「実用的な」バッテリーとは，検査を行うのが比較的簡単で，かつ備品が高価でないものである。また車椅子やベッド上の患者の制約にも対応できるよう，ひとりで持ち運ぶことができ，自動車でも移動できるものである。さらに，多くの費用と時間を要さず，患者を消耗させず，ひとりの検者によって検査しうる患者の数を大きく制限しないものである。

「有用な」バッテリーとは，検者の望む情報を提供するものである。もし検者が無作為に患者を検査する際に，あるひとつのバッテリーだけを用いる場合には，そのバッテリーは診断の補助となり，ベースライン評価が可能で，治療計画のための情報を提供するという多目的なものである必要がある。

現在これらの基準をすべてを満たすバッテリーは存在しない。すべてを満たすということは，あらゆる検査に過不足なく用いることができるということである。そのようなバッテリーを作成することがはたして可能かどうかは疑わしいことである。また，たった1組の検査で，すべての患者に有効にあるいは実用的に行うことができ，なおかつ研究に用いうるかということも疑わしい。さらに言えば，信頼性のある評価には標準化された手順が不可欠であるにもかかわらず，現段階の神経心理学では，全面的に標準化された最良の検査手順というものは明らかになっていない。現在のバッテリーは，略式のものも入念に統計的に計算されたものも，神経心理学的評価という難解で複雑な問題を扱えるほど完成度が高いとは言えず，まだ試験的なものであると考えるべきである。

得点の問題

WAISバッテリーの得点の解釈については，項目の尺度化や検者間の信頼性，検査条件の影響などといった多くの問題がある(Matarazzo, 1972 ; Wechsler, 1981 ; Zimmerman and Woo-Sam, 1973)。神経心理学的評価にもっとも関係するものはIQ，年齢の影響，性別の影響，得点の解離が有意であるか否かの評価である。

IQ得点

WAISバッテリーの全検査IQは下位検査の評価点の合計点（あるいは11未満の下位検査しか施行されない場合には，比例配分された値）から計算される。これは学業成績と非常によく相関する。しかしながら，言語性IQ，動作性IQも全検査IQも神経心理学的検査においては有用性をもたない（本書p.16-17参照)。

多くの神経心理学的研究において，ウェクスラーの言語性IQと動作性IQとの比較に焦点が当てられてきた。その背景には，言語性IQと動作性IQの差は言語・動作という主要な機能体系のいずれかの障害を反映しているので，診断に役立つという仮定があった。しかし言語性IQも動作性IQも，互いに相関が低く，神経解剖学的にも神経心理学的にも一定の関係を持たない，全く異なる複数の機能の平均値に基づいている（Parsons et al., 1969 ; J.Cohen, 1957a)。また言語性IQと動作性IQには機能的な重複がかなりある(Maxwell, 1960)。これはある意味で当然である。言語性，動作性の分類は，単に「常識的な」判断によるもので，検査因子分析や神経心理学的研究によるものではないからである。

言語性IQと動作性IQの比較から神経心理学的な推論をすることが不合理であることを示す研究は多い（Anastasi, 1982 ; A.Smith, 1975)。損傷が主として左半球にあるか，あるいは左半球に限局している場合に，動作性IQより言語性IQの方が低くなる一般的傾向はあるが，この差は臨床的信頼性を持つほど，一定して生じるわけではない（Lewinsohn, 1973 ; A.Smith, 1966a ; Vega and Parsons, 1969）。動作性 IQ が低いことも，右半球損傷を示すものとしての有用性はほとんどない。時間制限のある動作性の下位検査はあらゆる脳損傷に鋭敏であることや，言語性の下位検査よりも不慣れな作業を行うことなどがその理由である。また左半球損傷患者の多くにみられる構成行為の障害では，言語性下位検査と，動作性下位検査の両方が低得点になることも指摘できる（Lebrun and Hoops, 1974 ; Tissot et al., 1963）。相対的に動作性 IQ が低いことが右半球に広範な損傷を持つ患者のもっとも明白な特徴ではあるものの，左半球損傷やある種の変性疾患でも動作性 IQ が言語性 IQ より低くなったり，言語性 IQ，動作性 IQ が同程度に低下したりすることがある。さらに言語性 IQ は動作性 IQ に比べ，全検査 IQ に比例して変化する傾向がある。全検査 IQ が高いと言語性 IQ は高いという傾向を示し，全検査 IQ が 100 よりかなり低い時にはこの傾向が逆転し，動作性 IQ が高くなる（A.Smith, 1966a）。文化形態も言語性 IQ と動作性 IQ との間の大きな解離の原因になりうる（Dershowitz and Frankel, 1975 ; Tsushima and Bratton, 1977）。

さらに，言語性 IQ と動作性 IQ の下位検査の感度に差が認められるものとして，脳損傷一般に伴うものと特定の部位の損傷に伴うものがある。前者は反応の遅さや具体的思考である。後者は，言語，計算，視空間認知，記憶などの機能に関連する特定の大脳領域の損傷に伴う影響である。脳損傷が 1 つ，ないし 2 つの下位検査の成績のみを低下させている時には，下位検査を合計した IQ の得点をみると，正常な他の下位検査の得点と平均されて，低得点が打ち消されてしまうことも珍しくない。Botez ら（1977）はこの問題を，正常圧水頭症の患者の多くが「平均」の範囲内の動作性 IQ を示すことを例によって指摘している。Botez らの対象とした患者は，積木模様においても，また基本的には WAIS バッテリーと同じだが問題数の多いコース立方体組合せ検査においても得点は不良であった（本書 p.331 参照）。この場合，WAIS でも，コース立方体組合せ検査の形式に合わせて得点が出されれば積木模様における患者の障害は明らかであったが，動作性 IQ という形に総計されると不明確になった。

要するに WAIS バッテリーにおける平均得点から得られる情報量は，学校の成績表における平均点と同程度にすぎない。平均点が 100 点の学生はすべての科目で A をとったことは疑いがない。また平均点が 0 点である学生の各科目の得点にも疑問の余地がない。しかしこのような極端な例を除けば，1 人の学生のある科目における成績を平均点だけから予測することはできない。同様に，平均した能力検査の成績から，特定の障害を予測したり，知的能力の領域や機能障害の領域を予測したりすることは不可能である。これらの理由で，本書の中では IQ は検査データとしては載せていない。

年齢群別得点

WAIS バッテリーは IQ の算出の際には年齢による差異を考慮しているが，検査の評価点への換算では考慮していない。WAIS の評価点は 20 歳から 34 歳の 500 人の無作為抽出のサンプルを基にしたものであり，神経心理学的目的には適さない。したがって神経心理学では，各検査の粗点を基準得点に換算する際，年齢群別の換算表を利用すべきである。この換算表では，年齢群によって年齢幅は異なっている。若年成人と高齢者においては知的機能がどんどん変化するためである。McFie（1975, p.31）は 30 ～ 34 歳から 65 ～ 69 歳までの 5 歳きざみで年齢修正を行って，ウェクスラー-ベルビューの検査得点に加えている。

WAIS バッテリーの 11 の検査における基準の評価点は，若年成人の年齢群別評価点とほとんどの検査において等しい。知識など相対的に年齢の影響を受けにくい検査において評価点 11 をとるには，18 ～ 19 歳から 65 ～ 69 歳までの 7 つの年齢群でほぼ同じ正答数が必要である。しかし知識のように年齢にもっとも左右されにくい検査であっても，16 ～ 17 歳，70 ～ 74 歳，75 歳以上の年齢群ではもっと少ない正答数で評価点 11 が得られる。基準の評価点の適用範囲は，年齢の影響を受けにくい言語性の検査，特に知識，単語，理解，算数などより，時間制限のある 5 つの動作性の検査においてかなり狭い（Botwinick, 1977）。符号は基準評価点が年齢によって大きく変化する。符号では，16歳から43歳までは基準評価点10をとるためには52から57の正答が必要である。35歳では粗点55で評価点12となる。65歳では同じ正答数で評価点は18となる。

20歳以下と35歳以上では検査間の比較をするには年齢群別評価点が必要である。この年齢群では，正常な検査結果のパターンが標準化に用いられた年齢のまちまちな大きな集団のパターンとは異なるため，患者の成績を同年齢群の基準にしたがって採点しなければ，多くの検査得点の解釈が困難となり，比較やパターン分析が事実上不可能となる（Simpson and Vega, 1971）（表17-1参照）。65歳以上の被検者の年齢群別WAIS得点も解釈に注意を要する。基準となるサンプルの成績は，ことに動作性の検査において，高齢者を代表するとされる群の成績よりかなり高い傾向が認められるからである（Price et al., 1980）。WAIS同様，WAIS-Rの55歳以上の年齢群の基準も，5歳ないしは10歳の年齢幅を持つ他の年齢群に比べ，少ないサンプル数に基づくものである。しかしWAISとは異なり，WAIS-Rの高齢者を構成する群は，若年者の群と同様の階層性を持つ抽出基準のもとに形成されている。

実際的に考えると，神経心理学的検査を行う時には年齢群別評価点および基準の評価点の両者を確保しておくほうがよい。評価点は神経心理学的目的のための検査データを歪曲するものではあるが，患者の成績を勤労人口の若年層との比較で表すものであるため，検者が患者の職業上・教育上の計画をたてるための指針とすることができる。たとえば，積木模様の粗点が24であった55歳のもと家具職人は，同年齢群では「平均」の範囲であるが，若年勤労者と比べれば，「平均の下」となり，累積百分比はわずかに25パーセンタイルに過ぎない。年齢群別評価点にのみ基づいて判断すれば病前の職業で働けるようだが，同じ職業の人々と比較すると，積木模様（この課題は視空間認知機能と反応速度を評価している）の成績が悪いことは明らかに不利である。

表17-1　WAISにおける3つの年齢群の平均得点に相当する評価点

	16-17		45-54		70-74	
	粗点	評価点	粗点	評価点	粗点	評価点
知識	18	9	15	10	12	8
理解	16	10	17	10	14	8
算数	10	9	11	10	8	7
類似	13	10	13	10	9	8
数唱	10	9.5	10	9	9.5	8
単語	29	8	39	9	33	9
符号	51	9	40	7	19	4
絵画完成	13	9	11	8	7	6
積木模様	30	9	27	8	23	7
絵画配列	22	9	17	7	12	6
組合せ	30	9	27	8	24	7

粗点を評価点に換算すると45-54歳で言語性検査の得点が動作性検査の得点よりわずかに高いようにみえる。これが70-74歳では大きな差となり，検査によってはその得点差が統計的な有意差（単語と符号）に至るほどであり，全体的には言語性検査の方が高い傾向を示す。若年者がこのような得点パターンを示す場合には，器質的な問題についてさらに調べる必要があることを示唆している。70代前半では，上に示した粗点のパターンがもっとも典型的である。

性差

WAISバッテリーの検査の中には，男性と女性の成績に差の出るものもあるが，男女の得点の重なりが大きいので，個々の症例の得点の解釈に用いることはできない。原版のウェクスラー検査についての研究からは､ほとんど例外なく，男性の全検査IQがわずかに高いという結果が得られている。この傾向はWAISにおいても同様で(D. A. Payne and Lehmann, 1966 ; Wechsler, 1958)，おそらくWAIS-Rでも同様であると思われる。しかしWAIS-Rのマニュアルには男女別の得点は掲載されていない。ウェクスラー-ベルビュー検査の改訂版である1955年のWAISで標準化に用いたサンプルでは，男性は知識，理解，算数，絵画完成，積木模様で女性より高い得点をとり，一方，類似，単語，符号では女性の成績が多少優っていた。しかし年齢群別の差を考慮すると，評価点で1以上の差が認められた検査は算数と符号のみであり，評価点でおよそ2/3の差が認められたものが1つで，他はすべて評価点でおよそ1/3以下の差であった。

WAISが標準化されて以来，女性の教育や職業志向もその内容や範囲が大きく変化してきた。これらの変化は若い女性に限ったことではない。中年女性の労働人口が増え続けており，多くの中高年女性が再び学校に戻っている。20年後の性差の有無や，性差のパターンを予測するためには，現在のデータがもっと必要である。WAISの得点パターンには有意な性差が確かに存在するようである（本書p.164参照）。これらの差がどのようなものか，年齢群間でどのように異なるのかということは未解決の問題として残されている。

有意性の評価

基準となる得点と患者の得点に差が認められた場合，その差に診断上の意義があるかどうかは，その差が偶然にみられる範囲をどの程度超えているかによって決められるものである。しかし，比較すべき基準得点そのものについての一致した見解はない。

ウェクスラーの検査で比較基準として普通用いられるものはいくつかある。まず第一に下位検査の評価点の平均で，これはどの下位検査でも10である。次に患者の検査得点の平均があり，これは言語性検査と動作性検査の下位検査の平均得点に分解することができる（Rabin, 1965 ; D.Wechsler, 1958）。さらに，単語の評価点（Gonen and Brown, 1968），単語と絵画完成の下位検査の年齢群別の評価点（McFie, 1975）もある。Jastakは高い方から3つの検査の得点を平均することを「知的高度」という測定法として推奨している（Thorp and Mahrer, 1959）。Wechslerは正負両方向への得点の偏りのパターンを得るために，患者の検査の平均からの偏差を使用した。

神経心理学的にもっとも意味のある比較基準は，患者本来の知的能力がもっともよく推定できる検査得点である（4章参照）。これは通常WAISバッテリーの検査の最高点であり，本来の全般的知的能力をもっともよく推定するものとなる。WAISバッテリーの検査の最高点を比較基準として使うと，低い得点はそこから引くことになり，評価点の差はすべて負の値を持つことになる。

WAISバッテリーの検査の最高点を比較基準として使用できない例外として，2つの場合がある。その1つは患者のかつての知的能力がWAISの下位検査の得点より高かったことが明らかな場合である。たとえば，生活歴の情報，WAIS以外の検査データ，WAISの中のある1項目の成績などからそれが明らかになりうる。この場合には比較基準としてそれらの成績がWAISの得点より優先される。

52歳の請負業者兼不動産開発業者。重度の進行性動脈硬化症。過去には第二次大戦直後に，中西部の有名私大で2年の事業経営の過程の難しい選抜試験を突破し，優秀な成績で修了していた。言語性下位検査における彼の年齢群別の評価点の最高得点は9で，この得点からは本来の知的能力が「平均」以上ではなかったと推測された。彼の教育歴について知っていた検者は，本来の知的能力は少なくとも「優」の範囲，累積百分比で90パーセンタイル以上であったと推定した。このレベルのWAISの検査の評価点は14で，これが比較基準となり，これに対して下位検査の得点がどういう意味を持つか評価された。この患者の算数問題の年齢群別の評価点は9であったが，計算の成績にはばらつきがあり，容易な問題では誤りが多いのに対し，難しい問題で1問正答しており，彼の本来の「優」の能力が現れる結果となっていたことは興味深い。

2つ目の例外は，注意スパンと即時記憶（作動記憶）の課題（数唱），および絵の組み合わせの課題（組合せ）の高得点は，他の課題に比べ本来の知的能力のレベルを反映しにくいということである。相関に関する研究から，数唱問題とその他のWAISの検査との相関では，もっとも高いもので0.60（単語との相関）であり，残りの10の検査のうち6つでは相関が0.50以下であることが示されている。WAIS-Rでは数唱ともっとも高い相関を示すものは算数で（0.56），残りの検査との相関は1つ（単語）を除き0.45以下である。WAISでは組合せと他の検査とのもっとも高い相関は0.69（積木模様）であるが，その他の10の下位検査のうち6つでは相関が0.50以下である。WAIS-Rでは10の下位検査のうち8つでは組合せとの相関が0.50より低く，そのうち4つの下位検査では0.40以下である。それと比較してWAISで相関がもっとも高いのは知識の0.81（単語）であり，それ以外の検査でも相関が0.54以下のものはない。WAIS-Rの検査のうち3つ ― 数唱，組合せ，符号 ― では知識との相関が0.50以下である。全般的知能は低いサバン症候群の患者が記憶の面で驚くほどよい成績を示すことがあるということも，本来の知的能力のレベルを推定する基礎として注意スパンと即時記憶の得点を安易に用いてはいけない理由のひとつである（Anastasi, 1965)。臨床上，組合せと数唱の2つの課題が，他の下位検査の得点とは独立して変化する傾向があることは，かなり知能の低い人の中に，これらの下位検査で高い成績を示す者がおり，逆に頭のよい被検者の中に「平均」より悪い者がいることからも容易に明らかになる。符号と数字を置き換える課題（符号）も数唱と同様，他の検査との相関が低いが，符号が被検者の最高点となることはめったにないので，その得点を比較基準として使うという問題はほとんど考えなくてよい。

本来Wechslerは，被検者の平均点と下位検査得点の差に関しては，2つの下位検査の評価点で差が認められれば意義がある可能性があるとし，3つの下位検査での差が認められれば有意とみなすべきであると考えていた。これは実用的な方法であるが，実際に適用できるか否かは，ある程度，検査の得点の安定性に左右される。ほとんどの下位検査では，得られた得点は95％の確率で実際の得点から評価点で2ないし3点以内にあるようである。ただし数唱（WAIS）と組合せのみは一貫してばらつきが大きく，個々の得点のばらつきの95％を含む範囲が評価点で3点を越える検査である。絵画配列は年齢群によってはこの範囲を越えるが，それ以外はこの範囲内である。単語と知識の得点はもっともばらつきが少ない（Wechsler, 1955, 1981)。

ウェクスラーの検査のいずれか2つの得点に3点の差が認められる割合は15％にまでのぼる（Wechsler, 1958, 1981）ので，これが偶然でなく生じる可能性は5％の有意水準を満たすものではない。Field（1960）は1％と5％の有意水準に達するのに必要なWAISの2つの評価点間の大きさを概算した。そして2つの評価点の間で偶然ではないと解釈される最小の差は5％レベルでは3.5～4.3の範囲で，1％レベルでは4.6～5.5の範囲であるとの知見を得た（表17-2参照)。したがって実際には，検者は評価点で4点の差は有意に近く，5点以上の評価点の差は有意，すなわち，偶然ではないと考えればよい。このような大雑把な有意差の推定をすれば，検者は特別な計算や公式に頼るまでもなく，一目でウェクスラーの検査得点の差を評価することができる。表17-3は，検査の得点パターンの例を示したものである。McFie（1975）はFieldの表の5％レベルに達するほどには得点差が大きくなくても，臨床家は差のパターンを考慮すべきであると提唱しているが，これは経験豊かな臨床家の日常の習慣を反映するものである。

表 17-2　差の値の範囲ごとにみた 2 下位検査間の得点差の信頼性（WAIS）[a]

範囲	2		3		4		5		6		7		8		9		10	
有意レベル（%）	5	1	5	1	5	1	5	1	5	1	5	1	5	1	5	1	5	1
年齢																		
18-19	3.5	4.7	3.7	4.9	3.9	5.0	4.0	5.1	4.0	5.2	4.1	5.2	4.1	5.3	4.2	5.3	4.2	5.4
25-34	3.6	4.8	3.8	5.0	4.0	5.1	4.0	5.2	4.1	5.3	4.2	5.4	4.2	5.4	4.3	5.5	4.3	5.5
45-54	3.5	4.6	3.7	4.8	3.8	4.9	3.9	5.0	4.0	5.1	4.0	5.2	4.1	5.2	4.1	5.2	4.1	5.3

この表の使い方：まず被検者の評価点を大きい順に並べる。比較する 2 つの項目の間にある項目数プラス 2 が範囲である。該当する範囲と年齢のもとで，得点差が表の 2 つの値のいずれかに等しいか，それより大きければ，表の 2 行目の有意水準で差が認められることになる（Field,1960,p.5）。[a]Field（1960）p.4　から許可を得て転載

表 17-3　検査の年齢別評価点のパターン例

検査	A	B	C
知識	8	8	16
理解	7	8	15
算数	6	10	13
類似	7	9	12
数唱	5/4	6/5	8/6
符号	6	10	9
絵画完成	8	8	11
積木模様	6	11	6
絵画配列	6	10	13
組合せ	8	13	10

パターンＡでは，検査間の得点差は最大でも 2 点であるので，偶然の差と考えられる。これは全般的知的機能水準が「平均の下」のレベル（累積百分率が 16 パーセンタイル）である健常人の典型的プロフィールと言える。パターンＢでは組合せが「平均の上」にあるのを除き，検査の得点間には偶然の差しか認められない。唯一の高得点が組合せ問題であるため，知的機能のレベルが「平均」より高いことを示唆するような別の情報がなければ（本書 pp.333, 413 参照），これもまた偶然の偏りと考えられる。一方，パターンＣの例では，6 点もしくは 7 点の差が 9 つ含まれている。積木模様の 2 問は制限時間を過ぎてから正しく完成された。これらを通過したものとみなして数えると（WAIS バッテリー検査の二重採点については本書 pp.92,197-198 参照），積木模様の年齢別評価点は 8 に上がるが，それでもなお 6 点以上の差が 5 つと，5 点の差が 3 つ残る。パターンＣは，本来の全般的な知的機能が「非常にすぐれている」で，反応の遅さと視空間機能の障害を持つ患者の成績である。

脳損傷の有無の判定

指標，比率，指数

脳損傷に対するウェクスラーの検査の感度についての初期の研究では，対象となった被検者はさまざまであった。すなわち，脳損傷の性質，位置，広がりなどはまちまちであった（Heaton et al., 1978；Wechsler, 1944）。しかし当時の研究結果は一致しており，脳損傷の影響は即時記憶，集中，反応速度，抽象概念の形成を必要とする下位検査に現れやすいというパターンが得られている。過去に習得された知識や語連想の検査への影響は少ない傾向があった。下位検査のパターンと種々の脳損傷との関係は一定しないとはしながらも，Wechsler をはじめとする研究者は，器質的なものに対する感度のよい下位検査と，年齢によって変化しやすい下位検査に類似性があることに注目

した。この類似性を鑑別診断に適用しようと努力した結果，カッティングスコアの基礎となる比率を導く公式が数多く作られた。

Wechslerは低下指数 *deterioration quotient*；DQ（低下指標 *deterioration index*；DI）を考案した。これにより加齢の影響を受けにくい検査（「保持」検査）と，加齢とともに成績の低下しやすい検査（「非保持」検査）の得点を比較できる。正常範囲を越えた低下指標は老化のはじまり，あるいは器質的異常，もしくはその両方を反映するというのが彼の仮定であった。WAISでは低下指標の算出には年齢別得点を用い「保持」検査（単語，知識，組合せ，絵画完成）と「非保持」検査（数唱，類似，符号，積木模様）との比較を行う。低下指数の公式は，

$$\text{「保持」検査の総点} - \frac{\text{「非保持」検査の総点}}{\text{「保持」検査の総点}}$$

である。0.10は「低下の疑い」，0.20は「低下」を示唆する（Wechsler, 1958, p.211）。残念ながらウェクスラー-ベルビューの下位検査得点に基づき算出された知能低下指標 *mental deterioration index*;MDI（知識，理解，組合せ，絵画完成を「保持」検査，数唱，算数，符号，積木模様を「非保持」検査として使用）とWAISのDQのいずれも，器質的な損傷を持つ患者の識別に効果的ではないことが証明された（V.Meyer, 1961；Rabin, 1965；C.G.Watson et al., 1968）。ウェクスラーの1944年の公式では，43%から75%の患者は何とか正しく分類できた（Yates, 1954）が，WAISの低下指数はそれより良い成績は出していない（Bersoff, 1970；E.W.Russell, 1972b；Savage, 1970）。

器質的損傷の可能性を数値で表すためにウェクスラーの低下指標より明確な基準の開発に向けて，さらに努力が続けられた。ウェクスラーの「保持」対「非保持」検査の公式に続き，器質的なものに由来する知的低下の存在を確認するための公式が他にも提案された。これらの公式はそのほとんどがウェクスラーの変法である。W.L.Hunt（1949）が，後にはGonen（1970）が，知識と理解を「保持」，符号と積木模様を「非保持」の検査として算出する低下指数を提唱した。Gonenはこの指数が，び漫性でいずれかの半球に限局しない脳萎縮の影響に対して特に感度がよいと述べている。R.D.Norman（1966）は，ウェクスラーの低下指標の失敗は検査の「保持」や「非保持」の検査の性質に性差があることに一因があると考えた。そこで，男性のみの場合と男女を合わせた場合にはカッティングスコアとして同じウェクスラーの1955年の公式をそのまま用いるが，女性のみの場合には，単語，知識，組合せ，積木模様を「保持」検査，類似，数唱，符号，絵画配列を「非保持」検査とする新たな公式を提唱した。

脳損傷患者というものは均一な集団とはみなせないとの認識に立ち，HewsonはWAISの検査得点から単一の比率ではなく複数の比率を利用して器質的損傷の識別に用いることを試みた（1949）。この方法では検査の得点を7種類の公式に代入する。公式はそれぞれ健常対照群と神経症患者，脳震盪後の患者をおおよその精度で区分するものである。7つの比率すべてが有意な値をとらない限り，被検者は器質的には正常で，明らかな神経症もないと考えるのである。A.Smith（1962b）はHewsonの比率は脳腫瘍の患者を識別する精度が比較的高く，128人中81.3%を正しく分類したと述べている。しかし彼によれば，その他のカテゴリーの患者の識別については精度が低下している。別の研究では，検査の年齢別評価点を基準評価点のかわりに用いると，Hewsonの比率による分類精度は67%から71%へ上昇するが，それでも脳疾患を有することがわかっている患者の23%は分類できなかった（Woolf, 1960）。Hewsonの比率は，Wechslerの検査得点に基づくその他の指標や指数に比べれば，器質的疾患をよく分類できるが，臨床に適用するには分類できない症例が多すぎるという問題があり，また計算がかなり複雑で時間を要するという欠点がある。

WAISを含む種々の神経心理学的検査の，精神病患者の識別における効率に関する文献の総説がHeatonらによって書かれている（1978）。彼らは精神病患者の成績は，慢性あるいは進行中の統合失調症は別として，健常対照群の成績と概して似ているので，検査得点からは，健常対照群や内科的疾患の対照群と同様に「器質的なものではない」と識別されうることを指摘した。文献の中でもっとも高い精度（85～88%の範囲）は，神経

症でない精神病患者を器質的損傷でないと識別するのにWAISを用いた研究のものであり，研究目的であればWAISの得点を分類に使用できることを支持するものである。しかし，7人から10人に1人は識別できなかったわけで，その1人がどういう患者であるかという点については，統計的手法のみでは手がかりは与えられない。

パターン分析

David Wechslerをはじめとする研究者は，脳損傷の有無の手がかりとして，さらにその後は特定の脳損傷の徴候として，WAIS得点のパターンに注目してきた(C.G.Matthews et al., 1962；McFie, 1975；Reitan, 1955b；E.W.Russell, 1979b；Simpson and Vega, 1971)。WAISにおけるもっとも一般的な器質的疾患のパターンとは，もっとも一般的にみられる脳損傷を反映したものである。主に言語機能に関する検査と，主に視空間機能に関する検査との間に明らかに差異がみられるパターンは，脳損傷が一側性であることを示唆している(Lansdell and Smith, 1972；E.W.Russell, 1979b)(表17-3参照)。ただし，障害されやすい群の下位検査（左損傷なら言語性，右損傷なら視空間性）のうち，1つ以上で有意な低下が認められないことも稀ではない。たとえば，左半球に疾患のある患者の成績で，言語性の下位検査の1つがもっとも高得点のうちの1つであったりする。損傷側にかかわらず，視空間機能の下位検査が最高得点であることは少ない。なぜなら，こうした時間制限のある検査では，運動の遅さが成績に影響するからである。絵画完成は，言語的要素と視覚的要素を合わせ持ち，運動性の反応は必要としないので，言語性検査とも視空間性検査とも若干異なることがあり，両者の中間を占めることもあるが，もっとも低得点の検査となることは稀である（McFie, 1975）。

その他のWAISの下位検査パターンは，言語性の検査と視空間性の検査との比較的明確な差異のパターンに基本的に一致する。即時記憶，注意力，集中力の問題は，数唱と算数の成績が低いことに現われ，一方，注意力と反応速度の問題は主に符号の得点に影響を与える（E.W.Russell, 1972b)。これらの得点の低下は，必ずしも一側性の半球の損傷に伴うものではない。のみならず，多くのび漫性の器質性損傷患者のWAIS得点の特徴となっている。

脳損傷で一般的にみられるもうひとつの特徴として，具体的思考がある。具体的思考 — あるいは抽象的思考の欠如 — は，類似と絵画完成における低得点や，理解の課題の中で3つの諺の問題だけが正答できない（あるいは得点が1）という形で現れることがある。さらに，積木模様においても具体的思考が現れることがある。これは，正方形を作れないとか，図版の模様に応じて積木の大きさの関係を識別できないという形をとる。具体的思考は，全般的な知的機能が「平均」の低い方の者，もしくは「平均」未満の者，およびある種の精神病患者の特徴ともなっている（R.W. Payne, 1970）。

脳損傷に伴う具体的思考を，知的能力の低い人の正常な思考と区別するためには，患者の得点の中に，抽象化能力の低下にふさわしくないような高い知的機能を反映しているようなものがひとつ以上あるか否かをみればよい。さらに，脳損傷患者では具体的思考に伴って記憶障害，注意の転導，運動遅延が影響する検査得点が低下するのが普通である。単に知的能力が低いだけで器質的損傷のない人ではこれらの検査得点は低下しない。脳損傷患者と精神病患者の具体的思考の鑑別点は，脳損傷患者の具体的思考は課題に関わらず一貫して認められるということである。あるいは少なくとも刺激の感情的意味にかかわりなく認められる。一方，精神病患者では，刺激が患者に与える感情的な影響によって，また検査の外的要素の数によって，具体的思考の現われ方は変化しやすいものである。具体的思考が認められるというだけで，脳損傷の存在を示唆するということにはならない。具体的思考が認められても，単に知的資質が低い，あるいは慢性の精神病患者である場合があるからである。問題解決にあたって抽象的アプローチができないと，類似の得点が比較的低くなり，理解，積木模様，絵画完成の得点もいくらか低下する。これはもともと頭の良い人が軽度の脳損傷を受けた時に，もっともはっきりした知的欠陥となることがある。しかしながら，主として前頭葉前方に損傷のある患者では，抽象的なものを扱うことや，抽象的な考え方をすることが非常に難しくなるが，WAISのように構造が固定された検査では，はっきりした欠陥は現れないことがある（本書 p.59-61 参照）。

一側性の損傷とび漫性の損傷は，それぞれ別のかなり特徴的な（ただし相反することはない）パターンをとることがあるが，そうでない場合には，脳損傷の有無をWAISで判断するためには，得点パターンが神経心理学的に矛盾しないかどうかをみるのが普通である。たとえば，急性期の脳損傷にしばしば伴う広範な細胞組織の浮腫や，急激な腫傷の増殖は，軽度意識障害 confusion，全般的な活動性の低下，記憶力や集中力などの機能の重篤な障害を引き起こす。これらはWAISバッテリーでは，ほぼすべての検査得点の有意な低下という形で現れる。ただし，時間制限のない言語性の検査で，被検者がかつて身につけた言葉や思考のパターンに関するものは別である（Gonen and Brown, 1968 ）。両側性の損傷では，言語機能と視空間機能の両方が低下するのが普通で，記憶力と注意力の側面も同程度に低下する。

パターン分析で器質損傷を評価するには，脳が損傷されると神経心理学的な観点からどういう徴候や症状が生じうるかについての知識が必要である。また，患者の能力についての理解も必要である。この理解は，患者の生活経験，現在の心理社会的状況，病歴などを参照しつつWAISバッテリーをはじめとする認知機能の検査を施行することにより得られるものである。パターン分析は，新たに脳病変を生じた患者や，進行性の脳病変を持つ患者では威力を発揮するが，精神疾患患者から器質性障害を識別するにはさほど効果的でない。陳旧性の安定した脳損傷患者，特に長期間施設に収容されていた患者のWAISのパターンは，施設に収容されている慢性の精神病患者のものと区別しにくく，精神病患者の器質的障害を判定するのに効果的とはいえない（本書 p.173-174 参照）。

代表的検査バッテリー

標準的な検査手順では，ウェクスラーの11の下位検査を以下に示す順で実施することになっている。これには通常1時間15分から2時間かかる。WAISとWAIS-Rのマニュアルには，実施上の標準的な指示が詳細に書かれている（D.Wechsler, 1955, 1981）。

常に標準化された方法で検査を実施するために，検者は質問を覚えようとせずにマニュアルを読むようにすべきである。質問を覚えてしまうと検者は小さな変化を意識することなく，その時々でこちらに1語加え，あちらの1語を変えということをしがちである。結局それが積もり積もって，検者は1語や2語の違いではなく，意味もまた異なる質問をすることになる。これはごく自然な傾向であり，避けるための唯一の方法は，いつもマニュアルを使うことであると筆者は考えている。

11の検査の実施は標準的な呈示順序に従う必要はない（本書 p.86 参照）。患者の必要と限界に応じて，順序を変えた方がよい。疲労しやすい患者には，算数や数唱など負担の大きい検査を最初の方でやってもよい。患者が検査に対して強い不安を持っている場合には，患者にできそうな問題を最初に施行するべきである。

Edith Kaplanは，患者の障害が言語か視空間のいずれかに強い場合には，誤りばかりが連続しないで，検査全体を通じてうまくやれた感じを患者がいくらかでも味わえるように，言語性と動作性の検査を交互に行うことを勧めている。筆者の経験では，この方法により患者の緊張や失望の増大を防ぐことができる。言語性の検査は，学校のような問いと答の形をとり，動作性の検査はパズルとゲームのような形をとるので，言語性と動作性を交互に施行することで，ペースを変えることもできる。ペースを変えることができれば，病識や意欲の障害があったり，協力的でなかったりする患者が検査への興味を失わないようにすることができる。この理由から，WAIS-Rでは言語性検査と動作性検査の検査を交互にやるという実施の順序を奨めている。

検者は，すべての検査を1回で終わらせる必要はなく，検者にしろ患者にしろ，落ち着きがなくなったり，疲れたりしたら，いつでも中断してかまわない。1つの下位検査が終わったら休みをとり，しばらくたってから再び検査を始めることが実際には大部分である。時には1つの検査の途中で患者の活力や興味が失われてしまうこともある。ほとんどの検査ではこれは何ら問題にならず，検査は打ち切られたところから再開することができる。しかし，類似，積木模様，絵画配列では，より難しい問題をうまくやるために練習として易しい問題が必要な人もいる。これら3つの検査では途中で打ち切らなければならない時は，患者がより難易度の高い問題を通過するのに必要な態勢を再びとれるように，次の検査時に最初の2，3問を繰り返すとよい。

Savage ら（1973）は，70歳以上の被検者は自分の失敗に対して非常に敏感であるという知見を得ている。誤りが多く続く検査を検者が継続しようとする時に，70歳以上の被検者は拒否する傾向がある。ただし高齢者は「パズル」を楽しむ人が多いので，言語性検査より動作性検査の方が，誤りを気にする度合いは小さかった。必要な問題数を行うか，高齢患者の不快さを和らげるために早く切りあげるかという選択を迫られた時，筆者は常に一時休止している。たとえ患者があと1つか2つ難しい問題がうまくできたとしても，ほとんどの場合続けることは得点上では重要な意味を持たない。患者が喜んで取り組むよりは高いレベルができそうで，かつそれを証明することが重要である時は，患者がうまくできた後か，もっとリラックスしている時に残りの問題を行った方がいい。

患者の答やコメントを言葉通り記録しておくと，検査時の行動を検査後に十分な時間をかけて検討する際に役立つ。速記を習得している検者はこの点では有利である。特に書くのが遅い人は，簡潔に書くことや，速く書くことを知っておくとよいかもしれない。

多くの検者は，WAISバッテリーの11の検査のうち，通常は9個か10個しか施行しない（McFie, 1975；A.Smith, 1966b）。筆者は，単語は省くことが多い。単語を施行することで加わる情報は，その他の言語性の検査と重複するからである。また言語性の検査の中で単語は実施や得点の計算に，もっとも時間のかかる検査である。筆者は語彙の検査を筆記式のバッテリーに含めて検査するか，読み書きのできない患者の場合は絵画語彙検査に代えて行っている。符号を省いて，かわりに符号数モダリティ検査 Symbol Digit Modalities Test を施行することもある（符号の置き換え課題における，聴覚系と視覚系の反応速度を比較したり，空間的な回転や定位障害の傾向の有無をみようとする時には，両方とも施行する場合もある）。符号の置き換え検査は時間制限のある課題で，重度の運動障害のある患者や運動速度の遅い患者では成績が低下することがはっきりしているので，得点が低くても何ら新しい情報にはならず，この検査は無駄なものとなる。

時間に余裕がない場合には，WAISバッテリーの「簡易版」，すなわち，患者の機能を相応に表すものとして選択した3個から5個の検査だけを施行したいと考えることもあろう（Duke, 1967）。簡易版は本来全検査IQを敏速に概算するために開発されたものである。総計としてのIQを求めることが神経心理学的検査の目的ではないので，簡便な神経心理学的スクリーニングのための検査の選択にあたっての基準として，少ない検査の組み合わせからの得点で，いかによく全検査得点を概算するかということを重視する必要はない。下位検査を独立して施行する場合には，患者自身のニーズや検査目的に応じて，検者が項目を取捨選択して差し支えない。

「折半 split-half」法は1つおきの問題を行うもので，これも時間の節約になるが精度が失われることもある。ある研究では（Zytowski and Hudson, 1965），単語を除き検査全体の得点と折半法の得点の妥当性係数は0.90以下の範囲で，動作性検査については，積木模様のみが0.80以上であった。Satz と Mogel（1962）は，WAISの検査をすべて含む短縮版を開発した。これは2つおきの問題を施行する知識，理解，絵画完成を除き，ほとんど折半法（奇数問題のみ）を用いている。数唱と符号はそのまま実施する。この短縮版では，知識（r=0.89），理解（r=0.85），積木模様（r=0.84），組合せ（r=0.79）のみが検査全体との相関が 0.90 未満であると報告している。G.G.Marsh (1973) は，Satz-Mogel の短縮版の妥当性に関する研究で上記に匹敵する相関を得て，この短縮版は「神経疾患や精神病の患者の全般的知能を測る検査として使用する場合には，WAIS の完全版に十分代用できるものである」と結論した。しかし彼女は知識，理解，絵画完成，絵画配列の短縮版については，神経疾患を持つ患者群の得点の 15 ～ 20%，精神病患者の得点の 18 ～ 30%は検査全体の成績から評価点で 3 以上の偏差を示すとの知見を得ている。Marsh は，パターン分析の際に短縮版を用いることに対しては注意を要するとしている。Goebel と Satz（1975）は WAIS の Satz-Mogel の短縮版で得られる下位検査の評価点のプロフィールと，標準的な方法によるプロフィールとの関係を多変量解析によって検討した。その結果，この短縮版によって得られる下位検査のプロフィールは，個人個人のプロフィールと統計的に算出された臨床的なプロフィールの比較に用いた際に比較的信頼性があることが示されている。しかしこれらの知見は全体のプロフィールの分類にのみあてはまるものにすぎず，Marsh が提起した問題，すなわち短縮版を臨床的に用いて帰納的なパターン分析を行うことについての問題は解決されていない。

フェイスシートの確認事項と個人情報についての質問事項を本来の検査に組み入れることで，神経心理学的に有益な情報を得ることができる。これらの質問により，非常に自然な（したがって害のない）やり方で患者の傾向を評価し，職業や教育に関する重要なデータ（「人種」や「肌の色」は普通はっきりしている）を確実に入手する機会が得られるのである。日常，患者に日付，年齢，生年月日など当然と考えられる情報について質問する習慣を持っていないと，神経系疾患の患者がこれらの質問に正しく答えられないことがいかに多いか，またこれを知ることが患者を評価し，治療計画をたてるのにどれほど重要であるかがわからないものである。関連したこととして，筆者は自分の名前を必要な情報と一緒に最初のページに毎回必ず書き入れている。患者は，特に大きな病院では，多くの人に検査され，検者の名前をいちいち覚えられず，また聞くのも遠慮することが多いからである。

1）ウェクスラー成人知能検査 Wechsler Adult Intelligence Scales（WAIS）

ウェクスラーの知能検査はバッテリータイプで個別に施行される複合検査である（Matarazzo, 1972；Wechsler, 1955, 1958, 1981；Zimmerman and Woo-Sam, 1973）。もっとも初期のものはウェクスラー-ベルビュー知能検査，形式Ⅰ，Ⅱ（WB-Ⅰ, -Ⅱ, Wechsler, 1944）であった。ウェクスラー成人知能検査（WAIS）は 1955 年に初版が発行され，改訂版である WAIS-R は 1981 年に発行された。この 2 つを一緒に論ずる際には「WAIS バッテリー」と呼ぶことにする。片方ずつ取りあげる時には 1955 年版を WAIS，1981 年版を WAIS-R と呼ぶものとする。

最重度の障害者を除くすべての人にとって，WAIS バッテリーは神経心理学的検査の骨格となるものである。基礎的な言語，計算，描画の能力についての筆記式の検査と，知的推論，近時記憶，学習能力などを含む個別に実施される検査を WAIS バッテリーに加えて施行すれば，患者の認知機能のもっとも重要な側面について情報を得ることができる。また，患者がどのように行動したかということに関しても多くの情報を得ることができる（J. Allison et al., 1968；Rapaport et al., 1968）。WAIS バッテリーを中心として基本的な認知機能を検査すれば，重大な知的障害がないことを示したり，あるいは変化した機能が何であるかの手がかりを提供することが十分可能である。

WAIS バッテリーは 11 の検査からなっている。Wechsler はこのうち 6 つを言語性検査とした。知識，理解，算数，類似，数唱，単語がそれである。動作性検査と命名した残りの 5 つは符号，絵画完成，積木模様，絵画配列，組合せである（WAIS バッテリーの下位検査の詳細については本書 pp.191-193,197-198,290-291,302-305,327-334,341-342,357-367 参照）。

WAIS の成績を因子分析すると，機能の異なる 2 群の検査に分けられる。第 1 の群は言語という因子が共通しており，知識，理解，類似，単語がここに分類される。第 2 の群には積木模様と組合せが常に含まれ，時に絵画完成や絵画配列が含まれることがあるが，これらの検査は知覚の組織化(J.Cohen, 1957b)，空間的行為（Maxwell, 1960)，空間性(McFie, 1961)，行為(E.W.Russell, 1972a)など，さまざまに呼ばれる共通因子を持っている。ここではこれを視空間的因子と呼んでおく。さらに，単独の一般的知的因子が抽出される。これはSpearmanのg（本書p.16-17参照）に類似しているが，別個の因子として（J. Cohen,1957a；E.W.Russell, 1972b)，あるいは第1の因子である「言語性知的」因子の一部として(Maxwell, 1960)抽出される。記憶因子は主に数唱に，まれには算数にも関与しているが，ある程度一定して認められる(J.Cohen, 1957b；McFie, 1961)。Cohenはさらに2つの「二次的特殊」因子，一貫してはいないが主に絵画完成に関与する因子と，主として符号に，時に数唱と絵画配列にも関与する因子を報告している。下位検査間での関係が弱いためにCohenはこの2つの特殊因子を知的機能とは関連づけていない。Wechslerはこれら二次的因子のうち前者は「反応の適切さ」と関連し，後者は「注意が散漫になることに抗する能力の尺度」ではないかと述べている（1958, p.126)。

WAIS-Rの下位検査間の相関は，パターンも強さもWAISとはいくぶん異なるので，WAIS-Rの因子構造や特徴もいくつかの側面で異なっているはずである。したがってWAISの下位検査の構成や相互関係についての知見をWAIS-Rにそのまま適用することはできない。

WAISバッテリーは種々の認知機能を検査できるので，神経心理学的評価において重要な位置を占めている。しかしながら，WAISは何らかの純粋な機能やはっきり定義された機能を評価するものではなく，また複数の機能の体系的な評価に有用というわけでもない（たとえば，Lansdell and Donnelly, 1977；E. W. Russell, 1979)。それでもWAISが心理検査の中でもっともよく使われているのには理由がある。臨床家が個々の下位検査の性質と限界をよく知っていれば，個々の下位検査あるいはその組み合わせから引き出される行動の意味や得点の関係を実感することができる。さらにウェクスラーの検査については膨大な量の知識が蓄積されていることも大きな利点である。WAISバッテリーとそれに先立つウェクスラー-ベルビュー知能検査の形式Ⅰ，形式Ⅱはウェクスラー-ベルビュー知能検査が1939年に紹介された直後から，知能検査の開発において中心的な標準検査となっている。ウェクスラーの知能検査は研究目的のためにもっともよく用いられている知的機能検査でもある。多くの神経心理学者が知的機能を測定するのにウェクスラーの知能検査を選択して，臨床用バッテリーにも研究用バッテリーにも取り入れてきた(たとえばReitan and Davison, 1974；E. W. Russell et al., 1970；A. Smith, 1975)。最後に重要なこととして，ウェクスラーの検査は，英語圏の諸国における変法と多くの翻訳とともに，世界中で使用されているという利点がある。

ウェクスラー知能検査より科学的根拠があり，体系的な成人の知的機能を評価するための検査を考案することは確かに可能であろう。しかし，それが慣れと経験によって積み上げられたものに優るかどうかは問題である。

2）ピーボディ個人学力検査 The Peabody Individual Achievement Test；PIAT（Dunn and Markwardt, 1970）

幼稚園から12歳までの学習到達度を測定するための検査である。到達度のレベルの幅が広いので成人の脳損傷の残存知的能力を測るのに有益とされる。学業能力に焦点をあてるので，主に言語概念能力をみる検査になる。内容は言語と絵の両方だが，刺激素材はほとんど視覚的なものであるので，PIATの成績には多くの視空間機能が含まれている。被検者に複雑な動作性の反応を求めないので，身体的に障害のある患者にも使用できる優れた検査である。標準化は無作為に抽出された対象をもとになされている。制限時間はなく，30分から40分でできるように作られている（図17-1)。

PIATには5つの下位検査がある。（1）算数問題は多肢選択式の検査で言語障害のある患者は答を指さすだけでいい。ごく簡単な数字や記号の認知から，代数，幾何学問題までを含んでいる。（2）読みの問題では最初の9問はポインティング，第10問からは言葉による反応を求められる。第10問から第17問の問題は1文字で，残りの問題は次第に難しくなる単語を正確に発音しなけれ

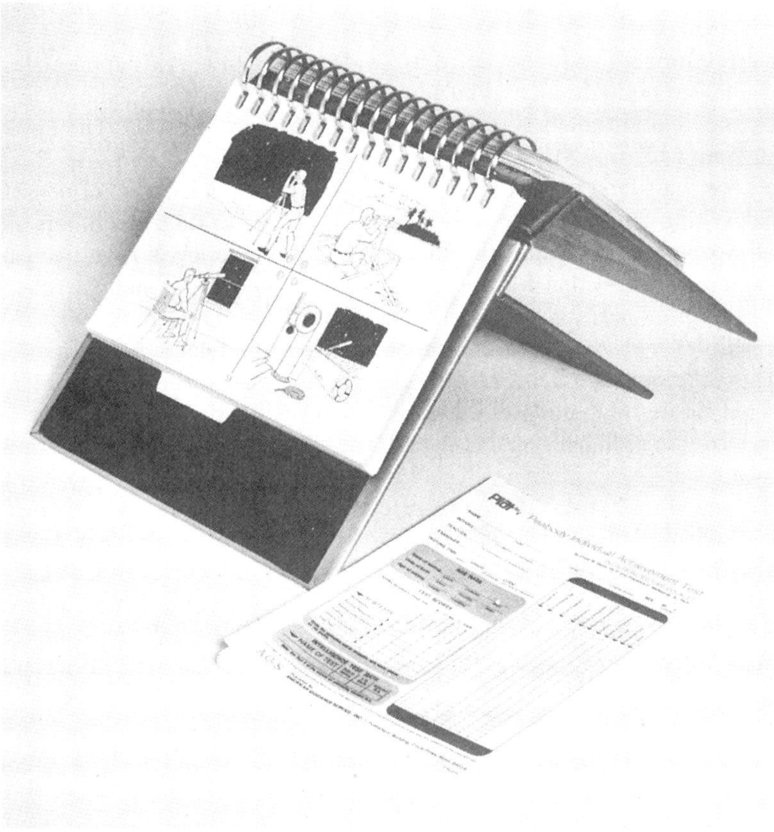

図 17-1　ピーボディ個人学力検査 (Jastak and Jastak, 1965)

ばならない。もっとも簡単なレベルの単語は「走る run」「遊ぶ play」「跳ぶ jump」であり，もっとも難しいものは「警句 apophthegm」である。（3）読解力の下位検査は，書かれてある文章の内容を表わしている 4 つの線画のうちからどれかを選ぶ。問題は難易度別になっており，6 つの 1 音節の単語から成るわかりやすい文章から，いくつかの修飾された節や 31 の単語（そのうちの 12 は高校や大学レベル）から成る複文までを含んでいる。（4）綴りの下位検査も多肢選択式であり，種々の難易度を含む。最初の 14 問は文字と単語の認知である。残りの問題では検者が読みあげる文章中の単語の正しい綴りを 4 つの選択肢から選ぶ。（5）一般的知識の下位検査は常識問題の質問と回答である。

読解力は 66 問，他の下位検査は 84 問からなる。それぞれの下位検査には，粗点を段階評価と年齢評価に変えるための標準値があり，幼稚園から 12 歳までの段階評価をパーセンタイルで表わしたり，5 歳 3 カ月～5 歳 5 カ月から 18 歳～18 歳 3 カ月の各年齢レベルをパーセンタイルで表わすこともできる。したがってそれぞれの下位検査は全体のバッテリーから切り離して使用できる。さらに PIAT には種々の基準があるため検者は PIAT の成績と他の検査の成績の比較が容易になるように異なる基準を選択できる。

3）広範囲学力検査　The Wide Range Achievement Test：WRAT（Jastak and Jastak, 1965）

このバッテリーの「広範囲」という名称は，幼児期から中年期まで適用できるという意味である。学校教育で身につけた能力 — 綴り方，読み方，算数 — をテストするもので，5 歳から 11 歳のレベル I と，12 歳から 75 歳のレベル II の 2 段階に分かれている。

基準値は下位検査ごとに十分に標準化されてい

る。レベルⅠの年齢は5歳から12歳までは半年間隔で基準値がある。同様にレベルⅡでも12歳から16歳までは半年間隔，16歳から20歳では2歳間隔，20歳から45歳までは5歳間隔で基準値がある。すべての粗点は学年，標準得点，またはパーセンタイルに置き換えられる。このように柔軟性があるので，いかなる集団にも適用することができる。

WRATの標準偏差はわずか10である（本書p.110参照）。標準値100のウェクスラーやスタンフォード-ビネー式の採点システムに慣れている検者は，標準偏差が小さいことを考慮しないとWRATの得点の解釈を誤る可能性がある。

3つの下位検査はすべて一般的能力の因子に重みづけをしており，言語性因子は読みと綴りの大きな要素になっている。算数問題における言語的因子はほとんどないが，「動機づけ」の要素が関わっている。

WRATの算数の下位検査は筆算の能力をテストするものである。この下位検査の神経心理学的評価における有用性は，多様性に富んでいるということにある。2桁，3桁の数字，小数，百分率，分数，代数の問題に四則演算を適用すること，ローマ数字の書きかえ，量衡の換算などを含む。2乗，平方根，幾何学的構成に関する問題もある。したがって，患者の数学的な能力に欠陥がある場合，患者の困難は空間操作に関わる計算障害か，形と数の失読によるものか，数の概念とか基本的な操作能力が失われている失算であるかを，患者の書いた用紙を綿密に点検することで決定できる。成人レベルで十分に対処できない患者には，低いレベルの計算問題を用いることができる。

WRATの算数の下位検査は，神経心理学的目的で使用する場合にはいくつかの欠点がある。脳損傷患者の多くは割り当てられた10分で2つか3つ以上の問題に答えることは不可能である。テスト規範に添って患者の成績を評価する時には，時間を考慮するのなら，10分間でどこまでできたかを記録する一方で，患者には10分を過ぎてもそのまま続けさせる必要がある。患者が課題を終える前に中止してしまうと，患者の数学的な能力や，その領域にあると思われる障害の本質について得られる莫大な情報が制限されてしまう。印刷が小さかったり，課題の周囲の余白が不十分であったりすることは，特に高齢の患者や視覚にかなり支障のある患者にとって問題となる。このテストの改訂版は，各課題の周りに計算のための余白をより多くとってあり，この困難を解決し，検者が患者の計算の努力のあとを追い易くしている。標準得点とパーセンタイルの規範は25歳から50歳で成績が低下することを反映しているが，50歳を超える高齢者については考慮していない。

4）マッカリーの職工能力検査　The MacQuarrie Test for Mechanical Ability（MacQuarrie, 1927, 1953）

バッテリータイプの小検査で，従業員の採用や就職あっせんのために開発されたものである。集団で実施できるような筆記式検査であるが，単純な視覚運動の速さと正確さ，視空間認知力，視覚トラッキングといった神経心理学で重要な種々の機能を検査できる。さらに個々の下位検査間の比較も有意義である。

この検査は筆記式ではあるが，7つの下位検査のうち6項目は被検者に視覚運動性の反応を求めるものである点が，他のほとんどの筆記式検査とは異なっている。積木数えのみが文字で答えることを要求しており，これだけが手と目の協応が要素として含まれない検査となっている。それぞれの下位項目の施行直前に練習問題を行い，被検者に課題に対する構えを作らせ，被検者が課題を理解したことを確かめる。

最初の3つの下位検査は手の速度とやや細かい運動のコントロールをみるものである。第一はトレーシング課題で，被検者は80本の短い垂線（28㎜）の各々バラバラな位置にある1.5㎜のスリットを通るように連続した線を引くことを要求される。得点は50秒間で線に触れずに鉛筆の線が通ったスリットの数である。第二はタッピング課題で，直径9㎜の円を70個呈示し，30秒以内で各々の円の中に3つの点を描いていくことを要求される。この下位検査では正確さより速さに重きがおかれているので，円の外へ点がはみ出した円を含めて，反応が試みられたすべての円が得点となる。第三は点打ち課題で，逆に正確さが重視される。この下位検査では10本の水平線が引かれており，その間に不規則に並んだ合計100個の小さな円（直径4㎜）に1行ずつ左から右へ点を1つずつ打っていくことを要求される。得点は30秒以内に点が完全に円内に記された円の数である。

次の3つの下位検査は視空間認知に関係している。第一の模写課題は，20種類の形を格子状に並んだ点の上に写す課題である（図17-2）。得点は2分30秒の間に正確に引けた線の合計である。第二の位置課題は，6×6の文字列が書かれた大きな正方形と，それを囲む8つの小さい正方形から成っている。6×6の文字列は，大きな正方形を4つに区切った場合のどのひとつにも同じ文字は入らないように配列されている。小さい正方形にはそれぞれ5つの点が記されている。この5つの点は，大きな正方形の中の5つの対応する文字と相対的に同じ位置に記されている。被検者の課題は，2分間で各々の点に対応する文字を書くことである。時間内に正しく文字にできた点の数が得点となる。第三の積木課題は積木の数を数える検査で，同じ大きさの積木が積まれた6つの線画を示され，指定された5つの積木（×印がついている）に接触している積木の数を答えるというものである。制限時間は2分30秒である。第四の追跡課題は視覚的トラッキングの速さと正確さをみるものである。被検者は，妨害する線が入り交じった中から1本の線をトラッキングすることを要求される。問題は4つあり，ライントレース課題（図10-15，本書p.222-223参照）をさらに複雑にしたものである。出発点は7個でなく10個あり，誤ったゴールにたどり着く線は5個ではなく10個となっている。制限時間は2分30秒で，得点は正確にトラッキングできた線の数である。

検査マニュアルには男女1,000人ずつの成人の成績を基にして，各下位検査ごとに「16歳以上」の男女のパーセンタイル規準が示されている。機械工の能力との相関関係を示すデータもある。Sterne（1969）は，3つの年齢集団（未発表の記録）のデータにおいて年齢とタッピング課題，点打ち課題の成績との間にわずかな負の相関関係を見出している（表17-4参照）。

下位検査の成績レベルにおける差異のパターンは，臨床的な症状を反映する傾向が認められる。視空間認知能力は保たれているが細かい運動能力のコントロールや協調がうまくできない患者は，トレース課題や位置課題よりも最初の3つの下位検査で成績が低下する。視空間機能が障害されていても運動能力が保たれていてコントロールが良好であれば，運動速度，正確さの課題における高得点と模写課題と位置課題での低得点として表われる。2年前に8フィートの高さから落ちて右側頭葉に損傷を負った30歳の測量技師は，模写課題（図17-2）と位置課題で1～5パーセンタイ

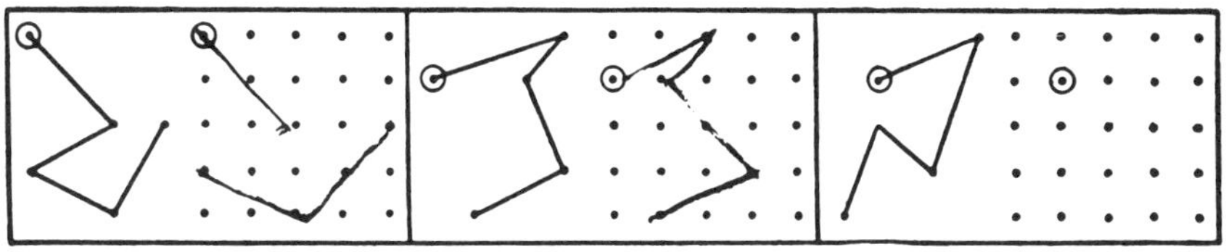

図17-2　マッカリー検査の模写課題の練習問題。練習問題にみられるのと同様の傾向が，この被検者の本検査でも認められた（本文参照）。

表17-4　3つの年齢群におけるマッカリー検査のタッピングと点打ちの下位検査の平均値と標準偏差

	年齢群		
	24-35 （n＝17）	36-45 （n＝33）	46-55 （n＝24）
タッピング	34.4±8.5	36.9±7.7	32.3±7.9
点打ち	17.1±3.2	16.9±3.3	14.7 ±3.3

（D. M. Sterneの未発表記録から）

ルの低成績を示したが，トレース課題とタッピング課題，点打ち課題の得点は90パーセンタイル以上であった。

5）ハルステッド-ライタンのバッテリー　The Halstead-Reitan Battery

追加，変更，修正が多くの人になされて発展してきたバッテリーである。元来は前頭葉損傷の患者を他の部位の患者や健常者から区別するための目的で作成されたもので，７つの下位検査から成っていた（Halstead, 1947；Reitan and Wolfson, 1993）。もっとも新しい改訂版はオリジナルの７つのなかの５つを用いている。省かれたのは，フリッカー融合テスト *Critical Flicker Fusion Test* と時間知覚テストで，これは脳損傷患者の識別力がないという理由による（Boll, 1981；E.W.Russell et al., 1970）。以下に挙げる５つの検査がハルステッド-ライタンのバッテリーの中核を成している。ただしここに，言語性と視空間性の記憶（Dodrill, 1978c, 1979；Matarazzo et al., 1974；E.W.Russell, 1980c），知覚的統合（Reitan, 1966b；E.W.Russell et al., 1970），運動（Matthews and Haaland, 1979；Harley et al., 1980）の検査を付け加えて用いることも多い（本書 p.426 - 427 参照）。

ハルステッドのバッテリーの中核となる検査は以下の通りである:

1．カテゴリー検査 *Category Test*（本書 p.343 - 344 参照）
2．触覚性運動検査 *Tactual Performance Test*（本書 p.268 - 270 参照）
3．リズムテスト *Rhythm Test* はもともとシーショア音楽才能検査 *Seashore Measures of Musical Talent* で用いられた（本書 p.225）
4．語音聴取検査 *Speech Sounds Perception Test*（本書 p.224 参照）
5．指振動検査 *Finger Oscillation Test*, 指タッピング検査 *Finger Tapping Test*（本書 p.390 参照）

これらの５つの検査から，７つの評価点が得られる。触覚性運動検査による，所要時間，記憶，位置の３つの評価点と，他の４つの検査による各々１つの評価点である。ハルステッドが大まかな臨床診断をするために考案した障害指数とは，前頭葉損傷患者に関する研究において彼が定めた基準点を超えた点数の比率である。障害指数は，すべての下位項目の機能が正常である０から，すべてが障害されている10までとされ，ハルステッドの原法には10の評価点があるため，定められた基準点を超えた評価点の単純な合計が障害指数となる。評価点が７つの場合，障害指数は７つの項目でいくつ障害されたかという比率となる（Boll, 1981）。それでも解釈はハルステッドが行ったのと同様で，障害指数を求めるための基準点は５とし，５以上は障害があり，４以下は障害がないものとする。

このバッテリーに含まれる他の検査には，トレイルメイキングテスト（本書 p.200 - 202）；Halstead と Wepman による失語症スクリーニング検査（本書 p.284 - 285）の修正法；手指失認，皮膚描画試験そして触覚，聴覚，視覚様式を通しての感覚消去検査；ウェクスラー知能検査の１つ；握力計を用いた握力検査；ミネソタ多面的人格目録（本書 p.441 - 446）がある。ハルステッド-ライタンのバッテリーすべてを施行すると，所要時間は６～８時間に及ぶ。

ハルステッド-ライタンのバッテリーの検査データについて Reitan が行った処理が明快であるため，損傷の存在のみならず，その性状や位置を予測する依りどころとなってきた（Wheeler et al., 1963；Wheeler and Reitan, 1963）。損傷の位置とその性状（び漫性か局在性か，安定したものか変化しているものか）に関する予測は，評価点間の統計的に確立された関係に基づいている。この統計的アプローチは，ハルステッド-ライタンの方法のコンピュータによる解析の発展に貢献している（K.M.Adams et al., 1975；E.W.Russell et al., 1970；Swiercinsky 1978；Swiercinsky and Warnock, 1977）。

検査結果の統計的解析に基づく解釈と臨床的評価の相関についての研究は多い。G. Goldstein（1974）は次のように述べている「臨床的評価が優れている点は，数量的あるいは客観的方法よりも個々の症例についてより詳細に述べることができるという点で，これは現在でも大きな価値を持っている」(p.304)。Goldstein は，判別分析を用いることにより，非常に高い確率で損傷の左右を同定することができるということも述べている。

Heaton らは（1981），脳損傷をその存在，時間経過，左右の局在，それぞれについて正確に分類するためのハルステッド-ライタンのバッテリーの「キー・アプローチ」(E.W.Russell et al., 1970) で得られた半自動的解釈を，２人の経験のある臨床家による評価と比較し，３つの重症度の評価すべてが高い相関を示したと報告している (r=0.95)。しかしながら脳損傷の存在と左右の局在に関しては，臨床家が行う分類の方が明らかに正確であった。時間経過に関してのみ半自動的なキー・アプローチの方が正確であったが，臨床家の正確さと比較し有意な差はなかった。時間経過の予測に関しては，キー・アプローチも臨床家の予測もあまり正確ではなかった。病変の左右の予測については，この研究での 250 例の結果の誤りが約 25％であったことからも，ハルステッド-ライタンのバッテリーで得られる情報は，左右の局在を判断するには不十分であると考えられる。彼らは,「現在，半自動的解釈よりも臨床家の解釈が優れている点は，おそらく複雑で非常に多様に結びついたハルステッド-ライタンのバッテリーのデータを柔軟に分析し重みづけることができることである。もうひとつは，半自動的解釈で用いている統計的処理が比較的雑であることである」と結んでいる。また，将来統計的方法が改善されても正確さは増さないのではないかと考察している。

自動的な解釈システムの診断的有用性についてのもうひとつの研究には Anthony らによるものがある（1980）。彼らはキー・アプローチ（E.W. Russell et al., 1970）と臨床的推論を真似て考案された “BRAIN” と呼ばれる Fortran のプログラムの２つを比較した。どちらのプログラムも脳損傷患者と健常者をチャンスレベル以上に識別はしたものの，それぞれの著者らの報告以上の結果は得られなかった。それどころか損傷の左右，時間経過についての予測は到底臨床的には使用できないほど確率の低いものであった。

その他の研究でも，脳損傷の有無を障害指数に基づいて診断する方法が，検査，診察，病歴に基づいた臨床的判断からの診断に著しく劣ることが見出されている（Tsushima and Wedding, 1979）。しかし，Wedding（1979）は，ハルステッド-ライタンの評価点から臨床的分類を行うには，判別分析が他の統計手技より優れており，またこの方法は臨床診断よりも優れていると述べている。この問題について異なった見解があることは当然であり，ハルステッド-ライタンの全変数と変数間の相関は十分には確立されておらず，標準化もされていないのである (Davison, 1974 ; E.W.Russell, 1980c)。

ハルステッド検査の本来の基準は十分には定められていない（Boll, 1981）。ハルステッドの「健常群」は 29 名より成り（８名は女性），30 組の検査結果を出している。このうち 10 名は修理工であったが,「軽度」の精神障害のためこの研究の対象となりえたという経緯があった。１名は極刑の判決を待つ身であった（当時のイリノイ州ではこれは終身刑か死刑のいずれの可能性もあり，Halstead はこの被検者が「不安」を呈しているのを観察している）。４名は自傷他害の恐れのある行動異常のため前頭葉白質切截術を受けることになっていた。２カ月の間に２度入院した若者に対しては２回検査が行われた。ハルステッド-ライタンの基準点は，これらの対象の成績から得られたものである。

ハルステッドの基準点の大きな問題点は，基準点が若い対象の成績に基づいていることである。「健常群」は 14 歳から 50 歳で，平均は 28.3 歳である。しかし，ハルステッド-ライタンのバッテリーの成績は加齢に伴い低下する（Bak and Greene, 1980 ; Lewinsohn, 1973 ; Prigatano and Parsons, 1976）。このため障害指数が見かけ上は引き上げられ，誤った診断上の結論に至る可能性がある（Ehrfurth and Lezak, 1982 ; Price et al., 1979）。しかし現在は年齢別の基準を使用することができる。Pauker（1977）は 19 ～ 76 歳を５歳ごとに分け，WAIS による IQ の３段階(84 ～ 109, 110 ～ 119，120 ～ 133）に従い，もっとも一般的に用いられる７つの検査得点とその障害指数について平均と標準偏差を求めた。Harley ら（1980）は 55 ～ 79 歳の退役軍人の結果から５歳ごとにハルステッド-ライタンのバッテリーのすべての検査得点と多くの動作性能力の検査についてＴ検定を行った。

ハルステッド-ライタンのバッテリーの成績は，教育水準によっても影響を受けると思われる (Finlayson, Johnson, and Reitan, 1977)。神経学的に異常のない教育水準の低い人が障害群に入り，教育水準の高い脳損傷患者が見かけ上高い得点をあげる可能性がある。シーショアリズムテストと音声知覚検査がこの点に関してはもっとも影響を受けやすいが，いずれも Finlayson，Johnson，Reitanのすべての研究で下位検査として用いられている（Vega and Parsons, 1967)。

脳損傷者を神経学的に異常のない健常群から正確に識別し，同定する上でのハルステッド-ライタンのバッテリーの有用性に関しては，高い確率で予測ができるという評価がある（Boll, 1981 ; Reitan, 1955b)。しかし，他のすべての神経心理学的検査と同様に，脳器質障害と精神疾患の識別力は高くない（Heaton et al., 1978)。この２種類の疾患群をハルステッド-ライタンのバッテリーが，少ない項目の検査よりもよく識別するかどうかについては，疑問を投げかける研究がいくつかある。脳器質障害と精神疾患の両群間の識別ではハルステッドの多数の検査よりベンダー-ゲシュタルト単独の方が高い確率で予測できるという報告（Lacks et al., 1970 ）や，ハルステッドのテストでは36例で２例のみ識別したのに対し WAISは44例中６例識別しえた（DeWolfe et al., 1971）というもの，さらに，WAISの成績単独の方がハルステッド-ライタンのバッテリーすべてを施行したよりもやや予測の確率が良いという報告がある（C. G. Watson et al., 1968)。

ハルステッド-ライタンのバッテリーを病巣の局在の同定に用いる試みもあるが，結果は思わしくない。病巣の左右差によって成績パターンは異なるものの (Kløve, 1974 ; Reitan, 1955a)，Reitan (1966b）によって付け加えられた知覚検査なしで，この検査のみに基づいて左右半球の違いを同定することはできない(Schreiber et al., 1976 ; Wheeler and Reitan, 1963)。知覚検査を加え，ハルステッド-ライタンの結果に多変量解析を用いることで，診断と局在の同定が比較的可能となった（K. M. Adams et al., 1975 ; Wedding, 1979)。このことは，「抑制（半側無視，消去など）が（ハルステッド-ライタンの変数における）左右の半球間で大きな違いを生む唯一のものであり，また運動や触覚の一側の障害は，左右局在の良い指標となりうる」という G. Goldstein と Shelly (1973b）の報告と一致している。結局のところ，このバッテリーの診断上の最大の強みが，何十年もの間神経学者が診断を決定するうえで信頼を置いていた，いくつかの簡単な検査手技に由来していることは興味深い。

信頼性に関する２つの研究（若い健常者，び漫性脳血管障害のある高齢者，慢性のてんかん患者の３群について）によると，障害指数やすべての下位検査は，いずれの集団においても十分安定した基準とはなり得ないことが示されている（Dodrill and Troupin, 1975 ; Matarazzo et al., 1974)。慢性のてんかん患者と若い健常者の両群は，カテゴリー検査の２回目の得点は 10 点低下した。４回目の検査ではてんかん患者のカテゴリー検査の平均得点はさらに 10 点の低下を示した。また慢性のてんかん患者と若い健常者の両群は，触覚性運動検査の位置得点で共に伸びをみせた。４回目の検査までのてんかん患者の得点は，最終的には障害指数の平均を 0.6 から 0.45 に低下させた。そのため，当初は障害があると判断されてきたものの多くが障害はないと分類されるようになった。これに対し，び漫性疾患を持つ高齢者では，いずれの下位検査の基準も障害指数も大きく変わることはなかった。

ハルステッド-ライタンのバッテリーは，扱いが容易ではなく，施行にかなり時間を要し，知覚や運動の障害のある患者の完全な検査には適さないといった実用的限界はあるが，脳損傷を持つ患者を同定するためのかなり信頼性のある心理学的方法のひとつである。しかしながら，このバッテリーの最大の貢献は，診断的有用性というよりはむしろ神経心理学的検査の実際についてである。すなわち，神経心理学的問題について考える際にはさまざまな側面を検査する必要がある，という点に心理学者の目を向けさせることに非常に役立ってきたのである。

6）ハルステッド-ライタンのバッテリーの変法

ハルステッド-ライタンのバッテリーにはいくつか変法があり，いずれも作成者の興味を反映している。そのひとつはウィスコンシン神経心理学的検査バッテリー *Wisconsin Neuropsychological Test Battery*（Harley et al., 1980）で，パーキンソン病の研究に用いられ（Matthews and Haaland, 1979），他の脳器質疾患によって起こる運動障害の研究にも役立ってきた（Haaland et al., 1977；Matthews and Harley, 1975）。ウィスコンシンのバッテリーはハルステッド-ライタンの検査に加え，５つの運動機能の検査と指タッピングを含むウィスコンシン運動バッテリー *Wisconsin Motor Battery* が組み入れられている。Dodrill（1978b, 1980）はてんかんのための神経心理学的検査バッテリーを開発し，ここには記憶，運動コントロール，集中，精神機能の柔軟性の検査が加えられている。これらの検査の付加により，元来のバッテリーの検査よりもてんかん患者の機能障害に鋭敏な検査となっている（Dodrill, 1978a）。Swiercinsky（1978）は神経心理学的検査にコンピュータを適用することに興味を持ち，ハルステッド-ライタンのバッテリーについてのプログラム，*SAINT*（System for Analysis and Interpretation of Neuropsychological Test）を開発した。このプログラムは「神経心理学的検査の解釈を自動化し包括的に，柔軟に，経験的に行う」ために作成されたものである（Swiercinsky, 1978）。したがって，中心となるのはハルステッド-ライタンのバッテリーだが，他の検査や検査以外のデータも入力可能となっている。ラファイエットクリニック反復施行可能神経心理学的検査バッテリー（R. Lewis and Kupke, 1977）にはハルステッド-ライタンの多くの検査（トレイルメイキングテスト，指タッピング，握力検査，WAISの符号，数唱），ハルステッドバッテリーの原法からフリッカー融合テスト，また言語の流暢性，視覚トラッキング，細かい手指の協調運動などの神経心理学に関連した行為を一定時間内に測定する各種の検査が含まれている。練習効果に鋭敏な下位検査が別々のセットに組み込まれているため，繰り返し検査を必要とする研究に適している。これは修正されたハルステッド-ライタンのバッテリーと併せて用いられてきたが（K. M. Adams and Schoof, 1975），それ自体完成されたバッテリーとしても出版されている。

7）ルリヤの神経心理学的検査 Luria's Neuropsychological Investigation（Christensen, 1979, 1989）

Luriaの神経心理学的検査手技は，テキスト，マニュアル，検査カードがすべてひとつのセットになっており，感覚機能から知能に至るまで彼が研究したあらゆる機能を調べるための検査用具とその施行方法が含まれている。このバッテリーはLuriaが自著に記しているように検査用具もその手技も彼独自のものである（*Higher cortical functions in man*, 1966；*The working brain*, 1973b）。ChristensenはLuriaのこのような老練な検査技法を一般の人にも使いやすいものにした。彼女は次の２点で改良を加えた。ひとつは，Luriaの説明を用いて，検査手技を詳細な施行方法をつけたカード形式にまとめた（Luria, 1966, 1973b）。さらに重要なことは，脳の皮質機能の役割とその関係についてのLuriaの概念にしたがって，個々の検査を系統だった枠組みにおさめ，検査の手順に指針を与えたことである。

Christensenの集めたLuriaの検査は，機能ごとに10の項目にまとめられている（運動機能，聴覚運動統合，高次の皮膚と運動覚の機能，高次視覚機能，受容言語，表出言語，書字・読字，計算，記憶過程，知的過程の検査）。このChristensenのバッテリーは，Luriaが自らの神経心理学的検査法に取り入れた方法の範囲を反映している。たとえば，よく知られているコース立方体（本書p.331参照），レーヴンマトリックス（本書p.370-372参照），ゴットシャルトの隠し絵をLuriaは用いており，これらはChristensenのバッテリーにも取り入れられている。また多くの課題が，よく使われる精神機能や言語機能の検査と同様の形式をとっている（３語を用いて文章を作る，「円の下に十字を書け」といった前置詞の関係を含む指示に従う，物語になるように絵を並べる等の検査）。精神現症検査からもいくつかの項目が採用されている（月名の順唱・逆唱，７の連続減算，船と汽車の類似点と相違点といった２語の概念を問う検査，干渉課題後の３～４語想起）。神経学的検査方法に含まれる課題もある（手のすばやい交互の動き，皮膚への刺激の鋭・鈍の識別，四肢の位置覚)。もっとも興味深い項目はLuriaによって開発されたものである。それは「動作の言語的制御」を必要とする一連の検査である。たとえば「葛藤」課題がある。検者の手の動きと異なった手の動作での反応を要求するものである(「私が手を２回叩いたら１回手を叩いてください，その逆も同じようにしてください」や「指を１本出したらグーを出してください，その逆も同じようにしてください」など)。“go-no-go”検査もその例である。これは，ひとつの合図にのみ反応し，他の合図に対しては反応を抑える能力を調べる(「赤」では検者の手を握り「緑」では何もしない)。さらに，交互の指示でステレオタイプの動作パターンを確立する能力の検査(「合図１つで右手，２つで左手を挙げてください」)と，その確立された動作を打ち破る(合図に応じたステレオタイプの反応パターンが確立されるまで交互に刺激呈示を続け，その後パターンをかえて繰り返す)という検査もある。他の興味ある検査としては，計算能力を調べる際に，系統的に，刺激方法(書字，口頭)，反応(ローマ数字やアラビア数字で書かれたもの，口頭)，計算(足し算，引算等)，難易度(１桁，２桁等)，複雑さ(異なった計算を連続して行う)を変えていくものである。このバッテリーの特に独創的な点は，伝統的な検査の施行方法のLuriaによる修正に現れている。これにはたとえば，律動的なタッピングや手の位置の短時間の記憶，音素を聴き取り(それを復唱するのみでなく)それを書く，２つの音素の違いを身振りで示す，何段階かの計算を要求される文章題などである(本書p.368参照)。

Christensenは，臨床的検査への「実験的」アプローチというLuriaの精神をふまえ，このバッテリーを構成する多くの簡便な検査を患者の能力に合わせて用いることは価値があると指摘している。彼女は，標準化された検査手順の持つ利点を認める一方で，どのような検査も患者を疲労させずに施行しうるように手順を修正する必要があることを強調している。

このバッテリーは神経心理学的検査が必要とするすべてを満たすものではない。第一に，包括的には作られていない。明らかに欠けているのは，注意，集中，メンタルトラッキングの検査である。また，非言語性の記憶や非言語性の概念形成を評価するための検査もほとんどない。知識を評価する検査もない。さらに別の問題として，下位検査の多くが発話や単純な手指構成のように健常人なら誰もが達成可能なことであることが挙げられる。つまり，こうした下位検査で異常が検出される場合は，かなり重度であるということになる。したがって，軽度の脳挫傷や脳血管障害の後遺障害，痴呆の初期の変化といった軽度あるいはび漫性の障害を検査するにはあまり役立たない。たとえば，このバッテリーには言語性記憶や学習能力について考慮された検査があるが，特に意識のはっきりした人の軽微な学習障害の検査としては易しすぎる。さらに，このバッテリーの学習能力の検査や他の多くの項目には健常者のデータがないため，評価が困難である。

このバッテリーの下位検査のいくつかを選んで用いている検者は多い。たとえば筆者の経験によれば，運動機能のルーチン検査のいくつかは(section D, p.38-45)，動作と運動コントロールの統合や効率の検査として優れており，これは一般の神経学的あるいは神経心理学的検査では調べられない機能であり，しばしば貴重な情報となる。このバッテリーは不完全なものなので，これを中心として神経心理学的検査を行う場合にはほとんどの患者に補助的検査が必要となってくる。Christensenは通常WAIS(Danish version)と標準化された記憶検査を補助的検査としている(私信)。

８）ルリヤ-ネブラスカ神経心理学的検査バッテリー The Luria-Nebraska Neuropsychological Battery (Golden, Purisch, and Hammeke, 1985)

このバッテリーの名称はある意味では誤りである。Christensenによって集められ組織化されたLuriaの検査技法が採り入れられているという限りにおいては，Luriaの流れをくんでいると言えるかもしれない。しかしながらSpiers(1981)は次のように鋭く指摘している。「Luriaで重要なのは，検査の項目そのものではなく，検査の方法である。Luriaが独自の方法を用いて脳損傷患者の種々の能力，障害，機能などに関する仮説を検証したことが，神経心理学における彼の最大の貢献なのである。すなわち，Luria から引用した検査項目を標準化した検査に組み入れれば，単純に Luria の方法が使用可能になる，あるいは標準化できると解釈するべきではない」。

ルリヤ-ネブラスカ神経心理学的検査バッテリーは，「Luria の検査手技を用い，標準化された理想のバッテリー」を作成することを目的として，Golden（1981）らが Christensen のマニュアルからいくつかの項目を選び出したものである。選択基準は，健常者と脳損傷患者一般を識別できるかどうかということである。検査項目は Christensen に紹介された検査手技の位置づけに沿って 11 のスケールにまとめられており，Christensen との相違点は，「読むこと」と「書くこと」を分けているところのみである。個々の検査の成績は，障害のない 0 から強く障害されている 2 までの 3 段階で評価される。得点は，健常者と神経学的に障害された群をいかに識別できるかという観点からも重みづけされており，したがって神経心理学的症状の出現様式との関係はほとんどみられない。たとえば，物語再生課題 story recall task は検査 166 と 167（受容性言語検査）で評価され，大体の反応時間と患者が反復した正答語数を測定する。反応が遅い場合は言語記憶障害と同様の範疇で扱われ，反応の遅い被検者がいかに正確にあるいは完全に答えても，6 秒反応が遅れると 1 語も正確に思い出せないのと同様に（2）の評価を受ける。（この言語再生課題は，言語による反応を要求しながら「受容性言語」の評価を受けるという二重性のため，混乱を招く課題の好例となっている。二重の評価の側面を持つため，誤った位置づけをされやすく，結果を解釈する際に解決不可能な問題を生み出すのである）。これらの検査の総合点が 11 の指数の評価点となる。付加的な検査として，疾患特異的尺度 Pathognomonic scale，右半球検査，左半球検査の 3 つが加えられる。最後の 2 つの検査は，身体の左右各々の知覚と運動機能の検査からなる。14 の下位項目の総合得点の平均が「被検者の平均的能力を代表する」とされている。しかし，この総合得点への各項目の相対的な貢献度は，知覚や運動機能，疾患特異的尺度に含まれる検査での誤りの数によって必然的に変わってくる。これらの項目の得点は 2 度数えられることになるためである。年齢と教育による補正が規定されている。

このバッテリーは Christensen から直接作成されているため，Christensen と同様の限界を抱えている。評価の対象となる反応の時間を 248 検査中 57 検査は 10 秒に限定し，26 検査は単純に反応時間を測定し，32 検査では 15 ～ 90 秒の時間で限定している。したがって被検者の反応が遅い場合には得点が低くなり，成績の質的評価ができない。また，誤りが全般的な反応の遅延によるのか，あるいはその検査に特異的な機能の障害によるのかを評価することができない。制限時間による問題は，実際のところ想像以上に大きい。制限時間が 10 ～ 15 秒の検査の多くがそれぞれ 3 ～ 4 の下位検査からなるためである。

ルリヤ-ネブラスカ神経心理学的検査バッテリーに対する評価は，作成に直接関わっている研究者とそれ以外の研究者にかなりのギャップがある。作成者である Golden らは例外なくこのバッテリーが診断上有用であるという主張を裏付ける報告を行っている（Golden, 1980, 1981 ; Golden et al., 1978 ; Hammeke et al., 1978 ; Purisch et al., 1978）。他の神経心理学者はこのバッテリーには診断的信頼性がないと結論している（K. M. Adams and Brown, 1980 ; Crosson and Warren, 1982 ; Delis and Kaplan, 1982）。このバッテリーに関する文献を評価するうえでは，そのような結論の違いの原因の本質をみきわめることが重要である。

Golden らはこのバッテリーが主に健常群と神経疾患のある群だけでなく，精神疾患と神経疾患，また局在性病変とび漫性病変の 2 群においても，鑑別に有用であるとしている（G. P. Lewis et al., 1979）。彼らの用いた比較の基準は「的中率」である。これは本書 p.114 - 115 に示されているように，その検査によって検出された臨床特徴の数を，研究対象である特定の対象から検出された臨床特徴の数と比較するものであり，検査を行う集団の相対的な比率によって異なってくる。したがって，障害の程度や対照群の数を変えれば「的中率」を操作することができる（K.M.Adams, 1980a, b ; Ehrfurth and Lezak, 1982）。この検査の価値を示すために「的中率」に信頼をおくこと自体，彼らの神経心理学的評価の目的が大まかな鑑別診断にあることを示している。ところが，Goldenが3つの研究で50人の患者において取りあげている神経心理学的障害は(1980；1981；K. M. Adams, 1980a)，数分の観察と質問で容易に確認されるようなものである（頭部外傷10例，腫瘍6例，感染3例，脳血管障害14例，てんかん4例，代謝性，中毒性疾患3例，先天性障害4例)。もし患者の障害が観察で明らかなものであれば，同様の識別をするための検査など診断用具として価値のないものである。

他の神経心理学者による臨床的評価は，このバッテリーが個々の症例でいかに正確な情報を提供してくれるかという点に着目している。K. M. Adams と Brown（1980）は脳血管障害の6症例におけるこの検査の成績を検討している。彼らは，「これらの検査が領域によってその病態を過大評価したり，臨床的巣症状を見落とす」ことを見出している。さらにGolden（1980）が「対象の知的レベルをよく反映する」と述べている知的過程尺度について，これが「非常に不安定」でその評価はWAISの評価点と大きく差があることも報告している。

Delis と Kaplan（1982）はCTスキャンで病巣を確認した左側側頭葉後部損傷の患者を対象にして，ボストン失語症検査とGoldenのバッテリーの診断のプロフィールを比較した。この患者の評価は，言語療法士によると，ボストン失語症検査では「後部脳損傷による流暢性（表出性）失語の軽度の残遺症状を認める」というものであった。一方Goldenバッテリーでは，表出性言語検査で明らかに高いTスコアを示し，受容性言語検査ではTスコアが低く受容性言語機能の障害はないという評価を受けた。これによると「標準化された評価点は，患者が受容性言語機能は保たれ，動作性言語機能が障害されていることを示している。したがって，損傷部位はローランド溝の前方の領域がもっとも考えられる」という結果となる。この患者は言語的指示を充分理解できずに種々の描画や動作の反応で失敗したのだが，左半球よりもむしろ右半球損傷の評価点を受けることになる。もしこれがGolden（1981）の自薦するように「標準化された方法で確立された」ものであれば，この右利き患者の右半球に障害があることになり，CTスキャンによる病巣と矛盾する。このような誤った結果が生じる原因を分析すると次の2つの問題点が明らかとなる。第一に「ある認知機能の評価には，解剖学的に異なった部位に統合される他の認知機能が保存されていることが前提となっている」ことである(「表出言語の3/4の項目は，後部領域の機能を必要とする復唱や音読のような反応を要求する。すなわち，理解の障害を有する発話能力のきわめて保たれた患者でさえ，受容性の障害のために表出言語の検査に失敗する可能性がある)。第二の問題は，言語課題とされているもののほとんどが，実際には言語以外の機能を必要とすることである。

Crosson と Warren（1982）も，ルリヤ-ネブラスカ神経心理学的検査バッテリーが，後部領域に起因する失語症患者の損傷側を誤って評価することを指摘し，右中大脳動脈2枝に病変のある患者が右側のみならず左半球の障害を示す明らかに高い評価点を得たことを報告している。彼らは左側視空間の注意障害に鋭敏な検査をいくつか見出したが，いずれも視覚性検査に含まれるものではなかった。左側視空間の注意障害による誤りは他の検査（受容言語，記憶）に現れるため，「視覚性障害の評価点が低いからといって，視覚性の問題がないとはいえない」ことになる。また非言語性とされているが言語性機能を必要とする検査が数多くあることも指摘している。

ルリヤ-ネブラスカ神経心理学的検査バッテリーは，理論的基盤も心理測定検査としての基盤も不合理であるため，個々の診断予測を行ううえでの価値には疑問があるということは驚くべきことではない。E. W. Russell（1980c）は，このバッテリーについて，個々の項目の評価尺度が3段階しかなく，しかもその尺度が多くの異質の項目の得点から構成される方法では，ある機能あるいは機能系の障害の程度を評価することは不可能であると述べている。Delis と Kaplan は，尺度の異質性が各々の評価の得点の解釈を不可能にしていることを示している。この点について Russell は，記憶尺度に含まれる記憶の検査が多様で，記憶の各領域が均等に検査されるように構成されていないことを指摘し，「項目によっては，記憶の検査と言えないものもある」（検査224：被検者が再生できる項目の数を予測する正確性）と述べている。多くの研究者が評価尺度に含まれる機能の混同について指摘しているが，Spiers（1982）はこの点について詳細に検討し，次のように述べている。「重複する項目が異なった検査に含まれ，それらの項目に関して起こった誤りの実際の原因が間違って判定されている」。

もちろん，このバッテリーが脳損傷患者と健常者を識別する確率は偶然よりは高い。しかし，感覚，運動，多種の認知機能の検査をどのように組み合わせても同様の機能は果たすことができるであろう。またハルステッド-ライタンのバッテリーと併せて用いた場合，双方ともほとんどは同様の診断となるが，一方で正確に診断されない脳損傷患者を他方の検査が識別する場合も生じてくる（Kane et al., 1981）。しかしながら多くの心理機能の障害が示唆されたとしても，このバッテリーの評価点や項目から結論を引き出すには充分な注意が必要である。

Goldenら（1982）はこのバッテリーの無差別な使用や結果の極端に単純な解釈をすることに対して，「どんな検査もある程度限界がある」と警告している。彼らが重要であると指摘しているのは，バッテリーの得点を解釈する際の患者の行動観察，反応パターンから一貫性を読み取ることによる診断的仮説の検証，患者の生活背景や病歴を考慮したうえでの評価である。またこのバッテリーを有効に使用するには，検者が神経心理学的及び神経学的知識を持ち，Luriaの理論を理解していることが必要であるとし，神経心理学的あるいはそれに関連した領域の基礎知識を持たない者は検者としては適さないとしている。

9）ミシガン神経心理学的検査バッテリー Michigan Neuropsychological Test Battery（A. Smith, 1981）

認知機能をバランスよく全体的に検査するために作成されたものである。WAIS（WISC）の6つの標準的検査：視覚構成検査（本書p.213‑214）；レーヴン色彩漸進マトリックス（本書p.372‑373）；ベントン視覚記銘検査のAとC（本書p.259,321）；パードゥ・ペグボード検査（本書p.390‑392）；符号問題（本書p.197‑199）；ピーボディ絵画語彙検査（本書p.291‑292）を取り入れ，さらに一般に発表されていない読字，書字，色の呼称，身体部位の同定（本書p.183），触覚性の不注意，文章記憶の検査が加えられている。このバッテリー全体としての標準値はないが，個々の検査については，それぞれの感覚運動様式や機能障害についての感受性がすでに証明されたかあるいは評価を受けている。

10）神経心理学的検査バッテリー Neuropsychological Test Battery（Miceli et al., 1977, 1981）

6つの検査が含まれており，「知能，記憶，視覚構成機能」を主として測るために選択されたものである。「言語性検査」は，（1）語の流暢性（Benton, 1968；本書p.294‑297参照），（2）文の作成，2, 3語から成る文章の構成（本書p.301参照），（3）Rey聴覚的言語学習検査；呈示方法と評価法がわずかに修正されている（本書p.239‑244参照）の3つで構成されている。「視空間性検査」は次の3つより成る：①レーヴン色彩漸進マトリックス；反応項目が垂直に並ぶように修正されている（本書p.372‑373参照），②即時視覚記憶；色彩マトリックスを用い3秒の知覚刺激を呈示直後，四者択一の回答刺激を呈示する，③模写課題；まず白紙に星，立方体，家を模写し，次に目安となる罫線のある紙に模写する。下位検査の成績の比較を容易にするため粗点はTスコア（X=50, SD=10）に変換される。

成績低下は，それが個々の検査であれバッテリー全体のプロフィールであれ，大脳半球の特定の領域との相関が示されている（Miceli et al., 1981）。損傷の左右差により，言語性課題と視覚性課題の間で予想通りの成績の解離が認められた。左半球損傷群は失語のない患者であっても，右半球損傷群に比し，この解離が強く認められた。語の流暢性と模写はそれぞれ前部脳損傷と後部脳損傷に鋭敏であった。

脳損傷のための複合検査

神経心理学的評価が研究者の間に広まり，精神科医，神経科医，臨床心理学者等の一般的な専門誌にも研究報告が掲載されるようになってきたのに伴い，単純に「器質性」を識別するために開発されたスクリーニング検査には興味が持たれなくなり，受け入れられなくなる傾向が出てきた。その結果，ハント・ミネソタ器質脳損傷検査 *Hunt-Minnesota Test for Organic Brain Damage*（H. F. Hunt, 1943）のようにかつては数十年もの間広く用いられた検査が現在は廃れて消えてしまい，「シップレイ Shipley」だけが 1980 年代まで存続している。

1）シップレイの尺度 The Shipley Institute of Living Scale（Shipley, 1940 ; Shipley and Burlingame, 1941 ; Revised Manual, Zachary, 1986）

この検査は 2 つの下位検査から成るもので，1942 年に Pollack による評価法と正常値の表とともに全面的に改訂された。元来この検査は精神障害者をその他の患者から識別するために開発されたが，それが器質性のスクリーニングにも用いられるようになったのである。紙と鉛筆で簡単に行える検査で，脳損傷では語彙検査の成績は影響されにくく，精神障害では語彙検査のような基礎的な言語性機能よりも言語性の抽象化能力が侵され易いという仮定に基づき，言語性の抽象的能力の検査と語彙検査の成績を比較している。この検査は年齢，性，知能検査の成績での標準化は行われていないが，「器質性」の得点は加齢とともに増加することが知られている（Yates, 1954）。

語彙検査の評価点は 40 個の選択問題の正答数である。語彙検査と抽象化能力の評価点の比較は概念指数（Conceptual Quotient；CQ），すなわち「障害指数」となる。Shipley（1940）は「語彙検査の評価点が 23 以下の場合，その CQ の有効性は疑わしい」と警告している。しかし精神科外来通院中の比較的若い男性患者 38 例に検査を行ったところ 8 例（21%）において語彙の評価点が 23 以下であった。これほど多くの外来患者が語彙検査の評価点で満足な範囲に達しないことは驚くべきことではない。検査に用いられている言葉の多くが，出版物にも会話にもあまり出てこないものであるからである。

この検査はその後も臨床的に用いられているが（Lubin, 1971），ほとんどの報告によれば，健常群と脳損傷群を識別することも，種々の精神疾患同士を識別することも不能とされている（Aita, Armitage et al., 1947 ; J. W. Parker, 1957 ; Savage, 1970）。ある研究では，シップレイの尺度は脳振盪と神経症を区別する「もっとも有用な検査」であると報告されているが，その際，統合失調症とうつ病は対象から除外されている（Abbott et al., 1943）。またシップレイの尺度は認知機能障害のある患者において器質性，機能性を識別するのではなく，思考障害の大まかなスクリーニング検査として有用であるという報告もある（Prabo and Taub, 1966）。

2）ファルドの物品記憶検査　Fuld Object-Memory Evaluation（Fuld, 1977, 1980）

高齢者における学習と想起のさまざまな側面を評価するために作成されたものであるが，触覚性認知，左右弁別，語流暢性に関する情報も提供する。検査材料は鞄に入っており，手で触って識別しうる 10 個の日用品（ボール，瓶，ボタン，カード，コップ，鍵，マッチ，釘，指輪，はさみ）である。検査手順は定められた方法で行われる。

最初の手順は，検者の指示に従い左右の手を交互に用いて鞄の中で物品を触り呼称するか動作で表現する。毎回その物品を取り出して，目で見て確認する。この時必要に応じて個々の物品についての適切な名前あるいは充分な動作や説明を行う。次に干渉課題として 語流暢性検査（ここでは “rapid semantic retrieval” と名付けられている）を行う。患者は 1 分間に自分と同性の名前をできるだけ多く言うことを要求される。その後 1 分間の再生試行を行い，さらに 4 回の学習，再生を選択的想起換起法を用いて繰り返す（本書 p.245 参照）。この時は検者が患者に忘れたものについてゆっくりと 5 秒間に 1 個ずつ思い出させる。それぞれ4回の学習の後に，次の再生試行への干渉課題として30秒間の"rapid semantic retrieval"を行う。この干渉課題の語のカテゴリーとしてはそれぞれ，食物，楽しいこと，野菜，悲しいことを用いる。これらの試行の後に再び1分間の再生検査を行う。15分間他の検査を行った後に10個すべてを言えれば検査は終了する。言えない語があった場合には，再生不能の物品の認知を三者択一で検査する。たとえば，「鞄にあったのは石，積木，ボールのどれですか？」などである。

記憶に関する評価点は，上記のひとつひとつの段階から算出する（表17-5）。再生総数は5回の試行で正しく再生した物品の総数，貯蔵は5回の試行で最低でも1回は想起された物品の数，反復想起は検者による想起換起なしに正答した総数で，想起機能をみるものである。無効な学習とは想起換起した物品名が次の試行で再生されなかった件数である。この項目は患者がいかにフィードバックをしていないかを評価するものであり，想起の必要数にも関連してくる。

Fuld (1980) は，在宅の高齢者にこの検査を行い，80代の15名で14名が10語のうち7語，90代では15名のうち13名が6語の再生が可能であったと報告している。老人ホームで中等度に障害のある群と健常群を比較すると，健常群では貯蔵と再生総数の評価点がより高いという結果が得られた。また健常群は試行を重ねるごとに再生が改善するのに対し，障害群は2回目の試行で成績が低下する傾向がみられた。

この検査に含まれる語流暢性検査は，真の痴呆とうつ病性仮性痴呆の鑑別の参考となる。すなわち，アルツハイマー型痴呆では語産生能力が一般的に低下することが認められるのである（本書p.135-136参照）。また，「楽しい」，「悲しい」というカテゴリーを用いると，内因性うつ病の患者は悲しみに関連した語をより多く言う傾向がある(Fuld, 1980)。感情面で中立的な"rapid semantic retrieval"についての健常群のデータとして，自宅で生活する障害のない70～93歳の老人32名について検査した結果は，食物と野菜を合わせると，女性は男性よりも明らかに高い成績を示し，女性では項目数21.91±4.19，語数16.35±2.96に対し，男性では項目数15.64±6.13，語数13.21±6.12であった。

表17-5　ファルドの物品記憶検査：在宅の高齢者の得点

年齢		再生総数	貯蔵	反復想起	無効な学習
70 − 79	平均値	38.73	10.00	25.87	2.13
(n = 15)	SD	4.53	0.00	4.96	1.81
80 − 89	平均値	33.59	9.47	21.00	6.29
(n = 15)	SD	6.61	1.12	5.69	5.28

18章　人格・適応と機能性障害の検査

人格検査

人格を評価することが，神経心理学的にも有用なことがある。認知機能検査の成績を評価する際には，被検者の情動的な状態，動機づけ，性格素因などの認知能力への影響を確認しておく必要がある。また，症例によっては，特定の脳損傷の症状としての情動・社会的行動様式の記載が，知能障害の検査得点のパターン以上に診断上重要となる。また，わずかな認知障害が，既存の構造化された認知検査では現れず，むしろ比較的構造化されていない人格・適応検査に現れることがある。

人格検査による脳損傷の診断には，以下の２つの流れがある。ひとつは，検査の反応の質的な特性や型から「器質的な人格」を見出そうとするもので，もうひとつは，現れた「器質的な徴候」に脳損傷の影響を見出そうとするものである。どちらの研究も，さまざまな成果を生んでいる。MMPIや人物描画等の検査は，より前者の分析に役立つ傾向があり，ロールシャッハのような投影法は両者に役立つデータを提供する。投影法は，認知障害，人格特性，人格・適応の相互関係について，非常に多くの情報を提供することもある。

本章では「客観的objective」「投影的projective」という人格検査の一般的慣習による分類法を用いている。「投影的」検査とは，あまり構造化されていない刺激材料で構成され，自由反応ができる検査を意味する。逆に反応範囲が限定されるような質問形式のものは，反応に主観が投影される程度によらず「客観的」検査と呼ばれている（Carson, 1969b ; Cronbach, 1970）。

投影法による人格検査
Projective Personality Tests

臨床心理学の科学的信頼性は，人間の行動が，その人の経験・態度・能力，固有に組織化された知覚・認知・反応特性などを総合した産物であるという仮定に基づいている。この仮定を基に，臨床心理学者の考察や面接の基盤となる多くの仮説が生まれている。そのひとつに投影仮説があるが，この仮説は，曖昧なあるいは構造性を持たない刺激状況に直面した際，人間は自己の欲求，経験，外界に対するその人固有の見方をその刺激状況に投影するというものである。言い換えれば，人間は各々，自分の態度・理解・知覚や反応傾向を通じて外的刺激を知覚し，それを合成して外的実体として受けとめるということである（C.H.Graham, 1965）。

投影法は，この投影仮説に基づいた検査である。投影法の題材としては，インクのしみや雲の絵，不明確で曖昧な状況における人々の絵，さらには人物描画や文章完成といったものもある。いずれにしても投影法では，構造があいまいで，文化の影響も少ない場面を呈示し，被検者の反応様式を明らかにするという共通した技法が用いられる。その結果，被験者個人の人生観，意味，重視する事柄，思考パターン，特に感情が反映されるようになっている。これにより被検者はある場面を自ら構成し，題材に解釈を与え感情的に反応せざるを得ず，自分の私的な世界を映し出すことになる（Frank, 1939, p.391）。

投影法による反応は，個人，診断，年齢，性，文化によって異なる傾向がある。これらの差異は，反応の内容と構造形式の両者に現れる。すなわち，どんな反応が出るかということと同様に，それがどのように出るかということに差異が現れる。投影法における反応について，このような局面を分析することで，他の方法では得難い被検者の心の内的な働きを迅速かつ明確に知ることができる。

投影法は，たとえば脳波検査のような「いくつもの相互作用が関係するきわめて複雑なシステムを評価する」診断法との類似点がある。複雑なシステムに関するすべての疑問に決定的な答を出せる単一の方法はない。脳波のみでは，その有用性に限界があるが，神経学的研究における価値は非常に大きい。これと同様のことが投影法を用いた研究にも当てはまる。投影法によるデータだけでは部分像を示すに過ぎないが，面接・生活史・その他の医学的所見等を照らし合わせると，実質性と信頼性は非常に向上する。つまり適切に使用すれば，他の検査データを補足しうるものである。

投影法は，脳損傷の評価・理解に非常に役立つこともある。脳損傷は患者の周囲に対する知覚に影響を及ぼす。脳損傷患者は自分の精神的内容を選択し，統合し，精密に評価することが困難となり，柔軟性を失う場合がある。患者の日常些事を詳細に観察することが，いつ，いかに，精神障害が患者の行動に影響を及ぼすのかを発見する最良の方法である。しかし，このような手間のかかる方法がとれない場合は，投影法はこれらの疑問に答えるもっとも有効な方法であろう。投影法の反応の中には，脳損傷患者に特徴的であるものがいくつかある。以下に示す9項目は，投影法の種類とは関係なく脳損傷の特徴とされており，神経学的に正常な被検者にはほとんどみられないものである。

1．限定性 Constriction；反応の量が少ない。反応が口頭言語の場合，患者は寡黙となり，語彙が限られ，話す内容は乏しい。描画反応であれば，描いたものは小さく雑で，重要な詳細部分が省略される。反応における創造性・自発性・ゆとりは，たとえあってもごくわずかとなる。
2．刺激固執性 Stimulus-boundedness；刺激事象のみに非常に固執する反応傾向（たとえば，絵画刺激使用の物語陳述において，「こちらは男性，こちらは女性とお嬢さんで，馬がいます。ここは農場です」また，インクのしみに対して，「インクの汚れ，それだけです。単なるインクの汚れです」等)。このように患者が検査材料を扱う際，「固執的な」傾向となる。これは，一旦，刺激の一部分に注目したりある連想をしたりすると，その反応を繰り返したり練り直したりせざるを得ないからである。
3．構造追求性 Structure-seeking；自らの経験を自発的に系統づけたり意義づけたりすることの困難。できる限り刺激の中に指針を捜し，やみくもにそれに頼ってしまう。構造を追求するあまり，描画の際，ページの端や前に描かれたものに執着したり（図 11-5 は典型的な例)，頻回に検者へ助けを求めたりする。
4．反応固着性 Response rigidity；投影法の際，指示や刺激・場面の変化に応じた反応の変換，柔軟性，適応が困難となり，保続反応として現れる（例．インクのしみのカードで，反応の大半が「こうもり」か「蝶」であったり，文末に同一の句がついたりすることが非常に多い。"Most bosses *good*," "Thinking of my mother *good*," "A wife *good*," "When I was a child *good*,")。反応の固着性は状況が変化した際，無反応を呈するか反応の質が低下として現れる。
5．断片化 Fragmentation；断片化した反応は，具体物に偏る「器質的」傾向と，統合化困難として現れる。多くの脳損傷患者は，複雑な状況をすべて受け入れ，そこから統合された感覚を出すことが不可能で，断片的で杓子定規にしか反応できない。通常単一のゲシュタルトとして把握されるべき全体刺激の一部分にのみ反応するという形として現れる（例．各部分がくっついてできた人間の描画。インクのしみの反応で，普通は独立した足としてではなく人間の足として知覚されるものに対して「足」と反応する)。
6．単純化 Simplification；単純化された反応とは，分化が悪く大雑把な知覚や反応である（インクのしみの刺激に対する詳細部のない

「こうもり」や「葉」「木の幹」という反応，極端に手を抜いた人物描画，物語陳述の際に創造力豊かな反応はせず，数語の表現をすること等)。

7．概念の混乱と空間的失見当 Conceptual confusion and spatial disorientation；器質的障害の患者も機能的障害の患者も，論理的あるいは空間的に混乱した反応を示す。鑑別診断は象徴的内容や発展性，拡散性，質の多様性，感情の調子などの違いによる。

8．作話的反応 Confabulated responses；明確な知覚や思考に，非論理的で不適切なものが混じる反応。これも器質的障害・機能的障害に共通して起こる[1]。

9．躊躇と疑い Hesitancy and doubt；作業の質や量，励ましには関係なく，脳損傷患者は自分の知覚や行為に対していつも自信のなさを訴えることが多い（Lezak,1978b）。

以上の特徴のうち少なくともいくつかを示す脳損傷患者は多いが，すべてを合わせ持つことは稀である。したがって，単一あるいは数種の検査で1つの型が数回繰り返されたり，単一の検査でいくつかの「器質的な」特徴が現れた際に，初めて脳損傷が疑われるべきである。

1）ロールシャッハテスト Rorschach Test

ロールシャッハテストは投影法の中でもっともよく知られているもので，スイスの精神科医である Hermann Rorschach によって1920年代初頭に開発された。彼は，患者の精神障害がどのように知覚能力に影響を及ぼすかに興味を持っていた。そこで，紙にインクを落とし，折りたたみ，再び拡げて，ほぼ左右対称の図を約1,000枚作り，そのうち10枚を検査のために選んだ。その選択基準は，想像豊かな反応が引き出せることである（Rorschach, 1942）。この10枚が現在も用いられている。

被検者は1回に1枚のカードを示され，「しみがどのように見えるか，何を思い起こすか，何であるか，しみの中に見えるもののすべてを言う」ように指示され，検者は被検者の発言を記録する。また，各カードの最初の反応までの反応時間や全検査時間を記録する。時間制限はない。最初の1，2枚で患者が無反応あるいは1つしか反応を出さなかった場合，検者はもっと多く言うように1，2回促す。著者は，最初のカードで1つしか反応を示さない患者に「1つのしみがいろいろに見える人もいますよ」と言う。2枚目でも1つの反応しか示さない場合，同じ内容を繰り返し，反応が出るのを待つ。この最初の自由連想の段階では，折りに触れての励まし以外は検者は何も言わない。

今でも，検者は被検者の後ろに座るという Rorshach 本来の指示にしたがって検査が行われることもある（Exner, 1974）。この座席配置は，できるだけ構造化されない感情的に中立な場面を作り出すが，被検者の顔の表情，顔色，非言語的コミュニケーションなどの豊富なデータを得ることができなくなってしまう。一方 Rapaport ら（1968）は，検者が対面する場合では「検査中の困難な場面，特に拒絶に対処しやすくなる（p.278）」と記している。構造に左右される被検者や疑り深い被検者の場合もまた，検者が眼前にいる時の方がうまく反応するようである。

すべてのカードが終了した時，検者はしみのどの部分が各反応に対して用いられたか，またどの性質が各知覚に影響を与えたかという質問を被検者に行う質問段階に入る。その際，検者は混乱した反応や曖昧な反応を明確にし，反応に対する連想を引き出すことも試みる。

ロールシャッハテストの最終段階は限界の評価 *testing the limits* であるが，これは必ずしも施行されるとは限らない。限界の評価とは，被検者が自発的には扱いかねた反応カテゴリーやカードの性質について質問するもので，被検者の能力の上限をみるために行うものである。

採点方法は多数あるが，すべて Rorshach の原

1）投影法における検査刺激に対する「作話的（confabulated）反応」は「作話（confabulation）」とは区別される。「作話」とは，記憶障害のある患者が確実には答えられない質問，特に私的な事実に関する質問に対する，非常に詳細な作り話である（R.J.Campbell, 1981；本書 p.397 - 398 参照）。S.J.Beck ら（1961）は作話的（confabulated）反応を以下のように定義している「方向性のある秩序だった活動がほとんどない反応。検査刺激の細部を無視できず，すべて関連があると受け取る。反応は偶発的であり，知的な作業ではない」（p.22）。

型の変法であり，熟練した検者にはいずれも有効である（S.J.Beck, 1961 ; Exner, 1974 ; Klopfer et al., 1968）。いずれもアプローチ方法や主題を通じて反応をカテゴリー化し，また数量化するもので，以下のような項目について評価する：

1．反応の数
2．反応に関わるインクのしみの部位：全体，明確な部分あるいは不明確な部分
3．色彩と影
4．動き（例.「踊る熊」「おじぎをするウェイター」）
5．「良い知覚」すなわち一般的な知覚の割合
6．図と地の逆転

さらに，以下の項目を追加する場合もある：

7．人間，動物，解剖学的なもの，風景などの内容
8．非常に平凡な反応あるいは新奇な反応

得点パターンと各反応の内容（被検者の陳述）の解釈は，統計上の頻度と，カテゴリー得点と内容の包括的な考慮に基づいて行う。ロールシャッハテストの50年にわたる経験によって，カテゴリー得点や得点比率と，行動特性や情緒特性との間の関係が示され，経験則と統計的な予測が発展してきた。しかし，この経験則と統計による予測は単にひとつの示唆を与えるに過ぎない。全体的にみた反応や総合的な検査状況を考慮せずに，ロールシャッハテストのある反応やカテゴリー得点，得点間の比率を，特定の行動や精神的，情緒的特性に関連づけようとするのは誤った使い方である。ロールシャッハテストの反応のみを取り上げることは，単なるひとつの発話や身振りのみを取り上げて診断するのと同様，無意味なことである。ロールシャッハテストの結果の形式的な側面に寄与する変数には，反応の数と適切性（形態の性質）がある。また，形状，色彩，影，動き（決定因）の反応の流れの中での利用，インクのしみを何かに見たてる際に用いた同定可能な部分の位置，相対的な大きさ，使用頻度もその変数に含まれる。反応の内容を分析する場合，検者は話題の反復や変型，反応における精緻性の有無や質，感情の調子，思考障害や特殊なこだわりの出現を記すのと同様，反応の妥当性，普遍性をも記録する。不必要な（すなわち，明確な意志伝達に不必要な）あるいは，本質からはずれた詳細な表現は特殊なこだわりを表すだろう。特に非常にありふれていて，たやすく形成される知覚物（カード1のしみ全体の動物；こうもりや蟹，カード3の「踊る」姿，カード5の「飛ぶ」生物，カード8の両側の桃色の動物，カード10の繊毛のある青い生物）に対する異常で特異，詳細な表現は，患者の自己イメージを表すこともある。それゆえ，脳損傷患者がカード5の「こうもり」や「蝶」を死んだものか傷ついたものとして知覚したり，「狂った」「物言わぬ」生物，たとえば「狂ったこうもり」「物言わぬうさぎ」として捉えることは珍しいことではない。

ロールシャッハテストを使用する臨床家や研究者の中には，脳損傷患者を同定するための簡潔で信頼性のある器質的サインの魅力にとりつかれている者も多い。ロールシャッハテストの器質的サインの大部分は，脳損傷に有意に出現するとされ，かつ数量化可能な異常反応や反応傾向に基づいている（Goldfried et al., 1971 ; Hughes, 1948 ; Piotrowski, 1937; W.D.Ross and Ross, 1942）。

もっとも汎用されている器質的サインは以下のような10項目から成る（Piotrowski, 1937）。

1．R．全部で15個未満の反応。
2．T．1反応の平均時間が1分より多い。
3．M．動作反応が，1つしかない。
4．Cn．連想せず，色名を言う（たとえば，「桃色の雲」と言わず，「桃色のしみ」と言う）。
5．F%．良い形態の反応率が70%以下（本書p.215-216，ロールシャッハテストの形態性質における考察の項参照）。
6．P%．平凡反応の反応率が25%以下（本書p.215-216）。
7．Rpt．数個の図版に対する反応における反復は，思考の保続を反映する。
8．Imp．患者が自分の反応に不満を感じてはいるが，放棄も改善もない場合，無能力（*Impotency*）が記録される。
9．Plx．多くの器質的患者が自分の知覚に対

して持つ躊躇と疑い（因惑 *Perplexity*）。

10. AP. 決まり文句がたびたび無差別に繰り返される場合，自動的な言い回し *automatic phrase* と記載する。

これらのサインを採用する際，Piotrowski は「脳の器質的障害は言うに及ばず，精神医学的意味においても，ただひとつの徴候のみで異常とみなされる訳ではない」と述べている（p.529）。また疑わしきは採点しないように警告し，脳損傷と推論するには少なくとも5個の徴候が必要であるとしている。また器質的損傷患者の中で5個以上の徴候を持つ傾向は加齢と共に増加する（Piotrowski, 1940）。

Piotrowski の徴候は，神経症的人格障害を含む対照群から脳損傷患者群を識別することに常に有効性を示していた（Piotrowski, 1940）。しかしながら，他の多くの「器質的な」徴候と同様，慢性の統合失調症を器質的障害者から識別することはできなかった（1969）。それゆえ，精神障害者群が，非常に多くの偽陽性を示してしまう一方，Piotrowski の徴候は偽陰性も生ずる。つまり徴候が5個未満でも脳損傷が否定される保証はないのである（Sklar, 1963）。しかし，これらの問題にもかかわらず，Piotrowski の徴候が有効であることは，11の研究報告において患者（器質的，精神医学的を含む）の51%から97%範囲で診断カテゴリーと合致するという事実によって示されている。特に，慢性の統合失調症の頻度が低い集団においては有効である。Piotrowski の10個の徴候のうち，3個（M, P%, Cn）以外の徴候は脳損傷群を非精神病群から識別する（Goldfried et al., 1971）。また，Plx, lmp, Rpt, AP の4個は中・軽度の脳損傷に対し特に鋭敏な徴候であるという報告がある（Baker, 1956a）。

上記以外にも，「器質的な」徴候として扱い得る反応や行動異常のリストが考案されている。ただし，カッティングスコアや頻度の基準はない。G.Baker（1956a）は，Piotrowski の4つの徴候を含む，23のさまざまな徴候を器質性の反応特性として報告した。Baker の徴候のうち4個は Piotrowski の10徴候の一部であるとともに，Aita, Reitan, Ruth（1947）があげた9個の徴候とも重なっている。Baker も Aita らも新たに加えた徴候についての採点基準は示していない。彼らの徴候は，脳損傷に頻繁に随伴する行動を現すが，それ自体による診断はできない。両者のリストに共通の徴候は以下の通りである。（1）非柔軟性 “*inflexibility*” 1つのインクのしみで，複数の異なる解釈をすることの困難。Lynn ら（1945）もこれを器質的傾向として認めている。（2）具象的反応 “*concrete response*” 反応全体を組み立てることが困難で，特徴を見い出したり推測することがない。（3）破局反応 “*catastrophic reaction*” 検査に対する反応が非常に感情的で，結局は反応不能となる。（4）カードの部分的な遮蔽 “*covers part of card*” これは珍しいが信頼性のある徴候である（本書 p.216 参照）。

ロールシャッハテストのパターンの臨床的解釈に基づいて脳損傷患者を同定する際には，ひとつには異常反応を認知することが必要だが，さらには被検者の人格の各要素の再構成が必要である。この再構成は，反応の内容やパターンとともに，被検者の非言語的・言語的反応をもとに行うものである（G.Baker, 1956b ; Brussel et al., 1942）。M. M.Hall と G.C.Hall（1968）は，このような方法を用いて統計的解析（判別機能）による左右脳損傷患者のロールシャッハ反応特性を評価した。Hall らは，困惑や脈絡のない話（話のでっちあげ），反応の総数，動作反応の合計等の変数を用い，右半球損傷と左半球損傷における人格特性の差異を描写した。右半球損傷患者は決定する際，勝手気ままで，過拡散的であり，部分を全体に組み合わせることにより想像上の反応をする。よって奇妙あるいは不合理な反応が多く産出される。対照的に左半球損傷患者は，ためらいが多く，反応を拒否したり，「正しい」単純な形に固執した反応をする傾向がある。Harrower-Erickson（1940）は，Piotrowski の評価法をとってロールシャッハテストによる脳腫瘍患者の行動や人格特性の異常を研究した。その結果は，反応数が低い，色彩反応や動作反応が比較的少ない，明暗反応（shading responses）がないことが特徴であると報告している。これらは，感情抑制や洞察能力の低下を現している。

頭部外傷患者のロールシャッハ研究では，ある程度一致した反応特性が示されている。主なものは，反応数の低下，常同性（反復，保続），具象性などである（Dailey, 1956 ; Klebanoff et al., 1954 ; Vigouroux et al., 1971）。Vigouroux らも「受傷後12～18カ月では，受傷後1カ月であらわれた重篤な人格障害はほとんど不変である」と述べている。

加齢によって，健常群のロールシャッハ反応は数が減少し（$\bar{X} = 16$），常同性を増しながら内容の幅は狭くなり，色彩反応や明暗反応も減少する（Ames, 1960 ; Kahana, 1978）。しかし，それにもかかわらず，健常な高齢者のロールシャッハテストのパターンは痴呆患者のものとは明らかに異なる。痴呆患者の反応数は非常に少なく，内容の範囲が狭い（Ames et al., 1954）。Ames らは，痴呆患者と健常な年長者の反応の明白な差異は質的側面に現れるとしている。痴呆患者に頻繁に見られる，特徴のはっきりした反応パターンは以下の通りである。「自分が正しく答えられないという恐れを表現する」（62%）；「表現が全体に不明瞭」（61%）；「保続反応」（61%）；「反応の正誤を自問する」（59%）「より良い答がないことを弁解する」（44%）

ロールシャッハテストは器質的障害が疑われる精神病患者の鑑別診断にも役立つ。これらの患者は引きこもり，破壊的，突飛な行動や，思考吹入，精神的混乱，思考困難などの訴えにより統合失調症の診断を受けていることも多い。多くは頭部損傷の既往がある。あるストレスの期間の後，明確な理由なしに行動の変化が起こったようにみえる。器質的，機能的の鑑別診断の基準は，統合失調症者がインクのしみに対し，奇妙で象徴的，個性的あるいは「狂った」連想を非常に多くすることにある。しかし，明確な精神病的連想がなくても，機能的障害の可能性を除外できない。慢性期の統合失調症者，特に長期間入院あるいはごく単純な日常生活を営んでいる者は，明確な精神病的観念作用のない，数少ない，内容の貧弱で不明瞭なロールシャッハ反応をする傾向にある。同様に，精神病的思考があっても脳損傷の可能性を否定できない。しかしながら，ロールシャッハ反応で精神病的思考傾向がなければ，患者の行動障害の原因は少なくとも部分的には脳損傷である可能性が高くなる。

臨床的推論に基づいた多数のデータや推論そのものを，統計学的分析に適切な形式に当てはめるのは困難である（Potkey, 1971）。しかし，臨床目的のためには，症候と臨床的解釈方法の両方から引き出される推論を統合すれば，両者から引き出される結論の適切性をチェックできるため，最高の情報が得られることが多い。この方法によって，認知や行為の症候学的な障害は，人格素質との相互作用の中で観察されるため，脳損傷の社会的人格的な特徴がより幅広く明らかにされる。

2）物語叙述技法 Story Telling Techniques

絵画や主題に関して語られた物語を，その形式的，内容的特性について分析する検査である（W.E.Henry, 1947 ; Stein, 1955）。物語叙述は，特に内容豊かな検査法である。発話がよく引き出され，思考を編成し維持する能力の質，特徴的な態度と行動傾向が明らかになりうるからである。成人対象の物語叙述投影法の中では，絵画統覚検査 *Thematic Apperception Test*；TAT（Murray, 1938）がもっとも広く使用されている（Lubin et al. 1971）。このため TAT で用いられる絵画は，引き出される物語の種類や特性に対する予測が立ちやすいという長所を持っているが，TAT や他の物語検査がなくても，雑誌に載っている文章の挿絵や写真から容易に同種のものを即席で作ることが可能である。

物語叙述検査における脳損傷患者の反応特性は，ロールシャッハテストのパターンと同様である。すなわち，叙述の際，単語数や思考量の少ない傾向がある（R）[2]。反応時間は比較的長く，中断が多い。あるいは物語が完結しても，内容は陳腐で登場人物は少なく，動きも少ない（M）。絵の個々の要素を単純に描写することで満足してしまい，促されても，それ以上の水準は超えられない（Cn）。絵画や主題の各要素が，混乱し単純化され不明瞭になる傾向があるため，誤って解釈することが多い（F%）。また，もっとも大きな主題を把握し損なうことが多い（P%）。主題の保続（Rpt）と句や語の自動的反復（AP）は非脳損傷患者では稀

2）かっこ内はロールシャッハテストの反応における Piotrowski の徴候に対応している。

である。不満足な反応を変えることが不可能（Imp）で，自分で表現したことに疑念を抱いている（Plx）。非柔軟性，具体的反応，破局反応，絵画を1つのものとして扱うことへの困難さも，器質損傷ではよくみられる（Fogel, 1967）。Kahana（1978）は，高齢者のTATの結果も，比較的発話量が少なく，描写に制限があると報告している。

3）描画課題 Drawing Tasks

器質性損傷患者の描画を投影法の検査結果として扱うのは，発話を扱うよりも一段と困難である。描画を施行する能力に対し，知覚，行為，構成的な障害が影響を及ぼすことが多いので，結果の障害部分に対する投影法の仮定に則った解釈はすべて疑わしくなる。したがって，検査結果に現れた障害が軽度でもその原因を推測することが困難になる。たとえば詳細部分が不足している描画の原因が，精神内界が貧困なことによるのか，エネルギーの低下によるのか，自信欠乏によるのか等がわからない。また，サイズが小さい描画の原因が，控えめな性格によるのか，空間失見当の傾向を補おうとする努力によるのか，動作が不確実なためか，あるいは，それらの相互作用によるものかがわからない。

概して，脳損傷患者の描画の形式的特性，すなわち，大きさ，比率，傾き，遠近法，線の性質は，投影法的解釈の対象にするべきではない。また，詳細な部分が不足したり，単純化していたり，不完全であることも解釈の対象にするべきではない。ただし，過剰に細かい描画に関しては，投影法の原則や手段に沿って解釈されることが多い（J.N.Buck, 1948 ; Machover, 1948）。

客観的人格検査
Objective Personality Tests

客観的人格検査は，自己報告法である。すなわち，患者は自身について真実であると主張したい項目に印をつけることによって，自己を描写する。客観的人格検査では，損傷に関係する知能障害や人格変化に関する項目での反応に損傷の影響が現れる。医療機関でもっともよく使用される検査は，ミネソタ多面的人格目録 Minnesota Multiphasic Personality Inventoryであるが，これは神経心理学的な障害における人格の構成因子の評価において有用性は疑問である。

1）ミネソタ多面的人格目録 Minnesota Multiphasic Personality Inventory ; MMPI（Hathaway and McKinley, 1951; Welsh and Dahlstrom, 1956; Dahlstrom et al., 1975）

556項目から成るはい／いいえで答える質問紙で，ミネソタ大学医学部病院（the University of Minnesota Medical School Hospital and Clinics）で開発されたものである。採点，採点サービス，解釈はコンピュータ化されている（Butcher, 1978 ; J.R.Graham, 1977）。MMPIには他国語の翻訳版，文盲に近い者や視覚障害者のための録音版，書字が不能だが身振りで反応できる患者用の版も作成されている。制限時間がないので，年長，高齢者にも使用できる。年齢や教育は採点の際に考慮されないが，男女別の基準がある。有益な結果を得るためには，被検者の言語理解が平均下（6年生位の最小限の読解力）以上のものであることが必要である（Dahlstrom and Welsh, 1960）。指示を理解し記憶するのが困難で，反応がすぐにできないなど，言語理解が重度に障害されている場合には，この検査を施行するのは無理である。

MMPIは統計の予測の原則に基づいて作成されている。項目選択と尺度構成のために，厳密な統計弁別技法が取り入れられている。項目選択と尺度構成は，健常対照群と精神障害と診断された者を識別するうえで有効であることを基準にしている。

MMPIは通常14の尺度で採点される。また4つの「妥当性尺度」が被検者の検査遂行能力についての情報を提供する。この4つの尺度とは，真の問題を偽る傾向，拒否する傾向，防衛的態度，助けを求める検査態度である。「臨床尺度」は10あり，患者の反応パターンを健常対照群，さまざまな精神障害者と比較するものである。解釈は，全体としての尺度のパターンに基づくものであり，個々の反応や個々の尺度得点に基づくものではない。上記の14の尺度の他に頻用される多数の尺度が開発されたが，充分に標準化されず，基本的には，研究目的のものが多かった（Dahlstrom et al., 1975)。

統計的予測の識別能力は高く，多くの研究者がMMPIのコンピュータ化採点と解釈のための「手引き」プログラムを開発,改良した(Butcher, 1978；R.D.Fowler, 1969)。大集団に適用した際の，このプログラムの卓越した予測力は定評がある。しかしながら，個々の症例への適用に対する妥当性に関しては疑問がある。なぜなら，一般に使用されているプログラムは患者の最高得点（最低得点ではない）を解釈しているもので，また年齢や身体的条件は必ずしも考慮に入れていないからである(J.R.Graham, 1977)。Butcher（1978）は次のように指摘している。「MMPIのコンピュータ解析は純粋な統計システムではない。多くの場合，臨床的知識を基礎的データとしてプログラム化された臨床的知識に基づき操作される。‥‥現時点では，心理検査の情報をコンピュータで解析してものを言うことは，科学としては嫌悪されるべき芸術(あるいは手工芸)のようなものである」(p.942)。その上，どのプログラムでも，統計的に無視できない数の確実な偽陽性，偽陰性が生ずることは避けられない。MMPIのコンピュータ化された「手引き」の解釈を使用するには，熟練した臨床家の判断が必要である。「MMPIプロフィールは一見，高度に機械化され『客観的』な形をとっているため，臨床的データを評価する通常の方法でなく，一種の頑固な精神測定的 — 記号 — 統計の解釈方法をとることになりやすい。‥‥しかしながら，臨床場面でMMPIを常に用いている臨床家の多くは，これを比較的不毛な過程とみなす。このような方法は最悪の場合，個々の症例では時に重大な誤診をする可能性もある」(Carson, 1969)。

MMPIの反応を純粋に統計的に扱う際の問題の例を図18-1に示す。これは，自動車事故にあった23歳高卒男子のMMPIプロフィールのコンピュータ解析の結果である。

患者は左麻痺で，左側の振戦と痙縮，運動性構音障害を伴っている。痙攣は薬剤でコントロールされていた。知能障害は軽度で，中等度の注意・集中障害，記銘障害，軽度の視覚構成行為障害を認めた。

この患者に対して，退役軍人病院でHarold Gilberstadt博士が開発したプログラム（1970）による解析結果は以下の通りである（図18-1も参照)。

「患者の現症の特徴は軽躁状態である。検査態度は天真爛漫で，社会的道徳的慣習に対し強い拒絶があり，自己憐憫・自己抑制があると自認しているが，防衛性や自我機能の強さは正常である」。

「単一あるいは，複数の尺度解析から次の特徴があげられる。ヒステリー性で，情緒不安定であり，非定型な症状を示しやすく，そのため身体的治療を受けることになりやすい。急激な不安発作が時に出現し，これは器質的病因だけでは説明できない可能性がある。行動の制御が希薄。うわべは陽気で友好的だが，短気で落ち着

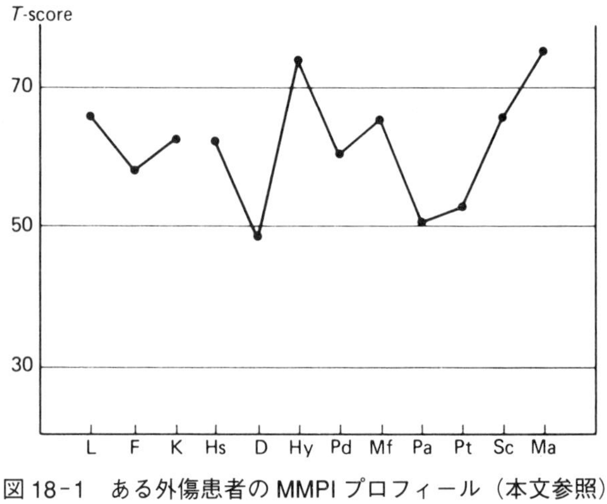

図18-1　ある外傷患者のMMPIプロフィール（本文参照）

きがなく，衝動的で敵対心があり，多動，大げさで話好きである」。

「次のような特徴，診断が考えられる：敵対的かつ情緒不安定な人格」。

このプロフィールは，この青年の全体像をうまく表している。ただし，重要な障害である協調運動や運動の障害，中等度の認知障害が含まれていない。また，権威者との葛藤へと至る父親との長期の葛藤の経過も含まれていない。

この例から，MMPIのコンピュータ解釈の長所と同時に短所も明らかになる。患者は障害や社会的困難を否定しがちである。それゆえ，障害を持つ者としては反応しない。コンピュータによる解釈は，患者が自己の状態を無傷で最高であると知覚していることをよく捉えている。怒りの感情を持ち，行動抑制に問題があることも正しく解釈している。しかし，誇大性や「軽躁性」，「うわべの陽気さ」，現実を犠牲にして，不愉快なことを拒絶する傾向をそれとなく示唆することを除いては，患者自身の自己概念と実像との間に重大な解離があることは明らかにしていない。さらに，主要な問題である器質性障害が同定されないばかりか，訴えに含まれている器質性障害の可能性が軽視されやすいことを示している。

この検査の根底にある統計の原則に従って，脳損傷の傾向を正確に予測するMMPIの尺度の開発には大きな努力がなされてきた（Mack, 1979）。そのひとつはHoveyの5項目の尺度であるが（1964），結果としてはあまり有用ではなかった。この尺度は，4項目（10，51，192，274）に「いいえ」と答えれば各1点，1項目（159）に「はい」と答えれば1点とし，器質性障害の基準得点は4点である。Hoveyは，偽陽性を最小限にするために，K尺度の得点が8以上の時にのみ使用できると述べている。しかし，この尺度では器質性障害と機能性障害（Maier and Abidin, 1967），統合失調症（Watson, 1971），健常対照群（Weingold et al., 1965）とを判別することはできなかった。ある研究では，Hoveyの尺度では，「脳損傷」群が混じった小さな集団（n=25）の28%しか同定できなかった一方で，同程度の大きさの集団で，多発性硬化症の64%を脳損傷と同定した（Jortner, 1965）。Jortnerは「私の視力はここ数年ずっと良好だ」という項目274の40歳以上の人々に対する識別力に疑問を抱いた。Hovey尺度による慢性アルコール症者の分類において，器質性障害の認知面の症状との系統だった関係は何ら明らかにされ得なかった（Chaney et al., 1977）。唯一の例外は，Zimmerman（1965）によるもので，Hoveyの尺度で受傷後7年で重度に障害されている者は62%だが，中等度は29%，軽度は25%の的中率だった。そして，「Hoveyの5つのMMPI項目は，重度の脳損傷による永久的あるいは後遺症的障害を同定する」と結論づけた。

この他に，脳損傷患者を他の患者と識別する2つの尺度がある。この2つの尺度から，個々の診断のために臨床尺度を利用する際の問題が明らかになっている。その1つは，17項目の偽神経学的尺度 *Pseudo-Neurologic Scale*（Shaw and Matthews, 1965）である。これは積極的な神経学的所見を得られないが，神経学的訴えを持つ患者を識別するために作られた尺度である。「はい」と答えるべき5項目（38，47，108，38，253）と「いいえ」と答えるべき12項目（3，8，68，171，173，175，188，190，230，237，238，243）とから成り，基準得は7点である。最初の研究では，この尺度を用いれば，神経学的検査では否定的だが，脳損傷が示唆される症状を持つ患者が81%識別された。一方，明確な神経内科的疾患の25%が誤って類別された。しかし，交差妥当化の結果は，統計的に有意（$p<0.01$）だが，判別に成功しているとは言い難い。なぜなら，33%が偽陰性とされ（偽神経学的障害の患者を脳損傷として類別），22%が偽陽性とされたからである。もう1つの尺度は80項目のSc-0尺度（30項目の短縮版とも）で，入院精神病群と脳損傷群を，かなりの程度で判別した。しかし予測率は，男性患者で72～75%の範囲なので，個々の症例での妥当性には疑問が残る（C.G.Watson, 1971）。さらに，C.G. WatsonとPlemel（1978）は，器質性障害患者を「あらゆる機能的障害患者」から判別する56項目のP-0尺度を作成している。彼らが用いた機能性障害患者60名は主にアルコール症（35名）である。P-0尺度は年齢に正比例する（$r=0.30$）。

Sc-0尺度と同程度に2群を判別することが可能である。

しかしながら，Sc-0尺度をベントン視覚記銘検査の誤得点と組み合わせることによって判別力を最大にしようと試みても，両者のカッティングスコアの組み合わせによる結果は，器質性障害と誤診する場合が31%，精神病と誤診する場合が25%あった。他の研究では，健常群の90%を同定したが，脳損傷患者の混合群の57%，統合失調症患者の77%しか同定しなかった（Golden et al., 1979）。このように誤りの発生する余地が大きいと，実際の臨床的な利用には適切ではない。

さまざまな器質性障害を統合失調症から判別する補助検査としてMMPIを利用する方法もE.W.Russell（1975b）によって提唱されている。これは本質的には精神科入院患者を一連のふるいにかけて統合失調症患者を同定しようとするものである。この方法により，Russellは統合失調症患者の80%，脳損傷患者の72%を正確に分類した。後に彼は，Sc尺度で80点のカットオフポイントを使うだけで，器質性障害患者と統合失調症患者をそれぞれ78%同定できることを見出した（E.W.Russell, 1977）。しかし，機能性障害群の中で統合失調症が，たった半分しか占めていなければ，80点というSc尺度のカットオフポイントでは，67%しか正確な分類ができないことになる。

器質性障害の鑑別診断にMMPIを使用する試みからさまざまな尺度が生まれた。たとえば，てんかん尺度がいくつか開発されているが，いずれも交差妥当性の検討からは支持されなかった（Dahlstrom and Welsh,1960;Rosenman and Lucik, 1970）。またS.H.Friedmanは，32項目の頭頂－前頭（*Pf*）尺度（1950）を作成，H.L.Williamsは，後部（*Caudality*；*Ca*）尺度（1952）を作成した。両研究とも脳損傷患者群の前部障害と後部障害をある程度判別できると主張している（Dahlstrom and Welsh, 1960；Meier, 1969）。しかし，Reitan（1976）はその後の研究では初期の結論が支持されていないと報告している。MMPIの標準14尺度をもとにてんかん患者を同定する方法もあるが，あまり成功していない（Hovey et al., 1959；Jordan, 1963；Weingold et al., 1965）。また，てんかんを同定するためにMMPIの採点システムを使用する他の試みも成功していない（Lachar et al., 1979；Mack, 1979）。

脳損傷や器質性の問題は非常に多様性があるという事実が，MMPIの尺度と記号による方法がうまくいかないことの主たる理由と思われる。さらに，MMPIは神経心理学的評価のために作成されたのではないため，もともと脳損傷などの器質脳損傷に適応すること自体が不適切であると思われる。このことは，器質性障害の診断にMMPIを用いた研究を検討することでさらに明白になる（Dikmen and Reitan, 1977b）。MMPIと限局性脳損傷との関連を探る研究結果の妥当性は否定的（Dikman and Reitan, 1974b；Vogel, 1962），あるいは懐疑的（Mack, 1979）である。またMMPIの成績に対する脳損傷の左右差に関する研究の結論は一定していない。左右差が判別できるとした研究では常に，左半球損傷では尺度2（うつ傾向）の得点が上昇しうる傾向を持つと報告されている。尺度8（統合失調症），1（心気症）と7（精神衰弱）も左半球損傷で得点が上昇する（Black, 1975；Gasparini et al., 1978）。尺度8が高得点であることにより失語症を持つ左半球損傷群が非失語で主に右半球に損傷を持つ群から判別されたという報告もある（Dikmen and Reitan, 1974a）。Blackは，8-2-1尺度の高得点型（Tスコア≧70）が主に左半球損傷の若い（平均年齢＝21.7±2.1）銃創患者の破局反応傾向を反映するものと解釈した。比較的若い（平均年齢＝36.5）さまざまな病因の左半球損傷患者の2-8-7-尺度の高得点型は，感情障害major affective disorderの特徴である。後者2つの研究で，右半球損傷患者が年齢と病因で対応して比較されたが，両研究とも右半球損傷患者の反応プロフィールは基本的に正常であった。他の3つの研究のうち2つはさまざまな診断の器質性損傷患者で（Dikmen and Reitan, 1974b；Flick et al., 1970），1つは側頭葉てんかん（Meier and French, 1965）であるが，左右差を認めなかった。

したがって，MMPIは脳損傷を同定あるいは局在化するための検査として適切ではない。特に，脳損傷の診断を行うために，より有効な方法が非常に多く個別に開発されている現代においては適切でないと言える。

ただし，神経学的障害を持つ多くの患者の反応に特徴的な，ごく一般的なパターン傾向というものは存在する。とはいうものの，脳損傷者のMMPIプロフィールパターンは，ある程度までは，検査項目と尺度構成に内在するアーチファクトである。MMPIの短縮版（Si尺度と通常得点されない全項目を除外）は357項目だが，身体的症状に関連する51項目のうち，26項目は中枢神経系の症状に関連し，8項目は病気に随伴する問題に関連している（Lezak and Glaudin, 1969）。「神経学的徴候」項目の多数はSc尺度にあり，また二重三重に尺度が重なっていることも多い。特に，Hs, D, Hyの尺度には重なりが多い。その結果，中枢神経系障害を持つ非精神病患者は「神経症の3症候」(Hs, D, Hy)の点数が上昇し(Dikmen and Reitan, 1974a)，Scの点数が平均より高くなる（図18-2参照）。Ptも器質性障害群で，もっとも得点の上昇する尺度の1つである（Mack, 1979）。かつて，2-9と1-3-9尺度の得点上昇が器質性障害パターンの典型とされたことがあったが，いまだ確立された所見とは言い難い（E.W.Russell, 1977）。しかし，CaseyとFennell（1981）は尺度2，8，1の順で得点が上昇するのは，外傷性損傷患者特有のMMPIのプロフィールであると報告している。また，HeatonとSmithら（1978）も，頭部損傷患者の尺度2と8の得点は上昇する傾向があると報告した。概して，脳損傷群では共通してMMPIプロフィールが上昇する傾向があり，情動障害が比較的頻繁に起こることを反映している(Filskov and Leli, 1981)。

Scが最高得点あるいは最高得点の1つという傾向はてんかん患者に顕著である（Kløve and Doehring, 1962；Meier, 1969）。神経症の3症候が高得点というのは，多発性硬化症患者のMMPIプロフィールの特徴である(Dahlstrom and Welsh, 1960)。ハンチントン病患者も，異常な高得点を示すが，脳損傷患者の混合群のプロフィールパターンと鑑別不能である（Boll et al., 1974；Norton, 1975）。

このように，脳損傷患者では特定の症状が特定尺度の上昇につながる。病前性格傾向や障害に対する患者の反応も，MMPIプロフィールに影響する。脳損傷患者では，もともとの症状そのものに加えて，中枢系障害によって起こる不安や苦悩，さらにはそれらに適応しようとする心理的に膨大な努力の必要性が組み合わさることにより，MMPIには神経症的なプロフィールが高頻度に起こることになる。

一般には，MMPI得点が高いことは，脳障害群では比較的よくある（Filskov and Leli, 1981）。個々の介入の必要性，つまりMMPIがひとりひとりの患者の理解に役立つかどうかは，MMPIの得点と被検者の精神機能と認知機能に関する訴えとが関連するかどうかを調べれば明らかになる(Chelune, Heaton and Lehman, 1986a)。健常群と患者群を合わせた大規模な研究によると，患者による自己機能評価調査票 *Patient Assessment*

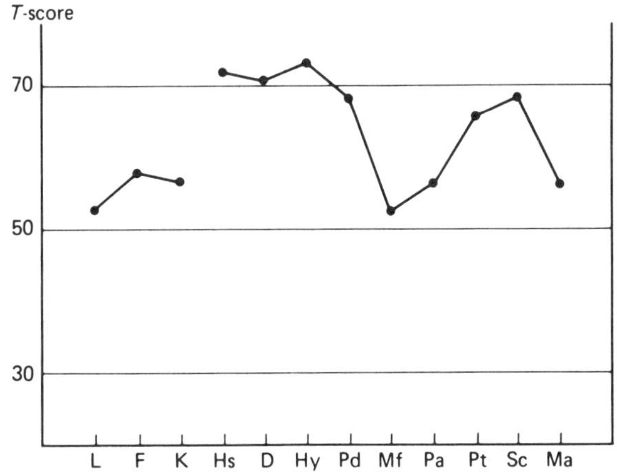

図18-2　器質性疾患と診断された患者群の平均MMPIプロフィール（Lezak and Glaudin, 1969）

of Own Functioning Inventory；PAF（Chelune et al., 1986a）で重篤な問題を多く認めた人ほど，MMPI で高得点を示している。また，さまざまな神経心理学的検査の成績も MMPI の得点との相関が認められている。神経学的に問題のない場合に，何がどの程度まで患者の感情的または認知的な問題を正しく現しているか，どの程度病前の機能を反映しているのか，どの程度が自己認識の障害のために表面化していないのか，どの程度まで現在の感情状態を示しているのか，を判断する必要がある。得点が自動的に算出されてくる場合，神経学的に問題のある患者の障害が，どの程度までコンピュータのプログラムによって示された特徴に関連しているか，その結果の妥当性がどの程度かをそれぞれの患者に関して判断するのは臨床家の責任ということになる。

2）自己評価尺度 Self-Rating Scales

MMPI と同様，脳損傷患者に対する自己評価尺度の適用には限界がある。脳損傷患者は筆記式の検査を受ける能力が低いことが多いためである。それでも自己評価尺度は，臨床，研究に広く用いられている。大半は反応性抑うつの評価や，痴呆病状を呈している患者の鑑別診断のためである。精神科的，社会的適応の尺度も患者の環境認識をよりよく理解するのに有用である。

うつ病の自己評定 Self-rating of depression　ここで説明する3つの自己評定尺度は，いずれも，うつ状態の有無と程度を決定する手助けとして用いられる。ベックうつ病質問票 *Beck Depression Inventory*（A.T.Beck, 1987；A.T.Beck, et al., 1961）はうつ病特有の経験や症候に関係する21項目から成っている（例．気分，敗北感，優柔不断，行動抑止，食欲不振など）。被検者は各項目ごとに4段階で回答する。全く問題がなければ0点，最重度が3点である。たとえば，自己嫌悪の4段階は，「3－自分を憎んでいる」「2－自分を嫌っている」「1－自分に落胆している」「0－自分に落胆していない」，である。総得点が高くなるほど，患者はうつ傾向が高いことになる。この形式では症候プロフィールが一目瞭然である。しかし，うつ患者が自分の苦悩を否定したり，気づかなかったりすると，あまり有用ではなくなってしまう。また，一目瞭然であるという特徴が逆に，自己操作も容易にするという欠点も生んでいる。

これらの問題点は，自己評価うつ病尺度 *Self-rating Depression Scale*；SDS にも共通するものである（Zung, 1965, 1967；「ツング」と呼ばれることも多い）。この20項目の尺度も「全くあるいはめったにない」から「ほとんど，あるいは常にある」までの4段階の尺度を用いている。しかし，全項目中半分は否定文であるため，重症度は半分の項目では「全くあるいはめったにない」で，また残りの半分の項目では「ほとんど，あるいは常にある」で表現される。たとえば，項目1（「心が沈み，憂うつで悲しい」）の重症度得点は，項目18（「自分の人生は非常に充実している」）の重症度得点と反対になっている。明らかにうつと関係のある項目もあるが，うつとの関係が明らかでない身体的，心理的障害に関する項目も非常に多い。得点は，症状のまとまりごとに（感情－2項目；身体的障害－8項目；精神運動性の障害－2項目；心理学的障害－8項目），あるいは包括的な「SDS 指数」で評価される。この指数は，20点から80点までの粗点を，最重度を100点とする25から100までの SDS 尺度に換算したものである。Fabry（1980）は，この尺度は19歳から65歳までの人に最適であり，それより年長あるいは年少の者にとっては得点が過度に高く出る傾向があると述べている。

抑うつ形容詞チェックリスト *Depression Adjective Check List*（Lubin, 1965）では，患者は気分や状態に関係する32の形容詞の表から自分を表現する単語を選択する。10個は肯定的感情（例．安全な，強い，輝いている）である。他の22個はうつのさまざまな側面（例．元気のない，憂うつな，我慢している，疲れた）を表わしており，これが得点項目になる。互いに重複項目のない4つの形のチェックリストが作られており，高い相関を持っている（0.85から0.92）。

社会適応評価尺度 Scales for rating social adjustment　Weissman（1975）は，精神科患者の社会的機能を調べるため15の尺度を用いている。このうち2つの尺度は患者自身の報告に基づくもので，その他は家族からの情報に基づくものである。いずれも精神疾患患者の検査用に作られたものだが，脳損傷患者への応用が可能である。

生活満足度指数 *Life Satisfaction Index*（Neugarten et al., 1961）は，高齢者用に作られたもので，自己報告下位尺度（目録A）と，面接者によって標準得点がつけられる自由形式の質問とから成っている。目録Aの20項目は主に生活の満足度に関連する3つの分野を包括している。すなわち，気分のトーン（例.「若い時と同じくらい幸福だ」），生活への熱意（例.「今後1カ月あるいは，1年間でする計画がある」，適合度（例.「自分は生活から期待するものの多くを得ている」）である（D.L.Adams, 1969）。反応が肯定的な方向である場合，1項目につき1点が与えられる。したがって，低得点が抑うつ傾向を反映する。項目の用語は高齢者向きのため，逆の視点から利用されれば本検査は高齢者の抑うつの測定に有用であろう。しかし個々の項目は，はい／いいえの二分法で回答されるため，上述の2つの抑うつ尺度よりも鋭敏さは劣る。

患者による自己機能の評価調査票 *Patient Assessment of Own Functioning Inventory*（Heaton, Chelune and Lehman, 1981）では，患者がどのように自分の状態を認識しているかをみるため，8つの機能カテゴリーでの能力を患者自身に評価させる。カテゴリーは，「記憶」「言語と意志伝達」「手の有用性」「感覚－知覚」「高次レベルの認知と知的機能」「仕事」「レクリエーション」「一般」である。各カテゴリー内の項目数は2項目から10項目までである。大部分の質問項目は，「ほとんどいつもある」から「ほとんど全くない」までの6段階での回答を求めるものである。被検者に活動の内容をリストアップさせる項目もある。最後のカテゴリーには，2つの質問しかない。それは，「現時点で，手助けが必要な活動はどんなものですか」と「現時点で，主に困る点は何だと思いますか」である。回答の記入に補助が必要ならば，これを記録する欄もある。これに付随する検査として，親族による患者の機能評価調査票 *Relative's Assessment of Patient Functioning Inventory* は患者の親族が患者を観察して記録するものである。この検査も8つのカテゴリーから成っているが，患者による自己機能の評価と異なる点は，「感覚－知覚」カテゴリーが省かれ，「人格」という22項目が加わっていることである。回答はやはり大部分が6段階で呈示される。この検査は患者の実態と自己認識の解離を明らかにするために作られた（Heaton and Pendleton, 1981）。

非器質的障害による訴えのための検査

疾病や障害には，直接的な経済的利得があり，これは仕事や事故に関係する。また，感情面や社会面の間接的な利得もあり得る。このため，仮病や機能障害によって，社会的・経済的・個人的問題を解決しようとする人々が現実に存在する。機能障害による訴えは，神経疾患の症状の形をとることが多い。神経疾患の症状の多くは心因性の障害による訴えと混同しやすいからである。たとえば頭痛や一時的な意識消失，記憶や感覚の障害などがその例である。また，神経疾患の早期には，身体的検査や生化学的検査で異常が出現することはあまりないため，鑑別診断は非常に困難である。

診断が困難になるもうひとつの問題は，無意識的な症状形成と，個人的利益を狙って詐病を使おうとする意識的なものとの鑑別はできないことが多いことである。意識的でも無意識的でも身体疾患類似の症状が生じうるからである。さらに，障害が心因性かどうかという問題はそう単純ではない。なぜなら，患者の症状は機能的症状と器質的症状が混在していたり，障害に対する機能的反応（これは障害の程度を重くしたり，器質的障害の治療やリハビリテーションを阻害する）であったりするからである。したがって，ここでは動機づけについては扱わないことにする。すなわち，患者の問題が心因性か否かということについてのみ検討する。

臨床場面で患者の症状に機能性の因子があるか否かを決定する際には次の4点を考慮する。（1）病歴や検査に一貫性があるかどうか。（2）患者の一連の病状や訴えが医学的に合理的なパターンをとるかどうか。（3）患者の現状，生活歴，情動上の病的素因すなわち患者の人格の「力動」を理解できるかどうか。（4）問題に対する患者の情動的反応。特に，患者が自分の症状に対して古典的な「満ち足りた無関心 *la belle indifference*」の態度を取っていれば，それは転換ヒステリーの症状であり，少なくとも部分的には心因性で，相当な二次性の疾病利得があるのが普通である。また，いくつかの標準的な検査に関しては，機能的な症状を評価するための技法や指針がある。さらに，患者の症状が偽装であることを見抜くための特殊な検査も少数ではあるが存在する。

非器質的障害による訴えの検査：（1）標準的検査技法

機能障害による訴えや症状のための検査は，研究による開発されたものと臨床経験に由来するものとがある。機能障害は，検査成績においては，浮動性，奇妙で非日常的な反応となって現れるのが普通である。また，同じ症状を訴える器質障害の患者よりも成績が低くなる傾向がある。

1）ベンダー-ゲシュタルト Bender-Gestalt

Hutt（1985）は，動機づけの欠如や詐病が疑われる場合には，ベンダー-ゲシュタルトの模写課題を他の検査がすべて終了してから，できれば数日たってから施行することを勧めている。被検者が意図的に誤った回答をした場合には，初回検査と再検査との期間が長いほど，どんな回答をしたか忘れるからである。Hutt は数日後の再検査の際，環境が変わるので，初回に動機づけが低かった被検者はよりすすんで協力的になるだろうと指摘している。もし期間をおいた再検査しても，やはり患者の遂行態度について疑いがある場合，模写のカードを逆さの位置で呈示し再施行することを Hutt は勧めている。ゲシュタルトを変えられて同じく意図的なくずれを維持できる患者はほとんどいないからである。

ベンダーで器質的とされている反応を大学生が故意にすることができるか否かを調べた研究で，A.R.Bru-hn と Reed（1975）は「できない」という結論を出した。経験豊かな臨床家ならば，以下の4つの一般的基準に基づいて，学生すべての記録を判定できるはずである。①器質性損傷患者の描いたものは単純化されがちであり，複雑化はしない。②器質性損傷患者はある構図である要素の顕著なくずれを示すと，他の構図でも同様の要素で同様のくずれを示す。③器質性損傷患者は複雑性が同じ図版で模写の可否がばらつくことはない。④カード6の交点での回転や困難さのような脳損傷患者に特有なくずれが何種類かある。

2）ベントン視覚記銘検査 Benton Visual Retention Test；BVRT

Benton と Spreen（1961）は，10秒後再生の検査（A）で意図的な偽装の影響を検討する目的で，真の脳損傷患者と偽損傷患者（脳損傷患者のように反応をするように指示された大学生）の成績の比較を行った。偽損傷患者は真の脳損傷患者よりくずれの誤りが多かったが，省略の誤りは少なかった。また，真の脳損傷患者には，小さな辺縁の図形を描き忘れたり保続が多い傾向があった。同様の研究として，大学生にBVRTを受ける際に精神発達遅滞のふりをするように求めたSpreen と Benton（1963）の報告もある。ここでは，誤りの包括的頻度プロフィールは真の精神発達遅滞群と大学生群で同様の結果だった。しかし，脳損傷のふりをした学生の時と同様，精神発達遅滞のふりをした大学生は障害を誇張する傾向があり，精神発達遅滞の被検者よりも有意に誤反応が多く正反応が少なかった。

3）ハルステッド-ライタンのバッテリー Halstead-Reitan Battery（WAIS を含む）

Heaton と Smith ら（1978）も，大学生を対象として詐病の影響を調べた。脳損傷患者のふりをするように指示されると，大学生は以下の検査で真の脳損傷患者よりも有意に低い成績を呈した。それは，音声知覚検査，指振動，指タッピング検査，手指失認や感覚抑制の検査，手の握力検査である。偽損傷患者は，数唱問題でも有意に成績が悪かった。脳損傷患者はカテゴリー検査，触覚性運動検査のすべての３つの得点要素で大学生よりも非常に悪い成績を示し，トレイルメイキングテストのパートＢでの誤反応が多かった。これらのデータを用いてHeatonらは，本データとMMPI（下記参照）のための判別公式を作り，訴訟に際しての詐病鑑定に応用した。

4）ミネソタ多面的人格目録　Minnesota Multiphasic Personality Inventory；MMPI

Heatonら（1978）は上記と同様に，真の脳損傷患者とそのふりをした大学生とのMMPIの成績の差異を調べた。大学生は，真の脳損傷患者より障害が重度であるプロフィールを示し，尺度Ｆ，１，３，６，７，８，10で真の脳損傷患者より得点が高かった。真の脳損傷患者は，尺度２，８でＴスコアが70を越え，脳損傷患者を装おうとした大学生は，尺度Ｆ，１，２，３，６，７，８，(93.9+21.2！)，10で70点を超えた。しかし，CaseyとFennell（1981）は，補償訴訟がからんでいる脳損傷患者とからんでいない脳損傷患者のMMPI得点プロフィールには差異は認められなかったと報告している。

5）ポーチコミュニケーション能力インデックス　Porch Index of Communicative Ability；PICA

PICAにおいて失語症を装えるかどうかを試すために，Porchら（1977）は，健常者25例（この検査の内容に関して未知な者と熟知している者と両方を含む）の成績と各種混合の失語症のPICAパターンとを比較した。Porchは，失語症を装った健常者はプロフィール曲線の難しい部分では失語症患者より高得点で，容易な部分では低得点であると仮定した。正常であれば本来すべて易しくできるはずの課題の難易度を判断するのは困難だからである。実際，偽装者の成績はこの仮定と一致した。データの判別分析によって各得点のカットオフポイントが定められ，非失語症者を同定するのに便利な「判別得点」となっている。

6）ロールシャッハテスト　Rorschach Test

軍隊の心理学者であったBenton（1945）は，偽の神経症を呈する軍人の診断をしなければならなかった。彼は，ロールシャッハが特にこの問題には有用であると報告した。その理由は，「あまり知られていなくて，一見不合理な課題」が，詐病患者の疑念や防衛をもっとも明らかにしやすいからである。実際，偽患者のロールシャッハ反応は，非常に貧弱で制限されている傾向があり，反応時間が遅いという特徴も認められた。この反応パターンが，「合理的で理解可能な」知能検査での成績と大きく解離していた場合，詐病の可能性が強いとBentonは述べている。

非器質的障害による訴えの検査：(2)特殊な技法

患者の症状や訴えに器質的な基盤がどれだけあるかということはしばしば問題になる。したがって偽装を検査する技法として，神経学者（例．S. Walker Ⅲ, 1967）が開発したものや心理学者が開発したものが非常にたくさんあることは驚くにあたらない。下記のはじめの４検査はAndré Reyによって作成されたもので，15項目の「記憶」検査を除き，外傷性脳症例における心理検査*L'examen psychologique dans les cas d'encéphalopathie traumatique*（1941）の中で報告されている。

1）15項目の記憶　Memorization of 15 Items

記憶障害の訴えの妥当性を検査するのに用いることができる技法である（1964）。本検査の基本原理は，意識的あるいは無意識的に障害をみせようとする患者は，重度の脳損傷患者や発達遅滞者以外のすべての者が容易にできる課題に失敗するということである。

課題は，15のさまざまな項目の記憶を要求される検査として呈示される。検者は，検査が難しいと感じられるように「15」という数字を強調する。実際には，患者は３，４個のみ覚えればよいのである。検査課題は，１行に３種の５行から成る下図のような記号を１枚の紙に記入したものを用いる。

A	B	C
1	2	3
a	b	c
○	□	△
Ⅰ	Ⅱ	Ⅲ

患者は10秒間これを見て，検者が紙を取り去ったあと覚えているものを書く。10秒あるいは15秒間の遅延（単なる沈黙）の後の再生では，重度の障害者以外は誰でも５種の組のうち少なくとも３組は再生できる。

2）点数え Dot Counting：グループ化されていない点

この検査は，全般的知能障害や特定の視知覚障害を訴える患者に用いられる。集中度（聴覚測定検査の中で）あるいは困難度のレベルの変化につれて患者の失敗が規則的に変化するかどうかをみるものである。

検査材料は，番号が順につけられた６枚の３×５インチのカードである。それぞれのカードには（１）７，（２）11，（３）15，（４）19，（５）23，（６）27個の点が打たれている。カードは１枚ずつ，（２），（４），（３），（５），（６），（１）の順で患者に呈示される。患者の課題はできるだけ速く点の数を数えることで，反応時間が記載される。反応時間は健常成人(パーセンタイルは25から100，表18-1）と脳損傷患者（パーセンタイルは０，表18-1）のそれぞれと比較される。協力的な患者の時間は点の数が増えるとともに増加する。このパターンからの明白な逸脱が複数あれば，患者は誠意を持って行っていないことが示唆される。

3）点数え Dot Counting：グループ化されている点とされていない点

上記の課題にさらに６枚のカードを加えたものである。それぞれのカードには（１）８,（２）12,（３）16,（４）20,（５）24,（６）28個の点が，以下のような形に打たれている。（１）２×４点の正方形,（２）２×５点の正方形と離れた２点,（３）４×４点のダイヤモンド,（４）４点×５の正方形,（５）４点×６の長方形,（６）４点×５の正方形と２×４点の正方形。ここでもカードは（２),（４),（３),（５),（６),（１）の順で呈示される。しかし，この課題では点がグループ化されているので，グループ化されていない点より，ずっと所要時間が少ない（表18-2参照)。患者の成績は，グループ化されている点とされていない点の２つの課題の所要時間の差異で評価される。差異がほとんどないか，グループ化されていない点よりグループ化されている点の方が時間がかかった場合は，被検者の協力性が疑われる。

表18-1　点数え（グループ化されていない点）の反応時間（秒）のパーセンタイル

カード	点	パーセンタイル 100	75	50	25	0
1	7	1	2	4	5	11
2	11	2	3	4	5	17
3	15	3	4	6	7	17
4	19	4	6	7	9	19
5	23	5	8	10	12	30
6	27	6	9	11	16	30

(Rey, 1941より)

表18-2　点数え（グループ化されている点）の反応時間（秒）のパーセンタイル

カード	点	パーセンタイル 100	75	50	25	0
1	8	0.5	1	1	2	3
2	12	1	2	2	2	3
3	16	1	2	2	4	5
4	20	1	1	2	4	5
5	24	2	2	2	5	6
6	28	2	2	3	5	7

(Rey, 1941より)

Dorothy Gronwall（私信）は同様の原則に基づき，ウェクスラー記憶検査 Wechsler Memory Scale の下位検査である連合学習を使用して詐病を評価している。容易な語の組は難しい語の組よりも多く再生されるので，予想される再生パターンからはずれていた場合には，被検者があまり協力的でないことを反映していると考えられる。

4）単語再認 Word Recognition

再認は再生より容易である，という原則に基づいたものである。この検査は 15 語の刺激リストと，それに他の 15 語を加えた 30 語のリストから成り，以下に示す順序で毎秒 1 語読み，その後再認検査を行う。

半分，らくだ，誤り，おもちゃ，朝，髪，ワックス，小麦，クッキー，蝿，場所，さくらんぼ，戸，膝，州

55 秒後，検者は 30 語が書かれた紙を患者に渡し，覚えている単語に下線を引くように指示する。

こんにちは，今日，戸，恐れ，電灯，贈り物，小麦，コンサート，壁，膝，らくだ，力，草，紙，蝿，朝，おもちゃ，びん，チーズ，誤り，半分，スタイル，クッキー，馬，さくらんぼ，飛行機，ワックス，場所，笑い，州

ある程度の時間がたったら（少なくとも 10 分），検者はレイの聴覚的言語学習検査 Rey's Auditory-Verbal Learning Test を施行する。

そして，AVLT の第一施行で再生された語数を語再認課題で再認された語数と比較する。その結果，AVLT の再生語数が，単語再認課題の再認語数と等しいか，それより多い場合，患者が記憶障害のふりをしているか，あまり協力的ではないという可能性がある。

5）症状妥当性検査 The Symptom Validity Test

知覚と短期記憶についての症状や訴えが妥当かどうかを評価するために用いる簡単な検査である（Pankratz, 1979；Pankratz et al., 1975）。その患者の症状や訴えに関する，簡潔な二者択一の選択問題 100 題が検査課題である。でたらめに答えても，患者の選択の約 50％は正解のはずである。患者の訴えが妥当な場合（すなわち，患者に訴え通りの症状が真に存在する場合）はこの 50% という正解が得られるはずである。すなわち，たとえば実際に聴覚障害や短期記憶障害があったり，爪先の位置覚が消失している場合である。問題数が非常に多いので，予測値からの逸脱はわずかでも重要であり，患者の正反応率が 40％を下回る場合には機能障害が疑われる。疑わしい場合には，さらに 100 問を追加する。2 回とも偶然に 50% より有意に低い結果が出る確率はきわめて低いので，そのような結果が得られれば機能障害であることが証明される。逆に 50% を大幅に上回る場合には，患者が課題を遂行できることは明白である。

この課題を知覚や記憶の障害に応用できるか否かは，検者の力量にかかっていると思われる。この検査では，患者の訴える障害を直接検査する非常に難しい課題を 100 題施行する。たとえば，手の感覚がない場合，触ったのは手のひらか手の甲か，あるいは，親指か中指かを患者に答えさせる。視界がぼやけて読めないというような視覚障害を訴える患者には，簡単な単語か句の書いてある 2 枚のカードを呈示する。一方には「このカードは 1」と書いてあり，もう一方には「これは 2」と小さく書いてある。患者の課題は，呈示されたカードが「1」か「2」かを答えることである。また，短期記憶の検査のためには，まず類似した 2 つの視覚または聴覚刺激（色彩のついた灯りや 4 桁か 5 桁の数列）のうちの 1 つを呈示する。干渉課題（たとえば数字の逆唱を 10 秒か 15 秒間）の後に，患者は 100 題の二者択一課題で記憶を検査される。これは，患者がまったく覚えていないと答えた場合にも，とにかく 100 題施行する。

この症状妥当性検査は，詐病患者にとっては脅威である。100 施行を通してランダムな回答を維持することは困難だからである。検者は 1 題ごとに正誤を患者に伝えるため，患者は自分の正答数が多すぎるという印象を持つ。半分は正解であると伝えられるからである。正答数が多いという印象は，詐病患者にとっては不安を惹起されるものである。100 題ほとんどすべてに対し，1 種類の

答をすることによって逃れようとする患者は詐病であることが明らかである。50% 以上誤答する患者も詐病が明らかである。患者は，この症状妥当性検査で詐病を見破られないように，うまく逃れるか，完全に拒否しようとするのである。Pankratz（1979）は，この検査の施行にあたっては，機能を再獲得するための「神経学的に妥当性のある」説明を患者に与えることを勧めている。たとえば,「麻痺した」下肢を持つ患者に対しては，どの「神経路」が「まだ使える」かどうかを判断するためにこの検査を施行すると説明するのがよいと述べている。

症状妥当性検査を巧妙に使えば，機能的な障害を持つ患者は，プライドが傷つかずに「回復する」こともありうる。課題は，困難なものとして呈示される。たとえば，「この検査は，大体の人があまり正しく答えられません」と説明する。あるいは，その患者と同じ障害を持つ人にとってこの課題が困難であることを強調することもある。正答が 20% ないし 30% しかないような明らかな機能障害の患者については，褒めてあげ，検査結果からはその患者が「失われた」あるいは弱くなった機能を回復できることが示唆されているとその患者に伝えるという方法もある。そして，次回には正解数を増すように患者を励ますのである。正解数が増せば，それは「改善」の証明となり，患者の「回復」の期待を高めることになる。支持的な状況で何回か連続して施行すれば，暗示を受けやすい患者は，自尊心を傷つけられることなしに，数日内に症状が消失することもある。

索引・参考文献

検査索引

A〜D

E〜J

K ～ N

O～R

S～T

U～，数字

あ

か

さ

わ

事項索引

A～D

F～K

L～R

S～Z

あ

か

さ

た

な

は

ま

や

ら

参考文献

Abbott, W.D., Due, F.O. & Nosik, W.A. (1943). Subdural hematoma and effusion as a result of blast injuries. *Journal of the American Medical Association, 121*, 739–741.

Abidin, R. R. Jr. & Byrne, A. V. (1967). Quick Test validation study and examination of form equivalency. *Psychological Reports, 20*, 735–739.

Abikoff, H. (1989). Logical Memory subtest of the Wechsler Memory Scale: Age and education norms and alternate-form reliability of two scoring systems--a correction. *Journal of Clinical and Experimental Neuropsychology, 11*, 783.

Abikoff, H., Alvir, J., Hong, G., et al. (1987). Logical Memory subtest of the Wechsler Memory Scale: Age and education norms and alternate-form reliability of two scoring systems. *Journal of Clinical and Experimental Psychology, 9*, 435–448.

Abraham, A. & Mathai, K.V. (1983). The effect of right temporal lobe lesions on matching of smells. *Neuropsychologia, 21*, 277–281.

Abrams, R. (1988). *Electroconvulsive therapy*. New York: Oxford University Press.

Abreau, F., Templer, D.I., Schuyler, B.A., & Hutchison, H.T. (1990). Neuropsychological assessment of soccer players. *Neuropsychology, 4*, 175–181.

Abu-Zeid, H.A.H., Choi, N.W., Hsu, P.-H., & Maini, K.K. (1978). Prognostic factors in the survival of 1,484 stroke cases observed for 30 to 48 months. *Archives of Neurology, 35*, 121–125.

Achté, K.A., Hillbom, E., & Aalberg, V. (1969). Psychoses following war brain injuries. *Acta Psychiatrica Scandinavica. 45*, 5–18.

Acker, M.B. (1986). Relationships between test scores and everyday life functioning. In B. Uzzell & Y. Gross (Eds.), *Clinical neuropsychology of intervention*. Boston: Martinus Nijhoff.

Acker, M.B. (1989). A review of the ecological validity of neuropsychological tests. In D.E. Tupper & K.D. Cicerone (Eds.), *The neuropsychology of everyday life: Assessment and basic competencies*. Boston: Kluwer.

Acker, M.B. & Davis, J.R. (1989). Psychology test scores associated with late outcome in head injury. *Neuropsychology, 3*, 1–10.

Acker, W., Ron, M.A., Lishman, W.A., & Shaw, G.K. (1984). A multivariate analysis of psychological, clinical and CT scanning measures in detoxified chronic alcoholics. *British Journal of Addictions, 79*, 293–301.

Adamec, R.E. (1990). Does kindling model anything clinically relevant? *Biological Psychiatry, 27*, 249–279.

Adamovich, B.B., Henderson, J.A., & Auerbach, S. (1985). *Cognitive rehabilitation of closed head injured patients: A dynamic approach*. San Diego, CA: College-Hill Press.

Adams, J.H., Graham, D.I., & Gennarelli, T.A. (1985). Contemporary neuropathological considerations regarding brain damage in head injury. In D.P. Becker & J.T. Povlishock (Eds.), *Central nervous system trauma. Status report—1985*. Washington, D.C.: National Institutes of Health.

Adams, J.H., Graham, D.I., Murray, L.S., & Scott, G. (1982). Diffuse axonal injury due to nonmissile head injury in humans: An analysis of 45 cases. *Annals of Neurology, 12*, 557–563.

Adams, J.H., Mitchell, D.E., Graham, D.I., & Doyle, D. (1977). Diffuse brain damage of immediate impact type: its relationship to 'primary brain-stem damage' in head injury. *Brain*, *100*, 489–502.

Adams, K.M. (1980a). An end of innocence for behavioral neurology? Adams replies. *Journal of Consulting and Clinical Psychology*, *48*, 522–524.

Adams, K.M. (1980b). In search of Luria's battery: A false start. *Journal of Consulting and Clinical Psychology*, *48*, 511–516.

Adams, K.M. (1984). Luria left in the lurch: Unfulfilled promises are not valid tests. *Journal of Clinical Neuropsychology*, *6*, 455–465.

Adams, K.M. (1986). Concepts and methods in the design of automata for neuropsychological test interpretation. In S.B. Filskov & T.J. Boll (Eds.), *Handbook of Clinical Neuropsychology* (Vol. 2). New York: John Wiley & Sons.

Adams, K.M. & Brown, G.G. (1986). The role of the computer in neuropsychological assessment. In I. Grant, & K.M. Adams, *Neuropsychological assessment of neuropsychiatric disorders*. New York: Oxford University Press.

Adams, K.M. & Brown, S.J. (1980). *Standardized behavioral neurology: Useful concept, mixed metaphor, or commercial enterprise?* Paper presented at the 88th annual meeting of the American Psychological Association, Montreal, Quebec, Canada.

Adams, K.M. & Grant, I. (1984). Failure of nonlinear models of drinking history variables to predict neuropsychological performance in alcoholics. *American Journal of Psychiatry*, *141*, 663–667.

Adams, K.M. & Grant, I. (1986). Influence of premorbid risk factors on neuropsychological performance in alcoholics. *Journal of Clinical and Experimental Neuropsychology*, *8*, 362–370.

Adams, K.M., Grant, I., & Reed, R. (1980). Neuropsychology in alcoholic men in their late thirties: One-year follow-up. *American Journal of Psychiatry*, *137*, 928–931.

Adams, K.M. & Heaton, R.K. (1985). Automated interpretation of neuropsychological test data. *Journal of Consulting and Clinical Psychology*, *53*, 790–802.

Adams, K.M. & Heaton, R.K. (1987). Computerized neuropsychological assessment: Issues and applications. In J.N. Butcher (Ed.), *Computerized psychological assessment: A practitioner's guide*. New York: Basic Books.

Adams, K.M. & Heaton, R. (1990). The NIMH Neuropsychological Battery. *Journal of Clinical and Experimental Neuropsychology*, *12*, 960–962.

Adams, K.M., Kvale, V.I., & Keegan, J.F. (1984). Relative accuracy of three automated systems for neuropsychological interpretation. *Journal of Clinical Neuropsychology*, *6*, 413–431.

Adams, K.M. & Rennick, P.M. (1978). *Early development of clinical neuropsychology: Data file of Ward Halstead*. Paper presented at the 86th annual meeting of the American Psychological Association, Toronto, Ontario, Canada.

Adams, K.M., Rennick, P., & Rosenbaum, G. (1978). *Automated clinical interpretation of the neuropsychological battery: An ability based approach*. Paper presented at the 3rd annual meeting of the International Neuropsychological Society, Tampa, FL.

Adams, K.M., Rennick, P.M., Schoof, K.G., & Keegan, J.F. (1975). Neuropsychological measurement of drug effects: Polydrug research. *Journal of Psychedelic Drugs*, *7*, 151–159.

Adams, K.M., Sawyer, J.D., & Kvale, P.A. (1980). Cerebral oxygenation and neuropsychological adaptation. *Journal of Clinical Neuropsychology*, *2*, 189–208.

Adams, R.D. (1980). Altered cerebrospinal fluid dynamics in relation to dementia and aging. In L. Amaducci, A. N. Davison, & P. Antuono (Eds.), *Aging of the brain and dementia*. New York: Raven Press.

Adams, R.D. (1984). Aging and human locomotion. In M.L. Albert (Ed.), *Clinical neurology of aging*. New York: Oxford University Press.

Adams, R.D. & Victor, M. (1989). *Principles of neurology* (4th ed.). New York: McGraw-Hill.

Adams, R.L., Boake, C., & Crain, C. (1982). Bias in a neuropsychological test classification related to education, age, and ethnicity. *Journal of Consulting and Clinical Psychology*, *50*, 143–145.

Adams, R.L., Smigielski, J., & Jenkins, R.L. (1984). Development of a Satz-Mogel short form of the WAIS-R. *Journal of Consulting and Clinical Psychology*, *52*, 908.

Agid, Y., Ruberg, M., DuBois, B., & Pillon, B. (1987). Anatomoclinical and biochemical concepts of subcortical dementia. In S.M. Stahl, S.D. Iversen, & E.C. Goodman (Eds.), *Cognitive neurochemistry*. Oxford: Oxford University Press.

Agnew, J., Bolla-Wilson, K., Kawas, C.H., & Bleecker, M.L. (1988). Purdue Pegboard age and sex norms for people 40 years old and older. *Developmental Neuropsychology*, *4*, 29–36.

Aharon-Peretz, J., Cummings, J.L., & Hill, M.A. (1988). Vascular dementia and dementia of the Alzheimer type. *Archives of Neurology*, *45*, 719–721.

Aiken, L.R. (1980). Problems testing the elderly. *Educational Gerontology*, *5*, 119–124.

Aita, J.A., Armitage, S.G., Reitan, R.M., & Rabinovitz, A. (1947). The use of certain placement tests in the evaluation of brain injury. *Journal of General Psychology, 37*, 25–44.

Aita, J. A., Reitan, R. M., & Ruth, J. M. (1947). Rorschach test as a diagnostic aid in brain injury. *American Journal of Psychiatry, 103*, 770–779.

Ajuriaguerra, J. de & Hécaen, H. (1960). *Le cortex cérébral* (2nd ed.). Paris: Masson.

Aks, D. J. & Coren, S. (1990). Is susceptibility to distraction related to mental ability? *Journal of Educational Psychology, 82*, 388–390.

Akshoomoff, N., Delis, D.C., & Kiefner, M.G. (1989). Block constructions of chronic alcoholic and unilateral brain-damaged patients: A test of the right hemisphere vulnerability hypothesis of alcoholism. *Archives of Clinical Neuropsychology, 4*, 275–281.

Alajouanine, T. (1948). Aphasia and artistic realization. *Brain 48, 71*, 229–241.

Albert, M. L. (1973). A simple test of visual neglect. *Neurology, 23*, 658–664.

Albert, M.L. (1978). Subcortical dementia. In R. Katzman, R.D. Terry, & K.L. Bick (Eds.), *Alzheimer's disease: Senile dementia and related disorders*. New York: Raven Press.

Albert, M.L. (1989). The role of perseveration in language disorders. *Journal of Neurolinguistics, 4*, 471–478.

Albert, M.L., Feldman, R.G., & Willis, A.L. (1974). The "subcortical dementia" of progressive supranuclear palsy. *Journal of Neurology, Neurosurgery and Psychiatry, 37*, 121–130.

Albert, M.L. & Sandson, J. (1986). Perseveration in aphasia. *Cortex, 22*, 103–115.

Albert, M.L., Silverberg, R., Reches, A., & Berman, M. (1976). Cerebral dominance for consciousness. *Archives of Neurology, 33*, 453–454.

Albert, M.S., Butters, N., & Brandt, J. (1980). Memory for remote events in alcoholics. *Journal of Studies on Alcohol, 41*, 1071–1081.

Albert, M.S., Butters, N., & Brandt, J. (1981a). Development of remote memory loss in patients with Huntington's disease. *Journal of Clinical Neuropsychology, 3*, 1–12.

Albert, M.S., Butters, N., & Brandt, J. (1981b). Patterns of remote memory in amnesic and demented patients. *Archives of Neurology, 38*, 495–500.

Albert, M. S., Butters, N. & Levin, J. (1979a). Memory for remote events in chronic alcoholics and alcoholic Korsakoff patients. In H. Begleiter & M. Kissen (Eds.), *Alcohol intoxication and withdrawal*. New York: Plenum Press.

Albert, M.S., Butters, N., & Levin, J. (1979b). Temporal gradients in the retrograde amnesia of patients with alcoholic Korsakoff's disease. *Archives of Neurology, 36*, 211–216.

Albert, M. S., Duffy, F. H., & McAnulty, G. B. (1990). Electrophysiologic comparisons between two groups of patients with Alzheimer's Disease. *Archives of Neurology, 47*, 857–863.

Albert, M.(S.), Duffy, F.H., & Naeser, M. (1987). Nonlinear changes in cognition with age and their neuropsychologic correlates. *Canadian Journal of Psychology, 41*, 141–157.

Albert, M.S., Heller, H.S., & Milberg, W. (1988). Changes in naming ability with age. *Psychology and Aging, 3*, 173–178.

Albert, M.S., Moss, M. B., & Milberg, W. (1989). Memory testing to improve the differential diagnosis of Alzheimer's disease. In K. Igbal, H. M. Wisniewski, & B. Winblad (Eds.), *Alzheimer's disease and related disorders*. New York: Alan R. Liss.

Albert, M.S., Naeser, M.A., Duffy, F.H., & McAnulty, G. (1986). CT and EEG validators for Alzheimer's disease. In L.W. Poon (Ed.), *Handbook for clinical memory assessment of older adults*. Washington, D.C.: American Psychological Association.

Albert, M. (S.), Naeser, M.A., Levine, G.H.L., & Garvey, A.J. (1984). Ventricular size in patients with presenile dementia of the Alzheimer type. *Archives of Neurology, 41*, 1258–1263.

Albert, M.S., Wolfe, J., & Lafleche, G. (1990). Differences in abstraction ability with age. *Psychology and Aging, 5*, 94–100.

Alexander, D. (1976). The normal sample. In J. Money (Ed.), *A Standardized Road Map Test of Direction Sense*. San Rafael, CA: Academic Therapy Press.

Alexander, M.P. (1987). The role of neurobehavioral syndromes in the rehabilitation and outcomes of closed head injury. In H.S. Levin, J. Grafman, & H.M. Eisenburg (Eds.), *Neurobehavioral recovery from head injury*. New York: Oxford University Press.

Alexander, M.P. (1988). Clinical determination of mental competence: A theory and a retrospective study. *Archives of Neurology, 45*, 23–26.

Alexander, M. P., Benson, D. F., & Stuss, D. T. (1989). Frontal lobes and language. *Brain and Language, 37*, 656–691.

Alexander, M.P. & Freedman, M. (1984). Amnesia after anterior communicating artery aneurysm rupture. *Neurology, 34*, 752–757.

Alexander, M. P. & Geschwind, N. (1984). Dementia in the elderly. In M. L. Albert (Ed.), *Clinical neurology of aging*. New York: Oxford University Press.

Alexander, M.P., Naeser, M.A., & Palumbo, C.L. (1987). Correlations of subcortical CT lesion sites and aphasia profiles. *Brain, 110*, 961–991.

Alexopoulos, G.S., Young, R.C., Abrams, R.C., et al. (1989). Chronicity and relapse in geriatric depression. *Biological Psychiatry, 26*, 551–564.

Alfano, D.P. & Finlayson, M.A.J. (1987) Comparison of standard and abbreviated MMPI's in patients with head injury. *Rehabilitation Psychology, 32*, 67–76.

Alfano, D.P., Neilson, P.M., Paniak, C.E. & Finlayson, M.A.J. (1992). The MMPI and closed head injury. *The Clinical Neuropsychologist, 6*, 134–142.

Allen, C.C., & Ruff, R.M. (1990). Self-rating versus neuropsychological performance of moderate versus severe head-injured patients. *Brain Injury, 4*, 7–18.

Allen, J.G., Lewis, L., Blum, S., et al. (1986). Informing psychiatric patients and their families about neuropsychological assessment findings. *Bulletin of the Menninger Clinic, 50*, 64–74.

Allender, J. & Kaszniak, A.W. (1989). Processing of emotional cues in patients with dementia of the Alzheimer's type. *International Journal of Neuroscience, 46*, 147–155.

Allison, J., Blatt, S.J., & Zimet, C.N. (1968). *The interpretation of psychological tests*. New York: Harper & Row.

Almli, C.R. & Finger, S. (1988). Toward a definition of recovery of function. In S. Finger, T.E. LeVere, C.R. Almli, & D.G. Stein (Eds.), *Brain injury and recovery: Theoretical and controversial issues*. New York: Plenum Press.

Alter, I., John, E.R., & Ransohoff, J. (1990). Computer analysis of cortical evoked potentials following severe head injury. *Brain Injury, 4*, 19–26.

Alterman, A.I., Goldstein, G., Shelly, C., Bober, B., & Tarter, R.E. (1985). The impact of mild head injury on neuropsychological capacity in chronic alcoholics. *International Journal of Neuroscience, 28*, 155–162.

Altshuler, L.L., Devinsky, O., Post, R.M., & Theodore, W. (1990). Depression, anxiety, and temporal lobe epilepsy. *Archives of Neurology, 47*, 284–288.

Alves, W.M. & Jane, J.A. (1985). Mild brain injury: Damage and outcome. In D.P. Beck & J.T. Povlishock (Eds.), *Central nervous system trauma status report—1985*. Washington, D.C.: National Institutes of Health.

Amacher, A.L. & Bybee, D.E. (1987). Toleration of head injury by the elderly. *Neurosurgery, 20*, 954–958.

Amaducci, L., Lippi, A., & Bracco, L. (1992). Alzheimer's Disease: Risk factors and therapeutic challenges. In M. Bergener (Ed.), *Aging and mental disorders: International perspectives*. New York: Springer.

Amaducci, L.A., Bocca, W.A., & Schoenberg, B.S. (1986). Origin of the distinction between Alzheimer's disease and senile dementia: How history can clarify nosology. *Neurology, 36*, 1497–1499.

Amante, D., VanHouten, V.S., Grieve, J.H., et al. (1977). Neuropsychological deficit, ethnicity, and socioeconomic status. *Journal of Consulting and Clinical Psychology, 45*, 524–535.

American Medical Association (1993). *Drug evaluations annual, 1994*. Chicago, IL: American Medical Association.

American Psychiatric Association (1987). *Diagnostic and statistical manual of mental disorders* (Rev. 3rd ed.). Washington, D.C.: APA.

American Psychological Association. (1985). *Standards for educational and psychological testing*. Washington, D. C.: American Psychological Association.

Ames, L.B., Metraux, R.W., Rodell, J.L., & Walker, R.N. (1973). *Rorschach responses in old age*. NY: Brunner/Mazel.

Ammons, R.B. & Ammons, C.H. (1962). The Quick Test (QT): Provisional Manual. *Psychological Reports* (Monograph Supplement I-VII), 111–161.

Anastasi, A. (1965). *Differential psychology* (3rd ed.). New York: Wiley.

Anastasi, A. (1988). *Psychological testing* (6th ed.). New York: MacMillan.

Anderson, D.C., Bundlie, S., & Rockswold, G.L. (1984). Multimodality evoked potentials in closed head trauma. *Archives of Neurology, 41*, 369–374.

Anderson, R. (1978). Cognitive changes after amygdalectomy. *Neuropsychologia, 16*, 439–451.

Anderson, S.W., Damasio, H., Jones, R.D., & Tranel, D. (1991). Wisconsin Card Sorting Test performance as a measure of frontal lobe damage. *Journal of Clinical and Experimental Neuropsychology, 13*, 909–922.

Anderson, S.W., Damasio, H., & Tranel, D. (1990). Neuropsychological impairments with lesions caused by tumor or stroke. *Archives of Neurology, 47*, 397–405.

Anderson, S.W. & Tranel, D. (1989). Awareness of disease states following cerebral infarction, dementia, and head trauma: Standardized assessment. *The Clinical Neuropsychologist, 3*, 327–339.

Andrewes, D.G., Schweitzer, I., & Marshall, N. (1990). The comparative cognitive side-effects of lithium, carbamazepine and combined lithium-carbamazepine in patients treated for affective disorders. *Human Psychopharmacology, 5*, 41–45.

Anger, W.K. (1990). Worksite behavioral research: Results, sensitive methods, test batteries and the transition from laboratory data to human health. *Neurotoxicology, 11*, 629–720.

Anger, W. K. (1992). Assessment of neurotoxicity in humans. In H. Tilson & C. Mitchell (Eds.), *Neurotoxicology*. New York: Raven Press.

Anger, W.K., Cassitto, M.G., Liang, Y.-X., et al. (1993). Comparison of performance on three continents on the WHO-recommended Neurobehavioral Core Test Battery (NCTB). *Environmental Research, 62*, 125–147.

Annett, M. (1970). A classification of hand preference by association analysis. *British Journal of Psychology, 61*, 303–321.

Annett, M. (1967). The binomial distribution of right, mixed and left handedness. *Quarterly Journal of Experimental Psychology, 19*, 327–333.

Anthony, J. C., LeResche, L., Niaz, U., et al. (1982). Limits of the Mini-Mental State as a screening test for dementia and delirium among hospital patients. *Psychological Medicine, 12*, 397–408.

Anthony, W.Z., Heaton, R.K., & Lehman, R.A.W. (1980). An attempt to cross-validate two actuarial systems for neuropsychological test interpretation. *Journal of Consulting and Clinical Psychology, 48*, 317–326.

Anttinen, E.E. (1960). On the apoplectic conditions occurring among brain-injured veterans. *Acta Psychiatrica et Neurologica Scandinavica, 35*, Suppl. 143.

Appell, J., Kertesz, A., & Fisman, M. (1982). A study of language functioning in Alzheimer patients. *Brain and Language, 17*, 73–91.

Archer, L.A., Campbell, D., & Segalowitz, S.J. (1988). A prospective study of hand preference and language development in 18 to 30 month-olds: I. hand preference. *Developmental Neuropsychology, 4*, 85–92.

Archibald, Y. (1978). *Simplification in the drawings of left hemisphere patients--A function of motor control?* Paper presented at the 6th annual meeting of the International Neurological Society, Minneapolis, MI.

Archibald, Y.M., Wepman, J.M., & Jones, L.V. (1967). Performance on nonverbal cognitive tests following unilateral cortical injury to the right and left hemisphere. *Journal of Nervous and Mental Disease, 145*, 25–36.

Ardila, A. & Rosselli, M. (1989). Neuropsychological characteristics of normal aging. *Developmental Neuropsychology, 5*, 307–320.

Arena, R. & Gainotti, G. (1978). Constructional apraxia and visuopractic disabilities in relation to laterality of cerebral lesions. *Cortex, 14*, 463–473.

Arenberg, D. (1968). Concept problem solving in young and old adults. *Journal of Gerontology, 23*, 279–282.

Arenberg, D. (1970). Equivalence of information in concept identification. *Psychological Bulletin, 74*, 355–361.

Arenberg, D. (1978). Differences and changes with age in the Benton Visual Retention Test. *Journal of Gerontology, 33*, 534–540.

Arenberg, D. (1982a). Changes with age in problem solving. In F.I.M. Craik & S. Trehub (Eds.), *Aging and cognitive processes*. New York: Plenum.

Arenberg, D. (1982b). Estimates of age changes on the Benton Visual Retention Test. *Journal of Gerontology, 37*, 87–90.

Arezzo, J. C. & Schaumburg, H. H. (1989). Screening for neurotoxic disease in humans. *Journal of the American College of Toxicology, 8*, 147–155.

Arlien-Søborg, P., Bruhn, P., Gyldensted, C., & Melgaard, B. (1979). Chronic painters' syndrome. *Acta Neurologica Scandinavica, 60*, 149–156.

Armitage, S. G. (1946). An analysis of certain psychological tests used for the evaluation of brain injury. *Psychology Monographs, 60* (Whole No. 277).

Arndt, S. & Berger, D.E. (1978). Cognitive mode and asymmetry in cerebral functioning. *Cortex, 14*, 78–86.

Arntson, P., Droge, D., Norton, R., & Murray, E. (1986). The perceived psychosocial consequences of having epilepsy. In S. Whitman & B.P. Hermann (Eds.), *Psychopathology in epilepsy*. New York: Oxford University Press.

Arrigoni, G. & De Renzi, E. (1964). Constructional apraxia and hemispheric locus of lesion. *Cortex, 1*, 170–197.

Arthur, G. (1947). *A Point Scale of Performance Tests* (Rev. Form II). New York: The Psychological Corporation.

Artiola i Fortuny, L., Briggs, M., Newcombe, F. et al. (1980). Measuring the duration of post traumatic amnesia. *Journal of Neurology, Neurosurgery, and Psychiatry, 43*, 377–379.

Athey, G.I., Jr. (1986). Implications of memory impairment for hospital treatment. *Bulletin of the Menninger Clinic, 50*, 99–110.

Atkinson, L. (1991). On WAIS-R difference scores in the standardization sample. *Psychological Assessment, 3*, 292–294.

Atkinson, L., Cyr, J.J., Doxey, N.C.S., & Vigna, C.M.

(1989). Generalizability of WAIS-R factor structure within and between populations. *Journal of Clinical Psychology, 45*, 124–128.

Atkinson, R.C. & Shiffren, R.M. (1968). Human memory: A proposed system and its control processes. In K.W. Spence (Ed.), *The psychology of learning and motivation: Advances in research and theory* (Vol. 2). New York: Academic Press.

Au, R., Albert, M.L., & Obler, L.K. (1988). Clinical forum. The relation of aphasia to dementia. *Aphasiology, 2*, 161–173.

Auerbach, V.S. & Faibish, G.M. (1989). Mini Mental State Examination: diagnostic limitations in a hospital setting. *Journal of Clinical and Experimental Neuropsychology, 11*, 75 (abstract).

Auriacombe, S., Grossman, M., Carvell, S., Gollomp, S., Stern, M. B., & Hurtig, H. I. (1993). Verbal fluency deficits in Parkinson's disease. *Neuropsychology, 7*, 182–192.

Austen, J. (1961). *Mansfield Park*. New York: Dell (London: T. Egerton, 1814).

Avorn, J., Everitt, D.E., & Weiss, S. (1986). Increased antidepressant use in patients prescribed B-blockers. *Journal of the American Medical Association, 255*, 357–360.

Awad, I.A. & Chelune, G.J. (1993). Outcome and complications. In E. Wyllie (Ed.), *The treatment of epilepsy: Principles and Practices*. Philadelphia, PA: Lea & Febiger.

Awad, I.A., Spetzler, R.F., Hodak, J.A., et al. (1987). Incidental lesions noted on magnetic resonance imaging of the brain: Prevalence and clinical significance in various age groups. *Neurosurgery, 20*, 222–22 .

Axelrod, B.N., Golman, R.S., & Woodard, J.L. (1992). Interrater reliability in scoring the Wisconsin Card Sorting Test. *The Clinical Neuropsychologist, 6*, 143–155.

Axelrod, B.N. & Henry R.R. (1992). Age-related performance on the Wisconsin Card Sorting, Similarities, and Controlled Oral Word Association Tests. *The Clinical Neuropsychologist, 6*, 16–26.

Axelrod, B.N., Henry, R.R., & Woodward, J.L. (1992). Analysis of an abbreviated form of the Wisconsin Card Sorting Test. *The Clinical Neuropsychologist, 6*, 27–31.

Axelrod, B.N., Jiron, C.C., & Henry, R.R. (1993). Performance of adults ages 20 to 90 on the Abbreviated Wisconsin Card Sorting Test. *The Clinical Neuropsychologist, 7*, 205–209.

Aylaian, A. & Meltzer, M.L. (1962). The Bender-Gestalt Test and intelligence. *Journal of Consulting Psychology, 26*, 483.

Ayres, A.J. (1989). *Sensory Integration and Praxis Tests (SIPT)*. Los Angeles: Western Psychological Services.

Ayres, A.J. (1966). *Southern California Figure-Ground Visual Perception Test*. Los Angeles: Western Psychological Services.

Äystö, S. (1988). Comparison between psychometric and Lurian-type neuropsychological measures as detectors of "at risk" elders among 75–84 years old people. *Journal of Clinical and Experimental Neuropsychology, 10*, 327 (abstract).

Babcock, H. (1930). An experiment in the measurement of mental deterioration. *Archives of Psychology, 117*, 105.

Babcock, H. & Levy, L. (1940). *The measurement of efficiency of mental functioning (revised examination). Test and manual of directions*. Chicago: C.H. Stoelting.

Babinsky, J. & Joltran, E. (1924). Un nouveau cas d'anosognosie. *Revue Neurologique, 31*, 638–640.

Bach, B., Molhave, L., & Pedersen, O.F. (1987). *Humane reactions during controlled exposures to low concentrations of formaldehyde--performance tests*. Paper presented at Indoor Air '87. Proceedings of the 4th International Conference on Indoor Air Quality and Climate. Berlin (West).

Bachman, D.L. & Albert, M.L. (1988). Auditory comprehension in aphasia. In F. Boller & J. Grafman (Eds.), *Handbook of neuropsychology* (Vol. 1). Amsterdam: Elsevier.

Bachman, L., Fein, G., Davenport, L., & Price, L. (1993). The Indented Paragraph Reading Test in the assessment of left hemi-neglect. *Archives of Clinical Neuropsychology, 8*, 485–496.

Bachmann, D.L., Wolf, P.A., Linn, et al. (1993). Incidence of dementia and probable Alzheimer's disease in general population: The Framingham Study. *Neurology, 43*, 515–519.

Backman, M.E. (1972). Patterns of mental abilities: Ethnic, socioeconomic, and sex differences. *American Educational Research Journal, 9*, 1–12.

Baddeley, A.D. (1976). *The psychology of memory*. New York: Basic Books.

Baddeley, A.D. (1978). The trouble with levels: A reexamination of Craik and Lockhart's framework for memory research. *Psychological Review, 85*, 139–152.

Baddeley, A. (1986). *Working memory*. Oxford: Clarendon Press.

Baddeley, A. (1992). Working memory. *Science, 255*, 556–559.

Baddeley, A., Della Sala, S., & Spinnler, H. (1991). The two-component hypothesis of memory deficit in Alzheimer's disease. *Journal of Clinical and Experimental Neuropsychology, 13*, 372–380.

Baddeley, A., Emslie, H., & Nimmo-Smith, I. (1988). Estimating premorbid intelligence. *Journal of Clinical and Experimental Neuropsychology*, *10*, 326 (abstract).

Baddeley, A., Harris, J., Sunderland, A., et al. (1987). Closed head injury and memory. In H.S. Levin, J. Grafman, & H.M. Eisenberg (Eds.), *Neurobehavioral recovery from head injury*. New York: Oxford University Press.

Baddeley, A., Logie, R., Nimmo-Smith, I., & Brereton, N. (1985). Components of fluent reading. *Journal of Memory and Language*, *24*, 119–131.

Baddeley, A.D., & Warrington, E.K. (1970). Amnesia and the distinction between long-and short-term memory. *Journal of Verbal Learning and Verbal Behavior*, *9*, 176–189.

Baddeley, A. & Wilson, B.(A.) (1988). Frontal amnesia and the dysexecutive syndrome. *Brain and Cognition*, *7*, 212–230.

Baehr, M.E. & Corsini, R.J. (1980). *The Press Test*. Rosemont, IL: London House.

Bahrick, H.P. & Karis, D. (1982). Long-term ecological memory. *Handbook of methodology for memory and cognition*. New York: Academic Press.

Bailey, C.A., McLaughlin, E.J., Levin, H.S., et al. (1984). *Post-traumatic amnesia and disorientation following closed head injury*. Paper presented at the 12th annual meeting of the International Neuropsychological Society, Houston.

Bailey, C.H. & Kandel, E.R. (1985). Molecular approaches to the study of short-term and long-term memory. In C.W. Coen (Ed.), *Functions of the brain*. Oxford: Clarendon Press.

Baird, A.D., Ausman, J.I., Diaz, F.G., et al. (1988). Neurobehavioral and life-quality changes after cerebral revascularization. *Journal of Consulting and Clinical Psychology*, *56*, 148–151.

Bak, J.S. & Greene, R.L. (1980). Changes in neuropsychological functioning in an aging population. *Journal of Consulting and Clinical Neuropsychology*, *48*, 395–399.

Bak, J.S. & Greene, R.L. (1981). A review of the performance of aged adults on various Wechsler Memory Scale subtests. *Journal of Clinical Psychology*, *37*, 186–188.

Baker, E.L., Feldman, R.G., White, R.F., et al. (1983). Monitoring neurotoxins in industry: Development of a neurobehavioral test battery. *Journal of Occupational Medicine*, *25*, 125–130.

Baker, E.L, Letz, R.E., Eisen, E.A., et al. (1988). Neurobehavioral effects of solvents in construction painters. *Journal of Occupational Medicine*, *30*, 116–123.

Baker, E.L., Letz, R.E., & Fidler, A.T. (1985). A neurobehavioral evaluation system for occupational and environmental epidemiology: Rationale, methodology and pilot study results. *Journal of Occupational Medicine*, *27*, 206–212.

Baker, G. (1956). Diagnosis of organic brain damage in the adult. In B. Klopfer (Ed.), *Developments in the Rorschach Technique*. New York: World Book.

Baker, G.A., Hanley, J.R., Jackson, H.F., et al. (1993). Detecting the faking of amnesia: Performance differences between simulators and patients with memory impairment. *Journal of Clinical and Experimental Neuropsychology*, *15*, 668–684.

Bale, R.N. (1984). Brain damage in diabetes mellitus. *British Journal of Psychiatry*, *122*, 337–341.

Ball, M.J. (1977). Neuronal loss, neurofibrillary tangles and granulovacuolar degeneration in the hippocampus with aging and dementia. A quantitative study. *Acta Neuropathologica*, *37*, 111–118.

Ball, M.J. (1982). Limbic predilection in Alzheimer's dementia: Is reactivated herpes virus involved? *The Canadian Journal of Neurological Sciences*, *9*, 303–306.

Ball, M.J. (1988). Hippocampal histopathology--a critical substrate for dementia of the Alzheimer type. *Interdisciplinary Topics in Gerontology*, *25*, 16–37.

Ball, S.S., Marsh, J.T., Schubarth, G., et al. (1989). Longitudinal P300 latency changes in Alzheimer's disease. *Journal of Gerontology*, *44*, M195–200.

Ballenger, J.C. & Post, R.M. (1989). Addictive behavior and kindling: Relationship to alcohol withdrawal and cocaine. In T.G. Bolwig & M.R. Trimble (Eds.), *The clinical relevance of kindling*. Chichester, U.K./New York: John Wiley & Sons.

Bank, L. & Jarvik, L.F. (1978). A longitudinal study of aging human twins. In E.L. Schneider (Ed.), *The genetics of aging*. New York: Plenum.

Banken, J. A. (1985). Clinical utility of considering digits forward and digits backward as separate components of the Wechsler Adult Intelligence Scale-Revised. *Journal of Clinical Psychology*, *41*, 686–691.

Bannister, R. (1992). *Brain and Bannister's clinical neurology* (7th ed). Oxford: Oxford University Press.

Barat, M., Blanchard, J.Y., Darriet, D., et al. (1989). Les troubles neuropsychologiques des anoxies cérébrales prolongées. Influence sur le devenir functionnel. *Annales de Réadaptation et de Médecine Physique*, *32*, 657–668.

Barbieri, C. & De Renzi, E. (1989). Patterns of neglect dissociation. *Behavioral Neurology*, *2*, 13–24.

Barbizet, J. (1974). Rôle de l'hémisphère droit dans les perceptions auditives. In J. Barbizet, M.

Ben Hamida, & Ph. Duizabo (Eds.), *Le monde de l'hémiplégique gauche*. Paris: Masson.

Barbizet, J. & Duizabo, P. (1980). *Neuropsychologie* (2nd ed.). Paris: Masson.

Barclay, L., Zemcov, A., Blass, J.P., & McDowell, F. (1984). Rates of decrease of cerebral blood flow in progressive dementias. *Neurology, 34*, 1555–1560.

Barclay, L.L., Zemcov, A., Blass, J.P., et al. (1985). Survival in Alzheimer's disease and vascular dementias. *Neurology, 35*, 834–840.

Baribeau, J. (1987). Neuropsychologie de l'affectivité. In M.J. Botez (Ed.), *Neuropsychologie clinique et neurologie du comportement*. Montreal: Les Presses de l'Université de Montréal/Masson.

Barker, W.W., Yoshii, F., Loewenstein, D.A., et al. (1991). Cerebrocerebellar relationship during behavioral activation: A PET study. *Journal of Cerebral Blood Flow and Metabolism, 11*, 48–54.

Barlow, H.B. (1985). Perception. In C.W. Coen (Ed.), *Functions of the brain*. Oxford: Clarendon Press.

Barnett, H.J.M., Stein, B.M., Mohr, J.P., & Yatsu, F.M. (1986). *Stroke: Pathophysiology, diagnosis, and management*. New York: Churchill Livingstone.

Baron, J.A. (1986). Cigarette smoking and Parkinson's disease. *Neurology, 36*, 1490–1496.

Barona, A., Reynolds, C.R., & Chastain, R. (1984). A demographically based index of premorbid intelligence for the WAIS-R. *Journal of Consulting and Clinical Psychology, 52*, 885–887.

Barondes, S.H. (1975). Protein-synthesis dependent and protein synthesis independent memory storage processes. In D. Deutsch & J.A. Deutsch, *Short-term memory*. New York: Academic Press.

Barr, W.B., Goldberg, E., Wasserstein, J., & Novelly, R.A. (1990). Retrograde amnesia following unilateral temporal lobectomy. *Neuropsychologia*, 243–255.

Barron, J., Whiteley, S.J., Horn, A.C., et al. (1980). A new approach to the early detection of dialysis encephalopathy. *British Journal of Disorders of Communication, 15*, 75–85

Barth, J.T., Alves, W.M., Ryan, T.V., et al. (1989). Mild head injury in sports: Neuropsychological sequelae and recovery of function. In H.S. Levin, H.M. Eisenberg, & A.L. Benton (Eds.), *Mild head injury*. New York: Oxford University Press.

Barth, J.T., Macciocchi, S.N., Giordani, B., et al. (1983). Neuropsychological sequelae of minor head injury. *Neurosurgery, 13*, 529–533.

Barth, J.T., Ryan, T.V., & Hawk, G.L. (1992). Forensic neuropsychology: A reply to the method skeptics. *Neuropsychology Review, 2*, 251–266.

Baser, C. A. & Ruff, R. M. (1987). Construct validity of the San Diego Neuropsychological Test Battery. *Archives of Clinical Neuropsychology, 2*, 13–32.

Basso, A. (1989). Spontaneous recovery and language rehabilitation. In X. Seron & G. Deloche (Eds.), *Cognitive approaches in neuropsychological rehabilitation*. Hillsdale, NJ: Lawrence Erlbaum.

Basso, A., Capitani, E., Laiacona, M., & Zanobio, M.E. (1985). Crossed aphasia: One or more syndromes? *Cortex, 21*, 25–45.

Basso, A., Capitani, E., & Moraschini, S. (1982). Sex differences in recovery from aphasia. *Cortex, 18*, 469–475.

Basso, A., Della Sala, S., & Farabola, M. (1987). Aphasia arising from purely deep lesions. *Cortex, 23*, 29–44.

Battersby, W.S., Bender, M.B., Pollack, M., & Kahn, R.L. (1956). Unilateral "spatial agnosia" ("inattention") in patients with cerebral lesions. *Brain, 79*, 68–93.

Bauer, R.M. & Rubens, A.B. (1993). Agnosia. In K.M. Heilman & E. Valenstein (Eds.), *Clinical neuropsychology* (3nd ed.). New York: Oxford University Press.

Bayles, K.A. (1982). Language function in senile dementia. *Brain and Language, 16*, 265–280.

Bayles, K.A. (1988). Dementia: The clinical perspective. *Seminars in Speech and Language, 9*, 149–165.

Bayles, K.A. (1991). Age at onset of Alzheimer's disease: Relation to language dysfunction. *Archives of Neurology, 48*, 155–159.

Bayles, K.A., Boone, D.R., Tomoeda, C.K., et al. (1989). Differentiating Alzheimer's patients from the normal elderly and stroke patients with aphasia. *Journal of Speech and Hearing Disorders, 54*, 74–87.

Bayles, K.A., Salmon, D.P., Tomoeda, C.K., et al. (1989). Semantic and letter category naming in Alzheimer's patients: A predictable difference. *Developmental Neuropsychology, 5*, 335–347.

Bayles, K.A. & Tomoeda, C. (no date). *Arizona Battery for Communication Disorders of Dementia*. Gaylord, MI: National Rehabilitation Services.

Bayles, K.A. & Tomoeda, C.K. (1983). Confrontation naming impairment in dementia. *Brain and Language, 19*, 98–114.

Bayles, K.A. & Tomoeda, C.K. (1991). Caregiver report of prevalence and appearance order of linguistic symptoms in Alzheimer's patients. *The Gerontologist, 31*, 210–216.

Bayles, K.A., Tomoeda, C.K., & Boone, D.R. (1985). A view of age-related changes in language function. *Developmental Neuropsychology, 1*, 231–264.

Bayles, K.A., Tomoeda, C.K., Kaszniak, A.W., et al. (1985). Verbal perseveration of dementia patients. *Brain and Language, 25*, 102–116.

Bayles, K.A., Tomoeda, C.K., Kaszniak, A. W., & Trosset, M. W. (1991). Alzheimer's disease effects on semantic memory: Loss of structure or impaired processing? *Journal of Cognitive Neuroscience, 3*, 166–182.

Bayles, K.A., Trosset, M.W., Tomoeda, C.K., et al. (1993). Generative naming in Parkinson's disease patients. *Journal of Clinical and Experimental Neuropsychology, 15*, 547–562.

Bayless, J.D., Varney, N.R., & Roberts, R.J. (1989). Tinker Toy Test performance and vocational outcome in patients with closed head injuries. *Journal of Clinical and Experimental Neuropsychology, 11*, 913–917.

Bear, D. (1977). Position paper on emotional and behavioral changes in Huntington's disease. *Report: Commission for the control of Huntington's disease and its consequences*. Vol. 3, Part 1. Washington, D.C.: U.S. Department of Health, Education, and Welfare.

Bear, D.M. (1983). Hemispheric specialization and the neurology of emotion. *Archives of Neurology, 40*, 195–202.

Bear, D.M. & Fedio, P. (1977). Quantitative analysis of interictal behavior in temporal lobe epilepsy. *Archives of Neurology, 34*, 454–467.

Bear, D., Levin, K., Blumer, D., et al. (1982). Interictal behaviour in hospitalised temporal lobe epileptics: Relationship to idiopathic psychiatric syndromes. *Journal of Neurology, Neurosurgery, and Psychiatry, 45*, 481–488.

Beard, R.M. (1965). The structure of perception: A factorial study. *British Journal of Educational Psychology, 35*, 210–221.

Beardsall, L. & Huppert, F.A. (1991). A comparison of clinical, psychometric and behavioural memory tests: Findings from a community study of the early detection of dementia. *International Journal of Geriatric Psychiatry, 6*, 295–306.

Beatty, P.A. & Gange, J.J. (1977). Neuropsychological aspects of multiple sclerosis. *Journal of Nervous and Mental Disorders, 164*, 42–50.

Beatty, W. W. (1988). The Fargo Map Test: A standardized method for assessing remote memory for visuospatial information. *Journal of Clinical Psychology, 44*, 61–67.

Beatty, W. W. (1989a). Geographical knowledge throughout the lifespan. *Bulletin of the Psychonomic Society, 27*, 379–381.

Beatty, W.W. (1989b). Remote memory for visuospatial information in patients with Huntington's disease. *Psychobiology, 17*, 431–434.

Beatty, W. W. (1992). Memory disturbances in Parkinson's disease. In S.J. Huber & J.L. Cummings (Eds.), *Parkinson's disease*. New York: Oxford University Press.

Beatty, W.W. & Bernstein, N. (1989). Geographical knowledge in patients with Alzheimer's disease. *Journal of Geriatric Psychiatry and Neurology, 2*, 76–82.

Beatty, W.W. & Goodkin, D.E. (1990). Screening for cognitive impairment in multiple sclerosis: An evaluation of the Mini-Mental State Examination. *Archives of Neurology, 47*, 297–301.

Beatty, W.W., Goodkin, D.E., Hertsgaard, D., & Monson, N. (1990). Clinical and demographic predictors of cognitive performance in multiple sclerosis. *Archives of Neurology, 47*, 305–308.

Beatty, W.W., Goodkin, D.E., Monson, N., et al. (1988). Anterograde and retrograde amnesia in patients with chronic progressive multiple sclerosis. *Archives of Neurology, 45*, 611–619.

Beatty, W.W., Goodkin, D.E., Monson, N., & Beatty, P.A. (1989a). Cognitive disturbances in patients with relapsing remitting multiple sclerosis. *Archives of Neurology, 46*, 1113–1119.

Beatty, W.W., Goodkin, D.E., Monson, N., & Beatty, P.A. (1989b). Implicit learning in patients with chronic progressive multiple sclerosis. *Journal of Clinical and Experimental Neuropsychology, 11*, 49 (abstract).

Beatty, W.W. & Monson, N. (1989). Geographical knowledge in patients with Parkinson's disease. *Bulletin of the Psychonomic Society, 27*, 473–475.

Beatty, W. W. & Monson, N. (1990). Problem solving in Parkinson's disease: Comparison of performance on the Wisconsin and California Card Sorting Tests. *Journal of Geriatric Psychiatry, Psychology, and Neurology, 3*, 163–171.

Beatty, W.W., & Monson, N. (1991). Metamemory in multiple sclerosis. *Journal of Clinical and Experimental Neuropsychology, 13*, 309–327.

Beatty, W.W., Salmon, D.P., Butters, N., et al. (1988). Retrograde amnesia in patients with Alzheimer's disease or Huntington's disease. *Neurobiology of Aging, 9*, 181–186.

Beatty, W.W. & Troster, A.I. (1987). Gender differences in geographical knowledge. *Sex Roles, 16*, 565–590.

Beaumont, J.G. (1988). *Understanding neuropsychology*. Oxford: Basil Blackwell.

Beaumont, J.G., & Davidoff, J.B. (1992). Assessment of visuo-perceptual dysfunction. In J.R. Crawford, D.M. Parker, & W.W. McKinlay

(Eds.), *A handbook of neuropsychological assessment*. Hove, UK: Lawrence Erlbaum.

Beauvois, M.F. & Saillant, B. (1985). Optic aphasia for colours and colour agnosia: A distinction between visual and visuo-verbal impairments in the processing of colours. *Cognitive Neuropsychology, 2*, 1–48.

Beck, A.T. (1987). *Beck Depression Inventory*. San Antonio, TX: The Psychological Coporation.

Beck, A.T., Ward, C.H., Mendelson, M., et al. (1961). An inventory for measuring depression. *Archives of General Psychiatry, 4*, 561–571.

Beck, S.J. (1981). Reality, Rorschach, and perceptual theory. In A. I. Rabin (Ed.), *Assessment with projective techniques: A concise introduction*. New York: Springer.

Beck, S.J., Beck, A. G., Levitt, E. E., & Molish, H. B. (1961). *Rorschach's test. I: Basic processes* (3rd ed.). New York: Grune & Stratton.

Becker, D.P., Miller, J.D., Young, H.F. et al. (1990). Diagnosis and treatment of head injury in adults. In J.R. Youmans (Ed.), *Neurological surgery* (3rd ed.). Philadelphia: Saunders.

Becker, D.P. & Povlishock, J.T. (Eds.) (1985). *Central nervous system trauma status report*. Washington, D.C.: National Institutes of Health.

Becker, J.T. (1988). Working memory and secondary memory deficits in Alzheimer's disease. *Journal of Clinical and Experimental Neuropsychology, 10*, 739–753.

Becker, J.T., Butters, N., Hermann, A., & D'Angelo, N. (1983). Learning to associate names and faces. *Journal of Nervous and Mental Disease, 171*, 617–623.

Becker, J.T., Huff, F.J., Nebes, R.D., et al. (1988). Neuropsychological function in Alzheimer's disease: Pattern of impairment and rates of progression. *Archives of Neurology, 45*, 263–268.

Beckwith, B.E. & Tucker, D.M. (1988). Thyroid disorders. In R. E. Tarter, D. H. Van Thiel, & K. L. Edwards (Eds.), *Medical neuropsychology*. New York: Plenum Press.

Bedard, M., Montplaisir, J., Malo, J., et al. (1993). Persistent neuropsychological deficits and vigilance impairment in sleep apnea syndrome after treatment with CPAP. *Journal of Clinical and Experimental Neuropsychology, 15*, 330–341.

Beery, K.E. & Buktenica, N.A. (1989). *Developmental Test of Visual-Motor Integration*. Odessa, FL: Psychological Assessment Resources.

Beizmann, C. (1970). *Handbook for scorings of Rorschach responses*. (S.J. Beck, Trans.). New York: Grune & Stratton.

Bellas, D.N., Novelly, R.A., Eskenazi, B., & Wasserstein, J. (1988). The nature of unilateral neglect in the olfactory sensory system. *Neuropsychologia, 26*, 45–52.

Belleza, T., Rappaport, M., Hopkins, H.K., & Hall, K. (1979). Visual scanning and matching dysfunction in brain-damaged patients with drawing impairment. *Cortex, 15*, 19–36.

Bellugi, U., Poizner, H., & Klima, E.S. (1983). Brain organization for language: Clues from sign aphasia. *Human Neurobiology, 2*, 155–170.

Belsky-Barr, D., Barr, W.B., Jacobsberg, L., & Perry, S. (1990). An error analysis of mental control deficits in asymptomatic HIV seropositive males. *Journal of Clinical and Experimental Neuropsychology, 12*, 72–73 (abstract).

Benayoun, R., Guey, J., & Baurand, C. (1969). Étude corrélative des données cliniques électroencephalographiques et psychologiques chez des traumatisés crânio-cérébraux. *Journal de Psychologie Normale et Pathologique, 66*, 167–193.

Benbow, C.P. (1988). Neuropsychological perspectives on mathematical talent. In L.K. Obler & D. Fein (Eds.), *The exceptional brain. Neuropsychology of talent and special abilities*. New York: Guilford Press.

Benbow, C.P. & Stanley, J.C. (1980). Sex differences in mathematical ability: Fact or artifact? *Science, 210*, 1262–1264.

Benbow, C.P. & Stanley, J.C. (1982). Consequences in high school and college of sex differences in mathematical reasoning ability: A longitudinal perspective. *American Educational Research Journal, 19*, 598–622.

Benbow, C.P. & Stanley, J.C. (1983). Sex differences in mathematical reasoning ability: More facts. *Science, 222*, 1029–1031.

Bender, L. (1938). A visual motor Gestalt test and its clinical use. *American Orthopsychiatric Association, Research Monographs*, No. 3.

Bender, L. (1946). *Instructions for the use of the Visual Motor Gestalt Test*. New York: American Orthopsychiatric Association.

Bender, M.B. (1979). Defects in reversal of serial order of symbols. *Neuropsychologia, 17*, 125–138.

Bender, M.B., Fink, M., & Green, M. (1951). Patterns in perception on simultaneous tests of face and hand. *A.M.A. Archives of Neurology and Psychiatry, 66*, 355–362.

Bengtsson, M., Holmberg, S., & Jansson, B. (1969). A psychiatric-psychological investigation of patients who had survived circulatory arrest. *Acta Psychiatrica Scandinavica, 45*, 327–346.

Bennett, G.K., Seashore, H.G., & Wesman, A.G. (1990). *Differential Aptitutde Tests* (5th ed.). San Antonio, TX: Psychological Corporation.

Bennett-Levy, J. (1984a). Determinants of performance on the Rey-Osterrieth Complex Figure Test: An analysis, and a new technique for single-case assessment. *British Journal of Clinical Psychology*, *23*, 109–119.

Bennett-Levy, J. (1984b). Long-term effects of severe closed head injury on memory: Evidence from a consecutive series of young adults. *Acta Neurologica Scandinavica*, *70*, 285–298.

Bennett-Levy, J., Polkey, C. E., & Powell, G. E. (1980). Self-report of memory skills after temporal lobectomy: The effect of clinical variables. *Cortex*, *16*, 543–557.

Bennett-Levy, J. & Powell, G. E. (1980). The Subjective Memory Questionaire: An investigation into the self-reporting of "real-life" memory skills. *British Journal of Social and Clinical Psychology*, *19*, 177–188.

Benowitz, L.I., Bear, D.M., Rosenthal, R., et al. (1983). Hemispheric specialization in nonverbal communication. *Cortex*, *19*, 5–11.

Benowitz, L.I., Moya, K.L., & Levine, D.N. (1990). Impaired verbal reasoning and constructional apraxia in subjects with right hemisphere damage. *Neuropsychologia*, *28*, 231–241.

Ben-Porath, Y.S. & Butcher, J.N. (1989). The comparability of MMPI and MMPI-2 scales and profiles. *Psychological Assessment*, *1*, 345–347.

Benson, D.F. (1973). Psychiatric aspects of aphasia. *British Journal of Psychiatry*, *123*, 555–566.

Benson, D.F. (1979). *Aphasia, alexia, and agraphia*. New York: Churchill Livingstone.

Benson, D.F. (1988). Classical syndromes of aphasia. In F. Boller & J. Grafman (Eds.), *Handbook of neuropsychology* (Vol. 1). Amsterdam: Elsevier.

Benson, D.F. (1989). Disorders of visual gnosis. In J.W. Brown (Ed.), *Neuropsychology of visual perception*. New York: The IRBN Press.

Benson, D.F. (1993). Aphasia. In K.M. Heilman & E. Valenstein (Eds.), *Clinical neuropsychology* (3rd ed.). New York: Oxford University Press.

Benson, D.F. & Barton, M.I. (1970). Disturbances in constructional ability. *Cortex*, *6*, 19–46.

Benton, A.L. (1945). Rorschach performance of suspected malingerers. *Journal of Abnormal and Social Psychology*, *40*, 94–96.

Benton, A.L. (1959). *Right-left discrimination and finger localization: Development and pathology*. New York: Hoeber-Harper.

Benton, A.L. (1967). Constructional apraxia and the minor hemisphere. *Confinia Neurologica (Basel)*, *29*, 1–16.

Benton, A.L. (1968). Differential behavioral effects in frontal lobe disease. *Neuropsychologia*, *6*, 53–60.

Benton, A.L. (1969a). Constructional apraxia: Some unanswered questions. In A.L. Benton, *Contributions to clinical neuropsychology*. Chicago: Aldine.

Benton, A.L. (1969b). Disorders of spatial orientation. In P.J. Vinken & G.W. Bruyn (Eds.), *Handbook of clinical neurology*: Vol. 3. *Disorders of higher nervous activity*. New York: Wiley.

Benton, A.L. (1972). Hemispheric cerebral dominance and somesthesis. In M. Hammer, K. Salzinger, & S. Sutton (Eds.), *Psychopathology: Essays in honor of Joseph Zubin*. New York: Wiley-Interscience.

Benton, A.L. (1973). Test de praxie constructive tridimensionnelle: Forme alternative pour la clinique et la recherche. *Revue de psychologie appliquée*, *23*, 1–5.

Benton, A.L. (1977a). The amusias. In M. Critchley & R.A. Henson (Eds.), *Music and the brain*. London: William Heinemann.

Benton, A.L. (1977b). Reflections on the Gerstmann syndrome. *Brain and Language*, *4*, 45–62.

Benton, A.L. (1980). The neuropsychology of facial recognition. *American Psychologist*, *35*, 176–186.

Benton, A.L. (1981). Focal brain damage and the concept of localization of function. In C. Loeb (Ed.), *Studies in cerebrovascular disease*. Milan: Masson Italia Editore; In L. Costa & O. Spreen (Eds.), *Studies in neuropsychology*. New York: Oxford University Press.

Benton, A.L. (1982). Spatial thinking in neurological patients: historical aspects. In M. Potegal (Ed.) *Spatial abilities: Development and physiological foundations*. New York: Academic Press; (1985) In L. Costa & O. Spreen (Eds.), *Studies in neuropsychology*, New York: Oxford University Press.

Benton, A. (1984). Constructional apraxia: An update. *Seminars in Neurology*, *4*, 220–222.

Benton, A. (1985). Some problems associated with neuropsychological assessment. *Bulletin of Clinical Neurosciences*, *50*, 11–15.

Benton, A. (1987). Evolution of a clinical specialty. *The Clinical Neuropsychologist*, *1*, 5–8.

Benton, A. (1992). Clinical neuropsychology: 1960–1990. *Journal of Clinical and Experimental Neuropsychology*, *14*, 407–417.

Benton, A.L., Eslinger, P.J., & Damasio, A.R. (1981). Normative observations on neuropsychological test performance in old age. *Journal of Clinical Neuropsychology*, *3*, 33–42.

Benton, A.L. & Hamsher, K.deS. (1989). *Multilingual Aphasia Examination*. Iowa City, Iowa: AJA Associates.

Benton, A.L., Hamsher, K. deS., Varney, N.R., & Spreen, O. (1983). *Contributions to neuropsycho-*

logical assessment. New York: Oxford University Press.

Benton, A. L., Hannay, H. J., & Varney, N. R. (1975). Visual perception of line direction in patients with unilateral brain disease. *Neurology*, *25*, 907–910.

Benton, A. L. & Hécaen, H. (1970). Stereoscopic vision in patients with unilateral cerebral disease. *Neurology*, *20*, 1084–1088.

Benton, A.L. & Joynt, R.J. (1960). Early descriptions of aphasia. *Archives of Neurology*, *3*, 205–222.

Benton, A L., Levin, H.S., & Van Allen, M.W. (1974). Geographic orientation in patients with unilateral cerebral disease. *Neuropsychologia*, *12*, 183–191.

Benton, A.L. & Sivan, A.B. (1984). Problems and conceptual issues in neuropsychological research in aging and dementia. *Journal of Clinical Neuropsychology*, *6*, 57–64.

Benton, A.L. & Sivan, A.B. (1993). Body schema disturbances: Finger agnosia and right-left disorientation. In K.M. Heilman & E. Valenstein (Eds.), *Clinical neuropsychology* (3rd Ed.). New York: Oxford University Press.

Benton, A.L. & Spreen, O. (1961). *Visual memory test*: The simulation of mental incompetence. *Archives of General Psychiatry*, *4*, 79–83.

Benton, A.L. & Tranel, D. (1993). Visuoperceptual, visuospatial, and visuoconstructive disorders. In K.M. Heilmann & E. Valenstein (Eds.), *Clinical neuropsychology* (3rd Ed.). New York: Oxford University Press.

Benton, A.L. & Van Allen, M.W. (1968). Impairment in facial recognition in patients with cerebral disease. *Cortex*, *4*, 344–358.

Benton, A.L., Van Allen, M.W., & Fogel, M.L. (1964). Temporal orientation in cerebral disease. *Journal of Nervous and Mental Disease*, *139*, 110–119.

Benton, A.L., Varney, N.R., & Hamsher, K.deS. (1978). Visuospatial judgment: A clinical test. *Archives of Neurology*, *35*, 364–367.

Ben-Yishay, Y. & Diller, L. (1993). Cognitive remediation in traumatic brain injury: Update and issues. *Archives of Physical Medicine & Rehabilitation*, *74*, 204–213.

Ben-Yishay, Y., Diller, L., Gerstman, L. and Haas, A. (1968). The relationship between impersistence, intellectual function and outcome of rehabilitation in patients with left hemiplegia. *Neurology*, *18*, 852–861.

Ben-Yishay, Y., Diller, L., Mandleberg, I., et al. (1974). Differences in matching persistence behavior during Block Design performance between older normal and brain-damaged persons: A process analysis. *Cortex*, *10*, 121–132.

Ben-Yishay, Y. & Prigatano, G.P. (1990). Cognitive remediation. In M. Rosenthal, M.R. Bond, E.R. Griffith, & J.D. Miller (Eds.), *Rehabilitation of the adult and child with traumatic brain injury* (2nd ed.). Philadelphia: F.A. Davis.

Ben-Yishay, Y., Silver, S. M., Piasetsky, E., & Rattok, J. (1987). Relationship between employability and vocational outcome after intensive holistic cognitive rehabilitation. *Journal of Head Trauma Rehabilitation*, *2*, 35–48.

Berardi, A., Haxby, J.V., Grady, C.L., & Rappaport, S.I. (1991). Asymmetries of brain glucose metabolism and memory in the healthy elderly. *Developmental Neuropsychology*, *7*, 87–97.

Berent, S., Giordani, B., Lehtinen, S., et al. (1988). Positron emission tomographic scan investigations of Huntington's disease. *Annals of Neurology*, *23*, 541–546.

Beresford, T.P., Holt, R.E., Hall, R.C.W. & Feinsilver, D.L. (1985). Cognitive screening at the bedside: Usefulness of a structured examination. *Psychosomatics*, *26*, 319–324.

Berg, E.A. (1948). A simple objective treatment for measuring flexibility in thinking. *Journal of General Psychology*, *39*, 15–22.

Berg, G., Edwards, D.F., Danziger, W.L., & Berg, L. (1987). Longitudinal change in three brief assessments of SDAT. *Journal of the American Geriatrics Society*, *35*, 205–212.

Berg, L. (1985). Does Alzheimer's disease represent an exaggeration of normal aging? *Archives of Neurology*, *42*, 737–739.

Berg, L., Danziger, W.L., Storandt, M., et al. (1984). Predictive features in mild senile dementia of the Alzheimer type. *Neurology*, *34*, 563–569.

Berg, L. & de Marchena, O. (1989). Focal infections. In L.P. Rowland (Ed.), *Merritt's textbook of Neurology* (8th ed.). Philadelphia: Lea and Febiger.

Berg, L. & Morris, J.C. (1990). Aging and dementia. In A.L. Pearlman & R.C. Collins (Eds.), *Neurobiology of disease*. New York: Oxford University Press.

Berger, J.-M. & Perret, E. (1986). Interhemispheric integration of information in a surface estimation task. *Neuropsychologia*, *24*, 743–746.

Berger, J.-M., Perrett, E., & Zimmermann, A. (1987). Interhemispheric integration of compound nouns: Effects of stimulus arrangement and mode of presentation. *Perceptual and Motor Skills*, *65*, 663–671.

Berglund, M., Hagstadius, S., Risberg, J., et al. (1987). Normalization of regional cerebral blood flow in alcoholics during the first seven weeks of abstinence. *Acta Psychiatrica Scandinavia, 75*, 202–208.

Bergner, M., Bobbitt, R.A., Carter, W.B. & Gilson, B.S. (1981). The Sickness Impact Profile: development and final revision of a health status measure. *Medical Care, 19*, 787–805.

Berker, E. & Smith, A. (1988). Diaschisis, site, time and other factors in Raven performances of adults with focal cerebral lesions. *International Journal of Neuroscience, 38*, 267–285.

Berker, E.A., Berker, A.H., & Smith, A. (1986). Translation of Broca's 1965 report. Localization of speech in the third left frontal convolution. *Archives of Neurology, 43*, 1065–1072.

Berker, E., Whelan, T., & Smith, A. (1982). *The significance of manual motor and somatosensory tests in neuropsychological assessments.* Paper presented at the 10th meeting of the International Neuropsychological Society, Pittsburgh, PA.

Berlucchi, G. (1974). Cerebral dominance and interhemispheric communication in normal man. In F. O. Schmitt, & F. G. Worden (Eds.), *The neurosciences. Third study program.* Cambridge, MA: Massachusetts Institute of Technology Press.

Bernard, L.C. (1989). Halstead-Reitan neuropsychological test performance of black, Hispanic, and white young adult males from poor academic backgrounds. *Archives of Clinical Neuropsychology, 4*, 267–274.

Bernard, L.C. (1990). Prospects for faking believable memory deficits on neuropsychological tests and the use of incentives in simulation research. *Journal of Clinical and Experimental Neuropsychology, 12*, 715–728.

Bernard, L.C. (1991). The detection of faked deficits on the Rey Auditory Verbal Learning Test: The effect of serial position. *Archives of Clinical Neuropsychology, 6*, 81–88.

Bernard, L.C. & Fowler, W. (1990). Assessing the validity of memory complaints; Performance of brain-damaged and normal individuals on Rey's task to detect malingering. *Journal of Clinical Psychology, 46*, 432–435.

Bernard, L.C., Houston, W., & Natoli, L. (1993). Malingering on neuropsychological memory tests: Potential objective indicators. *Journal of Clinical Psychology, 49*, 45–53.

Bernardi, G., Calabresi, & Mercuri, N.B. (1989). Neurochemistry of the emotions: Behavioural and physiological correlates of catecholaminergic systems. In G. Gainotti & C. Caltagirone (Eds.), *Emotions and the dual brain.* Berlin/Heidelberg: Springer-Verlag.

Berrios, G.E. (1989). Non-cognitive symptoms and the diagnosis of dementia: Historical and clinical aspects. *British Journal of Psychiatry, 154* (Suppl. 4), 11–16.

Berrol, S. (1989). Moderate head injury. In P. Bach y Rita (Ed.), *Traumatic brain injury.* New York: Demos.

Berry, D.T.R., Allen, R. S., & Schmitt, F. A. (1991). The Rey-Osterrieth Complex Figure: Psychometric characteristics in a geriatric sample. *The Clinical Neuropsychologist, 5*, 143–153.

Berry, D.T.R., Baer, R.A. & Harris, M.J. (1991). Detection of malingering on the MMPI: A meta-analysis. *Clinical Psychology Review, 11*, 585–598.

Berry, D.T.R. & Carpenter, G. S. (1992). Effect of four different delay periods on recall of the Rey-Osterrieth Complex Figure by older persons. *The Clinical Neuropsychologist, 6*, 80–84.

Berry, D.T.R., McConnell, J.W., Phillips, B.A., et al. (1989). Isocapnic hypoxemia and neuropsychological functioning. *Journal of Clinical and Experimental Neuropsychology, 11*, 241–251.

Berry, D.T.R., Webb, W.B., Block, A.J., et al. (1986). Nocturnal hypoxia and neuropsychological variables. *Journal of Clinical and Experimental Neuropsychology, 8*, 229–238.

Berry, D.T.R., Wetter, M.W., Baer, R.A., et al. (1993). Detection of random responding on the MMPI-2: Utility of F, back F, and VRIN scales. *Psychological Assessment, 3*, 418–423.

Bertram, K.W., Abeles, N., & Snyder, P.J. (1990). The role of learning on Halstead's Category Test. *The Clinical Neuropsychologist, 4*, 244–252.

Besson, J.A.O., Crawford, J.R., Parker, D.M., et al. (1989). Brain imaging techniques in Alzheimer's disease (CT, NMR, SPECT and PET). In J.R. Crawford & D.M. Parker (Eds.), *Developments in clinical and experimental neuropsychology.* New York: Plenum Press.

Best, C.T. (1985). *Hemispheric function and collaboration in the child.* New York: Academic Press.

Bever, T.G. & Chiarello, R.J. (1974). Cerebral dominance in musicians and nonmusicians. *Science, 185*, 537–539.

Biber, C., Butters, N., Rosen, J., et al. (1981). Encoding strategies and recognition of faces by alcoholic Korsakoff and other brain-damaged patients. *Journal of Clinical Neuropsychology, 3*, 315–330.

Bieliauskas, L.A. & Glantz, R.H. (1989). Depression type in Parkinson disease. *Journal of Clinical and Experimental Neuropsychology, 11*, 597–604.

Bigler, E.D. (1982). Clinical assessment of cognitive deficit in traumatic and degenerative disorders: Brain scan and neuropsychologic findings. In R.N. Malathesa (Ed.), *Neuropsychology and cognition* (Vol. 2). The Netherlands: Martinus Nijhoff.

Bigler, E.D. (1988). Frontal lobe damage and neuropsychological assessment. *Archives of Neuropsychology, 3*, 279–297.

Bigler, E.D. (1990a). Neuropathology of traumatic brain injury. In E.D. Bigler (Ed.), *Traumatic brain injury*. Austin, Texas: Pro-ed.

Bigler, E.D. (1990b). Neuropsychology and malingering: Comment on Faust, Hart, and Guilmette (1988). *Journal of Consulting and Clinical Psychology, 58*, 244–247.

Bigler, E.D. (1992). Three-dimensional image analysis of trauma-induced degenerative changes: An aid to neuropsychological assessment. *Archives of Clinical Neuropsychology, 7*, 449–456.

Bigler, E.D. & Ehrfurth, J.W. (1980). Critical limitations of the Bender-Gestalt test in clinical neuropsychology. *Clinical Neuropsychology, 2*, 88–90.

Bigler, E.D., Kurth, S.M., Blatter, D., & Abildskov, T. J. (1992). Degenerative changes in traumatic brain injury: Post-injury magnetic resonance identified ventricular expansion compared to pre-injury levels. *Brain Research Bulletin, 28*, 651–653.

Bigler, E.D., Nelson, J.E., & Schmidt, R.D. (1989). Mamillary body atrophy identified by magnetic resonance imaging in alcohol amnestic (Korsakoff's) syndrome. *Neuropsychiatry, Neuropsychology, and Behavioral Neurology, 2*, 189–201.

Bigler, E.D., Rosa, L., Schultz, F., et al. (1989). Rey-Auditory Verbal Learning and Rey-Osterrieth Complex Figure Design performance in Alzheimer's disease and closed head injury. *Journal of Clinical Psychology, 45*, 277–280.

Bigler, E.D., Yeo, R.A., & Turkheimer, E. (1989). *Neuropsychological function and brain imaging*. New York: Plenum Press.

Bilder, R.M. & Goldberg, E. (1987). Motor perseverations in schizophrenia. *Archives of Clinical Neuropsychology, 2*, 195–214.

Billingslea, F.Y. (1963). The Bender Gestalt. A review and a perspective. *Psychological Bulletin, 60*, 233–251.

Binder, J., Marshall, R., Lazar, R., et al. (1992). Distinct syndromes of hemineglect. *Archives of Neurology, 49*, 1187–1194.

Binder, L.M. (1982). Constructional strategies on Complex Figure drawings after unilateral brain damage. *Journal of Clinical Neuropsychology, 4*, 51–58.

Binder, L.M. (1983). The effects of cerebrovascular surgery on behavior: What has been demonstrated? *Henry Ford Hospital Medical Journal, 31*, 145–149.

Binder, L.M. (1986). Persisting symptoms after mild head injury: A review of the postconcussive syndrome. *Journal of Clinical and Experimental Neuropsychology, 8*, 323–346.

Binder, L.M. (1987). Appropriate reporting of Wechsler IQ and subtest scores in assessments for disability. *Journal of Clinical Psychology, 43*, 144–145.

Binder, L.M. (1993a). An abbreviated form of the Portland Digit Recognition Test. *The Clinical Neuropsychologist, 7*, 104–107.

Binder, L.M. (1993b). Assessment of malingering after mild head trauma with the Portland Digit Recognition Test. *Journal of Clinical and Experimental Neuropsychology, 15*, 170–182.

Binder, L.M., Howieson, D., & Coull, B.M. (1987). Stroke: Causes, consequences, and treatment. In B. Caplan (Ed.), *Rehabilitation psychology desk reference*. Rockville, Maryland: Aspen.

Binder, L.M., Tanabe, C.T., Waller, F.T., & Wooster, N.E. (1982). Behavioral effects of superficial temporal artery to middle cerebral artery bypass surgery: Preliminary report. *Neurology, 32*, 422–424.

Binder, L.M., Villaneuva, M.R., Howieson, D., & Moore, R.T. (1993). The Rey AVLT Recognition Memory Task measures motivational impairment after mild head trauma. *Archives of Clinical Neuropsychology, 8*, 137–147.

Binder, L.M. & Willis, S.C. (1991). Assessment of motivation after financially compensable minor head trauma. *Psychological Assessment, 3*, 175–181.

Binder, L.M. & Wonser, D. (1989). Constructional strategies on Rey Complex Figure drawings of stroke patients in rehabilitation. *Journal of Clinical and Experimental Neuropsychology, 11*, 45 (abstract).

Binet, A. & Simon, Th. (1908). Le développement de l'intelligence chez les enfants. *L'Année Psychologique, 14*, 1–94.

Binnie, C.D., Channon, S., & Marston, D. (1990). Learning disabilities in epilepsy: Neuropsychological aspects. *Epilepsia, 31* (Suppl. 4), S2–S8.

Bird, E.D. (1978). The brain in Huntington's chorea. *Psychological Medicine, 8*, 357–360.

Birren, J.E. (1974). Translations in gerontology--from lab to life. *American Psychologist, 29*, 808–815.

Birren, J.E. & Schaie, K.W. (Eds.) (1989). *Handbook of the psychology of aging* (3rd ed.). New York: Von Nostrand Reinhold.

Birri, R. & Perret, E. (1980). *Differential age effects on left-right and anterior-posterior brain functions*. Paper presented at the 3rd European Conference of the International Neuropsychological Society, Chianciano-Terme, Italy.

Bisiach, E. (1991). Extinction and neglect: Same or

different? In J. Paillard (Ed.), *Brain and space.* Oxford: Oxford University Press.

Bisiach, E. & Geminiani, G. (1991). Anosognosia related to hemiplegia and hemianopsia. In G.P. Prigatano & D.L. Schacter (Eds.), *Awareness of deficit after brain injury: Clinical and theoretical issues.* New York: Oxford University Press.

Bisiach, E. & Luzzatti, C. (1978). Unilateral neglect of representational space. *Cortex, 14,* 129–133.

Bisiach, E., Perani, D., Vallar, G., & Berti, A. (1986). Unilateral neglect: Personal and extra-personal. *Neuropsychologia, 24,* 759–767.

Bisiach, E. & Vallar, G. (1988). Hemineglect in humans. In F. Boller & J. Grafman (Eds.), *Handbook of neuropsychology* (Vol. 1). Amsterdam: Elsevier.

Black, B.W. (1982). Pathological laughter. *Journal of Nervous and Mental Disease, 170,* 67–71.

Black, F.W. (1975). Unilateral brain lesions and MMPI performance: a preliminary study. *Perceptual and Motor Skills, 40,* 87–93.

Black, F.W. (1986). Digit repetition in brain-damaged adults: Clinical and theoretical implications. *Journal of Clinical Psychology, 42,* 770–782.

Black, F.W. & Bernard, B.A. (1984). Constructional apraxia as a function of lesion locus and size in patients with focal brain damage. *Cortex, 20,* 111–120.

Black, F.W. & Strub, R.L. (1976). Constructional apraxia in patients with discrete missile wounds of the brain. *Cortex, 12,* 212–220.

Black, F.W. & Strub, R. L. (1978). Digit repetition performance in patients with focal brain damage. *Cortex, 14,* 12–21.

Black, K.L. & Becker, D.P. (1990). Brain tumors. In A.L. Pearlman & R.C. Collins (Eds.), *Neurobiology of disease.* New York: Oxford University Press.

Blackford, R. C. & La Rue, A. (1989). Criteria for diagnosing age-associated memory impairment: Proposed improvements from the field. *Developmental Neuropsychology, 5,* 295–306.

Blain, P.G. & Lane, R.J.M. (1991). Neurological disorders. In D.M. Davies (Ed.), *Textbook of adverse drug reactions* (4th ed.). Oxford: Oxford University Press.

Blair, J.R. & Spreen, O. (1989). Predicting premorbid IQ: A revision of the National Adult Reading Test. *The Clinical Neuropsychologist, 3,* 129–136.

Blakemore, C., Iversen, S.D., & Zangwill, O.L. (1972). Brain functions. *Annual Review of Psychology, 23,* 413–456.

Blanton, P.D. & Gouvier, W.D. (1987). Sex differences in visual information processing following right cerebrovascular accidents. *Neuropsychologia, 25,* 713–717.

Blass, J.P. & Gibson, G.E. (1977). Abnormality of a thiamine-requiring enzyme in patients with Wernicke-Korsakoff syndrome. *New England Journal of Medicine, 297,* 1367–1370.

Blatter, P. (1983). Training in spatial ability: A test of Sherman's hypothesis. *Perceptual and Motor Skills, 57,* 987–992.

Blazer, D. (1982). The epidemiology of late life depression. *Journal of the American Geriatrics Society, 30,* 587–592.

Bleecker, M.L., Bolla, K.I., Agnew, J., et al. (1991). Dose-related subclinical neurobehavioral effects of chronic exposure to low levels of organic solvents. *American Journal of Industrial Medicine, 19,* 715–728.

Bleecker, M.L., Bolla-Wilson, K., Agnew, J., et al. (1988). Age-related sex differences in verbal memory. *Journal of Clinical Psychology, 44,* 403–411.

Bleecker, M.L., Bolla-Wilson, K., Kawas, C., & Agnew, J. (1988). Age-specific norms for the Mini-Mental State Exam. *Neurology, 38,* 1565–1568.

Blessed, G., Tomlinson, B.E., & Roth, M. (1968). The association between quantitative measures of dementia and of senile changes in the cerebral grey matter of elderly subjects. *British Journal of Psychiatry, 114,* 797–811.

Bleuler, M. (1975). Acute mental concomitants of physical disease. In D.F. Benson & D. Blumer (Eds.), *Psychiatric aspects of neurologic disease.* New York: Grune & Stratton.

Blin, J., Baron, J.C., Dubois, B., et al. (1990). Positron emission tomography study in progressive supranuclear palsy: Brain hypometabolic pattern and clinicometabolic correlations. *Archives of Neurology, 47,* 747–752.

Blinkov, S.M. & Glezer, I.I. (1968). *The human brain in figures and tables.* New York: Plenum Press and Basic Books.

Block, R.I., Devoe, M., Russell, M., & Pomara, N. (1985). Clinical ratings: relationship to objective psychometric assessment in individuals with dementia. *Psychological Reports, 57,* 183–189.

Bloom, B.L. (1959). Comparison of the alternate Wechsler Memory Scale forms. *Journal of Clinical Psychology, 15,* 72–74.

Blumer, D. (1975). Temporal lobe epilepsy and its psychiatric significance. In D.F. Benson & D. Blumer (Eds.), *Psychiatric aspects of neurologic disease.* New York: Grune & Stratton.

Blumer, D. & Benson, D.F. (1975). Personality changes in frontal and temporal lobe lesions. In D.F. Benson & D. Blumer (Eds.), *Psychiatric aspects of neurologic disease.* New York: Grune & Stratton.

Blumstein, S. (1981). Neurolinguistic disorders:

Language-brain relationships. In S.B. Filskov & T.J. Boll (Eds.), *Handbook of clinical neuropsychology*. New York: Wiley-Interscience.

Blumstein, S. & Cooper, W.E. (1974). Hemispheric processing of intonation contours. *Cortex, 10*, 146–158.

Blusewicz, M.J., Dustman, R.E., Schenkenberg, T., & Beck, E.C. (1977). Neuropsychological correlates of chronic alcoholism and aging. *Journal of Nervous and Mental Disease, 165*, 348–355.

Bock, R.D. (1973). Word and image: Sources of the verbal and spatial factors in mental test scores. *Psychometrika, 38*, 437–357.

Bogen, J.E. (1969). The other side of the brain. I: Dysgraphia and dyscopia following cerebral commissurotomy. *Bulletin of the Los Angeles Neurological Societies, 34*, 73–105.

Bogen, J.E. (1969). The other side of the brain. II: An oppositional mind. *Bulletin of the Los Angeles Neurological Societies, 34*, 135–162.

Bogen, J.E. (1985). Split-brain syndromes. In P.J. Vinken, G.W. Bruyn, & H.L. Klawans (Eds.), *Handbook of clinical neurology*. New York: Elsevier.

Bogen, J.E. (1993). The callosal syndrome. In K.M. Heilman & E. Valenstein (Eds.), *Clinical neuropsychology* (3rd ed.). New York: Oxford University Press.

Bogen, J.E., DeZure, R., Tenhouten, W.D., & Marsh, J.F. (1972). The other side of the brain IV. The A/P ratio. *Bulletin of the Los Angeles Neurological Societies, 37*, 49–61.

Bogen, J.E., Schultz, D.H., & Vogel, P.J. (1988). Completeness of callosotomy shown by magnetic resonance imaging in the long term. *Archives of Neurology, 45*, 1203–1205.

Bohnen, N., Jolles, J. & Twijnstra, A. (1992). Modification of the Stroop Color Word Test improves differentiation between patients with mild head injury & matched controls. *The Clinical Neuropsychologist, 6*, 178–184.

Boll, T.J. (1974). Right and left cerebral hemisphere damage and tactile perception: Performance of the ipsilateral and contralateral sides of the body. *Neuropsychologia, 12*, 235–238.

Boll, T.J. (1981). The Halstead-Reitan Neuropsychology Battery. In S.B. Filskov & T.J. Boll (Eds.), *Handbook of clinical neuropsychology*. New York: Wiley-Interscience.

Boll, T.J. (1985). Developing issues in clinical neuropsychology. *Journal of Clinical and Experimental Neuropsychology, 7*, 473–485.

Boll, T.J. & Barth, J. (1983). Mild head injury. *Psychiatric Developments, 3*, 263–275.

Boll, T.J., Heaton, R., & Reitan, R.M. (1974). Neuropsychological and emotional correlates of Huntington's chorea. *Journal of Nervous and Mental Disease, 158*, 61–69.

Boll, T.J. & Reitan, R. M. (1973). Effect of age on performance of the Trail Making Test. *Perceptual and Motor Skills, 36*, 691–694.

Bolla-Wilson, K. & Bleecker, M. (1986). Influence of verbal intelligence, sex, age, and education on the Rey Auditory-Verbal Learning Test. *Developmental Neuropsychology, 2*, 203–212.

Bolla-Wilson, K., Bleecker, M.L., & Agnew, J. (1988). Lead toxicity and cognitive functions: A dose response relationship. *Journal of Clinical and Experimental Neuropsychology, 10*, 88 (abstract).

Boller, F. & Frank, E. (1981). *Sexual functions in neurological disorders*. New York: Raven Press.

Boller, F. & Grafman, J. (1983). Acalculia: Historical development and current significance. *Brain and Cognition, 2*, 205–223.

Boller, F., Kim, Y., & Detre, T. (1984). Assessment of temporal lobe disorders. In P.E. Logue & J.M. Schear (Eds.), *Clinical neuropsychology: A multidisciplinary approach*. Springfield, Il: C.C. Thomas.

Boller, F., Mizutani, T., Roessmann, U., & Gambetti, P. (1980). Parkinson disease, dementia, and Alzheimer disease: Clinicopathological correlations. *Annals of Neurology, 7*, 329–335.

Boller, F., Passafiume, D., & Keefe, N. C. (1984). Visuospatial impairment in Parkinson's disease: Role of perceptual and motor factors. *Archives of Neurology, 41*, 485–490.

Boller, F. & Vignolo, L. A. (1966). Latent sensory aphasia in hemisphere-damaged patients: An experimental study with the Token Test. *Brain, 89*, 815–831.

Bolter, J.F., Hutcherson, W.L., & Long, C.J. (1984). Speech Sounds Perception Test: A rational response strategy can invalidate the test results. *Journal of Consulting and Clinical Psychology, 54*, 132–133.

Bond, J.A. & Buchtel, H.A. (1984). Comparison of the Wisconsin Card Sorting Test and the Halstead Category Test. *Journal of Clinical Psychology, 40*, 1251–1255.

Bond, M.R. (1984). The psychiatry of closed head injury. In N. Brooks (Ed.), *Closed head injury*. Oxford: Oxford University Press.

Bond, M.R. (1986). Neurobehavioral sequelae of closed head injury. In I. Grant & K.M. Adams (Eds.), *Neuropsychological assessment of neuropsychiatric disorders*. New York: Oxford University Press.

Bond, M.R. (1990). Standardized methods of assessing and predicting outcome. In M. Rosenthal, M.R. Bond, E.R. Griffith, & J.D. Miller (Eds.),

Rehabilitation of the adult and child with traumatic brain injury (2nd ed.). Philadelphia: F.A. Davis.

Bondi, M.W. & Kaszniak, A.W. (1991). Implicit and explicit memory in Alzheimer's disease and Parkinson's disease. *Journal of Clinical and Experimental Neuropsychology, 13*, 339–358.

Bondi, M.W., Kaszniak, A.W., Bayles, K.A., & Vance, K.T. (1991). *The contributions of frontal system dysfunction to memory and perceptual abilities in Parkinson's disease.* Paper presented at the 19th annual meeting of the International Neuropsychological Society, San Antonio, TX.

Bondi, M.W., Kaszniak, A.W., Bayles, K.A., & Vance, K.T. (1993). Contributions of frontal system dysfunction to memory and perceptual abilities in Parkinson's Disease. *Neuropsychology, 7*, 89–102.

Bondi, M.W., Monsch, A.U., Butters, N., et al. (1993). Utility of a modified version of the Wisconsin Card Sorting Test in the detection of dementia of the Alzheimer type. *The Clinical Neuropsychologist, 7*, 161–170.

Bonin, G. von (1962). Anatomical asymmetries of the cerebral hemisphere. In V.B. Mountcastle (Ed.), *Interhemispheric relationships and cerebral dominance.* Baltimore, MD: Johns Hopkins Press.

Bontke, C.F. (1990). Medical advances in the treatment of brain injury. In J.S. Kreutzer & P. Wehman (Eds.), *Community integration following traumatic brain injury.* Baltimore, MD: Paul H. Brookes.

Boone, K.B., Lesser, I.M., Hill-Gutierrez, E., et al. (1993). Rey-Osterrieth Complex figure performance in healthy, older adults: Relationship to age, education, sex, and IQ. *The Clinical Neuropsychologist, 7*, 22–28.

Boone, K.B., Miller, B.L., Lesser, I.M., et al. (1990). Performance on frontal lobe tests in healthy, older individuals. *Developmental Neuropsychology, 6*, 215–224.

Boone, K.B. & Rausch, R. (1989). Seashore Rhythm Test performance in patients with unilateral temporal lobe damage. *Journal of Clinical Psychology, 45*, 614–618.

Borkowski, J.G., Benton, A.L., & Spreen, O. (1967). Word fluency and brain damage. *Neuropsychologia 5*, 135–140.

Bornstein, R.A. (1982a). Effects of unilateral lesions on the Wechsler Memory Scale. *Journal of Clinical Psychology, 38*, 389–392.

Bornstein, R.A. (1982b). Reliability of the Speech Sounds Perception Test. *Perceptual and Motor Skills, 55*, 203–210.

Bornstein, R.A. (1983a). Construct validity of the Knox Cube Test as a neuropsychological measure. *Journal of Clinical Neuropsychology, 5*, 105–114.

Bornstein, R.A. (1983b). Reliability and item analysis of the Seashore Rhythm Test. *Perceptual and Motor Skills, 57*, 571–574.

Bornstein, R.A. (1983c). Verbal IQ-Performance IQ discrepancies on the Wechsler Adult Intelligence Scale-Revised in patients with unilateral or bilateral cerebral dysfunction. *Journal of Consulting and Clinical Psychology, 51*, 779–780.

Bornstein, R.A. (1985). Normative data on selected neuropsychological measures from a nonclinical sample. *Journal of Clinical Psychology, 41*, 651–659.

Bornstein, R.A. (1986a). Classification rates obtained with "standard" cut-off scores on selected neuropsychological measures. *Journal of Clinical and Experimental Neuropsychology, 8*, 413–420.

Bornstein, R.A. (1986b). Consistency of intermanual discrepancies in normal and unilateral brain lesion patients. *Journal of Consulting and Clinical Psychology, 54*, 719–723.

Bornstein, R.A. (1986c). Normative data on intermanual differences on three tests of motor performance. *Journal of Clinical and Experimental Neuropsychology, 8*, 12–20.

Bornstein, R.A. (1987). The WAIS-R in neuropsychological practice: boon or bust? *The Clinical Neuropsychologist, 1*, 195–190.

Bornstein, R.A. (1988a). Entry into clinical neuropsychology: Graduate, undergraduate, and beyond. *The Clinical Neuropsychologist, 2*, 213–220.

Bornstein, R.A. (1988b). Report of the Division 40 Task Force on Education, Accreditation, and Credentialing. *The Clinical Neuropsychologist, 2*, 25–29.

Bornstein, R.A. (1990). Neuropsychological test batteries in neuropsychological assessment. In A.A. Boulton, G.B. Baker, & M. Hiscock (Eds.), *Neuromethods, Vol. 17: Neuropsychology.* Clifton, N.J.: Humana Press.

Bornstein, R.A. (1991). Report of the Division 40 Task Force on Education, Accreditation and Credentialing: Recommendations for education and training of nondoctoral personnel in clinical neuropsychology. *The Clinical Neuropsychologist, 5*, 20–23.

Bornstein, R.A., Baker, G.B., & Douglass, A.B. (1987). Short-term retest reliability of the Halstead-Reitan battery in a normal sample. *Journal of Nervous and Mental Disease, 175*, 229–232.

Bornstein, R.A. & Chelune, G.J. (1988). Factor structure of theWechsler Memory Scale-Revised. *The Clinical Neuropsychologist, 2*, 107–115.

Bornstein, R.A. & Chelune, G.J. (1989). Factor structure of the Wechsler Memory Scale-Revised in relation to age and educational level. *Archives of Clinical Neuropsychology, 4*, 15–24.

Bornstein, R.A., Drake, M.E., Jr., & Pakalnis, A. (1988). WAIS-R factor structure in epileptic patients. *Epilepsia, 29*, 14–18.

Bornstein, R.A. & Kelly, M.P. (1991). Risk factors for stroke and neuropsychological performance. In R.A. Bornstein & G. Brown (Eds.), *Neurobehavioral aspects of cerebrovascular disease*. New York: Oxford University Press.

Bornstein, R.A. & Leason, M. (1984). Item analysis of Halstead's Speech-Sounds Perception Test: Quantitative and qualitative analysis of errors. *Journal of Clinical Neuropsychology, 6*, 205–214.

Bornstein, R.A. & Matarazzo, J.D. (1982). Wechsler VIQ versus PIQ differences in cerebral dysfunction: A literature review with emphasis on sex differences. *Journal of Clinical Neuropsychology, 4*, 319–334.

Bornstein, R.A. & Matarazzo, J.D. (1984). Relationship of sex and the effects of unilateral lesions on the Wechsler Intelligence Scales. *Journal of Nervous and Mental Disease, 172*, 707–710.

Bornstein, R.A., Miller, H.B., & van Schoor, T. (1988). Emotional adjustment in compensated head injury patients. *Neurosurgery, 23*, 622–627.

Bornstein, R.A., Pakalnis, A., Drake, M.E., & Suga, L.J. (1988). Effects of seizure type and waveform abnormality on memory and attention. *Archives of Neurology, 45*, 884–887.

Bornstein, R.A., Paniak, C., & O'Brien, W. (1987). Preliminary data on classification of normal and brain-damaged elderly subjects. *The Clinical Neuropsychologist, 1*, 315–323.

Bornstein, R.A., & Suga, L.J. (1988). Educational level and neuropsychological performance in healthy elderly subjects. *Developmental Neuropsychology, 4*, 17–22.

Bornstein, R.A., Termeer, J., Longbrake, K., et al. (1989). WAIS-R cholinergic deficit profile in depression. *Psychological Assessment, 1*, 342–344.

Bornstein, R.A., Weizel, M., & Grant, C.D. (1984). Error pattern and item order on Halstead's Speech Sounds Perception Test. *Journal of Clinical Psychology, 40*, 266–270.

Borod, J.C. (1992). Interhemispheric and intrahemispheric control of emotion: A focus on unilateral brain damage. *Journal of Consulting and Clinical Psychology, 60*, 339–348.

Borod, J.C. (1993). Cerebral mechanisms underlying facial, prosodic, and lexical emotional expression: A review of neuropsychological studies and methodological issues. *Neuropsychology, 7*, 445–463.

Borod, J.C., Carper, M., Goodglass, H., & Naeser, M. (1984). Aphasic performance on a battery of constructional, visuospatial, and quantitative tasks: Factorial structure and CT scan localization. *Journal of Clinical Neuropsychology, 6*, 189–204.

Borod, J.C., Carper, J.M., & Naeser, M. (1990). Long-term language recovery in left-handed aphasic patients. *Aphasiology, 4*, 561–572.

Borod, J.C., Carper, M., Naeser, M., & Goodglass, H. (1985). Left-handed and right-handed aphasics with left hemisphere lesions compared on nonverbal performance measures. *Cortex, 21*, 81–90.

Borod, J.C., Goodglass, H., & Kaplan, E. (1980). Normative data on the Boston Diagnostic Aphasia Examination, Parietal Lobe Battery, and the Boston Naming Test. *Journal of Clinical Neuropsychology, 2*, 209–216.

Borod, J.C., Kent, J., Koff, E., et al. (1988). Facial asymmetry while posing positive and negative emotions: Support for the right hemisphere hypothesis. *Neuropsychologia, 26*, 759–764.

Borod, J.C. & Koff, E. (1990). Lateralization for facial emotional behavior: A methodological perspective. *International Journal of Psychology, 25*, 157–177.

Borod, J.C., Koff, E., & Buck, R. (1986). The neuropsychology of facial expression: Data from normal and brain-damaged adults. In P.D. Blanck, R. Buck, & R. Rosenthal (Eds.), *Nonverbal communication in the clinical context*. University Park, PA: Penn State University Press.

Borod, J.C., Koff, E., & Caron, H.S. (1984). The Target Test: A brief laterality measure of speed and accuracy. *Perceptual and Motor Skills, 58*, 743–748.

Borod, J.C., Koff, E., Lorch, M.P., & Nicholas, M. (1985). Channels of emotional expression in patients with unilateral brain damage. *Archives of Neurology, 42*, 345–348.

Borod, J.C., Koff, E., Lorch, M.P., & Nicholas, M. (1986). The expression and perception of facial emotion in brain-damaged patients. *Neuropsychologia, 24*, 169–180.

Borod, J.C., Koff, E., Lorch, M.P., et al. (1988). Emotional and non-emotional facial behaviour in patients with unilateral brain damage. *Journal of Neurology, Neurosurgery, and Psychiatry, 51*, 826–832.

Borod, J.C., St. Clair, J., Koff, E., & Alpert, M. (1990). Perceiver and poser asymmetries in processing facial emotion. *Brain and Cognition, 13*, 167–177.

Borod, J.C., Welkowitz, J., Alpert, M., et al. (1990).

Parameters of emotional processing in neuropsychiatric disorders: Conceptual issues and a battery of tests. *Journal of Communication Disorders, 23*, 247–271.

Bortner, M. & Birch, H. G. (1962). Perceptual and perceptual-motor dissociation in brain-damaged patients. *Journal of Nervous and Mental Disease, 134*, 103–108.

Boström, K. & Helander, C.G. (1986). Aspects on pathology and neuropathology in head injury. *Acta Neurochirurgica* (Suppl. 36), 51–55.

Botez, M.I. & Barbeau, A. (1975). Neuropsychological findings in Parkinson's disease: A comparison between various tests during long-term Levodopa therapy. *International Journal of Neurology, 10*, 222-232.

Botez, M.I. & Botez, T. (1987). Les amusies. In M.I. Botez (Ed.), *Neuropsychologie clinique et neurologie du comportement.* Montréal: Les Presses de l'Université de Montréal.

Botez, M.I., Botez, T., Leveille, J., et al. (1979). Neuropsychological correlates of folic acid deficiency: Facts and hypotheses. In M.I. Botez and E.H. Reynolds (Eds.), *Folic acid in neurology, psychiatry, and internal medicine.* New York: Raven Press.

Botez, M.I., Botez, T., & Maag, U. (1984). The Wechsler subtests in mild organic brain damage associated with folate deficiency. *Psychological Medicine, 14*, 431–437.

Botez, M.I., Ethier, R., Leveille, J. and Botez-Marquard, T. (1977). A syndrome of early recognition of occult hydrocephalus and cerebral atrophy. *Quarterly Journal of Medicine, New Series, 46*, (183), 365–380.

Botez, M.I. & Wertheim, N. (1959). Expressive aphasia and amusia following right frontal lesion in a right-handed man. *Brain, 82*, 186–202.

Botwinick, J. (1977). Intellectual abilities. In J.E. Birren & K.W. Schaie (Eds.), *Handbook of the psychology of aging.* New York: Van Nostrand Reinhold.

Botwinick, J. (1978). *Aging and behavior* (2nd ed.). New York: Springer.

Botwinick, J. (1981). Neuropsychology of aging. In S.B. Filskov & T.J. Boll (Eds.), *Handbook of clinical neuropsychology.* New York: Wiley Interscience.

Botwinick, J. & Storandt, M. (1974). *Memory related functions and age.* Springfield, IL: C.C. Thomas.

Botwinick, J. & Storandt, M. (1980). Recall and recognition of old information in relation to age and sex. *Journal of Gerontology, 35*, 70–76.

Botwinick, J., Storandt, M., & Berg, L. (1986). A longitudinal, behavioral study of senile dementia of the Alzheimer type. *Archives of Neurology, 43*, 1124–1127.

Botwinick, J., Storandt, M., Berg, L., & Boland, S. (1988). Senile dementia of the Alzheimer type: subject attrition and testability in research. *Archives of Neurology, 45*, 493–496.

Bouma, A. (1990). *Lateral asymmetries and hemispheric specialization.* Amsterdam: Swets & Zeitlinger.

Bourdette, D., Whitham, R., Hikida, R., & Lezak, M. (1988). Cognitive impairment can be dissociated from motor impairment in multiple sclerosis. *Neurology, 38* (Suppl. 1), 381 (abstract).

Bowden, S.C. (1988). Learning in young alcoholics. *Journal of Clinical and Experimental Neuropsychology, 10*, 157–168.

Bowen, F.P. (1976). Behavioral alterations in patients with basal ganglia lesions. In M.D. Yahr (Ed.), *The basal ganglia.* New York: Raven Press.

Bowers, D., Bauer, R.M., & Heilman, K.M. (1993). The nonverbal affect lexicon: Theoretical perspectives from neuropsychological studies of affect perception. *Neuropsychology, 7*, 433–444.

Bowler, R.M., Mergler, D., Huel, G., et al. (1991). Neuropsychological impairment among former microelectronics workers. *NeuroToxicology, 12*, 87–104.

Bowler, R.M., Mergler, D., Rauch, S.S., et al. (1991). Affective and personality disturbances among female former microelectronics workers. *Journal of Clinical Psychology, 47*, 41–52.

Bowler, R.M., Mergler, D., Rauch, S.S., & Bowler, R.P. (1992). Stability of psychological impairment: Two year follow-up of former microelectronics workers' affective and personality disturbance. *Women and Health, 18*, 27–48.

Bowler, R.M., Rauch, S.S., Becker, C.H., et al. (1989). Three patterns of MMPI profiles following neurotoxin exposure. *The American Journal of Forensic Psychology, 7*, 15–31.

Bowler, R., Sudia, S., Mergler, D., et al. (1992). Comparison of Digit Symbol and Symbol Digit Modalities tests for assessing neurotoxic exposure. *The Clinical Neuropsychologist, 6*, 103–104.

Bowler, R.M., Thaler, C.D., & Becker, C. E. (1986). California Neuropsychological Screening Battery (CNS/B I & II). *Journal of Clinical Psychology, 42*, 946–955.

Bowler, R.M., Thaler, C.D., Law, D., & Becker, C.E. (1990). Comparison of the NES and CNS/B neuropsychological screening batteries. *NeuroToxicology, 11*, 451–464.

Bowles, N.L., Obler, L.K., & Albert, M.L. (1987). Naming errors in healthy aging and dementia of the Alzheimer type. *Cortex, 23*, 519–524.

Boyd, J.L. (1981). A validity study of the Hooper Visual Organization Test. *Journal of Consulting and Clinical Psychology, 49*, 15–19.

Boyd, T.M. & Sautter, S.W. (1993). Route-Finding: A measure of everyday executive functioning in the head-injured adult. *Applied Cognitive Psychology, 7*, 171–181.

Boyd, T.M., Sautter, S., Bailey, M.B., et al. (1987). Executive Functions Route-Finding Task (EFRT): Reliability and validity of a measure of everyday problem solving. *Journal of Clinical and Experimental Neuropsychology, 9*, 51 (abstract).

Boyle, E., Jr., Aparico, A.M., Jonas, K., & Acker, M. (1975). Auditory and visual memory losses in aging populations. *Journal of the American Geriatrics Society, 23*, 284–286.

Boyle, G.J. (1986). Clinical neuropsychological assessment: Abbreviating the Halstead Category Test of brain dysfunction. *Journal of Clinical Psychology, 42*, 615–625.

Boyle, G.J. (1989). Confirmation of the structural dimensionality of the Stanford-Binet Intelligence Scale (4th edition). *Personality and Individual Differences, 10*, 709–715.

Bózzola, F.G., Gorelick, P.B., Freels, S. (1992). Personality changes in Alzheimer's disease. *Archives of Neurology, 49*, 297–300.

Bradshaw, J.L. (1989). *Hemispheric specialization and psychological function*. Chichester, England: John Wiley & Sons.

Bradshaw, J.L., Nettleton, N. C., Nathan, G., & Wilson, L. (1985). Bisecting rods and lines: Effects of horizontal and vertical posture on left-side underestimation by normal subjects. *Neuropsychologia, 23*, 421–425.

Bradshaw, J.L., Phillips, J.G., Dennis, C., et al. (1992). Initiation and execution of movement sequences in those suffering from and at-risk of developing Huntington's disease. *Journal of Clinical and Experimental Neuropsychology, 14*, 179–192.

Bradshaw, J.L., Pierson-Savage, J.M., and Nettleton, N.C. (1988). Hemispace asymmetries. In H.A. Whitaker (Ed.), *Contemporary reviews in neuropsychology*. New York: Springer.

Braff, D.L., Silverton, L., Saccuzzo, D.P., & Janowsky, D.S. (1981). Impaired speed of visual information processing in marijuana intoxication. *American Journal of Psychiatry, 138*, 613–617.

Brain, W.R. (1969). Disorders of memory. In W.R. Brain & M. Wilkinson (Eds.), *Recent advances in neurology and neuropsychiatry*. Boston: Little, Brown.

Brand, N. & Jolles, J. (1987). Information processing in depression and anxiety. *Psychological Medicine, 17*, 145–153.

Brandon, A.D. & Bennett, T.L. (no date). *Digital Finger Tapping Test*. Los Angeles: Western Psychological Services.

Brandt, J. (1985). Access to knowledge in the dementia of Huntington's disease. *Developmental Neuropsychology, 1*, 335–348.

Brandt, J. (1988). Malingered amnesia. In R. Rogers (Ed.), *Clinical assessment of malingering and deception*. New York: Guilford.

Brandt, J. (1991). The Hopkins Verbal Learning Test: Development of a new verbal memory test with six equivalent forms. *The Clinical Neuropsychologist, 5*, 125–142.

Brandt, J. & Butters, N. (1986). The alcoholic Wernicke-Korsakoff syndrome and its relationship to long-term alcohol abuse. In I. Grant & K.M. Adams (Eds.), *Neuropsychological assessment of neuropsychiatric disorders*. New York: Oxford University Press.

Brandt, J., Butters, N., Ryan, C., & Bayog, R. (1983). Cognitive loss and recovery in long-term alcohol abusers. *Archives of General Psychiatry, 40*, 435–442.

Brandt, J., Corwin, J., & Krafft, L. (1992). Is verbal recognition memory really different in Huntington's and Alzherimer's Disease? *Journal of Clinical and Experimental Neuropsychology, 14*, 773–784.

Brandt, J., Folstein, S.E., & Folstein, M.F. (1988). Differential cognitive impairment in Alzheimer's disease and Huntington's disease. *Annals of Neurology, 23*, 555–561.

Brandt, J., Folstein, S.E., Wong, D.F., et al. (1990). D_2 Receptors in Huntington's disease: Positron emission tomography findings and clinical correlates. *Journal of Neuropsychiatry and Clinical Neurosciences, 2*, 20–27.

Brandt, J., Mellits, D., Rovner, B., et al. (1989). Relation of age at onset and duration of illness to cognitive functioning in Alzheimer's disease. *Neuropsychiatry, Neuropsychology, and Behavioral Neurology, 2*, 93–101.

Brandt, J., Quaid, K.A., Folstein, S.E., et al. (1989). Presymptomatic diagnosis of delayed-onset disease with linked DNA markers: The experience in Huntington's disease. *Journal of the American Medical Association, 261*, 3108–3114.

Brandt, J., Rubinsky, E., & Lassen, G. (1985). Uncovering malingered amnesia. *Annals of the New York Academy of Science, 44*, 502–503.

Brandt, J., Seidman, L.J., & Kohl, D. (1985). Personality characteristics of epileptic patients: A controlled study of generalized and temporal lobe cases. *Journal of Clinical and Experimental Neuropsychology, 7*, 25–38.

Brandt, J., Spencer, M., & Folstein, M. (1988). The telephone interview for cognitive status. *Neuropsychiatry, Neuropsychology, and Behavioral Neurology, 1*, 111–117.

Brandt, J., Spencer, M., McSorley, P., & Folstein, M.F. (1988). Semantic activation and implicit memory in Alzheimer disease. *Alzheimer Disease and Associated Disorders, 2*, 112–119.

Brandt, J., Strauss, M.E., Larus, J., et al. (1984). Clinical correlates of dementia and disability in Huntington's disease. *Journal of Clinical Neuropsychology, 6*, 401–412.

Braun, C.M.J. & Daigneault, S. (1991). Sparing of cognitive executive functions and impairment of motor functions after industrial exposure to lead: A field study with control group. *Neuropsychology, 5*, 179–193.

Braun, C.M.J., Lussier, F., Baribeau, J.M.C., & Ethier, M. (1989). Does severe traumatic closed head injury impair sense of humour? *Brain Injury, 3*, 345–354.

Bray, G.P., DeFrank, R.S., & Wolfe, T.L. (1981). Sexual functioning in stroke survivors. *Archives of Physical Medicine and Rehabilitation, 62*, 286–288.

Breen, A.R., Larson, E.B., Reifler, B.V., et al. (1984). Cognitive performance and functional competence in coexisting dementia and depression. *Journal of the American Geriatrics Society, 32*, 132–137.

Breitling, D., Guenther, W., & Rondot, P. (1987). Auditory perception of music measured by brain electrical activity mapping. *Neuropsychologia, 25*, 765–774.

Brenner, R.P. & Snyder, R.D. (1980). Late EEG findings and clinical status after organic mercury poisoning. *Archives of Neurology, 37*, 282–284.

Brewer, C. & Perrett, L. (1971). Brain damage due to alcohol consumption. *British Journal of Addictions, 66*, 170–182.

Briggs, G.G. & Nebes, R.D. (1975). Patterns of hand preference in a student population. *Cortex, 11*, 230–238.

Briggs, P.F. (1963). The validity of the Porteus Maze Test completed with the nondominant hand. *Journal of Clinical Psychology, 19*, 169–171.

Brilliant, P.J. & Gynther, M.D. (1963). Relationships between performance on three tests for organicity and selected patient variables. *Journal of Consulting Psychology, 27*, 474–479.

Brinkman, S.D. & Braun, P. (1984). Classification of dementia patients by a WAIS profile related to central cholinergic deficiencies. *Journal of Clinical Neuropsychology, 6*, 393–400.

Brinkman, S.D., Largen, J.W., Jr., Cushman, L., & Sarwar, M. (1986). Clinical validators: Alzheimer's disease and multi-infarct dementia. In L.W. Poon (ed.), *Handbook for clinical memory assessment of older adults*. Washington, D.C.: American Psychological Association.

Brinkman, S.D., Largen, J.W., Jr., Gerganoff, S., & Pomara, N. (1983). Russell's Revised Wechsler Memory Scale in the evaluation of dementia. *Journal of Clinical Psychology, 39*, 989–993.

Brion, S. & Mikol, J. (1978). Atteinte du noyau latéral dorsal du thalamus et syndrome de Korsakoff alcoolique. *Journal of Neurological Sciences, 38*, 249–251, 258–261.

Brittain, J. L., La Marche, J. A., Reeder, K. P., et al. (1991). The effects of age and IQ on Paced Auditory Serial Addition Task (PASAT) performance. *The Clinical Neuropsychologist, 5*, 163–175.

Britton, P.G. & Savage, R.D. (1969). The factorial structure of the Minnesota Multiphasic Personality Inventory from an aged sample. *The Journal of Genetic Psychology, 114*, 13–17.

Broadbent, D.E. (1970). Recent analysis of short-term memory. In K.H. Pribram & D.E. Broadbent. *Biology of memory*. New York Academic Press.

Broca, P. (1865). Sur le siège de la faculté du langage articulé. *Bulletin de la Société Anthropologique, 6*, 337–339 (in Berker, E.A., Berker, A.H., & Smith, A. [1986]. Translation of Broca's 1865 report. *Archives of Neurology, 43*, 1065–1072).

Brodal, A. (1981). *Neurological anatomy* (3rd ed.) New York: Oxford University Press.

Brody, H. & Vijayashankar, N. (1976). Cell loss with aging. In K. Nandy & I. Sherwin (Eds.), *The aging brain and senile dementia*. New York: Plenum Press.

Broe, A. et al. (1981). The nature and effects of brain damage following severe head injury in young subjects. In T.A.R. Dinning & T.J. Connelley (Eds.), *Head injuries: An interpreted approach*. New York: Wiley.

Broe, G.A., Lulham, J.M., Strettles, R.L., et al. (1982). The concept of head injury rehabilitation. In G.A. Broe & R.L. Tate (Eds.), *Brain impairment. Proceedings of the 5th annual Brain Impairment Conference*. Sydney: Postgraduate Committee in Medicine of the University of Sidney.

Bromley, D.B. (1953). Primitive forms of response to the Matrices Test. *Journal of Mental Science, 99*, 374–393.

Bromley, D.B. (1957). Some effects of age on the quality of intellectual output. *Journal of Gerontology, 12*, 318–323.

Brooks, D.N. (1972). Memory and head injury. *Journal of Nervous and Mental Disease, 155*, 350–355.

Brooks, D.N. (1974). Recognition memory and head injury. *Journal of Neurology, Neurosurgery, and Psychiatry, 37*, 794–801.

Brooks, D.N. (1991). The head-injured family. *Journal of Experimental and Clinical Neuropsychology, 13*, 155–188.

Brooks, D.N. & Aughton, M.E. (1979a). Cognitive recovery during the first year after severe blunt head injury. *International Rehabilitation Medicine, 1*, 166–172.

Brooks, D.N. & Aughton, M.E. (1979b). Psychological consequences of blunt head injury. *International Rehabilitation Medicine, 1*, 160–165.

Brooks, D.N., Aughton, M.E., Bond, M.R., et al. (1980). Cognitive sequelae in relationship to early indices of severity of brain damage after severe blunt head injury. *Journal of Neurology, Neurosurgery, and Psychiatry, 43*, 529–534.

Brooks, D.N., Hosie, J., & Bond, M.R. (1986). Cognitive sequelae of severe head injury in relation to the Glasgow Outcome Scale. *Journal of Neurology, Neurosurgery, and Psychiatry, 49*, 549–553.

Brooks, D.N. & McKinlay, W. (1983). Personality and behavioral change after severe blunt head injury—a relative's view. *Journal of Neurology, Neurosurgery, and Psychiatry, 46*, 336–344.

Brooks, N. (Ed.) (1984a). *Closed head injury*. Oxford: Oxford University Press.

Brooks, N. (1984b). Cognitive deficits after head injury. In Brooks, (Ed.), *Closed head injury*. Oxford: Oxford University Press.

Brooks, N. (1984c). Head injury and the family. In N. Brooks (Ed.), *Closed head injury*. Oxford: Oxford University Press.

Brooks, N. (1988). Personality change after severe head injury. *Acta Neurochirurgica* (Suppl. 44), 59–64.

Brooks, N. (1989a). Closed head trauma: Assessing the common cognitive problems. In M.D. Lezak (Ed.), *Assessment of the behavioral consequences of head trauma*. Vol. 7. *Frontiers of clinical neuroscience*. New York: Alan R. Liss.

Brooks, N., Campsie, L., Symington, C., et al. (1986). The five year outcome of severe blunt head injury--a relative's view. *Journal of Neurology, Neurosurgery, and Psychiatry, 49*, 764–770.

Brooks, N., Kupshik, G., Wilson, L., et al. (1987). A neuropsychological study of active amateur boxers. *Journal of Neurology, Neurosurgery,and Psychiatry, 50*, 997–1000.

Brooks, N., McKinlay, A., Symington, C., et al. (1987). Return to work within the first seven years of severe head injury. *Brain Injury, 1*, 5–19.

Brooks, N., Symington, C., Beattie, A., & Campsie, L. (1989). Alcohol and other predictors of cognitive recovery after severe head injury. *Brain Injury, 3*, 235–246.

Brookshire, R.H. (1978). *An introduction to aphasia* (2nd ed.). Minneapolis, Minn.: BRK Publishers.

Brookshire, R.H. & Manthie, M.A., (1980). Speech and language disturbances in the elderly. In G.J. Maletta, & F.J.Pirozzolo (Eds.), *The aging nervous system*. New York: Praeger Publishers.

Brouwer, W.H., Ponds, R.W.H.M., Van Wolffelaar, P.C., & Van Zomeren, A.H. (1989). Divided attention 5 to 10 years after severe closed head injury. *Cortex, 25*, 219–230.

Brouwer, W.H., Van Zomeren, A.H., & Van Wolffelaar, P.C. (1990). Traffic behaviour after severe traumatic brain injury. In B.G. Deelman, R.J. Saan, & A.H. Van Zomeren (Eds.), *Traumatic brain injury: Clinical, social, and rehabilitational aspects*. Amsterdam: Swets & Zeitlinger.

Brouwers, P., Cox, C., Martin, A., Chase, T., et al. (1984). Differential perceptual-spatial impairment in Huntington's and Alzheimer's dementias. *Archives of Neurology, 41*, 1073–1076.

Brown, E.L. & Deffenbacher, K. (1979). *Perception and the senses*. New York: Oxford University Press.

Brown, G.G., Baird, A.D., Shatz, M.W. (1986). The effects of cerebral vascular disease and its treatment on higher cortical functioning. In I. Grant & K.M. Adams (Eds.), *Neuropsychological assessment of neuropsychiatric disorders*. New York: Oxford University Press.

Brown, G.G., Spicer, K.B., & Malik, G. (1991). Neurobehavioral correlates of anteriovenous malformations and cerebral aneurysms. In R.A. Bornstein (Ed.), *Neurobehavioral aspects of cerebrovascular disease*. New York: Oxford University Press.

Brown, G.G., Spicer, K.B., Robertson, W.M., et al. (1989). Neuropsychological signs of lateralized arteriovenous malformations: Comparisons with ischemic stroke. *The Clinical Neurospychologist, 3*, 340–352.

Brown, J.J. (1990). A systematic approach to the dizzy patient. *Diagnostic Neurotology, 8*, 209–224.

Brown, J.W. (1974). Language, cognition, and the thalamus. *Confinia Neurologica, 36*, 33–60.

Brown, J.W. (1975). On the neural organization of language: Thalamic and cortical relationships. *Brain and Language, 2*, 18–30.

Brown, J.W. (1985). Frontal lobe syndromes. In P.J. Vinken, G.W. Bruyn, & H.L. Klawans (eds.), *Handbook of clinical neurology* (Rev. series). Vol. 1(45), *Clinical neuropsychology*. Amsterdam/New York: Elsevier.

Brown, J.W. (1987). The microstructure of action. In E. Perecman (Ed.), *The frontal lobes revisited*. New York: IRBN.

Brown, J.W. (1989). The nature of voluntary action. *Brain and Cognition, 10*, 105–120.

Brown, J.W. (1990). Psychology of time awareness. *Brain and Cognition, 14*, 144–164.

Brown, M., Gordon, W.A., & Diller, L. (1983). Functional assessment and outcome measurement: An integrative review. *Annual Review of Rehabilitation* (Vol 3). New York: Springer.

Brown, R.G., MacCarthy, B., Jahanshahi, M., & Marsden, C.D. (1989). Accuracy of self-reported disability in patients with Parkinsonism. *Archives of Neurology, 46*, 955–959.

Brown, R.G. & Marsden, C.D. (1986). Visuospatial function in Parkinson's disease. *Brain, 109*, 987–1002.

Brown, R.G. & Marsden, C.D. (1988). 'Subcortical dementia': The neuropsychological evidence. *Neuroscience, 25*, 363–387.

Brown, R.G., Marsden, C.D., Quinn, N., & Wyke, M.A. (1984). Alterations in cognitive performance and affect-arousal state during fluctuations in motor function in Parkinson's disease. *Journal of Neurology, Neurosurgery, and Psychiatry, 47*, 454–465.

Brown, T.H. & Zador, A.M. (1990). Hippocampus. In G.M. Shepherd (Ed.), *The synaptic organization of the brain* (3rd ed.). New York: Oxford University Press.

Brown, W.S., Marsh, J.T., & LaRue, A. (1982) Event-related potentials in psychiatry: differentiating depression and dementia in the elderly. *Bulletin of the Los Angeles Neurological Society, 47*, 91–107.

Brownell, H., Michelow, D., Powelson, J., & Gardner, H. (1981). *Verbal humor deficits in right brain-damaged patients*. Paper presented at the Academy of Aphasia, London, Ontario.

Brownell, H.H., Potter, H.H., & Michelow, D. (1984). Sensitivity to lexical denotation and connotation in brain-damaged patients: A double dissociation? *Brain and Language, 22*, 253–265.

Bruce, D. (1985). On the origin of the term "neuropsychology." *Neuropsychologia, 23*, 813–814.

Bruhn, A.R. & Reed, M.R. (1975). Simulation of brain damage on the Bender-Gestalt test by college subjects. *Journal of Personality Assessment, 39*, 244–255.

Bruhn, P., Arlien-Søborg, P., Gyldensted, C., & Christensen, E.L. (1981). Prognosis in chronic toxic encephalopathy: A two-year follow-up study in 26 house painters with occupational encephalopathy. *Acta Neurologica Scandinavica, 64*, 259–272.

Bruhn, P. & Maage, N. (1975). Intellectual and neuropsychological functions in young men with heavy and long-term patterns of druge abuse. *American Journal of Psychiatry, 132*, 397–401.

Brun, A. Gustafson, L., Risberg, J., et al. (1990). Clinicopathological correlates in dementia: A neuropathological, neuropsychiatric, neurophysiological, and psychometric study. In M. Bergener & S.K. Finkel (Eds.), *Clinical and scientific psychogeriatrics*. Vol. 2. *The interface of psychiatry and neurology*. New York: Springer.

Brussel, I.A., Grassi, J.R., & Melniker, A.A. (1942). The Rorschach method and post-concussion syndrome. *Psychiatry Quarterly, 16*, 706–743.

Brust, J.C.M. (1993). *Neurological aspects of substance abuse*. Boston: Butterworth-Heinemann.

Bryden, M.P. (1978). Strategy effects in the assessment of hemispheric asymmetry. In G. Underwood (Ed.), *Strategies of information processing*. New York: Academic Press.

Bryden, M.P. (1982). *Laterality*. New York: Academic Press.

Bryden, M.P. (1988a). Cerebral specialization: Clinical and experimental assessment. In F. Boller & J. Grafman (Eds.), *Handbook of neuropsychology* (Vol 1). Amsterdam: Elsevier.

Bryden, M.P. (1988b). *Functional asymmetry in the intact brain*. London: Academic Press.

Bryden, M.P., Hécaen, H., & DeAgostini, M. (1983). Patterns of cerebral organization. *Brain and Language, 20*, 249–262.

Bryer, J.B. Heck, E.T. & Reams, S.H. (1988). Neuropsychological sequelae of carbon monoxide toxicity at eleven-year follow-up. *The Clinical Neuropsychologist, 2*, 221–227.

Bub, D. & Chertkow, H. (1988). Agraphia. In F.Boller & J. Grafman (Eds.), *Handbook of neuropsychology* (Vol. 1). Amsterdam: Elsevier.

Buck, J.N. (1948). The H-T-P Test. *Journal of Clinical Psychology, 4*, 151–159.

Buck, McK. (1968). *Dysphasia*. Englewood Cliffs, NJ: Prentice-Hall.

Buckelew, S.P. & Hannay, H. J. (1986). Relationships among anxiety, defensiveness, sex, task difficulty, and performance on various neuropsychological tasks. *Perceptual and Motor Skills, 63*, 711–718.

Buffery, A.W.H. (1974). Asymmetrical lateralization of cerebral functions and the effects of unilateral brain surgery in epileptic patients. In S.J. Dimond & J.G. Beaumont (Eds.), *Hemisphere function in the human brain*. New York: Halsted Press.

Burgess, P.W. & Shallice, T. (1994). Fractionment du syndrome frontal. *Revue de Neuropsychologie, 4*, 345–370.

Burgess, P.W. & Wood, R.L. (1990). Neuropsychology of behaviour disorders following brain injury. In R.L. Wood (Ed.), *Neurobehavioural sequelae of traumatic brain injury*. Bristol, PA: Taylor & Francis.

Burke, H.L, Yeo, R.A., Delaney, H.D., & Conner, L. (1993). CT scan cerebral hemispheric asymmetries: Predictors of recovery from aphasia. *Journal of Clinical and Experimental Neuropsychology, 15*, 191–204.

Burke, H.R. (1985). Raven's Progressive Matrices: Validity, reliability, and norms. *Journal of Clinical Psychology, 41*, 231–235.

Burke, H.R. & Bingham, W.C. (1969). Raven's Progressive Matrices: More on construct validity. *Journal of Psychology, 72*, 247–251.

Burke, J.M., Imhoff, C.L., & Kerrigan, J.M. (1990). MMPI correlates among post-acute TBI patients. *Brain Injury, 4*, 223–232.

Burke, J.M., Smith, S.A. & Imhoff, C.L. (1989). The response styles of post-acute brain-injured patients on MMPI. *Brain Injury, 3*, 35–40.

Burstein, B., Bank, L., & Jarvik, L.F. (1980). Sex differences in cognitive functioning: Evidence, determinants, implications. *Human Development, 23*, 289–313.

Burton, C. (1978). Unilateral spatial neglect after cerebrovascular accident. In G. V. Stanley & K. W. Walsh (Eds.) *Brain impairment. Proceedings of the 1977 Brain Impairment Workshop*. Parkville, Victoria, Australia: Neuropsychology Group, Dept. of Psychology, University of Melbourne.

Burton, D.B., Mittenberg, W., & Burton, C.A. (1993). Confirmatory factor analysis of the Wechsler Memory Scale-Revised Standardized Sample. *Archives of Clinical Neuropsychology, 8*, 467–475.

Buschke, H. & Fuld, P. A. (1974). Evaluation of storage, retention, and retrieval in disordered memory and learning. *Neurology, 11*, 1019–1025.

Butcher, J.N. (1978). Minnesota Multiphasic Personality Inventory. In O.K. Buros (Ed.), *The Eighth Mental Measurements Yearbook*. Highland Park, N.J.: The Gryphon Press.

Butcher, J.N., Dahlstrom, W.G., Graham, J.R., et al. (1989). *Manual for the restandardized Minnesota Multiphasic Personality Inventory: MMPI-2*. Minneapolis: University of Minnesota Press.

Butcher, J.N. & Hostetler, K. (1990). Abbreviating MMPI item administration: What can be learned from the MMPI for the MMPI-2? *Psychological Assessment, 2*, 12–21.

Butcher, J.N. & Tellegen, A. (1978). Common methodological problems in MMPI research. *Journal of Consulting and Clinical Psychology, 46*, 620–628.

Butler, J.M., Rice, L.N., & Wagstaff, A.K. (1963). *Quantitative naturalistic research*. Englewood Cliffs, NJ: Prentice Hall.

Butler, O.T., Coursey, R.D., & Gatz, M. (1976). Comparison of the Bender Gestalt Test for both black and white brain-damaged patients using two scoring systems. *Journal of Consulting and Clinical Psychology, 44*, 280–285.

Butler, R.W., Anderson, L., Furst, C.J., & Namerow, N.S. (1989). Behavioral assessment in neuropsychological rehabilitation: A method for measuring vocational-related skills. *The Clinical Neuropsychologist, 3*, 235–243.

Butler, R.W., Rorsman, I., Hill, J.M., & Tuma, R. (1993). The effects of frontal brain impairment on fluency: Simple and complex paradigms. *Neuropsychology, 7*, 519–529.

Butter, C.M. (1987). Varieties of attention and disturbances of attention: A neuropsychological analysis. In M. Jeannerod (Ed.), *Neurophysiological and neuropsychological aspects of spatial neglect*. Amsterdam: Elsevier/North Holland.

Butter, C.M., Mark, V.W., & Heilman, K.M. (1988). An experimental analysis of factors underlying neglect in line bisection. *Journal of Neurology, Neurosurgery, and Psychiatry, 51*, 1581–1583.

Butters, N. (1984a). Alcoholic Korsakoff's syndrome: An update. *Seminars in Neurology, 4*, 226–244.

Butters, N. (1984b). The clinical aspects of memory disorders: Contributions from the experimental studies in amnesia and dementia. *Journal of Clinical Neuropsychology, 6*, 17–36.

Butters, N. (1985). Alcoholic Korsakoff's syndrome: Some unresolved issues concerning etiology, neuropathology, and cognitive deficits. *Journal of Clinical and Experimental Neuropsychology, 7*, 181–210.

Butters, N. & Albert, M.S. (1982). Processes underlying failures to recall remote events. In B.S. Cermak (Ed.), *Human memory and amnesia*. Hillsdale, NJ: Lawrence Erlbaum Associates.

Butters, N., Albert, M.S., Sax, D.S., et al. (1983). The effect of verbal mediators on the pictorial memory of brain-damaged patients. *Neuropsychologia, 21*, 307–323.

Butters, N. & Barton, M. (1970). Effect of parietal lobe damage on the performance of reversible operations in space. *Neuropsychologia, 8*, 205–214.

Butters, N., Barton, M. & Brody, B.A. (1970). Role of the right parietal lobe in the mediation of cross-

modal associations and reversible operations in space. *Cortex, 6*, 174–190.
Butters, N. & Brandt, J. (1985). The continuity hypothesis. The relationship of long-term alcoholism to the Wernicke-Korsakoff syndrome. In M. Galanter (Ed.), *Recent developments in alcoholism* (Vol. 3). New York: Plenum Press.
Butters, N. & Cermak, L.S. (1974). The role of cognitive factors in the memory disorders of alcoholic patients with the Korsakoff syndrome. *Annals of the New York Academy of Science, 233*, 61–75.
Butters, N. & Cermak, L. (1975). Some analyses of amnesic syndromes in brain-damaged patients. In R.L. Isaacson & K.H. Pribram (Eds.), *The Hippocampus* (Vol. 2). New York: Plenum Press.
Butters, N. & Cermak, L.S. (1976). Neuropsychological studies of alcoholic Korsakoff patients. In G. Goldstein & C. Neuringer (Eds.), *Empirical studies of alcoholism*. Cambridge, MA: Ballinger.
Butters, N. & Cermak, L.S. (1980). *Alcoholic Korsakoff's syndrome*. New York: Academic Press.
Butters, N. & Cermak, L.S. (1986). A case study of forgetting of autobiographical knowledge: Implications for the study of retrograde amnesia. In D. Rubin (Ed.), *Autobiographical memory*. New York: Cambridge University Press.
Butters, N., Cermak, L.S., Jones, B., & Glosser, G. (1975). Some analyses of the information processing and sensory capacities of alcoholic Korsakoff patients. *Advances in Experimental Medical Biology, 59*, 595–604.
Butters, N. & Grady, M. (1977). Effect of predistractor delays on the short-term memory performance of patients with Korsakoff's and Huntington's disease. *Neuropsychologia, 15*, 701–706.
Butters, N., Granholm, E., Salmon, D.P., et al. (1987). Episodic and semantic memory: A comparison of amnesic and demented patients. *Journal of Clinical and Experimental Neuropsychology, 9*, 479–497.
Butters, N., Grant, I., Haxby, J., et al. (1990). Assessment of AIDS-related cognitive changes: Recommendations of the NIMH Workgroup on neuropsychological assessment approaches. *Journal of Clinical and Experimental Neuropsychology, 12*, 963–978.
Butters, N., Lewis, R., Cermak, L.S., & Goodglass, H. (1973). Material-specific memory deficits in alcoholic Korsakoff patients. *Neuropsychologia, 11*, 291–299.
Butters, N. & Miliotis, P. (1985). Amnesic disorders. In K. M. Heilman & E. Valenstein (Eds.), *Clinical neuropsychology* (2nd ed.). New York: Oxford University Press.
Butters, N., Salmon, D.P., Cullum, C.M., et al. (1988). Differentiation of amnesic and demented patients with the Wechsler Memory Scale-Revisited. *The Clinical Neuropsychologist, 2*, 133–148.
Butters, N., Salmon, D.P., Granholm, E., et al. (1987b). Differentiation of amnesic and dementing states. In S.M. Stahl, S.D. Iverson, & E.C. Goodman (Eds.), *Cognitive neurochemistry*. Oxford: Oxford University Press.
Butters, N., Salmon, D.P., Heindel, W., & Granholm, E. (1988). Episodic, semantic, and procedural memory: Some comparisons of Alzheimer and Huntington disease patients. In R.D. Terry (Ed.), *Aging and the Brain*. New York: Raven Press.
Butters, N., Samuels, I., Goodglass, H., & Brody, B. (1970). Short-term visual and auditory memory disorders after parietal and frontal lobe damage. *Cortex, 6*, 440–459.
Butters, N., Sax, D., Montgomery, K., & Tarlow, S. (1978). Comparison of the neuropsychological deficits associated with early and advanced Huntington's disease. *Archives of Neurology, 35*, 585–589.
Butters, N., Soeldner, C., & Fedio, P. (1972). Comparison of parietal and frontal lobe spatial deficits in man: Extrapersonal vs. personal (egocentric) space. *Perceptual and Motor Skills, 34*, 27–34.
Butters, N. & Stuss, D.T. (1989). Diencephalic amnesia. In F. Boller & J. Grafman (Eds.), *Handbook of neuropsychology* (Vol. 3). Amsterdam: Elsevier.
Butters, N., Wolfe, J., Granholm, E. & Martone, M. (1986). An assessment of verbal recall, recogntition and fluency abilities in patients with Huntington's Disease. *Cortex, 22*, 11–32.
Butters, N., Wolfe, J., & Martone, M., et al. (1985). Memory disorders associated with Huntington's Disease: Verbal recognition and procedural memory. *Neuropsychologia, 23*, 729–743.
Butterworth, B., Shallice, T., & Watson, F.L. (1990). Short-term retention without short-term memory. In G. Vallar & T. Shallice (Eds.), *Neuropsychological impairments of short-term memory*. Cambridge, U.K.: University Press.
Bylsma, F.W., Brandt, J., & Strauss, M.E. (1990). Aspects of procedural memory are differentially impaired in Huntington's disease. *Archives of Clinical Neuropsychology, 5*, 287–297.

Caine, E.D. (1981). Pseudodementia. *Archives of General Psychiatry, 38*, 1359–1364.
Caine, E.D. (1986). The neuropsychology of depression: The pseudo-dementia syndrome. In I. Grant & K.M. Adams (Eds.), *Neuropsychological assessment of neuropsychiatric disorders*. New York: Oxford University Press.

Caine, E.D., Bamford, K.A., Schiffer, R.B., et al. (1986). A controlled neuropsychological comparison of Huntington's disease and multiple sclerosis. *Archives of Neurology, 43*, 249–254.

Caine, E.D., Ebert, M.H., & Weingartner, H. (1977). An outline for the analysis of dementia. *Neurology, 23*, 1097–1092.

Caine, E.D., Hunt, R.D., Weingartner, H., & Ebert, M.H. (1978). Huntington's dementia. *Archives of General Psychiatry, 35*, 377–384.

Caine, E.D. & Shoulson, I. (1983). Psychiatric syndromes in Huntington's disease. *American Journal of Psychiatry, 140*, 728–733.

Cairncross, J.G. & Posner, J.B. (1984). Brain tumors in the elderly. In M.L. Albert (Ed.), *Clinical neurology of aging*. New York: Oxford University Press.

Calev, A., Pass, H.L., Shapira, B., et al. (1993). ECT and memory. In C.E. Coffey (Ed.), *The clinical science of electroconvulsive therapy*. Washington, D.C.: American Psychiatric Press.

Callender, T.J., Morrow, L., Subramanian, K., et al. (1993). Three-dimensional brain metabolic imaging in patients and toxic encephalopathy. *Environmental Research, 60*, 295–319.

Calne, D.B., Eisen, A., & Meneilly, G. (1992). Normal aging of the nervous system: Reply. *Annals of Neurology, 31*, 576–577.

Calsyn, D.A., O'Leary, M.R., & Chaney, E.F. (1980). Shortening the Category Test. *Journal of Consulting and Clinical Psychology, 48*, 788–789.

Cammermeyer, M. & Evans, J.E. (1988). A brief neurobehavioral exam useful for early detection of postoperative complication in neurosurgical patients. *Journal of Neuroscience Nursing, 20*, 314–323.

Campbell, A.L., Jr., Bogen, J.E., & Smith, A. (1981). Disorganization and reorganization of cognitive and sensorimotor functions in cerebral commissurotomy: Compensatory roles of the forebrain commissures and cerebral hemispheres in man. *Brain, 104*, 493–511.

Campbell, A.M.G., Evans, M., Thomson, J.L.G., & Williams, M.J. (1971). Cerebral atrophy in young cannabis smokers. *The Lancet*, 1219–1224.

Campbell, D.C. & Oxbury, J.M. (1976). Recovery from unilateral visuospatial neglect. *Cortex, 12*, 303–312.

Campbell, M.L., Drobes, D.J., & Horn, R. (1989). *Young adult norms, predictive validity, and relationship between Halstead-Reitan tests and WAIS-R scores*. Paper presented at the 9th annual meeting of the National Academy of Neuropsychologists, Washington, D.C.

Campbell, R.J. (1981). *Psychiatric dictionary*. (5th ed.). New York: Oxford University Press.

Camplair, P.S., Kreutzer, J.S., & Doherty, K.R. (1990). Family outcome following adult traumatic brain injury. In J.S. Kreutzer & P. Wehman (Eds.), *Community integration following traumatic brain injury*. Baltimore: Paul H. Brookes.

Canavan, A.G.M., Passingham, R.E., Marsden, C.D., et al. (1989). Sequencing ability in Parkinsonians, patients with frontal lobe lesions and patients who have undergone unilateral temporal lobectomies. *Neuropsychologia, 27*, 787–798.

Canter, A. (1966). A background interference procedure to increase sensitivity of the Bender-Gestalt test to organic brain disorder. *Journal of Consulting Psychology, 30*, 91–97.

Canter A. (1968). BIP Bender test for the detection of organic brain disorder: modified scoring method and replication. *Journal of Consulting and Clinical Psychology, 32*, 522–526.

Canter, A. (1976). *The Canter Background Interference Procedure for the Bender Gestalt Test. Manual for administration, scoring and interpretation.* Los Angeles: Western Psychological Services.

Canter, A. & Straumanis, J.J. (1969). Performance of senile and healthy aged persons on the BIP Bender test. *Perceptual and Motor Skills, 28*, 695–698.

Canter, D.H. (1951). Direct and indirect measure of psychological deficit in MS: Parts I & II. *Journal of General Psychology, 44*, 3–25, 27–50.

Capitani, E., Scotti, G., & Spinnler, H. (1978). Colour imperception in patients with focal excisions of the cerebral hemispheres. *Neuropsychologia, 16*, 491–496.

Caplan, B. (1983). Abbreviated WAIS forms for a stroke patient. *Journal of Clinical Neuropsychology, 5*, 239–246.

Caplan, B. (1985). Stimulus effects in unilateral neglect? *Cortex, 21*, 69–80.

Caplan, B. (1987). Assessment of unilateral neglect: A new reading test. *Journal of Clinical and Experimental Neuropsychology, 9*, 359–364.

Caplan, B. (1988). Nonstandard neuropsychological assessment: an illustration. *Neuropsychology, 2*, 13–17.

Caplan, B. & Caffrey, D. (1992). Fractionating block design: Development of a test of visuospatial analysis. *Neuropsychology, 6*, 385–394.

Caplan, B., Reidy, K., Cushman, L., et al. (1990). Assessing long-term memory with the Wechsler Memory Scale-Revised: Addition of 24–hour recall. *Journal of Clinical and Experimental Neuropsychology, 12*, 59 (abstract).

Caplan, B. & Woessner, R. (1992). Psychopathology following head trauma? Interpretive hazards of the Symptom Checklist-90–Revised (SCL-90–R).

Journal of Clinical and Experimental Neuropsychology, *14*, 78 (abstract).
Caplan, D. (1987). *Neurolinguistics and linguistic aphasiology*. Cambridge: Cambridge University Press.
Caplan, L.R. (1980). "Top of the basilar" syndrome. *Neurology*, *30*, 72–79.
Caplan, L.R., Schmahmann, J.D., Kase, C.S., et al. (1990). Caudate infarcts. *Archives of Neurology*, *47*, 133–143.
Caplan, P.J., MacPherson, G.M., & Tobin, P. (1985). Do sex-related differences in spatial abilities exist? A multilevel critique with new data. *American Psychologist*, *40*, 786–799.
Cappa, S.F., Guariglia, C., Messa, C., et al. (1991). Computed tomography correlates of chronic unilateral neglect. *Neuropsychology*, *5*, 195–204.
Cappa, S.F., Papagno, C., Vallar, G., & Vignolo, L.A. (1986). Aphasia does not always follow left thalamic hemorrhage: A study of five negative cases. *Cortex*, *22*, 639–647.
Caramazza, A. & Berndt, R.S. (1978). Semantic and syntactic processes in aphasia: A review of the literature. *Psychological Bulletin*, *85*, 898–918.
Caramazza, A., Zurif, E.B., & Gardner, H. (1978). Sentence memory in aphasia. *Neuropsychologia*, *16*, 661–669.
Cargnello, J.C. & Gurekas, R. (1987). The clinical use of a modified WAIS procedure in a geriatric population. *Journal of Clinical Psychology*, *43*, 286–290.
Cargnello, J.C. & Gurekas, R. (1988). The WAIS-SAM: A comprehensive administrative model of modified WAIS procedures. *Journal of Psychology*, *44*, 266–270.
Carlen, P.L., Wilkinson, D.A., Wortzman, G., et al. (1981). Cerebral atrophy and functional deficits in alcoholics without clinically apparent liver disease. *Neurology*, *31*, 377–385.
Carlen, P.L., Wortzman, G., Holgate, R.C., et al. (1978). Reversible cerebral atrophy in recently abstinent chronic alcoholics measured by computed tomography scans. *Science*, *200*, 1076–1078.
Carlin, A.S. (1986). Neuropsychological consequences of drug abuse. In I. Grant & K.M. Adams (Eds.), *Neuropsychological assessment of neuropsychiatric disorders*. New York: Oxford University Press.
Carlson, N.R. (1986). *Physiology of behavior* (3rd ed.). Boston: Allyn & Bacon.
Carmichael, J.A. & MacDonald, J.W. (1984). Developmental norms for the Sentence Repetition Test. *Journal of Consulting and Clinical Psychology*, *52*, 476–477.
Carmon, A. (1978). Spatial and temporal factors in visual perception of patients with unilateral cerebral lesions. In M. Kinsbourne (Ed.), *Asymmetrical function of the brain*. Cambridge: Cambridge University Press.
Carmon, A. & Nachshon, I. (1971). Effect of unilateral brain damage on perception of temporal order. *Cortex*, *7*, 410–418.
Carper, M., Borod, J.C., & Goodglass, H. (1982). *WAIS performance in six aphasic subgroups*. Paper presented at the 10th annual meeting of the International Neuropsychology Society, Pittsburgh.
Carr, E.K. & Lincoln, N.B. (1988). Interrater reliability of the Rey figure copying test. *British Journal of Clinical Psychology*, *27*, 267–268.
Carroll, J.B. & Horn, J.L. (1981). On the scientific basis of ability testing. *American Psychologist*, *36*, 1012–1020.
Carroll, M., Gates, R., & Roldan, F. (1984). Memory impairment in multiple sclerosis. *Neuropsychologia*, *22*, 297–302.
Carson, R.C. (1969). Interpretative manual to the MMPI. In J.N. Butcher (Ed)., *MMPI: Research developments and clinical applications*. New York: McGraw-Hill.
Carter-Saltzman, L. (1979). Patterns of cognitive functioning in relation to handedness and sex-related differences. In M.A. Wittig & A.C. Petersen (Eds.), *Sex-related differences in cognitive functioning*. New York: Academic Press.
Carvajal, H., Gerber, J., & Smith, P.D. (1987). Relationship between scores of young adults on Stanford-Binet IV and Peabody Picture Vocabulary Test-Revised. *Perceptual and Motor Skills*, *65*, 721–722.
Carver, R.P. (1989). Measuring intellectual growth and decline. *Psychological Assessment*, *1*, 175–180.
Caselli, R.J. (1991). Rediscovering tactile agnosia. *Mayo Clinic Proceedings*, *66*, 129–142.
Caselli, R.J. & Yanagihara, T. (1991). Memory disorders in degenerative neurological diseases. In T. Yanagihara & R.C. Petersen (Eds.), *Memory disorders: Research and clinical practice*. New York: Marcel Dekker.
Casey, M.B., Winner, E., Hurwitz, I., & DaSilva, D. (1991). Does processing style affect recall of the Rey-Osterrieth or Taylor Complex Figures? *Journal of Clinical and Experimental Neuropsychology*, *13*, 600–606.
Casey, V.A. & Fennell, E.B. (1981). *Emotional consequences of brain injury: Effect of litigation, sex, and laterality of lesion*. Paper presented at the 9th annual meeting of the International Neuropsychological Society, Atlanta, GA.
Casey, V.A. & Fennell, E.B. (1985). *Frontal lobe*

type functioning in multiple sclerosis patients. Paper presented at the 13th annual meeting of the International Neuropsychological Society, San Diego.

Cassel, R.H. (1962). The order of the tests in the battery. *Journal of Clinical Psychology, 18*, 464–465

Casson, I.R., Sham, R., Campbell, E.A., et al. (1982). Neurological and CT evaluation of knocked-out boxers. *Journal of Neurology, Neurosurgery, and Psychiatry, 45*, 170–174.

Casson, I.R., Siegel, O., Sham, R., et al. (1984). Brain damage in modern boxers. *Journal of the American Medical Association, 251*, 2663–2667.

Castro-Caldas, A., Confraria, A., Paiva, T., & Trindade, A. (1986). Contrecoup injury in the misdiagnosis of crossed aphasia. *Journal of Clinical and Experimental Neuropsychology, 8*, 697–701.

Castro-Caldas, A., Ferro, J.M., & Grosso, J.T. (1979). *Age, sex, and type of aphasia in stroke patients.* Paper presented at the 2nd European conference of the International Neuropsychological Society, Noordwijkerhout, The Netherlands.

Catanese, R.A. & Larrabee, G.J. (1985). *The relationship of age to Category Test scores.* Paper presented at the 6th annual meeting of the Southern Gerontological Society, Tampa, FL.

Cavanaugh, S.vonA. & Wettstein, R.M. (1983). The relationship between severity of depression, cognitive dysfunction, and age in medical inpatients. *American Journal of Psychiatry, 140*, 495–496.

Celesia, G.G., Bushnell, D., Cone Toleikis, S., & Brigell, M.G. (1991)l. Cortical blindness and residual vision: Is the "second" visual system in humans capable of more than rudimentary visual perception? *Neurology, 41*, 862–869.

Cella, D.F., Jacobsen, P.B., & Hymowitz, P. (1985). A comparison of the intertest accuracy of two short forms of the WAIS-R. *Journal of Clinical Psychology, 41*, 544–546.

Centofanti, C. C. & Smith, A. (1979). *The Single and Double Simultaneous (Face-Hand) Stimulation Test (SDSS).* Los Angeles: Western Psychological Services.

Cerella, J. (1990). Aging and information-processing rate. In J.E. Birren & K.W. Schaie (Eds.), *Handbook of the psychology of aging* (3rd ed.). New York: Academic Press.

Cerella, J., Poon, L.W., & Williams, D.M. (1980). A quantitative theory of mental processing time and age. In L.W. Poon (Ed.), *Aging in the 1980's.* Washington, D.C.: American Psychological Association.

Cermak, L.S. (1979). Amnesic patients' level of processing. In L.S. Cermak & F.I.M. Craik (Eds.), *Levels of processing in human memory.* Hillside, NJ: Lawrence Erlbaum Associates.

Cermak, L.S. (1982). The long and short of it in amnesia. In L. S. Cermak (Ed.), *Human memory and amnesia.* Hillsdale, NJ: Lawrence Erlbaum Associates.

Cermak, L.S. & O'Connor, M. (1983). The anterograde and retrograde retrieval ability of a patient with amnesia due to encephalitis. *Neuropsychologia, 21*, 213–234.

Chafetz, M.D. (1990). *Nutrition and neurotransmitters.* Englewood Cliffs, NJ: Prentice Hall.

Chambers, B.R., Norris, J.W., Shurvell, B.L., & Hachinski, V.C. (1987). Prognosis of acute stroke. *Neurology, 37*, 221–225.

Chaney, E.F., Erickson, R.C., & O'Leary, M.R. (1977). Brain damage and five MMPI items with alcoholic patients. *Journal of Clinical Psychology, 33*, 307–308.

Channer, K.S. & Stanley, S. (1983). Persistent visual hallucinations secondary to chronic solvent encephalopathy: Case report and review of the literature. *Journal of Neurology, Neurosurgery, and Psychiatry, 46*, 83–86.

Chapman, J.P., Chapman, L.J., & Allen, J.J. (1987). The measurement of foot preference. *Neuropsychologia, 25*, 579–584.

Chapman, L.F. & Wolff, H.G. (1959). The cerebral hemispheres and the highest integrative functions of man. *AMA Archives of Neurology, 1*, 357–424.

Chase, T.N., Fedio, P., Foster, N.L., et al. (1984). Wechsler Adult Intelligence Scale performance. Cortical localization by fluorodeoxyglucose F18–positron emission tomography. *Archives of Neurology, 41*, 1244–1247.

Chédru, F. & Geschwind, N. (1972). Writing disturbances in acute confusional states. *Neuropsychologia, 10*, 343–353.

Chelune, G.J. (1983). Effects of partialing out postmorbid WAIS scores in a heterogenous sample: comment on Golden et al. *Journal of Consulting and Clinical Psychology, 51*, 932–933.

Chelune, G.J. (1985). Toward a neuropsychological model of everyday functioning. *Psychotherapy in private practice, 3*, 39–44.

Chelune, G.J. (1991). Using neuropsychological data to forecast postsurgical cognitive outcome. In H. Luders (Ed.), *Epilepsy surgery.* New York: Raven Press, Ltd.

Chelune, G.J. & Bornstein, R.A. (1988). WMS-R patterns among patients with unilateral brain lesions. *The Clinical Neuropsychologist, 2*, 121–132.

Chelune, G.J., Bornstein, R.A., & Prifitera, A. (1989). The Wechsler Memory Scale-Revised: Current status and applications. In J. Rosen, P.

McReynolds, & G.J. Chelune (Eds.), *Advances in psychological assessment*. New York: Plenum Press.
Chelune, G.J., Ferguson, W., & Moehle, K. (1986). The role of standard cognitive and personality tests in neuropsychological assessment. In T. Incagnoli, G. Goldstein, & C.J. Golden (Eds.), *Clinical application of neuropsychological test batteries*. New York: Plenum Press.
Chelune, G.J., Heaton, R.K., & Lehman, R.A.W. (1986). Neuropsychological and personality correlates of patients' complaints of disability. In G. Goldstein & R.E. Tartar (Eds.), *Advances in clinical neuropsychology*. New York: Plenum Press.
Chelune, G.J., Heaton, R.K., Lehman, R.A.W., & Robinson, A. (1979). Level versus pattern of neuropsychological performance among schizophrenic and diffusely brain-damaged patients. *Journal of Consulting and Clinical Psychology*, *47*, 155–163.
Chelune, G.J., Kane, M., & Talbott, R. (1987). WAIS versus WAIS-R subtest patterns: A problem of generalization. *The Clinical Neuropsychologist*, *1*, 235–242.
Chelune, G.J., Naugle, R.I., Luders, H., & Awad, I.A. (1991). Prediction of cognitive change as a function of preoperative ability status among temporal lobectomy patients seen at six-month follow-up. *Neurology*, *41*, 399–404.
Chelune, G.J., Naugle, R.I., Luders, H., et al. (1993). Individual change after epilepsy surgery: Practice effects and base-rate information. *Neuropsychology*, *7*, 41–52.
Chenoweth, B. & Spencer, B. (1986). Dementia: The experience of family caregivers. *The Gerontologist*, *26*, 267–272.
Cherkin, A. (1987). Interaction of nutritional factors with memory processing. In W.B. Essman (Ed.), *Nutrients and brain function*. Basel (Switzerland): S. Karger.
Cherry, N., Hutchins, H., Pace, T., & Waldron, H. A. (1985). Neurobehavioural effects of repeated occupational exposure to toluene and paint solvents. *British Journal of Industrial Medicine*, *42*, 291–300.
Cherry, N., Venables, H., & Waldron, H.A. (1984a). British studies on the neuropsychological effects of solvent exposure. *Scandinavian Journal of Work, Environment & Health*, *10*, 10–12.
Cherry, N., Venables, H., & Waldron, H.A. (1984b). Description of the tests in the London School of Hygiene test battery. *Scandinavian Journal of Work, Environment & Health*, *10*, 18–19.
Chi, J.G., Dooling, E.C., & Gilles, F.H. (1977a). Gyral development of the human brain. *Annals of Neurology*, *1*, 86–93.
Chi, J.G., Dooling, E.C., & Gilles, F.H. (1977b). Left-right asymmetries of the temporal speech areas of the human fetus. *Archives of Neurology*, *34*, 346–348.
Chiarello, C. (1988a). Lateralization of lexical processes in the normal brain: A review of visual half-field research. In H.A. Whitaker (Ed.), *Contemporary reviews in neuropsychology*. New York: Springer.
Chiarello, C. (1988b). Semantic priming in the intact brain: Separate roles for the right and left hemispheres? In C. Chiarello (Ed.), *Right hemisphere contributions to lexical semantics*. New York: Springer-Verlag.
Chiarello, C., Hoyer, W.J., Radvin, L., & Reddout, J. (1988). Decrement in implicit memory in the normal elderly. *Journal of Clinical and Experimental Neuropsychology*, *10*, 37 (abstract).
Chiulli, S., Yeo, R.A., Haaland, K.Y., & Garry, P. (1989). Complex figure copy and recall in the elderly. *Journal of Clinical and Experimental Neuropsychology*, *11*, 95 (abstract).
Chobor, K.L. & Brown, J.W. (1990). Semantic deterioration in Alzheimer's disease: The patterns to expect. *Geriatrics*, *45*, 68–75.
Chodosh, E.H., Foulkes, M.A., Kase, C.S., et al. (1988). Silent stroke in the NINCDS Stroke Data Bank. *Neurology*, *38*, 1674–1679.
Choi, I.S. (1983). Delayed neurologic sequelae in carbon monoxide intoxication. *Archives of Neurology*, *40*, 433–435.
Chokroverty, S. & Gandhi, V. (1982). Electroencephalograms in patients with progressive dialytic encephalopathy. *Clinical Electroencephalography*, *13*, 122–127.
Chou, S.N. Kramer, R.S., & Shapiro, W.R. (1979). Intracranial tumors--Panel 2. *Archives of Neurology*, *36*, 739–749.
Christensen, A.-L. (1979). *Luria's neuropsychological investigation* (2nd ed.). Copenhagen: Munksgaard.
Christensen, A.-L. (1984). The Luria method of examination of the brain-impaired patient. In P.E. Logue and J.M. Schear (Eds.), *Clinical neuropsychology. A multidisciplinary approach*. Springfield, IL: C.C. Thomas.
Christensen, A.-L. (1989). The neuropsychological investigation as a therapeutic and rehabilitative technique. In D.W. Ellis & A.-L. Christensen (Eds.), *Neuropsychological treatment after brain damage*. Norwell, MA: Kluwer.
Christensen, A-L., Jensen, L.R., & Risberg, J. (1989). Luria's neuropsychological and neurolinguistic testing. *Journal of Neurolinguistics*, *4*, 137–154.
Christensen, K.J. (1989). A new approach to the

measurement of cognitive deficits in dementia. In F.J. Pirozzolo (Ed.) *Clinics in Geriatric Medicine* (Vol.5, No.3). Philadelphia: W.B. Saunders.

Christensen, K.J. (1992). Criteria for normative versus individual comparison standards in clinical neuropsychological assessment. *Journal of Clinical and Experimental Neuropsychology, 14*, 46–47 (abstract).

Christensen, K.J., Multhaup, K.S., Nordstrom, S., & Voss, K. (1990). Cognitive test profile analysis for the identification of dementia of the Alzheimer type. *Alzheimer Disease and Associated Disorders, 4*, 96–109.

Christensen, K.J., Multhaup, K.S., Nordstrom, S., & Voss, K. (1991a). A cognitive battery for dementia: development and measurement characteristics. *Psychological Assessment, 3*, 168–174.

Christensen, K.J., Multhaup, K.S., Nordstrom, S.K., & Voss, K.A. (1991b). A new cognitive battery for dementia: Relative severity of deficits in Alzheimer's disease. *Developmental Neuropsychology, 7*, 435–449.

Chui, H.C. (1989). Dementia: A review emphasizing clinicopathologic correlation and brain-behavior relationships. *Archives of Neurology, 46*, 806–814.

Chui, H.C. & Perlmutter, L.S. (1992). Pathological correlates of dementia in Parkinson's disease. In S. J. Huber & J. L. Cummings (Eds.), *Parkinson's disease: Neurobehavioral aspects*. New York: Oxford University Press.

Chui, H.C., Teng, E.L., Henderson, V.W., & Moy, A.C. (1985). Clinical subtypes of dementia of the Alzheimer type. *Neurology, 35*, 1544–1550.

Chui, H.C., Victoroff, J.I., Margolin, D., et al. (1992). Criteria for the diagnosis of ischemic vascular dementia proposed by the State of California Alzheimer's Disease Diagnostic and Treatment Centers. *Neurology, 42*, 473–480.

Chusid, J.G. (1985). *Correlative neuroanatomy and functional neurology* (19th ed.) Los Altos, California: Lange Medical Publication.

Cicerone, K.D. & DeLuca, J. (1990). Neuropsychological predictors of head injury rehabilitation outcome. *Journal of Clinical and Experimental Neuropsychology, 12*, 92 (abstract).

Cicerone, K.D. & Wood, J.C. (1987). Planning disorder after closed head injury: A case study. *Archives of Physical Medicine and Rehabilitation, 68*, 111–115.

Cicone, M., Wapner, W., & Gardner, H. (1980). Sensitivity to emotional expressions and situations in organic patients. *Cortex, 16*, 145–158.

Clark, C. & Klonoff, H. (1988). Reliability and construct validity of the Six Block Tactual Performance Test in an adult sample. *Journal of Clinical and Experimental Neuropsychology, 10*, 175–184.

Claussen, C.-F. & Patil, N.P. (1990). Sensory changes in later life. In M. Bergener & S.I. Finkel (Eds.), *Clinical and scientific psychogeriatrics* (Vol. 1). *The holistic approaches*. New York: Springer.

Cleeland, C.S. (1976). Inferences in clinical psychology and clinical neuropsychology: Similarities and differences. *Clinical Psychologist, 29*, 8–10.

Clifford, D.B. (1990). The somatosensory system and pain. In A.L. Pearlman & R.C. Collins (Eds.), *Neurobiology of disease*. New York: Oxford University Press.

Cockburn, J. & Smith, P.T. (1989). *Rivermead Behavioural Memory Test* (Suppl. 3): *Elderly people*. Titchfield, Hants, UK: Thames Valley Test Co.

Cockburn, J., Wilson, B.A., & Baddeley, A.D. (1989). Measuring memory impairment after brain damage: The influence of perceptual problems. In J. R. Crawford, & D. M. Parker (Eds.), *Developments in clinical and experimental neuropsychology*. New York: Plenum.

Cockburn, J., Wilson, B.A., Baddeley, A., & Hiorns, R. (1990a). Assessing everyday memory in patients with dysphasia. *British Journal of Clinical Psychology, 29*, 353–360.

Cockburn, J., Wilson, B.A., Baddeley, A., & Hiorns, R. (1990b). Assessing everyday memory in patients with perceptual deficits. *Clinical Rehabilitation, 4*, 129–135.

Cogan, D.G. (1985). Visual disturbances with focal progressive dementing disease. *American Journal of Ophthalmology, 100*, 68–72.

Cohen, D., Eisdorfer, C., & Holm, C.L. (1984). Mental status examination in aging. In M.L. Albert (Ed.), *Clinical neurology of aging*. New York: Oxford University Press.

Cohen, H. & Levy, J. (1986). Cerebral and sex differences in the categorization of haptic information. *Cortex, 22*, 253–259.

Cohen, J. (1957a). Factor analytically based rationale for Wechsler Adult Intelligence Scale. *Journal of Consulting Psychology, 21*, 451–457.

Cohen, J. (1957b). The factorial structure of the WAIS between early adulthood and old age. *Journal of Consulting Psychology, 21*, 283–290.

Cohen, M., Groswasser, Z., Barchadski, R., & Appel, A. (1989). Convergence insufficiency in brain-injured patients. *Brain Injury, 3*, 187–192.

Cohen, M.M. & Lessell, S. (1984). The neuro-ophthalmology of aging. In M.L. Albert (Ed.), *Clinical neurology of aging*. New York: Oxford University Press.

Cohen, N.J. & Squire, L.R. (1980). Preserved learning and retention of pattern-analyzing skill in amnesia: Dissociation of knowing how and knowing that. *Science, 210*, 207–209.

Cohen, R., Gutbrod, K., Meier, E., & Romer, P. (1987). Visual search processes in the Token Test performance of aphasics. *Neuropsychologia, 25*, 983–987.

Cohen, R.F. & Mapou, R.L. (1988). Neuropsychological assessment for treatment planning: A hypothesis-testing approach. *Journal of Head Trauma Rehabilitation, 3*, 12–23.

Cohn, N.B., Dustman, R. E., & Bradford, D. C. (1984). Age-related decrements in Stroop Color Test performance. *Journal of Clinical Psychology, 40*, 1244–1250.

Cohn, R. (1953). Role of "body image concept" in pattern of ipsilateral clinical extinction. *A.M.A. Archives of Neurology and Psychiatry, 70*, 503–509.

Colantonio, A., Becker, J.T., & Huff, F.J. (1993). Factor structure of the Mattis Dementia Rating Scale among patients with probably Alzheimer's disease. *The Clinical Neuropsychologist, 7*, 313–318.

Colbach, E.M. & Crowe, R.R. (1970). Marijuana associated psychosis in Vietnam. *Military Medicine, 135*, 571–573.

Cole, K.D. & Zarit, S.H. (1984). Psychological deficits in depressed medical patients. *Journal of Nervous and Mental Disease, 172*, 150–155.

Collier, A.C., Gayle, T.C., & Bahls, F.H. (1987). Clinical manifestations and approach to management of HIV infection and AIDS. *AIDS: A Guide for the Primary Physician, 13*, 27–33.

Colligan, R.C., Osborne, D., Swenson, W.M., & Offord, K.P. (1984). The aging MMPI: Development of contemporary norms. *Mayo Clinic Proceedings, 59*, 377–390.

Colligan, R.C., Osborne, D., Swenson, W.M., & Offord, K.P. (1984b). The MMPI: Development of contemporary norms. *Journal of Clinical Psychology, 40*, 100–107.

Colligan, R.C., Osborne, D., Swenson, W.M., & Offord, K.P. (1989). *The MMPI: A contemporary normative study of adults*. Odessa, Florida: Psychological Assessment Resources.

Collins, R.C. (1990). Cerebral cortex. In A.L. Pearlman & R.C. Collins (Eds.), *Neurobiology of disease*. New York: Oxford University Press.

Collins, R.C. & Pearlman, A.L. (1990). Introduction. In A.L. Pearlman & R.C. Collins (Eds.), *Neurobiology of disease*. New York: Oxford University Press.

Colombo, A., DeRenzi, E., & Faglioni, P. (1976). The occurrence of visual neglect in patients with unilateral cerebral disease. *Cortex, 12*, 221–231.

Colonna, A. & Faglioni, P. (1966). The performance of hemisphere-damaged patients on spatial intelligence tests. *Cortex, 2*, 293–307.

Coltheart, M. (1987). *The cognitive neuropsychology of language*. London: Lawrence Erlbaum Associates.

Coltheart, M., Hull, E., & Slater, D. (1975). Sex differences in imagery and reading. *Science, 253*, 438–440.

Coltheart, M., Patterson, K.E., & Marshall, J.C. (Eds.), (1987). *Deep dyslexia* (2nd ed.). New York: Routledge & Kegan Paul.

Commission on Classification and Terminology of the International League against Epilepsy. (1985). Proposal for the classification of the epilepsies and epileptic syndromes. *Epilepsia, 26*, 268–178.

Compendium of drug therapy (published annually). New York: Biomedical Information.

Conboy, T.J., Barth, J., & Boll, T.J. (1986). Treatment and rehabilitation of mild and moderate head trauma. *Rehabilitation Psychology, 31*, 203–215.

Cone, J.E., Bowler, R., & So, Y. (1990). Medical surveillance for neurologic endpoints. *Occupational Medicine: State of the Art Reviews, 5*, 547–562.

Conn, D.K. (1989). Neuropsychiatric syndromes in the elderly: An overview. In D.K. Conn, A. Grek, & J. Sadavoy (Eds.), *Psychiatric consequences of brain disease in the elderly: A focus on management*. New York: Plenum Press.

Connor, A., Franzen, M., & Sharp, B. (1988). Effects of practice and differential instructions on Stroop performance. *International Journal of Clinical Neuropsychology, 10*, 1–4.

Consensus Workshop on Formaldehyde. (1984). Report on the Consensus Workshop on Formaldehyde. *Environmental Health Perspectives, 58*, 323–381.

Consoli, S. (1979). Étude des stratégies constructives secondaires aux lésions hémisphériques. *Neuropsychologia, 17*, 303–313.

Cooley, F.B., and Miller, T.W. (1979). Can you think of a *good* reason to reject a WAIS Picture Arrangement card? *Journal of Consulting and Clinical Psychology, 47*, 317–318.

Coolidge, F.L., Peters, B.M., Brown, R.E., & Harsch, T.L. (1985). Validation of a WAIS algorithm for the early onset of dementia. *Psychological Reports, 57*, 1299–1302.

Coonley-Hoganson, R., Sachs, N., Desai, B.T., & Whitman, S. (1984). Sequelae associated with head injuries in patients who were not hospitalized: A follow-up survey. *Neurosurgery, 14*, 315–317.

Cooper, J.A. & Sagar, H.J. (1993). Incidental and intentional recall in Parkinson's disease: An account based on diminished attentional resources. *Journal of Clinical and Experimental Neuropsychology, 15*, 713–731.

Cooper, P.R. (1985). Delayed brain injury: Secondary insults. In D.P. Becker & J.T. Povlishock (Eds.), *Central nervous system trauma. Status Report--1985*. Washington, D.C.: National Institutes of Health, pp. 217–228.

Cooper, S. (1982). The post-Wechsler memory scale. *Journal of Clinical Psychology, 38*, 380–387.

Cope, D.N. (1988). Neuropharmacology and brain damage. In A.-L. Christensen & B. Uzzell (Eds.), *Neuropsychological rehabilitation*. Boston: Kluwer.

Corballis, M.C. (1983). *Human laterality*. New York: Academic Press.

Corballis, M.C. (1991). *The lopsided ape: Evolution of the generative mind*. New York: Oxford University Press.

Coren, S. & Hakstian, A. R. (1988). Color vision screening without the use of technical equipment: Scale development and cross validation. *Perception and Psychophysics, 43*, 115–120.

Coren, S. & Porac, C. (1977). Fifty centuries of right-handedness: The historical record. *Science, 198*, 631–632.

Coren, S., Porac, C., & Duncan, P. (1979). A behaviorally validated self-report inventory to assess four types of lateral preference. *Journal of Clinical Neuropsychology, 1*, 55–64.

Coren, S. & Searleman, A. (1990). Birth stress and left-handedness: The rare trait marker model. In S. Coren (Ed.), *Left-handedness: Behavioral implication and anomalies*. Amsterdam: Elsevier/North Holland.

Corkin, S. (1968). Acquisition of motor skill after bilateral medial T-lobe excision. *Neuropsychologia, 6*, 255–266.

Corkin, S. (1979). Hidden-Figures-Test performance: Lasting effects of unilateral penetrating head injury and transient effects of bilateral cingulotomy. *Neuropsychologia, 17*, 585–605.

Corkin, S. (1982). Some relationships between global amnesias and the memory impairment in Alzheimer's disease. In S. Corkin et al. (Eds.), *Alzheimer's disease: A report of progress. Aging* (Vol. 19). New York: Raven Press.

Corkin, S., Growdon, J.H., Desclos, G., & Rosen, T.J. (1989). Parkinson's disease and Alzheimer's disease: Differences revealed by neuropsychologic testing. In T.L. Munsat (Ed.), *Quantification of neurologic deficit*. Stoneham, MA: Butterworth Publishers.

Corkin, S., Growdon, J.H., & Rasmussen, S.L. (1983). Parental age as a risk factor in Alzheimer's disease. *Archives of Neurology, 13*, 674–676.

Corkin, S., Growdon, J.H., Sullivan, E.V., et al. (1986). Assessing treatment effects: A neuropsychological battery. In L.W. Poon (Ed.), *Handbook for clinical memory assessment of older adults*. Washington, D.C. American Psychological Association.

Corkin, S.H., Hurt, R.W., Twitchell, E.T., et al. (1987). Consequences of nonpenetrating and penetrating head injury: Retrograde amnesia, post-traumatic amnesia, and lasting effects on cognition. In H.S. Levin, J. Grafman, & H.M. Eisenberg (Eds.), *Neurobehavioral recovery from head injury*. New York: Oxford University Press.

Corkin, S., Sullivan, E.V., & Carr, A. (1984). Prognostic factors for life expectancy after penetrating head injury. *Archives of Neurology, 41*, 975–977.

Cornell, D.G., Suarez, R., & Berent, S. (1984). Psychomotor retardation in melancholic and non-melancholic depression: Cognitive and motor components. *Journal of Abnormal Psychology, 93*, 150–157.

Correll, R.E., Brodginski, S.E., & Rokosz, S.F. (1993). WAIS performance during the acute recovery stage following closed-head injury. *Perceptual and Motor Skills, 76*, 99–109.

Corrigan, J.D., Agresti, A.A., & Hinkeldey, N.S. (1987). Psychometric characteristics of the Category Test: replication and extension. *Journal of Clinical Psychology, 43*, 368–376.

Corrigan, J.D., Dickerson, J., Fisher, E., & Meyer, P. (1990). The Neurobehavioural Rating Scale: Replication in an acute, inpatient rehabilitation setting. *Brain Injury, 4*, 215–222.

Corrigan, J.D., & Hinkeldey, N. S. (1987). Relationships between Parts A and B of the Trail Making Test. *Journal of Clinical Psychology, 43*, 402–408.

Corthell, D. (Ed.) (1990). *Traumatic brain injury and vocational rehabilitation*. Menamonie, WI: Stout Vocational Rehabilitation Institute, University of Wisconsin-Stout.

Corwin, J. & Bylsma, F.W. (1993). Commentary (on Rey & Osterrieth). *The Clinical Neuropsychologist, 7*, 15–21.

Corwin, J. & Bylsma, F.W. (1993). Translations of excerpts from André Rey's *Psychological examination of traumatic encephalopathy* and P.A. Osterrieth's *The Complex Figure Copy Test. The Clinical Neuropsychologist, 7*, 3–15.

Coslett, H.B., Brashear, H.R., & Heilman, K.M. (1984). Pure word deafness after bilateral primary auditory cortex infarcts. *Neurology, 34*, 347–352.

Coslett, H.B., Gonzalez Rothi, L.J., Valenstein, E., & Heilman, K.M. (1986). Dissociations of writing and praxis: Two cases in point. *Brain and Language, 28*, 357–369.

Coslett, H.B. & Saffran, E.M. (1992). Disorders of higher visual processing: Theoretical and clinical perspectives. In D.I. Margolin (Ed.), *Cognitive neuropsychology in clinical practice*. New York: Oxford University Press.

Costa, L. (1983). Clinical neuropsychology: A discipline in evolution. *Journal of Clinical Neuropsychology, 5*, 1–11.

Costa, L. (1988). Clinical neuropsychology: Prospects and problems. *The Clinical Neuropsychologist, 2*, 3–11.

Costa, L. & Spreen, O. (Eds.) (1985). *Studies in neuropsychology*. New York: Oxford University Press.

Costa, L.D. (1975). The relation of visuospatial dysfunction to digit span performance in patients with cerebral lesions. *Cortex, 11*, 31–36.

Costa, L.D. (1976). Interset variability on the Raven Coloured Progressive Matrices as an indicator of specific ability deficit in brain-lesioned patients. *Cortex, 12*, 31–40.

Costa, L.D., & Vaughan, H.G., Jr. (1962). Performance of patients with lateralized cerebral lesions. *Journal of Nervous and Mental Disease, 134*, 162–168.

Costa, L.D., Vaughan, H.G., Jr., Horwitz, M., & Ritter, W. (1969). Patterns of behavioral deficit associated with visual spatial neglect. *Cortex, 5*, 242–263.

Costa, L.D., Vaughan, H.G., Levita, E., & Farber, N. (1963). Purdue Pegboard as a predictor of the presence and laterality of cerebral lesions. *Journal of Consulting Psychology, 27*, 133–137.

Costa, P.T. Jr. & McCrae, R.R. (1982). An approach to the attribution of aging, period, and cohort effects. *Psychological Bulletin, 92*, 238–250.

Costa, P.T. Jr. & Shock, N.W. (1980). New longitudinal data on the question of whether hypertension influences intellectual performance. In M.F. Elias & D.H.P. Streeten (Eds.), *Hypertension and cognitive processes*. Mt. Desert, ME: Beech Hill.

Costanzo, R.M. & Zasler, N.D. (1992). Epidemiology and pathophysiology of olfactory and gustatory dysfunction in head trauma. *Journal of Head Trauma Rehabilitation, 7*, 15–24.

Coupar, A. M. (1976). Detection of mild aphasia: A study using the Token Test. *British Journal of Medical Psychology, 49*, 141–144.

Courville, C.B. (1942). Coup-contrecoup mechanism of cranio-cerebral injuries. *Archives of Surgery, 45*, 19–43.

Coxe, W.S. (1978). Intracranial tumors. In S.G. Eliasson, A.L. Prensky, & W.B. Hardin, Jr. (Eds.), *Neurological pathophysiology* (2nd ed.). New York: Oxford University Press.

Coyle, J.T. (1988). Neuroscience and psychiatry. In J.A. Talbott, R.E. Hales, & S.C. Yudofsky (Eds.), *American Psychiatric Press textbook of psychiatry*. Washington, D.C.: American Psychiatric Press.

Coyle, J.T., Price, D.L., & DeLong, M.R. (1983). Alzheimer's disease: A disorder of cortical cholinergic innervation. *Science, 219*, 1184–1190.

Craft, S., Zallen. G., & Bakert, L.D. (1992). Glucose and memory in mild senile dementia of the Alzheimer's type. *Journal of Clinical and Experimental Neuropsychology, 14*, 253–267.

Craig, J.C. (1985). Tactile pattern perception and its perturbations. *Acoustical Society of America, 77*, 238–246.

Craik, F.I.M. (1977a). Age differences in human memory. In J.E. Birren & K.W. Schaie (Eds.), *Handbook of the psychology of aging*. New York: Van Nostrand Reinhold.

Craik, F.I.M. (1977b). Similarities between the effects of aging and alcoholic intoxication on memory performance, construed within a "levels of processing" framework. In I.M. Birnbaum & E.S. Parker (Eds.), *Alcohol and human memory*. Hillsdale, NJ: Lawrence Erlbaum Associates.

Craik, F.I.M. (1979). Human memory. *Annual Review of Psychology, 30*, 63–102.

Craik, F.I.M. (1986). A functional account of age differences in memory. In F. Klix & H. Hagendorf (Eds.), *Human memory and cognitive capabilities. Mechanisms and performances*. Amsterdam: Elsevier\North-Holland.

Craik, F.I.M. (1990). Changes in memory with normal aging: A functional view. In R.J. Wurtman, et al. (Eds.), *Advances in neurology* (Vol. 51): *Alzheimer's disease*. New York: Raven Press.

Craik, F.I.M. (1991). Memory functions in normal aging. In T. Yanagihara & R.C. Petersen (Eds.), *Memory disorders: Research and clinical practice*. New York: Marcel Dekker.

Craik, F.I.M. & Lockhart, R.S. (1972). Levels of processing: A framework for memory research. *Journal of Verbal Learning and Verbal Behavior, 11*, 671–684.

Craik, F.I.M., Morris, R.G., & Gick, M.L. (1990). Adult age differences in working memory. In G. Vallar & T. Shallice (Eds.), *Neuropsychological impairments of short-term memory*. Cambridge: Cambridge University Press.

Craik, F.I.M., Morris, L.W., Morris, R.G., & Loewen, E.R. (1990). Relations between source amnesia and frontal lobe functioning in older adults. *Psychology and Aging, 5*, 148–151.

Cramon, D.Y. von, Hebel, N., & Schuri, U. (1985).

A contribution to the anatomical basis of thalamic amnesia. *Brain, 108*, 993–1008.

Crapper-McLachlan, D.R. & De Boni, U. (1980). Etiologic factors in senile dementia of the Alzheimer type. In L. Amaducci, A.N. Davison, & P. Antuono (Eds.), *Aging of the brain and dementia.* New York: Raven Press.

Crawford, J.R. (1989). Estimation of premorbid intelligence: A review of recent developments. In J.R. Crawford & D.M. Parker (Eds.), *Developments in clinical and experimental neuropsychology*. New York: Plenum Press.

Crawford, J. R. (1992). Current and premorbid intelligence measures in neuropsychological assessment. In J. R. Crawford, D. M. Parker, & W. W. McKinlay (Eds.), *A handbook of neuropsychological assessment.* Hove, UK: Lawrence Erlbaum.

Crawford, J.R., Allan, K.M., Besson, J.A.O., et al. (1990.) A comparison of the WAIS and WAIS-R in matched UK samples. *British Journal of Clinical Psychology, 29*, 105–109.

Crawford, J.R., Allan, K.M., Cochrane, R.H.B., & Parker, D.M. (1990). Assessing the validity of NART-estimated premorbid IQ's in the individual case. *British Journal of Clinical Psychology, 429*, 435–436.

Crawford, J.R., Allan, K.M., Jack, A.M., et al. (1991). The short NART: Cross-validation, relationship to IQ and some practical considerations. *British Journal of Clinical Psychology, 30*, 223–229.

Crawford, J.R., Allan, K.M., Stephen, D.W., et al. (1989). The Wechsler Adult Intelligence Scale-Revised (WAIS-R): factor structure in a U.K. sample. *Personality and Individual Differences, 10*, 1209–1212.

Crawford, J.R., Cochrane, R.H.B., Besson, J.A.O., et al. (1990). Premorbid IQ estimates obtained by combining the NART and demographic variables: Construct validity. *Personality and Individual Differences, 11*, 209–210.

Crawford, J.R., Jack, A.M., Morrison, R.M., et al. (1990). The U.K. factor structure of the WAIS-R is robust and highly congruent with the U.S.A. standardization sample. *Personality and Individual Differences, 11*, 643–644.

Crawford, J.R., Moore, J.W., & Cameron, I.M. (1992). Verbal fluency: A NART-based equation for the estimation of premorbid performance. *British Journal of Clinical Psychology, 31*, in press.

Crawford, J.R., Nelson, H.E., Blackmore, L., et al. (1990). Estimating premorbid intelligence by combining the NART and demographic variables: An examination of the NART standardisation sample and supplementary equations. *Personality and Individual Differences, 11*, 1153–1157.

Crawford, J.R., Parker, D.M., Allan, K.M., et al. (1991). The short NART: Cross-validation, relationship to IQ and some practical considerations. *British Journal of Clinical Psychology, 30*, 1–7.

Crawford, J.R., Parker, D.M., & Besson, J.A.O. (1988). Estimation of premorbid intelligence in organic conditions. *British Journal of Psychiatry, 153*, 178–181.

Crawford, J.R., Parker, D.M., Stewart, L.E., et al. (1989). Prediction of WAIS IQ with the National Adult Reading Test: Cross-validation and extension. *British Journal of Clinical Psychology, 28*, 267–273.

Crawford, J.R., Stewart, L.E., Cochrane, R.H.B., et al. (1989a). Construct validity of the National Adult Reading Test: A factor analytic study. *Personality and Individual Differences, 10*, 585–587.

Crawford, J.R., Stewart, L.E., Cochrane, R.H.B., et al. (1989b). Estimating premorbid IQ from demographic variables: Regression equations derived from a UK sample. *British Journal of Clinical Psychology, 28*, 275–278.

Crawford, J.R., Stewart, L.E., Garthwaite, P.H., et al. (1988). The relationship between demographic variables and NART performance in normal subjects. *British Journal of Clinical Psychology, 27*, 181–182.

Crawford, J.R., Stewart, L.E., & Moore, J.W. (1989). Demonstration of savings on the AVLT and development of a parallel form. *Journal of Clinical and Experimental Neuropsychology, 11*, 975–981.

Crawford, J.R., Stewart, L.E., Parker, D.M., et al. (1989). Estimation of premorbid intelligence: Combining psychometric and demographic approaches improves predictive accuracy. *Personality and Individual Differences, 10*, 793–796.

Creasey, H. & Rapoport, S.I. (1985). The aging human brain. *Annals of Neurology, 17*, 2–10.

Cripe, L.I. (1988). *The clinical use of the MMPI with neurologic patients. A new perspective*. Paper presented at the Army Medical Department Psychology Conference, Seattle, Washington.

Cripe, L.I. & Dodrill, C.B. (1988). Neuropsychological test performances with chronic low-level formaldehyde exposure. *The Clinical Neuropsychologist, 2*, 41–48.

Critchley, E.M.R. (1987). *Language and speech disorders. A neurophysiological approach.* London: Clinical Neuroscience Publishers.

Critchley, M. (1984). And all the daughters of musick shall be brought low. Language function in the elderly. *Archives of Neurology, 41*, 1135–1139.

Crockett, D., Clark, C., Labreche, T., et al. (1982). Shortening the Speech Sounds Perception Test.

Journal of Clinical Neuropsychology, 4, 167–172.

Crockett, D., Tallman, K., Hurwitz, T., & Kozak, J. (1988). Neuropsychological performance in psychiatric patients with or without documented brain dysfunction. *International Journal of Neuroscience, 41*, 71–79.

Cromwell, R.L. (1987). An argument concerning schizophrenia: The left hemisphere drains the swamp. In A. Glass (Ed.), *Individual differences in hemispheric specialization.* New York: Plenum Press.

Cronbach, L.J. (1984). *Essentials of psychological testing* (4th ed). New York: Harper & Row.

Cronin-Golomb, A. (1986). Subcortical transfer of cognitive information in subjects with complete forebrain commissurotomy. *Cortex, 22*, 499–519.

Cronin-Golomb, A. (1990). Abstract thought in aging and age-related neurological disease. In F. Boller & J. Grafman (Eds.), *Handbook of neuropsychology* (Vol. 4). Amsterdam: Elsevier.

Cronin-Golomb, A., Rho, W.A., Corkin, S., & Growdon, J.H. (1987). Abstract reasoning in age-related neurological disease. *Journal of Neural Transmission* (Suppl.), *24*, 79–83.

Croog, S.H., Levine, S., Testa, M.A., et al. (1986). The effects of antihypertensive therapy on the quality of life. *New England Journal of Medicine, 314*, 1657–1664.

Crook, T., Bartus, R.T., Ferris, S.H., et al. (1986). Age-associated memory impairment: Proposed diagnostic criteria and measures of clinical change—Report of a National Institute of Mental Health Work Group. *Developmental Neuropsychology, 2*, 261–276.

Crook, T., Ferris, S., McCarthy, M., & Rae, D. (1980). Utility of digit recall tasks for assessing memory in the aged. *Journal of Consulting and Clinical Psychology, 48*, 228–233.

Crook, T., Gilbert, J. G., & Ferris, S. (1980). Operationalizing memory impairment for elderly persons: The Guild Memory Test. *Psychological Reports, 47*, 1315–1318.

Crook, T., Johnson, B.A., Youniss, E., et al. (1988). Behavioral consequences of normal cerebral aging. In S.A. Maloine (Ed.), *Le vieillissement cérébral normal et pathologique.* Paris: Fondation Nationale de Gerontologie.

Crook, T.H. & Larrabee, G.J. (1988). Interrelationships among everyday memory tests: Stability of factor structure with age. *Neuropsychology, 2*, 1–12.

Crook, T.H. & Larrabee, G.J. (1990). A self-rating scale for evaluating memory in everyday life. *Psychology and Aging, 5*, 48–57.

Crook, T.H. & Larrabee, G.J. (1992). Normative data on a self-rating scale for evaluating memory in everyday life. *Archives of Clinical Neuropsychology, 7*, 41–51.

Crossen, J.R. & Wiens, A.N. (1994). Comparison of the Auditory-Verbal Learning Test (AVLT) and California Verbal Learning Test (CVLT) in a sample of normal subjects. *Journal of Clinical and Experimental Neuropsychology, 16*, 75–90.

Crosson, B. (1984). Role of the dominant thalamus in language: A review. *Psychological Bulletin, 96*, 491–517.

Crosson, B. (1985). Subcortical functions in language: A working model. *Brain and Language, 25*, 257–292.

Crosson, B.A. (1992). *Subcortical functions in language and memory* New York: Guilford Press.

Crosson, B., Barco, P., Velozo, C.A., et al. (1989). Awareness and compensation in post-acute head-injury rehabilitation. *Journal of Head Trauma Rehabilitation, 4*, 46–54.

Crosson, B., Greene, R.L., Roth, D.L., et al. (1990). WAIS-R pattern clusters after blunt head injury. *The Clinical Neuropsychologist, 4*, 253–262.

Crosson, B., Hughes, C.W., Roth, D.L., & Monkowski, P.G. (1984a). Review of Russell's (1975) norms for the Logical Memory and Visual Reproduction subtests of the Wechsler Memory Scale. *Journal of Consulting and Clinical Psychology, 52*, 635–641.

Crosson, B., Hughes, C.W., Roth, D.L., & Monkowski, P.G. (1984b) *Scoring correct ideas, gist, and errors in Wechsler Memory Scale stories.* Paper presented at the 12th annual meeting of the International Neuropsychological Society, Houston, TX.

Crosson, B., Novack, T.A., Trenerry, M.R., & Craig, P.L. (1988). California Verbal Learning Test (CVLT) performance in severely head-injured and neurologically normal adult males. *Journal of Clinical and Experimental Neuropsychology, 10*, 754–768.

Crosson, B., Novack, T.A., Trenerry, M.R., & Craig, P.L. (1989). Differentiation of verbal memory deficits in blunt head injury using the recognition trial of the California Verbal Learning Tests: An exploratory study. *The Clinical Neuropsychologist, 3*, 29–44.

Crosson, B., Sartor, K.J., Jenny, A.B. III., et al. (1993). Increased intrusions during verbal recall in traumatic and nontraumatic lesions of the temporal lobe. *Neuropsychology, 7*, 193–208.

Crosson, B. & Warren, R.L. (1982). Use of the Luria-Nebraska Neuropsychological battery in aphasia: A conceptual critique. *Journal of Consulting and Clinical Psychology, 50*, 22–31.

Crow, C.M. & Lewinsohn, P.M. (1969). *Performance of left hemiplegic stroke patients on the Benton Visual Retention Test.* Doctoral Dissertation, University of Oregon.

Crystal, H., Dickson, D., Fuld, P., et al. (1988). Clinico-pathologic studies in dementia: Nondemented subjects with pathologically confirmed Alzheimer's disease. *Neurology, 38*, 1682–1687.

Crystal, H.A., Horoupian, D.S., Katzman, R., & Jotkowitz, S. (1982). Biopsy-proved Alzheimer disease presenting as a right parietal lobe syndrome. *Annals of Neurology, 12*, 186–188.

Csernansky, J.G., Leiderman, D.B., Mandabach, M., & Moses, J.A. (1990). Psychopathology and limbic epilepsy: Relationship to seizure variables and neuropsychological function. *Epilepsia, 31*, 275–280.

Cullum, C.M. & Bigler, E.D. (1986). Ventricle size, cortical atrophy and the relationship with neuropsychological status in closed head injury: A quantitative analysis. *Journal of Clinical and Experimental Neuropsychology, 8*, 437–452.

Cullum, C.M. & Bigler, E.D. (1991). Short-and long-term psychological status following stroke: Short form MMPI results. *Journal of Nervous and Mental Disease, 179*, 274–278.

Cullum, C.M., Butters, N., Troster, A.I., & Salmon, D.P. (1990). Normal aging and forgetting rates on the Wechsler Memory Scale-Revised. *Archives of Clinical Neuropsychology, 5*, 23–30.

Cullum, C.M., Heaton, R.K., & Grant, I. (1991). Psychogenic factors influencing neuropsychological performance: Somatoform disorders, factitious disorders, and malingering. In H.O. Doerr & A.S. Carlin (Eds.), *Forensic neuropsychology: Legal and scientific bases.* New York: Guilford Press.

Cullum, C.M., Smernoff, E.N., & Lord, S.E. (1991). Utility and psychometric properties of the Mini Mental State Examination in healthy older adults. *Journal of Clinical and Experimental Neuropsychology, 13*, 88–89 (abstract).

Cullum, C.M., Thompson, L.L., & Heaton, R.K. (1989). The use of the Halstead-Reitan Test Battery with older adults. In F.J. Pirozzolo (Ed.), *Clinics in Geriatric Medicine* (Vol. 5, No. 3). Philadelphia: W.B. Saunders.

Cullum, C.M., Thompson, L.L., & Smernoff, E.N. (1993). Three-word recall as a measure of memory. *Journal of Clinical and Experimental Neuropsychology, 15*, 321–329.

Culver, C.M. (1969). Test of right-left discrimination. *Perceptual and Motor Skills, 29*, 863–867.

Culver, C.M. & King, F.W. (1974). Neuropsychological assessment of undergraduate marihuana and LSD users. *Archives of General Psychiatry, 31*, 707–711.

Cummings, J.L. (1986). Subcortical dementia: Neuropsychology, neuropsychiatry, and pathophysiology. *British Journal of Psychiatry, 149*, 682–697.

Cummings, J.L. (1988). Dementia of the Alzheimer type: Challenges of definition and clinical diagnosis. In H.A. Whitaker (Ed.), *Neuropsychological studies of nonfocal brain damage: Dementia and trauma.* New York: Springer-Verlag.

Cummings, J.L. (1990). Introduction. In J.L. Cummings (Ed.), *Subcortical dementia.* New York: Oxford University Press.

Cummings, J. (1992). Neuropsychiatric aspects of Alzheimer's disease and other dementing illnesses. In S.C. Yudofsky & R.E. Hales (Eds.), *American Psychiatric Press textbook of neuropsychiatry* (2nd ed.). Washington, D.C.: American Psychiatric Press.

Cummings, J.L. & Benson, D.F. (1989). Speech and language alterations in dementia syndromes. In A. Ardila & F. Ostrosky-Solis (Eds.), *Brain organization of language and cognitive processes.* New York: Plenum Press.

Cummings, J.L. & Benson, D.F. (1990). Subcortical mechanisms and human thought. In J.L. Cummings (Ed.), *Subcortical dementia.* New York: Oxford University Press.

Cummings, J.L. & Huber, S.J. (1992). Visuospatial abnormalities in Parkinson's disease. In S. J. Huber & J. L. Cummings (Eds.), *Parkinson's disease: Neurobehavioral aspects.* New York: Oxford University Press.

Cummings, J.L. & Mahler, M.E. (1991). Cerebrovascular disease. In R.A. Bornstein (Ed.), *Neurobehavioral aspects of cerebrovascular disease.* New York: Oxford University Press.

Cummings, J.L. & Mendez, M.F. (1984). Secondary mania with focal cerebrovascular lesions. *American Journal of Psychiatry, 141*, 1084–1087.

Cummings, J.L., Miller, B., Hill, M.A., & Neshkes, R. (1987). Neuropsychiatric aspects of multi-infarct dementia and dementia of the Alzheimer type. *Archives of Neurology, 44*, 389–393.

Cummings, J.L., Petry, S., Dian, L. et al. (1990). Organic personality disorder in dementia syndromes: An inventory approach. *Journal of Neuropsychiatry and Clinical Neurosciences, 2*, 261–267.

Cummings, J.L., Tomiyasu, U., Read, S., & Benson, D.F. (1984). Amnesia with hippocampal lesions after cardiopulmonary arrest. *Neurology, 34*, 679–681.

Cunningham, W.R. (1986). Psychometric perspectives: Validity and reliability. In L.W. Poon (Ed.), *Handbook for clinical memory assessment of older adults.* Washington, D.C.: American Psychological Association.

Curatolo, P.W. & Robertson, D. (1983). The health consequences of caffeine. *Annals of Internal Medicine, 98,* 641–653.

Cushman, L.A., Como, P.G., Booth, H., & Caine, E.D. (1988). Cued recall and release from proactive interference in Alzheimer's disease. *Journal of Clinical and Experimental Neuropsychology, 10,* 685–692.

Cutler, N.R., Haxby, J.V., Duara, R., et al. (1985). Clinical history, brain metabolism, and neuropsychological function in Alzheimer's disease. *Annals of Neurology, 18,* 298–309.

Cutter, F. (1957). Intelligence: A heuristic frame of reference. *American Psychologist, 12,* 650–651.

Cutting, J. (1979). Memory in functional psychosis. *Journal of Neurology, Neurosurgery, and Psychiatry, 42,* 1031–1037.

Cutting, J. (1990). *The right cerebral hemisphere and psychiatric disorders.* Oxford: Oxford University Press.

Cytowic, R.E., Stump, D.A., & Larned, D.C. (1988). Closed head trauma: Somatic, ophthalmic, and cognitive impairments in nonhospitalized patients. In H.A. Whitaker (Ed.), *Neuropsychological studies of nonfocal brain damage: Dementia and trauma.* New York: Springer-Verlag.

Daghighian, I. (1973). Le vieillissement des anciens traumatisés du crâne. *Archives Suisses de Neurologie, Neurochururgie et de Psychiatrie, 112,* 399–447.

Dahlstrom, W.G., Brooks, J.D., & Peterson, C.D. (1990). The Beck Depression Inventory: Item order and the impact of response sets. *Journal of Personality Assessment, 55,* 224–233.

Dahlstrom, W.G., Welsh, G.S., & Dahlstrom, L.E. (1975). *An MMPI Handbook* (Vol. 1): *Clinical Interpretation* (Rev. Ed.). Minneapolis: University Minnesota Press.

Diagneault, S., Braun, C., Gilbert, B., & Proulx, R. (1988). Canonical and factorial structures of a battery of "frontal" neuropsychological measures. *Journal of Clinical and Experimental Neuropsychology, 10,* 58 (abstract).

Daigneault, S., Braun, C.M.J., & Whitaker, H.A. (1992). Early effects of normal aging in perseverative and nonperseverative prefrontal measures. *Developmental Neuropsychology, 8,* 99–114.

Dailey, C.A. (1956). Psychologic findings five years after head injury. *Journal of Clinical Psychology, 12,* 440–443.

D'Alessandro, R., Ferrara, R., Benassi, G., et al. (1988). Computed tomographic scans in posttraumatic epilepsy. *Archives of Neurology, 45,* 42–43.

Dalos, N.P., Rabins, P.V., Brooks, B.R., & O'Donnell, P. (1983). Disease activity and emotional state in multiple sclerosis. *Annals of Neurology, 13,* 573–577.

Damasio, A.R. (1985a). Disorders of complex visual processing: Agnosias, achromatopsia, Balint's syndrome, and related difficulties of orientation and construction. In M-M. Mesulam (Ed.), *Principles of behavioral neurology.* Philadelphia: Davis.

Damasio, A.R. (1985b). Prosopagnosia. *Trends in Neurosciences, 8,* 132–135.

Damasio, A.R. (1988). Regional diagnosis of cerebral disorders. In J.B. Wyngaarden & L.H. Smith, Jr. (Eds.), *Textbook of medicine* (18th ed.). Philadelphia: W.B. Saunders.

Damasio, A.R. (1990). Category-related recognition defects as a clue to the neural substrates of knowledge. *Trends in Neurosciences, 13,* 95–98.

Damasio, A.R. & Anderson, S.W. (1993). The frontal lobes. In K.M. Heilman & E. Valenstein (Eds.), *Clinical neuropsychology* (3rd ed.). New York: Oxford University Press.

Damasio, A.R. & Damasio, H. (1983). The anatomic basis of pure alexia. *Neurology, 33,* 1573–1583.

Damasio, A.R., Damasio, H., Rizzo, M., et al. (1982). Aphasia with nonhemorrhagic lesions in the basal ganglia and internal capsule. *Archives of Neurology, 39,* 15–20.

Damasio, A.R., Damasio, H., & Tranel, D. (1990). Impairments of visual recognition as clues to the processes of memory. G.M. Edelman, W.E. Gall, & W.M. Cowan (Eds.), *Signal and sense: Local and global order in perceptual maps,* New York: Wiley & Sons.

Damasio, A.R., Damasio, H., & Van Hoesen, G.W. (1982). Prosopagnosia: Anatomic basis and behavioral mechanisms. *Neurology, 32,* 331–341.

Damasio, A.R. & Geschwind, N. (1984). The neural basis of language. *Annual Review of Neuroscience, 7,* 127–147.

Damasio, A.R., Graff-Radford, N.R., Eslinger, P.J., et al. (1985). Amnesia following basal forebrain lesions. *Archives of Neurology, 42,* 263–271.

Damasio, A.R., McKee, J., & Damasio, H. (1979). Determinants of performance in color anomia. *Brain and language, 7,* 74–85.

Damasio, A.R. & Tranel, D. (1991). Disorders of higher brain function. In R.N. Rosenberg (Ed.), *Comprehensive neurology.* New York: Raven Press.

Damasio, A.R., Tranel, D., & Damasio, H. (1989).

Disorders of visual recognition. In F. Boller & J. Grafman (Eds.), *Handbook of Neuropsychology* (Vol. 2). Amsterdam: Elsevier.

Damasio, A.R., Tranel, D., & Damasio, H. (1990). Individuals with sociopathic behavior caused by frontal damage fail to respond autonomically to social stimuli. *Behavioural Brain Research, 41,* 81–94.

Damasio, A.R. & Van Hoesen, G.W. (1983). Emotional disturbances associated with focal lesions of the limbic frontal lobe. In K. Heilman & P. Satz (Eds.), *Neuropsychology of human emotion.* New York: Guilford Press.

Damasio, A.R. & Van Hoesen, G.W. (1985). The limbic system and the localisation of herpes simplex encephalitis. *Journal of Neurology, Neurosurgery, and Psychiatry, 48,* 297–301.

Damasio, A.R., Van Hoesen, G.W., & Hyman, B.T. (1990). Reflections on the selectivity of neuropathology changes in Alzheimer's disease. In M.F. Schwartz (Ed.), *Modular deficits in Alzheimer-type dementia.* Cambridge, MA: Massachusetts Institute of Technology Press.

Damasio, H. (1983). A computed tomographic guide to the identification of cerebral vascular territories. *Archives of Neurology, 40,* 138–142.

Damasio, H.C. (1991). Neuroanatomy of frontal lobe in vivo: A comment on methodology. In H.S. Levin, H.M. Eisenberg, & A.L. Benton (Eds.), *Frontal lobe function and dysfunction.* New York: Oxford University Press.

Damasio, H. & Damasio, A.R. (1989). *Lesion analysis in neuropsychology.* New York: Oxford University Press.

Damasio, H., Eslinger, P., Damasio, A.R., et al. (1983). Quantitative computed tomographic analysis in the diagnosis of dementia. *Archives of Neurology, 40,* 715–719.

Damasio, H., Tranel, D., Spradling, J., & Alliger, R. (1989). Aphasia in men and women. In A.M. Galaburda (Ed.), *From reading to neurons.* Cambridge, MA: Massachusetts Institute of Technology Press.

Dana, R.H., Feild, K., & Bolton, B. (1983). Variations of the Bender-Gestalt Test: implications for training and practice. *Journal of Personality Assessment, 47,* 76–84.

Dannenbaum, S.E., Parkinson, S.R., & Inman, V.W. (1988). Short-term forgetting: Comparisons between patients with dementia of the Alzheimer type, depressed, and normal elderly. *Cognitive Neuropsychology, 5,* 213–234.

D'Antona, R., Baron, J.C., Samson, Y., et al. (1985). Subcortical dementia: Frontal cortex hypometabolism detected by positron tomography in patients with progressive supranuclear palsy. *Brain, 108,* 785–799.

Darley, C.F., Tinklenberg, J.R., Roth, W.T., et al. (1973). Influence of marijuana on storage and retrieval processes in memory. *Memory and Cognition, 1,* 196–200.

Darley, F.L. (1967). Apraxia of speech: 107 years of terminology confusion. Annual convention of American Speech and Hearing Association, Chicago.

Darley, F.L. (1972). The efficacy of language rehabilitation. *Journal of Speech and Hearing Disorders, 37,* 3–21.

Darley, F.L. (1979). *Evaluation of appraisal techniques in speech and language pathology.* Reading, MA: Addison-Wesley.

Das, J.P. (1989). A system of cognitive assessment and its advantage over I.Q. In D. Vickers & P.L. Smith (Eds.), *Human information processing: Measures, mechanisms, and models.* Amsterdam/New York: Elsevier.

Das, J.P. & Heemsbergen, D.B. (1983). Planning as a factor in the assessment of cognitive processes. *Journal of Psychoeducational Assessment, 1,* 1–15.

Daum, I. & Quinn, N. (1991). Reaction times and visuospatial processing in Parkinson's disease. *Journal of Clinical and Experimental Neuropsychology, 13,* 972–982.

Davidoff, D.A., Butters, N., Gerstman, L.J., et al. (1984). Affective/motivational factors in the recall of prose passages by alcoholic Korsakoff patients. *Alcohol, 1,* 63–69.

Davidoff, G., Morris, J., Roth, E., & Bleiberg, J. (1985). Cognitive dysfunction and mild closed head injury in traumatic spinal cord injury. *Archives of Physical and Medical Rehabilitation, 66,* 489–491.

Davies, A. (1968). The influence of age on Trail Making Test performance. *Journal of Clinical Psychology, 24,* 96–98.

Davis, A.G. (1993). *A survey of adult aphasia* (2nd ed.). Englewood Cliffs, NJ: Prentice-Hall.

Davis, M.E., Binder, L.M., & Lezak, M.D. (1983). *Hemisphere side of damage and encoding capacity.* Paper presented at the 11th annual meeting of the International Neuropsychological Society, Mexico City.

Davis, P.E. & Mumford, S.J. (1984). Cued recall and the nature of the memory disorder in dementia. *British Journal of Psychiatry, 144,* 383–386.

Davis, P.H., Golbe, L.I., Duvoisin, R.C., & Schoenberg, B.S. (1988). Risk factors for progressive supranuclear palsy. *Neurology, 38,* 1546–1552.

Davis, R.L. & Robertson, D.M. (1985). *Textbook of neuropathology.* Baltimore: Williams & Wilkins.

Davison, A.M., Walker, G.S., Oli, H., & Lewins, A.M. (1982). Water supply aluminum concentration, dialysis dementia, and effect of reverse-osmosis water treatment. *The Lancet,* 785–792.

Davison, K. & Hassanyck, F. (1991). Psychiatric disorders. *Textbook of adverse drug reactions* (4th ed.). Oxford: Oxford University Press.

Dawes, R.M., Faust, D., & Meehl, P.E. (1989). Clinical versus actuarial judgment. *Science, 243,* 1668–1674.

DeArmond, S.J., Fusco, M.M., & Dewey, M.M. (1976). *Structure of the human brain* (2nd ed.). New York: Oxford University Press.

Deatly, A.M., Haase, A.T., Fewster, P.H., et al. (1990). Human herpes virus infections and Alzheimer's disease. *Neuropathology and Applied Neurobiology, 16,* 213–223.

DeBettignies, B.H., Mahurin, R.K., & Pirozzolo, F.J. (1990). Insight for impairment in independent living skills in Alzheimer's disease and multi-infarct dementia. *Journal of Clinical and Experimental Neuropsychology, 12,* 355–363.

De Bleser, R. (1988). Localisation of aphasia: Science or fiction. In G. Denes, C. Semenza, & P. Bisiacchi (Eds.), *Perspectives on cognitive neuropsychology.* East Sussex, U.K.: Lawrence Earlbaum Associates.

Dee, H.L. (1970). Visuoconstructive and visuoperceptive deficit in patients with unilateral cerebral lesions. *Neuropsychologia, 8,* 305–314.

Dee, H.L., Benton, A.L., & Van Allen, M.W. (1970). Apraxia in relation to hemisphere locus of lesion and aphasia. *Transactions of the American Neurological Association, 95,* 147–148.

DeFilippis, N.A. & McCampbell, E. (no date). *Booklet Category Test.* Odessa, FL: Psychological Assessment Resources.

DeFilippis, N.A., McCampbell, E., & Rogers, P. (1979). Development of a booklet form of the Category Test: Normative and validity data. *Journal of Clinical Neuropsychology, 1,* 339–342.

DeFilippis, N.A. & PAR Staff. (no date). *Category Test: Computer Version, Research Edition.* Odessa, FL: Psychological Assessment Resources.

DeKosky, S.T., Heilman, K.M., Bowers, D., & Valenstein, E. (1980). Recognition and discrimination of emotional faces and pictures. *Brain and Language, 9,* 206–214.

de la Monte, S.M. (1988). Disproportionate atrophy of cerebral white matter in chronic alcoholics. *Archives of Neurology, 45,* 990–992.

Delaney, R.C., Prevey, M.L., Cramer, L., & Mattson, R.H. (1988). Test-retest comparability and control subject data for the PASAT, Rey-AVLT, and Rey-Osterreith/Taylor figures. *Journal of Clinical and Experimental Neuropsychology, 10,* 44 (abstract).

Delaney, R.C., Prevey, M.L., & Mattson, R.H. (1982). Short-term retention with lateralized temporal lobe epilepsy. *Cortex, 22,* 591–600.

Delaney, R.C., Rosen, A.J., Mattson, R.H., & Novelly, R.A. (1980). Memory function in focal epilepsy: A comparison of nonsurgical, unilateral temporal lobe and frontal lobe samples. *Cortex, 16,* 103–117.

Delaney, R.C., Wallace, J.D., & Egelko, S. (1980). Transient cerebral ischemic attacks and neuropsychological deficit. *Journal of Clinical Neuropsychology, 2,* 107–114.

Delbecq-Derouesné, J. & Beauvois, M.-F. (1989). Memory processes and aging: A defect of automatic rather than controlled processes? *Archives of Gerontology and Geriatrics,* (Suppl. 1), 121–150.

de Leon, M.J., George, A.E., & Ferris, S.H. (1986). Computed tomography and positron emission tomography correlates of cognitive decline in aging and senile dementia. In L.W. Poon (Ed.), *Handbook for clinical memory assessment of older adults.* Washington, D.C.: American Psychological Association.

D'Elia, L.F., Boone, K.B. & Mitrushina, A.M. (1995). *Handbook of normative data for neuropsychological assessment.* New York: Oxford University Press.

D'Elia, L.F., Satz, P., & Schretlen, D. (1989). Wechsler Memory Scale: A critical appraisal of the normative studies. *Journal of Clinical and Experimental Neuropsychology, 11,* 539–550.

Delis, D.C., Freeland, J., Kramer, J.H., & Kaplan, E. (1988). Integrating clinical assessment with cognitive neuroscience. *Journal of Consulting and Clinical Psychology, 56,* 123–130.

Delis, D.C., Kiefner, M.G., & Fridlund, A.J. (1988). Visuospatial dysfunction following unilateral brain damage: Dissociations in hierarchical and hemispatial analysis. *Journal of Clinical Neuropsychology, 10,* 421–431.

Delis, D.C., Knight, R.T., & Simpson, G. (1983). Reversed hemispheric organization in a left-hander. *Neuropsychologia, 21,* 13–24.

Delis, D.C., Kramer, J.H., Fridlund, A.J., & Kaplan, E. (1990). A cognitive science approach to neuropsychological assessment. In P. McReynolds, J.C. Rosen, & G. Chelune (Eds.), *Advances in psychological assessment: Vol. 7.* New York: Plenum.

Delis, D.C., Kramer, J., & Kaplan, E. (no date). *California Proverb Test.* Lexington, MA: Boston Neuropsychological Foundation.

Delis, D.C., Kramer, J.H., Kaplan, E., & Ober, B.A. (1983, 1987). *California Verbal Learning Test, Form II* (Research ed.). San Antonio, TX: The Psychological Corporation.

Delis, D.C., Kramer, J.H., Kaplan, E., & Ober, B.A. (1987). *California Verbal Learning Test: Adult Version.* San Antonio, TX: The Psychological Corporation.

Delis, D.C., Levin, B.E., & Kramer, J.H. (1987). Verbal learning and memory deficits in Parkinson disease. *Journal of Clinical and Experimental Neuropsychology, 9,* 17 (abstract).

Delis, D.C., Massman, P.J., Butters, N. et al. (1991). Profiles of demented and amnesic patients on the California Verbal Learning Test: Implications for the assessment of memory disorders. *Psychological Assessment, 3,* 19–26.

Delis, D.C., Massman, P.J., Butters, N. et al. (1992). Spatial cognition in Alzheimer's disease: Subtypes of global-local impairment. *Journal of Clinical and Experimental Neuropsychology, 14,* 463–477.

Delis, D.C., McKee, R., Massman, P.J., et al. (1991). Alternate form of the California Verbal Learning Test: Development and reliability. *The Clinical Neuropsychologist, 5,* 154–162.

Delis, D.C., Robertson, L.C., & Efron, R. (1986). Hemispheric specialization of memory for visual hierarchical stimuli. *Neuropsychologia, 24,* 205–214.

Delis, D.C., Squire, L.R., Bihrle, A., & Massman, P. (1992). Componential analysis of problem-solving ability: Performance of patients with frontal lobe damage and amnesic patients on a new sorting test. *Neuropsychologia, 30,* 683–697.

Delis, D.C., Wapner, W., Gardner, H., & Moses, J.A., Jr. (1983). The contribution of the right hemisphere to the organization of paragraphs. *Cortex, 19,* 43–50.

Della Malva, C.L., Stuss, D.T., D'Alton, J., & Willmer, J. (1993). Capture errors and sequencing after frontal brain lesions. *Neuropsychologia, 31,* 362–372.

Della Sala, S. & Mazzini, L. (1990). Posttraumatic extrapyramidal syndrome: Case report. *Italian Journal of Neurological Sciences, 11,* 65–69.

DeLuca, J.W. (1989). Neuropsychology technicians in clinical practice: Precedents, rationale and current deployment. *The Clinical Neuropsychologist, 3,* 3–21.

Demitrack, M.A., Szostak, C., & Weingartner, H. (1992). Cognitive dysfunction in eating disorders: A clinical psychobiological perspective. In D.I. Margolin (Ed.), *Cognitive neuropsychology in clinical practice.* New York: Oxford University Press.

De Mol, J. (1975/76). Le test de Rorschach chez les traumatisés crâniens. *Bulletin de Psychologie, 29,* 747–757.

Denes, F., Semenza, C., & Stoppa, E. (1978). Selective improvement by unilateral brain-damaged patients on Raven Coloured Progressive Matrices. *Neuropsychologia, 16,* 749–752.

Denes, G., Semenza, C., Stoppa, E., & Lis, A. (1982). Unilateral spatial neglect and recovery from hemiplegia: A follow-up study. *Brain, 105,* 543–552.

Denman, S. (1984). *Denman Neuropsychology Memory Scale.* Charleston, SC: S.B. Denman.

Denman, S.B. (1985). *Assessing Dementia with the Denman Neuropsychology Memory Scale.* Paper presented at the annual meeting of the National Academy of Neuropsychologists, Philadelphia, PA.

Denman, S.B. (1987). *Denman Neuropsychology Memory Scale: Norms.* Charleston, SC: Sidney B. Denman.

Dennerll, R.D. (1964). Cognitive deficits and lateral brain dysfunction in temporal lobe epilepsy. *Epilepsia, 5,* 177–191.

Denny-Brown, D. (1962). Clinical symptomatology in right and left hemisphere lesions. Discussion. In V.B. Mountcastle (Ed.), *Interhemispheric relations and cerebral dominance.* Baltimore: The Johns Hopkins Press.

De Renzi, E. (1968). Nonverbal memory and hemispheric side of lesion. *Neuropsychologia, 6,* 181–189.

De Renzi, E. (1978). Hemispheric asymmetry as evidenced by spatial disorders. In M. Kinsbourne (Ed.), *Asymmetrical function of the brain.* Cambridge, England: Cambridge University Press.

De Renzi, E. (1986). Prosopagnosia in two patients with CT scan evidence of damage confined to the right hemisphere. *Neuropsychologia, 24,* 385–389.

De Renzi, E. & Faglioni, P. 1967). The relationship between visuospatial impairment and constructional apraxia. *Cortex, 3,* 327–342.

De Renzi, E. & Faglioni, P. (1978). Normative data and screening power of a shortened version of the Token Test. *Cortex, 14,* 41–49.

De Renzi, E., Faglioni, P., Nichelli, P., & Pignattari, L. (1984). Intellectual and memory impairment in moderate and heavy drinkers. *Cortex, 20,* 525–533.

De Renzi, E., Faglioni, P., & Previdi, P. (1977). Spatial memory and hemispheric locus of lesion. *Cortex, 13,* 424–433.

De Renzi, E., Faglioni, P., Savoiardo, M. & Vignolo,

L.A. (1966). The influence of aphasia and of the hemisphere side of the cerebral lesion on abstract thinking. *Cortex, 2,* 399–420.

De Renzi, E., Faglioni, P., & Sorgato, P. (1982). Modality-specific and supramodal mechanisms of apraxia. *Brain, 105,* 301–312.

De Renzi, E., Faglioni, P., & Villa, P. (1977). Topographical amnesia. *Journal of Neurology, Neurosurgery, and Psychiatry, 40,* 498–505.

De Renzi, E. & Ferrari, C. (1978). The Reporter's Test: A sensitive test to detect expressive disturbances in aphasia. *Cortex, 14,* 279–293.

De Renzi, E., Motti, F., & Nichelli, P. (1980). Imitating gestures. *Archives of Neurology, 37,* 6–10.

De Renzi, E. & Spinnler, H. (1966). Visualrecognition in patients with unilateral cerebral disease. *Journal of Nervous and Mental Disease, 142,* 515–525.

De Renzi, E. & Spinnler, H. (1967). Impaired performance on color tasks in patients with hemispheric damage. *Cortex, 3,* 194–217.

De Renzi, E. & Vignolo, L.A. (1962). The Token Test: A sensitive test to detect disturbances in aphasics. *Brain, 85,* 665–678.

Derix, M.M.A. (1994). *Neuropsychological differentiation of dementia syndromes.* Berwyn, PA: Swets & Zeitinger/Lisse.

Dershowitz, A. & Frankel, Y. (1975). Jewish culture and the WISC and WAIS test patterns. *Journal of Consulting and Clinical Psychology, 43,* 126–134.

deSonneville, L. & Njiokiktjien, C. (1988). *Pediatric behavioral neurology* (Vol. 2). Amsterdam: Suyi Publications.

desRosiers, G. & Ivison, D. (1986). Paired associate learning: Normative data for differences between high and low associate word pairs. *Journal of Clinical and Experimental Neuropsychology, 8,* 637–642.

Deutsch, G. & Tweedy, J.R. (1987). Cerebral blood flow in severity-matched Alzheimer and multi-infarct patients. *Neurology, 37,* 431–438.

Devany, C.W., Kreutzer, J.S., Halberstadt, L.J., & West, D.D. (1991). Referrals for supported employment after brain injury: Neuropsychological, behavioral, and emotional characteristics. *Journal of Head Trauma Rehabilitation, 6,* 59–70.

Devins, G.M. & Seland, T.P. (1987). Emotional impact of multiple sclerosis: Recent findings and suggestions for future research. *Psychological Bulletin, 101,* 363–375.

Devinsky, O. & Bear, D. (1984). Varieties of aggressive behavior in temporal lobe epilepsy. *American Journal of Psychiatry, 141,* 561–656.

DeVolder, A.G., Goffinet, A.M., Bol, A., et al. (1990). Brain glucose metabolism in postanoxic syndrome: Positron emission tomographic study. *Archives of Neurology, 47,* 197–204.

Deweer, B., Pillon, B., Michon, A., & Dubois, B. (1993). Mirror reading in Alzheimer's disease: Normal skill learning and acquisition of item-specific information. *Journal of Clinical and Experimental Neuropsychology, 15,* 789–804.

Dewhurst, K., Oliver, J.E., & McKnight, A.L. (1970). Sociopsychiatric consequences of Huntington's disease. *British Journal of Psychiatry, 116,* 255–258.

DeWolfe, A.S., Barrell, R.P., Becker, B.C., & Spaner, F.E. (1971). Intellectual deficit in chronic schizophrenia and brain damage. *Journal of Consulting and Clinical Psychology, 36,* 197–204.

Diamond, M.C. (1988). *Enriching heredity.* New York: Free Press.

Diamond, M.C. (1990a). How the brain grows in response to experience. In R.E. Ornstein (Ed.), *The healing brain: A scientific reader.* New York: Guilford.

Diamond, M.C. (1990b). Morphological cortical changes as a consequence of learning and experience. In A.B. Scheibel & A.P. Wechsler (Eds.), *Neurobiology of higher cognitive function.* New York: Guilford.

Diamond, R., Barth, J.T., & Zillmer, E.A. (1988). Emotional correlates of mild closed head trauma: The role of the MMPI. *International Journal of Clinical Neuropsychology, 10,* 35–41.

Diamond, S.G., Markham, C.H., Hoehn, M.M., et al. (1990). An examination of male-female differences in progression and mortality of Parkinson's disease. *Neurology, 40,* 763–766.

Diamond, T., White, R.F., Myers, R.H., et al. (1992). Evidence of presymptomatic cognitive decline in Huntington's disease. *Journal of Clinical and Experimental Neuropsychology, 14,* 961–975.

Dick, J.P.R., Guiloff, R.J., Stewart, A., et al. (1984). Mini-Mental State examination in neurological patients. *Journal of Neurology, Neurosurgery, and Psychiatry, 47,* 496–499.

Diesfeldt, H.F.A. (1990). Recognition memory for words and faces in primary degenerative dementia of the Alzheimer type and normal old age. *Journal of Clinical and Experimental Neuropsychology, 12,* 931–945.

Dikmen, S.S., Donovan, D.M., Loberg, T., et al. (1993). Alcohol use and its effects on neuropsychological outcome in head injury. *Neuropsychology, 7,* 296–305.

Dikmen, S., Hermann, B.P., Wilensky, A.J., & Rainwater, G. (1983). Validity of the Minnesota Multiphasic Personality Inventory (MMPI) to psychopathology in patients with epilepsy. *Journal of Nervous and Mental Disease, 171,* 114–123.

Dikmen, S., Machamer, J., Temkin, N., & McLean, A. (1990). Neuropsychological recovery in patients with moderate to severe head injury: Two-year follow-up. *Journal of Clinical and Experimental Neuropsychology, 12,* 507–519.

Dikmen, S., McLean, A., & Temkin, N. (1986). Neuropsychological and psychosocial consequences of minor head injury. *Journal of Neurology, Neurosurgery, and Psychiatry, 49,* 1227–1232.

Dikmen, S., McLean, A., Temkin, N.R. & Wyler, A.R. (1986). Neuropsychologic outcome at one-month postinjury. *Archives of Physical Medicine and Rehabilitation, 67,* 507–513.

Dikmen, S. & Reitan, R.M. (1974). MMPI correlates of localized cerebral lesions. *Perceptual and Motor Skills, 39,* 831–840.

Dikmen, S. & Reitan, R.M. (1976). Psychological deficits and recovery of functions after head injury. *Transactions of the American Neurological Association,* 72–77.

Dikmen, S. & Reitan, R.M. (1977). *Emotional sequelae of head injury.* Seattle, WA: Department of Neurological Surgery, University of Washington, 492–494.

Dikmen, S., Reitan, R.M., & Temkin, N.R. (1983). Neuropsychological recovery in head injury. *Archives of Neurology, 40,* 333–338.

Dikmen, S.S., Temkin, N.R., Miller, B., et al. (1991). Neurobehavioral effects of phenytoin prophylaxis of posttraumatic seizures. *Journal of the American Medical Association, 13,* 1271–1277.

Diller, L. (1968). Brain damage, spatial orientation, and rehabilitation. In S.J. Freedman (Ed.), *The neuropsychology of spatially oriented behavior.* Homewood, IL: Dorsey.

Diller, L. & Ben-Yishay, Y. (1987). Outcomes and evidence in neuropsychological rehabilitation in closed head injury. In H.S. Levin, J. Grafman, & H.M. Eisenberg (Eds.), *Neurobehavioral recovery from head injury.* New York: Oxford University Press.

Diller, L., Ben-Yishay, Y., Gerstman, L.J., et al. (1974). *Studies in cognition and rehabilitation in hemiplegia.* (Rehabilitation Monograph No. 50). New York: New York University Medical Center Institute of Rehabilitation Medicine.

Diller, L. & Weinberg, J. (1965). Bender Gestalt Test distortions in hemiplegia. *Perceptual and Motor Skills, 20,* 1313–1323.

Diller, L. & Weinberg, J. (1977). Hemi-inattention in rehabilitation: The evolution of a rational remediation program. In E.A. Weinstein & R.P. Friedland (Eds.), *Advances in Neurology* (Vol. 18). New York: Raven Press.

Dinning, W.D. & Kraft, W.A. (1983). Validation of the Satz-Mogel Short Form for the WAIS-R with psychiatric inpatients. *Journal of Consulting and Clinical Psychology, 51,* 781–782.

Dinsdale, H.B. (1986). Hypertensive encephalopathy. In H.J.M. Bennett, et al. (Eds.), *Stroke: Pathophysiology, diagnosis, and management.* New York: Churchill Livingstone.

Direnfeld, L.K., Albert, M.L., Volicer, L., et al. (1984). Parkinson's disease: The possible relationship of laterality to dementia and neurochemical findings. *Archives of Neurology, 41,* 935–941.

Ditter, S.M. & Mirra, S.S. (1987). Neuropathologic and clinical features of Parkinson's disease in Alzheimer's disease patients. *Neurology, 37,* 754–759.

Divac, I. (1977). Does the neostriatum operate as a functional entity? In A.R. Cools, A.H.M. Lohman, & I.H.L. Van den Bereken (Eds.), *Psychobiology of the striatum.* Amsterdam: Elsevier/North-Holland.

Division 40 (Clinical Neuropsychology, American Psychological Association) (1989). Definition of a Clinical Neuropsychologist. *The Clinical Neuropsychologist, 3,* 22.

Division 40 Task Force on Education, Accreditation, and Credentialing (1989). Guidelines regarding the use of nondoctoral personnel in clinical neuropsychological assessment. *The Clinical Neuropsychologist, 3,* 23–24.

Dodrill, C.B. (1978a). The hand dynamometer as a neuropsychological measure. *Journal of Consulting and Clinical Psychology, 46,* 1432–1435.

Dodrill, C.B. (1978b). A neuropsychological battery for epilepsy. *Epilepsia, 19,* 611–623.

Dodrill, C.B. (1979). Sex differences on the Halstead-Reitan Neuropsychological Battery and on other neuropsychological measures. *Journal of Clinical Psychology, 35,* 236–241.

Dodrill, C.B. (1980). Neuropsychological evaluation in epilepsy. In J.S. Lockard & A.A. Ward, Jr. (Eds.), *Epilepsy: A window to brain mechanisms.* New York: Raven Press.

Dodrill, C.B. (1986). Psychosocial consequences of epilepsy. In S.B. Filskov & T.J. Boll (Eds.), *Handbook of clinical neuropsychology* (Vol. 2). New York: John Wiley & Sons.

Dodrill, C.B. (1988). Neuropsychology. In J. Laidlaw, A. Richens, & J. Oxley (Eds.), *A textbook of epilepsy.* London: Churchill Livingstone.

Dodrill, C.B., Batzel, L.W., Queisser, H.R., & Temkin, N.R. (1980). An objective method for the assessment of psychological and social problems among epileptics. *Epilepsia, 21,* 123–135.

Dodrill, C. & Clemmons, D. (1984). Use of neuropsychological tests to identify high school students with epilepsy who later demonstrate inadequate

performances in life. *Journal of Consulting and Clinical Psychology, 52,* 520–527.
Dodrill, C.S. & Dikmen, S.S. (1978). The Seashore Tonal Memory Test as a neuropsychological instrument. *Journal of Consulting and Clinical Psychology, 46,* 192–193.
Dodrill, C.B. & Thoreson, N.S. (1993). Reliability of the Lateral Dominance Examination. *Journal of Clinical and Experimental Neuropsychology, 15,* 183–190.
Dodrill, C.B. & Troupin, A.S. (1975). Effects of repeated administrations of a comprehensive neuropsychological battery among chronic epileptics. *Journal of Nervous and Mental Disease, 161,* 185–190.
Dodrill, C.B. & Troupin, A.S. (1991). Neuropsychological effects of carbamazepine and phenytoin: A reanalysis. *Neurology, 41,* 141–143.
Dodrill, C.B. & Wilkus, R.J. (1976). Relationships between intelligence and electroencephalographic epileptiform activity in adult epileptics. *Neurology,* 525–531.
Doerr, H.O. & Carlin, A.S. (Eds.) (1991). *Forensic neuropsychology.* New York: Guilford.
Donders, J. & Kirsch, N. (1991). Nature and implications of selective impairment on the Booklet Category Test and Wisconsin Card Sorting Test. *The Clinical Neuropsychologist, 5,* 78–82.
Donovick, P.J. & Burright, R.G. (1989). An odyssey in behavioral neuroscience: A search for common principles underlying responses to brain damage. In J. Schulkin (Ed.), *Preoperative events: Their effects on behavior following brain damage.* Hillsdale, NJ: Lawrence Erlbaum Associates.
Dopson, W.G., Beckwith, B.E., Tucker, D.M., & Bullard-Bates, P.C. (1984). Asymmetry of facial expression in spontaneous emotion. *Cortex, 20,* 243–251.
Dordain, M., Degos, J.D., & Dordain, G. (1971). Troubles de la voix dans les hémiplégies gauches. *Revue d'Otolaryngologie, Otologie, et Rhinologie, 92,* 178–188.
Dörken, H., Jr. & Kral, V.A. (1952). The psychological differentiation of organic brain lesions and their localization by means of the Rorschach test. *American Journal of Psychiatry, 108,* 764–770.
Dornbush, R.L. & Kokkevi, A. (1976). Acute effects of Cannabis on cognitive, perceptual, and motor performance in chronic hashish users. *Annals of the New York Academy of Science, 282,* 313–322.
Doty, R.L. (1990). Olfaction. In F. Boller & J. Grafman (Eds.), *Handbook of neuropsychology* (Vol. 4). Amsterdam: Elsevier.
Doty, R.L. (1992). Diagnostic tests and assessment. *Journal of Head Trauma Rehabilitation, 7,* 47–65.
Doty, R.L., Applebaum, S., Zushos, H., & Settle, R.G. (1985). Sex differences in odor identification ability: A cross-cultural analysis. *Neuropsychologia, 23,* 667–672.
Doty, R.L., Deems, D.A., & Stellar, S. (1988). Olfactory dysfunction in Parkinsonism: A general deficit unrelated to neurologic signs, disease stage, or disease duration. *Neurology, 38,* 1237–1244.
Doty, R.L., Reyes, P.F., & Gregor, T. (1987). Presence of both odor identification and detection deficits in Alzheimer's disease. *Brain Research Bulletin, 18,* 597–600.
Doty, R.L., Riklan, M., Deems, D.A., et al. (1989). The olfactory and cognitive deficits of Parkinson's disease: Evidence for independence. *Annals of Neurology, 25,* 166–171.
Doty, R.L., Shaman, P., Applebaum, S.L., et al. (1984). Smell identification ability: Changes with age. *Science, 226,* 1441–1443.
Doty, R.W. (1979). Neurons and memory: Some clues. In M.A.B. Brazier (Ed.), *Brain mechanisms in memory and learning: From the single neuron to man.* New York: Raven Press.
Doty, R.W. (1989). Some anatomical substrates of emotion, and their bihemispheric coordination. In G. Gainotti & C. Caltagirone (Eds.), *Emotions and the dual brain.* Heidelberg: Springer-Verlag.
Doty, R.W. (1990). Time and memory. In J.L. McGaugh, N.M. Weinberger, & G. Lynch (Eds.), *Brain organization and memory: Cells, systems, and circuits.* New York: Oxford University Press.
Dow, R.S. (1988). Contribution of electrophysiological studies to cerebellar physiology. *Journal of Clinical Neurophysiology, 5,* 307–323.
Drachman, D.A. (1977). Memory and cognitive function in man: Does the cholinergic system have a specific role? *Neurology,* 783–790.
Drachman, D.A. & Arbit, J. (1966). Memory and the hippocampal complex. II. Is memory a multiple process? *Archives of Neurology, 15,* 52–61.
Drachman, D.A. & Leavitt, J. (1974). Human memory and the cholinergic system. *Archives of Neurology, 30,* 113–121.
Drachman, D.A., O'Donnell, B.F., Lew, R.A., & Swearer, J.M. (1991). The prognosis in Alzheimer's disease: "How far" rather than "how fast" best predicts the course. *Archives of Neurology, 47,* 851–856.
Drake, A.I. & Hannay, H.J. (1992). Continuous recognition memory tests: Are the assumptions of the theory of signal detection met? *Journal of Clinical and Experimental Neuropsychology, 14,* 539–544.
Drayer, B.P., Heyman, A., Wilkinson, W., et al. (1985). Early-onset Alzheimer's disease: An analysis of CT findings. *Annals of Neurology, 17,* 407–410.

Dreifuss, F.E. (1985). Classification and recognition of seizures. *Clinical Therapeutics, 7,* 240–245.

Dresser, A.C., Meirowsky, A.M., Weiss, G.H., et al. (1973). Gainful employment following head injury. *Archives of Neurology, 29,* 111–116.

Dressler, W.U., Wodak, R., & Pleh, C. (1990). Gender-specific discourse differences in aphasia. In Y. Joanette & H.H. Brownell (Eds.), *Discourse ability and brain damage: Theoretical and empirical perspectives.* New York: Springer-Verlag.

Drew, R.H. & Templer, D.I. (1992). Contact sports. In D.I. Templer, L.C. Hartledge, & W.G. Cannon (Eds.), *Preventable brain damage: brain vulnerability and brain health.* New York: Springer.

Drew, R.H., Templer, D.I., Schuyler, B.A., et al. (1986). Neuropsychological deficits in active licensed professional boxers. *Journal of Clinical Psychology, 42,* 520–525.

Drewe, E.A. (1974). The effect of type and area of brain lesions on Wisconsin Card Sorting Test performance. *Cortex, 10,* 159–170.

Dricker, J., Butters, N., Berman, G. et al. (1978). The recognition and encoding of faces by alcoholic Korsakoff and right hemisphere patients. *Neuropsychologia, 16,* 683–695.

Drummond, A.E.R. (1988). Stroke: The impact on the family. *British Journal of Occupational Therapy, 51,* 193–194.

Duara, R., Grady, C., Haxby, J. et al. (1984). Human brain glucose utilization and cognitive function in relation to age. *Annals of Neurology, 16,* 702–713.

Dubois, B., Boller, F., Pillon, B., & Agid, Y. (1991). Cognitive deficits in Parkinson's disease. In F. Boller & J. Grafman (Eds.), *Handbook of neuropsychology* (Vol. 5). Amsterdam: Elsevier.

Dubois, B. & Pillon, B. (1992). Biochemical correlates of cognitive changes and dementia in Parkinson's disease. In S. J. Huber & J. L. Cummings (Eds.), *Parkinson's disease: Neurobehavioral aspects.* New York: Oxford University Press.

Dubois, B., Pillon, B., Legault, F., et al. (1988). Slowing of cognitive processing in progressive supranuclear palsy. *Archives of Neurology, 45,* 1194–1199.

Dubois, B., Pillon, B., Sternic, N., et al. (1990). Age-induced cognitive deficit in Parkinson's disease. *Neurology, 40,* 38–41.

Ducarne, B. & Pillon, B. (1974). La copie de la figure complexe de Rey dans les troubles visuo-constructifs. *Journal de Psychologie, 4,* 449–470.

Duffala, D. (1978). *Validity of the Luria-South Dakota Neuropsychological Battery for brain injured persons.* Doctoral dissertation. Berkeley, California: California School of Professional Psychology.

Duffy, F.H. (1989). Clinical value of topographic mapping and quantified neurophysiology. *Archives of Neurology, 46,* 1133–1135.

Duffy, F.H., Albert, M.S., & McAnulty, G. (1984). Brain electrical activity in patients with presenile and senile dementia of the Alzheimer type. *Annals of Neurology, 16,* 439–448.

Duffy, F.H., Albert, M.S., McAnulty, G., & Garvey, A.J. (1984). Age-related differences in brain electrical activity of healthy subjects. *Annals of Neurology, 16,* 430–438.

Duffy, F.H., Iyer, V.G., & Surwillo, W.W. (1989). *Clinical electroencephalography and topographic brain mapping.* New York: Springer-Verlag.

Duffy, R.J. & Duffy, J.R. (1981). Three studies of deficits in pantomimic expression and pantomimic recognition in aphasia. *Journal of Speech and Hearing Research, 24,* 70–84.

Duffy, R.J. & Duffy, J.R. (1984). *New England Pantomime Tests.* Tigard, OR: C.C. Publications.

Duffy, R.J. & Duffy, J.R. (1989). An investigation of body part as object (BPO) responses in normal and brain-damaged adults. *Brain and Cognition, 10,* 220–236.

Duke, R.B. (1967). Intellectual evaluation of brain-damaged patients with WAIS short form. *Psychological Reports, 20,* 858.

Duley, J.F., Wilkins, J.W., Hamby, S.L., et al. (1993). Explicit scoring criteria for the Rey-Osterreith and Taylor Complex Figures. *The Clinical Neuropsychologist, 7,* 29–38.

Dull, R.A., Brown, G., Adams, K.M., et al. (1982). Preoperative neurobehavioral impairment in cerebral revascularization candidates. *Journal of Clinical Neuropsychology, 4,* 151–166.

Duncan, D. & Snow, W.G. (1987). Base rates in neuropsychology. *Professional Psychology, 18,* 368–370.

Dunn, L.M. & Dunn, L.M. (1981). *Peabody Picture Vocabulary Test-Revised.* Circle Pines, MN: American Guidance Service.

Dunn, L.M. & Markwardt, F.C., Jr. (1970). *Peabody Individual Achievement Test.* Circle Pines, MN: American Guidance Service.

Dustman, R.E., Emmerson, R.Y., Ruhling, R.O., et al. (1990). Age and fitness effects on EEG, ERP's, visual sensitivity, and cognition. *Neurobiology of Aging, 11,* 193–200.

Dustman, R.E., Emmerson, R.Y., & Shearer, D.E. (1990). Electrophysiology and aging: Slowing, inhibition, and aerobic fitness. In M.L. Howe, M.J. Stones, & C.J. Brainerd (Eds.), *Cognitive and behavioral performance factors in atypical aging.* New York: Springer-Verlag.

Dustman, R.E., Emmerson, R.Y., Steinhaus, L.A., et al. (1992). The effects of videogame playing on neuropsychological performance of elderly individuals. *Journal of Gerontology, 47,* 168–171.

Dustman, R.E., Ruhling, R.O., Russell, E.M., et al. (1984). Aerobic exercise training and improved neuropsychological function of older individuals. *Neurobiology of Aging, 5,* 35–42.

Dustman, R.E. & Shearer, D.E. (1987). Electrophysiological evidence for central inhibitory deficits in old age. In R.J. Ellingson, N.M.F. Murray, & A.M. Halliday (Eds.), *London Symposia* (EEG Suppl. 39). Amsterdam: Elsevier.

Dustman, R.E., Shearer, D.E., & Emmerson, R.Y. (1991). Evoked potentials and EEG suggest CNS inhibitory deficits in aging. In D.A. Armstrong, et al. (Eds.), *The effects of aging and environment on vision.* New York: Plenum Press.

Duvoisin, R.C. (1992). Clinical diagnosis. In I. Litvan, & Y. Agid (Eds.), *Progressive supranuclear palsy: Clinical and research approaches.* New York: Oxford University Press.

Duvoisin, R.C., Eldridge, R., Williams, A., et al. (1981). Twin study of Parkinson disease. *Neurology, 31,* 77–80.

Duyckaerts, C., Derouesne, C., Signoret, J.L., et al. (1985). Bilateral and limited amygdalohippocampal lesions causing a pure amnesic syndrome. *Annals of Neurology, 18,* 314–319.

Dvorine, I. (1953). *Dvorine Pseudo-Isochromatic Plates* (2nd ed.). Baltimore: Waverly Press.

Dywan, J., Kaplan, R.D., & Pirozzolo, F.J. (Eds.) (1991). *Neuropsychology and the law.* New York: Springer-Verlag.

Dywan, J., Segalowitz, S.J., & Unsal, A. (1992). Speed of information processing, health, and cognitive performance in older adults. *Developmental Neuropsychology, 8,* 473–490.

Dyer, F.N. (1973). The Stroop phenomenon and its use in the study of perceptual, cognitive, and response processes. *Memory and Cognition, 1,* 106–120.

Eames, P. (1990). Organic bases of behavioural disorders after traumatic brain injury. In R.L. Wood (Ed.), *Neurobehavioural sequelae of traumatic brain injury.* Bristol, Pennsylvania: Taylor & Francis.

Eames, P., Haffey, W.J., & Cope, D.N. (1990). Treatment of behavioral disorders. In M. Rosenthal, M.R. Bond, E.R. Griffith, & J.D. Miller (Eds.), *Rehabilitation of the adult and child with traumatic brain injury* (2nd ed.). Philadelphia: F.A. Davis.

Eastwood, M.R., Lautenschlaeger, E., & Corbin, S. (1983). A comparison of clinical methods for assessing dementia. *Journal of the American Geriatrics Society, 31,* 342–347.

Edelman, G. (1987). *Neural Darwinism: The theory of neural group selection.* New York: Basic Books, 1987.

Edelman, G.M. (1989). *The remembered present: A biological theory of consciousness.* New York: Basic Books.

Edmans, J.A. & Lincoln, N.B. (1989). The frequency of perceptual deficits after stroke. *British Journal of Occupational Therapy, 52,* 266–270.

Edmans, J.A. & Lincoln, N.B. (1990). The relation between perceptual deficits after stroke and independence in activities of daily living. *British Journal of Occupational Therapy, 53,* 139–142.

Edmans, J.A., Towle, D., & Lincoln, N. B. (1991). The recovery of perceptual problems after stroke and the impact on daily life. *Clinical Rehabilitation, 5,* 301–309.

Efron, R. & Crandall, P.H. (1983). Central auditory processing. II. Effects of anterior temporal lobectomy. *Brain and Language, 19,* 237–253.

Efron, R., Crandall, P.H., Koss, B., et al. (1983). Central auditory processing. III. The "cocktail party" effect and anterior temporal lobectomy. *Brain and Language, 19,* 254–263.

Egelko, S., Gordon, W.A., Hibbard, M.R., et al. (1988). Relationship among CT scans, neurological exam, and neuropsychological test performance in right brain-damaged stroke patient. *Journal of Clinical and Experimental Neuropsychology, 10,* 539–564.

Egelko, S., Simon, D., Riley, E., et al. (1989). First year after stroke: Tracking cognitive and affective deficits. *Archives of Physical Medical Rehabilitation, 70,* 297–302.

Eglin, M., Robertson, L. C., & Knight, R. T. (1990). Visual search performance in the neglect syndrome. *Journal of Cognitive Neuroscience, 1,* 372–385.

Eidelberg, D., & Galaburda, A.M. (1984). Inferior parietal lobule. *Archives of Neurology, 41,* 843–852.

Eisdorfer, C. (1977). Stress, disease and cognitive change in the aged. In C. Eisdorfer & R.O. Friedel (Eds.), *Cognitive and emotional disturbance in the elderly.* Chicago: Year Book Medical Publishers.

Eisdorfer, C. & Cohen, D. (1978). The cognitively impaired elderly: Differential diagnosis. In M. Storandt, I. Siegler, & M. Ellis (Eds.), *The clinical psychology of aging.* New York: Plenum Press.

Eisdorfer, C. & Cohen, D. (1980). Diagnostic criteria for primary neuronal degeneration of the Alzheimer's type. *Journal of Family Practice, 11,* 553–557.

Eisen, A. (1983). Neurophysiology in multiple sclerosis. In J.P. Antel (Ed.), *Neurologic clinics: Sym-*

posium on multiple sclerosis, (Vol. 1, No. 3). Philadelphia: W.B. Saunders Co.

Eisenberg, H.M. (1985). Outcome after head injury. Part I: General considerations. In D.P. Becker & J.T. Povlishock (Eds.), *Central nervous system trauma. Status report*. Washington, D.C.: National Institutes of Health.

Eisenberg, H.M. & Levin, H.S. (1989). Computed tomography and magnetic resonance imaging in mild to moderate head injury. In H.S. Levin, H.M. Eisenberg, & A.L. Benton (Eds.), *Mild head injury*. New York: Oxford University Press.

Eisenberg, H.M. & Weiner, R.L. (1987). Input variables: How information from the acute injury can be used to characterize groups of patients for studies of outcome. In H.S. Levin, J. Grafman, & H.M. Eisenberg (Eds.), *Neurobehavioral recovery from head injury*. New York: Oxford University Press.

Eisenson, J. (1962). Language and intellectual findings associated with right cerebral damage. *Language and Speech, 5*, 49–53.

Ekberg, K. & Hane, M. (1984). Test battery for investigating functional disorders--the TUFF battery. *Scandinavian Journal of Work, Environment & Health, 10*, 14–17.

Ekman, P. & Friesen, W. V. (1975). *Pictures of facial affect*.Palo Alto, CA: Consulting Psychologists Press.

Ekstrom, R. B., French, J. W., Harman, H. H., & Dermen, D. (1976). *Manual for Kit of Factor-referenced Cognitive Tests*. Princeton, NJ: Educational Testing Service.

El-Awar, M., Becker, J.T., Hammond, K.M., et al. (1987). Learning deficit in Parkinson's disease. *Archives of Neurology, 44*, 180–184.

Elgerot, A. (1976). Note on selective effects of short-term tobacco abstinence on complex versus simple mental tasks. *Perceptual and Motor Skills, 42*, 413–414.

Elias, M.F., Elias, J.W., & Elias, P.K. (1990). Biological and health influences on behavior. In J.E. Birren & K.W. Schaie (Eds.), *Handbook of the psychology of aging* (3rd ed.). New York: Academic Press.

Ellenberg, L. & Sperry, R.W. (1980). Lateralized division of attention in the commissurotomized and intact brain. *Neuropsychologia, 18*, 411–418.

Elliott, F.A. (1982). Neurological findings in adult minimal brain dysfunction and the dyscontrol syndrome. *Journal of Nervous and Mental Disease, 170*, 680–687.

Ellis, A.W. (1982). Spelling and writing. In A.W. Ellis (Ed.), *Normality and pathology in cognitive functions*. London: Academic Press.

Ellis, A. W., Kay, J., & Franklin, S. (1992). Anomia: Differentiating between semantic and phonological deficits. In D. I. Margolin (Ed.), *Cognitive neuropsychology in clinical practice*. New York: Oxford University Press.

Ellis, D.W. & Christensen, A.-L. (1989). Introduction. In D.W. Ellis & A.-L. Christensen (Eds.). *Neuropsychological treatment after brain injury*. Norwall, MA: Kluwer.

Ellis, D.W. & Zahn, B.S. (1985). Psychological functioning after severe closed head injury. *Journal of Personality Assessment, 49*, 125–128.

Ellis, H.D. (1989). Assessment of deficits in facial processing. In J. Crawford, W. McKinley, & D. Parker (Eds.), *Principles and practice of neuropsychological processes*. London: Taylor & Francis.

Ellis, S.J., Ellis, P.J., & Marshall, E. (1988). Hand preference in a normal population. *Cortex, 24*, 157–163.

Elwood, R. W. (1991). Factor structure of the Wechsler Memory Scale Revised (WMS-R) in a clinical sample: A methodological reappraisal. *The Clinical Neuropsychologist, 5*, 329–337.

Emery, O.B. & Breslau, L.D. (1989). Language deficits in depression: Comparisons with SDAT and normal aging. *Journal of Gerontology, 44*, M85–92.

Erber, J. T., Botwinick, J., & Storandt, M. (1981). The impact of memory on age differences in Digit Symbol performance. *Journal of Gerontology, 36*, 586–590.

Erickson, R.C., Eimon, P., & Hebben, N. (1992). A bibliography of normative articles on cognition tests for older adults. *The Clinical Neuropsychologist, 6*, 104–108.

Erickson, R.C. & Howieson, D. (1986). The clinician's perspective: Measuring change and treatment effectiveness. In L.W. Poon (Ed.), *Handbook for clinical memory assessment of older adults*. Washington, DC: American Psychological Association.

Erickson, R.C. & Scott, M. L. (1977). Clinical memory testing: A review. *Psychological Bulletin, 84*, 1130–1149.

Ernst, J. (1987). Neuropsychological problem-solving skills in the elderly. *Psychology and Aging, 2*, 363–365.

Ernst, J. (1988). Language, grip strength, sensory-perceptual, and receptive skills in a normal elderly sample. *The Clinical Neuropsychologist, 2*, 30–40.

Ernst, J., Warner, M.H., Townes, B.D., et al. (1987). Age group differences on neuropsychological battery performance in a neuropsychiatric population. *Archives of Clinical Neuropsychology, 2*, 1–12.

Errebo-Knudsen, E. O. & Olsen, F. (1986). Organic

solvents and presenile dementia (the painters' syndrome): A critical review of the Danish literature. *The Science of the Total Environment, 48*, 45–67.

Errico, A.L., Nixon, S.J., Parsons, O.A., & Tassey, J. (1990). Screening for neuropsychological impairment in alcoholics. *Psychological Assessment, 2*, 45–50.

Esiri, M.M. & Wilcock, G.K. (1984). The olfactory bulbs in Alzheimer's disease. *Journal of Neurology, Neurosurgery, and Psychiatry, 47*, 56–60.

Eskelinen, L., Luisto, M., Tenkanen, L., & Mattei, O. (1986). Neuropsychological methods in the differentiation of organic solvent intoxication from certain neurological conditions. *Journal of Clinical and Experimental Neuropsychology, 8*, 239–256.

Eskenazi, B., Cain, W.S., Novelly, R.A., & Mattson, R. (1986). Odor perception in temporal lobe epilepsy patients with and without temporal lobectomy. *Neuropsychologia, 24*, 553–562.

Eskenazi, B. & Maizlish, W.A. (1988). Effects of occupational exposure to chemicals in neurobehavioral functioning. In R.E. Tarter, D.H. Van Thiel, & K.L. Edwards (Eds.), *Medical neuropsychology*. New York: Plenum Press.

Eslinger, P.J. & Benton, A.L. (1983). Visuoperceptual performances in aging and dementia: Clinical and theoretical implications. *Journal of Clinical Neuropsychology, 5*, 213–220.

Eslinger, P.J. & Damasio, A.R. (1981). Age and type of aphasia in patients with stroke. *Journal of Neurology and Psychiatry, 44*, 377–381.

Eslinger, P.J. & Damasio, A.R. (1986). Preserved motor learning in Alzheimer's disease: Implications for anatomy and behavior. *Journal of Neuroscience, 6*, 3006–3009.

Eslinger, P.J., Damasio, A.R., & Benton, A.L. (1984). *The Iowa Screening Battery for Mental Decline*. Iowa City, IA: University of Iowa.

Eslinger, P.J., Damasio, A.R., Benton, A.L., & Van Allen, M. (1985). Neuropsychologic detection of abnormal mental decline in older persons. *Journal of the American Medical Association, 253*, 670–674.

Eslinger, P.J., Damasio, A.R. & Van Hoesen, G.W. (1982). Olfactory dysfunction in man: Anatomical and behavioral aspects. *Brain and Cognition, 1*, 259–285.

Eslinger, P.J., Damasio, H., Graff-Radford, N., & Damasio, A.R. (1984). Examining the relationship between computed tomography and neuropsychological measures in normal and demented elderly. *Journal of Neurology, Neurosurgery, and Psychiatry, 47*, 1319–1325.

Eslinger, P.J. & Grattan, L.M. (1990). Influence of organizational strategy on neuropsychological performance in frontal lobe patients. *Journal of Clinical and Experimental Neuropsychology, 12*, 54 (abstract).

Eslinger, P.J., Pepin, L., & Benton, A.L. (1988). Different patterns of visual memory errors occur with aging and dementia. *Journal of Clinical and Experimental Neuropsychology, 10*, 60–61 (abstract).

Eson, M.E., Yen, J.K., & Bourke, R.S. (1978). Assessment of recovery from serious head injury. *Journal of Neurology, Neurosurgery and Psychiatry, 41*, 1036–1042.

Esquivel, G.B. (1984). Coloured Progressive Matrices. In D.J. Keyser & R.C. Sweetland (Eds.), *Test critiques*. Vol. I. Kansas City, MO: Test Corporation of America.

Essman, W.B. (1987). Perspectives for nutrients and brain functions. In W.B. Essman (Ed.), *Nutrients and brain function*. Basel, Switzerland: S. Karger.

Estes, W. K. (1974). Learning theory and intelligence. *American Psychologist, 29*, 740–749.

Etcoff, N.L. (1986). The neuropsychology of emotional expression. In G. Goldstein & R.E. Tarter (Eds.), *Advances in clinical neuropsychology* (Vol. 3). New York: Plenum Press.

Ettlin, T.M., Staehelin, H.B., Kischka, U., et al. (1989). Computed tomography, electroencephalography, and clinical features in the differential diagnosis of senile dementia. *Archives of Neurology, 46*, 1217–1220.

Evans, C.D. (1975). Discussion of the clinical problem. In Ciba Foundation Symposium, No. 34 (new series), *Symposium on the outcome of severe damage to the CNS*. Amsterdam: Elsevier.

Evans, M. (1975). Cerebral disorders due to drugs of dependence and hallucinogens. In J.G. Rankin (Ed.), *Alcohol, drugs and brain damage*. Proceedings of Symposium. Toronto: Addiction Research Foundation.

Evans, R.L., Pomeroy, S., Hammond, M.C., & Halar, E.M. (1985). The relationship between family function and treatment compliance after stroke. *VA Practitioner*, December, p. 10.

Evans, R.W. (1992). Some observations on whiplash inquiries. *Neurologic Clinics, 10*, 975–997.

Evans, R.W., Gualtieri, C. T., & Ruff, R. M. (1986). Alternate selective reminding forms for children. *Developmental Neuropsychology, 2*, 137–144.

Evans, R.W., Ruff, R.M., & Gualtieri, C.T. (1985). Verbal fluency and figural fluency in bright children. *Perceptual and Motor Skills, 61*, 699–709.

Ewert, J., Levin, H.S., Watson, M.G., & Kalisky, Z. (1989). Procedural memory during posttraumatic amnesia in survivors of severe closed head injury. *Archives of Neurology, 46*, 911–916.

Ewing, R., McCarthy, D., Gronwall, D., & Wrightson, P. (1980). Persisting effects of minor head injury observable during hypoxic stress. *Journal of Clinical Neuropsychology, 2*, 147–155.

Exner, J.E. (1986). *The Rorschach: A comprehensive system* (Vol. 1, 2nd ed.). New York: Wiley-InterScience.

Eysenck, M.W. (1991). Anxiety and cognitive functioning: A multifaceted approach. In R.G. Lister & H.J. Weingartner (Eds.), *Perspectives of cognitive neuroscience*. New York: Oxford University Press.

Ezrachi, O., Ben-Yishay, Y., Kay, T. et al. (1991). Predicting employment in traumatic brain injury following neuropsychological rehabilitation. *Journal of Head Trauma Rehabilitation, 6*, 71–84.

Faber-Langendoen, K., Morris, J.C., Knesevich, J.W., et al. (1988). Aphasia in senile dementia of the Alzheimer type. *Annals of Neurology, 23*, 365–370.

Fabian, M.S., Jenkins, R.L., and Parsons, O.A. (1981). Gender, alcoholism, and neuropsychological functioning. *Journal of Consulting and Clinical Psychology, 49*, 138–140.

Fabian, M.S., Parsons, O.A., & Sheldon, M.D. (1984). Effects of gender and alcoholism on verbal and visuospatial learning. *Journal of Nervous and Mental Disease, 172*, 16–20.

Fabry, J.J. (1980). In R.H. Woody (Ed.), *Encyclopedia of clinical assessment* (Vol. 2). San Francisco: Jossey-Bass.

Falicki, Z. & Sep-Kowalik, B. (1969). Psychic disturbances as a result of cardiac arrest. *Polish Medical Journal, 8*, 200–206.

Fan, J.Z., Lezak, M.D., Yuan, G.G., & Hu, C.H. (1988). A comparison of the sensitivity of different techniques for eliciting visuospatial neglect. *Journal of Clinical and Experimental Neuropsychology, 10*, 21 (abstract).

Fantie, B. D. & Kolb, B. (1991). The problems of prognosis. In J. Dywan, R.D. Kaplan, & F. Pirozzolo (Eds.), *Neuropsychology and the law*. New York: Springer-Verlag.

Farah, M.J. (1990). *Visual agnosia: Disorders of object recognition and what they tell us about normal vision*. Cambridge, MA: Massachusetts Institute of Technology Press.

Farah, M.J., Hammond, K.M., Mehta, Z., & Ratcliff, G. (1989). Category-specificity and modality-specificity in semantic memory. *Neuropsychologia, 27*, 193–200.

Farah, M.J., Wong, A.B., Monheit, M.A., & Morrow, L.A. (1989). Parietal lobe mechanisms of spatial attention: Modality-specific or supramodal? *Neuropsychologia, 27*, 461–470.

Farmer, M.E., White, L.R., Abbott, R.D., et al. (1987). Blood pressure and cognitive performance. The Framingham study. *American Journal of Epidemiology, 126*, 1103–1114.

Farmer, R.H. (1973). Functional changes during early weeks of abstinence, measured by the Bender-Gestalt. *Quarterly Journal of Studies in Alcohol, 34*, 786–796.

Farnsworth, D. (1957). *Farnsworth-Munsell 100-hue test for color vision*. Baltimore, MD: Munsell Color Co.

Farr, S.P., Greene, R.L., & Fisher-White, S. (1986). Disease process, onset, and course and their relationship to neuropsychological performance. In S. B. Filskov & T. J. Boll (Eds.), *Handbook of clinical neuropsychology* (Vol. 2). New York: John Wiley & Sons.

Farrer, L.A., Myers, R.H., Cupples, L.A., et al. (1990). Transmission and age-at-onset patterns in familial Alzheimer's disease: Evidence for heterogenity. *Neurology, 40*, 395–403.

Faschingbauer, T.R. (1974). A 166-item short-form of the group MMPI: The FAM. *Journal of Consulting and Clinical Psychology, 42*, 645–655.

Fasotti, L. (1992). *Arithmetical word problem solving after frontal lobe damage: A cognitive neuropsychological approach*. Amsterdam: Swets & Zeitlinger.

Faulstich, M.E. (1986). Acquired immune deficiency syndrome: An overview of central nervous system complications and neuropsychological sequelae. *International Journal of Neuroscience, 30*, 249–254.

Faulstich, M.E. (1987). Psychiatric aspects of AIDS. *American Journal of Psychiatry, 144*, 551–556.

Faulstich, M.E., McAnulty, D.A., Carey, M.P., & Gresham, F.M. (1987). Topography of human intelligence across race: Factorial comparison of black-white WAIS-R profiles for criminal offenders. *International Journal of Neuroscience, 35*, 181–187.

Faust, D., Hart, K., & Guilmette, T.J. (1988). Pediatric malingering: The capacity of children to fake believable deficits on neuropsychological testing. *Journal of Consulting and Clinical Psychology, 56*, 578–582.

Faust, D., Hart, K., Guilmette, T.J., & Arkes, H.R. (1988). Neuropsychologists' capacity to detect adolescent malingerers. *Professional Psychology: Research and Practice, 19*, 508–515.

Fedio, P., Cox, C.S., Neophytides, A., et al. (1979). Neuropsychological profile of Huntington's disease: Patients and those at risk. In T.N. Chase, N.S. Wexler, & A. Barbeau (Eds.), *Advances in Neurology* (Vol. 23). New York: Raven Press.

Fedio, P., Martin, A., & Brouwers, P. (1984). The effects of focal cortical lesions on cognitive functions. In R.J. Porter, et al. (Eds.), *Advances in epileptology: XVth Epilepsy International Symposium*. New York: Raven Press.

Fedio, P. & Van Buren, J.M. (1974). Memory deficits during electrical stimulation of the speech cortex in conscious man. *Brain and Language, 1*, 29–42.

Fedio, P. & Van Buren, J.M. (1975). Memory and perceptual deficits during electrical stimulation in the left and right thalamus and parietal subcortex. *Brain and Language, 2*, 78–100.

Feher, E.P., Doody, R., Pirozzolo, F.J., & Appel, S.H. (1989). Mental status assessment of insight and judgment. In F.J. Pirozzolo (Ed.), *Clinics in geriatric medicine* (Vol. 5, No. 3). Philadelphia: W.B. Saunders.

Feher, E.P., Mahurin, R.K., Inbody, S.B., et al. (1991). Anosognosia in Alzheimer's patients. *Neuropsychiatry Neuropsychology, and Behavioral Neurology, 4*, 136–146.

Feher, E.P. & Martin, R.C. (1992). Cognitive assessment of long-term memory disorders. In D.I. Margolin (Ed.), *Cognitive neuropsychology in clinical practice*. New York: Oxford University Press.

Feinberg, T.E., Mazlin, S.E., & Waldman, G.E. (1989) Recovery from brain damage: Neurological considerations. In E. Perecman (Ed.), *Integrating theory and practice in clinical neuropsychology*. Hillsdale, NJ: Lawrence Erlbaum Associates.

Feingold, A. (1982). The validity of the Information and Vocabulary subtests of the WAIS. *Journal of Clinical Psychology, 38*, 169–174.

Feingold, A. (1988) Cognitive gender differences are disappearing. *American Psychologist, 43*, 95–103.

Feldman, R.G. (1982) Neurological manifestations of mercury intoxication. *Acta Neurologica Scandinavica, 66* (Suppl. 92), 201–209.

Fel'dman, Y.G. & Bonashevskaya, T.I. (1971) On the effects of low concentrations of formaldehyde. *Hygiene and Sanitation, 36*, 174–180.

Fennell, E.B. (1986) Handedness in neuropsychological research. In H.J. Hannay (Ed.), *Experimental techniques in human neuropsychology*. New York: Oxford University Press.

Fennell, E.B. & Smith, M.C. (1990) Neuropsychological assessment. In S.M. Rao (Ed.), *Neurobehavioral aspects of multiple sclerosis*. New York: Oxford University Press.

Ferris, S.H., Crook, T., Flicker, C. et al. (1986). Assessing cognitive impairment and evaluating treatment effects: Psychometric performance tests. In L.W. Poon (Ed.), *Handbook for clinical memory assessment of older adults*. Washington, DC: American Psychological Association.

Ferris, S., Crook, T., Sathananthan, G., & Gershon, S. (1976). Reaction time as a diagnostic measure in senility. *Journal of the American Geriatrics Society, 24*, 529–533.

Ferro, J.M. & Kertesz, A. (1987). Comparative classification of aphasic disorders. *Journal of Clinical and Experimental Neuropsychology, 9*, 365–375.

Ferro, J.M., Kertesz, A., & Black, S.E. (1987). Subcortical neglect: Quantitation, anatomy, and recovery, *Neurology, 37*, 1487–1492.

Ferro, J.M., Santos, M.E., Caldas, A.C., & Mariano, G. (1980) Gesture recognition in aphasia. *Journal of Clinical Neuropsychology, 2*, 277–292.

Feyereisen, P., Verbeke-Dewitte, C., & Seron, X. (1986). On fluency measures in aphasic speech. *Journal of Clinical and Experimental Neuropsychology, 8*, 393–404.

Field, J.G. (1960). Two types of tables for use with Wechsler's Intelligence Scales. *Journal of Psychology, 16*, 3–7.

Fields, F.R. (1987). Brain dysfunction: Relative discrimination accuracy of Halstead-Reitan and Luria-Nebraska Neuropsychological Test Batteries. *Neuropsychology, 1*, 9–12.

Fields, S. & Fullerton, J. (1975) Influence of heroin addiction on neuropsychological functioning. *Journal of Consulting and Clinical Psychology, 43*, 114.

Fillenbaum, G.G. (1980). Comparison of two brief tests of organic brain impairment, the MSQ and the Short Portable MSQ. *Journal of the American Geriatrics Society, 28*, 381–384.

Filley, C.M. (1995). Neurobehavioral aspects of cerebral white matter disorders. In B.S. Fogel, R.S Schiffer, & S.M. Rao (Eds.), *Neuropsychiatry: A comprehensive textbook*. Baltimore, MD: Williams & Wilkins.

Filley, C.M. & Cullum, C.M. (1993). Early detection of fronto-temporal degeneration by clinical evaluation. *Archives of Clinical Neuropsychology, 8*, 359–367.

Filley, C.M., Davis, K.A., Schmitz, S.P., et al. (1989). Neuropsychological performance and magnetic resonance imaging in Alzheimer's disease and normal aging. *Neuropsychiatry, Neuropsychology, and Behavioral Neurology, 2*, 81–91.

Filley, C.M., Heaton, R.K., Nelson, L.M., et al. (1989) A comparison of dementia in Alzheimer's disease and multiple sclerosis. *Archives of Neurology, 46*, 157–161.

Filley, C.M., Heaton, R.K., & Rosenberg, N.L. (1990). White matter dementia in chronic toluene abuse. *Neurology, 40*, 532–534.

Filley, C.M., Heaton, R.K., Thompson, L.L., et al. (1990) Effects of disease course on neuropsychological functioning. In S.M. Rao (Ed.), *Neurobehavioral aspects of multiple sclerosis*. New York: Oxford University Press.

Filley, C.M. & Kelly, J.P. (1990) Neurobehavioral effects of focal subcortical lesions. In J.L. Cummings (Ed.), *Subcortical dementia*. New York: Oxford University Press.

Filley, C.M., Kelly, J., & Heaton, R.K. (1986) Neuropsychologic features of early-and late-onset Alzheimer's disease. *Archives of Neurology, 43*, 574–576.

Filley, C.M., Kobayashi, J., & Heaton, R.K. (1987) Wechsler Intelligence Scale profiles, the cholinergic system, and Alzheimer's disease. *Journal of Clinical and Experimental Neuropsychology, 9*, 180–186.

Filskov, S.B. & Catanese, R.A. (1986) Effects of sex and handedness on neuropsychological testing. In S.B. Filskov & T.J. Boll (Eds.), *Handbook of clinical neuropsychology* (Vol. 2). New York: John Wiley & Sons.

Filskov, S.B. & Leli, D.A. (1981). Assessment of the individual in neuropsychological practice. In S.B. Filskov & T.J. Boll (Eds.), *Handbook of clinical neuropsychology*. New York: Wiley-Interscience.

Finger, S. (1978) Lesion momentum and behavior. In S. Finger (Ed.), *Recovery from brain damage*. New York: Plenum Press.

Finger, S. & Almli, C.R. (1985) Brain damage and neuroplasticity: Mechanisms of recovery or development. *Brain Research Reviews, 10*, 177–186.

Finger, S., LeVere, T.E., Almli, C.R., & Stein, D.G. (1988) Recovery of function: Sources of controversy. In S. Finger, T.E. LeVere, C.R. Almli, & D.G. Stein (Eds.), *Brain injury and recovery: Theoretical and controversial issues*. New York: Plenum Press.

Fink, M., Green, M., & Bender, M. B. (1952). The Face-Hand Test as a diagnostic sign of organic mental syndrome. *Neurology, 2*, 46–58.

Finkelstein, J.N. (1977). Brain: A computer program for interpretation of the Halstead-Reitan Neuropsychological Test Battery (Doctoral dissertation, Columbia University, 1976). *Dissertation Abstracts International, 37*, 5349B. (University Microfilms No. 77–8, 8864).

Finklestein, S., Benowitz, L.I., Baldessarini, R.J., et al. (1982). Mood, vegetative disturbance, and dexamethasone suppression test after stroke. *Annals of Neurology, 12*, 463–468.

Finlayson, M.A.J., Johnson, K.A., & Reitan, R.M. (1977). Relationship of level of education to neuropsychological measures in brain-damaged and non-brain-damaged adults. *Journal of Consulting and Clinical Psychology, 45*, 536–542.

Finlayson, M.A.J. & Reitan, R.M. (1980). Effect of lateralized lesions on ipsilateral and contralateral motor functioning. *Journal of Clinical Neuropsychology, 2*, 237–243.

Finlayson, M.A.J., Sullivan, J.F., & Alfano, D.P. (1986). Halstead's Category Test: withstanding the test of time. *Journal of Clinical and Experimental Neuropsychology, 8*, 706–709.

Finset, A. (1988) Depressed mood and reduced emotionality after right hemisphere brain damage. In M. Kinsbourne (Ed.), *Cerebral hemisphere function in depression*. Washington, D.C.: American Psychiatric Press.

Finset, A., Sundet, K., & Haakonsen, M. (1988) Neuropsychological syndromes in right hemisphere stroke patients. *Scandinavian Journal of Psychology, 29*, 9–20.

Fioravante, M. (1987) Differential diagnosis of memory deficits in the most frequent brain-damage pathologies of the aged. In E. Vakil, D. Hoofien, & Z. Groswasser (Eds.), *Rehabilitation of the brain injured*. London: Freund Publishing House.

Fioravanti, M., Thorel, M., Ramelli, L., & Napoleoni, A. (1985). Reliability between the five forms of the Randt Memory Test and their equivalence. *Archives of Gerontology and Geriatrics, 4*, 357–364.

Fischer, J.S. (1988). Using the Wechsler Memory Scale-Revised to detect and characterize memory deficits in multiple sclerosis. *The Clinical Neuropsychologist, 2*, 149–172.

Fischer, J. S. (1989). Objective memory testing in multiple sclerosis. In K. Jensen, L. Knudsen, E. Stenager, & I. Grant (Eds.), *Current problems in neurology* (Vol. 10). *Mental disorders, cognitive deficits, and their treatment in multiple sclerosis*. London: Libbey.

Fisher, C.M. (1982) Whiplash amnesia. *Neurology, 32*, 667–669.

Fisher, C.M. (1988) Neurologic fragments. I. Clinical observations in demented patients. *Neurology, 38*, 1868–1873.

Fisher, L.M., Freed, D.M., & Corkin, S. (1990). Stroop Color-Word Test performance in patients with Alzheimer's disease. *Journal of Clinical and Experimental Neuropsychology, 12*, 745–758.

Fitch, N., Becker, R., & Heller, A. (1988) The inheritance of Alzheimer's disease: A new interpretation. *Annals of Neurology, 23*, 14–19.

Fleet, W.S. & Heilman, K.M. (1986). The fatigue

effect in hemispatial neglect. *Neurology, 36*, 258 (abstract).

Flick, G.L., Edwards, K.R., Rinardo, K. & Freund, J. (1970). *MMPI performance of patients with organic brain dysfunction.* Paper presented at the meeting of the Southwestern Psychological Association, St. Louis, Mo.

Flicker, C., Ferris, S.H., Crook, T., & Bartus, R.T. (1987) Implications of memory and language dysfunction in the naming deficit of senile dementia. *Brain and Language, 31*, 187–200.

Flicker, C., Ferris, S.H., Crook, T., et al. (1986) Cognitive decline in advanced age: Future directions for the psychometric differentiation of normal and pathological age changes in cognitive function. *Developmental Neuropsychology, 2*, 309–322.

Flicker, C., Ferris, S.H., Crook, T., et al. (1988) Equivalent spatial-rotation deficits in normal aging and Alzheimer's disease. *Journal of Clinical and Experimental Neuropsychology, 10*, 387–389.

Flicker, C., Ferris, S.H., & Reisberg, B. (1991). Mild cognitive impairment in the elderly: Predictors of dementia. *Neurology, 41*, 1006–1009.

Flodin, U., Edling, C., & Axelson, O. (1984) Clinical studies of psychoorganic syndromes among workers with exposure to solvents. *American Journal of Industrial Medicine, 5*, 287–295.

Flor-Henry, P. (1986) Observations, reflections and speculations on the cerebral determinants of mood and on the bilaterally asymmetrical distributions of the major neurotransmitter systems. *Acta Neurologica Scandinavica, 74* (Suppl. 109), 75–89.

Flor-Henry, P., Koles, Z.J., & Reddon, J.R. (1987). Age and sex related EEG configurations in normal subjects. In A. Glass (Ed.), *Individual differences in hemispheric specialization.* New York: Plenum Press.

Florian, V., Katz, S., & Labav, V. (1989). Impact of traumatic brain damage on family dynamics and functioning. *Brain Injury, 3*, 219–234.

Flowers, K.A., Pearce, I., & Pearce, J.M.S. (1984). Recognition memory in Parkinson's disease. *Journal of Neurology ,Neurosurgery, and Psychiatry, 47*, 1174–1181.

Flowers, K.A. & Robertson, C. (1985). The effect of Parkinson's disease on the ability to maintain a mental set. *Journal of Neurology, Neurosurgery, and Psychiatry, 48*, 517–529.

Flynn, F.G., Cummings, J.L. & Tomiyasu, U. (1988). Altered behavior associated with damage to the ventromedial hypothalamus: A distinctive syndrome. *Behavioural Neurology, 1*, 49–58.

Flynn, J.R. (1987). Massive IQ gains in 14 nations: What IQ tests really measure. *Psychological Bulletin, 101*, 171–191.

Fogel, M.L. (1962). The Gerstmann syndrome and the parietal symptom complex. *Psychological Record, 12*, 85–99.

Fogel, M.L. (1967). Picture description and interpretation in brain damaged patients. *Cortex, 3*, 433–448.

Folstein, M.F., Folstein, S.E., & McHugh, P.R. (1975). "Mini-mental state" *Journal of Psychiatric Research, 12*, 189–198.

Folstein, S.E. (1989). *Huntington's disease.* Baltimore, Maryland: The Johns Hopkins University Press.

Folstein, S.E., Abbott, M.H., Chase, G.A., et al. (1983). The association of affective disorder with Huntington's disease in a case series and in families. *Psychological Medicine, 13*, 537–542.

Folstein, S.E., Brandt, J., & Folstein, M.F. (1990). Huntington's disease. In J.L. Cummings (Ed.), *Subcortical dementia.* New York: Oxford University Press.

Folstein, S.E., Leigh, R.J., Parhad, I.M., & Folstein, M.F. (1986). The diagnosis of Huntington's disease. *Neurology, 36*, 1279–1283.

Fordyce, D.J., Roueche, J.R., & Prigatano, G.P. (1983). Enhanced emotional reactions in chronic head trauma patients. *Journal of Neurology, Neurosurgery, and Psychiatry, 46*, 620–624.

Forette, F., Henry, J.F., Orgogozo, J.M., et al. (1989). Reliability of clinical criteria for the diagnosis of dementia. *Archives of Neurology, 46*, 646–648.

Fossum, B., Holmberg, H., & Reinvang, I. (1989). *Spatial and symbolic factors in performance on the Trail Making Test.* Master's Thesis, University of Oslo, Oslo.

Fossum, B., Holmberg, H., & Reinvang, I. (1992). Spatial and symbolic factors in performance on the Trail Making Test. *Neuropsychology, 6*, 71–75.

Foster, N.L., Chase, T.N., Mansi, L., et al. (1984). Cortical abnormalities in Alzheimer's disease. *Annals of Neurology, 16*, 649–654.

Fowler, P.C., Macciocchi, S.N., & Ranseen, J. (1986). WAIS-R factors and performance on the Luria-Nebraska's Intelligence, Memory and Motor scales: a canonical model of relationships. *Journal of Clinical Psychology, 42*, 626–635.

Fowler, P.C., Richards, H.C., & Boll, T.J. (1980). WAIS factor patterns of epileptic and normal adults. *Journal of Clinical Neuropsychology, 2*, 115–123.

Fowler, P.C., Richards, H.C., Boll, T.J., & Berent, S. (1987). A factor model of an extended Halstead Battery and its relationship to an EEG lateralization index for epileptic adults. *Archives of Clinical Neuropsychology, 2*, 81–92.

Fowler, P.C., Zillmer, E., & Macciocchi, S.N. (1990). Confirmatory factor analytic models of the WAIS-R for neuropsychiatric patients. *Journal of Clinical Psychology, 46*, 324–333.

Fowler, P.C., Zillmer, E., & Newman, A.C. (1988). A multifactor model of the Halstead-Reitan Neuropsychological Test Battery and its relationship to cognitive status and psychiatric diagnosis. *Journal of Clinical Psychology, 44*, 898–906.

Fowler, R.D. (1985). Landmarks in computer-assisted psychological assessment. *Journal of Consulting and Clinical Psychology, 53*, 748–759.

Fowler, R.S. (1969). A simple non-language test of new learning. *Perceptual and Motor Skills, 29*, 895–901.

Fowler, R.S. & Fordyce, W.E. (1974). *Stroke: Why do they behave that way?* Seattle, WA: Washington State Heart Association.

Fowles, G.P. & Tunick, R.H. (1986). WAIS-R and Shipley estimated IQ correlations. *Journal of Clinical Psychology, 42*, 647–649.

Fozard, J.L. (1990). Vision and hearing in aging. In J.E. Birren & K.W. Schaie (Eds.), *Handbook of the psychology of aging* (3rd ed.). New York: Academic Press.

Fozard, J.L., Wolf, E., Bell, B., et al. (1977). Visual perception and communication. In J. E. Birren, & K. W. Schaie (Eds.), *Handbook of the psychology of aging*. New York: Van Nostrand Reinhold.

Frackowiak, R.S. (1986). An introduction to positron tomography and its application to clinical investigation. In M.R. Trimble (Ed.), *New brain imaging techniques and psychopharmacology*. Oxford: Oxford University Press.

Francis, P.M., Harrington, T.R., Sorini, P.M., & Urbina, C.M. (1991). Helmet use and mortality and morbidity in motorcycle accidents. *BNI Quarterly, 7*, 24–27.

Frank, L.K. (1939). Projective methods for the study of personality. *Journal of Psychology, 8*, 389–413.

Frankle, A.H. (1990). *Acquiescent perseveration as a sign of brain disorder*. Paper presented at the joint meeting of Division 12, American Psychological Association and California State Psychological Association, San Francisco.

Franklin, G.M., Heaton, R.K., Nelson, L.M., et al. (1988). Correlation of neuropsychological and MRI findings in chronic/progressive multiple sclerosis. *Neurology, 38*, 1826–1829.

Franklin, G.M., Nelson, L.M., Heaton, R.K., & Filley, C.M. (1990). Clinical perspectives in the identification of cognitive impairment. In S.M. Rao (Ed.), *Neurobehavioral aspects of multiple sclerosis*. New York: Oxford University Press.

Franklin, J.E., Jr., & Frances, R.J. (1992). Alcohol-induced organic mental disorders. In S.C. Yudofsky & R.E. Hales (Eds.), *American Psychiatric Press textbook of neuropsychiatry* (2nd ed.). Washington, D.C.: American Psychiatric Press.

Frankowski, R.F., Annegers, J.F., & Whitman, S. (1985). The descriptive epidemiology of head trauma in the United States. In D.P. Becker & J.T. Povlishock (Eds.), *Central nervous system trauma--Status report--1985*. Bethesda, MD: National Institutes of Health.

Franz, S.I. (1970). *Handbook of mental examination methods*. New York: *Journal of Nervous and Mental Diseases*, 1912; Reprint, New York: Johnson Reprint Co.

Franzen, M.D. (1989). *Reliability and validity in neuropsychological assessment*. New York: Plenum.

Franzen, M.D., Iverson, G.L., & McCracken, L.M. (1990). The detection of malingering in neuropsychological assessment. *Neuropsychological Review, 1*, 247–27.

Franzen, M.D., Smith, S.S., Paul, D.S. & MacInnes, W.D. (1993). Order effects in the administration of the Booklet Category Test and Wisconsin Card Sorting Test. *Archives of Clinical Neuropsychology, 8*, 105–110.

Franzen, M.D., Tishelman, A.C., Sharp, B.H., & Friedman, A.G. (1987). An investigation of the test-retest reliability of the Stroop Color-Word Test across two intervals. *Archives of Clinical Neuropsychology, 2*, 265–272.

Franzen, M.D., Tishelman, A., Smith, S. et al. (1989). Preliminary data concerning the test-retest and parallel-forms reliability of the Randt Memory Test. *The Clinical Neuropsychologist, 3*, 25–28.

Freal, J.E., Kraft, G.H., & Coryell, J.K. (1984). Symptomatic fatigue in multiple sclerosis. *Archives of Physical Medicine and Rehabilitation, 65*, 135–138.

Frederiks, J.A.M. (1963). Constructional apraxia and cerebral dominance. *Psychiatria, Neurologia, Neurochirurgia, 66*, 522–530.

Frederiks, J.A.M. (1969a). The agnosias. In P.J. Vinken & G.W. Bruyn (Eds.), *Handbook of clinical neurology* (Vol. 4). Amsterdam: North-Holland.

Frederiks, J.A.M. (1969b). Consciousness. In P.J. Vinken & G.W. Bruyn (Eds.), *Handbook of clinical neurology* (Vol. 3). Amsterdam: North-Holland.

Frederiks, J.A.M. (1985a). Clinical neuropsychology. The neuropsychological symptom. In J.A.M. Frederiks (Ed.), *Handbook of clinical neurology* (Vol. 1): *Clinical neuropsychology*. Amsterdam: Elsevier.

Frederiks, J.A.M. (1985b). Disorders of the body schema. In J.A.M. Frederiks (Ed.), *Handbook of clinical neurology* (Vol. 1): *Clinical neuropsychology*. Amsterdam: Elsevier.

Frederiks, J.A.M. (1985c). The neurology of aging and dementia. In J.A.M. Frederiks (Ed.), *Handbook of clinical neurology* (Vol. 2): *Neurobehavioral disorders*. Amsterdam: Elsevier.

Frederiks, J.A.M. (1985d). Paroxysmal neuropsychological disorders. In J.A.M. Frederiks (Ed.), *Handbook of clinical neurology* (Vol. 1): *Clinical neuropsychology*. Amsterdam: Elsevier.

Frederiksen, N. (1986). Toward a broader conception of human intelligence. *American Psychologist*, *41*, 445–452.

Fredrickson, L.C. (1985). Goodenough-Harris drawing test. In D.J. Keyser & R.C. Sweetland (Eds.), *Test critiques* (Vol. II). Kansas City, MO: Test Corporation of America.

Freed, D.M., Corkin, S., Growdon, J.H., & Nissen, M.J. (1988). Selective attention in Alzheimer's disease: CSF correlates of behavioral impairments. *Neuropsychologia*, *26*, 895–902.

Freed, D.M., Corkin, S., Growdon, J.H., & Nissen, M.J. (1989). Selective attention in Alzheimer's disease: Characterizing cognitive subgroups of patients. *Neuropsychologia*, *27*, 325–339.

Freed, D.M. & Kandel, E. (1988). Long-term occupational exposure and the diagnosis of dementia. *NeuroToxicology*, 9, 391–400.

Freedman, L. & Dexter, L.E. (1991). Visuospatial ability in cortical dementia. *Journal of Clinical and Experimental Neuropsychology*, *13*, 677–690.

Freedman, M. (1990). Parkinson's disease. In J.L. Cummings (Ed.), *Subcortical dementia*. New York: Oxford University Press.

Freedman, M., Knoefel, J., Naeser, M., & Levine, H. (1984). Computerized axial tomography in aging. In M.L. Albert (Ed.), *Clinical neurology of aging*. New York: Oxford University Press.

Freedman, M., Stuss, D.T., & Gordon, M. (1991). Assessment of competency: The role of neurobehavioral deficits. *Annals of Internal Medicine*, *115*, 203–208.

Freides, D. (1978) On determining footedness. *Cortex*, *14*, 134–135.

Freides, D. (1985). Desirable features in neuropsychological tests. *Journal of Psychopathology and Behavioral Assessment*, 7, 351–364.

Freides, D. & Avery, M. E. (1991). Narrative and visual spatial recall: Assessment incorporating learning and delayed retention. *The Clinical Neuropsychologist*, 5, 338–344.

Freund, G. (1982). The interaction of chronic alcohol consumption and aging on brain structure and function. *Alcoholism, Clinical and Experimental Research*, *6*, 13–21.

Fried, I., Mateer, C., Ojemann, G., et al. (1982). Organization of visuospatial functions in human cortex. *Brain*, *105*, 349–371.

Friedland, R.P., Budinger, T.F., Koss, E., & Ober, B.A. (1985). Alzheimer's disease: Anterior-posterior and lateral hemispheric alterations in cortical glucose utilization. *Neuroscience Letters*, *53*, 235–240.

Friedland, R.P. & Luxenberg, J. (1988). Neuroimaging and dementia. In W.H. Theodore (Ed.), *Clinical neuroimaging. Frontiers of Clinical Neuroscience* (Vol. 4). New York: Alan R. Liss.

Friedman, R.B., Ween, J.E., & Albert, M.L. (1993). Alexia. In K.M. Heilman & E. Valenstein (Eds.), *Clinical neuropsychology* (3rd ed.). New York: Oxford University Press.

Friedman, S.H. (1950). *Psychometric effects of frontal and parietal lobe brain damage*. Unpublished doctoral dissertation, University of Minnesota.

Frisch, M.B. & Jessop, N.S. (1989). Improving WAIS-R estimates with the Shipley-Hartford and Wonderlic Personnel tests: need to control for reading ability. *Psychological Reports*, *65*, 923–928.

Frisk, V. & Milner, B. (1990). The relationship of working memory to the immediate recall of stories following unilateral temporal or frontal lobectomy. *Neuropsychologia*, *28*, 121–135.

Fritsch, G. & Hitzig, E. (1969). On the electrical excitability of the cerebrum. In K.H. Pribram (Ed.), *Brain and behavior 2. Perception and action*. Baltimore, MD: Penguin.

Fromm-Auch, D. & Yeudall, L.T. (1983). Normative data for the Halstead-Reitan neuropsychological tests. *Journal of Clinical Neuropsychology*, *5*, 221–238.

Fuld, P.A. (no date). *Fuld Object-Memory Evaluation*. Wood Dale, IL: Stoelting.

Fuld, P.A. (1978). Psychological testing in the differential diagnosis of the dementias. In R. Katzman, R.D. Terry, & K.L. Bick (Eds.), *Alzheimer's disease: Senile dementia and related disorders. Aging* (Vol. 7). New York: Raven Press.

Fuld, P.A. (1980). Guaranteed stimulus-processing in the evaluation of memory and learning. *Cortex*, *16*, 255–272.

Fuld, P.A. (1982). Behavioral signs of cholinergic deficiency in Alzheimer dementia. In S. Corkin, et al. (Eds.), *Alzheimer's disease: A report of progress. Aging* (Vol. 19). New York: Raven Press.

Fuld, P.A. (1983). Word intrusion as a diagnostic sign in Alzheimer's disease. *Geriatric Medicine Today*, *2*, 33–41.

Fuld, P.A. (1984). Test profile of cholinergic dysfunction and of Alzheimer-type dementia. *Journal of Clinical Neuropsychology*, *6*, 380–392.

Fuld, P.A., Katzman, R., Davies, P., & Terry, R.D.

(1982). Intrusions as a sign of Alzheimer dementia: Chemical and pathological verification. *Annals of Neurology, 11*, 155–159.

Fuld, P.A., Masur, D.M., Blau, A.D., et al. (1990). Object-Memory Evaluation for prospective detection of dementia in normal functioning elderly: Predictive and normative data. *Journal of Clinical and Experimental Neuropsychology, 12*, 520–528.

Fuld, P.A., Muramato, O., Blau, A., et al. (1988). Cross-cultural and multi-ethnic dementia evaluation by mental status and memory testing. *Cortex, 24*, 511–519.

Fuster, J.M. (1980). *The prefrontal cortex*. New York: Raven.

Fuster, J.M. (1985). The prefrontal cortex, mediator of cross-temporal contingencies. *Human Neurobiology, 4*, 169–179.

Fuster, J.M. (1994). La physiologie frontale et le cycle perception-action. *Revue de Neuropsychologie, 4*, 289–304.

Gabrys, J.B. & Peters, K. (1985). Reliability, discriminant and predictive validity of the Zung Self-rating Depression Scale. *Psychological Reports, 57*, 1091–1096.

Gade, A., Mortensen, E.L., & Bruhn, P. (1988). "Chronic painter's syndrome." A reanalysis of psychological test data in a group of diagnosed cases, based on comparisons with matched controls. *Acta Neurologica Scandinavica, 77*, 293–306.

Gaede, S.E., Parsons, O.A., & Berters, J.H. (1978). Hemispheric differences in music perception: Aptitude vs. experience. *Neuropsychologia, 16*, 369–373.

Gagné, R.M. (1984). Learning outcomes and their effects. Useful categories of human performance. *American Psychologist, 39*, 377–385.

Gaillard, F. (1990). Synergie neuro-cognitive: Avantage dans les apprentissages en lecture et calcul. *Approche Neuropsychologique des Apprentissages chez l'Enfant, 2*, 4–9.

Gaillard, F. & Converso, G. (1988). Lecture et lateralisation: Le retour de L'homme calleux. *Bulletin d'Audiophonologie. Annales Scientifique de l'Université de Franche-Comté, 4*, 497–508.

Gaillard, F., Converso, G., & Amar, S.B. (1987). Latéralisation cérébrale et implication hémisphérique dans la réalisation de certaines tâches mathématiques I: revue de la litterature. *Revue Suisse de Psychologie, 46*, 173–181.

Gainotti, G. (1972). Emotional behavior and hemispheric side of one lesion. *Cortex, 8*, 41–55.

Gainotti, G. (1984). Some methodological problems in the study of the relationships between emotions and cerebral dominance. *Journal of Clinical Neuropsychology, 6*, 111–121.

Gainotti, G. (1989). The meaning of emotional disturbances resulting from unilateral brain injury. In G. Gainotti & C. Caltagirone (Eds.), *Emotions and the dual brain*. Berlin/Heidelberg: Springer-Verlag.

Gainotti, G. (1993). Emotional and psychosocial problems after brain injury. *Neuropsychological Rehabilitation, 3*, 259–277.

Gainotti, G. & Caltagirone, C. (Eds). (1989). *Emotions and the dual brain*. Berlin/Heidelberg: Springer-Verlag.

Gainotti, G., Caltagirone, C., Masullo, C., & Miceli, G. (1980). Patterns of neuropsychologic impairment in various diagnostic groups of dementia. In L. Amaduccci, A.N. Davison, & P. Antuono (Eds.), *Aging of the brain and dementia*. New York: Raven Press.

Gainotti, G., Caltagirone, C., & Zoccolotti, P. (1993). Left/right and cortical/subcortical dichotomies in the neuropsychological study of human emotions. *Cognition and Emotion, 7*, 71–93.

Gainotti, G., Cianchetti, C., & Tiacci, C. (1972). The influence of the hemispheric side of lesion on nonverbal tasks of finger localization. *Cortex, 8*, 364–381.

Gainotti, G., Daniele, A., Nocentini, U., & Silveri, M.C. (1989). The nature of lexical-semantic impairment in Alzheimer's disease. *Journal of Neurolinguistics*, 1989, *4*, 449–460.

Gainotti, G., D'Erme, P., & De Bonis, C. (1989). Components of visual attention disrupted in unilateral neglect. In J. W. Brown, (Ed.), *Neuropsychology of visual perception*. New York: IRBN Press.

Gainotti, G., D'Erme, P., Monteleone, D., & Silveri, M. C. (1986). Mechanisms of unilateral spatial neglect in relation to laterality of cerebral lesions. *Brain, 109*, 599–612.

Gainotti, G., D'Erme, P., Villa, G., & Caltagirone, C. (1986). Focal brain lesions and intelligence: A study with a new version of Raven's Colored Matrices. *Journal of Clinical and Experimental Neuropsychology, 1*, 37–50.

Gainotti, G., Parlato, V., Monteleone, D., & Carlomagno, S. (1992). Neuropsychological markers of dementia on visual-spatial tasks: A comparison between Alzheimer's type and vascular forms of dementia. *Journal of Clinical and Experimental Neuropsychology, 14*, 239–252.

Gainotti, G. & Tiacci, C. (1970). Patterns of drawing disability in right and left hemisphere patients. *Neuropsychologia, 8*, 379–384.

Galaburda, A.M., LeMay, M., Kemper, T.L., & Geschwind, N. (1978).Right-left asymmetries in the brain. *Science, 199*, 852–856.

Galasko, D., Klauber, M.R., Hofstetter, C.R., et al.

(1990). The Mini-Mental State examination in the early diagnosis of Alzheimer's disease. *Archives of Neurology, 47*, 49–52.

Galbraith, S. (1985). Irritability. *British Medical Journal, 291*, 1668–1669.

Gale, J.L., Dikmen, S., Wyler, A., et al. (1983). Head injury in the Pacific Northwest. *Neurosurgery, 12*, 487–491.

Galin, D. (1974). Implications for psychiatry of left and right cerebral specialization. *Archives of General Psychiatry, 31*, 572–583.

Galin, D., Ornstein, R., Herron, J., & Johnstone, J. (1982). Sex and handedness differences in EEG measures of hemispheric specialization. *Brain and Language, 16*, 19–55.

Gallagher, D., Breckenridge, J., Steinmetz, J., & Thompson, L. (1983). The Beck Depression Inventory and research diagnostic criteria: Congruence in an older population. *Journal of Consulting and Clinical Psychology, 51*, 945–946.

Gallassi, R., Morreale, A., Lorusso S., et al. (1988a). Carbamazepine and phenytoin: Comparison of cognitive effects in epileptic patients during monotherapy and withdrawal. *Archives of Neurology, 45*, 892–894.

Gallassi, R., Morreale, A., Lorusso, S., et al. (1988b). Epilepsy presenting as memory disturbances. *Epilepsia, 29*, 624–629.

Gallassi, R., Morreale, A., Lorusso, S. (1989). Cognitive effects of phenobarbital. *Journal of Clinical and Experimental Neuropsychology*, 11, 49 (abstract).

Gallassi, R., Morreale, A., Lorusso, S., et al. (1990). Cognitive effects of valproate. *Epilepsy Research, 5*, 160–164.

Gandy, S.E., Snow, R.B., Zimmerman, R.D., & Deck, M.D.F. (1984). Cranial nuclear magnetic resonance imaging in head trauma. *Annals of Neurology, 16*, 254–257.

Gansler, D.A. & Klein, W.L. (1992). Human immunodeficiency virus encephalopathy and other neuropsychological consequences of HIV infection. In R.F. White (Ed.), *Clinical syndromes in adult neuropsychology: The practitioner's handbook*. Amsterdam: Elsevier.

Garcia, J. (1981). The logic and limits of mental aptitude testing. *American Psychologist, 36*, 1172–1180.

Gardner, H. (1994). *The stories of the right hemisphere.* In W. Spaulding (Ed.), *Forty-first Nebraska symposium on motivation, 1992–1993.* Lincoln, NE: University of Nebraska Press.

Gardner, H., Ling, P.K., Flamm, L., & Silverman, J. (1975). Comprehension and appreciation of humorous material following brain damage. *Brain, 98*, 399–412.

Gardner, R., Jr., Oliver-Muñoz, S., Fisher, L., & Empting, L. (1981). Mattis Dementia Rating Scale: Internal reliability study using a diffusely impaired population. *Journal of Clinical Neuropsychology, 3*, 271–275.

Garron, D.C. & Cheifetz, D.I. (1965). Comment on "Bender Gestalt discernment of organic pathology". *Psychological Bulletin, 63*, 197–200.

Gasparrini, B., Shealy, C., & Walters, D. (1980). Differences in size and spatial placement of drawings of left versus right hemisphere brain-damaged patients. *Journal of Consulting and Clinical Psychology, 48*, 670–672.

Gass, C.S. (1991). MMPI-2 interpretation and closed head injury: A correction factor. *Psychological Assessment, 3*, 27–31.

Gass, C.S. (1992). MMPI-2 interpretation of patients with cerebrovascular disease: A correction factor. *Archives of Clinical Neuropsychology, 7*, 17–27.

Gass, C.S., & Daniel, S.K. (1990). Emotional impact on Trail Making Test performance. *Psychological Reports, 67*, 435–438.

Gass, C.S. & Lawhorn, L. (1991). Psychological adjustment following stroke: An MMPI study. *Psychological Assessment, 3*, 628–633.

Gass, C.S. & Russell, E.W. (1985). MMPI correlates of verbal-intellectual deficits in patients with left hemisphere lesions. *Journal of Clinical Psychology, 41*, 664–670.

Gass, C.S. & Russell, E.W. (1986). Differential impact of brain damage and depression on memory test performance. *Journal of Consulting and Clinical Psychology, 54*, 261–263.

Gass, C.S. & Russell, E.W. (1987). MMPI correlates of performance intellectual deficits in patients with right-hemisphere lesions. *Journal of Clinical Psychology, 43*, 484–489.

Gates, P.C., Barnett, H.J.M., & Silver, M.D. (1986). Cardiogenic stroke. In H.J.M. Barnett, et al. (Eds.), *Stroke. Pathophysiology, diagnosis, and management*. New York: Churchill-Livingstone.

Gatewood-Colwell, G., Kaczmarek, M., & Ames, M.H. (1989). Reliability and validity of the Beck Depression Inventory for a white and Mexican-Americanherontic population. *Psychological Reports, 65*, 1163–1166.

Gaultieri, T. & Cox, D.R. (1991). The delayed neurobehavioural sequelea of traumatic brain injury. *Brain Injury, 5*, 219–232.

Gauthier, L, Dehaut, F., & Joanette, Y. (1989). The Bells Test: A quantitative and qualitative test for visual neglect. *International Journal of Clinical Neuropsychology, 11*, 49–54.

Gauthier, L., Gauthier, S., & Joanette, Y. (1985). Visual neglect in left, right, and bilateral parkinsonians. *Journal of Clinical and Experimental Neuropsychology*, 7, 145 (abstract).

Gauthier, L. & Joanette, Y. (1992). *Elaboration of an assessment for hemispatial neglect: The Bells Test.* Presented at the Conference on Attention: Theoretical and Clinical Perspectives. Toronto, Canada: Rotman Research Institute of Baycrest Centre.

Gazzaniga, M.S. (1987). Perceptual and attentional processes following callosal section in humans. *Neuropsychologia*, 25, 119–133.

Geary, D.C. (1989). A model for representing gender differences in the pattern of cognitive abilities. *American Psychologist*, 44, 1155–1156.

Geffen, G.M., Encel, J. S., & Forrester, G. (1989). Prediction of everyday memory deficits using measures of post-traumatic amnesia (PTA). In *Proceedings of the Australian Society for the Study of Brain Impairment*. Melbourne, NSW, Australia: ASSBI, 302–308.

Geffen, G.M., Encel, J.S., & Forrester, G.M. (1991). Stages of recovery during post-traumatic amnesia and subsequent everyday deficits. *Cognitive Neuroscience and Neuropsychology*, 2, 105–108.

Geffen, G., Moar, K. J., O'Hanlon, A. P. et al. (1990). The Auditory Verbal Learning Test (Rey): Performance of 16 to 86 year olds of average intelligence. *The Clinical Neuropsychologist*, 4, 45–63.

Gelb, L.D. (1990). Infections: bacteria, fungi, and parasites. In A.L. Pearlman & R.C. Collins (Eds.), *Neurobiology of disease*. New York: Oxford University Press.

Genetta-Wadley, A. & Swirsky-Sacchetti, T. (1990). Sex differences and handedness in hemispheric lateralization of tactile-spatial functions. *Perceptual and Motor Skills*, 70. 579–590.

Gennarelli, T.A. (1983). Head injury in man and experimental animals: Clinical aspects. *Acta Neurochirugica, Suppl.* 32, 1–13.

Gennarelli, T. (1984). From the experimental head injury laboratory. *Almanac* (October 9), 6–7.

Gennarelli, T.A. (1986). Mechanisms and pathophysiology of cerebral concussion. *Journal of Head Trauma Rehabilitation*, 1, 23–29.

Gennarelli, T.A., Thibault, L.E., Adams, J.H., et al. (1982). Diffuse axonal injury and traumatic coma in the primate. *Annals of Neurology*, 12, 564–574.

Gentilini, N., Nichelli, P., & Schoenhuber, R. (1989). Assessment of attention in mild head injury. In H.S. Levin, H.M. Elsenberg, & A.L. Benton (Eds.), *Mild Head Injury*. New York: Oxford University Press.

Gentilini, M., Nichelli, P., Schoenhuber, R., et al. (1985). Neuropsychological evaluation of mild head injury. *Journal of Neurology, Neurosurgery, and Psychiatry*, 48, 137–140.

Gerstmann, J. (1940). Syndrome of finger agnosia, disorientation for right and left, agraphia, acalculia. *Archives of Neurology and Psychiatry*, 44, 398–408.

Gerstmann, J. (1942). Problem of imperception of disease and of impaired body territories with organic lesions. *Archives of Neurology and Psychiatry*, 48, 890–913.

Gerstmann, J. (1957). Some notes on the Gerstmann syndrome. Neurology, 7, 866–869.

Geschwind, N. (1965). Disconnexion syndromes in animals and man. *Brain*, 88, 237–294.

Geschwind, N. (1970). The organization of language and the brain. *Science*, 170, 940–944.

Geschwind, N. (1972). Language and the brain. *Scientific American*, 226, 76–83.

Geschwind, N. (1974). Late changes in the nervous system: An overview. In D.G. Stein, J.J. Rosen, & N. Butters (Eds.), *Plasticity and recovery of function in the central nervous system*. New York: Academic Press.

Geschwind, N. (1975). The apraxias: Neural mechanisms of disorders of learned movement. *American Scientist*, 63, 188–195.

Geschwind, N. (1979). Specializations of the human brain. *Scientific American*, 241, 180–199.

Geschwind, N. (1985a). Brain disease and the mechanisms of mind. In C.W. Coen (Ed.), *Functions of the brain*. Oxford: Clarendon Press.

Geschwind, N. (1985b). Mechanisms of change after brain lesions. *Annals of the New York Academy of Science*, 457, 1–13.

Geschwind, N. & Galaburda, A.M. (1985a). Cerebral lateralization: Biological mechanisms, associations, and pathology: I. A hypothesis and a program for research. *Archives of Neurology*, 42, 428–459.

Geschwind, N. & Galaburda, A.M. (1985b). Cerebral lateralization: II. A hypothesis and a program for research. *Archives of Neurology*, 42, 521–552.

Geschwind, N. & Strub, R. (1975). Gerstmann syndrome of aphasia: A reply to Poeck & Orgass. *Cortex*, 11, 296–298.

Getzels, J.W. & Jackson, P.W. (1962). *Creativity and intelligence*. New York: John Wiley & Sons.

Gfeller, J.D. & Rankin, E.J. (1991). The WAIS-R profile as a cognitive marker of Alzheimer's disease. A misguided venture? *Journal of Clinical and Experimental Neuropsychology*, 13, 629–636.

Gialanella, B. & Mattioli, F. (1992). Anosognosia and extrapersonal neglect as predictors of functional recovery following right hemisphere stroke. *Neuropsychological Rehabilitation*, 2, 169–178.

Gianutsos, R. & Matheson, P. (1987). The rehabilitation of visual perceptual disorders attributable to brain injury. In M.J. Meier, A.L. Benton, & L. Diller (Eds.), *Neuropsychological rehabilitation*. Edinburgh: Churchill Livingston.

Gibbs, A., Andrewes, D.G., Szmukler, G. et al. (1990). Early HIV-related neuropsychological impairment: Relationship to stage of viral infection. *Journal of Clinical and Experimental Neuropsychology, 12*, 766–780.

Gibson, G.E., Pulsinelli, W., Blass, J.P., & Duffy, T.E. (1981). Brain dysfunction in mild to moderate hypoxia. *American Journal of Medicine, 70*, 1247–1254.

Gilandas, A., Touyz, S., Beumont, P.J.V., & Greenberg, H.P. (1984). *Handbook of neuropsychological assessment*. Sydney/Orlando: Grune & Stratton.

Gilbert, J.G. (1973). Thirty-five-year follow-up study of intellectual functioning. *Journal of Gerontology, 28*, 68–72.

Gilbert, J.G. & Levee, R.F. (1971). Patterns of declining memory. *Journal of Gerontology, 26*, 70–75.

Gilbert, J.G., Levee, R.F., & Catalano, F.L. (1968). A preliminary report on a new memory scale. *Perceptual and Motor Skills, 27*, 277–278.

Gilbert, J.J. & Sadler, M. (1983). Unsuspected multiple sclerosis. *Archives of Neurology, 40*, 533–536.

Gilchrist, E. & Wilkinson, M. (1979). Some factors determining prognosis in young people with severe head injuries. *Archives of Neurology, 36*, 355–359.

Gilewski, M. J., Zelinski, E. M., & Schaie, K. W. (1990). The memory functioning questionnaire for assessment of memory complaints in adulthood and old age. *Psychology and Aging, 5*, 482–490.

Gill, D.M., Reddon, J.R., Stefanyk, W.O., & Hans, H.S. (1986). Finger tapping: Effects of trials and sessions. *Perceptual and Motor Skills, 62*, 675–678.

Gillet, P., Perrier, D., & Autret, A. (1987). Effects of encoding instructions on the verbal memory in Alzheimer's disease. *Journal of Clinical and Experimental Neuropsychology, 9*, 260 (abstract).

Gilley, D.W. (1993). Behavioral and affective disturbances in Alzheimer's disease. In R.W. Parks, R.F. Zec, & R.S. Wilson (Eds.), *Neuropsychology of Alzheimer's disease and other dementias*. New York: Oxford University Press.

Gilman, S. & Neuman, S.W. (1987). *Manter and Gatz's Essentials of Clinical Neuroanatomy* (7th ed.). Philadelphia: F.A. Davis.

Ginsberg, M.D. (1979). Delayed neurological deterioration following hypoxia. In S. Fahn, J.N. Davis, & L.P. Bowland (Eds.), *Cerebral hypoxia and its consequences. Advances in Neurology* (Vol. 26). New York: Raven Press.

Ginsberg, M.D. (1985). Carbon monoxide intoxication: Clinical features, neuropathology and mechanisms of injury. *Clinical Toxicology, 23*, 281–288.

Giordani, B., Boivin, M.J., Hall, A.L., et al. (1990). The utility and generality of Mini-Mental State Examination scores in Alzheimer's disease. *Neurology, 40*, 1894–1896.

Girotti, F., Soliveri, P., Carella, F., et al. (1988). Role of motor performance in cognitive processes of Parkinsonian patients. *Neurology, 38*, 537–540.

Glenn, M.B. (1991). Neuromedical aspects of alcohol use following traumatic brain injury. *Journal of Head Trauma Rehabilitation, 6*, 78–80.

Glenn, S.W. & Parsons, O.A. (1990). The role of time in neuropsychological performance: Investigation and application in an alcoholic population. *The Clinical Neuropsychologist, 4*, 344–354.

Glenn, S.W. & Parsons, O.A. (1991). Impaired efficiency in female alcoholics' neuropsychological performance. *Journal of Clinical and Experimental Neuropsychology, 13*, 895–908.

Glisky, E.L., Schachter, D.L., & Tulving, E. (1986). Learning and retention of computer-related vocabulary in memory-impaired patients: Method of vanishing cues. *Journal of Clinical and Experimental Neuropsychology, 8*, 292–312.

Glista, G.G., Frank, H.G., & Tracy, F.W. (1983). Video games and seizures. *Archives of Neurology, 40*, 588.

Globus, M., Mildworf, B., & Melamed, E. (1985). Cerebral blood flow and cognitive impairment in Parkinson's disease. *Neurology, 35*, 1135–1139.

Gloning, I., Gloning K., & Hoff, H. (1968). Neuropsychological symptoms and syndromes in lesions of the occipital lobe and the adjacent areas. Paris: Gauthier-Villars.

Gloning, K. & Hoff, H. (1969). Cerebral localization of disorders of higher nervous activity. In Vinken & Bruyn (Eds.), *Handbook of clinical neurology* (Vol.3, *Disorders of higher nervous activity*). New York: Wiley, 1969.

Gloning, K. & Quatember, R. (1966). Statistical evidence of neuropsychological syndrome in left-handed and ambidextrous patients. *Cortex, 2*, 484–488.

Gloor, R., Olivier, A., Quesney, L. F., et al. (1982). The role of the limbic system in experiential phenomena of temporal lobe epilepsy. *Annals of Neurology, 12*, 129–144.

Glosser, G., Butters, N., & Kaplan, E. (1977). Visuoperceptual processes in brain damaged patients on the Digit Symbol Substitution Test. *International Journal of Neuroscience, 7*, 59–66.

Glosser, G. & Goodglass, H. (1990). Disorders in executive control functions among aphasic and other brain-damaged patients. *Journal of Clinical and Experimental Neuropsychology, 12*, 485–501.

Glosser, G., Goodglass, H., & Biber, C. (1989). Assessing visual memory disorders. *Journal of Consulting and Clinical Psychology, 1*, 82–91.

Godfrey, H.P.D. & Knight, R.G. (1989). *Psychological consequences of head injury: A final report prepared for the Accident Compensation Corporation of New Zealand.* Dunedin, New Zealand: Department of Psychology, University of Otago.

Godfrey, H.P.D., Knight, R.G., Marsh, N.V., et al. (1989). Social interaction and speed of information processing following very severe head-injury. *Psychological Medicine, 19*, 175–183.

Godfrey, H.P.D., Marsh, N.V., & Partridge, F.M. (1987). Severe traumatic head injury and social behavior: A review. *New Zealand Journal of Psychology, 16*, 49–57.

Godfrey, H.P.D., Partridge, F.M., Knight, R.G., & Bishara, S. (1993). Course of insight disorder and emotional dysfunction following closed head injury: A controlled cross-sectional follow-up study. *Journal of Clinical and Experimental Neuropsychology, 15*, 503–515.

Godwin-Austen, R. & Bendall, J. (1990). *The neurology of the elderly.* New York: Springer-Verlag.

Godwin-Austen, R.B., Lee, P.N., Marmot, M.G., & Stern, G.M. (1982). Smoking and Parkinson's disease. *Journal of Neurology, Neurosurgery, and Psychiatry, 45*, 577–581.

Goebel, R.A. (1983). Detection of faking on the Halstead-Reitan neuropsychological test battery. *Journal of Clinical Psychology, 39*, 731–742.

Goebel, R.A. & Satz, P. (1975). Profile analysis and the abbreviated Wechsler Adult Intelligence Scale: A multivariate approach. *Journal of Consulting and Clinical Psychology, 43*, 780–785.

Goethe, K.E., Mitchell, J.E., Marshall, D.W., et al. (1989). Neuropsychological and neurological function of human immunodeficiency virus seropositive asymptomatic individuals. *Archives of Neurology, 46*, 129–133.

Goetz, C.G., Tanner, C.M., Stebbins, G.T., & Buchman, A.S. (1988). Risk factors for the progression in Parkinson's disease. *Neurology, 38*, 1841–1844.

Golbe, L.I. (1991). Young-onset Parkinson's disease: A clinical review. *Neurology, 41*, 168–173.

Golbe, L.I. (1992). Epidemiology. In I. Litvan & Y. Agid (Eds.), *Progressive supranuclear palsy: Clinical and research approaches.* New York: Oxford University Press.

Golbe, L.I., Davis, P.H., Schoenberg, B.S., & Duvoisin, R.C. (1988). Prevalence and natural history of progressive supranuclear palsy. *Neurology, 38*, 1031–1034.

Goldberg, E. (1986). Varieties of perseveration: A comparison of two taxonomies. *Journal of Clinical and Experimental Neuropsychology, 8*, 710–726.

Goldberg, E. (1989). Gradient approach to neocortical functional organization. *Journal of Clinical and Experimental Neuropsychology, 11*, 489–517.

Goldberg, E. (1990a). Associative agnosias and the functions of the left hemisphere. *Journal of Clinical and Experimental Neuropsychology, 12*, 467–484.

Goldberg, E. (1990b). Higher cortical functions in humans: The gradiental approach. In E. Goldberg (Ed.), *Contemporary neuropsychology and the legacy of Luria.* Hillsdale, NJ: Lawrence Erlbaum Associates.

Goldberg, E., Antin, S.P., Bilder, R.M.Jr., et al. (1981). Retrograde amnesia: Possible role of mesencephalic reticular activation in long-term memory. *Science, 213*, 1392–1394.

Goldberg, E. & Bilder, R.M. (1986). Neuropsychological perspectives: Retrograde amnesia and executive deficits. In L.W. Poon (Ed.), *Handbook for clinical memory assessment of older adults.* Washington, D.C.: American Psychological Association.

Goldberg, E. & Bilder, R.M., Jr. (1987). The frontal lobes and hierarchical organization of cognitive control. In E. Perecman (Ed.), *The frontal lobes revisited.* New York: The IRBN Press.

Goldberg, E. & Costa, L.D. (1981). Hemisphere differences in the acquisition and use of descriptive systems. *Brain and Language, 14*, 144–173.

Goldberg, E. & Tucker, D. (1979). Motor perseveration and long-term memory for visual forms. *Journal of Clinical Neuropsychology, 1*, 273–288.

Goldberg, J.O. & Miller, H.R. (1986). Performance of psychiatric inpatients and intellectually deficient individuals on a task assessing the validity of memory complaints. *Journal of Clinical Psychology, 42*, 792–795.

Goldberg, L.R. (1959). The effectiveness of clinicians' judgements: The diagnosis of organic brain disease from the Bender-Gestalt test. *Journal of Consulting Psychology, 23*, 25–33.

Goldberg, Z., Syndulko, K., Montan, B., et al. (1981). *Older adults with subjective memory problems: Results of personality and neuropsy-*

chological tests. Paper presented at the Western Psychological Association, Los Angeles.

Golden, C.J. (1978a). *Diagnosis and rehabilitation in clinical neuropsychology*. Springfield, IL: C.C. Thomas.

Golden, C.J. (1978b). *Stroop Color and Word Test*. Chicago, IL: Stoelting.

Golden, C.J. (1979). Identification of specific neurological disorders using double discrimination scales derived from the standard Luria Neuropsychological Battery. *International Journal of Neuroscience, 10*, 51–56.

Golden, C.J. (1981). A standardized version of Luria's neuropsychological tests. In S. Filskov & T.J. Boll. *Handbook of clinical neurospychology*. NY: Wiley-Interscience.

Golden, C.J. (1984). Applications of the standardized Luria-Nebraska Neuropsychological Battery to rehabilitation planning. In P.E. Logue & J.M. Schear (Eds.), *Clinical neuropsychology: A multidisciplinary approach*. Springfield, IL: C.C. Thomas.

Golden, C.J., Ariel, R.N., McKay, S.E. et al. (1982). The Luria-Nebraska Neuropsychological Battery: Theoretical orientation and comment. *Journal of Consulting and Clinical Psychology*, 50, 291–300.

Golden, C.J., Purisch, A.D. & Hammeke, T.A. (1985). *Luria-Nebraska Neuropsychological Battery: Forms I and II*. Los Angeles: Western Psychological Services.

Golden, C.J., Kuperman, S.K., MacIness, W.D., & Moses, J.A. (1981). Cross-validation of an abbreviated form of the Halstead Category Test. *Journal of Consulting and Clinical Psychology, 49*, 606–607.

Golden, C.J., Sweet, J.J., & Osmon, D.C. (1979). The diagnosis of brain-damage by the MMPI: A comprehensive evaluation. *Journal of Personality Assessment, 43*, 138–142.

Goldenberg, G., Podreka, I., Muller, C., & Deecke, L. (1989). The relationship between cognitive deficits and frontal lobe functions in patients with Parkinson's disease: An emission computerized tomography study. *Behavioral Neurology, 2*, 79–87.

Goldfried, M.R., Stricker, G., & Weiner, I. B. (1971). *Rorschach handbook of clinical and research applications*. Englewood Cliffs, NJ: Prentice-Hall.

Goldman, H., Kleinman, K.M., Snow, M.Y., et al. (1974). Correlation of diastolic blood pressure and signs of cognitive dysfunction in essential hypertension. *Diseases of the Nervous System, 35*, 571–572.

Goldman, M.B. (1992). Neuropsychiatric features of endocrine disorders. In S.C. Yudofsky & R.E. Hales (Eds.), *American Psychiatric Press textbook of neuropsychiatry* (2nd ed.). Washington, D.C.: American Psychiatric Press.

Goldman, M.S. (1982). Reversibility of psychological deficits in alcoholics: The interaction of aging with alcohol. In A. Wilkinson (Ed.), *Symposium on cerebral deficits in alcoholism*. Toronto: Addiction Research Foundation.

Goldman-Rakic, P.S. (1990). Cortical localization of working memory. In J.L. McGaugh, N.M. Weinberger, & G. Lynch (Eds.), *Brain organization and memory: Cells, systems, and circuits*. New York: Oxford University Press.

Goldman-Rakic, P.S. (1993). Specification of higher cortical functions. *Journal of Head Trauma Rehabilitation, 8*, 13–23.

Goldman, R.S., Axelrod, B.N., Giordani, B.J., et al. (1992). Longitudinal sensitivity of the Fuld cholinergic profile to Alzheimer's disease. *Journal of Clinical and Experimental Neuropsychology, 14*, 566–574.

Goldman, R.S., Axelrod, B.N., Tandon, R., & Berent, S. (1993). Spurious WAIS-R cholinergic profiles in schizophrenia. *The Clinical Neuropsychologist, 7*, 171–178.

Goldstein, F.C., Gary, H.E., Jr., & Levin, H.S. (1986). Assessment of the accuracy of regression equations proposed for estimating premorbid intellectual functioning on the Wechsler Adult Intelligence Scale. *Journal of Clinical and Experimental Neuropsychology, 8*, 405–412.

Goldstein, F.C. & Levin, H.S. (1989). Manifestations of personality change after closed head injury. In E. Perecman (Ed.), *Integrating theory and practise in clinical neuropsychology*. Hillsdale, NJ: Lawrence Erlbaum Associates.

Goldstein, F.C. & Levin, H.S. (1990). Epidemiology of traumatic brain injury: Incidence, clinical characteristics, and risk factors. In E.D. Bigler (Ed.), *Traumatic brain injury*. Austin, TX: Pro-ed.

Goldstein, F. C., Levin, H. S., & Boake, C. (1989). Conceptual encoding following severe closed head injury. *Cortex, 25*, 541–554.

Goldstein, F.C., Levin, H.S., & Graves, D. (1990). Question-asking strategies in survivors of severe closed head injury. *Journal of Clinical and Experimental Neuropsychology, 12*, 36 (abstract).

Goldstein, G. (1974). The use of clinical neuropsychological methods in the lateralisation of brain lesions. In S. J. Dimond & J. G. Beaumont (Eds.), *Hemisphere function in the human brain*. New York: Halsted Press.

Goldstein, G. (1986a). The neuropsychology of schizophrenia. In I. Grant and K.M. Adams

(Eds.), *Neuropsychological assessment of neuropsychiatric disorders*. New York: Oxford University Press.
Goldstein, G. (1986b). An overview of similarities and differences between the Halstead-Reitan and Luria-Nebraska Neuropsychological Batteries. In T. Incagnoli, G. Goldstein, & C.J. Golden (Eds.), *Clinical application of neuropsychological test batteries*. New York: Plenum Press.
Goldstein, G. & Halperin, K.M. (1977). Neuropsychological differences among subtypes of schizophrenia. *Journal of Abnormal Psychology*, *86*, 34–40.
Goldstein, G., Materson, B. J., Cushman, W. C., et al. (1990). Treatment of hypertension in the elderly: II. Cognitive and behavioral function. *Hypertension*, *15*, 361–369.
Goldstein, G. & Ruthven, L. (1983). *Rehabilitation of the brain-damaged adult*. New York: Plenum Press.
Goldstein, G. & Shelly, C.H. (1973). Univariate vs. multivariate analysis in neuropsychological test assessment of lateralized brain damage. *Cortex*, *9*, 204–216.
Goldstein, G. & Shelly, C.H. (1984). Discriminative validity of various intelligence and neuropsychological tests. *Journal of Consulting and Clinical Psychology*, *52*, 383–389.
Goldstein, G. & Shelly, C. (1987). The classification of neuropsychological deficit. *Journal of Psychopathological and Behavioral Assessment*, *9*, 183–202.
Goldstein, G., Shelly, C., McCue, M., & Kane, R.L. (1987). Classification with the Luria-Nebraska Neuropsychological Battery: An application of cluster and ipsative profile analysis. *Archives of Clinical Neuropsychology*, *2*, 215–235.
Goldstein, G. & Watson, J.R. (1989). Test-retest reliability of the Halstead-Reitan Battery and the WAIS in a neuropsychiatric population. *The Clinical Neuropsychologist*, *3*, 265–272.
Goldstein, G., Welch, R. B., Rennick, P. M., & Shelly, C. H. (1973). The validity of a visual searching task as an indication of brain damage. *Journal of Consulting and Clinical Psychology*, *41*, 434–437.
Goldstein, K. (1939). *The Organism*. New York: American Book Co.
Goldstein, K. (1944). The mental changes due to frontal lobe damage. *Journal of Psychology*, *17*, 187–208.
Goldstein, K.H. (1948). *Language and language disturbances*. New York: Grune & Stratton.
Goldstein, K.H. & Scheerer, M. (1941). Abstract and concrete behavior: an experimental study with special tests. *Psychological Monographs*, *53* (No. 2) (Whole No. 239).
Goldstein, K.H. & Scheerer, M. (1953). Tests of abstract and concrete behavior. In A. Weidner, *Contributions to medical psychology* (Vol. II). New York: Ronald Press.
Goldstein, L. H., Canavan, A. G. M., & Polkey, C. E. (1988). Verbal and abstract designs paired associate learning after unilateral temporal lobectomy. *Cortex*, *24*, 41–52.
Gollin, E.S. (1960). Developmental studies of visual recognition of incomplete objects. *Perceptual Motor Skills*, *11*, 289–298.
Gollin, E.S., Stahl, G., & Morgan, E. (1989). The uses of the concept of normality in developmental biology and psychology. In H.W. Reese (Ed.), *Advances in child development* (Vol. 21). New York: Academic Press.
Golper, L.C. & Binder, L.M. (1981). Communicative behaviors in aging and dementia. In J. Darby (Ed.), *Speech evaluation in medicine and psychiatry*, *2*. New York: Grune & Stratton.
Gonen, J.Y. (1970). The use of Wechsler's Deterioration Quotient in cases of diffuse and symmetrical cerebral atrophy. *Journal of Clinical Psychology*, *26*, 174–177.
Gonen, J.Y. & Brown, L. (1968). Role of vocabulary in deterioration and restitution of mental functioning. *Proceedings of the 76th annual convention of the American Psychological Association*, *3*, 469–470.
Goodglass, H. (1973). *Psychological effects of diffuse vs. focal lesions*. Paper presented at the annual convention of the American Psychological Association, Montreal.
Goodglass, H. (1980). Disorders of naming following brain injury. *American Scientist*, *68*, 647–655.
Goodglass, H. (1986). The assessment of language after brain damage. In S. B. Filskov, & T. J. Boll, *Handbook of clinical neuropsychology*, (Vol. 2). New York: John Wiley and Sons.
Goodglass, H. & Kaplan, E. (1983). *Assessment of aphasia and related disorders* (2nd ed.). Philadelphia: Lea and Febiger. Distributed by Psychological Assessment Resources, Odessa, FL.
Goodglass, H. & Kaplan, E. (1983b). *Boston Diagnostic Aphasia Examination (BDAE)*. Philadelphia: Lea and Febiger. Distributed by Psychological Assessment Resources, Odessa, FL.
Goodglass, H. & Kaplan, E. (1986). *La evaluacion de la afasia y de transfornos relacionados*. (2a ed.) Madrid: Editorial Medica Panamericana.
Goodin, D.S. (1992). Electrophysiological correlates of dementia in Parkinson's disease. In S. J. Huber & J. L. Cummings (Eds.), *Parkinson's disease:*

Neurobehavioral aspects. New York: Oxford University Press.

Goodin, D.S. & Aminoff, M.J. (1986). Electrophysiological differences between subtypes of dementia. *Brain, 109*, 1103–1113.

Goodkin, D.E., Hertsgaard, D., & Rudick, R.A. (1989). Exacerbation rates and adherence to disease type in a prospectively followed-up population with multiple sclerosis. Implications for clinical trials. *Archives of Neurology, 46*, 1107–1112.

Goodman, L.S. & Gilman, A. (1990). *The pharmacological basis of therapeutics* (8th ed.). New York: Pergamon Press.

Goodman, R.A. & Caramazza, A. (1985). *The John Hopkins University Dysgraphia Battery*. Baltimore, MD: The John Hopkins University.

Goodman, W.A., Ball, J.D., & Peck, E. (1988). Psychosocial characteristics of head-injured patients: A comparison of factor structures of the Katz Adjustment Scales. *Journal of Clinical and Experimental Neuropsychology, 10*, 42 (abstract).

Goodwin, D.W. & Hill, S.Y. (1975). Chronic effects of alcohol and other psychoactive drugs on intellect, learning and memory. In J.G. Rankin (Ed.), *Alcohol, drugs and brain damage*. Toronto: Addiction Research Foundation.

Goodwin, J.M., Goodwin, J.S., & Kellner, R. (1979). Psychiatric symptoms in disliked medical patients. *Journal of the American Medical Association, 241*, 1117–1120.

Goodwin, J.S., Goodwin, J.M., & Garry, P.J. (1983). Association between nutritional status and cognitive functioning in a healthy elderly population. *Journal of the American Medical Association, 249*, 2917–2921.

Gordon, D.P. (1983). The influence of sex on the development of lateralization of speech. *Neuropsychologia, 21*, 139–146.

Gordon, H.W. (1974). Auditory specialization of the right and left hemispheres. In M. Kinsbourne & W.L. Smith (Eds.), *Hemispheric disconnection and cerebral function*. Springfield, IL: C.C. Thomas.

Gordon, H.W. (1990). The neurobiological basis of hemisphericity. In C. Trevarthen (Ed.), *Brain circuits and functions of the mind: Essays in honor of Roger W. Sperry*. Cambridge: Cambridge University Press.

Gordon, H.W. & Bogen, J.E. (1974). Hemispheric lateralization of singing after intracarotid sodium amylobarbitone. *Journal of Neurology, Neurosurgery, and Psychiatry, 37*, 727–738.

Gordon, H.W., Corbin, E.D., & Lee, P.A. (1986). Changes in specialized cognitive function following changes in hormone levels. *Cortex, 22*, 399–415.

Gordon, H.W. & Kravetz, S. (1991). The influence of gender, handedness, and performance level on specialized cognitive functioning. *Brain and Cognition, 15*, 37–61.

Gordon, H.W., Lee, P.A., & Tamres, L.K. (1988). The pituitary axis. Behavioral correlates. In R.E. Tarter, D.H. Van Thiel, & K.L. Edwards, *Medical neuropsychology*. New York: Plenum Press.

Gordon, W.P. (1983). Memory disorders in aphasia—I. Auditory immediate recall. *Neuropsychologia, 21*, 325–339.

Gordon, W.P. & Illes, J. (1987). Neurolinguistic characteristics of language production in Huntington's disease: A preliminary report. *Brain and Language, 31*, 1–10.

Gorelick, P.B., Hier, D.B., Benevento, L., et al. (1984). Aphasia after left thalamic infarction. *Archives of Neurology, 41*, 1296–1298.

Gorham, D.R. (1956a). *Clinical manual for the Proverbs Test*. Missoula, MT: Psychological Test Specialists.

Gorham, D.R. (1956b). A Proverbs Test for clinical and experimental use. *Psychological Reports, 2*, 1–12.

Gorman, D.G. & Cummings, J.L. (1990). Organic delusional syndrome. *Seminars in Neurology, 10*, 229–238.

Gorman, D.G. & Cummings, J.L. (1992). Hypersexuality following septal injury. *Archives of Neurology, 49*, 308–310.

Gottschaldt, K. (1928). Über den Einfluss der Erfahrung auf die Wahrnehmung von Figuren. *Psychologische Forschung, 8*, 18–317.

Gottsdanker, R. (1982). Age and simple reaction time. *Journal of Gerontology, 37*, 342–348.

Gough, H. (1947). Simulated patterns on the MMPI. *Journal of Consulting Psychology, 14*, 408–413.

Gould, R., Miller, B.L., Goldberg, M.A., & Benson, D.F. (1986). The validity of hysterical signs and symptoms. *The Journal of Nervous and Mental Disease, 174*, 593–597.

Gould, S.J. (1981). *The mismeasure of man*. New York: W.W. Norton.

Graca, J., Hutzell, R.R., Gaffney, J.M., & Whiddon, M.F. (1984). A comparison of the effectiveness of MMPI indices in the discrimination of brain-damaged and schizophrenic patients. *Journal of Clinical Psychology, 40*, 427–431.

Grady, C.L., Haxby J.V., Horwitz, B. et al. (1987). Neuropsychological and cerebral metabolic function in early vs. late onset dementia of the Alzheimer type. *Neuropsychologia, 25*, 807–816.

Grady, C.L., Haxby J.V., Horwitz, B. et al. (1988). Longitudinal study of the early neuropsychological and cerebral metabolic changes in dementia of the Alzheimer type. *Journal of Clinical and Experimental Neuropsychology, 10*, 576–596.

Grady, C.L., Haxby, J.V., Schlageter, N.L., et al. (1986). Stability of metabolic and neuropsychological asymmetries in dementia of the Alzheimer type. *Neurology, 36*, 1390–1392.

Graf, P. (1987). Dissociable forms of memory in college students, elderly individuals, and patients with anterograde amnesia: Implications from research on direct priming. In N.W. Milgram & C.M. MacLeod (Eds.), *Neuroplasticity, learning and memory*. New York: A.R. Liss.

Graf, P., Squire, L.R., & Mandler, G. (1984). The information that amnesic patients do not forget. *Journal of Experimental Psychology: Learning, Memory, and Cognition, 10*, 164–178.

Graff-Radford, N.R., Damasio, H., Yamada, T., et al. (1985). Nonhaemorrhagic thalamic infarction. *Brain, 108*, 485–516.

Graff-Radford, N.R., Eslinger, P.J., Damasio, A.R., & Yamada, T. (1984). Nonhemorrhagic infarction of the thalamus: Behavioral, anatomic, and physiologic correlates. *Neurology, 34*, 14–23.

Graff-Radford, N.R., Heaton, R.K., Earnest, M.P., & Rudikoff, J.C. (1982). Brain atrophy and neuropsychological impairment in young alcoholics. *Journal of Studies on Alcohol, 43*, 859–868.

Graff-Radford, N.R., Tranel, D., Van Hoesen, G.W., & Brandt, J.P. (1990). Diencephalic amnesia. *Brain, 113*, 1–25.

Grafman, J. (1988). Acalculia. In F. Boller & J. Grafman (Eds.), *Handbook of neuropsychology* (Vol. 1). Amsterdam: Elsevier.

Grafman, J. (1989). Plans, actions, and mental sets: Managerial knowledge units in the frontal lobes. In E. Perecman (Ed.), *Integrating theory and practice in clinical neuropsychology*. Hillsdale, NJ: Lawrence Erlbaum Associates.

Grafman, J. & Boller, F. (1989). A comment on Luria's investigation of calculation disorders. *Journal of Neurolinguistics,4*, 123–135.

Grafman, J., Jonas, B., & Salazar, A. (1990). Wisconsin Card Sorting Test performance based on location and size of neuroanatomical lesion in Vietnam veterans with penetrating head injury. *Perceptual and Motor Skills, 71*, 1120–1122.

Grafman, J., Jonas, B.S., Martin, A., et al. (1988). Intellectual function following penetrating head injury in Vietnam veterans. *Brain, 111*, 169–184.

Grafman, J., Kampen, D., Rosenberg, J., et al. (1989). The progressive breakdown of number processing and calculation ability: a case study. *Cortex, 25*, 121–133.

Grafman, J., Lalonde, F., Litvan, I., & Fedio, P. (1989). Premorbid effects upon recovery from brain injury in humans: Cognitive and interpersonal indices. In J. Schulkin (Ed.), *Preoperative events: Their effects on behavior following brain damage*. New York: Lawrence Erlbaum Associates.

Grafman, J., Litvan, I., Gomez, C., & Chase, T.N. (1990). Frontal lobe function in progressive supranuclear palsy. *Archives of Neurology, 47*, 553–561.

Grafman, J., Ludlow, C., Weingartner, H, & Salazar, A. (1985). The persistent effects of penetrating brain injury upon the accessibility of "semantic" versus "episodic" information. *Journal of Clinical and Experimental Neuropsychology, 7*, 134 (abstract).

Grafman, J., Passafiume, D., Faglioni, P., & Boller, F. (1982). Calculation disturbances in adults with focal hemispheric damage. *Cortex, 18*, 37–50.

Grafman, J., Rao, S., Bernardin, L., & Leo, G.J. (1991). Automatic memory processes in patients with multiple sclerosis. *Archives of Neurology, 48*, 1072–1075.

Grafman, J., Rao, S.M., & Litvan, I. (1990). Disorders of memory. In S.M. Rao (Ed.), *Neurobehavioral aspects of multiple sclerosis*. New York: Oxford University Press.

Grafman J. & Salazar, S. (1987). Methodological considerations relevant to the comparison of recovery from penetrating and closed head injuries. In H.S. Levin, J. Grafman, & H.M. Eisenberg (Eds.), *Neurobehavioral recovery from head injury*. New York: Oxford University Press.

Grafman, J., Salazar, A.M., Weingartner, H., & Amin, D. (1986). Face memory and discrimination: An analysis of the persistent effects of penetrating brain wounds. *International Journal of Neuroscience, 24*, 125–139.

Grafman, J., Salazar, A.M., Weingartner, H., et al. (1985). Isolated impairment of memory following a penetrating lesion of the fornix cerebri. *Archives of Neurology, 42*, 1162–1168.

Grafman, J., Sirigu, A., Spector, L., & Hendler, J. (1993). Damage to the prefrontal cortex leads to decomposition of structured event complexes. *Journal of Head Trauma Rehabilitation, 8*, 73–87.

Grafman, J., Smutok, M., Sweeney, J., et al. (1985). Effects of left-hand preference on postinjury measures of distal motor ability. *Perceptual and Motor Skills, 61*, 615–624.

Grafman, J., Thompson, K., Weingartner, H., et al. (1991). Script generation as an indicator of knowledge representation in patients with Alzheimer's disease. *Brain and Language, 40*, 344–358.

Grafman, J., Vance, S.C., Weingartner, H., et al. (1986). The effects of lateralized frontal lesions on mood regulation. *Brain, 109*, 1127–1148.

Grafman, J., Weingartner, H, Lawlor, B., et al. (1990). Automatic memory processes in patients with Dementia--Alzheimer's Type (DAT). *Cortex*, *26*, 361–372.

Grafman, J., Weingartner, H., Newhouse, P.A., et al. (1990). Implicit learning in patients with Alzheimer's disease. *Pharmacopsychiatry*, *23*, 94–101.

Graham, D.I. & Adams, J.H. (1971). Ischemic brain damage in fatal head injuries. *The Lancet*, *i*, 265–266.

Graham, D.I., Adams, J.H., & Doyle, D. (1978). Ischaemic brain damage in fatal non-missile head injuries. *Journal of the Neurological Sciences*, *39*, 213–234.

Graham, F.K. & Kendall, B. S. (1960). Memory-for-Designs Test: Revised general manual. *Perceptual and Motor Skills*, *11* (Monograph Suppl. No. 2-VII), 147–188.

Graham, J.R. (1977). *The MMPI: A Practical guide*. New York: Oxford University Press.

Graham, J.R. (1987). *The MMPI: A Practical guide* (2nd ed.). New York: Oxford University Press.

Graham, J.R. (1990). *MMPI-2: Assessing personality and psychopathology*. New York: Oxford University Press.

Grandjean, E., Münchinger, R., Turrian, V. et al. (1955). Investigations into the effects of exposure to trichlorethylone in mechanical engineering. *British Journal of Industrial Medicine*, *12*, 131–142.

Granérus, A.K. (1990). Update on Parkinson's disease: Current considerations and geriatric aspects. In M. Bergener & S.I. Finkel (Eds.), *Clinical and scientific psychogeriatrics* (Vol. 2): *The interface of psychiatry and neurology*. New York: Springer.

Granholm, E. & Butters, N. (1988). Associative encoding and retrieval in Alzheimer's and Huntington's disease. *Brain and Cognition*, *7*, 335–347.

Granholm, E., Wolfe, J., & Butters, N. (1985). Affective-arousal factors in the recall of thematic stories by amnesic and demented patients. *Developmental Neuropsychology*, *1*, 317–333.

Grant, D.A. & Berg, E.A. (1948). A behavioral analysis of the degree of reinforcement and ease of shifting to new responses in a Weigl-type card sorting problem. *Journal of Experimental Psychology*, *38*, 404–411.

Grant, I. (1987). Alcohol and the brain: Neuropsychological correlates. *Journal of Consulting and Clinical Psychology*, *55*, 310–324.

Grant, I., Adams, K.M., Carlin, A.S., et al. (1978a). The collaborative neuropsychological study of polydrug users. *Archives of General Psychiatry*, *35*, 1063–1064.

Grant, I, Adams, K.M., Carlin, A.S., et al. (1978b). Neuropsychological effects of polydrug abuse. In D.R. Wesson, A.S. Carlin, K.M. Adams, & G. Beschner (Eds.), *Polydrug abuse*. New York: Academic Press.

Grant, I., Adams, K.M., & Reed, R. (1979). Normal neuropsychological abilities in late thirties alcoholics. *American Journal of Psychiatry*, *136*, 1263–1269.

Grant, I., Adams, K.M., & Reed, R. (1984). Aging, abstinence, and medical risk factors in the prediction of neuropsychologic deficit among long-term alcoholics. *Archives of General Psychiatry*, *41*, 710–718.

Grant, I. & Alves, W. (1987). Psychiatric and psychosocial disturbances in head injury. In H.S. Levin, J. Grafman, & H.M. Eisenberg (Eds.), *Neurobehavioral recovery from head injury*. New York: Oxford University Press.

Grant, I., Atkinson, J.H., Hesselink, J.R., et al. (1987). Evidence for early central nervous system involvement in the acquired immunodeficiency syndrome (AIDS) and other human immunodeficiency virus (HIV) infections. Studies with neuropsychologic testing and magnetic resonance imaging. *Annals of Internal Medicine*, *107*, 828–836.

Grant, I., Heaton, R.K., McSweeny, A.J., et al. (1982). Neuropsychological findings in hypoxemic chronic obstructive pulmonary disease. *Archives of Internal Medicine*, *142*, 1470–1476.

Grant, I., McDonald, W.I., Trimble, M.R., et al. (1984). Deficient learning and memory in early and middle phases of multiple sclerosis. *Journal of Neurology, and Psychiatry*, *47*, 250–255.

Grant, I., Olshen, R.A., Atkinson, J.H., et al. (1993). Depressed mood does not explain neuropsychological deficits in HIV-Infected persons. *Neuropsychology*, *7*, 53–61.

Grant, I., Prigatano, G.P., Heaton, R.K., et al. (1987). Progressive neuropsychologic impairment and hypoxemia. *Archives of General Psychiatry*, *44*, 999–1006.

Grant, I., Reed, R., Adams, K., & Carlin, A. (1979). Neuropsychological function in young alcoholics and polydrug abusers. *Journal of Clinical Neuropsychology*, *1*, 39–47.

Grasso, P. (1988). Neurotoxic and neurobehavioral effects of organic solvents on the nervous system. *Occupational Medicine*, *3*, 525–539.

Grattan, L.M. & Eslinger, P.J. (1989). Higher cognition and social behavior: Changes in cognitive flexibility and empathy after cerebral lesions. *Neuropsychology*, *3*, 175–185.

Green, B.F. (1981). A primer of testing. *American Psychologist*, *36*, 1001–1011.

Green, P. & Kramar, E. (1983). *Auditory Comprehension Tests*. Edmonton, Canada: Auditory Comprehension Tests, Ltd.

Green, S. (1987). *Physiological psychology*. New York: Routledge & Kegan Paul.

Greenlief, C.L., Margolis, R. B., & Erker, G. J. (1985). Application of the Trail Making Test in differentiating neuropsychological impairment of elderly persons. *Perceptual and Motor Skills, 61*, 1283–1289.

Greenwood, P. & Parasuraman, R. (1991). Effects of aging on the speed of attentional cost of cognitive operations. *Developmental Neuropsychology, 7*, 421–434.

Greenwood, R., Bhalla, A., Gordon, A., & Roberts, J. (1983). Behavior disturbances during recovery from herpes simplex encephalitis. *Journal of Neurology, Neurosurgery, and Psychiatry, 46*, 809–817.

Gregersen, P., Middelsen, S., Klausen, H., et al. (1978). [A chronic cerebral syndrome in painters. Dementia due to inhalation or of cryptogenic origin?] *Ugeskrift för Laeger, 140*, 1638–1644.

Gregory, R. & Paul, J. (1980). The effects of handedness and writing posture on neuropsychological test results. *Neuropsychologia, 18*, 231–235.

Gregory, R.J., Paul, J.J., & Morrison, M.W. (1979). A short form of the Category Test for adults. *Journal of Clinical Psychology, 35*, 795–798.

Greve, K.W. (1993). Can preservative responses on the Wisconsin Card Sorting Test be scored accurately? *Archives of Clinical Neuropsychology, 8*, 497–509.

Grewel, F. (1952). Acalculia. *Brain, 75*, 397–407.

Griffith, E.R., Cole, S., & Cole, T.M. (1990). Sexuality and sexual dysfunction. In M. Rosenthal, M.R. Bond, E.R. Griffith, & J.D. Miller (Eds.), *Rehabilitation of the adult and child with traumatic brain injury* (2nd ed.). Philadelphia: F.A. Davis.

Griffiths, K.M., Cook, M.L., & Newcombe, R.L.G. (1988). Cube copying after cerebral damage. *Journal of Clinical and Experimental Neuropsychology, 10*, 800–812.

Grimm, R.J., Hemenway, W.G., LeBray, P.R., & Black, F.O. (1989). The perilymph fistula syndrome defined in mild head trauma. *Acta Oto-Laryngologia*, Suppl. 464, 5–40.

Gronwall, D.M.A. (1977). Paced Auditory Serial-Addition Task: A measure of recovery from concussion. *Perceptual and Motor Skills, 44*, 367–373.

Gronwall, D.M.A. (1980). *Information processing capacity and memory after closed head injury*. Paper presented at the 9th annual meeting of the International Neuropsychological Society, San Francisco.

Gronwall, D. (1987). Advances in the assessment of attention and information processing after head injury. In H.S. Levin, J. Grafman, & H.M. Eisenberg (Eds.), *Neurobehavioral recovery from head injury*. New York: Oxford University Press.

Gronwall, D. (1989a). Behavioral assessment during the acute stages of traumatic brain injury. In M.D. Lezak (Ed.), *Assessment of the behavioral consequences of head trauma*. Vol. 7. *Frontiers of clinical neuroscience*. New York: Alan R. Liss.

Gronwall, D. (1989b). Cumulative and persisting effects of concussion on attention and cognition. In H.S. Levin, H.M. Eisenberg, & A.L. Benton (Eds.), *Mild head injury*. New York: Oxford University Press.

Gronwall, D. (1991). Minor head injury. *Neuropsychology, 5*, 253–265.

Gronwall, D.M.A. & Sampson, H. (1974). *The psychological effects of concussion*. Auckland: University Press/Oxford University Press.

Gronwall, D.M.A. & Wrightson, P. (1974). Delayed recovery of intellectual function after minor head injury. *The Lancet, ii*, (7894), 1452.

Gronwall, D. & Wrightson, P. (1975). Cumulative effect of concussion. *The Lancet, ii*, 995–997.

Gronwall, D. & Wrightson, P. (1980). Duration of post-traumatic amnesia after mild head injury. *Journal of Clinical Neuropsychology, 2*, 51–60.

Gronwall, D. & Wrightson, P. (1981). Memory and information processing capacity after closed head injury. *Journal of Neurology, Neurosurgery and Psychiatry, 44*, 889–895.

Gronwall, D., Wrightson, P., & Waddell, P. (1990). *Head injury: The facts. A guide for families and care-givers*. Oxford: Oxford University Press.

Gross, L.S. & Nagy, R.M. (1992). Neuropsychiatric aspects of poisonous and toxic disorders. In S.C. Yudofsky & R.E. Hales (Eds.), *American Psychiatric Press textbook of Psychiatry* (2nd ed.). Washington, D.C.: American Psychiatric Press.

Grossman, F.M., Herman, D.O., & Matarazzo, J.D. (1985). Statistically inferred vs. empirically observed VIQ-PIQ differences in the WAIS-R. *Journal of Clinical Psychology, 41*, 268–272.

Grossman, M., Carvell, S., Peltzer, L., et al. (1993). Visual construction impairment in Parkinson's disease. *Neuropsychology, 7*, 536–547.

Groswasser, Z., Cohen, M., & Blankstein, E. (1990). Polytrauma associated with traumatic brain injury: Incidence, nature and impact on rehabilitation outcome. *Brain Injury, 4*, 161–166.

Groswasser, Z., Reider-Groswasser, I., Soroker, N., & Machtey, Y. (1987). Magnetic resonance imaging in head injured patients with normal late computed tomography scans. *Surgical Neurology, 27*, 331–337.

Grote, C. & Salmon, P. (1986). Spatial complexity and hand usage on the Block Design test. *Perceptual and Motor Skills, 62*, 59–67.

Grubb, R.L. & Coxe, W.S. (1978). Trauma to the central nervous system. In Eliasson, S.G., Prensky, A.L., & Hardin, W.B., Jr. *Neurological pathophysiology*. New York: Oxford University Press.

Grundvig, J. L. Needham, W. E., & Ajax, E. T. (1970). Comparisons of different scoring and administration procedures for the Memory for Designs test. *Journal of Clinical Psychology, 26*, 353–357.

Guay, R., McDaniel, E., & Angelo, S. (1978). *Analytic factor confounding spatial ability measurement*. Paper presented at the annual convention of the American Psychological Association, Toronto, Canada.

Guertin, W.H., Ladd, C.E. Frank, G.H. et al. (1966). Research with the Wechsler Intelligence Scale for Adults: 1960–1965. *Psychological Bulletin, 66*, 385–409.

Guilford, J.P., Christensen, P.R., Merrifield, P.R. & Wilson, R.C. (1978). *Alternate Uses: Manual of instructions and interpretation*. Orange, CA: Sheridan Psychological Services.

Guilmette, T.J., Hart, K.J. & Giuliano, A.J. (1993). Malingering detection: The use of a forced-choice method in identifying organic versus simulated memory impairment. *The Clinical Neuropsychologist, 7*, 59–69.

Gummow, S.J., Dustman, R.E., & Keaney, R.P. (1984). Remote effects of cerebrovascular accidents: Visual evoked potentials and electrophysiological coupling. *Electroencephalography and Clinical Neurophysiology, 58*, 408–417.

Gur, R.E., Levy, J., & Gur, R.C. (1977). Clinical studies of brain organization and behavior. In A. Frazer & A. Winokur (Eds.), *Biological bases of psychiatric disorders*. New York: Spectrum Publications.

Gurd, J.M. & Ward, D.D. (1989). Retrieval from semantic and letter-initial categories in patients with Parkinson's disease. *Neuropsychologia, 27*, 743–746.

Gurdjian, E.S. (1975). Recent developments in biomechanics, management, and mitigation of head injuries. In D.B. Tower (Ed.), *Nervous System* (Vol. 2). *The Clinical Neurosciences*. New York: Raven Press.

Gurdjian, E.S. & Gurdjian, E.S. (1978). Acute head injuries. *Surgery, Gynecology, and Obstetrics, 146*, 805–820.

Gurland, B., Copeland, J., Sharpe, L., & Kelleher, M. (1976). The Geriatric Mental Status Interview. *Interview Journal of Aging and Human Development, 7*, 303–311.

Gurland, B.J. & Crass, P.S. (1986). Public health perspectives on clinical memory testing of Alzheimer's disease and related disorders. In L.W. Poon (Ed.), *Clinical memory assessment of older adults*. Washington, D.C.: American Psychological Association.

Gurland, B.J., Fleiss, J.L., Goldberg, K., et al. (1976). A semi-structured clinical interview for the assessment of diagnosis and mental state in the elderly: the Geriatric Mental State Schedule. *Psychological Medicine, 6*, 451–459.

Gutbrod, K., Mager, B., Meter, E., & Cohen, R. (1985). Cognitive processing of tokens and their description in aphasia. *Brain and Language, 25*, 37–51.

Guthrie, A. & Elliot, W.A. (1980). The nature and reversibility of cerebral impairment in alcoholism. *Journal of Studies on Alcohol, 41*, 147–155.

Guyot, Y. & Rigault, G. (1965). Méthode de cotation des éléments de la figure complexe de Rey-Osterrieth. *Bulletin du Centre d'Études et de Recherches Psychotechniques, 14*, 317–329.

Haaland, K.Y., Cleeland, C.S., & Carr, D. (1977). Motor performance after unilateral hemisphere damage in patients with tumor. *Archives of Neurology, 34*, 556–559.

Haaland, K.Y. & Delaney, H.D. (1981). Motor deficits after left or right hemisphere damage due to stroke or tumor. *Neuropsychologia, 19*, 17–27.

Haaland, K.Y. & Flaherty, D. (1984). The different types of limb apraxia error made by patients with left vs. right hemisphere damage. *Brain and Cognition, 3*, 370–384.

Haaland, K.Y. & Harrington, D.L. (1989). Hemispheric control of the initial and corrective components of aiming movements. *Neuropsychologia, 27*, 961–969.

Haaland, K.Y. & Harrington, D.L. (1990). Complex movement behavior: Toward understanding cortical and subcortical interactions in regulating control processes. In G.R. Hammond (Ed.), *Advances in psychology: Cerebral control of speech and limb movements*, Amsterdam: Elsevier/North Holland.

Haaland, K.Y., Linn, R.T. Hunt, W.C., & Goodwin, J.S. (1983). A normative study of Russell's variant of the Wechsler Memory Scale in a healthy population. *Journal of Consulting and Clinical Psychology, 51*, 878–881.

Haaland, K.Y., Vranes, L.F., Goodwin, J.S., & Garry,

P.J. (1987). Wisconsin Card Sort Test performance in a healthy elderly population. *Journal of Gerontology, 42*, 345–346.

Haaland, K.Y. & Yeo, R.A. (1989). Neuropsychological and neuroanatomic aspects of complex motor control. In E.D. Bigler, R.A. Yeo, & E. Turkheimer (Eds.), *Neuropsychological function and brain imaging*. New York: Plenum Press.

Habib, M. & Sirigu, A. (1987). Pure topographical disorientation: Definition and anatomical basis. *Cortex, 23*, 73–85.

Hachinski, V.C., Iliff, L.D., Zilhka, E., et al. (1975). Cerebral blood flow in dementia. *Archives of Neurology, 32*, 632–637.

Hachinsky, V. & Norris, J.W. (1985). *The acute stroke*. Philadelphia: F.A. Davis.

Hagen, C. (1984). Language disorders in head trauma. In A. Holland (Ed.), *Language disorders in adults*. San Diego, CA: College-Hill.

Hagen, C., Malkmus, D., Durham, P. & Bowman, K. (1979). Levels of cognitive functioning. In *Rehabilitation of the head injured adult. Comprehensive physical management*. Downey, CA: Professional Staff Association of Rancho Los Amigos Hospital.

Hagstadius, S. (1989). *Brain function and dysfunction. Regional cerebral blood flow correlates of mental activity studied in healthy subjects and patients with toxic encephalopathy* (Doctoral Dissertation). Lund, Sweden: University of Lund.

Hagstadius, S., Ørboek, P., Risberg, J., & Lindgren, M. (1989). Regional cerebral blood flow in organic solvent induced chronic toxic encephalopathy at the time of diagnosis and following cessation of exposure. In S. Hagstadius, *Brain function and dysfunction*. Lund, Sweden: University of Lund.

Hagstadius, S. & Risberg, J. (1989). Regional blood flow charateristics and variations with age in resting normal subjects. *Brain and Cognition, 10*, 28–43.

Hain, J.D. (1963). *Scoring system for the Bender Gestalt test* (Project No. 7785). Washington, D. C.: American Documentation Institute.

Hain, J.D. (1964). The Bender Gestalt test: A scoring method for identifying brain damage. *Journal of Consulting Psychology, 28*, 34–40.

Haley, W.E., Brown, S.L., & Levine, E.G. (1987). Family caregiver appraisals of patient behavioral disturbance in senile dementia. *International Journal of Aging and Human Development, 25*, 25–34.

Haley, W.E. & Pardo, K.M. (1989). Relationship of severity of dementia to caregiving stressors. *Psychology and Aging, 4*, 389–392.

Hall, M.M. & Hall, G.C. (1968). Antithetical ideational modes of left versus right unilateral hemisphere lesions as demonstrated on the Rorschach. *Proceedings of the 76th Annual Convention of the American Psychological Association*, 657–658.

Hall, N.R.S. (1988). The virology of AIDS. *American Psychologist, 43*, 907–913.

Halligan, F.R., Reznikoff, M., Friedman, H.P., & LaRocca, N.G. (1988). Cognitive dysfunction and change in multiple sclerosis. *Journal of Clinical Psychology, 44*, 540–547.

Halligan, P. W., Cockburn, J., & Wilson, B. A. (1991). The behavioural assessment of visual neglect. *Neuropsychological Rehabilitation, 1*, 5–32.

Halligan, P.W. & Marshall, J.C. (1989a). Is neglect (only) lateral? A quadrant analysis of line cancellation. *Journal of Clinical and Experimental Neuropsychology, 11*, 793–798.

Halligan, P. W. & Marshall, J.C. (1989b). Line bisection in visuo-spatial neglect: Disproof of a conjecture. *Cortex, 25*, 517–521.

Halligan, P.W., Marshall, J.C., & Wade, D.T. (1989). Visuospatial neglect: Underlying factors and test sensitivity. *The Lancet*, October 14, 908–911.

Halstead, W.C. (1947). *Brain and Intelligence*. Chicago: University of Chicago Press.

Halstead, W.C. & Wepman, J.M. (1959). The Halstead-Wepman Aphasia Screening Test. *Journal of Speech and Hearing Disorders, 14*, 9–15.

Hamby, S.L., Wilkins, J.W., & Barry, N.S. (1993). Organizational quality on the Rey-Osterrieth and Taylor Complex Figure Tests: A new scoring system. *Psychological Assessment*, 5, 27–33.

Hammond, G.R. (1982). Hemispheric differences in temporal resolution. *Brain and Cognition, 1*, 95–118.

Hampson, E. & Kimura, D. (1988). Reciprocal effects of hormonal fluctuations on human motor and perceptual-spatial skills. *Behavioral Neuroscience, 102*, 456–459.

Hamsher, K. de S., Halmi, K.A., & Benton, A.L. (1981). Prediction of outcome in anorexia nervosa from neuropsychological status. *Psychiatry Research, 4*, 79–88.

Hamsher, K. de S., Levin, H S., & Benton, A.L. (1979). Facial recognition in patients with focal brain lesions. *Archives of Neurology. 36*, 837–839.

Hamsher, K. de S. & Roberts, R. J. (1985). Memory for recent U. S. presidents in patients with cerebral disease. *Journal of Clinical and Experimental Neuropsychology*, 7, 1–13.

Hamsher, K. de S., Roberts, R. J., & Benton, A. L. (1987). *Form Sequence Learning: Manual of instructions* (rev. ed.). Milwaukee, WI: University of Wisconsin Medical School.

Hane, M., Axelson, O., Blume, J., et al. (1977). Psychological function changes among house painters. *Scandinavian Journal of Work Environment and Health. 3*, 91–99.

Hannay, H.J. (1976). Real or imagined incomplete lateralization of function in females? *Perception and Psychophysics, 19*, 349–352.

Hannay, H.J., Falgout, J.C., Leli, D.A., et al. (1987). Focal right temporo-occipital blood flow changes associated with Judgment of Line Orientation. *Neuropsychologica, 25*, 755–763.

Hannay, H.J., Leli, D.A., Falgout, J.C. et al. (1983). rCBF for middle-aged males and females during right-left discrimination. *Cortex, 19*, 465–474.

Hannay, H.J. & Levin, H.S. (no date). *Continuous Recognition Memory Test.* Available from H.J. Hannay, 4046 Grenock, Houston, TX 77025.

Hannay, H.J. & Levin, H.S. (1985). Selective Reminding Test: An examination of the equivalence of four forms. *Journal of Clinical and Experimental Neuropsychology, 7*, 251–263.

Hannay, H.J. & Levin, H.S. (1989). Visual continuous recognition memory in normal and closed head-injured adolescents. *Journal of Clinical and Experimental Neuropsychology, 11*, 444–460.

Hannay, H.J., Levin, H.S., & Grossman, R.G. (1979). Impaired recognition memory after head injury. *Cortex, 15*, 269–283.

Hannerz, J., & Hindmarsh, T. (1983). Neurological and neuroradiological examination of chronic cannabis smokers. *Annals of Neurology, 13*, 207–210.

Hänninen, H. (1982). Behavioral effects of occupational exposure to mercury and lead. *Acta Neurologica Scandinavica, 66* (Suppl. 92), 167–175.

Hänninen, H. (1983). Psychological test batteries: New trends and developments. In R. Gilioli et al (Eds.), *Advances in the biosciences* (Vol. 46). Oxford/ New York: Pergamon Press.

Hänninen, H. & Lindström, K. (1979). *Behavioral test battery for toxicopsychological studies.* Helsinki: Institute of Occupational Health.

Hannon, R., Foster, M., Roberts, L., et al. (1989). *Self-rating of memory and performance on clinical memory tests in brain-injured and normal college students.* Paper presented at the meeting of the National Academy of Neuropsychologists, Washington, DC.

Hansch, E.C. & Pirozzolo, F.J. (1980). Task relevant effects on the assessment of cerebral specialization for facial emotion. *Brain and Language, 10*, 51–59.

Harasymiw, S.J. & Halper, A. (1981). Sex, age, and aphasia type. *Brain and Language, 12*, 190–198.

Hardie, R.J., Lees, A.J., & Stern, G.M. (1984). On-off fluctuations in Parkinson's disease. *Brain, 107*, 487–506.

Hardy, C.H., Rand, G., & Rittler, J.M.C. (1957). *H-R-R Pseudoisochromatic Plates.* New York: American Optics.

Härkönen, H., Lindström, K., Seppäläinen, A.M., et al. (1978). Exposure-response relationship between styrene exposure and central nervous functions. *Scandinavian Journal of Work Environment and Health, 4*, 53–59.

Harley, J.P. & Grafman, J. (1983). Fingertip number writing errors in hospitalized non-neurologic patients. *Perceptual and Motor Skills, 56*, 551–554.

Harley, J.P., Leuthold, C.A., Matthews, C.G., & Bergs, L.E. (1980). *Wisconsin Neuropsychological Test Battery T-score norms for older Veterans Administration Medical Center patients.* Madison, WI: Dept. of Neurology, University of Wisconsin Medical School.

Harper, A.C., Harper, D.A., Chambers, L.W. et al. (1986). An epidemiological description of physical, social and psychological problems in multiple sclerosis. *Journal of Chronic Disability, 39*, 305–310.

Harper, D.G. & Blumbergs, P.C. (1982). Brain weights in alcoholics. *Journal of Neurology, Neurosurgery, and Psychiatry, 45*, 838–840.

Harrington, D. L. & Haaland, K.Y. (1991a). Hemispheric specialization for motor sequencing: Abnormalities in levels of programming. *Neuropsychologia, 29*, 147–163.

Harrington, D.L. & Haaland, K.Y. (1991b). Sequencing in Parkinson's disease: Abnormalities in programming and controlling movement. *Brain, 114*, 99–115.

Harrington, D.L. & Haaland, K.Y. (1992). Motor sequencing with left hemisphere damage: Are some cognitive deficits specific to limb apraxia? *Brain, 115*, 857–874.

Harrington, D.L., Haaland, K.Y., Yeo, R.A., & Marder, E. (1990). Procedural memory in Parkinson's disease: Impaired motor but not visuoperceptual learning. *Journal of Clinical and Experimental Neuropsychology, 12*, 323–339.

Harris, A.J. (1958). *Harris Tests of Lateral Dominance. Manual of directions for administration and interpretation* (3rd ed.). New York: The Psychological Corporation.

Harris, D.B. (1963). *Children's drawings as measures of intellectual maturity.* New York: Harcourt, Brace & World.

Harris, G.W., Michael, R.R., & Scott, P. (1969). Neurological site of action of stilbestrol in eliciting sexual behavior. In K.H. Pribram (Ed.), *Brain and behavior: Mood, States and Mind.* Baltimore, MD: Penguin.

Harris, L.J. (1978). Sex differences in spatial ability: Possible environmental, genetic, and neurological factors. In M. Kinsbourne (Ed.), *Asymmetrical function of the brain*. Cambridge, England: Cambridge University Press.

Harrison, M.J.G., & Dyken, M.L. (1983). *Cerebral vascular disease*. London: Butterworths.

Harrison, M.J.G., Thomas, G.H., DuBoulay, G.H., & Marshall, J. (1979). Multi-infarct dementia. *Journal of Neurological Sciences, 40*, 97–103.

Harrower-Erickson, M.R. (1940). Personality change accompany of cerebral lesion. *Archives of Neurology and Psychiatry, 43*, 859–890.

Hart, R.P. & Kreutzer, J.S. (1988). *Renal system*. In R.E. Tarter, D.H. Von Thiel, & K.L. Edwards (Eds.), *Medical Neuropsychology*. New York: Plenum Press.

Hart, R.P. & Kwentus, J.A. (1987). Psychomotor slowing and subcortical-type dysfunction in depression. *Journal of Neurology, Neurosurgery, and Psychiatry, 50*, 1263–1266.

Hart, R.P., Kwentus, J.A., Harkins, S.W., & Taylor, J.R. (1988). Rate of forgetting in mild Alzheimer's-type dementia. *Brain and Cognition, 7*, 31–38.

Hart, R.P., Kwentus, J.A., Taylor, J.R., & Hamer, R.M. (1988). Productive naming and memory in depression and Alzheimer's type dementia. *Archives of Clinical Neuropsychology, 3*, 313–322.

Hart, R.P., Kwentus, J.A., Taylor, J.R., & Harkins, S.W. (1987). Rate of forgetting in dementia and depression. *Journal of Consulting and Clinical Psychology*. *55*, 101–105.

Hart, R.P., Kwentus, J.A., Wade, J.B., & Hamer, R.M. (1987). Digit Symbol performance in mild dementia and depression. *Journal of Consulting and Clinical Psychology, 55*, 236–238.

Hart, R.P., Kwentus, J.A., Wade, J.B., & Taylor, J.R. (1988). Modified Wisconsin Sorting Test in elderly normal, depressed and demented patients. *The Clinical Neuropsychologist, 2*, 49–56.

Hart, S. (1988). Language and dementia: A review. *Psychological Medicine, 18*, 99–112.

Hart, S. & Semple, J.M. (1990). *Neuropsychology and the dementias*. London: Taylor & Francis.

Hartard, C., Spitzer, K., Kunze, K., et al. (1988). Prognostic relevance of initial clinical and paraclinical parameters for the course of multiple sclerosis. *Journal of Neuroimmunology, 20*, 247–250.

Hartlage, L. (1981). *Anticonvulsant medication as a determinant of neuropsychological test profiles*. Paper presented at the 9th annual meeting of the International Neuropsychological Society, Atlanta, GA.

Hartley, L.L. & Jensen, P.J. (1991). Narrative and procedural discourse after closed head injury. *Brain Injury, 5*, 267–285.

Hartman, M., Knopman, D.S., & Nissen, M.J. (1989). Implicit learning of new verbal associations. *Journal of Experimental Psychology: Learning, Memory, and Cognition, 15*, 1070–1082.

Harvey, M.T. & Crovitz, H.F. (1979). Television questionnaire techniques in assessing forgetting in long-term memory. *Cortex, 15*, 609–618.

Hasher, L. & Zacks, R.T. (1979). Automatic and effortful processes in memory. *Journal of Experimental Psychology: General, 108*, 356–388.

Hassinger, M., Smith, G., & La Rue, A. (1989). Assessing depression in older adults. In T. Hunt & C.J. Lindley (Eds.), *Testing older adults: A reference guide for geropsychological assessments*. Austin, Texas: Pro-ed.

Hathaway, S.R. & McKinley, J.C. (1951). The Minnesota Multiphasic Personality Inventory manual (rev.). NY: The Psychological Corporation.

Haug, H., Barmwater, U., Eggers, R., et al. (1983). Anatomical changes in aging brain: Morphometric analysis of the human prosencephalon. In J. Cervós-Navarro & H.I. Sarkander (Eds.), *Brain aging: Neuropsychology and neuropharmacology* (Vol. 21). *Aging*. New York: Raven Press.

Hauser, R.A., Lacey, D.M., & Knight, M.R. (1988). Hypertensive encephalopathy: Magnetic resonance imaging demonstration of reversible cortical and white matter lesions. *Archives of Neurology, 45*, 1078–1083.

Hauser, W.A. & Anderson, V.E. (1986). Genetics of epilepsy. In T.A. Pedley & B.S. Meldrum (Eds.), *Recent advances in epilepsy* (Vol. 3). New York: Churchill-Livingstone.

Hawkins, K.A. (1990). Occupational neurotoxicology: Some neuropsychological issues and challenges. *Journal of Clinical and Experimental Neuropsychology, 12*, 664–680.

Hawkins, K.A., Sledge, W.H., Orleans, J.E., et al. (1993). Normative implications of the relationship between reading vocabulary and Boston Naming Test performance. *Archives of Clinical Neuropsychology, 8*, 525–537.

Haxby, J.V., Grady, C.L., Koss, E., et al. (1988). Heterogeneous anterior-posterior metabolic patterns in dementia of the Alzheimer type. *Neurology, 38*, 1853–1863.

Haxby, J.V., Raffaele, K., Gillette, J., et al. (1992). Individual trajectories of cognitive decline in patients with dementia of the Alzheimer type. *Journal of Clinical and Experimental Neuropsychology, 14*, 575–592.

Hayden, M.R. (1981). *Huntington's chorea*. New York: Springer-Verlag.

Hayes, D. & Jerger, J. (1984). Neurotology of aging: The auditory system. In M.L. Albert (Ed.), *Clinical neurology of aging*. New York: Oxford University Press.

Haymaker, W. & Adams, R.D. (1982). *Histology and histopathology of the nervous system*. Springfield, IL: C. C. Thomas.

Hays, J.R., Emmons, J., & Lawson, K.A. (1993). Psychiatric norms for the Rey 15-item Visual Memory Test. *Perceptual and Motor Skills, 76*, 1331–1334.

Hayslip, B., Jr. & Kennelly, K.J. (1980). *Short-term memory and crystallized-fluid intelligence in adulthood*. Paper presented at the 88th Annual Convention of the American Psychological Association, Montreal, Canada.

Hayslip, B., Jr. & Lowman, R.L. (1986). The clinical use of projective techniques with the aged. In T.L. Brink and L. Terry (Eds.), *Clinical gerontology: A guide to assessment and intervention*. New York: The Haworth Press.

Hayslip, B., Jr. & Sterns, H.L. (1979). Age differences in relationships between crystallized and fluid intelligence and problem solving. *Journal of Gerontology, 34*, 404–414.

Healey, J.M., Liederman, J., & Geschwind, N. (1986). Handedness is not a unidimensional trait. *Cortex, 22*, 33–53.

Healey, J.M., Rosen, J.J., Gerstman, L.J., & Gilligan, M.A. (1982). *Laterality and cognition: Interrelationships and individual differences*. Paper presented at the 5th European conference of the International Neuropsychological Society, Deauville, France.

Healey, J.M., Rosen, J.J., Gerstman, L., et al. (1982). *Differential effect of familial sinistrality on the cognitive abilities of males and females*. Paper presented at the 10th annual meeting of the International Neuropsychological Society, Pittsburgh, PA.

Heath, R.G., Llewellyn, R.C., & Rouchell, A.M. (1980). The cerebellar pacemaker for intractable behavioral disorders and epilepsy: Follow-up reports. *Biological Psychiatry, 15*, 243–256.

Heaton, R.K. (1981). *Wisconsin Card Sorting Test (WCST)*. Odessa, FL: Psychological Assessment Resources.

Heaton, R.K., Baade, L.E., & Johnson, K.L. (1978). Neuropsychological test results associated with psychiatric disorders in adults. *Psychological Bulletin, 85*, 141–162.

Heaton, R.K., Chelune, G.J., Talley, J.L., et al. (1993). *Wisconsin Card Sorting Test. Manual*. Odessa, FL: Psychological Assessment Resources.

Heaton, R.K., Grant, I., Anthony, W.Z., & Lehman, R.A.W. (1981). A comparison of clinical and automated interpretation of the Halstead-Reitan Battery. *Journal of Clinical Neuropsychology, 3*, 121–141.

Heaton, R.K., Grant, I., & Matthews, C.G. (1986) Differences in neuropsychological test performance associated with age, education, and sex. In I. Grant & K.M. Adams (Eds.), *Neuropsychological assessment of neuropsychiatric disorders*. New York: Oxford University Press.

Heaton, R.K., Grant, I., & Matthews, C.G. (1991). *Comprehensive norms for an expanded Halstead-Reitan battery: Demographic corrections, research findings, and clinical applications*. Odessa, FL: Psychological Assessment Resources.

Heaton, R.K., Grant, I., McSweeny, A.J., et al. (1983). Psychologic effects of continuous and nocturnal oxygen therapy in hypoxemic chronic obstructive pulmonary disease. *Archives of Internal Medicine, 143*, 1941–1947.

Heaton, R.K., Nelson, L.M., Thompson, D.S., et al. (1985). Neuropsychological findings in relapsing-remitting and chronic-progressive multiple sclerosis. *Journal of Consulting and Clinical Psychology, 53*, 103–110.

Heaton, R.K., Schmitz, S.P., Avitable, N., et al. (1987). Effects of lateralized cerebral lesions on oral reading, reading comprehension, and spelling. *Journal of Clinical and Experimental Neuropsychology, 9*, 711–721.

Heaton, R.K., Smith, H.H., Jr., Lehman, R.A.W., and Vogt, A.T. (1978). Prospects for faking believable deficits on neuropsychological testing. *Journal of Consulting and Clinical Psychology, 46*, 892–900.

Heaton, R.K., Thompson, L.L., Nelson, L.M., et al. (1990). Brief and intermediate-length screening of neuropsychological impairment. In S.M. Rao (Ed.), *Neurobehavioral aspects of multiple sclerosis*. New York: Oxford University Press.

Hebb, D.O. (1939). Intelligence in man after large removal of cerebral tissue: Report of four left frontal lobe cases. *Journal of General Psychology, 21*, 73–87.

Hebb, D.O. (1942). The effect of early and late brain injury upon test scores and the nature of normal adult intelligence. *Proceedings of the American Philosophical Society, 85*, 275–292.

Hebb, D.O. (1949). *Organization of behavior*. New York: John Wiley & Sons.

Hécaen, H. (1962). Clinical symptomatology in right and left hemispheric lesions. In V.B. Mountcastle, (Ed.), *Interhemispheric relations and cerebral dominance in man*. Baltimore, MD: Johns Hopkins University Press.

Hécaen, H. (1964). Mental symptoms associated with tumors of the frontal lobe. In J.M. Warren & K. Akert (Eds.), *The frontal granular cortex and behavior*. New York: McGraw Hill.

Hécaen, H. (1969). Cerebral localization of mental functions and their disorders. In P.J. Vinken and G.W. Bruhn, *Handbook of clinical neurology* (Vol. III). New York: Wiley & Sons.

Hécaen, H. (1981). Apraxia. In S.B. Filskov & T.J. Boll (Eds.), *Handbook of clinical neuropsychology*. New York: Wiley-Interscience.

Hécaen, H., Ajuriaguerra, J. de, et Massonnet, J. (1951). Les troubles visuo-constructifs par lésion parieto-occipitale droite. *Encéphale, 40*, 122–179.

Hécaen, H. & Albert, M.L. (1975). Disorders of mental functioning related to frontal lobe pathology. In D.F. Benson & D. Blumer, *Psychiatric aspects of neurologic disease*. New York: Grune & Stratton.

Hécaen, H. & Albert, M.L. (1978). *Human neuropsychology*. New York: John Wiley & Sons.

Hécaen, H. & Angelergues, R. (1963). *La cécité psychique*. Paris: Masson et Cie.

Hécaen, H. & Assal, G. (1970). A comparison of constructive deficits following right and left hemispheric lesion. *Neuropsychologia, 8*, 289–303.

Hécaen, H. & Lanteri-Laura, G. (1977). *Évolution des connaissances et des doctrines sur les localisations cérébrales*. Paris: Descleé de Brouwer.

Heck, E.T. & Bryer, J.B. (1986). Superior sorting and categorizing ability in a case of bilateral frontal atrophy: an exception to the rule. *Journal of Clinical and Experimental Neuropsychology, 8*, 313–316.

Heilbronner, R. L. & Parsons, O. A. (1989). Clinical utility of the Tactual Performance Test: Issues of lateralization and cognitive style. *The Clinical Neuropsychologist, 3*, 250–264.

Heilman, K.M., Bowers, D., Speedie, L., & Coslett, H.B. (1984). Comprehension of affective and nonaffective prosody. *Neurology, 34*, 917–921.

Heilman, K.M., Bowers, D., & Valenstein, E. (1993). Emotional disorders associated with neurological diseases. In K.M. Heilman & E. Valenstein (Eds.), *Clinical neuropsychology* (3rd Ed.). New York: Oxford University Press.

Heilman, K.M. & Rothi, L.J.G. (1993). Apraxia. In K.M. Heilman & E. Valenstein (Eds.), *Clinical neuropsychology* (3rd ed.). New York: Oxford University Press.

Heilman, K.M., Scholes, R., & Watson, R.T. (1975). Auditory affective agnosia. *Journal of Neurology, Neurosurgery and Psychiatry, 38*, 69–72.

Heilman, K.M. & Valenstein, E. (1972). Frontal lobe neglect in man. *Neurology, 22*, 660–664.

Heilman, K.M. & Valenstein, E. (Eds.) (1993). *Clinical neuropsychology* (3rd ed.). New York: Oxford University Press.

Heilman, K.M. & Van Den Abell, T. (1980). Right hemisphere dominance for attention: The mechanism underlying hemispheric asymmetries of inattention (neglect). *Neurology, 30*, 327–330.

Heilman, K.M. & Watson, R.T. (1991). Intentional motor disorders. In H.S. Levin, H.M. Eisenberg, & A.L. Benton (Eds.), *Frontal lobe function and dysfunction*. New York: Oxford University Press.

Heilman, K.M., Watson, R.T., & Valenstein, E. (1993). Neglect and related disorders. In K.M. Heilman & E. Valenstein (Eds.), *Clinical neuropsychology* (3nd ed.). New York: Oxford University Press.

Heimburger, R.T. & Reitan, R.M. (1961). Easily administered written test for lateralizing brain lesions. *Journal of Neuosurgery, 18*, 301–312.

Heindel, W.C., Salmon, D.P., & Butters, N. (1991). Alcoholic Korsakoff's syndrome. In T. Yanagihara & R.C. Petersen (Eds.), *Memory disorders: Research and clinical practice*. New York: Marcel Dekker.

Heindel, W.C., Salmon, D.P., Shults, C.W., et al. (1989). Neuropsychological evidence for multiple implicit memory systems: A comparison of Alzheimer's, Huntington's, and Parkinson's disease patients. *Journal of Neuroscience, 9*, 582–587.

Heinemann, A.W., Harper, R.G., Friedman, L.C., & Whitney, J. (1985). The relative utility of the Shipley-Hartford Scale: prediction of WAIS-R IQ. *Journal of Clinical Psychology, 41*, 547–551.

Heinrichs, R.W. (1990). Current and emergent applications of neuropsychological assessment: Problems of validity and utility. *Professional Psychology: Research and Practice, 21*, 171–176.

Heinrichs, R.W. (1993). Schizophrenia and the brain: Conditions for a neuropsychology of madness. *American Psychologist, 48*, 221–233.

Heinrichs, R.W. & Bury, A. (1991). Copying strategies and memory on the Complex Figure Test in psychiatric patients. *Psychological Reports, 69*, 223–226.

Heinrichs, R.W. & Celinski, M.J. (1987). Frequency of occurrence of a WAIS dementia profile in male head trauma patients. *Journal of Clinical and Experimental Neuropsychology, 9*, 187–190.

Heister, G., Landis, T., Regard, M., & Schroeder-Heister, P. (1989). Shift of functional cerebral asymmetry during the menstrual cycle. *Neuropsychologia, 27*, 871–880.

Helkala, E.L., Laulumaa, V., Soininen, H., et al. (1991). Different patterns of cognitive decline related to normal or deteriorating EEG in a 3–year

follow-up study of patients with Alzheimer's disease. *Neurology, 41*, 528–532.
Hellige, J.B. (1988). Hemispheric differences for processing spatial information: Categorization versus distance. *Journal of Clinical and Experimental Neuropsychology, 10*, 330 (abstract).
Helm-Estabrooks, N., Emery, P., & Liebergott, J. (1985). *It's how you play the game: A comparative analysis of the checker-playing performances of right and left brain damaged patients.* Paper presented at the 13th annual meeting of the International Neuropsychological Society, San Diego, CA.
Helms, J.E. (1992). Why is there no study of cultural equivalence in standardized cognitive ability testing? *American Psychologist, 47*, 1083–1101.
Henderson, A.S. & Hasegawa, K. (1992). The epidemiology of dementia and depression in later life. In M. Bergener (Ed.), *Aging and mental disorders: International perspectives.* New York: Springer.
Henderson, V.W., Mack, W., & Williams, B.W. (1989). Spatial disorientation in Alzheimer's disease. *Archives of Neurology, 46*, 391–394.
Hendry, S.H. (1987). Recent advances in understanding the intrinsic circuitry of the cerebral cortex. In S.P. Wise (Ed.), *Higher brain functions.* New York: John Wiley & Sons.
Henley, S., Pettit, S., Todd-Pokropek, A., & Tupper, A. (1985). Who goes home? Predictive factors in stroke recovery. *Journal of Neurology, Neurosurgery, and Psychiatry, 48*, 1–6.
Henry, G.K., Adams, R.L., Buck, P., et al. (1990). The American liner New York and Anna Thompson: An investigation of interference effects on the Wechsler Memory Scale. *Journal of Clinical and Experimental Neuropsychology, 12*, 502–506.
Henry, W.E. (1942). The Thematic Apperception Technique in the study of cultural-personal relations. *Genetic Monographs, 35*, 3–135.
Herlitz, A. & Viitanen, M. (1991). Semantic organization and verbal episodic memory in patients with mild and moderate Alzheimer's disease. *Journal of Clinical and Experimental Neuropsychology, 13*, 559–574.
Herman, B.P. & Melyn, M. (1985). Identification of neuropsychological deficits in epilepsy using the Luria-Nebraska Neuropsychological Battery: a replication attempt. *Journal of Clinical and Experimental Neuropsychology, 7*, 305–313.
Hermann, B.P., Seidenberg, M., Wyler, A., & Haltiner, A. (1993). Dissociation of object recognition and spatial localization abilities following temporal lobe lesions in human. *Neuropsychology, 7*, 343–350.
Hermann, B.P. & Whitman, S. (1986). Psychopathology in epilepsy: A multietiologic model. In S. Whitman & B.P. Hermann (Eds.), *Psychopathology in epilepsy.* New York: Oxford University Press.
Hermann, B.P. & Whitman, S. (1992). Psychopathology in epilepsy: The role of psychology in altering paradigms of research, treatment andprevention. *American Psychologist, 47*, 1134–1138.
Hermann, B.P. & Wyler, A.R. (1988). Effects of anterior temporal lobectomy on language function: A controlled study. *Annals of Neurology, 23*, 585–588.
Hermann, B.P., Wyler, A.R., & Richey, E.T. (1988). Wisconsin Card Sorting Test performance in patients with complex partial seizures of temporal-lobe origin. *Journal of Clinical Neuropsychology, 10*, 467–476.
Hermann, B.P., Wyler, A.R., Richey, E.T., & Rea, J.M. (1987). Memory function and verbal learning ability in patients with complex partial seizures of temporal lobe origin. *Epilepsia, 28*, 547–554.
Herring, S. & Reitan, R. M. (1992). Gender influence on neuropsychological performance following unilateral cerebral lesions. *The Clinical Neuropsychologist, 6*, 431–442.
Herrmann, D.J. (1982). Know thy memory: The use of questionnaires to assess and study memory. *Psychological Bulletin, 92*, 434–452.
Herrmann, D.J. & Neisser, U. (1978). An inventory of everyday memory experiences. In M. M. Gruneberg, P. E. Morris, & R. N. Sykes (Eds.), *Practical aspects of memory.* New York: Academic Press.
Hersch, E.L. (1979). Development and application of the extended scale for dementia. *Journal of the American Geriatrics Society, 27*, 348–354.
Hertzog, C. & Schear, J.M. (1989). Psychometric considerations in testing the older person. In T. Hunt & C.J. Lindley (Eds.), *Testing older adults: A reference guide for geropsychological assessments.* Austin, Texas: Pro-ed.
Herzog, A.G. & Kemper, T.L. (1980). Amygdaloid changes in aging and dementia. *Archives of Neurology, 37*, 625–629.
Hess, A.L. & Hart, R. (1990). The specialty of neuropsychology. *Neuropsychology, 4*, 49–52.
Hestad, K., Aukrust, P., Ellertsen, B., et al. (1993). Neuropsychological deficits in HIV-I seropositive and seronegative intravenous drug users. *Journal of Clinical and Experimental Neuorpsychology, 15*, 732–742.
Heston, L.L., Mastri, A.R., Anderson, E., & White, J. (1981). Dementia of the Alzheimer type. *Archives of General Psychiatry, 38*, 1085–1090.

Hewson, L. (1949). The Wechsler-Bellevue Scale and the Substitution Test as aids in neuropsychiatric diagnosis. *Journal of Nervous and Mental Disorders*, *109*, 158–183; Pt. 2, 246–266.

Heyman, A., Wilkinson, W.E., Hurwitz, B.J., et al. (1983). Alzheimer's disease: Genetic aspects and associated clinical disorders. *Annals of Neurology*, *14*, 507–515.

Heyman, A., Wilkinson, W.E., Hurwitz, B.J., et al. (1987). Early-onset Alzheimer's disease: Clinical predictors of institutionalization and death. *Neurology*, *37*, 980–984.

Heyman, A., Wilkinson, W.E., Stafford, J.A., et al. (1984). Alzheimer's disease: A study of epidemiological aspects. *Annals of Neurology*, *15*, 335–341.

Hickox, A. & Sunderland, A. (1992). Questionnaire and checklist approaches to assessment of everyday memory problems. In J. R. Crawford, D. M. Parker, & W. W. McKinlay (Eds.), *A handbook of neuropsychological assessment*. Hove, UK: Lawrence Erlbaum.

Hicks, L.H. & Birren, J.E. (1970). Aging, brain damage and psychomotor slowing. *Psychological Bulletin*, *74*, 377–396.

Hicks, R.E. & Kinsbourne, M. (1978). Human handedness. In M. Kinsbourne (Ed.), *Asymmetrical function of the brain*. Cambridge: Cambridge University Press.

Hier, D.B., Mondlock, M., & Caplan, L.R. (1983a). Behavioral abnormalities after right hemisphere stroke. *Neurology*, *33*, 337–344.

Hier, D.B., Mondlock, J., & Caplan, L.R. (1983b). Recovery of behavioral abnormalities after right hemisphere stroke. *Neurology*, *33*, 345–350.

Hierons, R., Janota, I., & Corsellis, J.A.N. (1978). The late effects of necrotizing encephalitis of the temporal lobes and limbic areas: A clinicopathological study of 10 cases. *Psychological Medicine*, *8*, 21–42.

High, W.M., Jr., Levin, H.S., & Gary, H.E., Jr. (1990). Recovery of orientation following closed-head injury. *Journal of Clinical and Experimental Neuropsychology*, *12*, 703–714.

Hill, T.D., Reddon, J.R. & Jackson, D.N. (1985). The factor structure of the Wechsler scales: a brief review. *Clinical Psychology Review*, *5*, 287–306.

Hillborn, E. (1960). After-effects of brain injuries. *Acta Psychiatrica et Neurologica Scandinavica*, *35*, Suppl. 142.

Hinkeldey, N.S. & Corrigan, J.D. (1990). The structure of head-injured patients' neurobehavioral complaints: a preliminary study. *Brain Injury*, *4*, 115–134.

Hinkin, C.H., van Gorp, W.G., Satz, P., et al. (1992). Depressed mood and its relationship to neuropsychological test performance in HIV-1 seropositive individuals. *Journal of Clinical and Experimental Neuropsychology*, *14*, 289–297.

Hirschenfang, S. (1960a). A comparison of Bender Gestalt reproduction of right and left hemiplegic patients. *Journal of Clinical Psychology*, *16*, 439.

Hirschenfang, S. (1960b). A comparison of WAIS scores of hemiplegic patients with and without aphasia. *Journal of Clinical Psychology*, *16*, 351.

Hirtz, D.G. & Nelson, K.B. (1985). Cognitive effects of antiepileptic drugs. In T.A. Pedley & B.S. Meldrum (Eds.). *Recent advances in epilepsy*. New York: Churchill Livingstone.

Hiscock, M. (1986). On sex differences in spatial abilities. *American Psychologist*, *41*, 1011–1018.

Hiscock, M. & Hiscock, C.K. (1989). Refining the forced-choice method for the detection of malingering. *Journal of Clinical and Experimental Neuropsychology*, *11*, 967–974.

Hoch, C.C. & Reynolds, C.F. (1990). Psychiatric symptoms in dementia: Interaction of affect and cognition. In F. Boller & J. Grafman (Eds.), *Handbook of neuropsychology* (Vol. 4). Amsterdam: Elsevier.

Hochanadel, G. & Kaplan, E. (1984) Neuropsychology of normal aging. In M.L. Albert (Ed.), *Clinical neurology of aging*. New York: Oxford University Press.

Hochberg, M.G., Russo, J., Vitaliano, P.P., et al. (1989). Initiation and perseveration as a subscale of the Dementia Rating Scale. *Clinical Gerontologist*, *8*, 27–41.

Hochswender, W.J. (1988). The mechanics of a knockout punch. *Popular Mechanics*, 72–73, 77, 112–113.

Hodges, J.R., Salmon, D.P., & Butters, N. (1991). The nature of the naming deficit in Alzheimer's and Huntington's disease. *Brain*, *114*, 1547–1558.

Hoff, A.L., Ollo, C., Helms, P.M., & Logue, C. (1986). Reduced memory functioning in the elderly--a result of antidepressant medication: Preliminary findings. *Journal of Clinical and Experimental Neuropsychology*, *8*, 136 (abstract).

Hoffman, R.G. & Nelson, K.S. (1988). Cross-validation of six short forms of the WAIS-R in a healthy geriatric sample. *Journal of Clinical Psychology*, *44*, 952–956.

Hoffman, R.G., Speelman, D.J., Hinnen, D.A., et al. (1989). Changes in cortical functioning with acute hypoglycemia and hyperglycemia in type I diabetes. *Diabetes Care*, *12*, 193–197.

Hogrebe, M.C. (1987). Gender differences in mathematics. *American Psychologist*, *42*, 265–266.

Hökfelt, T., Johansson, O., & Goldstein, M. (1984).

Chemical anatomy of the brain. *Science*, *225*, 1326–1334.

Holden, U. (1988a). Head injury and older people. In Una Holden (Ed.), *Neuropsychology and aging*. New York: New York University Press.

Holden, U. (1988b). Realistic assessment. In Una Holden (Ed.), *Neuropsychology and aging*. New York: New York University Press.

Holland, A.L. (1980). *Communicative Abilities in Daily Living. A test of functional communication for aphasic adults*. Austin, TX: Pro-Ed.

Holmes, C.S. (1986). Neuropsychological profiles in men with insulin-dependent diabetes. *Journal of Consulting and Clinical Psychology*, *54*, 386–389.

Holmes, C.S., Hayford, J.T., Gonzalez, J.L., & Weydert, J.A. (1983). A survey of cognitive functioning at different glucose levels in diabetic persons. *Diabetes Care*, *6*, 10–185.

Holmes, C.S., Koepke, K.M., Thompson, R.G., et al. (1984). Verbal fluency and naming performance in type 1 diabetes at different blood glucose concentrations. *Diabetes Care*, *7*, 454–459.

Holmes, C.S., Koepke, K.M., & Thompson, R.G. (1986). Simple versus complex performance impairments at three blood glucose levels. *Psychoneuroendocrinology*, *11*, 353–357.

Holst, P. & Vilkki, J. (1988). Effect of frontomedial lesions on performance on the Stroop Test and word fluency tasks. *Journal of Clinical and Experimental Neuropsychology*, *10*, 79 (Absract).

Hom, J. & Reitan, R.M. (1982). Effect of lateralized cerebral damage upon contralateral and ipsilateral sensorimotor performances. *Journal of Clinical Neuropsychology*, *4*, 249–269.

Hom, J. & Reitan, R.M. (1984). Neuropsychological correlates of rapidly vs. slowly growing intrinsic cerebral neoplasms. *Journal of Clinical and Experimental Neuropsychology*, *6*, 309–324.

Hom, J. & Reitan, R. M. (1990). Generalized cognitive function after stroke. *Journal of Clinical and Experimental Neuropsychology*, *12*, 644–654.

Homan, R.W., Paulman, R.G., Devous, M.D., et al. (1989). Cognitive function and regional cerebral blood flow in partial seizures. *Archives of Neurology*, *46*, 964–970.

Hoofien, D., Vakil E., Cohen, G. & Sheleff, P. (1990). Empirical results of a ten-year follow-up study on the effects of a neuropsychological rehabilitation program: A reevaluation of chronicity. In E. Vakil, D. Hoofien, & Z. Groswasser (Eds.), *Rehabilitation of the brain injured*. London: Freund.

Hooker, W.D. & Raskin, N.H. (1986). Neuropsychological alterations in classic and common migraine. *Archives of Neurology*, *43*, 709–712.

Hooper, H.E. (1983). *Hooper Visual Organization Test (VOT)*. Los Angeles: Western Psychological Services.

Hopkins, A. (1981). *Epilepsy. The facts*. Oxford: Oxford University Press.

Horan, M., Ashton, R., & Minto, J. (1980). Using ECT to study hemispheric specialization for sequential processes. *British Journal of Psychiatry*, *137*, 119–125.

Horenstein, S. (1977). The clinical use of psychological testing in dementia. In C.E. Wells (Ed.), *Dementia* (2nd Ed.). Philadelphia: F.A. Davis.

Horn, J.L. (1980). Intelligence and age. *États déficitaires cérébraux liés à l'âge. Symposium Bel-Air VI*. Genève.

Horn, J.L. & Donaldson, G. (1976). On the myth of intellectual decline in adulthood. *American Psychologist*, *31*, 701–719.

Hornbein, T. F., Townes, B. D., Schoene, R. B. et al. (1989). The cost to the central nervous system of climbing to extremely high altitude. *New England Journal of Medicine*, *321*, 1714–1719.

Horne, D.J. de L. (1973). Sensorimotor control in parkinsonism. *Neurology, Neurosurgery, and Psychiatry*, *36*, 742–746.

Horner, J., Heyman, A., Dawson, D. & Rogers, H. (1988). The relationship of agraphia to the severity of dementia in Alzheimer's disease. *Archives of Neurology*, *45*, 760–763.

Horner, M.D., Flashman, L.A., & Freides, D. (1989). Focal epilsepsy and the Wisconsin Card Sorting Test. *Journal of Clinical and Experimental Neuropsychology*, *11*, 74. (abstract).

Horowitz, M.J., Cohen, F.M., Skolnikoff, A.Z., & Saunders, F.A. (1970). Psychomotor epilepsy: Rehabilitation after surgical treatment. *Journal of Nervous and Mental Disease*, *150*, 273–290.

Horvath, T.B. (1975). Clinical spectrum and epidemiological features of alcoholic dementia. In J.G. Rankin (Ed.), *Alcohol, drugs and brain damage*. Toronto: Addiction Research Foundation.

Houlihan, J.P., Abrahams, J.P., LaRue, A.A., & Jarvik, L.F. (1985). Qualitative differences in Vocabulary performance of Alzheimer versus depressed patients. *Developmental Neuropsychology*, *1*, 139–144.

House, A., Dennis, M., Warlow, C. et al.(1990). Mood disorders after stroke and their relation to lesion location. *Brain*, *113*, 1113–1129.

Houston, J.P., Schneider, N.G., & Jarvik, M.E. (1978). Effects of smoking on free recall and organization. *American Journal of Psychiatry*, *135*, 220–222.

Houx, P. J. & Jolles, J. (1993). Age-related decline of psychomotor speed: Effects of age, brain health, sex, and education. *Perceptual and Motor Skills*, *76*, 195–211.

Hovestadt, A., de Jong, G.J., & Meerwaldt, J.D. (1987). Spatial disorientation as an early symptom of Parkinson's disease. *Neurology, 37*, 485–487.

Hovey, H.B. (1964). Brain Lesions and 5 MMPI items. *Journal of Consulting Psychology, 28*, 78–79.

Hovey, H.B. & Kooi, K.A. (1955). Transient disturbance of thought processes and epilepsy. *AMA Archives of Neurology and Psychiatry, 74*, 287–291.

Hovey, H.B., Kooi, K.A., & Thomas, M.H. (1959). MMPI profiles of epileptics. *Journal Consulting Psychology, 23*, 155–159.

Howieson, D.B. (1980a). *Confabulation*. Paper presented at the North Pacific Society of Neurology and Psychiatry, Bend, Oregon.

Howieson, D.B., Holm, L.A., Kaye, J.A., et al. (1993). Neurologic function in the optimally healthy oldest old: Clinical neuropsychological evaluation. *Neurology, 43*, 1882–1886.

Howieson, D.B., Kaye, J., & Howieson, J. (1991). Cognitive status in healthy aging. *Journal of Clinical and Experimental Neuropsychology, 13*. (Abstract).

Howieson, D.B. & Lezak, M.D. (1992). The neuropsychological evaluation. In S.C. Yudofsky & R.E. Hales (Eds.), *American Psychiatric Press textbook of neuropsychiatry* (2nd ed.), Washington, D.C.: American Psychiatric Press.

Howieson, D.B. & Lezak, M.D. (1994). Separating memory from other cognitive problems. In A. Baddeley & B.A. Wilson (Eds.), *Handbook of memory disorders*. Chichester, Sussex, England: John Wiley & Sons.

Hsia, Y. & Graham, C. H. (1965). Color blindness. In C. H. Graham (Ed.), *Vision and visual perception*. New York: John Wiley and Son.

Hua, M.S. (1987). Finger agnosia, fingertip number writing, tactile form recognition tests, and cerebral hemispheric asymmetry. *Journal of Clinical and Experimental Neuropsychology, 9*, 65 (abstract).

Hua, M.S. & Huang, C.C. (1991). Chronic occupational exposure to manganese and neurobehavioral function. *Journal of Clinical and Experimental Neuropsychology, 13*, 495–507.

Huang, C.-C., Chu, N.-S., Lu C.-S., et al. (1989). Chronic manganese intoxication. *Archives of Neurology, 46*, 1104–1106.

Huang, Q., Liu, W., Pan, C. (1990). The neurobehavioral changes of ferromanganese smelting workers. In H. Sakurai, I. Okazaki & K. Omoe (Eds.), *Occupational epidemiology*. Amsterdam: Elsevier.

Hubel, D.H. (1979). The brain. *Scientific American, 241*, 45–53.

Huber, S.J. & Bornstein, R.A. (1992). Neuropsychological evaluation of Parkinson's disease. In S. J. Huber, & J. L. Cummings (Eds.), *Parkinson's disease: Neurobehavioral aspects*. New York: Oxford University Press.

Huber, S.J. & Cummings, J.L. (Eds.) (1992). *Parkinson's disease. Neurobehavioral aspects*. New York: Oxford University Press.

Huber, S.J., Freidenberg, D.L., Shuttleworth, E.C., et al. (1989). Neuropsychological similarities in lateralized Parkinsonism. *Cortex, 25*, 461–470.

Huber, S.J. & Paulson, G.W. (1987). Memory impairment associated with progression of Huntington's disease. *Cortex. 23*, 275–283.

Huber, S.J., Paulson, G.W., Shuttleworth, E.C., et al. (1987). Magnetic resonance imaging correlates of dementia in multiple sclerosis. *Archives of Neurology. 44*, 732–735.

Huber, S.J. & Shuttleworth, E.C. (1990). Neuropsychological assessment of subcortical dementia. In J.L. Cummings (Ed.), *Subcortical Dementia*. New York: Oxford University Press.

Huber, S.J., Shuttleworth, E.C., & Freidenberg, D.L. (1989). Neuropsychological differences between the dementias of Alzheimer's and Parkinson's diseases. *Archives of Neurology, 46*, 1287–1291.

Huber, S.J., Shuttleworth, E.C., Paulson, G.W., et al. (1986). Cortical vs. subcortical dementia. *Archives of Neurology, 43*, 392–394.

Hubley, A.M. & Tombaugh, T.N. (1993). *Accuracy and inter-scorer reliability of the Taylor and Tombaugh scoring systems for the Taylor Complex figure*. Unpublished manuscript, Ottawa, Ontario: Carleton University, Department of Psychology.

Huettner, M.I.S., Rosenthal, B.L., & Hynd, G.W. (1989). Regional cerebral blood flow (rCBF) in normal readers: Bilateral activation with narrative text. *Archives of Clinical Neuropsychology, 4*, 71–78.

Huff, F.J. (1990). Language in normal aging and age-related neurological diseases. In R.D. Nebes & S. Corkin (Eds.), *Handbook of Neuropsychology*. Amsterdam: Elsevier.

Huff, F.J., Auerbach, J., Chakravarti, A., & Boller, F. (1988). Risk of dementia in relatives of patients with Alzheimer's disease. *Neurology, 38*, 786–790.

Huff, F.J., Becker, J.T., Belle, S.H., et al. (1987). Cognitive deficits and clinical diagnosis of Alzheimer's disease. *Neurology, 37*, 1119–1124.

Huff, F.J., Collins, C., Corkin, S., & Rosen, T.J. (1986). Equivalent forms of the Boston Naming Test. *Journal of Clinical and Experimental Neuropsychology, 8*, 556–562.

Huff, F.J., Corkin, S., & Growdon, J.H. (1986).

Semantic impairment and anomia in Alzheimer's disease. *Brain and Language, 28*, 235–249.
Huff, F.J., & Growdon, J.H. (1986). Neurological abnormalities associated with severity of dementia in Alzheimer's disease. *Canadian Journal of Neurological Sciences, 13*, 403–405.
Huff, F.J., Growdon, J.H., Corkin, S., & Rosen, R.J. (1987). Age at onset and rate of progression of Alzheimer's disease. *Journal of the American Geriatrics Society, 35*, 27–30.
Huff, F.J., Mack, L., Mahlmann, J., & Greenberg, S. (1988). A comparison of lexical-semantic impairments in left hemisphere stroke and Alzheimer's disease. *Brain and Language, 34*, 262–278.
Hugenholtz, H., Stuss, D.T., Stethem, L.L., & Richard, M.T. (1988). How long does it take to recover from a mild concussion? *Neurosurgery, 22*, 853–858.
Hughes, R.M. (1948). Rorschach signs for the diagnosis of organic pathology. *Rorschach Research Exchange and Journal of Projective Techniques, 12*, 165–167.
Hulicka, I.M. (1966). Age differences in Wechsler Memory Scale scores. *Journal of Genetic Psychology, 109*, 135–145.
Hultsch, D.F. & Dixon, R.A. (1990). Learning and memory in aging. In J.E. Birren & K.W. Schaie (Eds.), *Handbook of the psychology of aging* (3rd ed.). New York: Academic Press.
Hunt, W.L. (1949). The relative rates of decline of Wechsler Bellevue "hold" and "don't hold" tests. *Journal of Consulting Psychology, 13*, 440–443.
Huppert, F.A. & Beardsall, L. (1993). Prospective memory impairment as an early indicator of dementia. *Journal of Clinical and Experimental Neuropsychology. 15*, 805–821.
Huppert, F.A. & Kopelman, M.D. (1989). Rates of forgetting in normal aging: A comparison with dementia. *Neuropsychologia, 27*, 849–860.
Huppert, F.A. & Piercy, M. Recognition memory in amnesic patients: Effect of temporal center and familiarity of material. *Cortex*, 76, *12*, 3–20.
Hutchinson, G.L. (1984). The Luria-Nebraska Neuropsychological Battery controversy: a reply to Spiers. *Journal of Consulting and Clinical Psychology, 52*, 539–545.
Hutchinson, L.J., Amler, R.W., Lybarger, J.A., & Chappell, W. (1992). *Neurobehavioral test batteries for use in environmental health field studies.* Atlanta, GA: Agency for Toxic Substances and Disease Registry. Public Health Service.
Hutt, M.L. (1985). *The Hutt adaptation of the Bender-Gestalt Test: Rapid screening and intensive diagnosis.* (4th ed.). Orlando, FL: Grune & Stratton.
Hutt, M.L. and Gibby, R.G. (1970). *An atlas for the Hutt adaptation of the Bender-Gestalt test.* NY: Grune & Stratton.
Huttenlocher, J., Haight, W., Bryk, A. et al. (1991). Early vocabulary growth: relation to language input and gender. *Developmental Psychology, 27*, 236–248.
Hyde, J.S., Fennema, E., & Lamon, S.J. (1990). Gender differences in mathematics performance: A meta-analysis. *Psychological Bulletin, 107*, 139–155.
Hyde, J.S. & Linn, M.C. (1988). Gender differences in verbal ability: A meta-analysis. *Psychological Bulletin, 104*, 53–69.
Hynd, G.W. & Hynd, C.R. (1984). Dyslexia: Neuroanatomical/neurolinguistic perspectives. *Reading Research Quarterly, 19*, 482–498.
Hynd, G.W. & Willis, W.G. (1987). *Pediatric Neuropsychology.* Orlando, FL: Grune & Stratton, Inc.

IFNB Multiple Sclerosis Study Group (1993). Interferon beta-1b is effective in relapsing-remitting multiple sclerosis. I. Clinical results of a multicenter, randomized, double-blind, placebo-controlled trial. *Neurology, 43*, 655–661.
Ikuta, F. & Zimmerman, H.M. (1976). Distribution of plaques in seventy autopsy cases of multiple sclerosis in the United States. *Neurology, 26*, 26–28.
Ingham, J. G. (1952). Memory and intelligence. *British Journal of Psychiatry, 43*, 20–32.
Inglis, J. (1957). An experimental study of learning and "memory function" in elderly psychiatric elders. *Journal of Mental Science, 103*, 796–803.
Inglis, J. (1959). A paired-associate learning test for use with elderly psychiatric patients. *Journal of Mental Science, 105*, 440–443.
Inglis, J., Ruckman, M., Lawson, J.S., et al. (1982). Sex differences in the cognitive effects of unilateral brain damage. *Cortex, 18*, 257–276.
INS Division 40 Task Force on Education, Accreditation, and Credentialing (1987). Reports. *The Clinical Neuropsychologist, 1*, 29–34.
Institute of Rehabilitation Medicine. (1980). *Rehabilitation Monograph No. 61. Working approaches to remediation of cognitive deficits in brain-damaged persons.* New York: New York University Medical Center.
Institute of Rehabilitation Medicine. (1981). *Rehabilitation Monograph No. 62. Working approaches to remediation of cognitive deficits in brain-damaged persons.* New York: New York University Medical Center.

Institute of Rehabilitation Medicine. (1982). *Rehabilitation Monograph No. 63. Working approaches to remediation of cognitive deficits in brain-damaged persons*. New York: New York University Medical Center.

Insua, A.M. & Loza, S.M. (1986). Psychometric patterns on the Rorschach of healthy elderly persons and patients with suspected dementia. *Perceptual and Motor Skills, 63*, 931–936.

Irigaray, L. (1973). *Le langage des dements*. The Hague: Mouton.

Irving, G. (1971). Psychometric assessment in a geriatric unit. In G. Stocker, R.A. Kuhn, P. Hall, et al. (Eds.), *Assessment in cerebrovascular insufficiency*. Stuttgart: Georg Thieme Verlag.

Isaacs, B. & Kennie, A.T. (1973). The Set Test as an aid to the detection of dementia in old people. *British Jounal of Psychiatry, 123*, 467–470.

Ishihara, S. (1979). *Tests for Blindness*. Tokio: Kanehara Shuppan.

Ishii, N., Nishihara, Y., & Imamura, T. (1986). Why do frontal lobe symptoms predominate in vascular dementia with lacunes? *Neurology, 36*, 340–344.

Ivan, L.P. (Ed.). (1987). *Pediatric neuropsychology*. St. Louis: Warren H. Green.

Ivins, R.G. & Cunningham, J.L. (1989). *Comparison of verbal and nonverbal auditory reinforcement on the Booklet Category Test*. Paper presented at the 9th annual meeting of the National Academy of Neuropsychologist, Washington, D.C.

Ivison, D.J. (1977). The Wechsler Memory Scale: Preliminary findings toward an Australian standardisation. *Australian Psychologist, 12*, 303–312.

Ivison, D. (1986). Anna Thompson and the American Liner New York: Some normative data. *Journal of Clinical and Experimental Neuropsychology, 8*, 317–320.

Ivison, D. (1990). Reliability (stability) study of the Wechsler Memory Scale, Form 2. *The Clinical Neuropsychologist, 4*, 375–378.

Ivison, D. (1993a). Logical Memory in the Wechsler Memory Scales: Does the order of passages affect difficulty in an university sample? *The Clinical Neuropsychologist, 7*, 215–218.

Ivison, D. (1993b). Towards a standardization of the Wechsler Memory Scale Form 2. *The Clinical Neuropsychologist, 7*, 268–280.

Ivnik, R.J. (1991). Memory testing. In T. Yanagihara, & R. C. Petersen (Eds.), *Memory disorders: Research and clinical practice*. New York: Marcel Dekker.

Ivnik, R.J., Malec, J.F., Petersen, R.C., et al. (1989). Norms for standard neurocognitive tests, ages 55–100: Preliminary analyses and speculations. *Journal of Clinical and Experimental Neuropsychology, 11*, 75 (abstract).

Ivnik, R.J., Malec, J.F., Sharbrough, F.W., et al. (1993). Traditional and computerized assessment procedures applied to the evaluation of memory change after temporal lobectomy. *Archives of Clinical Neuropsychology, 8*, 69–81.

Ivnik, R.J., Malec J.F., Smith, G.E., et al. (1992a). Mayo's older Americans normative studies: Updated AVLT Norms for ages 56–97. *The Clinical Neuropsychologist, 6*, 83–104.

Ivnik, R.J., Malec, J.F., Smith, G.E., et al. (1992b). Mayo's older Americans normative studies: WAIS-R norms for ages 56–97. *The Clinical Neuropsychologist, 6*, 1–30.

Ivnik, R.J., Malec, J.F., Smith, G.E., et al. (1992c). Mayo's older Americans normative studies: WMS-R norms for Ages 56–94. *The Clinical Neuropsychologist, 6*, 49–82.

Ivnik, R.J., Malec, J.F., Tangalos, E.G., et al. (1990). The Auditory-Verbal Learning Test (AVLT): Norms for ages 55 years and older. *Psychological Assessment, 2*, 304–312.

Ivnik, R.J., Sharbrough, F.W., & Laws, E.R., Jr. (1988). Anterior temporal lobectomy for the control of partial complex seizures: Information for counseling patients. *Mayo Clinic Proceedings, 63*, 783–793.

Ivnik, R.J., Smith, G.E., Tangalos, E.G., et al. (1991). Wechsler Memory Scale: IQ-dependent norms for persons ages 65–97 years. *Psychological Assessment, 3*, 156–161.

Ivnik, R.J. & Trenerry, M.R. (1990). *Can you preoperatively predict post-surgical memory impairment? Probably not*. Invited presentation to the Second International Cleveland Epilepsy Symposium, Cleveland, Ohio.

Ivry, R.B., Keele, S.W., & Diener, H.C. (1988). Dissociation of the lateral and medial cerebellum in movement timing and movement execution. *Experimental Brain Research, 73*, 167–180.

Iwata, M. (1989). Modular organization of visual thinking. *Behavioral Neurology, 2*, 153–166.

Izard, C. E. (1971). *The face of emotion*. New York: Appleton-Century-Crots.

Jackson, D.L. & Menges, H. (1980). Accidental carbon monoxide poisoning. *Journal of the American Medical Association, 243*, 772–774.

Jackson, D.N. (1986). *The Multidimensional Aptitude Battery*.London, Ontario: Research Psychologist Press.

Jackson, H.F. (1988). Brain, cognition, and grief. *Aphasiology, 2*, 89–92.

Jackson, M. & Warrington, E.K. (1986). Arithmetic

skills in patients with unilateral cerebral lesions. *Cortex*, *22*, 611–620.

Jacobs, D., Salmon, D.P., Tröster, A.I., & Butters, N. (1990). Intrusion errors in the figural memory of patients with Alzheimer's and Huntington's disease. *Archives of Clinical Neuropsychology*, *5*, 49–57.

Jacobs, D., Tröster, A.I., Butters, N., et al. (1990). Intrusion errors on the Visual Reproduction Test of the Wechsler Memory Scale and the Wechsler Memory Scale-Revised: An analysis of demented and amnesic patients. *The Clinical Neuropsychologist*, *4*, 177–191.

Jacobs, H.E. (1987). The Los Angeles Head Injury Survey. *Journal of Head Trauma Rehabilitation*, *2*, 37–50.

Jacobs, J.W., Bernhard, M.R., Delgado, A., & Strain, J.J. (1977). Screening for organic mental syndromes in the medically ill. *Annals of Internal Medicine*, *86*, 40–46.

Jacobs, L. (1989). Comments on some positive visual phenomena caused by diseases of the brain. In J.W. Brown (Ed.), *Neuropsychology of visual perception*. New York: IRBN Press.

Jacobson, B.H. & Thurman-Lacey, S.R. (1992). Effect of caffeine on motor performance by caffeine-naive and -familiar subjects. *Perceptual and Motor Skills*, *74*, 151–157.

Jagger, J., Fife, D., Vernberg, K., & Jane, J.A. (1984). Effect of alcohol intoxication on the diagnosis and apparent severity of brain injury. *Neurosurgery*, *15*, 303–306.

Jambor, K.L. (1969). Cognitive functioning in multiple sclerosis. *British Journal of Psychiatry*, *115*, 765–775.

James, W. (1890/1950). *The principles of psychology*. New York: Dover.

Janati, A. & Appel, A.R. (1984). Psychiatric aspects of progressive supranuclear palsy. *Journal of Nervous and Mental Disease*, *172*, 85–89.

Janis, I. & Astrachan, M. (1951). The effects of electroconvulsive treatments on memory efficiency. *Journal of Abnormal and Social Psychology*, *46*, 501–511.

Janowsky, J.S., Shimamura, A.P., Kritchevsky, M., & Squire, L.R. (1989). Cognitive impairment following frontal lobe damage and its relevance to human amnesia. *Behavioral Neuroscience*, *103*, 548–560.

Janowsky, J.S., Shimamura, A.P., & Squire, L.R. (1989). Source memory impairment in patients with frontal lobe lesions. *Neuropsychologia*, *27*, 1043–1056.

Janowsky, J.S. & Thomas-Thrapp, L.J. (1993). Complex Figure recall in the elderly: A deficit in memory or constructional strategy? *Journal of Clinical and Experimental Neuropsychology*, *15*, 159–169.

Janssen, R.S., Saykin, A.J., Cannon, L., et al. (1989). Neurological and neuropsychological manifestations of HIV-1 infection. *Annals of Neurology*, *26*, 592–600.

Jarvie, H. (1960). Problem-solving deficits following wounds of the brain. *Journal of Mental Science*, *106*, 1377–1382.

Jarvik, J.G., Hesselink, J.R., Kennedy, C., et al. (1988). Acquired immunodeficiency syndrome. Magnetic resonance pattern of brain involvement with pathologic correlation. *Archives of Neurology*, *45*, 731–736.

Jarvik, L.F. (1988). Aging of the brain: How can we prevent it? *The Gerontologist*, *28*, 739–747.

Jason, G.W. (1985a). Gesture fluency after focal cortical lesions. *Neuropsychologia*, *23*, 463–481.

Jason, G.W. (1985b). Manual sequence learning after focal cortical lesions. *Neuropsychologia*, *23*, 483–496.

Jason, G.W. (1986). Performance of manual copying tasks after focal cortical lesions. *Neuropsychologia*, *24*, 181–191.

Jason, G.W. (1987). Studies of manual learning and performance after surgical excisions for the control of epilepsy. In J. Engel, Jr. (Ed.), *Fundamental mechanisms of human brain function*. New York: Raven Press.

Jason, G.W. (1990). Disorders of motor function following cortical lesions: Review and theoretical considerations. In G.R. Hammond (Ed.), *Cerebral control of speech and limb movements*. Amsterdam: Elsevier.

Jastak, J.F.(1949). A rigorous criterion of feeblemindedness. *Journal of Abnormal and Social Psychology* , *44*, 367–378.

Jastak, J.F. & Jastak, S.R. (1964). Short forms of the WAIS and WISC Vocabulary subtests. *Journal of Clinical Psychology*, *20* (Special Monograph Supplement), 167–199.

Jastak, S. & Wilkinson, G.S. (1984). *Wide Range Achievement Test-Revised*. Wilmington, DE: Jastak Assessment Systems.

Jeannerod, M. (Ed.), (1987). *Neurophysiological and neuropsychological aspects of spatial neglect*. Amsterdam: Elsevier.

Jeeves, M.A. (1965). Agenesis of the corpus callosum: Physiopathological and clinical aspects. *Proceedings of the Australian Association of Neurology*, *3*, 41–48.

Jefferson, J.W. (1976). Subtle neuropsychiatric sequelae of carbon monoxide intoxication. *American Journal of Psychiatry*, *133*, 961–964.

Jellinger, K. A. & Bancher, C. (1992). Neuropathology. In I. Litvan, & Y. Agid (Eds.), *Progressive supranuclear palsy: Clinical and research approaches*. New York: Oxford University Press.

Jenkyn, L.R., Reeves, A.G., Warren, T., et al. (1985). Neurologic signs in senescence. *Archives of Neurology, 42*, 1154–1157.

Jennekens-Schinkel, A., Sanders, E.A.C.M., Lanser, J.B.K., & Van der Velde, E.A. (1988a). Reaction time in ambulant multiple sclerosis patients. Part I. Influence of prolonged effort. *Journal of the Neurological Sciences*, 85, 173–186.

Jennekens-Schinkel, A., Sanders, E.A.C.M., Lanser, J.B.K., & VanderVelde, E.A. (1988b). Reaction time in ambulant multiple sclerosis patients. Part II. Influence of task complexity. *Journal of the Neurological Sciences*, 85, 187–196.

Jennett, B. (1972). Some aspects of prognosis after severe head injury. *Scandinavian Journal of Rehabilitation Medicine, 4*, 16–20.

Jennett, B. (1979). Severity of brain damage, altered consciousness and other indicators. In G.L. Odom (Ed.), *Central nervous system trauma research. Status report*. Washington, D.C.: National Institutes of Health.

Jennett, B. (1984). The measurement of outcome. In N. Brooks (Ed.), *Closed head injury. Psychological, social, and family consequences*. Oxford: Oxford University Press.

Jennett, B. (1989). Some international comparisons. In H.S. Levin, H.M. Eisenberg, & A.L. Benton, *Mild head injury*. New York: Oxford University Press.

Jennett, B. (1990a). Post-traumatic epilepsy. In M. Rosenthal, M.R. Bond, E.R. Griffith, & J.D. Miller (Eds.), *Rehabilitation of the adult and child with traumatic brain injury* (2nd ed.). Philadelphia: F.A. Davis.

Jennett, B. (1990b). Scale and scope of the problem. In M. Rosenthal, M.R. Bond, E.R. Griffith, & J.D. Miller (Eds.), *Rehabilitation of the adult and child with traumatic brain injury* (2nd ed.). Philadelphia: F.A. Davis.

Jennett, B. & Bond, M. (1975). Assessment of outcome after severe brain damage. A practical scale. *The Lancet, i*, 480–484.

Jennett, B., Snoek, J., Bond, M.R., & Brooks, N. (1981). Disability after severe head injury: Observations on the use of the Glasgow Outcome Scale. *Journal of Neurology, Neurosurgery, and Psychiatry, 44*, 285–293.

Jennett, B., Teasdale, G., & Knill-Jones, R. (1975). Prognosis after severe head injury. Ciba Foundation Symposium, no. 34 (new series). *Symposium on the outcome of severe damage to the CNS*. Amsterdam: Elsevier.

Jensen, A. R. & Rohwer, W. D. (1966). The Stroop Color-Word Test: a review. *Acta Psychologica, 25*, 36–93.

Jernigan, T.L. (1990). Techniques for imaging brain structure: Neuropsychological applications. In A.A. Boulton, G.R. Baker, & H. Hiscock (Eds.), *Neuromethods* (Vol. 17). *Neuropsychology*. Clifton, NJ: Humana Press.

Jernigan, T.L., Archibald, S.L., Berhow, M.T., et al. (1991). Cerebral structure of MRI. Part 1: Localization of age-related changes. *Biological Psychiatry, 29*, 55–67.

Jernigan, T.L., Butters, N., DiTraglia, G., et al. (1991). Reduced cerebral grey matter observed in alcoholics using magnetic resonance imaging. *Alcoholism: Clinical and Experimental Research, 15*, 418–427.

Jernigan, T.L. & Hesselink, J. (1987). Human brain-imaging: Basic principles and applications in psychiatry. In R. Michels & J.O. Cavenar (Eds.), *Psychiatry*. Philadelphia: J.B. Lippincott.

Jernigan, T.L., Salmon, D.P., Butters, N., & Hesselink, J.R. (1991). Cerebral structure on MRI, Part II: Specific changes in Alzheimer's and Huntington's diseases. *Biological Psychiatry, 29*, 68–81.

Jernigan, T.L., Schafer, K., Butters, N., & Cermak, L.S. (1991). Magnetic resonance imaging of alcoholic Korsakoff patients. *Neuropsychopharmacology, 4*, 175–186.

Jetter, W., Poser, U., Freeman, R.B., Jr., & Markowitsch, H.J. (1986). A verbal long-term memory deficit in frontal lobe damaged patients. *Cortex, 22*, 229–242.

Joachim, C.L., Morris, J.H., & Selkoe, D.J. (1988). Clinically diagnosed Alzheimer's disease: Autopsy results in 150 cases. *Annals of Neurology, 24*, 50–55.

Joanette, Y., Goulet, P., & Hannequin, D. (1990). *Right hemisphere and verbal communication*. New York: Springer-Verlag.

Joffe, R.T., Lippert, G.P., Gray, T.A., et al. (1987). Mood disorder and multiple sclerosis. *Archives of Neurology, 44*, 376–378.

Johanson, A.M., Gustafson, L., & Risberg, J. (1986). Behavioural observations during performance of the WAIS Block Design Test related to abnormalities of regional cerebral blood flow in organic dementia. *Journal of Clinical and Experimental Neuropsychology, 8*, 201–209.

Johansson, B. & Berg, S. (1989). The robustness of the terminal decline phenomenon: Longitudinal data from the digit-span memory test. *Journal of Gerontology, 44*, 184–186.

Johnson, J. (1969). Organic psychosyndromes due to

boxing. *British Journal of Psychiatry, 115*, 45–53.

Johnson, W.G. (1991). Genetic susceptibility to Parkinson's disease. *Neurology, 41*, (Suppl. 2), 82–88.

Johnston, M.V. & Keister, M. (1984). Early rehabilitation for stroke patients: A new look. *Archives of Physical Medicine and Rehabilitation, 65*, 437–441.

Johnston, W.A. & Dark, V.J. (1986). Selective attention. *Annual Review of Psychology, 37*, 43–75.

Johnstone, E.C., Crow, T.J., & Frith, C.D. (1976). Cerebral ventricular size and cognitive impairment in chronic schizophrenics. *The Lancet, ii*, 924–926.

Jonas, S. (1987). The supplementary motor region and speech. In E. Perecman (Ed.), *The frontal lobes revisited.* New York: IRBN Press.

Jones, B.M. & Jones, M.K. (1977). Alcohol and memory impairment in male and female social drinkers. In I.M. Birnbaum & E.S. Parker (Eds.), *Alcohol and human memory.* Hillsdale, N.J.: Lawrence Erlbaum Associates.

Jones, B.P., Duncan, C.C., Brouwers, P., & Mirsky, A.F. (1991). Cognition in eating disorders. *Journal of Clinical and Experimental Neuropsychology, 13*, 711–728.

Jones, B.P., Moskowitz, H.R., Butters, N., & Glosser, G. (1975). Psychosocial scaling of olfactory, visual, and auditory stimuli by alcoholic Korsakoff patients. *Neuropsychologia, 13*, 387–393.

Jones, R.D., Tranel, D., Benton, A., & Paulsen, J. (1992). Differentiating dementia from 'pseudodementia' early in the clinical course: Utility of neuropsychological tests. *Neuropsychology, 6*, 13–21.

Jones-Gotman, M. (no date). *Design Fluency scoring instructions.* Unpublished manuscript. Montreal: Montreal Neurological Institute.

Jones-Gotman, M. (1986). Right hippocampal excision impairs learning and recall of a list of abstract designs. *Neuropsychologia, 24*, 659–670.

Jones-Gotman, M. (1987). Commentary: Psychological evaluation—testing hippocampal function. In J. Engel, Jr. (Ed.), *Surgical treatment of the epilepsies.* New York: Raven Press.

Jones-Gotman, M. & Milner, B. (1977). Design fluency: The invention of nonsense drawings after focal cortical lesions. *Neuropsychologia, 15*, 653–674.

Jones-Gotman, M. & Milner, B. (1978). Right temporal-lobe contribution to image-mediated verbal learning. *Neuropsychologia, 16*. 61–71.

Jones-Gotman, M. & Zatorre, R.J. (1988). Olfactory identification deficits in patients with focal cerebral excision. *Neuropsychologia, 26*, 387–400.

Jonsson, C.-O., Cronholm, B., & Izikouitz, C. (1962). Intellectual changes in alcoholics. *Quarterly Journal of Studies on Alcoholism, 23*, 221–242.

Jordan, B.D. (1987). Neurologic aspects of boxing. *Archives of Neurology, 44*, 453–459.

Jordan, B.D. & Zimmerman, R.D. (1990). Computed tomography and magnetic resonance imaging comparisons in boxers. *Journal of the American Medical Association, 263*, 1670–1673.

Jortner, S. (1965). A test of Hovey's MMPI Scale for CNS disorders. *Journal of Clinical Psychology, 21*, 285.

Joseph, R. (1990). *Neuropsychology, neuropsychiatry, and behavioral neurology.* New York: Plenum Press.

Josiassen, R.C., Curry, L.M., Mancall, E.L. (1983). Development of neuropsychological deficits in Huntington's Disease. *Archives of Neurology, 40*, 791–796.

Josiassen, R.C., Curry, L., Roemer, R.A., et al. (1982). Patterns of intellectual deficit in Huntington's disease. *Journal of Clinical Neuropsychology, 4*, 173–183.

Joslyn, D. & Hutzell, R.R. (1979). Temporal disorientation in schizophrenic and brain-damaged patients. *American Journal of Psychiatry, 136*, 1220–1222.

Joyce, E.M. (1987). The neurochemistry of Korsakoff's syndrome. In S.M. Stahl, S.D. Iversen & E.C. Goodman (Eds.), *Cognitive neurochemistry.* Oxford: Oxford University Press.

Joynt, R.J., Benton, A.L., & Fogel, M.L. (1956). Behavioral and pathological correlates of motor impersistence. *Neurology, 12*, 876–881.

Joynt, R.J. & Shoulson, I. (1985). Dementia. In K.M. Heilman & E. Valenstein (Eds.), *Clinical neuropsychology* (2nd ed.). New York: Oxford University Press.

Judd, L.L., Squire, L.R., Butters, N., et al. (1987). Effects of psychotropic drugs on cognition and memory in normal humans and animals. In H. Y. Meltzer (Ed.), *Psychopharmacology: The Third Generation of Progress.* New York: Raven Press.

Junque, C., Pujol, J., Vendrell, P., et al. (1990). Leuko-araiosis on magnetic resonance imaging and speed of mental processing. *Archives of Neurology, 47*, 151–156.

Juntunen, J., Hernberg, S., Eistola, P., & Hupli, V. (1980). Exposure to industrial solvents and brain atrophy. *European Neurology, 19*, 366–375.

Jurko, M.F. & Andy, O.J. (1977). Verbal learning dysfunction with combined centre median and amygdala lesions. *Journal of Neurology, Neurosurgery & Psychiatry, 40*, 695–698.

Kaas, J.H. (1989). Changing concepts of visual cortex organization in primates. In J.W. Brown (Ed.), *Neuropsychology of visual perception*. New York: IRBN Press.

Kaczmarek, B.L.J. (1984). Neurolinguistic analysis of verbal utterances in patients with focal lesions of frontal lobes. *Brain and Language, 21*, 52–58.

Kaczmarek, B.L.J. (1987). Regulatory function of the frontal lobes. In E. Perecman (Ed.), *The frontal lobes revisited*. New York: IRBN.

Kaemingk, K.L. & Kaszniak, A.W. (1989). Neuropsychological aspects of human immunodeficiency virus infection. *The Clinical Neuropsychologist, 3*, 309–326.

Kahana, B. (1978). The use of projective techniques in personality assessment of the aged. In M. Storandt, I. Siegler, & M. Ellis (Eds)., *The Clinical psychology of aging*. New York: Plenum Press.

Kahn, R.L., Goldfarb, A.I., Pollack, M., & Peck, A. (1960). Brief objective measures for the determination of mental status in the aged. *American Journal of Psychiatry, 117*, 326–328.

Kahn, R.L. & Miller, N. E. (1978). Assessment of altered brain function in the aged. In M. Storandt, I. Siegler, & M. Ellis (Eds.), *The Clinical Psychology of Aging*. New York: Plenum Press.

Kalant, H. (1975). Direct effects of ethanol on the nervous system. *Proceedings of the American Societies for Experimental Biology, 34*, 1930–1941.

Kales, A., Caldwell, A. B., Cadieux, R. J., et al. (1985). Severe obstructive sleep apnea--II: Associated psychopathology and psychosocial consequences. *Chronic Disease, 38*, 427–434.

Kalska, H. (1991). Cognitive changes in epilepsy. A ten-year follow-up. In *Commentationes Scientiarium Socialium, 44*. Helsinki: Finnish Society of Sciences and Letters.

Kampen, D.L. & Grafman, J. (1989). Neuropsychological evaluation of penetrating head injury. In M.D. Lezak (Ed.), *Assessment of the behavioral consequences of head trauma*. Vol. 7. *Frontiers of clinical neuroscience*. New York: Alan R. Liss.

Kandel, E.R., Schwartz, J.H., & Jessell, T.M. (Eds.) (1991). *Principles of neural science* (3rd ed.). New York: Elsevier.

Kane, R.L., Goldstein, G., & Parsons, O.A. (1989). A response to R.L. Mapou. *Journal of Clinical and Experimental Neuropsychology, 11*, 589–595.

Kane, R.L., Parsons, O.A., & Goldstein, G. (1985). Statistical relationships and discriminative accuracy of the Halstead-Reitan, Luria-Nebraska, and Wechsler IQ scores in the identification of brain damage. *Journal of Clinical and Experimental Neuropsychology, 7*, 211–223.

Kane, R.L., Sweet, J.J, Golden, C.J. et al. (1981). Comparative diagnostic accuracy of the Halstead-Reitan and Standardized Luria-Nebraska Neuropsychological Batteries in a mixed psychiatric and brain-damaged population. *Journal of Consulting and Clinical Psychology, 49*, 484–485.

Kaplan, E. (1988). A process approach to neuropsychological assessment. In T. Boll & B.K. Bryant (Eds.) *Clinical neuropsychology and brain function: Research, measurement, and practice*. Washington, D.C.: American Psychological Association.

Kaplan, E., Fein, D., Morris, R. & Delis, D. (1991). *WAIS-R as a neuropsychological instrument*. San Antonio, TX: The Psychological Corporation.

Kaplan, E.F., Goodglass, H., & Weintraub, S. (1983). *The Boston Naming Test* (2nd ed.). Philadelphia: Lea & Febiger.

Kaplan, J. & Waltz, J.R. (1965). *The trial of Jack Ruby*. New York: The Macmillan Co.

Kaplan, S.P. (1988). Adaptation following serious brain injury: An assessment after one year. *Journal of Applied Rehabilitation Counseling, 19*, 3–8.

Kaplan, S.P. (1990). Social support, emotional distress and vocational outcomes among persons with brain injuries. *Rehabilitation Counseling Bulletin, 34*, 16–23.

Kaplan, S.P. (1991). Psychosocial adjustment three years after traumatic brain injury. *The Clinical Neuropsychologist, 5*, 360–369.

Kaplan, S.P. (1993). Tracking psychosocial changes in people with severe traumatic brain injury over a five year period using the Portland Adaptability Inventory. *Rehabilitation Counseling Bulletin, 36*, 151–159.

Kapur, N. (1985). Double dissociation between perseveration in memory and problem solving tasks. *Cortex, 21*, 461–465.

Kapur, N. (1988a). *Memory disorders in clinical practice*. London: Butterworth.

Kapur, N. (1988b). Pattern of verbal memory deficits in patients with bifrontal pathology and patients with third ventricle lesions. In M.M. Gruneberg, P.E. Morris, & R.N. Sykes (Eds.), *Practical aspects of memory: Current research and issues* (Vol.2). New York: Wiley.

Kapur, N. & Butters, N. (1977). Visuoperceptive deficits in long-term alcoholics and alcoholics with Korsakoff's psychosis. *Journal of Studies on Alcohol, 38*, 2025–2035.

Kapur, N. & Pearson, D. (1983). Memory symptoms and memory performance of neurological patients. *British Journal of Psychology, 74*, 409–415.

Karlsson, T., Backman, L., Herlitz, A., et al. (1989). Memory improvement at different stages of Alzheimer's disease. *Neuropsychologia, 27*, 737–742.

Karnaze, D.S., Weiner, J.M., & Marshall, L.F. (1985). Auditory evoked potentials in coma after closed head injury: A clinical-neurophysiologic coma scale for predicting outcome. *Neurology, 35*, 1122–1126.

Karnovsky, A.R. (1974). Sex differences in spatial ability: A developmental study. *Dissertation Abstracts International, 34*, 813.

Karol, R.L. (1989). Duration of seeking help following traumatic brain injury: The persistence of symptom complaints. *The Clinical Neuropsychologist, 3*, 244–249.

Kartsounis, L.D. & Warrington, E.K. (1989). Unilateral visual neglect overcome by cues implicit in stimulus arrays. *Journal of Neurology, Neurosurgery, and Psychiatry, 52*, 1253–1259.

Karzmark, P. & Heaton, R. K. (1985). Utility of the Seashore Tonal Memory Test in neuropsychological assessment. *Journal of Clinical and Experimental Neuropsychology, 7*, 367–374.

Karzmark, P., Heaton, R.K., Grant, I., & Matthews, C.G. (1985). Use of demographic variables to predict full scale IQ: A replication and extension. *Journal of Clinical and Experimental Neuropsychology, 7*, 412–420.

Kase, C.S. & Mohr, J.P. (1984). Cerebrovascular diseases in the elderly: Clinical syndromes. In M.L. Albert (Ed.), *Clinical neurology of aging*. New York: Oxford University Press.

Kase, C.S. & Mohr, J.P. (1986). General features of intracerebral hemorrhage. In H.J.M. Bennett, et al. (Eds.), *Stroke. Pathophysiology, diagnosis, and management*. New York: Churchill-Livingstone.

Kaste, M., Kuurne, T., Vilkki, J., et al. (1982). Is chronic brain damage in boxing a hazard of the past? *The Lancet, ii*, 1186–1187.

Kaszniak, A.W. (1986). The neuropsychology of dementia. In I. Grant & K.M. Adams (Eds.), *Neuropsychological assessment of neuropsychiatric disorders*. New York: Oxford University Press.

Kaszniak, A.W. (1987). Neuropsychological consultation to geriatricians: Issues in the assessment of memory complaints. *The Clinical Neuropsychologist, 1*, 35–46.

Kaszniak, A.W. (1989). Psychological assessment of the aging individual. In J.E. Birren & K.W. Schaie (Eds.), *Handbook of the psychology of aging*. New York: Academic Press.

Kaszniak, A.W. (1991). Dementia and the older driver. *Human Factors, 33*, 527–537.

Kaszniak, A.W. & Allender, J. (1985). Psychological assessment of depression in older adults. In G.M. Chaisson-Stewart (Ed.), *Depression in the elderly: An interdisciplinary approach*. New York: Wiley.

Kaszniak, A.W. & Bortz, J.J. (1993). Issues in evaluating the cost-effectiveness of neuropsychological assessments in rehabilitation settings. In R.L. Glueckauf et al. (Eds.), *Improving assessment in rehabilitation and health*. Newbury Park, CA: SAGE Publications.

Kaszniak, A.W., Fox, J., Gandell, D.L., et al. (1978). Predictors of mortality in presenile and senile dementia. *Annals of Neurology, 3*, 246–252.

Kaszniak, A.W., Garron, D.C., & Fox, J.H. (1979). Differential effects of age and cerebral atrophy upon span of immediate recall and paired-associate learning in older patients suspected of dementia. *Cortex, 15*, 285–295.

Kaszniak, A.W., Garron, D.C., Fox, J.H., et al. (1979). Cerebral atrophy, EEG slowing, age, education, and cognitive functioning in suspected dementia. *Neurology, 29*, 1273–1279.

Kaszniak, A.W., Poon, L.W., & Riege, W. (1986). Assessing memory deficits: An information-processing approach. In L.W. Poon (Ed.), *Handbook for clinical memory assessment of older adults*. Washington, D.C.: American Psychological Association.

Kaszniak, A.W., Sadeh, M., & Stern, L.Z. (1985). Differentiating depression from organic brain syndromes in older age. In G.M. Chaisson-Stewart (Ed.), *Depression in the elderly: An interdisciplinary approach*. New York: Wiley.

Kaszniak, A.W. & Wilson, R.S. (1985). *Longitudinal deterioration of language and cognition in dementia of the Alzheimer's type*. Presented in the symposium *Communication and cognition in dementia: Longitudinal perspectives*, at the 13th annual meeting of the International Neuropsychological Society, San Diego.

Kaszniak, A.W., Wilson, R.S., Fox, J.H., & Stebbins, G.T. (1986). Cognitive assessment in Alzheimer's disease: cross-sectional and longitudinal perspectives. *Canadian Journal of Neurological Sciences, 13*, 420–423.

Katz, M.M. & Lyerly, S.B. (1963). Methods for measuring adjustment and social behavior in the community: I. Rationale, description, discriminative validity and scale development. *Psychological Reports, 13*, 503–535.

Katz, R.I. & Harner, R.N. (1984). Electroencephalography in aging. In M.L. Albert (Ed.), *Clinical neurology of aging*. New York: Oxford University Press.

Katzman, R., Brown, T., Fuld, P., et al. (1983). Validation of a short orientation-memory-concentration test of cognitive impairment. *American Journal of Psychiatry, 140*, 734–739.

Katzman, R., Brown, T., Thal, L.J., et al. (1988). Comparison of rate of annual change of mental status score in four independent studies of patients with Alzheimer's disease. *Annals of Neurology, 24*, 384–389.

Kaufman, A.S. (1979). *Intelligent testing with the WISC-R*. New York, John Wiley & Sons.

Kaufman, A.S. (1990). *Assessing adolescent and adult intelligence*. Boston: Allyn & Bacon.

Kaufman, A.S. & Kaufman, N.L. (1983). *K-ABC. Kaufman Assessment Battery for Children*. Circle Pines, MN: American Guidance Service.

Kaufman, A.S., Kaufman-Packer, J.L., McLean, J.E., & Reynolds, C.R. (1991). Is the pattern of intellectual growth and decline across the adult life span different for men and women? *Journal of Clinical Psychology, 47*, 801–812.

Kaufman, A.S., McLean, J.E., & Reynolds, C.R. (1988). Sex, race, residence, region, and education differences on the 11 WAIS-R subtests. *Journal of Clinical Psychology, 44*, 231–248.

Kaufman, A.S., McLean, J., Reynolds, C. (1991). Analysis of WAIS-R factor patterns by sex and race. *Journal of Clinical Psychology, 47*, 548–557.

Kaufman, A.S., Reynolds, C.R., & McLean, J.E. (1989). Age and WAIS-R intelligence in a national sample of adults in the 20 to 74–year age range: A cross-sectional analysis with educational level controlled. *Intelligence, 13*, 235–253.

Kaufman, D.M. (1985). *Clinical neurology for psychiatrists* (2nd ed.). Orlando, FL: Grune & Stratton.

Kaufman, D.M., Weinberger, M., Strain, J.J., & Jacobs, J.W. (1979). Detection of cognitive deficits by a brief mental status examination. The Cognitive Capacity Screening Examination, a reappraisal and a review. *General Hospital Psychiatry*, 1, 247–255.

Kaufman, H.H., Levin, H.S., High, W.M., Jr., et al. (1985). Neurobehavioral outcome after gunshot wounds to the head in adult civilians and children. *Neurosurgery, 16*, 754–758.

Kay, T. (1986). *Minor head injury: Introduction for professionals*. Framingham, MA: National Head Injury Foundation.

Kay, T., Ezrachi, O., & Cavallo, M. (1986). *Plateaus and consistency: Long-term neuropsychological changes following head trauma*. Paper presented at the 94th annual convention of the American Psychological Association, Washington, D.C.

Kay, T. & Lezak, M. (1990). The nature of head injury. In D. Corthell (Ed.), *Traumatic brain injury and vocational rehabilitation*. Menomonie, WI: University of Wisconsin -Stout Research and Training Center.

Kay, T. & Silver, S.M. (1989). Closed head trauma: Assessment for rehabilitation. In M.D. Lezak (Ed.), *Assessment of the behavioral consequences of head trauma*. Vol. 7. *Frontiers of clinical neuroscience*. New York: Alan R. Liss.

Kaye, J.A., DeCarli, C., Luxenberg, J.S., & Rapoport, S.I. (1992). The significance of age-related enlargement of the cerebral ventricles in healthy men and women measured by quantitative computed X-ray tomography. *Journal of the American Geriatrics Society, 40*, 225–231.

Kear-Colwell, J. J. (1973). The structure of the Wechsler Memory Scale and its relationship to 'brain damage'. *Journal of Social and Clinical Psychology, 12*, 384–392.

Keenan, J.S. & Brassell, E.G. (1975). *Aphasia Language Performance Scales (ALPS)*. Murfreesboro, TN: Pinnacle Press.

Keesler, T.Y., Schultz, E.E., Sciara, A.D., & Friedenberg, L. (1984). Equivalence of alternate subtests for the Russell Revision of the Wechsler Memory Scale. *Journal of Clinical and Experimental Neuropsycholgy, 6*, 215–219.

Kelland, D.Z., Lewis, R., & Gurevitch, D. (1992). Evaluation of the Repeatable Cognitive-Perceptual-Motor Battery: Reliability, validity and sensitivity to Diazepam. *Journal of Clinical and Experimental Neuropsychology, 14*, 65 (abstract).

Kellen, R.I. & Burde, R.M. (1990). Eye movements and vestibular system. In A.L. Pearlman & R.C. Collins (Eds.), *Neurobiology of disease*. New York: Oxford University Press.

Keller, C.E. & Sutton, J.P. (1991). Specific mathematics disorders. In J. E. Obrzut, & G. W. Hynd (Eds.), *Neuropsychological foundations of learning disabilities: A handbook of issues, methods, and practice*. San Diego, CA: Academic Press.

Kelly, M.P. & Johnson, C. (1990). The Recognition Memory Test: Validity in TBI. *Journal of Clinical and Experimental Neuropsychology, 12*, 35 (abstract).

Kelly, M.P., Kaszniak, A.W., & Garron, D.C. (1986). Neurobehavioral impairment patterns in carotid disease and Alzheimer disease. *International Journal of Clinical Neuropsychology, 8*, 163–169.

Kelly, M.P., Montgomery, M.L., Felleman, E.S., & Webb, W.W. (1984). Wechsler Adult Intelligence Scale and Wechsler Adult Intelligence Scale-Revised in a neurologically impaired population. *Journal of Clinical Psychology, 40*, 788–791.

Kemper, T. (1984). Neuroanatomical and neuropathological changes in normal aging and in dementia. In M.L. Albert (Ed.), *Clinical neurology of aging*. New York: Oxford University Press.

Kempinsky, W.H. (1958). Experimental study of distant effects of acute focal brain injury. *AMA Archives of Neurology and Psychiatry, 79*, 376–389.

Kendall, B.S. (1966). Orientation errors in the Memory-for-Designs Test: Tentative findings and recommendations. *Perceptual and Motor Skills, 22*, 335–345.

Kerr, K.L., Gramling, S., Arora, R., et al. (1989). Caveats regarding detection of malingering. *Journal of Clinical and Experimental Neuropsychology, 11*, 57 (abstract).

Kertesz, A. (1979). *Aphasia and associated disorders*. New York: Grune & Stratton.

Kertesz, A. (1982). *Western Aphasia Battery*. San Antonio, TX: The Psychological Corporation.

Kertesz, A. (Ed.) (1983). *Localization in neuropsychology*. New York: Academic Press.

Kertesz, A. (1987). Les apraxies. In M.I. Botez (Ed.), *Neuropsychologie clinique et neurologie du comportement*. Montréal: Les Presses de l'Université de Montréal.

Kertesz, A. (1988). Cognitive function in severe aphasia. In L. Weiskrantz (Ed.)., *Thought without language*. Oxford: Clarendon Press.

Kertesz, A. (1989). Assessing aphasic disorders. In E. Perecman (Ed.), *Integrating theory and practice in clinical neuropsychology*. New Jersey: Laurence Erlbaum Associates.

Kertesz, A. (1993). Recovery and treatment. In K.M. Heilman & E. Valenstein (Eds.), *Clinical neuropsychology* (3rd ed.). New York: Oxford University Press.

Kertesz, A. & Dobrowolski, S. (1981). Right-hemisphere deficits, lesion size and location. *Journal of Clinical Neuropsychology, 3*, 283–299.

Kertesz, A., Ferro, J.M., & Shewan, C.M. (1984). Apraxia and aphasia: The functional-anatomical basis for their dissociation. *Neurology, 34*, 40–47.

Kertesz, A. & Hooper, P. (1982). Praxis and language: The extent and variety of apraxia in aphasia. *Neuropsychologia, 20*, 275–286.

Kertesz, A. & McCabe, P. (1977). Recovery patterns and prognosis in aphasia. *Brain, 100*, 1–18.

Kertesz, A., Nicholson, I., Cancelliere, A., et al. (1985). Motor impersistence: A right-hemisphere syndrome. *Neurology, 35*, 662–666.

Kertesz, A., Polk, M., & Carr, T. (1990). Cognition and white matter changes on magnetic resonance imaging in dementia. *Archives of Neurology, 47*, 387–391.

Kertesz, A., Polk, M., Howell, J., & Black, S.E. (1987). Cerebral dominance, sex, and callosal size in MRI. *Neurology, 37*, 1385–1388.

Kertesz, A. & Poole, E. (1974). The aphasia quotient: The taxonomic approach to measurement of aphasic disability. *Canadian Journal of Neurosciences, 1*, 7–16.

Kessler, H.R., Lauer, K., & Kausch, D.F. (1985). *The performance of multiple sclerosis patients on the California Verbal Learning Test*. Paper presented at the 13th annual meeting of the International Neuropsychological Society, San Diego, CA.

Kessler, I.I. (1978). Parkinson's disease in epidemiologic perspective. In B.S. Schoenberg (Ed.), *Advances in neurology* (Vol. 19). New York: Raven Press.

Kessler, J., Markowitsch, & Bast-Kessler, C. (1987). Memory of alcoholic patients, including Korsakoff's, tested with a Brown-Peterson paradigm. *Archives of Psychology, 139*, 115–132.

Khachaturian, Z.S. (1985). Diagnosis of Alzheimer's disease. *Archives of Neurology, 42*, 1097–1105.

Khachaturian, Z.S. (1989). The role of calcium regulation in brain aging: Reexamination of a hypothesis. *Aging, 1*, 17–34.

Kiernan, R.J., Bower, G.H., & Schorr, D. (1984). Stimulus variables in the Block Design task revisited: a reply to Royer. *Journal of Consulting and Clinical Psychology, 52*, 705–707.

Kiernan, R.J., Mueller, J., Langston, J.W., & VanDyke, C. (1987). The Neurobehavioral Cognitive Status Examination. *Annals of Internal Medicine, 107*, 481–485.

Kilburn, K.H., Warshaw, R., & Thornton, J.C. (1987). Formaldehyde impairs memory, equilibrium, and dexterity in histology technicians: Effects which persist for days after exposure. *Archives of Environmental Health, 42*, 117–120.

Killackey, H.P. (1990). The neocortex and memory storage. In J.L. McGaugh, N.M. Weinberger, & G. Lynch (Eds.), *Brain organization and memory: Cells, systems, and circuits*. New York: Oxford University Press.

Kim, Y., Morrow, L., Passafiume, D., & Boller, F. (1984). Visuoperceptual and visuomotor abilities and locus of lesion. *Neuropsychologia, 22*, 177–185.

Kimura, D. (1963). Right temporal lobe damage. *Archives of Neurology, 8*, 264–271.

Kimura, D. (1967). Functional asymmetry of the brain in dichotic listening. *Cortex, 3*, 163–178.

Kimura, D. (1979). Neuromotor mechanisms in the evolution of human communication. In H.D. Steklis & M.J. Raleigh (Eds.), *Neurobiology of social communication in primates: An evolutionary perspective*. New York: Academic Press.

Kimura, D. & Archibald, Y. (1974). Motor functions of the left hemisphere. *Brain, 97*, 337–350.

Kimura, D., Barnett, H.J.M., & Burkhart, G. (1981). The psychological test pattern in progressive supranuclear palsy. *Neuropsychologia, 19*, 301–306.

Kimura, D. & Durnford, M. (1974). Normal studies on the function of the right hemisphere in vision. In S.J. Dimond, & J.G. Beaumont (Eds.), *Hemisphere function in the human brain*. New York: Halsted Press.

Kimura, D. & Vanderwolf, C.H. (1970). The relation between hand preference and the performance of individual finger movements by left and right hands. *Brain, 93*, 769–774.

Kimura, S.D. (1981). A card form of the Reitan-Modified Halstead Category Test. *Journal of Consulting and Clinical Psychology, 49*, 145–146.

Kincannon, J.C. (1968). Prediction of the standard MMPI scale scores from 71 items: the Mini-Mult. *Journal of Consulting and Clinical Psychology, 32*, 319–325.

King, G.D., Hannay, H.J., Masek, B.J., & Burns, J.W. (1978). Effects of anxiety and sex on neuropsychological tests. *Journal of Consulting and Clinical Psychology, 46*, 375–376.

King, M.C. & Snow, W.G. (1981). Problem-solving task performance in brain-damaged subjects. *Journal of Clinical Psychology, 37*, 400–404.

Kinsbourne, M. (1974). Mechanisms of hemispheric interaction in man. In M. Kinsbourne & W.L. Smith (Eds.), *Hemispheric disconnection and cerebral function*. Springfield, IL: C.C. Thomas.

Kinsbourne, M. (Ed.) (1978). *Asymmetrical function of the brain*. Cambridge, UK: Cambridge University Press.

Kinsbourne, M. (1988). Integrated field theory of consciousness. In A.J. Marcel & E. Bisiach (Eds.), *Consciousness in contemporary science*. Oxford: Clarendon Press.

Kinsbourne, M. (1989). Experimental evidence for a network model of hemisphere specialization. *Journal of Clinical and Experimental Neuropsychology, 11*, 351 (abstract).

Kinsbourne, M. & Warrington, E.K. (1962). A study of finger agnosia. *Brain, 85*, 47–66.

Kirk, A. & Kertesz, A. (1993). Subcortical contributions to drawing. *Brain and Cognition, 21*, 57–70.

Kirk, S.A., McCarthy, J.J., & Kirk, W.D. (1968). *Illinois Test of Psycholinguistic Abilities, Revised*. Wood Dale, IL: Stoelting.

Kirshner, H.S., Casey, P.F., Kelly, M.P., & Webb, W.G. (1987). Anomia in cerebral diseases. *Neuropsychologia, 25*, 701–705.

Kirshner, H.S. & Kistler, K.H. (1982). Aphasia after right thalamic hemorrhage. *Archives of Neurology, 39*, 667–669.

Kirshner, H.S., Webb, W.G., & Kelly, M.P. (1984). The naming disorder of dementia. *Neuropsychologia, 22*, 23–30.

Kirshner, H.S., Webb, W.G., Kelly, M.P., & Wells, C.E. (1984). Language disturbance: An initial symptom of cortical degenerations and dementia. *Archives of Neurology, 41*, 491–496.

Kish, S.J., Chang, L.J., Mirchandani, L., et al. (1985). Progressive supranuclear palsy: Relationship between extrapyramidal disturbances, dementia, and brain neurotransmitter markers. *Annals of Neurology, 18*, 530–536.

Kivelä, S.L. (1992). Psychological assessment and rating scales: Depression and other age-related affective disorders. In M. Bergener et al. (Eds.), *Aging and mental disorders*. New York: Springer.

Klebanoff, S.G. (1945). Psychological changes in organic brain lesions and ablations. *Psychological Bulletin, 42*, 585–623.

Klebanoff, S.G., Singer, J.L., & Wilensky, H. (1954). Psychological consequences of brain lesions and ablations. *Psychological Bulletin, 51*, 1–41.

Kleinmuntz, B. (1982). *Personality and psychological assessment*. New York: St. Martin's Press.

Klesges, R.C., Fisher, L., Pheley, A., et al. (1984). A major validational study of the Halstead-Reitan in the prediction of CAT-scan assessed brain damage in adults. *International Journal of Clinical Neuropsychology, 6*, 29–34.

Klisz, D.K. (1978). *Task modality and functional cerebral asymmetry in left handers*. Paper presented at the annual meeting of the American Psychological Association, Toronto.

Klonoff, D.C., Andrews, B.T., & Obana, W.G. (1989). Stroke associated with cocaine use. *Archives of Neurology, 46*, 989–993.

Klonoff, H. & Kennedy, M. (1965). Memory and perceptual functioning in octogenarians and nonagenarians in the community. *Journal of Gerontology, 20*, 328–333.

Klonoff, H. & Kennedy M. (1966). A comparative study of congnitive functioning in old age. *Journal of Gerontology, 21*, 239–243.

Klonoff, P.S., Costa, L.D., & Snow, W.G. (1986). Predictors and indicators of quality of life in patients with closed-head injury. *Journal of Clinical and Experimental Neuropsychology, 8*, 469–485.

Klonoff, P.S., Snow, W.G., & Costa, L.D. (1986). Quality of life in patients two to four years after closed head injury. *Neurosurgery, 19*, 735–743.

Klopfer, B. & Davidson, H.H. (1962). *Rorschach Technique: An introductory manual*. New York: Harcourt, Brace & World.

Klouda, G.V. & Cooper, W.E. (1990). Information search following damage to the frontal lobes. *Psychological Reports, 67*, 411–416.

Kløve, H. (1963). Clinical neuropsychology. In F.M. Forster (Ed.), *The medical clinics of North America*. New York: Saunders.

Kløve, H. (1987). Activation, arousal and neuropsychological rehabilitation. *Journal of Clinical and Experimental Neuropsychology, 9*, 297–309.

Kløve, H. & Doehring, D.G. (1962). MMPI in epilepsy groups with differential etiology. *Journal of Clinical Psychology, 18*, 149–153.

Kløve, H. & Matthews, C.G. (1974). Neuropsychological studies of patients with epilepsy. In R.M. Reitan & L.A. Davison (Eds.), *Clinical neuropsychology*. Washington, D.C.: Hemisphere.

Kluger, A. & Goldberg, E. (1990). IQ patterns in affective disorder, lateralized and diffuse brain damage. *Journal of Clinical and Experimental Neuropsychology, 12*, 182–194.

Knapp, M.E. (1959). Problems in rehabilitation of the hemiplegic patient. *Journal of the American Medical Association, 169*, 224–229.

Knave, B., Olson, B.Q., Elofsson, S., et al. (1978). Long-term exposure to jet fuel. *Scandinavian Journal of Work Environment and Health, 4*, 19–45.

Knehr, C.A. (1965). Revised approach to detection of cerebral damage: Progressive Matrices revisited. *Psychological Reports, 17*, 71–77.

Knesevich, J.W., Martin, R.L., Berg, L., & Danziger, W. (1983). Preliminary report on affective symptoms in the early stages of senile dementia of the Alzheimer's type. *American Journal of Psychiatry, 140*, 233–235.

Knight, R.G. (1992). *The neuropsychology of degenerative brain diseases*. Hillsdale, NJ: Lawrence Erlbaum.

Knight, R.T. (1984). Decreased response to novel stimuli after prefrontal lesions in man. *Electroencephalography and Clinical Neurophysiology, 59*, 9–20.

Knippa, J., Golden, C.J., & Franzen, M. (1984). Interpretation and use of the Luria-Nebraska Battery. *Brain and Cognition, 3*, 343–348.

Knopman, D.S. & Ryberg, S.A. (1989). A verbal memory test with high predictive accuracy for dementia of the Alzheimer's type. *Annals of Neurology, 46*, 141–145.

Knopman, D.S., Selnes, O.A., Niccum, N., & Rubens, A.B. (1984). Recovery of naming in aphasia: Relationship to fluency, comprehension and CT findings. *Neurology, 34*, 1461–1470.

Knopman, D.S., Selnes, O.A., Niccum, N., et al. (1983). A longitudinal study of speech fluency in aphasia: CT correlates of recovery and persistent nonfluency. *Neurology, 33*, 1170–1178.

Knotek, P.C., Bayles, K.A., & Kaszniak, A.W. (1990). Response consistency on a semantic memory task in persons with dementia of the Alzheimer type. *Brain and Language, 38*, 465–475.

Kobari, M., Meyer, J.S., & Ichijo, M. (1990). Leukoaraiosis, cerebral atrophy, and cerebral perfusion in normal aging. *Archives of Neurology, 47*, 161–165.

Kochansky, G.E. (1979). Psychiatric rating scales for assessing psychopathology in the elderly: A critical review. In A. Raskin & L. Jarvik (Eds.), *Psychiatric symptoms and cognitive loss in the elderly*. Washington, D.C.: Hemisphere.

Koch-Weser, M., Garron, D.C., Gilley, D.W., et al. (1988). Prevalence of psychologic disorders after surgical treatment of seizures. *Archives of Neurology, 45*, 1308–1311.

Koffler, S.P. & Zehler, D. (1985). Normative data for the hand dynamometer. *Perceptual and Motor Skills, 61*, 589–590.

Kohs, S.C. (1919). *Kohs Block Design Test*. Wood Dale, IL: Stoelting.

Kolansky, H. & Moore, W.T. (1972). Toxic effects of chronic marijuana use. *Journal of the American Medical Association, 222*, 35–41.

Kolb, B. & Wishaw, Q. (1990). *Fundamentals of neuropsychology* (3rd ed.). New York: W.H. Freeman.

Kolers, P.A. (1976). Reading a year later. *Journal of Experimental Psychology: Human Learning and Memory, 2*, 554–565.

Koller, W.C. (1984a). Disturbance of recent memory function in Parkinsonian patients on anticholinergic therapy. *Cortex, 20*, 307–311.

Koller, W.C. (1984b). Sensory symptoms in Parkinson's disease. *Neurology, 34*, 957–959.

Koller, W.C., Langston, J.W., Hubble, J.P., et al. (1991). Does a long preclinical period occur in Parkinson's disease? *Neurology, 41* (Suppl. 2), 8–13.

Koller, W.C., Wilson, R.S., Glatt, S.L., & Fox, J.H. (1984). Motor signs are infrequent in dementia of the Alzheimer type. *Annals of Neurology, 16*, 514–516.

Kontiola, P., Laaksonen, R., Sulkava, R., & Erkinjuntti, T. (1988). Pattern of language impairment is different in Alzheimer's disease and multi-infarct dementia. *Journal of Clinical and Experimental Neuropsychology, 10*, 310 (abstract).

Kooi, K.A. & Hovey, H.B. (1957). Alterations in mental functioning and paroxysmal cerebral activity. *AMA Archives of Neurology and Psychiatry, 78*, 264–271.

Kopelman, M.D. (1985). Rates of forgetting in Alzheimer-type dementia and Korsakoff's syndrome. *Neuropsychologia, 23*, 623–638.

Kopelman, M.D. (1986a). The cholinergic neurotransmitter system in human memory and dementia: A review. *Quarterly Journal of Experimental Psychology, 38*, 535–573.

Kopelman, M.D., (1986b). Recall of anomalous sentences in dementia and amnesia. *Brain and Language, 29*, 154–170.

Kopelman, M.D. (1987a). Amnesia: Organic and psychogenic. *British Journal of Psychiatry, 150*, 428–442.

Kopelman, M.D. (1987b). Crime and amnesia: A review. *Behavioral Sciences and the Law, 5*, 323–342.

Kopelman, M.D. (1987c). How far could cholinergic depletion account for the memory deficits of Alzheimer-type dementia or the alcoholic Korsakoff syndrome? In S.M. Stahl, S.D. Iversen, & E.C. Goodman (Eds.), *Cognitive neurochemistry*. Oxford: Oxford University Press.

Kopelman, M.D. (1989). Remote and autobiographical memory, temporal cortex memory and frontal atrophy in Korsakoff and Alzheimer patients. *Neuropsychologia, 27*, 437–460.

Kopelman, M.D., Wilson, B.A., & Baddeley, A.D. (1989). The Autobiographical Memory Interview: A new assessment of autobiographical and personal semantic memory in amnesic patients. *Journal of Clinical and Experimental Neuropsychology, 11*, 724–744.

Koppitz, E.M. (1964). *The Bender Gestalt test for young children*. New York: Grune & Stratton.

Koppitz, E.M. (1975). *The Bender Gestalt test for young children*. Vol. II. *Research and application*. New York: Grune & Stratton.

Koss, E., Friedland, R.P., Luxenberg, J.S., & Moore, A. (1988). Occupational exposure to toxins in Alzheimer's disease (AD): Metabolic and behavioral correlates. *Journal of Clinical and Experimental Neuropsychology, 10*, 39 (abstract).

Koss, E., Friedland, R.P., Ober, B.A., & Jagust, W.J. (1985). Differences in lateral hemispheric asymmetries of glucose utilization between early-and late-onset Alzheimer-type dementia. *American Journal of Psychiatry, 142*, 638–640.

Koss, E., Haxby, J.V., DeCarli, C., et al. (1991). Patterns of performance preservation and loss in healthy elderly. *Developmental Neuropsychology, 7*, 99–113.

Koss, E., Ober, B.A., Delis, D.C., & Friedland, R.P. (1984). The Stroop Color-Word Test: Indicator of dementia severity. *International Journal of Neuroscience, 24*, 53–61.

Koss, E., Weiffenbach, J.M., Haxby, J.V., & Friedland, R.P. (1988). Olfactory detection and identification performance are dissociated in early Alzheimer's disease. *Neurology, 38*, 1228–1232.

Kostandov, E.A., Arsumanov, Y.L., Genkina, O.A., et al. (1982). The effects of alcohol on hemispheric functional asymmetry. *Journal of Studies on Alcohol, 43*, 411–426.

Kovács, A. & Pléh, Cs. (1987). The effects of anxiety, success and failure in convergent and divergent, verbal and figural tasks. In L. Kardos, Cs. Pléh, & I. Barkóczi (Eds.), *Studies in creativity*. Budapest: Akademiai Kialó.

Kovner, R., Perecman, E., Lazar, W., et al. (1989). Relation of personality and attentional factors to cognitive deficits in human immunodeficiency virus-infected subjects. *Archives of Neurology, 46*, 274–277.

Kramer, J.H., Blusewicz, M.J., & Preston, K.A. (1989). The premature aging hypothesis: Old before its time? *Journal of Consulting and Clinical Psychology, 57*, 257–262.

Kramer, J.H., Delis, D.C., Blusewicz, M.J., et al. (1988). Verbal memory errors in Alzheimer's and Huntington's dementias. *Developmental Neuropsychology, 4*, 1–15.

Kramer, J.H., Delis, D.C., & Daniel, M. (1988). Sex differences in verbal learning. *Journal of Clinical Psychology, 44*, 907–915.

Kramer, J.H., Delis, D.C., & Kaplan, E. (1988). *The California Discourse Memory Test*. Unpublished manuscript.

Kramer, J.H., Levin, B. E., Brandt, J., & Delis, D. C. (1989). Differentiation of Alzheimer's, Huntington's, and Parkinson's disease patients on the basis of verbal learning characteristics. *Neuropsychology, 3*, 111–120.

Kramer, N.A. & Jarvik, L. (1979). Assessment of intellectual changes in the elderly. In A. Raskin & L. Jarvik (Eds.), *Psychiatric symptoms and cognitive loss in the elderly*. Washington, D.C.: Hemisphere.

Kraus, J.F., Black, M.A., Hessol, N., et al. (1984). The incidence of acute brain injury and serious impairment in a defined population. *American Journal of Epidemiology, 119*, 186–201.

Kraus, J.F. & Nourjah, P. (1989). The epidemiology of mild head injury. In H.S. Levin, H.M. Eisenberg, & A.L. Benton (Eds.), *Mild head injury*. New York: Oxford University Press.

Krauss, I.K. (1980). *Assessing cognitive skills of older workers*. Paper presented at the annual meeting of the American Psychological Association, Montreal.

Krayenbühl, H., Siegfried, J., Kohenof, M., & Yasargil, M.G. (1965). Is there a dominant thalamus? *Confinia Neurologica, 26*, 246–249.

Kremin, H. (1988). Naming and its disorders. In F. Boller & J. Grafman (Eds.), *Handbook of neuropsychology* (Vol. 1). Amsterdam: Elsevier.

Kreutzer, J., Bale, P., Chase, J., et al. (1985). *The Babcock Story Recall Test: Interrator reliability and normative data.* Paper presented at the convention of the American Psychological Association, Los Angeles, CA.

Kreutzer, J.S., Devany, C.W., Myers, S.L., & Marwitz, J.H. (1991). Neurobehavioral outcome following brain injury. In J.S. Kreutzer & P.H. Wehman (Eds.), *Cognitive rehabilitation for persons with traumatic brain injury: A functional approach.* Baltimore, MD: Paul H. Brookes.

Kreutzer, J. S., Doherty, K. R., Harris, J. A., & Zasler, N. D. (1990). Alcohol use among persons with traumatic brain injury. *Journal of Head Trauma Rehabilitation*, *5*, 9–20.

Kreutzer, J.S., Harris-Marwitz, J., & Myers, S.L. (1990). Neuropsychological issues in litigation following traumatic brain injury. *Neuropsychology*, *4*, 249–259.

Kreutzer, J.S. & Wehman, P.H. (Eds.) (1991). *Cognitive rehabilitation for persons with traumatic brain injury: a functional approach.* Baltimore, MD: Paul H. Brookes.

Krishnan, K.R.R., Goli, V., Ellinwood, E.H., et al. (1988). Leukoencephalopathy in patients diagnosed as major depressive. *Biological Psychiatry*, *23*, 519–522.

Kroll, P., Seigel, R., O'Neill, B., & Edwards, R.P. (1980). Cerebral cortical atrophy in alcoholic men. *Journal of Clinical Psychiatry*, *41*, 417–421.

Krop, H., Cohen, E., & Block, A.J. (1972). Continuous oxygen therapy in chronic obstructive pulmonary disease: neuropsychological effects. *Proceedings of the 80th annual convention of the American Psychological Association*, *7*, 663–664.

Krug, R.S. (1967). MMPI response inconsistency of brain damaged individuals. *Journal of Clinical Psychology*, *23*, 366.

Krumholz, A. & Niedermeyer, E. (1983). Psychogenic seizures: A clinical study with follow-up data. *Neurology*, *33*, 498–502.

Krupp, L.B., Alvarez, L.A., LaRocca, N.G., & Scheinberg, L.C. (1988). Fatigue in multiple sclerosis. *Archives of Neurology*, *45*, 435–437.

Krupp, L.B., LaRocca, N.G., Muir-Nash, J., & Steinberg, A.D. (1989). The Fatigue Severity Scale: Application to patients with multiple sclerosis and systemic lupus erythematosus. *Archives of Neurology*, *46*, 1121–1123.

Kuehn, S.M. & Snow, W.G. (1992). Are the Rey and Taylor Figures equivalent? *Archives of Clinical Neuropsychology*, *7*, 445–448.

Kuller, L.H. (1978). Epidemiology of stroke. In B.S. Schoenberg (Ed.), *Advances in neurology* (Vol. 19). New York: Raven Press.

Kumkova, E. (1990). Memory for birds' voices: Hemispheric specialization. *Journal of Clinical and Experimental Neuropsychology*, *12*, 42 (abstract).

Kupersmith, M.J., Shakin, E., Siegel, I.M., & Lieberman, A. (1982). Visual system abnormalities in patients with Parkinson's disease. *Archives of Neurology*, *39*, 284–286.

Kupke, T. (1986). *Item difficulty analysis of the Judgment of Line Orientation Test.* Paper presented at the annual convention of the American Psychological Association, Washington, DC.

Kupke, T. & Lewis, R. (1986). Differential sensitivity of the WAIS and a modified Halstead-Reitan battery to severity of brain dysfunction in epilepsy. *Archives of Clinical Neuropsychology*, *1*, 197–207.

Kupke, T. & Lewis, R. (1989). Relative influence of subject variables and neurological parameters on neuropsychological performance of adult seizure patients. *Archives of Clinical Neuropsychology*, *4*, 351–363.

Kurlychek, R.T. (1984). The contributions of forensic neuropsychology. *American Journal of Forensic Psychology*, *2*, 147–150.

Kurlychek, R.T. (1987). Neuropsychological evaluation of workers exposed to industrial neurotoxins. *American Journal of Forensic Psychology*, *5*, 55–66.

Kurlychek, R.T. (1989). Electroencephalography (EEG) in the differential diagnosis of dementia. *Journal of Clinical Psychology*, *45*, 117–123.

Kurlychek, R.T. & Glang, A.E. (1984). The use of an information letter to increase compliance and motivation in neuropsychological evaluation of the elderly. *Clinical Gerontologist*, *3*, 40–41.

Kurlychek, R.T. & Morrow, L.A. (1989). Neuropsychological assessment of greenhouse coworkers with chronic pesticide exposure: Data from Pittsburgh Occupational Exposure Test battery. *Journal of Clinical and Experimental Neuropsychology*, *11*, 65 (abstract).

Kurtzke, J.F. (1955). A new scale for evaluating disability in multiple sclerosis. *Neurology* (Minneapolis), *5*, 580–583.

Kurtzke, J.F. (1983a). Epidemiology and risk factors in thrombotic brain infarction. In M.J.G. Harrison & M.L. Dyken (Eds.), *Cerebral vascular disease.* London: Butterworths.

Kurtzke, J.F. (1983b). Rating neurologic impairment in multiple sclerosis: An expanded disability status scale (EDSS). *Neurology*, *33*, 1444–1452.

Kurtzke, J.F. (1984). Neuroepidemiology. *Annals of Neurology, 16*, 265–277.

Kurtzke, J.F., Beebe, G.W., & Norman, J.E., Jr. (1985). Epidemiology of multiple sclerosis in US veterans: III. Migration and the risk of MS. *Neurology, 35*, 672–678.

Kwentus, J.A., Hart, R.P., Peck, E.T., & Kornstein, S. (1985). Psychiatric complications of closed head trauma. *Psychosomatics, 26*, 8–17.

Labourel, D. (1982). Communication non verbale et aphasie. In X. Seron & C. Laterre (Eds.), *Rééduquer le cerveau*. Brussels: Pierre Mardaga.

Lachar, D., Lewis, R., & Kupke, T. (1979). MMPI in differentiation of temporal lobe and nontemporal lobe epilepsy: Investigation of three levels of test performance. *Journal of Consulting and Clinical Psychology, 47*, 186–188.

Lacks, P. & Storandt, M. (1982). Bender Gestalt performance of normal older adults. *Journal of Clinical Psychology, 38*, 624–627.

Lacks, P.B., Harrow, M., Colbert, J. & Levine, J. (1970). Further evidence concerning the diagnostic accuracy of the Halstead organic test battery. *Journal of Clinical Psychology, 26*, 480–481.

Ladavas, E., del Pesce, M., & Provinciali, L. (1989). Unilateral attention deficits and hemispheric asymmetries in the control of visual attention. *Neuropsychologia, 27*, 353–366.

Ladurner, G., Wawschinek, O., Pogglitsch, H., et al. (1982). Neurophysiological findings and serum aluminum in dialysis encephalopathy. *European Neurology, 21*, 335–339.

Lafleche, G.C., Stuss, D.T., Nelson, R.F., & Picton, T.W. (1990). Memory scanning and structured learning in Alzheimer's disease and Parkinson's disease. *Canadian Journal on Aging, 9*, 120–134.

Laine, M. (1988). Correlates of word fluency performance. In P. Koivuselkä-Sallinen & L. Sarajärvi (Eds.), *Studies in languages*. Joensuu, Finland: University of Joensuu, Faculty of Arts, No. 12.

Laine, M. & Butters, N. (1982). A preliminary study of the problem-solving strategies of detoxified long-term alcoholics. *Drug and Alcohol Dependence, 10*, 235–242.

Lal, S., Merbitz, C.P., & Grip, J.C. (1988). Modification of function in head injured patients with Sinemet. *Brain Injury, 2*, 225–233.

Lamberty, G.J. & Bieliauskas, L.A. (1993). Distinguishing between depression and dementia in the elderly: A review of neuropsychological findings. *Archives of Clinical Neuropsychology, 8*, 149–170.

Lancet Editors (June 14, 1986). Psychosocial outcome of head injury. *The Lancet*, 1361–1362.

Landis, T., Cummings, J.L., Benson, D.F., & Palmer, D. (1986). Loss of topographic familiarity. *Archives of Neurology, 43*, 132–136.

Landis, T., Cummings, J.L., Christen, L., et al. (1986). Are unilateral right posterior cerebral lesions sufficient to cause prosopagnosia? *Cortex, 22*, 243–252.

Landis, Th. & Regard, M. (1988). The right hemisphere's access to lexical meaning: A function of its release from left-hemisphere control? In C. Chiarello (Ed.), *Right hemisphere contributions to lexical semantics*. New York: Springer-Verlag.

Landis, T., Regard, M., Graves, R., & Goodglass, H. (1983). Semantic paralexia: A release of right hemispheric function from left hemispheric control? *Neuropsychologia, 21*, 359–364.

Langmore, S.E. & Canter, G.J. (1983). Written spelling deficit of Broca's aphasics. *Brain and Language, 18*, 293–314.

Langston, J.W. & Koller, W.C. (1991). The next frontier in Parkinson's disease: Presymptomatic detection. *Neurology, 41* (Suppl. 2), 5–7.

Lansdell, H.C. (1968). Effect of extent of temporal lobe ablations on lateralized deficits. *Physiological Behavior, 3*, 271–273.

Lansdell, H. (1970). Relation of extent of temporal removals to closure and visuomotor factors. *Perceptual and Motor Skills, 31*, 491–498.

Lansdell, H. & Donnelly, E.F. (1977). Factor analysis of the Wechsler Adult Intelligence Scale subtests and the Halstead-Reitan Category and Tapping tests. *Journal of Consulting and Clinical Psychology, 45*, 412–416.

Lansdell, H. & Mirsky, A.F. (1964). Attention in focal and centrencephalic epilepsy. *Experimental Neurology, 9*, 463–469.

Lansdell, H. & Smith, F.J. (1975). Asymmetrical cerebral function for two WAIS factors and their recovery after brain injury. *Journal of Consulting and Clinical Psychology, 43*, 923.

Laplane, D., Baulac, M., Widlöcher, D., & Dubois, B. (1984). Pure psychic akinesia with bilateral lesions of basal ganglia. *Journal of Neurology, Neurosurgery, and Psychiatry, 47*, 377–385.

Larrabee, G.J. (1986). Another look at VIQ-PIQ scores and unilateral brain damage. *International Journal of Neuroscience, 29*, 141–148.

Larrabee, G.J. (1987). Further cautions in interpretation of comparisons between the WAIS-R and the Wechsler Memory Scale. *Journal of Clinical and Experimental Neuropsychology, 9*, 456–460.

Larrabee, G.J. (1990). Cautions in the use of neuropsychological evaluation in legal settings. *Neuropsychology, 4*, 239–247.

Larrabee, G.J. & Crook, T.H. (1989a). Dimensions of everyday memory in age-associated memory impairment. *Psychological Assessment, 1*, 92–97.

Larrabee, G.J. & Crook, T.H. (1989b). Performance subtypes of everyday memory function. *Developmental Neuropsychology, 5*, 267–283.

Larrabee, G.J. & Curtiss, G. (1985). Factor structure and construct validity of the Denman Neuropsychology Memory Scale. *International Journal of Neuroscience, 25*, 269–276.

Larrabee, G.J. & Kane, R.L. (1983). Differential drawing size associated with unilateral brain damage. *Neuropsychologia, 21*, 173–177.

Larrabee, G.J. & Kane, R.L. (1986). Reversed digit repetition involves visual and verbal processes. *International Journal of Neuroscience, 30*, 11–15.

Larrabee, G.J., Kane, R.L., & Schuck, J.R. (1983). Factor analysis of the WAIS and Wechsler Memory Scale: An analysis of the construct validity of the Wechsler Memory Scale. *Journal of Clinical Neuropsychology, 5*, 159–168.

Larrabee, G.J., Kane, R.L., Schuck, J.R., & Francis, D. J.(1985). Construct validity of various memory testing procedures. *Journal of Clinical and Experimental Neuropsycholgy, 7*, 239–250.

Larrabee, G.J., Largen, J.W., & Levin, H.S. (1985). Sensitivity of age-decline resistant ("Hold") WAIS subtests to Alzheimer's disease. *Journal of Clinical and Experimental Neuropsychology, 7*, 497–504.

Larrabee, G.J. & Levin, H.S. (1984). *Verbal, visual, and remote memory test performance in a normal elderly sample.* Paper presented at the 12th annual meeting of the International Neuropsychological Society, Houston.

Larrabee, G.J., & Levin, H.S. (1986). Memory self-ratings and objective test performance in a normal elderly sample. *Journal of Clinical and Experimental Neuropsychology, 8*, 275–284.

Larrabee, G.J., Levin, H.S., & High, W.M. (1986). Senescent forgetfulness: A quantitative study. *Developmental Neuropsychology, 2*, 373–385.

Larrabee, G.J., McEntee, W. J., Youngjohn, J. R., & Crook, T. H. III. (1992). Age-associated memory impairment: Diagnosis, research, and treatment. In M. Bergener et al. (Eds.), *Aging and mental disorders: International perspectives.* New York: Springer.

Larrabee, G.J., Trahan, D.E., Curtiss, G., & Levin, H.S.(1988). Normative data for the Verbal Selective Reminding Test. *Neuropsychology, 2*, 173–182.

Larrabee, G.J., Youngjohn, J.R., Sudilovsky, A., & Crook, T.H., III. (1993). Accelerated forgetting in Alzheimer-type dementia. *Journal of Clinical and Experimental Neuropsychology, 14*, 701–712.

La Rue, A. (1989). Patterns of performance on the Fuld Object Memory Evaluation in elderly inpatients with depression or dementia. *Journal of Clinical and Experimental Neuropsychology, 11*, 409–422.

La Rue, A., D'Elia, L.F., Clarke, E.O., et al. (1986). Clinical tests of memory in dementia, depression, and healthy aging. *Journal of Psychology and Aging, 1*, 69–77.

La Rue, A. & Jarvik, L.F. (1982). Old age and biobehavioral changes. In B.B. Wolman (Ed.), *Handbook of developmental psychology.* Englewood Cliffs, NJ: Prentice Hall.

La Rue, A. & Jarvik, L.R. (1987). Cognitive function and prediction of dementia in old age. *International Journal of Aging and Human Development, 25*, 79–89.

La Rue, A., Matsuyama, S.S., McPherson, S., et al. (1992). Cognitive performance in relatives of patients with probably Alzheimer disease: An age at onset effect? *Journal of Clinical and Experimental Neuropsychology, 14*, 533–538.

Lashley, K.S. (1929). *Brain mechanisms and intelligence: A quantitative study of injuries to the brain.* Chicago: University of Chicago Press.

Lashley, K.S. (1938). Factors limiting recovery after central nervous lesions. *Journal of Nervous and Mental Disease, 88*, 733–755.

Lau, C., Wands, K., Merskey, H., et al. (1988). Sensitivity and specificity of the Extended Scale for Dementia. *Archives of Neurology, 45*, 839–852.

Laursen, P. (1990). A computer-aided technique for testing cognitive functions. *Acta Neurologica Scandinavia, 82*. (No. 131 Suppl.)

Lauter, J.L. (1990). Auditory system. In A.L. Pearlman & R.C. Collins (Eds.), *Neurobiology of disease.* New York: Oxford University Press.

Lawson, J.S. & Inglis, J. (1983). A Laterality Index of cognitive impairment after hemispheric damage: A measure derived from a principal-components analysis of the Wechsler Adult Intelligence Scale. *Journal of Consulting and Clinical Psychology, 51*, 832–840.

Lawson, J.S., Inglis, J. & Stroud, T.W.F. (1983). A Laterality Index of cognitive impairment derived from a principal-components analysis of the WAIS-R. *Journal of Consulting and Clinical Psychology, 51*, 841–847.

Lawton, M.P. (1986). Contextual perspectives: Psychosocial influences. In L.W. Poon (Ed.), *Handbook for clinical memory assessment of older adults.* Washington, D.C.: American Psychological Association.

Lazar, R.B., Ho, S.U., Melen, O., & Daghestani, A.N. (1983). Multifocal central nervous system damage caused by toluene abuse. *Neurology, 33*, 1337–1340.

Lazarus, L.W., Newton, N., Cohler, B., et al. (1987). Frequency and presentation of depressive symptoms in patients with primary degenerative dementia. *American Journal of Psychiatry, 144*, 41–45.

Lebrun, Y. & Hoops, R. (1974). *Intelligence and aphasia*. Amsterdam: Swets & Zeitlinger.

Lebrun, Y. & Leleux, C. (1982). Anosognosie et aphasie. *Archives Suisses de Neurologie, Neurochirurgie et de Psychiatrie, 130*, 25–38.

Leckliter, I.N. & Matarazzo, J.D. (1989). The influence of age, education, IQ, gender, and alcohol abuse on Halstead-Reitan neuropsychological test battery performance. *Journal of Clinical Psychology, 45*, 484–512.

Leckliter, I.N., Matarazzo, J.D. & Silverstein, A.B. (1986). A literature review of factor analytic studies of the WAIS-R. *Journal of Clinical Psychology, 42*, 332–342.

Lecours, A.R., Dumais, C., & Tainturier, M.-J. (1987). Les aphasies. In M.I. Botez (Ed.), *Neuropsychologie clinique et neurologie du comportement*. Montréal: Les Presses de l'Université de Montréal.

Lee, G.P., Loring, D.W., & Martin, R.C. (1992). Rey's 15 item visual memory test for the detection of malingering: Normative observations on patients with neurological disorders. *Psychological Assessment, 4*, 43–46.

Lee, G.P., Loring, D.W., Meador, K.J., & Brooks, B.B. (1990). Hemispheric specialization for emotional expression: A reexamination of results from intracarotid administration of sodium amobarbital. *Brain and Cognition, 12*, 267–280.

Lee, G.P., Loring, D.W., & Thompson, J.L. (1989). Construct validity of material-specific memory measures following unilateral temporal lobe ablations. *Psychological Assessment, 1*, 192–197.

Lee, K.H., Hashimoto, S.A., Hooge, J.P., et al. (1991). Magnetic resonance imaging of the head in the diagnosis of multiple sclerosis: A prospective two-year follow-up with comparison of clinical evaluation, evoked potentials, oligoclonal banding, and CT. *Neurology, 41*, 657–660.

Lees, A.J. (1990). Progressive supranuclear palsy (Steele-Richardson-Olszewski Syndrome). In J.L. Cummings (Ed.), *Subcortical dementia*. New York: Oxford University Press.

Lees, A.J. & Smith, E. (1983). Cognitive deficits in the early stages of Parkinson's disease. *Brain, 106*, 257–270.

Lees-Haley, P.R. (1989a). Malingering emotional distress on the SCL-90–R: toxic exposure and cancerphobia. *Psychological Reports, 65*, 1203–1208.

Lees-Haley, P.R. (1989b). Malingering traumatic mental disorder on the Beck Depression Inventory: cancerphobia and toxic exposure. *Psychological Reports, 65*, 623–626.

Leestma, J.E. & Kirkpatrick, J.B. (1988). *Forensic neuropathology*. New York: Raven Press.

Le Fever, F.F. (1985). A noncoding motoric equivalent measures most of what the Digit Symbol does, including age changes. *Perceptual and Motor Skills, 61*, 371–377.

Le Gall, D., Joseph, P.A., & Truelle, J.L. (1987). Le syndrome frontal post-traumatique. *Neuropsychologie, 2*, 257–265.

Le Gall, D., Truelle, J.L., Joseph, P.A., et al. (1990). Gestural disturbances following frontal lobe lesions. *Journal of Clinical and Experimental Neuropsychology, 12*, 405 (abstract).

Le Gall, D. Truelle, J.L., Joseph, P.A., et al. (1995). Movement disturbances following frontal lobe lesions: qualitative analysis of movement gesture and motor programming. *Neuropsychiatry, Neuropsychology and Behavioral Neurology, 8*, in press.

Lehmann, H.E., Ban, T.A., & Kral, V.A. (1968). Psychological tests: Practice effect in geriatric patients. *Geriatrics, 23*, 160–163.

Lehmann, J.F., DeLateur, B.J., Fowler, R.S., Jr., et al. (1975). Stroke rehabilitation: Outcome and prediction. *Archives of Physical Medicine and Rehabilitation, 56*, 383–389.

Lehr, U. & Schmitz-Scherzer, R. (1976). Survivors and nonsurvivors--two fundamental patterns of aging. In H. Thomas (Ed.), *Patterns of aging*. Basel: S. Karger.

Leicester, J., Sidman, M., Stoddard, L.T., & Mohr, J.P. (1969). Some determinants of visual neglect. *Journal of Neurology, Neurosurgery, and Psychiatry, 32*, 580–587.

Leiner, H.C., Leiner, A.L., & Dow, R.S. (1986). Does the cerebellum contribute to mental skills? *Behavioral Neuroscience, 100*, 443–454.

Leiner, H.C., Leiner, A.L., & Dow, R.S. (1989). Reappraising the cerebellum: What does the hindbrain contribute to the forebrain? *Behavioral Neuroscience, 103*, 998–1008.

Leininger, B.E., Gramling, S.E., Farrell, A.D., et al. (1990). Neuropsychological deficits in symptomatic minor head injury patients after concussion and mild concussion. *Journal of Neurology, Neurosurgery, and Psychiatry, 53*, 293–296.

Leininger, B.E., Kreutzer, J.S., & Hill, M.R. (1991). Comparison of minor and severe head injury emotional sequelae using the MMPI. *Brain Injury, 5*, 199–205.

Leli, D.A. & Filskov, S.B. (1984). Clinical detection of intellectual deterioration associated with brain damage. *Journal of Clinical Psychology, 40*, 1435–1441.

Leli, D.A., Hannay, H.J., Falgout, J.C. et al. (1983). Age effects on focal cerebral blood flow changes produced by a test of right-left discrimination. *Neuropsychologia, 21,* 525–533.

Lendrem, W. & Lincoln, N.B. (1985). Spontaneous recovery of language in patients with aphasia between 4 and 34 weeks after stroke. *Journal of Neurology, Neurosurgery, and Psychiatry, 48*, 743–748.

Leng, N.R.C. & Parkin, A.J. (1988a). Amnesic patients can benefit from instructions to use imagery: Evidence against the cognitive mediation hypothesis. *Cortex, 24*, 33–39.

Leng, N.R.C. & Parkin, A.J. (1989). Aetiological variation in the amnesic syndrome: Comparisons using the Brown-Peterson task. *Cortex, 25*, 251–259.

Leng, N.R.C. & Parkin, A.J. (1990). The assessment of memory disorders: A review of some current clinical tests. *Clinical Rehabilitation, 4*, 159–165.

Leon, G.R., Gillum,B., Gillum, R., & Gouze, M. (1979). Personality stability and change over a 30–year period-middle age to old age. *Journal of Consulting and Clinical Psychology, 47*, 517–524.

Leon, G.R., Kamp, J., Gillum, R., & Gillum, B. (1981). Life stress and dimensions of functioning in old age. *Journal of Gerontology, 36*, 65–69.

Leonard, G., Jones, L., & Milner, B. (1988). Residual impairment in handgrip strength after unilateral frontal-lobe lesions. *Neuropsychologia, 26*, 555–564.

Leonberger, F.T., Nicks, S.D., Goldfader, P.R., & Munz, D.C. (1991). Factor analysis of the Wechsler Memory Scale-Revised and the Halstead-Reitan Neuropsychological Battery. *The Clinical Neuropsychologist, 5*, 83–88.

Lesher, E.L. & Whelihan, W.M. (1986). Reliability of mental status instruments administered to nursing home residents. *Journal of Consulting and Clinical Psychology, 54*, 726–727.

Lesser, R. (1976). Verbal and non-verbal memory components in the Token Test. *Neuropsychologia, 14*, 79–85.

Lesser, R.P. (1985). Psychogenic seizures. In T.A. Pedley & B.S. Meldrum (Eds.), *Recent advances in epilepsy*. New York: Churchill-Livingstone.

Lesser, R.P., Luders, H., Wyllie, E., et al. (1986). Mental deterioration in epilepsy. *Epilepsia, 27*, (Suppl. 2), 105–123.

Lester, M.L. & Fishbein, D.H. (1988). Nutrition and childhood neuropsychological disorders. In R.E. Tarter, D.H. Van Theil, & K.W. Edwards (Eds.) *Medical neuropsychology: The impact of disease on behavior*. New York: Plenum Press.

Leuchter, A.F. & Spar, J.E. (1985). The late onset psychoses. *Journal of Nervous and Mental Disease, 173*, 488–494.

Levander, S. (1987). Evaluation of cognitive impairment using a computerized neuropsychological test battery. *Nordisk Psykiatrisk Tidsstrift, 41*, 417–422.

Levander, S. (1988). Evaluation of cognitive impairment using a computerized neuropsychological test battery. *Journal of Clinical and Experimental Neuropsychology, 10*, 327 (abstract).

Leverenz, J. & Sumi, S.M. (1986). Parkinson's disease in patients with Alzheimer's disease. *Archives of Neurology, 43*, 662–664.

Levin, B.E. (1990). Spatial cognition in Parkinson disease. *Alzheimer Disease and Associated Disorders, 4*, 161–170.

Levin, B.E., Llabre, M.M., Reisman, S., et al. (1991). Visuospatial impairment in Parkinson's disease. *Neurology, 41*, 365–369.

Levin, B.E., Llabre, M.M., & Weiner, W.J. (1988). Parkinson's disease and depression: Psychometric properties of the Beck Depression Inventory. *Journal of Neurology, Neurosurgery, and Psychiatry, 51*, 1401–1404.

Levin, B.E., Llabre, M.M., & Weiner, W.J. (1989). Cognitive impairments associated with early Parkinson's disease. *Neurology, 39*, 557–561.

Levin, B.E., Tomer, R., & Rey, G.J. (1992). Clinical correlates of cognitive impairment in Parkinson's disease. In S. J. Huber, & J. L. Cummings (Eds.), *Parkinson's disease: Neurobehavioral aspects*. New York: Oxford University Press.

Levin, H.S. (1983). *The Paced Auditory Serial Additon Test-Revised.* Unpublished manuscript. University of Texas at Galveston, Galveston, TX.

Levin, H.S. (1985). Outcome after head injury. Part II. Neurobehavioral recovery. In D.P. Becker & J.T. Povlishock (Eds.), *Central nervous system trauma. Status report--1985.* Washington, D.C.: National Institutes of Health.

Levin, H.S. (1986). Learning and memory. In H.J. Hannay (Ed.), *Experimental techniques in human neuropsychology*. New York: Oxford University Press.

Levin, H.S. (1990). Predicting the neurobehavioral sequelae of closed head injury. In R.L. Wood (Ed.), *Neurobehavioural sequelae of traumatic brain injury*. Bristol, PA: Taylor & Francis.

Levin, H.S., Amparo, E., Eisenberg, H.M., et al. (1987). Magnetic resonance imaging and computerized tomography in relation to the neurobehavioral sequelae of mild and moderate head injuries. *Journal of Neurosurgery, 66*, 706–713.

Levin, H.S., Benton, A.L., & Grossman, R.G. (1982). *Neurobehavioral consequences of closed head injury*. New York: Oxford University Press.

Levin, H.S., Gary, H.E., Eisenberg, H.M., et al. (1990). Neurobehavioral outcome 1 year after severe head injury: Experience of the Traumatic Coma Data Bank. *Journal of Neurosurgery, 73*, 699–709.

Levin, H.S. & Goldstein, F.C. (1986). Organization of verbal memory after severe closed-head injury. *Journal of Clinical and Experimental Neuropsychology, 8*, 643–656.

Levin, H.S., Goldstein, F.C., & Spiers, P.A. (1993). Acalculia. In K.M. Heilman & E. Valenstein (Eds.), *Clinical neuropsychology* (3rd ed.). New York: Oxford University Press.

Levin, H.S., Goldstein, F.C., Williams, D.H., & Eisenberg, H.M. (1991). The contribution of frontal lobe lesions to the neurobehavioral outcome of closed head injury. In H.S. Levin, H.M. Eisenberg, & A.L. Benton (Eds.), *Frontal lobe function and dysfunction*. New York: Oxford University Press.

Levin, H.S. & Grossman, R.G. (1978). Behavioral sequelae of closed head injury. *Archives of Neurology, 35*, 720–727.

Levin, H.S., Grossman, R.G., Rose, J.E., & Teasdale, G. (1979). Long-term neuropsychological outcome of closed head injury. *Journal of Neurosurgery, 50*, 412–422.

Levin, H.S., Grossman, R.G., Sarwar, M., & Meyers, C.A. (1981). Linguistic recovery after closed head injury. *Brain and Language, 12*, 360–374.

Levin, H.S., Hamsher, K. de S., & Benton, A.L. (1975). A short form of the Test of Facial Recognition for clinical use. *Journal of Psychology, 91*, 223–228.

Levin, H.S., High, W.M., & Eisenberg, H.M. (1985). Impairment of olfactory recognition after closed head injury. *Brain, 108*, 579–591.

Levin, H.S., High, W.M., Goethe, K.E. et al. (1987). The Neurobehavioral Rating Scale assessment of the behavioural sequelae of head injury by the clinician. *Journal of Neurology, Neurosurgery, and Psychiatry, 50*, 183–193.

Levin, H.S., High, W.M., Meyers, C.A., et al. (1985). Impairment of remote memory after closed head injury. *Journal of Neurology, Neurosurgery, and Psychiatry, 48*, 556–563.

Levin, H.S., Mattis, S., Ruff, R.M. et al. (1987). Neurobehavioral outcome of minor head injury: A three center study. *Journal of Neurosurgery, 66*, 234–243.

Levin, H.S., Mazaux, J.M., Vanier, M., et al. (1990). Évaluation des troubles neuropsychologiques et comportementaux des traumatisés crâniens par le clinicien: proposition d'une échelle neurocomportementale et premiers résultats de sa version française. *Annales de Réadaptation et de Médecine physique, 33*, 35–40.

Levin, H. S., Meyers, C. A., Grossman, R. G., & Sarwar, M. (1981). Ventricular enlargement after closed head injury. *Archives of Neurology, 38*, 623–629.

Levin, H.S., O'Donnell, V.M., & Grossman, R.G. (1979). The Galveston Orientation and Amnesia Test. A practical scale to assess cognition after head injury. *Journal of Nervous and Mental Disease, 167*, 675–684.

Levin, H.S., Overall, J.E., Goethe, K.E., et al. (1984). *Guidelines for using the Neurobehavioral Rating Scale*. Unpublished manuscript. Galveston: Division of Neurosurgery, University of Texas Medical Branch.

Levin, H.S., Williams, D., Crofford, M.J., et al. (1988). Relationship of depth of brain lesions to consciousness and outcome after closed head injury. *Journal of Neurosurgery, 69*, 861–866.

Levin, S. (1984). Frontal lobe dysfunctions in schizophrenia-II. *Journal of Psychiatry, 18*, 57–72.

Levine, D.N., Warach, J., & Farah, M. (1985). Two visual systems in mental imagery: Dissociation of "what" and "where" in imagery disorders due to bilateral posterior cerebral lesions. *Neurology, 35*, 1010–1018.

Levine, N.R. (1971). Validation of the Quick Test for intelligence screening of the elderly. *Psychological Reports, 29*, 167–172.

Levine, S.R., Washington, J.M., Jefferson, M.F., et al. (1987). "Crack" cocaine-associated stroke. *Neurology, 37*, 1849–1853.

Levitan, I.B. & Kaczmarek, L.K. (1991). *The neuron*. New York: Oxford University Press.

Levy, D.E. (1988). How transient are transient ischemic attacks? *Neurology, 38*, 674–677.

Levy, J. (1972). Lateral specialization of the brain: Behavioral manifestations and possible evolutionary basis. In J.A. Kiger, Jr. (Ed.), *The biology of behaviors*. Corvallis, OR: Oregon State Press.

Levy, J. (1974). Psychobiological implications of bilateral asymmetry. In S.J. Dimond & J.G. Beaumont (Eds.), *Hemisphere function in the human brain*. New York: Halstead Press.

Levy, J. (1978). Lateral differences in the human brain in cognition and behavioral control. In P.A. Buser & A. Rougeul-Buser (Eds.), *Cerebral correlates of conscious experience*. INSERM Symposium No. 6. Amsterdam: Elsevier/North-Holland.

Levy, J. (1982). Handwriting posture and cerebral organization: How are they related? *Psychological Bulletin, 91*, 589–608.

Levy, J. (1983a). Is cerebral asymmetry of function a dynamic process? Implications for specifying degree of lateral differentiation. *Neuropsychologia, 23*, 3–11.

Levy, J. (1983b). Language, cognition, and the right hemisphere. A response to Gazzaniga. *American Psychologist, 38*, 538–541.

Levy, J. & Gur, R.C. (1980). Individual differences in psychoneurological organization. In J. Herron (Ed.), *Neuropsychology of left-handedness*. New York: Academic Press.

Levy, J. & Heller, W. (1992). Gender differences in human neuropsychological function. In A. A. Gerall, H. Moltz, & I. L. Ward (Eds.), *Handbook of behavioral neurobiology: Vol. 11. Sexual differentiation*. New York: Plenum.

Levy, J. & Reid, M. (1976). Variations in writing posture and cerebral organization. *Science, 194*, 337–339.

Levy, R.M. & Bredesen, D.E. (1988a). Central nervous system dysfunction in acquired immunodeficiency syndrome. *Journal of Acquired Immune Deficiency, 1*, 41–64.

Levy, R.M. & Bredesen, D.E. (1988b). Central nervous system dysfunction in acquired immunodeficiency syndrome. In M.L. Rosenbaum, R.M. Levy, & D.E. Bredesen (Eds.), *AIDS and the nervous system*. New York: Raven Press.

Lewinsohn, P.M. (1973). *Psychological assessment of patients with brain injury*. Unpublished manuscript, University of Oregon.

Lewis, J.E., Lanham, R.A., & Belliveau, T. (1990). Contextual neuropsychological toxicology investigation of phencyclidine (PCP) abusers. *The Clinical Neuropsychologist, 4*, 303–304 (abstract).

Lewis, M.J. & Johnson, J.J. (1985). Comparison of the WAIS and WAIS-R IQ's from two equivalent college populations. *Journal of Psychoeducational Assessment, 3*, 55–60.

Lewis, R., Kelland, D.Z., & Kupke, T. (1989). *A normative study of the Repeatable Cognitive-Perceptual-Motor Battery*. Paper presented at the National Academy of Neuropsychology, Washington, D.C.

Lewis, R., Kelland, D.Z., & Kupke, T. (1990). A normative study of the Reapatable Cognitive-Perceptual-Motor Battery. *Archives of Clinical Neuropsychology, 5*, 201 (abstract).

Lewis, R. & Kupke, T. (1977). *The Lafayette Clinic Repeatable Neuropsychological Test Battery: Its development and research applications*. Paper presented at the annual meeting of the Southeastern Psychological Association, Hollywood, Florida.

Lewis, R. & Kupke, T. (1992). Intermanual differences on skilled and unskilled motor tasks in nonlateralized brain dysfunction. *The Clinical Neuropsychologist, 6*, 374–382.

Lewis, R., Lachar, D., Voelker, S. & Vidergar, L. (1984). MMPI diagnosis of psychosis in epilepsy. *Journal of Clinical Neuropsychology, 6*, 224–228.

Lewis, R.F. & Rennick, P.M. (1979). *Manual for the Repeatable Cognitive-Perceptual-Motor Battery*. Clinton Township, MI: Ronald F. Lewis.

Lewis, R.S. & Harris, L.J. (1990). Handedness, sex, and spatial ability. In S. Coren (Ed.), *Left-handedness: Behavioral implications and anomalies*. Amsterdam: Elsevier/ North Holland.

Ley, R.G. & Bryden, M.P. (1982). A dissociation of right and left hemispheric effects for recognizing emotional tone and verbal content. *Brain and Cognition, 1*, 3–9.

Lezak, M.D. (1960). *The conscious control of Rorschach responses*. Doctoral dissertation, University of Portland, Portland, OR.

Lezak, M.D. (1976). *Neuropsychological assessment*. New York: Oxford University Press.

Lezak, M.D. (1978a). Living with the characterologically altered brain injured patient. *Journal of Clinical Psychiatry, 39*, 592–598.

Lezak, M.D. (1978b). Subtle sequelae of brain damage: Perplexity, distractibility, and fatigue. *American Journal of Physical Medicine, 57*, 9–15.

Lezak, M.D. (1979a). *Behavioral concomitants of configurational disorganization*. Paper presented at the 7th annual meeting of the International Neuropsychological Society, New York.

Lezak, M.D. (1979b). Recovery of memory and learning functions following traumatic brain injury. *Cortex, 15*, 63–70.

Lezak, M.D. (1982a). The problem of assessing executive functions. *International Journal of Psychology, 17*, 281–297.

Lezak, M.D. (1982b). Specialization and integration of the cerebral hemispheres. In *The Brain: Recent research and its implications*. Eugene, OR: University of Oregon College of Education.

Lezak, M.D. (1982c). *The test-retest stability and reliability of some tests commonly used in neuropsychological assessment*. Paper presented at the 5th European conference of the International Neuropsychological Society, Deauville, France.

Lezak, M.D. (1983). *Neuropsychological assessment*. (2nd ed). New York: Oxford University Press.

Lezak, M.D. (1984a). An individualized approach to neuropsychological assessment. In P.E. Logue &

J.M. Schear (Eds.), *Clinical neuropsychology. A multidisciplinary approach*. Springfield, IL: C.C. Thomas.

Lezak, M.D. (1984b). Neuropsychological assessment in behavioral toxicology--developing techniques and interpretative issues. *Scandinavian Journal of Work, Environment and Health, 10* (Suppl. 1), 25–29.

Lezak, M.D. (1985). Neuropsychological assessment. In P.J. Vinken, G.W. Bruyn, & H.L. Klawans (Eds.), *Handbook of clinical neurology* (Rev. series). Vol. 1(45), *Clinical neuropsychology*. Amsterdam and New York: Elsevier.

Lezak, M.D. (1986a). Neuropsychological assessment. In L. Teri & P. Lewinsohn (Eds.), *Geropsychological assessment and treatment*. New York: Springer.

Lezak, M.D. (1986b). Psychological implications of traumatic brain damage for the patient's family. *Rehabilitation Psychology, 31*, 241–250.

Lezak, M.D. (1987a). Assessment for rehabilitation planning. In M. Meier, A.L. Benton, & L. Diller (Eds.), *Neuropsychological rehabilitation*. Edinburgh: Churchill-Livingstone.

Lezak, M.D. (1987b). L'évaluation neuropsychologique. In M.I. Botez (Ed.), *Neuropsychologie clinique et neurologie du comportement*. Montréal: Les Presses de l'Université de Montréal.

Lezak, M.D. (1987c). Making neuropsychological assessment relevant to head injury. In H.S. Levin, J. Grafman, & H.M. Eisenberg (Eds.), *Neurobehavioral recovery from head injury*. New York: Oxford University Press.

Lezak, M.D. (1987d). Norms for growing older. *Developmental Neuropsychology, 3*, 1–12.

Lezak, M.D. (1987e). Relationships between personality disorders, social disturbances, and physical disability following traumatic brain injury. *Journal of Head Trauma Rehabilitation, 2*, 57–69.

Lezak, M.D. (1988a). Brain damage is a family affair. *Journal of Clinical and Experimental Neuropsychology, 10*, 111–123.

Lezak, M.D. (1988b). IQ: R.I.P. *Journal of Clinical and Experimental Neuropsychology, 10*, 351–361.

Lezak, M.D. (1988c). Neuropsychological tests and assessment techniques. In F. Boller, J. Grafman (Eds.), *Handbook of neuropsychology* (Vol. 1). Amsterdam: Elsevier.

Lezak, M.D. (1988d). The walking wounded of head injury: When subtle deficits can be disabling. *Trends in Rehabilitation, 3*, 4–9.

Lezak, M.D. (Ed.) (1989a). *Assessment of the behavioral consequences of head injury*. Vol. 7. *Frontiers of clinical neuroscience*. New York: Alan R. Liss.

Lezak, M.D. (1989b). Assessment of psychosocial dysfunctions resulting from head trauma. In M.D. Lezak (Ed.), *Assessment of the behavioral consequences of head trauma*. Vol. 7. *Frontiers of clinical neuroscience*. New York: Alan R. Liss.

Lezak, M.D. (1991). Emotional impact of cognitive inefficiencies in mild head trauma. *Journal of Clinical and Experimental Neuropsychology, 13*, 23 (abstract).

Lezak, M.D. (1992). Assessment of mild, moderate, and severe head injury. In N. von Steinbüchel, D. Y. von Cramon, & E. Pöppel (Eds.), *Neuropsychological rehabilitation*. Berlin: Springer-Verlag.

Lezak, M.D. (1994). Domains of behavior from a neuropsychological perspective: The whole story. In W. Spaulding (Ed.), *41st Nebraska Symposium on Motivation, 1992–1993*. Lincoln, NE: University of Nebraska Press.

Lezak, M.D., Bourdette, D., Whitham, R., & Hikida, R. (1989). Differential patterns of cognitive deficit in multiple sclerosis. *Journal of Clinical and Experimental Neuropsychology, 11*, 49 (abstract).

Lezak, M.D., Coull, B.M., & Wiens, A.N. (1985). *Neuropsychological deficit patterns associated with exposure to airborne toxic substances*. Paper presented at the 13th annual meeting of the International Neuropsychological Society, San Diego, CA.

Lezak, M.D. & Ehrfurth, J.W. (1982). *The battering of neuropsychology by the "hit rate": An appeal for peace and reason*. Paper presented at the 10th annual meeting of the International Neuropsychological Society, Pittsburgh, PA.

Lezak, M.D. & Glaudin. (1969). Differential effects of physical illness on MMPI profiles. *Newsletter for Research in Psychology, 11*, 27–28.

Lezak, M.D. & Gray, D.K. (1991). Sampling problems and nonparametric solutions in neuropsychological research. *Journal of Clinical Neuropsychology, 6*, 101–109; also in B.P. Rourke et al. (Eds.), *Methodological and biostatistical foundations of clinical neurology*. Amsterdam: Swets & Zeitlinger.

Lezak, M.D., Howieson, D.B., & McGavin, J. (1983). Temporal sequencing of remote events task with Korsakoff patients. Paper presented at the 11th annual meeting of the International Neuropsychological Society, Mexico City.

Lezak, M.D. & Newman, S.P. (1979). *Verbosity and right hemisphere damage*. Paper presented at the 2nd European meeting of the International Neuropsychological Society, Noordvijkerhout, Holland.

Lezak, M.D. & O'Brien, K.P. (1988). Longitudinal

study of emotional, social, and physical changes after traumatic brain injury. *Journal of Learning Disabilities*, *21*, 456–463.

Lezak, M.D. & O'Brien, K.P. (1990). Chronic emotional, social, and physical changes after traumatic brain injury. In E.D. Bigler (Ed.), *Traumatic brain injury*. Austin, TX: Pro-ed.

Lezak, M.D., Riddle, M.C., & U'Ren, R.C. (1986). The mental efficiency of older (65–77) diabetics. *Journal of Clinical and Experimental Neuropsychology*, *8*, 149 (abstract).

Lezak, M.D., Whitham, R., & Bourdette, D. (1990). Emotional impact of cognitive inefficiencies in multiple sclerosis (MS). *Journal of Clinical and Experimental Neuropsychology*, *12*, 50 (abstract).

Lhermitte, F. (1983). 'Utilization behaviour' and its relation to lesions of the frontal lobes. *Brain*, *106*, 237–255.

Lhermitte, F. (1986). Human autonomy and the frontal lobes. Part II: Patient behavior in complex and social situations: The "environmental dependency syndrome." *Annals of Neurology*, *19*, 335–343.

Lhermitte, F., Pillon, B., & Serdaru, M. (1986). Human autonomy and the frontal lobes. Part I: Imitation and utilization behavior: A neuropsychological study of 75 patients. *Annals of Neurology*, *19*, 326–334.

Lhermitte, F. & Signoret, J.-L. (1972). Analyse neuropsychologique et différenciation des syndromes amnésiques. *Revue Neurologique*, *126*, 164–178.

Lhermitte, F. & Signoret, J.-L. (1976). The amnesic syndromes and the hippocampal-mammillary system. In M.R. Rosenzweig & E.L. Bennett (Eds.), *Neural mechanisms of learning and memory*. Cambridge, MA: Massachusetts Institute of Technology Press.

Libon, D.J., Swenson, R.A., Barnoski, E.J. & Sands, L.P. (1993). Clock drawing as an assessment tool for dementia. *Archives of Clinical Neuropsychology*, *8*, 405–415.

Lieberman, A. & Benson, D.F. (1977). Control of emotional expression in pseudobulbar palsy. *Archives of Neurology*, *34*, 717–719.

Lieberman, A., Dziatolowski, M., Neophytides, A., et al. (1979). Dementias of Huntington's and Parkinson's disease. In T.N. Chase et al. (Eds.), *Advances in Neurology*, Vol. 23, *Huntington's disease*. New York: Raven Press.

Liepmann, H. (1988). Apraxia. In J.W. Broun (Ed.), *Agnosia and apraxia: Selected papers of Liepmann, Lange, and Potzl* (trans. George Dean). New York: Laurence Erlbaum Associates.

Lifrak, M.D. & Novelly, R.A. (1984). *Language deficits in patients with temporal lobectomy for complex-partial epilepsy*. Paper presented at the 12th annual meeting of the International Neuropsychological Society, Houston.

Light, L.L., Singh, A., & Lapps, J.L. (1986). Dissociation of memory and awareness in young and older adults. *Journal of Clinical and Experimental Neuropsychology*, *8*, 62–74.

Likert, R. & Quasha, W. H. (1970). *The revised Minnesota Paper Form Board Test*. New York: The Psychological Corporation.

Lilliston, L. (1973). Schizophrenic symptomatology as a function of probability of cerebral damage. *Journal of Abnormal Psychology*, *82*, 377–381.

Lilly, R., Cummings, J.L., Benson, D.F., & Frankel, M. (1983). The human Klüver-Bucy syndrome. *Neurology*, *33*, 1141–1145.

Lincoln, N. (1988). Using the PICA in clinical practice: Are we flogging a dead horse? *Aphasiology*, *2*, 501–506.

Lindley, C.J. (1989). Who is the older person? In T. Hunt & C.J. Lindley (Eds.), *Testing older adults: A reference guide for geropsychological assessments*. Austin, TX: Pro-ed.

Lindström, K. (1980). Changes in psychological performances of solvent-poisoned and solvent-exposed workers. *American Journal of Industrial Medicine*, *1*, 69–84.

Lindström, K. (1981). Behavioral changes after long-term exposure to organic solvents and their mixtures. *Scandinavian Journal of Work and Environmental Health*, *7* (Suppl. 4), 48–53.

Lindström, K., Antti-Poika, M., Tola, S., & Hyytiainen, A. (1982). Psychological prognosis of diagnosed chronic organic solvent intoxication. *Neurobehavioral Toxicology and Teratology*, *4*, 581–588.

Lindström, K., Härkönen, H., & Hernberg, S. (1976). Disturbances in psychological functions of workers occupationally exposed to styrene. *Scandinavian Journal of Work Environment and Health*, *3*, 129–139.

Lindvall, O. & Nilsson, B. (1984). Cerebellar atrophy following phenytoin intoxication. *Annals of Neurology*, *16*, 258–260.

Linge, F.R. (1980). What does it feel like to be brain damaged? *Canada's Mental Health*, *28*, 4–7.

Linn, R.T. & Haaland, K.Y. (1987). *Rigidity and fluid intelligence in aging*. Paper presented at the 95th annual convention of the American Psychological Association, New York.

Linz, D.H., deGarmo, P.L., Morton, W.E., et al. (1986). Organic solvent-induced encephalopathy in industrial patients. *Journal of Occupational Medicine*, *28*, 119–125.

Lishman, W.A. (1973). The psychiatric sequelae of head injury: A review. *Psychological Medicine, 3*, 304–318.

Lishman, W.A. (1981). Cerebral disorder in alcoholism syndromes of impairment. *Brain, 104*, 1–20.

Lishman, W.A. (1987). *Organic psychiatry* (2nd ed.). Oxford: Blackwell.

Lissauer, H. (1988 [1888]). A case of visual agnosia with a contribution to theory. *Cognitive Neuropsychology, 5*, 157–192.

Liston, E.H. (1978). Diagnostic delay in presenile dementia. *Journal of Clinical Psychiatry, 39*, 599–603.

Liston, E.H. & La Rue, A. (1983). Clinical differentiation of primary degenerative and multi-infarct dementia: A critical review of the evidence. Part I: Clinical Studies. *Biological Psychiatry, 18*, 1451–1465.

Little, M.M., Williams, J.M., & Long, C.J. (1986). Clinical memory tests and everyday memory. *Archives of Clinical Neuropsychology, 1*, 323–333.

Litvan, I., Grafman, J., Gomez, C., & Chase, T.N. (1989). Memory impairment in patients with progressive supranuclear palsy. *Archives of Neurology, 46*, 765–767.

Litvan, I., Grafman, J., Vendrell, P., & Martinez, J.M. (1988). Slowed information processing in multiple sclerosis. *Archives of Neurology, 45*, 281–285.

Litvan, I., Grafman, J., Vendrell, P., et al. (1988). Multiple memory deficits in patients with multiple sclerosis. *Archives of Neurology, 45*, 607–610.

Livingston, M.G. & Brooks, D.N. (1988). The burden on families of the brain injured: A review. *Journal of Head Trauma Rehabilitation, 3*, 6–15.

Livingstone, M.S. & Hubel, D.H. (1987). Psychophysical evidence for separate channels for the perception of form, color, movement, and depth. *Journal of Neuroscience, 7*, 3416–3468.

Llabre, M.M. (1984). Standard Progressive Matrices. In D.J. Keyser & R.C. Sweetland (Eds.), *Test critiques* (Vol. I). Kansas City, MO: Test Corporation of America.

Løberg, T. (1986). Neuropsychological findings in the early and middle phases of alcoholism. In I. Grant & K.M. Adams (Eds.), *Neuropsychological assessment of neuropsychiatric disorders*. New York: Oxford University Press.

Locascio, D. & Ley, R. (1972). Scaled-rated meaningfulness of 319 CVCVC words and paralogs previously assessed for associative reaction time. *Journal of Verbal Learning and Verbal Behavior, 11*, 243–250.

Loehlin, J.C., Lindzey, G., & Spuhler, J.N. (1975). *Race differences in intelligence*. San Francisco: W.H. Freeman.

Loewenstein, D.A., Wilkie, F., Eisdorfer, C., et al. (1989). An analysis of intrusive error types in Alzheimer's disease and related disorders. *Developmental Neuropsychology, 5*, 115–126.

Loftus, G.R. & Loftus, E.T. (1976). *Human memory. The processing of information*. New York: Laurence Erlbaum Associates.

Logsdon, R.G., Teri, L., Williams, D.E., et al. (1989). The WAIS-R profile: A diagnostic tool for Alzheimer's disease? *Journal of Clinical and Experimental Neuropsychology, 11*, 892–898.

Logue, P. & Wyrick, L. (1979). Initial validation of Russell's revised Wechsler Memory Scale: A comparison of normal aging versus dementia. *Journal of Consulting and Clinical Psychology, 47*, 176–178.

Lohr, J.B. & Wiśniewski, A.A. (1987). *Movement disorders*. New York: Guilford Press.

Long, C.J. & Brown, D.A. (1979). *Analysis of temporal cortex dysfunction by neuropsychological techniques*. Paper presented at the annual convention of the American Psychological Association, New York.

Long, C.J. & Hunter, S.E. (1981). Analysis of temporal cortex dysfunction by neuropsychological techniques. *Clinical Neuropsychology, 3*, 16–24.

Long, C.J. & Williams, J.M. (1988). Neuropsychological assessment and treatment of head trauma patients. In H.A. Whitaker (Ed.), *Neuropsychological studies of nonfocal brain damage*. New York: Springer-Verlag.

Loo, R. & Schneider, R. (1979). An evaluation of the Briggs-Nebes modified version of Annett's handedness inventory. *Cortex, 15*, 683–686.

Loong, J. (1988). *The Finger Tapping Test (computer program)*. San Luis Obispo, CA: Wang Neuropsychological Laboratory.

Lopez, O.L., Becker, J.T., Brenner, R.P., et al. (1991). Alzheimer's disease with delusions and hallucinations: Neuropsychological and electroencephalographic correlates. *Neurology, 41*, 906–911.

Loranger, A.W., Goodell, H., McDowell, F.H., et al. (1972). Intellectual impairment in Parkinson's syndrome. *Brain, 95*, 405–412.

Lorge, I. (1936). The influence of the test upon the nature of mental decline as a function of age. *Journal of Educational Psychology, 27*, 100–110.

Loring, D.W. (1989). The Wechsler Memory Scale-Revised, or the Wechsler Memory Scale-Revisited? *The Clinical Neuropsychologist, 3*, 59–69.

Loring, D.W. & Largen, J.W. (1985). Neuropsychological patterns of presenile and senile dementia of the Alzheimer type. *Neuropsychologia, 23*, 351–357.

Loring, D.W., Lee, G.P., Martin, R.C., & Meador, K.J. (1988). Material-specific learning in patients with partial complex seizures of temporal lobe origin: Convergent validation of memory constructs. *Journal of Epilepsy, 1*, 53–59.

Loring, D.W., Lee, G.P., Martin, R.C., & Meador, K.J. (1989). Verbal and Visual Memory Index discrepancies from the Wechsler Memory Scale-Revised: Cautions in interpretation. *Psychological Assessment, 1*, 198–202.

Loring, D.W., Lee, G.P., & Meador, K.J. (1988a). Revising the Rey-Osterrieth: Rating right hemisphere recall. *Archives of Clinical Neuropsychology, 3*, 239–247.

Loring, D.W., Lee, G.P., & Meador, K.J. (1988b). The Rey-Osterrieth Complex Figure: Scoring qualitative errors in patients with partial complex seizures of temporal lobe origin. *Journal of Clinical and Experimental Neuropsychology, 10*, 44 (abstract).

Loring, D.W., Lee, G.P., & Meador, K.J. (1989). Issues in memory assessment of the elderly. In F.J. Pirozzolo (Ed.), *Clinics in Geriatric Medicine* (Vol 5., No.3). Philadelphia: W.B. Saunders.

Loring, D.W., Lee, G.P., Meador, K.J., et al. (1991). Hippocampal contribution to verbal recent memory following dominant-hemisphere temporal lobectomy. *Journal of Clinical and Experimental Neuropsychology, 13*, 575–586.

Loring, D.W., Martin, R.C., Meador, K.J., & Lee, G.P. (1990). Psychometric construction of the Rey-Osterrieth complex figure: Methodological considerations and interrater reliability. *Archives of Clinical Neuropsychology, 5*, 1–14.

Loring, D.W. & Papanicolaou, A.W. (1987). Memory assessment in neuropsychology: Theoretical consideration and practical utility. *Journal of Clinical and Experimental Neuropsychology, 9*, 340–358.

Lothman, E.W. & Collins, R.C. (1990). Seizures and epilepsy. In A.L. Pearlman & R.C. Collins (Eds.), *Neurobiology of disease*. New York: Oxford University Press.

Lubin, B., Larsen, R.M. & Matarazzo, J.D. (1984). Patterns of test usage in the United States: 1935–1982. *American Psychologist, 39*, 451–454.

Lubin, B., Larsen, R.M., Matarazzo, J.D., & Seever, M. (1985). Psychological test usage patterns in five professional settings. *American Psychologist, 40*, 857–861.

Lukas, S.E., Mendelson, J.H., Benedikt, R.A., & Jones, B. (1986). EEG, physiologic and behavioral effects of ethanol administration. *National Institute of Drug Abuse Research Monograph Series, 67*, 209–214.

Luria, A.R. (1965). Neuropsychological analysis of focal brain lesion. In B.B. Wolman (Ed.), *Handbook of clinical psychology*. New York: McGraw-Hill Book Company.

Luria, A.R. (1966). *Higher cortical functions in man*. New York: Basic Books.

Luria, A.R. (1970). *Traumatic aphasia*. The Hague/Paris: Mouton.

Luria, A.R. (1972). *The man with a shattered world*. New York: Basic Books.

Luria, A.R. (1973a). The frontal lobes and the regulation of behavior. In K.H. Pribram & A.R. Luria (Eds.), *Psychophysiology of the frontal lobes*. New York: Academic Press.

Luria, A.R. (1973b). *The working brain: An introduction to neuropsychology* (trans. B. Haigh). New York: Basic Books.

Luria, A.R., & Homskaya, E.D. (1964). Disturbances in the regulative role of speech with frontal lobe lesions. In J.M. Warren & K. Akert (Eds.), *The frontal granular cortex of behavior*. New York: McGraw-Hill.

Lusins, J., Zimberg, S., Smokler, H., & Gurley, K. (1980). Alcoholism and cerebral atrophy: A study of 50 patients with CT scan and psychologic testing. *Alcoholism, 4*, 406–411.

Lussier, I., Peretz, I., Belleville, S., & Fontaine, F. (1989). Contribution of indirect measures of memory to clinical neuropsychology assessment. *Journal of Clinical and Experimental Neuropsychology, 11*, 64 (abstract).

Lyle, O.E. & Gottesman, I.I. (1977). Premorbid psychometric indicators of the gene for Huntington's disease. *Journal of Consulting and Clinical Psychology, 45*, 1011–1022.

Lyle, O.E. & Gottesman, I.I. (1979). Psychometric indicators of the gene for Huntington's disease: Clues to "ontopathogenesis." *Clinical Psychologist, 32*, 14–15.

Lyle, O.E. & Quast, W. (1976). The Bender Gestalt: Use of clinical judgment versus recall scores in prediction of Huntington's disease. *Journal of Consulting and Clinical Psychology, 44*, 229–232.

Lynch, G., Larson, J., Muller, D., & Granger, R. (1990). Neural networks and networks of neurons. In J.L. McGaugh, N.M. Weinberger, & G. Lynch (Eds.), *Brain organization and memory*. New York: Oxford University Press.

Lynn, J.G., Levine, K.N., & Hewson, L.R. (1945). Psychologic tests for the clinical evaluation of late "diffuse organic," "neurotic," and "normal" reactions after closed head injury. *Trauma of the central nervous system. Research Publication of the*

Association of Nervous and Mental Disease. Baltimore: Williams & Wilkins.

Lyon-Caen, O., Jouvent, R., Hauser, S., et al. (1986). Cognitive function in recent-onset demyelinating diseases. *Archives of Neurology, 43*, 1138–1141.

Maas, A.I.R., Braakman, R., Schouten, H.J.A. et al. (1983). Agreement between physicians in assessment of outcome following severe head injury. *Journal of Neurosurgery, 58*, 321–325.

Macartney-Filgate, M.S. (1990). Neuropsychological sequelae of major physical trauma. In R.Y. McMurtry & B.A. McLellan (Eds.), *Management of blunt trauma*. Baltimore: Williams & Williams.

Macartney-Filgate, M.S., & Snow, W.G. (1990). Forensic neuropsychology. *The Advocates' Quarterly, 12*, 83–101.

Macartney-Filgate, M.S. & Vriezen, E.R. (1988). Intercorrelation of clinical tests of verbal memory. *Archives of Clinical Neuropsychology, 3*, 121–126.

Macaruso, P., Harley, W., & McCloskey, M. (1992). Assessment of acquired dyscalculia. In D.I. Margolin (Ed.), *Cognitive neuropsychology in clinical practice*. New York: Oxford University Press.

Macciocchi, S.N., Fowler, P.C. & Ranseen, J.D. (1992). Trait analyses of the Luria-Nebraska Intellectual Processes, Motor Functions and Memory Scales. *Archives of Clinical Neuropsychology, 7*, 541–551.

Mace, C.J. & Trimble, M.R. (1991). Psychogenic amnesias. In T. Yanagihara & R.C. Petersen (Eds.), *Memory disorders: Research and clinical practice*. New York: Marcel Dekker.

MacFlynn, G., Montgomery, E.A., Fenton, G.W., & Rutherford, W. (1984). Measurement of reaction time following minor head injury. *Journal of Neurology, Neurosurgery, and Psychiatry, 47*, 1326–1331.

MacGinitie, W.H. (1978). *Gates-MacGinitie Reading Tests* (2nd ed.). Boston: Houghton Mifflin Co; distributed by Riverside Press, Chicago.

Machover, K. (1948). Personality projection in the drawing of the human figure. Springfield, IL: C.C. Thomas.

Mack, J.L. (1979). The MMPI and neurological dysfunction. In C.S. Newmark (Ed.), *MMPI: Current clinical and research trends*. New York: Praeger.

Mack, J.L. & Boller, F. (1977). The role of the minor hemisphere in assigning meaning to visual perceptions. *Neuropsychologia, 15*, 345–349.

Mack, J.L. & Carlson, N.J. (1978). Conceptual deficits and aging: The Category Test. *Perceptual and Motor Skills, 46*, 123–128.

Mack, J.L. & Levine, R.N. (1981). The basis of visual constructional disability in patients with unilateral cerebral lesions. *Cortex, 17*, 512–532.

Mack, J. L. & Levine, R. N. (no date). *A comparison of the Form Assembly Task with other visual processing tasks in identifying performance asymmetries in patients with unilateral hemispheric lesions*. Cleveland, OH: Case Western Reserve University.

Mack, J.L., Patterson, M.B., Schnell, A.H. & Whitehouse, D.J. (1993). Performance of subjects with probable Alzheimer's disease and normal elderly controls on the Gollin Incomplete Pictures Test. *Perceptual and Motor Skills, 77*, 951–969.

Mackenzie, T.B., Robiner, W.N., & Knopman, D.S. (1989). Differences between patient and family assessments of depression in Alzheimer's disease. *American Journal of Psychiatry, 146*, 1174–1178.

MacLean, P.D. (1991). Neofrontocerebellar evolution in regard to computation and prediction: Some fractal aspects of microgenesis. In R.E. Hanlon (Ed.), *Cognitive microgenesis: A neuropsychological perspective*. New York: Springer-Verlag.

MacLeod, C.M. (1985). Learning a list for free recall: Selective reminding versus the standard procedure. *Memory and Cognition, 13*, 233–240.

MacNeilage, P.F. (1987). The evolution of hemispheric specialization for manual function and language. In S.P. Wise (Ed.), *Higher brain functions*. New York: John Wiley & Sons.

MacQuarrie, T.W. (1925, 1953). *MacQuarrie Test for Mechanical Ability*. Monterey, CA: CTB/McGraw-Hill.

MacVane, J., Butters, N., Montgomery, K., & Farber, J. (1982). Cognitive functioning in men social drinkers. *Journal of Studies on Alcohol, 43*, 81–95.

Maehara, K., Negishi, N., Tsai, A., et al. (1988). Handedness in the Japanese. *Developmental Neuropsychology, 4*, 117–127.

Maghazaji, H.I. (1974). Psychiatric aspects of methylmercury poisoning. *Journal of Neurology, Neurosurgery, and Psychiatry, 37*, 954–958.

Magni, G. & Schifano, F. (1984). Psychological distress after stroke. *Journal of Neurology, Neurosurgery, and Psychiatry, 47*, 567–571.

Mahalick, D.M., Ruff, R.M., and Sang, H. (1991). Neuropsychological sequelae of arteriovenous malformations. *Neurosurgery, 29*, 351–357.

Maher, B.A. (1963). Intelligence and brain damage. In N.R. Ellis (Ed.), *Handbook of mental deficiency*. New York: McGraw-Hill.

Maher, E.R., Smith, E.M., & Lees, A.J. (1985). Cognitive deficits in the Steel-Richardson-Olszewski syndrome (progressive supranuclear palsy). *Journal of Neurology, 48*, 1234–1239.

Mahler, M.E. & Benson, D.F. (1990). Cognitive dysfunction in multiple sclerosis: a subcortical dementia? In S.M. Rao (Ed.), *Neurobehavioral aspects of multiple sclerosis*. New York: Oxford University Press.

Mahurin, R.K., Feher, E.P., Cooke, N., & Pirozzolo, F.J. (1990). *Test of sustained attention and tracking (TSAT) in assessment of dementia*. Paper presented at the American Psychological Association annual convention, Boston, MA.

Mahurin, R.K., Flanagan, A.M. & Royall, D.R. (1993). Neuropsychological measures of executive function in frail elderly patients. *Archives of Clinical Neuropsychology, 7*, 356 (abstract).

Mahurin, R.K. & Inbody, S.B. (1989). Psychomotor assessment of the older patient. In F.J. Pirozzolo (Ed.), *Clinics in geriatric medicine* (Vol. 5, No. 3). Philadelphia: W.B. Saunders.

Mahurin, R.K. & Pirozzolo, F.J. (1985). *Relative contributions of motor and cognitive demands to psychomotor performance*. Paper presented at the thirteenth annual meeting of the International Neuropsychological Society, San Diego.

Mahurin, R.K. & Pirozzolo, F.J. (1986). Chronometric analysis: Clinical applications in aging and dementia. *Developmental Neuropsychology, 2*, 345–362.

Maier, L.R. & Abidin, R.R. (1967). Validation attempt of Hovey's five-item MMPI index for CNS disorder. *Journal of Consulting Psychology, 31*, 542.

Maj, M., D'Elia, L., Satz, P., et al., (1993). Evaluation of two new neuropsychological tests designed to minimize cultural bias in the assessment of HIV-1 seropositive persons: A WHO study. *Archives of Clinical Neuropsychology, 8*, 123–135.

Majeres, R.L. (1988). Serial comparison processes and sex differences in clerical speed. *Intelligence, 14*, 149–165.

Majeres, R.L. (1990). Sex differences in comparison and decision processes when matching strings of symbols. *Intelligence, 14*, 357–370.

Malamud, N. (1975). Organic brain disease mistaken for psychiatric disorder: A clinicopathologic study. In D.F. Benson & D. Blumer (Eds.), *Psychiatric aspects of neurologic disease*. New York: Grune & Stratton.

Malcolm, C. (1993). *Lezak's Tinkertoy Test: Validity and reliability of an executive functioning measure*. Unpublished doctoral dissertation, Boston University, Boston, MA.

Malec, J.F., Ivnik, R.J., & Hinkeldey, N.S. (1991). Visual Spatial Learning Test. *Psychological Assessment, 3*, 82–88.

Malec, J.F., Ivnik, R.J., Smith, G.E., et al. (1992). Mayo's older American normative studies: Utility of corrections for age and education for the WAIS-R. *The Clinical Neuropsychologist, 6* (Suppl.), 31–47.

Malec, J.F., Smigielski, J.S., & DePompolo, R.W. (1991). Goal attainment scaling and outcome measurement in postacute brain injury rehabilitation. *Archives of Physical Medicine and Rehabilitation, 72*, 138–143.

Malec, J.F., Smigielski, J.S., DePompolo, R.W., & Thompson, J.M. (1993). Outcome evaluation and prediction in a comprehensive-integrated post-acute outpatient brain injury rehabilitation program. *Brain Injury, 7*, 15–29.

Malec, J., Zweber, B., & DePompolo, R. (1990). The Rivermead Behavioural Memory Test, laboratory neurocognitive measures, and everyday functioning. *Journal of Head Trauma Rehabilitation, 5*, 60–68.

Maletta, G.J., Pirozzolo, F.J., Thompson, G., & Mortimer, J.A. (1982). Organic mental disorders in a geriatric outpatient population. *American Journal of Psychiatry, 139*, 521–522.

Malloy, P., Bihrle, A., Duffy, J., & Cimino, C. (1993). The orbitomedial frontal syndrome. *Archives of Clinical Neuropsychology, 8*, 185–201.

Malloy, P.F., Webster, J.S., & Russell, W. (1985). Tests of Luria's frontal lobe syndrome. *International Journal of Clinical Neuropsychology, 12*, 88–95.

Malmo, H.P. (1974). On frontal lobe function: psychiatric patient controls. *Cortex, 10*, 231–237.

Malone, D.R., Morris, H.H., Kay, M.C., & Levin, H.S. (1982). Prosopagnosia: A double dissociation between the recognition of familiar and unfamiliar faces. *Journal of Neurology, 45*, 820–822.

Malone, M.J. & Szoke, M.C. (1985). Neurochemical changes in white matter. *Archives of Neurology, 42*, 1063–1083.

Mandleberg, I.A. (1976). Cognitive recovery after severe head injury. *Journal of Neurology, Neurosurgery, and Psychiatry, 39*, 1001–1007.

Mandler, G. (1967). Organization and memory. *Psychology of Learning and Motivation, 1*, 327–372.

Mann, D., Yates, P., & Marcyniuk, B. (1984). A comparison of changes in the nucleus basalis and locus caeruleus in Alzheimer's disease. *Journal of Neurology, Neurosurgery, and Psychiatry, 47*, 201–203.

Manuelidis, E.E., de Figueiredo, J.M., Kim, J.H., et al. (1988). Transmission studies from blood of Alzheimer disease patients and healthy relatives. *Proceedings of the National Academy of Sciences, U.S.A., 85* (Medical Sciences), 4898–4901.

Mapou, R.L. (1988). Testing to detect brain damage: An alternative to what may no longer be useful. *Journal of Clinical and Experimental Neuropsychology, 10*, 271–278.

Mapou, R.L., Kramer, J.H., & Blusewicz, M.J. (1989). Performance on the California Discourse Memory Test following closed head injury. *Journal of Clinical and Experimental Neuropsychology, 11*, 58 (abstract).

Marciano, F.F., Greene, K.A., & Stachowiak, M.K. (1992). Review of neuronal specificity: Why do neurons make connections? *Barrow Neurological Institute Quarterly, 8*, 27–34.

Marcie, P. & Hécaen, H. (1979). Agraphia: Writing disorders associated with unilateral cortical lesions. In K.M. Heilman & E. Valenstein (Eds.). *Clinical neuropsychology*. New York: Oxford University Press.

Marcopulos, B.A. (1989). Pseudodementia, dementia, and depression: test differentiation. In T. Hunt & C.J. Lindley (Eds.), *Testing older adults: A reference guide for geropsychological assessments*. Austin, TX: Pro-ed.

Marcopulos, B.A. & Graves, R.E. (1990). Antidepressant effect on memory in depressed older persons. *Journal of Clinical and Experimental Neuropsychology, 12*, 655–663.

Margolin, D.I. (1992). Probing the multiple facets of human intelligence: The cognitive neuropsychologist as clinician. In D.I. Margolin (Ed.), *Cognitive neuropsychology in clinical practice*. New York: Oxford University Press.

Margolin, D.I. & Goodman-Schulman, R. (1992). Oral and written spelling impairments. In D.I. Margolin (Ed.), *Cognitive neuropsychology in clinical practice*. New York: Oxford University Press.

Margolin, D.I., Pate, D.S., Friedrich, F.J., & Elia, E. (1990). Dysnomia in dementia and in stroke patients: Different underlying cognitive deficits. *Journal of Clinical and Experimental Neuropsychology, 12*, 597–612.

Margolis, R.B., Dunn, E.J., & Taylor, J.M. (1985). Parallel-form reliability of the Wechsler Memory Scale in a geriatric population with suspected dementia. *Journal of Psychology, 119*, 81–86.

Margolis, R.B., Greenlief, C.L., & Taylor, J.M. (1985). Relationship between the WAIS-R and the WRAT in a geriatric sample with suspected dementia. *Psychological Reports, 56*, 287–292.

Margolis, R.B. & Scialfa, C.T. (1984). Age differences in Wechsler Memory Scale performance. *Journal of Clinical Psychology, 40*, 1442–1449.

Maricle, R.A. (1989). Common psychiatric problems associated with Huntington's disease. *Genetics Northwest, 6*, 5–7.

Marin, O.S. & Gordon, B. (1979). Neuropsychologic aspects of aphasia. In H.R. Tyler & D.M. Dawson (Eds.), *Current neurology* (Vol. 2). Boston: Houghton-Mifflin.

Mark, V.W., Kooistra, C.A., & Heilman, K.M. (1988). Hemispatial neglect affected by non-neglected stimuli. *Neurology, 38*, 1207–1211.

Markowitsch, H.J. (1984). Can amnesia be caused by damage of a single brain structure? *Cortex, 20*, 27–45.

Markowitsch, H.J. (1985). Hypotheses on mnemonic information processing in the brain. *International Journal of Neuroscience, 27*, 191–227.

Markowitsch, H.J. (1988a). Diencephalic amnesia: A reorientation towards tracts? *Brain Research Reviews, 13*, 351–370.

Markowitsch, H.J. (1988b). Long-term memory processing in the human brain: On the influence of individual variations. In J. Delacour & J.C.S. Levy (Eds.), *Systems with learning and memory abilities*. Amsterdam: Elsevier Science Publishers.

Markowitsch, H.J. (1991). Memory disorders after diencephalic damage. In W.C. Abraham, M. Corballis, & K.G. White (Eds.), *Memory mechanisms: A tribute to G.V. Goddard*. Hillsdale, New Jersey: Lawrence Erlbaum Associates.

Markwardt, F.C., Jr. (1989). *The Peabody Individual Achievement Test–Revised*. Circle Pines, MN: American Guidance Service.

Marmarou, A. (1985). Progress in the analysis of intracranial pressure dynamics and application to head injury. In D.P. Becker & J.T. Povlishock (Eds.), *Central nervous system trauma status report--1985*. Washington, D.C.: National Institutes of Health.

Marsh, G.G. (1973). Satz-Mogel abbreviated WAIS and CNS-damaged patients. *Journal of Clinical Psychology, 29*, 451–455.

Marsh, G.G. (1980). Disability and intellectual function in multiple sclerosis patients. *Journal of Nervous and Mental Disease, 168*, 758–762.

Marsh, G.G., Hirsch, S.H., & Leung, G. (1982). Use and misuse of the MMPI in multiple sclerosis. *Psychological Reports, 51*, 1127–1134.

Marsh, G.G., Marsh, J.T., & Johnson, A.R. (1987). *Incapacitating neurosis and neuropsychological functioning*. Unpublished manuscript. Los Angeles: UCLA-Neuropsychiatric Institute.

Marsh, N.V. & Kersel, D.A. (1993). Screening tests for visual neglect following stroke. *Neuropsychological Rehabilitation, 3*, 245–257.

Marsh, N.V. & Knight, R.G. (1991). Relationship between cognitive deficits and social skill after head injury. *Neuropsychology, 5*, 107–117.

Marsh, N.V., Knight, R.G., & Godfrey, H.P.D. (1990). Long-term psychosocial adjustment following very severe closed head injury. *Neuropsychology, 4,* 13–27.

Marshall, L.F. & Marshall, S.B. (1985). Part II. Current clinical head injury research in the United States. In D.P. Becker & J.T. Povlishock (Eds.), *Central nervous system trauma status report--1985.* Washington, D.C.: National Institutes of Health.

Marshall, R.C. (1989). Evaluation of communication deficits of closed head injury patients. In M.D. Lezak (Ed.), *Assessment of the behavioral consequences of head trauma.* Vol. 7. *Frontiers of clinical neuroscience.* New York: Alan R. Liss.

Marshall, R.C., Tompkins, C.A., & Phillips, D.S. (1982). Improvement in treated aphasia: Examination of selected prognostic factors. *Folia Phoniatrica, 34,* 305–315.

Martin, A. (1990). Neuropsychology of Alzheimer's disease: The case for subgroups. In M.F. Schwartz (Ed.), *Modular deficits in Alzheimer-type dementia.* Boston: Massachusetts Institute of Technology.

Martin, A., Brouwers, P., Cox, C., & Fedio, P. (1985). On the nature of the verbal memory deficit in Alzheimer's disease. *Brain and Language, 25,* 323–341.

Martin, A., Brouwers, P., Lalonde, F., et al. (1986). Towards a behavioral typology of Alzheimer's patients. *Journal of Clinical and Experimental Neuropsychology, 8,* 594–610.

Martin, A., Cox, C., Brouwers, P., & Fedio, P. (1985). A note on different patterns of impaired and preserved cognitive abilities and their relation to episodic memory deficits in Alzheimer's patients. *Brain and Language, 26,* 181–185.

Martin, A. & Fedio, P. (1983). Word production and comprehension in Alzheimer's disease: The breakdown of semantic knowledge. *Brain and Language, 19,* 124–141.

Martin, A.D. (1977). Aphasia testing. A second look at the Porch Index of Communicative Ability. *Journal of Speech and Hearing Disorders, 42,* 547–562.

Martin, E.M., Wilson, R.S., Penn, R.D., et al. (1987). Cortical biopsy results in Alzheimer's disease: correlation with cognitive deficits. *Neurology, 37,* 1201–1204.

Martin, J.B. (1984). Huntington's disease: new approaches to an old problem. *Neurology, 34,* 1059–1072.

Martin, M.J. (1983). A brief review of organic diseases masquerading as functional illness. *Hospital and Community Psychiatry, 34,* 328–332.

Martin, N.J. & Franzen, M.D. (1989). The effect of anxiety on neuropsychological function. *International Journal of Neuropsychology, 11,* 1–8.

Martin, R.C. (1990). Neuropsychological evidence on the role of short-term memory in sentence processing. In G. Vallar & T. Shallice (Eds.), *Neuropsychological impairments of short-term memory.* Cambridge, U.K.: Cambridge University Press.

Martin, W.R.W. & Li, D.K.B. (1988). Disorders of the basal ganglia. In W.H. Theodore (Ed.), *Clinical neuroimaging.* Vol. 4. *Frontiers of clinical neuroscience.* New York: Alan R. Liss.

Martinez, B.A., Cain, W.S., de Wijk, R.A., et al. (1993). Olfactory functioning before and after temporal lobe resection for intractable seizures. *Neuropsychology, 7,* 351–363.

Martland, H.S. (1928). Punch drunk. *Journal of the American Medical Association, 91,* 1103–1107.

Martone, M., Butters, N., Payne, M., et al. (1984). Dissociations between skill learning and verbal recognition in amnesia and dementia. *Archives of Neurology, 41,* 965–970.

Martone, M., Butters, N., & Trauner, D. (1986). Some analyses of forgetting of pictorial material in amnesic and demented patients. *Journal of Clinical and Experimental Neuropsychology, 8,* 161–178.

Martzke, J.S., Swan, C.S., & Varney, N.R. (1991). Posttraumatic anosmia and orbital frontal damage: neuropsychological and neuropsychiatric correlates. *Neuropsychology, 5,* 213–225.

Massad, P.M., Bobbitt, R.G., Kelly, M.P., & Beasley, M.T. (1988). Effects of lesion laterality on the Satz-Mogel WAIS-R short form. *Journal of Clinical Psychology, 44,* 924–929.

Massman, P.J. & Bigler, E.D. (1993). A quantitative review of the diagnostic utility of the WAIS-R Fuld profile. *Archives of Clinical Neuropsychology, 8,* 417–428.

Massman, P.J., Delis, D.C., & Butters, N. (1993). Does impaired primacy recall equal impaired long-term storage?: Serial position effects in Huntington's Disease and Alzheimer's Disease. *Developmental Neuropsychology, 9,* 1–15.

Massman, P.J., Delis, D.C., Butters, N., et al. (1992). The subcortical dysfunction model of memory deficits in depression: Neuropsychological validation in a subgroup of patients. *Journal of Clinical and Experimental Neuropsychology, 14,* 687–706.

Massman, P.J., Delis, D.C., Butters, N., et al. (1990). Are all subcortical dementias alike? Verbal learning and memory in Parkinson's and Huntington's disease patients. *Journal of Clinical and Experimental Neuropsychology, 12,* 729–744.

Massman, P.J., Delis, D.C., Filoteo, J.V., et al. (1993). Mechanisms of spatial impairment in Alzheimer's disease subgroups: Differential breakdown of directed attention to global-local stimuli. *Neuropsychology, 7*, 172–181.

Masur, D.M., Fuld, P.A., Blau, A.D., et al. (1989). Distinguishing normal and demented elderly with the Selective Reminding Test. *Journal of Clinical and Experimental Neuropsychology, 11*, 615–630.

Masur, D.M., Fuld, P.A., Blau, A.D., et al. (1990). Predicting development of dementia in the elderly with the Selective Reminding Test. *Journal of Clinical and Experimental Neuropsychology, 12*, 529–538.

Masure, M.C. & Tzavaras, A. (1976). Perception de figures entrecroisées par des sujets atteints de lésions corticales unilatérales. *Neuropsychologia, 14*, 371–374.

Matarazzo, J.D. (1972). *Wechsler's measurement and appraisal of adult intelligence* (5th ed.). Baltimore: Williams & Wilkins.

Matarazzo, J.D. (1986). Computerized clinical psychological test interpretation. Unvalidated plus all mean and no sigma. *American Psychologist, 41*, 14–24.

Matarazzo, J.D. (1990). Psychological assessment versus psychological testing: Validation from Binet to the school, clinic, and courtroom. *American Psychologist, 45*, 999–1017.

Matarazzo, J.D., Carmody, T.P., & Jacobs, LD. (1980). Test-retest reliability and stability of the WAIS: A literature review with implications for clinical practice. *Journal of Clinical Neuropsychology, 2*, 89–105.

Matarazzo, J.D. & Herman, D.O. (1984). Base rate data for the WAIS-R: Test-retest stability and VIQ-PIQ differences. *Journal of Clinical Neuropsychology, 6*, 351–366.

Matarrazzo, J.D. & Herman, D.O. (1985). Clinical uses of the WAIS-R: Base rates of differences between VIQ and PIQ in the WAIS-R standardization sample. In B.B. Wolman (Ed.), *Handbook of intelligence: Theories, measurements and applications*. New York: John Wiley & Sons.

Matarazzo, J.D., Matarazzo, R.G., Wiens, A.N. et al. (1976). Retest reliability of the Halstead Impairment Index in a normal, a schizophrenic, and two samples of organic patients. *Journal of Clinical Psychology, 32*, 338–349.

Matarazzo, J.D. & Prifitera, A. (1989). Subtest scatter and premorbid intelligence: Lessons from the WAIS-R standardization sample. *Psychological Assessment, 1*, 186–191.

Matarazzo, J.D., Wiens, A.N., Matarazzo, R.G., & Goldstein, S.G. (1974). Psychometric and clinical test-retest reliability of the Halstead Impairment Index in a sample of healthy, young, normal men. *Journal of Nervous and Mental Disease, 158*, 37–49.

Mateer, C.A. & Sohlberg, M.M. (1988). A paradigm shift in memory rehabilitation. In H.A. Whitaker (Ed.), *Neuropsychological studies of nonfocal brain damage: Dementia and trauma*. New York: Springer-Verlag.

Mateer, C.A., Sohlberg, M.M., & Crinean, J. (1987). Perceptions of memory function in individuals with closed-head injury. *Journal of Head Trauma Rehabilitation, 2*, 74–84.

Mathiowetz, V., Weber, K., Volland, G., & Kashman, N. (1984). Reliability and validity of grip and pinch strength evaluations. *The Journal of Hand Surgery, 9A*, 222–226.

Matsuyama, S.S. & Jarvik, L.F. (1980). Genetics and mental functioning in senescence. In J.E. Birren & R.B. Sloane (Eds.), *Handbook of mental health and aging*. Englewood Cliffs, NJ: Prentice-Hall.

Matthews, C.G. (1992). The neuropsychology of epilepsy: an overview. *Journal of Clinical and Experimental Neuropsychology, 14*, 133–143.

Matthews, C.G., Guertin, W.H., & Reitan, R.M. (1962). Wechsler-Bellevue subtest mean rank orders in diverse diagnostic groups. *Psychological Reports, 11*, 3–9.

Matthews, C.G. & Haaland, K.Y. (1979). The effect of symptom duration on cognitive and motor performance in Parkinsonism. *Neurology, 29*, 951–956.

Matthews, C.G. & Harley, J.P. (1975). Cognitive and motor-sensory performances in toxic and nontoxic epileptic subjects. *Neurology, 25*, 184–188.

Matthews, C.G. & Kløve, H. (1964). *Instruction manual for the Adult Neuropsychology Test Battery*. Madison, WI: University of Wisconsin Medical School.

Mattis, S. (1976). Mental status examination for organic mental syndrome in the elderly patient. In L. Bellak & T.B. Karasu (Eds.), *Geriatric psychiatry*. New York: Grune & Stratton.

Mattis, S. (1988). *Dementia Rating Scale (DRS)*. Odessa, FL: Psychological Assessment Resources.

Mattlar, C.E., Falck, B., Ronnemaa, T., & Hyyppa, M.T. (1985). Neuropsychological cognitive performance of patients with type-2 diabetes. *Scandinavian Journal of Rehabilitative Medicine, 17*, 101–105.

Mattlar, C.E., Ruth, J.E., & Knuts, L.R. (1982). Creativity measured by the Rorschach test in relation to age in a random sample of Finns. *Geron, Year Book 1980–81, 23*, 15–26; Turku, Finland: Social Insurance Institution.

Maxwell, A.E. (1960). Obtaining factor scores on the WAIS. *Journal of Mental Science, 106*, 1060–1062.

Maxwell, J.K. & Niemann, H. (1985). *An experimental investigation of the Tactual Performance*

Test in non-brain-damaged adults. Paper presented at the thirteenth annual meeting of the International Psychological Society, San Diego, CA.

Maxwell, J.K. & Wise, F. (1984). PPVT IQ validity in adults: A measure of vocabulary, not of intelligence. *Journal of Clinical Psychology, 40*, 1048–1053.

Maybury, C.P. & Brewin, C.R. (1984). Social relationships, knowledge and adjustment to multiple sclerosis. *Journal of Neurology, Neurosurgery, and Psychiatry, 47*, 372–376.

Mayes, A.R. (1988). *Human organic memory disorders.* New York: Cambridge University Press.

Mayes, A. & Warburg, R. (1992). Memory assessment in clinical practice and research. In J. R. Crawford, D. M. Parker, & W. W. McKinlay (Eds.), *A handbook of neuropsychological assessment.* Hove, UK: Lawrence Erlbaum.

Mayeux, R., Stern, Y., Cote, L., & Williams, J.B.W. (1984). Altered serotonin metabolism in depressed patients with Parkinson's disease. *Neurology, 34*, 642–646.

Mayeux, R., Stern, Y., Rosen, J., & Benson, D.F. (1983). Is "subcortical dementia" a recognizable clinical entity? *Annals of Neurology, 14*, 278–283.

Mayeux, R., Stern, Y., Rosen, J., & Leventhal, J. (1981). Depression, intellectual impairment, and Parkinson disease. *Neurology, 31*, 645–650.

Mayeux, R., Stern, Y., Rosenstein, R., et al. (1988). An estimate of the prevalence of dementia in idiopathic Parkinson's disease. *Archives of Neurology, 45*, 260–262.

Mayeux, R., Stern, Y., & Sano, M. (1985). Psychosis in patients with dementia of the Alzheimer type. *Annals of Neurology, 18*, 144 (abstract).

Mayeux, R., Stern, Y., Sano, M., et al. (1987). Clinical and biochemical correlates of bradyphrenia in Parkinson's disease. *Neurology, 37*, 1130–1134.

Mazaux, J.M. (1986a). Notions générales: Epidémiologie, physiopathologie, lésions anatomiques et restauration. In M. Barat & J.M. Mazaux (Eds.), *Rééducation et réadaptation des traumatisés crâniens.* Paris: Masson.

Mazaux, J.M. (1986b). Psychopathologie au traumatisé crânien. Analyse des réactions et des comportements. In M. Barat & J.M. Mazaux (Eds.), *Rééducation et réadaptation des traumatisés crâniens.* Paris: Masson.

Mazaux, J.M. (1986c). La réadaptation. In M. Barat & J.M. Mazaux (Eds.), *Rééducation et réadaptation des traumatisés crâniens.* Paris: Masson.

Mazaux, J.M., Boisson, D., & Daverat, P. (1989). Le bilan de l'aphasie: Problèmes methodologiques. *Annales de Réadaptation et de Médecine Physique, 32*, 585–595.

Mazaux, J.M., Dartigues, J.J., Daverat, P., et al. (1989). La réinsertion professionnelle des traumatisés crâniens legers et modérés en Gironde. *Annales de Réadaptation et de Médecine Physique, 32*, 699–709.

Mazaux, J.M. & Orgogozo, J.M. (1982). Étude analytique et quantitative des troubles du language par lésion du thalamus gauche: l'aphasie thalamique. *Cortex, 18*, 403–416.

Mazaux, J.M. & Orgogozo, J.M. (1985). *Échelle d' Évaluation de l'Aphasie.* Issy-les-Moulineaux, France: EAP.

Mazziota, J.D., Phelps, M.E., Carson, R.E., & Kuhl, D.E. (1982). Tomographic mapping of human cerebral metabolism: Auditory stimulation. *Neurology, 32*, 921–937.

Mazzoni, M., Pardossi, L., Cantini, R., et al. (1990). Gerstmann syndrome: A case report. *Cortex, 26*, 459–467.

Mazzucchi, A. & Biber, C. (1983). Is prosopagnosia more frequent in males than females? *Cortex, 19*, 509–516.

McAllister, T.W. (1983). Overview: Pseudodementia. *American Journal of Psychiatry, 140*, 528–533.

McCaffrey, R.J., Krahula, M.M., & Heimberg, R.G. (1989). An analysis of the significance of performance errors on the Trail Making Test in polysubstance users. *Archives of Clinical Neuropsychology, 4*, 393–398.

McCaffrey, R.J., Krahula, M.M., Heimberg, R.G., et al. (1988). A comparison of the Trail Making Test, Symbol Digit Modalities Test, and the Hooper Visual Organization Test in an inpatient substance abuse population. *Archives of Clinical Neuropsychology, 3*, 181–187.

McCaffrey, R.J., Ortega, A. & Haase, R.F. (1993). Effects of repeated neuropsychological assessments. *Archives of Clinical Neuropsychology, 8*, 519–524.

McCaffrey, R.J., Ortega, A., Orsillo, S.M., et al. (1992). Practice effects in repeated neuropsychological assessments. *The Clinical Neuropsychologist, 6*, 32–42.

McCann, R. & Plunkett, R.P. (1984). Improving the concurrent validity of the Bender-Gestalt test. *Perceptual and Motor Skills, 58*, 947–950.

McCarthy, R.A. & Warrington, E.K. (1987). The double dissociation of short-term memory for lists and sentences. *Brain, 110*, 1545–1563.

McCarthy, R.A. & Warrington, E.K. (1990a). Auditory-verbal span of apprehension: A phenomenon in search of a function? In G. Vallar & T. Shallice (Eds.), *Neuropsychological impairments of short-term memory.* Cambridge, U.K.: Cambridge University Press.

McCarthy, R.A. & Warrington, E.K. (1990b). *Cognitive neuropsychology: A clinical introduction.* San Diego: Academic Press.

McCarty, S.M., Logue, P.E., Power, D.G., et al. (1980). Alternate-form reliability and age-related scores for Russell's revised Wechsler Memory Scale. *Journal of Consulting and Clinical Psychology, 48,* 196–298.

McCarty, S.M., Siegler, I.C., & Logue, P.E. (1982). Cross-sectional and longitudinal patterns of three Wechsler Memory Scale subtests. *Journal of Gerontology, 37,* 169–175.

McCloskey, M., Caramazza, A., & Basili, A. (1985). Cognitive mechanisms in number processing and calculation: Evidence from dyscalculia. *Brain and Cognition, 4,* 171–196.

McCormack, P.D. (1972). Recognition memory: How complex a retrieval system? *Canadian Journal of Psychology, 26,* 19–41.

McCormick, C.M. & Witelson, S.F. (1991). A cognitive profile of homosexual men compared to heterosexual men and women. *Psychoneuroendocrinology, 16,* 459–473.

McCormick, D.A. (1990). Membrane properties and neurotransmitter actions. In G. M. Shepherd (Ed.), *The synaptic organization of the brain* (3rd ed.). New York: Oxford University Press.

McCue, M., Goldstein, G., & Shelly, C. (1989). The application of a short form of the Luria-Nebraska Neuropsychological Battery to discrimination between dementia and depression in the elderly. *International Journal of Clinical Neuropsychology, 11,* 21–29.

McCue, M., Shelly, C., & Goldstein, G. (1985). A proposed short form of the Luria-Nebraska Neuropsychological Battery oriented toward assessment of the elderly. *International Journal of Clinical Neuropsychology, 7,* 96–101.

McDermott, P.A., Glutting, J.J., Jones, J.N., & Noonan, J.V. (1989). Typology and prevailing composition of core profiles in the WAIS-R standardization sample. *Psychological Assessment, 1,* 118–125.

McDonald, R.S. (1986). Assessing treatment effects: Behavior rating scales. In L.W. Poon (Ed.), *Handbook for clinical memory assessment of older adults.* Washington, D.C.: American Psychological Association.

McDowd, J.M. & Birren, J.E. (1990). Aging and attentional processes. In J.E. Birren & K.W. Schaie (Eds.), *Handbook of the psychology of aging* (3rd ed.). New York: Academic Press.

McDuff, T. & Sumi, S.M. (1985). Subcortical degeneration in Alzheimer's disease. *Neurology, 35,* 123–125.

McEntee, W.J., Mair, R.G., & Langlais, P.J. (1984). Neurochemical pathology in Korsakoff's psychosis: Implications for other cognitive disorders. *Neurology, 34,* 648–652.

McFarland, P.A. & Macartney-Filgate, M.S. (1989). Mild head injury: The importance of definition. *Journal of Clinical and Experimental Neuropsychology, 11,* 59 (abstract).

McFarlin, D.E. & McFarland, H.F. (1982). Multiple sclerosis. *New England Journal of Medicine, 307,* 1183–1188.

McFarling, D., Rothi, L.J., & Heilman, K.M. (1982). Transcortical aphasia from ischaemic infarcts of the thalamus: A report of two cases. *Journal of Neurology, Neurosurgery, and Psychiatry, 45,* 107–112.

McFie, J. (1960). Psychological testing in clinical neurology. *Journal of Nervous and Mental Disease, 131,* 383–393.

McFie, J. (1961). Recent advances in phrenology, *Lancet,* ii, 360–363.

McFie, J. (1975). *Assessment of organic intellectual impairment.* London: Academic Press.

McFie, J. & Piercy, M.F. (1958). The relation of laterality of lesion to performance on Weigl's test. *Journal of Mental Science, 98,* 299–305.

McFie, J., Piercy, M.F., & Zangwill, O.C. (1950). Visual-spatial agnosia associated with lesions of the right cerebral hemisphere. *Brain, 73,* 167–190.

McFie, J. & Zangwill, O.L. (1960). Visual construction disabilities associated with lesions of the left cerebral hemisphere. *Brain, 83,* 243–260.

McGarvey, B., Gallagher, D., Thompson, L.W., & Zelinski, E. (1982). Reliability and factor structure of the Zung Self-Rating Depression Scale in three age groups. *Essence, 5,* 141–151.

McGaugh, J.L. (1966). Time -dependent processes in memory storage. *Science, 153,* 1351–1358.

McGee, M.G. (1979). *Human spatial abilities.* New York: Praeger.

McGlinchey-Berroth, R., Milberg, W., Verfaellie, et al., (1993). Semantic processing in the neglected visual field: Evidence from a lexical decision task. *Cognitive Neuropsychology, 10,* 79–108.

McGlone, J. (1976). Sex differences in functional brain asymmetry (Research Bulletin #378). London, Ontario: University of Western Ontario.

McGlone, J. & Young, B. (1986). Cerebral localization. In A.B. Baker (Ed.), *Clinical neurology.* Philadelphia: Harper & Row.

McGlynn, S.M. & Kaszniak, A.W. (1991a). Unawareness of deficits in dementia and schizophrenia. In G. P. Prigatano, & D. L. Schacter (Eds.), *Awareness of deficit after brain injury: clinical and theoretical issues.* New York: Oxford University Press.

McGlynn, S.M. & Kaszniak, A.W. (1991b). When metacognition fails: Impaired awareness of deficit in Alzheimer's Disease. *Journal of Cognitive Neuroscience, 3,* 183–189.

McGlynn, S.M. & Schacter, D.L. (1989). Unawareness of deficits in neuropsychological syndromes. *Journal of Clinical and Experimental Neuropsychology, 11,* 143–205.

McHugh, P.R. & Folstein, M.F. (1975). Psychiatric syndromes of Huntington's chorea. In D.F. Benson & D. Blumer (Eds.), *Psychiatric aspects of neurologic disease.* New York: Grune & Stratton.

McIvor, G.P., Riklan, M., & Reznikoff, M. (1984). Depression in multiple sclerosis as a function of length and severity of illness, age, remissions, and perceived social support. *Journal of Clinical Psychology, 40,* 1028–1033.

McKeever, W.F. (1986). The influence of handedness, sex, familial sinistrality and androgeny on language laterality, verbal ability, and spatial ability. *Cortex, 22,* 521–537.

McKeever, W.F. (1990). Familial sinistrality and cerebral organization. In S. Coren (Ed.), *Left-handedness. Behavioral implications and anomalies.* Amsterdam: Elsevier (North Holland).

McKenna, P. & Warrington, E.K. (1986). The analytic approach to neuropsychological assessment. In I. Grant & K.M. Adams (Eds.), *Neuropsychological assessment of neuropsychiatric disorders.* New York: Oxford University Press.

McKenna, P.J., Kane, J.M., & Parrish, K. (1985). Psychotic syndromes in epilepsy. *American Journal of Psychiatry, 142,* 895–904.

McKeon, J., McGuffin, P., & Robinson, P. (1984). Obsessive-compulsive neurosis following head injury. *British Journal of Psychiatry, 144,* 190–192.

McKhann, G., Drachman, D., Folstein, M., et al. (1984). Clinical diagnosis of Alzheimer's disease. Report of the NINCDS-ADRDA Work Group. *Neurology, 34,* 939–944.

McKinlay, W.W., Brooks, D.N., & Bond, M.R. (1983). Postconcussional symptoms, financial compensation and outcome of severe blunt head injury. *Journal of Neurology, Neurosurgery, and Psychiatry, 46,* 1084–1091.

McKinzey, R.K., Curley, J.F., & Fish, J.M. (1985). False negatives, Canter's Background Interference Procedure, the Trail Making Test, and epileptics. *Journal of Clinical Psychology, 41,* 812–820.

McLachlan, D.R.C., St. George-Hyslop, P.H., & Farnell, B.J. (1987). Memory, aluminum and Alzheimer's disease. In N.W. Milgram & C.M. MacLeod (Eds.), *Neuroplasticity, learning and memory.* New York: Alan R. Liss.

McLatchie, G., Brooks, N., Galbraith, S., et al. (1987). Clinical neurological examination, neuropsychology, electroencephalography and computer tomographic head scanning in active amateur boxers. *Journal of Neurology, Neurosurgery, and Psychiatry, 50,* 96–99.

McLean, A., Jr., Dikmen, S., Temkin, N., et al. (1984). Psychosocial functioning at one month after head injury. *Neurosurgery, 14,* 393–399.

McLean, A., Jr., Temkin, N.R., Dikmen, S., & Wyler, A.R. (1983). The behavioral sequelae of head injury. *Journal of Clinical Neuropsychology, 5,* 361–376.

McLoughlin, C.S. & McLoughlin, P.J. (1983). Right-hemisphere linguistic functioning. *Perceptual and Motor Skills, 57,* 407–414.

McMillan, T.M. (1984). Investigation of everyday memory in normal subjects using the Subjective Memory Questionnaire (SMQ). *Cortex, 20,* 333–347.

McMordie, W.R. (1988). Twenty-year follow-up of the prevailing opinion on the posttraumatic or postconcussional syndrome. *The Clinical Neuropsychologist, 2,* 198–212.

McNair, D.M., Lorr, M. & Droppleman, L.F. (1981). *EDITS Manual for the Profile of Mood States.* San Diego, CA: Educational and Industrial Service.

McNeil, M.R. (1979). Porch Index of Communicative Ability (PICA). In F.L. Darley (Ed.), *Evaluation of appraisal techniques in speech and language pathology.* Reading, Maine: Addison-Wesley Publishing Company.

McNeil, M.R. & Prescott, T.E. (1978). *Revised Token Test.* Austin, TX: Pro-Ed.

McSweeny, A.J., Grant, I., Heaton, R.K., et al. (1982). Life quality of patients with chronic obstructive pulmonary disease. *Archives of Internal Medicine, 142,* 473–478.

McSweeny, A.J., Grant, I., Heaton, R.K., et al. (1985). Relationship of neuropsychological status to everyday functioning in healthy and chronically ill persons. *Journal of Clinical and Experimental Neuropsychology, 7,* 281–291.

McWalter, G.J., Montaldi, D., Bhutani, G.E., et al. (1991). Paired associate verbal learning in dementia of the Alzheimer's type. *Neuropsychology, 5,* 205–211.

Meador, K.J., Loring, D.W., Allen, M.E., et al. (1991). Comparative cognitive effects of carbamazepine and phenytoin in healthy adults. *Neurology, 41,* 1537–1540.

Meador, K.J., Loring, D.W., Bowers, D., & Heilman, K.M. (1987). Remote memory and neglect syndrome. *Neurology, 37,* 522–526.

Meador, K.J., Loring, D.W., Huh, K., et al. (1990). Comparative cognitive effects of anticonvulsants. *Neurology, 40*, 391–394.

Meador, K.J., Loring, D.W., Lee, G.P., et al. (1988). Right cerebral specialization for tactile attention as evidenced by intracarotid sodium amytal. *Neurology, 38*, 1763–1766.

Meador, K.J., Moore, E.E., Loring, D.W., et al. (1991). Cholinergic role in visuospatial processing and memory. *Journal of Clinical and Experimental Neuropsychology, 13*, 18 (abstract).

Medaer, R., Nelissen, E., Appel, B., et al. (1987). Magnetic resonance imaging and cognitive functioning in multiple sclerosis. *Journal of Neurology, 235*, 86–89.

Meehl, P.E. (1954). *Clinical versus statistical prediction.* Minneapolis: University of Minnesota Press.

Meehl, P.E. & Rosen, A. (1967). Antecedent probability and the efficiency of psychometric signs, patterns, on cutting scores. In D.N. Jackson & S. Messick (Eds.), *Problems in human assessment.* New York: McGraw-Hill.

Meeker, M. & Meeker, R. (1985). *Structure of Intellect Learning Abilities Test (SOI-LA).* Los Angeles, CA: Western Psychological Services.

Meer, B. & Baker, J.A. (1967). Reliability of measurements of intellectual functioning of geriatric patients. *Journal of Gerontology, 20*, 410–414.

Meerwaldt, J.D. (1983). Spatial disorientation in right-hemisphere infarction: A study of the speed of recovery. *Journal of Neurology, Neurosurgery, and Psychiatry, 46*, 426–429.

Mehta, Z., Newcombe, F., & Ratcliff, G. (1989). Patterns of hemispheric asymmetry set against clinical evidence. In J.R. Crawford & D.M. Parker (Eds.), *Developments in clinical and experimental neuropsychology.* New York: Plenum.

Meier, M.J. (1969). The regional localization hypothesis and personality changes associated with focal cerebral lesions and ablations. In J.N. Butcher (Ed.), *MMPI: Research developments and clinical applications.* New York: McGraw-Hill.

Meier, M.J., Benton, A.L., & Diller, L. (Eds.) (1987). *Neuropsychological rehabilitation.* Edinburgh & New York: Churchill-Livingston.

Meier, M.J., Ettinger, M.G., & Arthur, L. (1982). Recovery of neuropsychological functioning after cerebrovascular infarction. In R.N. Malatesha (Ed.), *Neuropsychology and cognition.* The Hague, the Netherlands: Martinus Nijhoff.

Meier, M.J. & French, L.A. (1965). Some personality correlates of unilateral bilateral EEG abnormalities in psychomotor epileptics. *Journal of Clinical Psychology, 21*, 3–9.

Meier, M.J. & French, L.A. (1966). Longitudinal assessment of intellectual functioning following unilateral temporal lobectomy. *Journal of Clinical Psychology, 22*, 23–27.

Meier, M.J. & Story, J.L. (1967). Selective impairment of Porteus Maze Test performance after right subthalamotomy. *Neuropsychologia, 5*, 181–189.

Mendez, M.F. & Ashla-Mendez, M. (1991). Differences between multi-infarct dementia and Alzheimer's disease on unstructured neuropsychological tasks. *Journal of Clinical and Experimental Neuropsychology, 13*, 923–932.

Mendez, M.F., Martin, R.J., Smyth, K.A., & Whitehouse, P.J. (1990). Psychiatric symptoms associated with Alzheimer's disease. *Journal of Neuropsychiatry and Clinical Neurosciences, 1*, 28–33.

Mendez, M.F., Mendez, M.A., Martin, R., et al. (1990). Complex visual disturbances in Alzheimer's disease. *Neurology, 40*, 439–443.

Mergler, D., Belanger, S., de Grosbois, S., & Vachon, N. (1988). Chromal focus of acquired chromatic discrimination loss and solvent exposure among printshop workers. *Toxicology, 49*, 341–348.

Mergler, D. & Blain, L. (1987). Assessing color vision loss among solvent-exposed workers. *American Journal of Industrial Medicine, 12*, 195–203.

Mergler, D., Blain, L., Lemaire, J., & Lalande, F. (1988). Colour vision impairment and alcohol consumption. *Neurotoxicology and Teratology, 10*, 255–260.

Mergler, D., Bowler, R., & Cone, J. (1990). Colour vision loss among disabled workers with neuropsychological impairment. *Neurotoxicology and Teratology, 12*, 669–672.

Mergler, D., Frenette, B., Legault-Belanger, S., et al. (1991). Relationship between subjective symptoms of visual dysfunction and measurements of vision in a population of former microelectronics workers. *Journal of Occupational Medicine, 3*, 75–82.

Mergler, D., Huel, G., Bowler, R., et al. (1991). Visual dysfunction among former microelectronics assembly workers. *Archives of Environmental Health, 46*, 326–334.

Merskey, H. & Trimble, M. (1979). Personality, sexual adjustment, and brain lesions in patients with conversion symptoms. *American Journal of Psychiatry, 136*, 179–182.

Messerli, P., Seron, X., & Tissot, R. (1979). Quelques aspects des troubles de la programmation dans le syndrome frontal. *Archives Suisse de Neurologie, Neurochirurgie et de Psychiatrie, 125*, 23–35.

Mesulam, M.-M. (1981). A cortical network for directed attention and unilateral neglect. *Annals of Neurology, 10*, 309–325.

Mesulam, M.-M. (1983). The functional anatomy and hemispheric specialization for directed attention. The role of the parietal lobe and its connectivity. *Trends in Neuroscience*, Sept., 384–387.

Mesulam, M.-M. (1985). *Principles of behavioral neurology*. Philadelphia: F.A. Davis.

Metter, E.J., Riege, W.H., Hanson, W.R., et al. (1988). Subcortical structures in aphasia. An analysis based on (F-18)-fluorodeoxyglucose, positron emission tomography, and computed tomography. *Archives of Neurology, 45*, 1229–1234.

Metter, E. J. & Wilson, R. S. (1993). Vascular dementias. In R.W. Parks, R. F. Zec, & R.S. Wilson (Eds.), *Neuropsychology of Alzheimer's disease and other dementias. New York: Oxford University Press.*

Meudell, P., Butters, N., & Montgomery, K. (1978). The role of rehearsal in the short-term memory performance of patients with Korsakoff's and Huntington's disease. *Neuropsychologia, 16*, 507–510.

Meyer, J.S., & Shaw, T.G. (1984). Cerebral blood flow in aging. In M.L. Albert (Ed.), *Clinical neurology of aging*. New York: Oxford University Press.

Meyerink, L.H., Reitan, R.M., & Selz, M. (1988). The validity of the MMPI with multiple sclerosis patients. *Journal of Clinical Psychology, 44*, 764–769.

Meyers, C., Gengler, L., & Lieffring, D. (1982). L'atrophie cérébrale, diagnostiquée par la tomodensitométrie, face au psychosyndrome organique du Rorschach, dans une population psychiatrique. *Acta Psychiatrica Belgica, 82*, 168–180.

Meyers, C.A. (1985). *The perception of time passage during post-traumatic amnesia.* Paper presented at the 13th annual meeting of the International Neuropsychological Society, San Diego.

Meyers, C.A. (1986). Neuropsychologic deficits in brain-tumor patients: Effects of location, chronicity, and treatment. *The Cancer Bulletin, 38*, 30–32.

Meyers, C.A. & Abbruzzese, J.L. (1992). Cognitive functioning in cancer patients: Effect of previous treatment. *Neurology, 42*, 434–436.

Meyers, C.A. & Levin, H.S. (1992). Temporal perception following closed head injury: Relationship of orientation and attention span. *Neuropsychiatry, Neuropsychology, and Behavioral Neurology, 5*, 28–32.

Meyers, C.A., Levin, H.S., Eisenberg, H.M., & Guinto, F.C. (1983). Early versus late lateral ventricular enlargement following closed head injury. *Journal of Neurology, Neurosurgery, and Psychiatry, 46*, 1092–1097.

Meyers, C.A., & Scheibel, R.S. (1990). Early detection and diagnosis of neurobehavioral disorders associated with cancer and its treatment. *Oncology, 4*, 115–130.

Meyers, C.A., Scheibel, R.S., & Forman, A.D. (1991). Persistent neurotoxicity of systemically administered interferon-alpha. *Neurology, 41*, 672–676.

Meyers, J.E. & Lange, D. (1994). Recognition subtest for the Complex Figure. *The Clinical Neuropsychologist, 8*, 153–186.

Miceli, G., Caltagirone, C., & Gainotti. (1977). Gangliosides in the treatment of mental deterioration. A doubleblind comparison with placebo. *Acta Psychiatrica Scandinavica, 55*, 102–110.

Miceli, G., Caltagirone, C., Gainotti, G., et al. (1981). Neuropsychological correlates of localized cerebral lesions in nonaphasic brain-damaged patients. *Journal of Clinical Neuropsychology, 3*, 53–63.

Mikkelsen, S., Gregersen, P., Klausen, H., et al. (1978). Presenile dementia as an occupational disease following industrial exposure to organic solvents. A review of the literature. *Ugeskrift for Laeger, 140*, 1633–1638.

Milberg, W. & Albert, M. (1989). Cognitive differences between patients with progressive supranuclear palsy and Alzheimer's disease. *Journal of Clinical and Experimental Neuropsychology, 11*, 605–614.

Milberg, W. & Albert, M. (1991). The speed of constituent mental operations and its relationship to neuronal representation: An hypothesis. In R.G. Lister & H.J. Weingartner (Eds.), *Perspectives of cognitive neuroscience.* New York: Oxford University Press.

Milberg, W., Cummings, J., Goodglass, H., & Kaplan, E. (1979). Case report: A global sequential processing disorder following head injury: A possible role for the right hemisphere in serial order behavior. *Journal of Clinical Neuropsychology, 1*, 213–225.

Milberg, W.P., Hebben, N., & Kaplan, E. (1986). The Boston process approach to neuropsychological assessment. In I. Grant & K.M. Adams (Eds.), *Neuropsychological assessment of neuropsychiatric disorders.* New York: Oxford University Press.

Miller, E. (1972). *Clinical neuropsychology.* Harmondsworth, Middlesex: Penguin Books.

Miller, E. (1973). Short-and long-term memory in patients with presenile dementia (Alzheimer's disease). *Psychological Medicine, 3*, 221–224.

Miller, E. (1983). A note on the interpretation of data derived from neuropsychological tests. *Cortex, 19*, 131–132.

Miller, E.N., Satz, P., & Visscher, B. (1991). Computerized and conventional neuropsychological assessment of HIV-1–infected homosexual men. *Neurology, 41*, 1608–1616.

Miller, E.N., Selnes, O.A., McArthur, J.C., et al. (1990). Neuropsychological performance in HIV-1–infected homosexual men: The Multicenter AIDS Cohort Study (MACS). *Neurology, 40*, 197–203.

Miller, G.A. (1956). The magical number seven, plus or minus two: Some limits on our capacity for processing information. *Psychological Review, 63*, 81–97.

Miller, G.A., Galanter, E., & Pribram, K.H. (1960). *Plans and the structure of behavior.* New York: Holt.

Miller, J.D. (1991). Pathophysiology and management of head injury. *Neuropsychology, 5*, 235–261.

Miller, J.D. & Jones, P.A. (1990). Minor head injury. In M. Rosenthal, M.R. Bond, E.R. Griffith, & J.D. Miller (Eds.), *Rehabilitation of the adult and child with traumatic brain injury* (2nd ed.). Philadelphia: F.A. Davis.

Miller, J.M., Chaffin, D.B., & Smith, R.G. (1975). Subclinical psychomotor and neuromuscular changes in workers exposed to inorganic mercury. *American Industrial Hygiene Association Journal, 36*, 725–733.

Miller, L. (1985). Cognitive risk-taking after frontal or temporal lobectomy--I. *Neuropsychologia, 23*, 359–369.

Miller, L. & Milner, B. (1985). Cognitive risk-taking after frontal or temporal lobectomy--II. *Neuropsychologia, 23*, 371–379.

Miller, L.L. (1976). Marijuana and human cognition: A review of laboratory investigations. In S. Cohen & R.C. Stillman (Eds.), *The therapeutic potential of marijuana.* New York: Plenum Press.

Miller, R.E., Shapiro, A.P., King, H.E., et al. (1984). Effect of antihypertensive treatment on the behavioral consequences of elevated blood pressure. *Hypertension, 6*, 202–208.

Miller, V.T. (1983). Lacunar stroke. *Archives of Neurology, 40*, 129–134.

Miller, W.R. & Saucedo, C.F. (1983). Assessment of neuropsychological impairment and brain damage in problem drinkers. In C.J. Golden, J.A. Moses, Jr., J.A. Coffman, et al. (Eds.), *Clinical neuropsychology: Interface with neurologic and psychiatric disorders.* New York: Grune & Stratton.

Millis, S.R. (1992). Recognition Memory Test in the detection of malingered and exaggerated memory deficits. *The Clinical Neuropsychologist, 6*, 406–414.

Mills, L. & Burkhart, G. (1980). *Memory for prose material in neurological patients: A comparison of two scoring systems* (Research Bulletin # 510). London, Canada: University of Western Ontario, Department of Psychology.

Milner, A.D. & Jeeves, M.A. (1979). A review of behavioural studies of agenesis of the corpus callosum. In I.S. Russell, M.W. van Hof, & G. Berlucchi (Eds.), *Structure and function of cerebral commissures.* London: Macmillan Press.

Milner, B. (1954). Intellectual function of the temporal lobes. *Psychological Bulletin, 51*, 42–62.

Milner, B. (1958). Psychological deficits in temporal lobe excision. In H.C. Solomon, S. Colb, & W. Penfield (Eds.), *The brain and human behavior.* Baltimore: Williams & Wilkins.

Milner, B. (1962a). Laterality effects in audition. In V.B. Mountcastle (Ed.), *Interhemispheric relations and cerebral dominance.* Baltimore: John Hopkins Press.

Milner, B. (1962b). Les troubles de memoire accompagnant des lésions hippocampiques bilatérales. In *Physiologie de l'hippocampe.* Paris: Centre National de la Recherche Scientifique.

Milner, B. (1963). Effects of different brain lesions on card sorting. *Archives of Neurology, 9*, 90–100.

Milner, B. (1964). Some effects of frontal lobectomy in man. In J.M. Warren & K. Akert (Eds.), *The frontal granular cortex and behavior.* New York: McGraw Hill.

Milner, B. (1965a). Memory disturbance after bilateral hippocampal lesions. In P.M. Milner & S. Glickman (Eds.), *Cognitive processes and the brain.* Princeton: Van Nostrand.

Milner, B. (1965b). Visually guided maze learning in man: Effects of bilateral hippocampal, bilateral frontal, and unilateral cerebral lesions. *Neuropsychologia, 3*, 317–338.

Milner, B. (1969). Residual intellectual and memory deficits after head injury. In A.E. Walker, W.F. Caveness, & M. Critchley (Eds.), *The late effects of head injury.* Springfield, IL: C.C. Thomas.

Milner, B. (1970). Memory and the medial temporal regions of the brain. In K. H. Pribram & D. E. Broadbent (Eds.), *Biology of Memory.* New York: Academic Press.

Milner, B. (1971). Interhemispheric differences in the localization of psychological processes in man. *British Medical Bulletin, 27*, 272–277.

Milner, B. (1972). Disorders of learning and mem-

ory after temporal lobe lesions in man. *Clinical Neurosurgery, 19*, 421–446.
Milner, B. (1974). Hemisphere specialization: Scope and limits. In F.O. Schmitt & F.G. Worden (Eds.), *The Neuroscience Third Study Program*. Cambridge, MA: MIT Press.
Milner, B. (1975). Psychological aspects of focal epilepsy and its neurological management. In D.P. Purpura, J.K. Penry, & R.D. Walter (Eds.), *Advances in neurology* (Vol. 8). New York: Raven Press.
Milner, B. (1978). Clues to the cerebral organization of memory. In P.A. Buser & A. Rougeul-Buser (Eds.), *Cerebral correlates of conscious experience*. INSERM Symposium No. 6. Amsterdam: Elsevier/North Holland.
Milner, B. & Taylor, L. (1972). Right hemisphere superiority in tactile pattern-recognition after cerebral commissurectomy. *Neuropsychologia, 10*, 1–15.
Min, S.K. (1986). A brain syndrome associated with delayed neuropsychiatric sequelae following acute carbon monoxide intoxication. *Acta Psychiatrica Scandinavica, 73*, 80–86.
Minden, S.L., Moes, E.J., Orav, J., et al. (1990). Memory impairment in multiple sclerosis. *Journal of Clinical and Experimental Neuropsychology, 12*, 566–586.
Minden, S.L., Orav, J., & Schildkraut, J.J. (1988). Hypomanic reactions to ACTH and prednisone treatment for multiple sclerosis. *Neurology, 38*, 1631–1634.
Minden, S.L. & Schiffer, R.B. (1990). Affective disorders in multiple sclerosis. *Archives of Neurology, 47*, 98–104.
Minderhoud, J.M., van der Hoeven, J.H., & Prange, A.J.A. (1988). Course and prognosis of chronic progressive multiple sclerosis. *Acta Neurologica Scandinavica, 78*, 10–15.
Miran, M. & Miran, E. (1987). The evolving of the homeostatic brain: Neuropsychological evidence. In A. Glass (Ed.), *Individual differences in hemispheric specialization*. New York: Plenum Press.
Mirsky, A.F. (1989). The neuropsychology of attention: Elements of a complex behavior. In E. Perecman (Ed.), *Integrating theory and practice in clinical neuropsychology*. Hillsdale, NJ: Laurence Erlbaum.
Mirsky, A.F., Primac, D.W., Marson, et al. (1960). A comparison of the psychological test performance of patients with focal and nonfocal epilepsy. *Experimental Neurology, 2*, 75–89.
Mishkin, M. & Appenzeller, T. (1987). The anatomy of memory. *Scientific American, 256*, 80–89.
Mishkin, M., Malamut, B., & Bachevalier, J. (1984). Memories and habits: Two neural systems. In G. Lynch, J.L. McGaugh, & N.M. Weinberger (Eds.), *Neurobiology of learning and memory*. New York: Guilford Press.
Mishkin, M. & Petri, H.L. (1984). Memories and habits: Some implications for the analysis of learning and retention. In L.R. Squire & N. Butter (Eds.), *Neuropsychology of memory*. New York: Guilford Press.
Mitchell, M. (1987). Scoring discrepancies on two subtests of the Wechsler Memory Scale. *Journal of Consulting and Clinical Psychology, 55*, 914–915.
Mitchell, R.E., Grandy, T.G., & Lupo, J.V. (1986). Comparisons of the WAIS and the WAIS-R in the upper ranges of IQ. *Professional Psychological Research and Practice, 17*, 82–83.
Mitrushina, M. & Fuld, P.A. (1988). Neuropsychological characteristics of early Alzheimer's disease. In E. Gracobini & R. Becker (Eds.), *Current research in Alzheimer therapy II: Early diagnoses*. Bristol, PA: Taylor and Francis.
Mitrushina, M., Satz, P., Gayer, D., & McConnell, J. (1988). Neuropsychological indices in subjects at risk for accelerated cognitive decline presumably associated with early stages of dementia. *Journal of Clinical and Experimental Neuropsychology, 10*, 316 (abstract).
Mitrushina, M., Satz, P., & Van Gorp, W. (1989). Some putative cognitive precursors in subjects hypothesized to be at-risk for dementia. *Archives of Clinical Neuropsychology, 4*, 323–333.
Mittan, R.J. (1986). Fear of seizures. In S. Whitman & B.P. Hermann (Eds.), *Psychopathology in epilepsy. Social dimensions*. New York: Oxford University Press.
Mittenberg, W., Hammeke, T.A., & Rao, S.M. (1989). Intrasubtest scatter on the WAIS-R as a pathognomonic sign of brain injury. *Psychological Assessment, 1*, 273–276.
Mittenberg, W., Kasprisin, A., & Farage, C. (1985). Localization and diagnosis in aphasia with the Luria-Nebraska Neuropsychological Battery. *Journal of Consulting and Clinical Psychology, 53*, 386–392.
Mittenberg, W. & Motta, S. (1993). Effects of chronic cocaine abuse on memory and learning. *Archives of Clinical Neuropsychology, 8*, 477–483.
Mittenberg, W., Seidenberg, M., O'Leary, D.S., & DiGiulio, D.V. (1989). Changes in cerebral functioning associated with normal aging. *Journal of Clinical and Experimental Neuropsychology, 11*, 918–932.
Moberg, P.J., Pearlson, G.D., Speedy, L.J., et al.

(1987). Olfactory recognition: Differential impairments in early and late Huntington's and Alzheimer's diseases. *Journal of Clinical and Experimental Neuropsychology*, 9, 650–664.

Mody, C.K., Miller, B.L., McIntyre, H.B., et al. (1988). Neurologic complications of cocaine abuse. *Neurology*, *38*, 1189–1193.

Moehle, K.A., Fitzhugh-Bell, K.B., Engleman, E., & Hennon, D. (1987). Diagnostic accuracy of the Halstead Category test and a short form. *Journal of Clinical and Experimental Neuropsychology*, *9*, 37. (abstract).

Mohr, E., Cox, C., Williams, J., et al. (1990). Impairment of central auditory function in Alzheimer's disease. *Journal of Clinical and Experimental Neuropsychology*, *12*, 235–246.

Mohr, J.P. & Pessin, M.S. (1986). Extracranial carotid artery disease. In H.J.M. Bennett et al. (Eds.), *Stroke. Pathophysiology, diagnosis, and management*. New York: Churchill-Livingstone.

Mohr, J.P., Spetzler, R.F., Kistler, J.P., et al. (1986). Intracranial aneurysms. In H.J.M. Bennett et al. (Eds.), *Stroke. Pathophysiology, diagnosis, and management*. New York: Churchill-Livingstone.

Mohr, J.P., Tatemichi, T.K., Nichols, F.C., et al. (1986). Vascular malformations of the brain: Clinical considerations. In H.J.M. Bennett et al. (Eds.), *Stroke. Pathophysiology, diagnosis, and management*. New York: Churchill-Livingstone.

Monakow, C. von (1969). Diaschisis. In K.H. Pribram (Ed.), *Brain and behavior 1. Mood, states and mind*. Baltimore, MD: Penguin Books.

Money, J. (1976). *A Standardized Road Map Test of Direction Sense. Manual*. San Rafael, CA: Academic Therapy Publications.

Monsch, A.U., Bondi, M.W., Butters, N., et al. (1992). Comparisons of verbal fluency tasks in the detection of dementia of the Alzheimer type. *Archives of Neurology*, *49*, 1253–1258.

Monsch, A.U., Bondi, M.W., & Butters, N., et al. (1994). A comparison of category and letter fluency in Alzheimer's disease. *Neuropsychology*, *8*, 25–30.

Montaldi, D. & Parkin, A.J. (1989). Retrograde amnesia in Korsakoff's syndrome: An experimental and theoretical analysis. In J. Crawford & D. Parker (Eds.), *Developments in clinical and experimental neuropsychology*. New York: Plenum Press.

Montemurro, D.G. & Bruni, J.E. (1988). *The human brain in dissection* (2nd ed.). New York: Oxford University Press.

Montgomery, K. & Costa, L. (1983). *Neuropsychological test performance of a normal elderly sample*. Paper presented at the eleventh annual meeting of the International Neuropsychological Society, Mexico City.

Monti, J. (1981). *The neuropsychology of advanced multiple sclerosis*. Paper presented at the European conference of the International Neuropsychological Society, Bergen, Norway.

Monti, J.A. (1985). *The neurocognitive mechanisms underlying perseveration*. Doctoral dissertation. Victoria, B.C.: University of Victoria.

Mooney, C. M. & Ferguson, G. A. (1951). A new closure test. *Canadian Journal of Psychology*, *5*, 129–133.

Mooradian, A.D., Perryman, K., Fitten, J., et al. (1988). Cortical function in elderly non-insulin dependent diabetic patients. *Archives of Internal Medicine*, *148*, 2369–2372.

Moore, B.D., III & Papanicolaou, A.C. (1988). Dichotic-listening evidence of right-hemisphere involvement in recovery from aphasia following stroke. *Journal of Clinical and Experimental Neuropsychology*, *10*, 380–386.

Moore, R.Y. (1990). Subcortical chemical neuroanatomy. In J.L. Cummings (Ed.), *Subcortical dementia*. New York: Oxford University Press.

Moore, W.H., Jr. (1984). The role of right hemispheric information processing strategies in language recovery in aphasia: An electroencephalographic investigation of hemispheric alpha asymmetries in normal and aphasic subjects. *Cortex*, *20*, 193–205.

Moossy, J., Zubenko, G.S., Martinez, A.J., et al. (1989). Lateralization of brain morphologic and cholinergic abnormalities in Alzheimer's disease. *Archives of Neurology*, *46*, 639–642.

Moreland, K.L. (1985). Validation of computer-based test interpretations: problems and prospects. *Journal of Consulting and Clinical Psychology*, *53*, 816–825.

Moreno, C.R., Borod, J.C., Welkowitz, J., & Alpert, M. (1990). Lateralization for the expression and perception of facial emotion as a function of age. *Neuropsychologia*, *28*, 199–209.

Morgan, S. (1992). The relationship between performance on the Symbol Digit Modalities Test and WAIS Digit Symbol. *Journal of Clinical and Experimental Psychology*, *14*, 63 (abstract).

Morley, G.K., Lundgren, S., & Haxby, J. (1979). Comparison and clinical applicability of auditory comprehension scores on the Behavioral Neurology Deficit Evaluation, Boston Diagnostic Aphasia Examination, Porch Index of Communicative Ability, and Token Tests. *Journal of Clinical Neuropsychology*, *1*, 249–258.

Morris, J.C. & Ferrendelli, J.A. (1990). Metabolic encephalopathy. In A.L. Pearlman & R.C. Collins

(Eds.), *Neurobiology of disease*. New York: Oxford University Press.

Morris, J.C., Heyman, A., Mohs, R.C., et al. (1989). The Consortium to Establish a Registry for Alzheimer's Disease (CERAD). Part I. Clinical and neuropsychological assessment of Alzheimer's disease. *Neurology, 39*, 1159–1165.

Morris, J.C., McKeel, D.W., Jr., Fulling, K., et al. (1988). Validation of clinical diagnostic criteria for Alzheimer's disease. *Annals of Neurology, 24*, 17–22.

Morris, J.C., McKeel, D.W., Storandt, M., et al. (1991). Very mild Alzheimer's disease: Informant-based clinical, psychometric, and pathologic distinction from normal aging. *Neurology, 41*, 469–478.

Morris, R.D. & Baddeley, A.D. (1988). Primary and working memory functioning in Alzheimer-type dementia. *Journal of Clinical and Experimental Neuropsychology, 10*, 279–296.

Morris, R.D. & Fletcher, J.M. (1988). Classification in neuropsychology: A theoretical framework and research paradigm. *Journal of Clinical and Experimental Neuropsychology, 10*, 640–658.

Morris, R.D., Hopkins, W.D., & Bolser-Gilmore, L. (1993). Assessment of hand preference in two language-trained chimpanzees (Pantroglodytes): A multimethod analysis. *Journal of Clinical and Experimental Neuropsychology, 15*, 487–502.

Morris, R.G. & Kopelman, M.D. (1986). The memory deficits in Alzheimer-type dementia: A review. *The Quarterly Journal of Experimental Psychology, 38A*, 575–602.

Morrison, R.G. (1986). Medical and public health aspects of boxing. *Journal of the American Medical Association, 255*, 2475–2480.

Morrow, L.A., Furman, J.M.R., Ryan, C.M., & Hodgson, M.J. (1988). Neuropsychological deficits associated with vestibular abnormalities in solvent exposed workers. *The Clinical Neuropsychologist, 2*, 272–273 (abstract).

Morrow, L.A., Kamis, H., & Hodgson, M.J. (1993). Psychiatric symptomatology in persons with organic solvent exposure. *Journal of Consulting and Clinical Psychology, 61*, 171–174.

Morrow, L.A. & Ratcliff, G. (1988). The disengagement of covert attention and the neglect syndrome. *Psychobiology, 16*, 261–269.

Morrow, L.A., Robin, N., Hodgson, M.J., & Kamis, H. (1992). Assessment of attention and memory efficiency in persons with solvent neurotoxicity. *Neuropsychologia, 30*, 911–922.

Morrow, L.A., Ryan, C.M., Goldstein, G., & Hodgson, M.J. (1989a). A distinct pattern of personality disturbance following exposure to mixtures of organic solvents. *Journal of Occupational Medicine, 31*, 743–746.

Morrow, L.A., Ryan, C.M., Hodgson, M.J., & Robin, N. (1990). Alterations in cognitive and psychological functioning after organic solvent exposure. *Journal of Occupational Medicine, 32*, 444–449.

Morrow, L.A., Ryan, C.M., Hodgson, M.J., & Robin, N. (1991). Risk factors associated with persistence of neuropsychological deficits in persons with organic solvent exposure. *Journal of Nervous of Mental Disease, 179*, 540–545.

Morrow, L.A., Steinhauer, S. R., & Hodgson, M. J. (1992). Delay in P300 latency in patients with organic solvent exposure. *Archives of Neurology, 49*, 315–320.

Morrow, L.(A.), Vrtunski, P.B., Kim, Y., & Boller, F. (1981). Arousal responses to emotional stimuli and laterality of lesion. *Neuropsychologia, 19*, 65–71.

Morrow, R.S. & Mark, J.C. (1955). The correlation of intelligence and neurological findings in 22 patients autopsied for brain damage. *Journal of Consulting Psychology, 19*, 283–289.

Mortensen, E.L., Gade, A., & Reinisch, J.M. (1991). "Best Performance Method" in clinical neuropsychology. *Journal of Clinical and Experimental Neuropsychology, 13*, 361–371.

Mortimer, J.A. (1988a). The dementia of Parkinson's disease. *Clinics in Geriatric Medicine, 4*, 785–797.

Mortimer, J.A. (1988b). Do psychosocial risk factors contribute to Alzheimer's disease? In A.S. Henderson & J.H. Henderson (Eds.), *Etiology of dementia of Alzheimer's type*. Chichester, U.K.: John Wiley & Sons.

Mortimer, J.A. (1988c). Human motor behavior and aging. *Annals of the New York Academy of Sciences, 515*, 54–66.

Mortimer, J.A., Christensen, K.J., & Webster, D.D. (1985). Parkinsonian dementia. In P.J. Vinken, G.W. Bruyn, & H.L. Klawans (Eds.), *Handbook of clinical neurology* (Vol. 2 [46]). Amsterdam: Elsevier.

Mortimer, J.A., French, L.R., Hutton, J.T., & Schuman, L.M. (1985). Head injury as a risk factor for Alzheimer's disease. *Neurology, 35*, 264–266.

Mortimer, J.A., Jun, S.-P., Kuskowski, M.A., & Webster, D.D. (1987). Subtypes of Parkinson's disease defined by intellectual impairment. *Journal of Neural Transmission, 24*, 101–104.

Mortimer, J.A. & Pirozzolo, F.J. (1985). Remote effects of head trauma. *Developmental Neuropsychology, 1*, 215–229.

Mortimer, J.A., Pirozzolo, F.J., Hansch, E.C., & Webster, D.D. (1982). Relationship of motor

symptoms to intellectual deficits in Parkinson's disease. *Neurology, 32*, 133–137.
Moscovitch, M. (1976). *Differential effects of unilateral temporal and frontal lobe damage on memory performance.* Paper presented at the fourth annual meeting of the International Neuropsychological Society, Toronto.
Moscovitch, M. (1979). Information processing and the cerebral hemispheres. In M.S. Gazzaniga (Ed.), *Handbook of behavioral neurobiology. II. Neuropsychology.* New York: Plenum Press.
Moscovitch, M. & Umilta, C. (1991). Conscious and nonconscious aspects of memory: A neuropsychological framework of modules and central systems. In R.G. Lister & H.J. Weingartner (Eds.), *Perspectives on cognitive neurosciences.* New York: Oxford University Press.
Moses, J.A., Jr., Cardellino, J.P., & Thompson, L.L. (1983). Discrimination of brain damage from chronic psychosis by the Luria-Nebraska Neuropsychological Battery: a closer look. *Journal of Consulting and Clinical Psychology, 51*, 441–449.
Moses, J.A., Jr., & Golden, C.J. (1979). Cross-validation of the discriminative effectiveness of the standardized Luria Neuropsychological Battery. *International Journal of Neuroscience, 9*, 149–155.
Moss, M.B., Albert, M.S., Butters, N., & Payne, M. (1986). Differential patterns of memory loss among patients with Alzheimer's disease, Huntington's disease, and Korsakoff's syndrome. *Archives of Neurology, 43*, 239–246.
Moss, M.B., Albert, M.S., & Kemper, T.L. (1992). Neuropsychology of frontal lobe dementia. In R. F. White (Ed.), *Clinical syndromes in adult neuropsychology: The practitioner's handbook.* Amsterdam: Elsevier.
Mozaz, M.J., Peña, J., Barraquer, L.L., et al. (1993). Use of body part as object in brain-damaged subjects. *The Clinical Neuropsychologist, 7*, 39–47.
Mueller, J.H. (1979). Test anxiety and the encoding and retrieval of information. In I.G. Sarason (Ed.), *Test anxiety: Theory, research, and applications.* Hillsdale, NJ: Laurence Erlbaum Associates.
Mueller, J.H. & Overcast, T.D. (1976). Free recall as a function of test anxiety, concreteness and instructions. *Bulletin of the Psychonomic Society, 8*, 194–196.
Mueller, S.R. & Girace, M. (1963). Use and misuse of the MMPI, a reconsideration. *Psychological Reports, 63*, 483–491.
Munoz-Garcia, D. & Ludwin, S.K. (1984). Classic and generalized variants of Pick's disease: A clinico-pathological, ultrastructural, and immunocytochemical comparative study. *Annals of Neurology, 16*, 467–480.
Muramoto, O., Kuru, Y., Sugishita, M., & Toyokura, Y. (1979). Pure memory loss with hippocampal lesions. A pneumoencephalographic study. *Archives of Neurology, 36*, 54–56.
Murdoch, G.E. (1990). *Acquired speech and language disorders: A neuroanatomical and functional neurological approach.* New York: Chapman and Hall.
Murray, H.A. (1938). *Explorations in personality.* NY: Oxford University Press.
Murstein, B.I. & Leipold, W.D. (1961). The role of learning and motor abilities in the Wechsler-Bellevue Digit Symbol test. *Educational and Psychological Measurement, 21*, 103–112.
Musiek, F.E., Reeves, A.G., & Baran, J.A. (1985). Release from central auditory competition in the split-brain patient. *Neurology, 35*, 983–987.
Myers, D.C. (1983). The psychological and perceptual-motor aspects of Huntington's disease. *Rehabilitation Psychology, 28*, 13–34.
Myers, J.J. & Sperry, R.W. (1985). Interhemispheric communication after section of the forebrain commissures. *Cortex, 21*, 249–260.
Myers, R.H., Sax, D.S., Schoenfeld, M., et al. (1985). Late onset of Huntington's disease. *Journal of Neurology, Neurosurgery, and Psychiatry, 48*, 530–534.
Myers, R.H., Vonsattel, J.P., Stevens, T.J., et al. (1988). Clinical and neuropathologic assessment of severity in Huntington's disease. *Neurology, 38*, 341–347.
Mysiw, W.J., Corrigan, J.D., Hunt, M., et al. (1989). Vocational evaluation of traumatic brain injury using The Functional Assessment Inventory. *Brain Injury, 3*, 27–34

Näätänen, R. (1988). Regional cerebral blood flow: Supplement to event-related potential studies of selective attention. In G.C. Galbraith, M.L. Kietzman, & E. Donchin (Eds.), *Neurophysiology and psychophysiology: Experimental and clinical applications.* Hillsdale, NJ: Laurence Erlbaum Associates.
Nadler, J.D., Richardson, E.D. & Malloy, P.F., et al. (1993). The ability of the Dementia Rating Scale to predict everyday functioning. *Archives of Clinical Neuropsychology, 8*, 449–460.
Naeser, M.A. (1982). Language behavior in stroke patients. Cortical vs. subcortical lesion sites on CT scans. *Trends in Neurosciences, 5*, 53–59.
Naeser, M.A., Alexander, M.P., Helm-Estabrooks, N., et al. (1982). Aphasia with predominantly sub-

cortical lesion sites. *Archives of Neurology, 39*, 2–14.

Naeser, M.A. & Borod, J.C. (1986). Aphasia in left-handers: Lesion site, lesion side, and hemispheric asymmetries on CT. *Neurology, 36*, 471–488.

Naeser, M.A. & Hayward, R.W. (1978). Lesion localization in aphasia with cranial computed tomography and the Boston Diagnostic Aphasia Exam. *Neurology, 28*, 545–551.

Naeser, M.A., Helm-Estabrooks, N., Haas, G., et al. (1987). Relationship between lesion extent in "Wernicke's area" on computed tomographic scan and predicting recovery of comprehension in Wernicke's aphasia. *Archives of Neurology, 44*, 73–82.

Naeser, M.A., Palumbo, C.L., Helm-Estabrooks, N., et al. (1989). Severe non-fluency in aphasia: Role of the medial subcallosal fasciculus plus other white matter pathways in recovery of spontaneous speech. *Brain, 112*, 1–38.

Naglieri J.A. & Das, J.P. (1987). Construct and criterion-related validity of planning, simultaneous, and successive cognitive processing tasks. *Journal of Psychoeducational Assessment, 4*, 353–363.

Naglieri, J.A. & Das, J.P. (1988). Planning-arousal-simultaneous-successive (PASS): A model for assessment. *Journal of School Psychology, 26*, 35–48.

Nash, S.C. (1979). Sex role as a mediator of intellectual functioning. In M.A. Wittig & A.C. Petersen (Eds.), *Sex-related differences in cognitive functioning*. New York: Academic Press.

Nasrallah, H.A. (1992). The neuropsychiatry of schizophrenia. In S.C. Yudofsky & R.E. Hales (Eds.), *Textbook of psychiatry* (2nd ed.). Washington, D.C.: American Psychiatric Press.

Nathan, L.C., Goldfinger, S.H., Shore, A.R., & Nathan, D.M. (1990). Cognitive function in non-insulin-dependent diabetes. In C.S. Holmes (Ed.), *Neuropsychological and behavioral aspects of diabetes*. New York: Springer-Verlag.

Nathan, P. (1988). *The nervous system* (3rd ed.). New York: Oxford University Press.

National Advisory Mental Health Council (1989). *Approaching the 21st century: Opportunities for NIMH neuroscience research*. Report to Congress on the decade of the brain. Rockville, MD: National Institute of Mental Health.

Natsoulas, T. (1978). Consciousness. *American Psychologist, 33*, 906–914.

Naugle, R.I. (1990). Epidemiology of traumatic brain injury in adults. In E.D. Bigler (Ed.), *Traumatic brain injury*. Austin, TX: Pro-ed.

Naugle, R.I. & Bigler, E.D. (1989). Brain imaging and neuropsychological identification of dementia of the Alzheimer's type. In E. Bigler, R.A. Yeo, & E. Turkheimer (Eds.), *Neuropsychological function and brain imaging*. New York: Plenum.

Naugle, R.I. & Kawczak, K. (1989). Limitations of the Mini-Mental State Examination. *Cleveland Clinic Journal of Medicine, 56*, 277–281.

Nauta, W.J.H. (1964). Some brain structures and functions related to memory. *Neurosciences Research Progress Bulletin*, II, No. 5, 1–20.

Nauta, W.J.H. (1966). In R.B. Livingston, Chairman, Brain mechanisms in conditioning and learning. *Neurosciences Research Progress Bulletin, 4*, 235–347.

Nauta, W.J.H. (1971). The problem of the frontal lobe. *Journal of Psychiatric Research, 8*, 167–187.

Navia, B.A. (1990). The AIDS dementia complex. In J.L. Cummings (Ed.), *Subcortical dementia*. New York: Oxford University Press.

Neary, D. & Snowden, J.S. (1991). Dementia of the frontal lobe type. In H.S. Levin, H.M. Eisenberg, & A.L. Benton, *Frontal lobe function and dysfunction*. New York: Oxford University Press.

Neary, D., Snowden, J.S., Mann, D.M.A., et al. (1990). Frontal lobe dementia and motor neuron disease. *Journal of Neurology, Neurosurgery, and Psychiatry, 53*, 23–32.

Neary, D., Snowden, J.S., Northen, B., & Goulding, P. (1988). Dementia of frontal lobe type. *Journal of Neurology, Neurosurgery, and Psychiatry, 51*, 353–361.

Nebes, R.D. (1978). Direct examination of cognitive function in the right and left hemispheres. In M. Kinsbourne (Ed.), *Asymmetrical function of the brain*. Cambridge, England: Cambridge University Press.

Nebes, R.D. (1989). Semantic memory in Alzheimer's disease. *Psychological Bulletin, 106*, 377–394.

Nebes, R.D. (1990a). The commissurotomized brain: Introduction. In F. Boller & J. Grafman (Eds.), *Handbook of Neuropsychology* (Vol. 4). Amsterdam: Elsevier Science Publishers.

Nebes, R.D. (1990b). Hemispheric specialization in the aged brain. In C. Trevarthen (Ed.), *Brain circuits and functions of the mind: Essays in honor of Roger W. Sperry*. Cambridge: Cambridge University Press.

Nebes, R.D. (1992a). Cognitive dysfunction in Alzheimer's disease. In F.I.M. Craik & T.A. Salthouse, *The Handbook of aging*. Hillsdale, N.J.: Laurence Erlbaum.

Nebes, R.D. (1992b). Semantic memory dysfunction in Alzheimer's disease: Disruption of semantic knowledge or information-processing limitation? In L. R. Squire, & N. Butters (Eds.), *Neuropsy-*

chology of memory (2nd ed.). New York, NY: Guilford Press.

Nebes, R.D. & Brady, C.B. (1989). Focused and divided attention in Alzheimer's disease. *Cortex, 25*, 305–315.

Nebes, R.D. & Brady, C.B. (1993). Phasic and tonic alertness in Alzheimer's disease. *Cortex, 29*, 77–90.

Nebes, R.D., Martin, D.C., & Horn, L.C. (1984). Sparing of semantic memory in Alzheimer's disease. *Journal of Abnormal Psychology*, 321–330.

Nee, L.E., Eldridge, R., Sunderland, T., et al. (1987). Dementia of the Alzheimer type: Clinical and family study of 22 twin pairs. *Neurology, 37*, 359–363.

Nehemkis, A.M. & Lewinsohn, P.M. (1972). Effects of left and right cerebral lesions on the memory process. *Perceptual Motor Skills, 35*, 787–798.

Neils, J., Boller, F., Gerdeman, B., & Cole, M. (1989). Descriptive writing abilities in Alzheimer's disease. *Journal of Clinical and Experimental Neuropsychology, 11*, 692–698.

Nelson, H.E. (1976). A modified card sorting test sensitive to frontal lobe defects. *Cortex, 12*, 313–324.

Nelson, H.E. (1982). *The National Adult Reading Test (NART): Test Manual.* Windsor, Berks, U.K.: NFER-Nelson.

Nelson, H.E. & O'Connell, A. (1978). Dementia: The estimation of premorbid intelligence levels using the National Adult Reading Test. *Cortex, 14*, 234–244.

Nelson, L.D., Cicchetti, D., Satz, P., et al. (1993). Emotional sequelae of stroke. *Neuropsychology, 7*, 553–560.

Nemec, R.E. (1978). Effects of controlled background interference on test performance by right and left hemiplegics. *Journal of Consulting and Clinical Psychology, 46*, 294–297.

Nemeth, A.J. (1988). Litigating head trauma: The "hidden" evidence of disability. *American Journal of Trial Advocacy, 12*, 239–272.

Nemeth, A.J. (1991). Common blind spots in the diagnosis and management of minor brain trauma. *Medical Trial Technique Quarterly, 37*, 478–487.

Nemeth, A. J. (1993). Investigating the total person in tort litigation: An arduous and conflict-laden task for forensic psychologists. *American Journal of Forensic Psychology, 11*, 27–45.

Neppe, V.M. & Tucker, G.J. (1992). Neuropsychiatric aspects of seizure disorders. In S.C. Yudofsky & R.E. Hales (Eds.), *American Psychiatric Press textbook of neuropsychiatry* (2nd. ed.). Washington, D.C.: American Psychiatric Press.

Nespoulous, J.-L., Ska, B., & Lecours, A.R. (1985). De l'acte au signe: Capacités praxiques, comportement non-verbal et vieillissement. À propos d'une expérience en cours. *Recherches Semiotiques/Semiotic Inquiry*, 5, 285–303.

Nestor, P.G., Parasuraman, R., & Haxby, J.V. (1989). Attentional costs of mental operations in young and old adults. *Developmental Neuropsychology*, 5, 141–158.

Nestor, P.G., Parasuraman, R., & Haxby, J.V. (1991). Speed of information processing and attention in early Alzheimer's dementia. *Developmental Neuropsychology*, 7, 242–256.

Netter, F.H. (1983). *The Ciba collection of medical illustrations* Vol. 1, *Nervous system.* Part 1, Anatomy and physiology. West Caldwell, NJ: Ciba-Geigy.

Neugarten, B.L. (1990). The changing meanings of age. In M. Bergener & S.I. Finkel (Eds.), *Clinical and scientific psychogeriatrics.* Vol. 1. *The holistic approaches.* New York: Springer.

Neuger, G.J., O'Leary, D.S., Fishburne, F., et al. (1981). Order effects on the Halstead-Reitan Neuropsychological Test Battery and allied procedures. *Journal of Consulting and Clinical Psychology, 49*, 722–730.

Neuwelt, E.A., Hill, S.A., & Kikuchi, K. (1983). Malignant and benign brain tumors: Current concepts and intervention. *Comprehensive Therapy*, 9, 24–32.

Newby, R. F., Hallenbeck, C.D., & Embretson, S. (1983). Confirmatory factor analysis of four general neuropsychological models with a modified Halstead-Reitan battery. *Journal of Clinical Neuropsychology*, 5, 115–133.

Newcombe, F. (1969). *Missile wounds of the brain.* London: Oxford University Press.

Newcombe, F. (1982). The psychological consequences of closed head injury: Assessment and rehabilitation. *Injury, 14*, 111–136.

Newcombe, F. (1985). Rehabilitation in clinical neurology: Neuropsychological aspects. In J.A.M. Frederiks (Ed.), *Handbook of clinical neurology* (Vol. 2 [46]): *Neurobehavioral disorders.* Amsterdam: Elsevier.

Newcombe, F. (1987). Psychometric and behavioral evidence: Scope, limitations, and ecological validity. In H.S. Levin, J. Grafman, & H.M. Eisenberg (Eds.), *Neurobehavioral recovery from head injury.* New York: Oxford University Press.

Newcombe, F. & Artiola i Fortuny, L. (1979). Problems and perspectives in the evaluation of psychological deficits after cerebral lesions. *International Rehabilitation Medicine, 1*, 182–192.

Newcombe, F., Oldfield, R.C., Ratcliff, G.G., & Wingfield, A. (1971). Recognition and naming of

object-drawing by men with focal brain wounds. *Journal of Neurosurgery & Psychiatry, 34*, 329–340.
Newcombe, F. & Ratcliff, G. (1989). Disorders of visuospatial analysis. In F. Boller & J. Grafman (Eds.), *Handbook of neuropsychology* (Vol. 2). Amsterdam: Elsevier.
Newcombe, F., Ratcliff, G., & Damasio, H. (1987). Dissociable visual and spatial impairments following right posterior cerebral lesions: Clinical neuropsychological and anatomical evidence. *Neuropsychologia, 25*, 149–161.
Newcombe, F. & Russell, W.R. (1969). Dissociated visual perceptual and spatial deficits in focal lesions of the right hemisphere. *Journal of Neurology, Neurosurgery, and Psychiatry, 32*, 73–81.
Newhouse, P.A., Potter, A., & Lenox, R.H. (1993). The effects of nicotinic agents on human cognition: Possible therapeutic applications in Alzheimer's and Parkinson's diseases. *Medicinal Chemistry Research, 2*, 628–642.
Newman, R.P., Weingartner, H., Smallberg, S.A., & Calne, D.B. (1984). Effortful and automatic memory: Effects of dopamine. *Neurology, 34*, 805–807.
Newman, S. (1984). The psychological consequences of cerebrovascular accident and head injury. In R. Fitzpatrick, et al. (Eds.), *The experience of illness*. London: Tavistock Publications.
Newmark, C.S., Gentry, L., & Whitt, J.K. (1982). Interpretive accuracy of two MMPI short forms with geriatric patients. *Journal of Clinical Psychology, 38*, 573–576.
Nicholas, L.E. & Brookshire R.H. (1987). Error analysis and passage dependency of test items from a standardized test of multiple-sentence reading comprehension for aphasic and non-brain-damaged adults. *Journal of Speech and Hearing Disorders, 52*, 358–366.
Nicholas, L.E., MacLennan, D.L., & Brookshire, R.H. (1986). Validity of multiple-sentence reading comprehension tests for aphasic adults. *Journal of Speech and Hearing Disorders, 51*, 82–87.
Nicholas, M., Obler, L., Albert, M., & Goodglass, H. (1985). Lexical retrieval in healthy aging. *Cortex, 21*, 595–606.
Nicholas, M., Obler, L.K., Albert, M.L., & Helm-Estabrooks, N. (1985). Empty speech in Alzheimer's disease and fluent aphasia. *Journal of Speech and Hearing Research, 28*, 405–410.
Nichols, M.L. (1980). *A psychometric evaluation of the bicycle drawing test and the establishment of preliminary norms*. Master's Thesis. Portland, OR: Portand State University.
Niederehe, G. (1986). Depression and memory impairment in the aged. In L.W. Poon (Ed.), *Handbook for clinical memory assessment of older adults*. Washington, D.C.: American Psychological Association.
Niemi, M.-L., Laaksonen, R., Kotila, M., & Waltimo, O. (1988). Quality of life four years after stroke. *Stroke, 19*, 1101–1107.
Nissen, M.J. & Bullemer, P. (1987). Attentional requirements of learning: Evidence from performance measures. *Cognitive Psychology, 19*, 1–32.
Nissen, M.J., Knopman, D.S., & Schacter, D.L. (1987). Neurochemical dissociation of memory systems. *Neurology, 37*, 789–794.
Nissen, M.J., Willingham, D., & Hartman, M. (1989). Explicit and implicit remembering: When is learning preserved in amnesia? *Neuropsychologia, 27*, 341–352.
Nixon, S.J., Kiyawski, A., Parsons, O.A., & Yohman, J.R. (1987). Semantic (verbal) and figural memory impairment in alcoholics. *Journal of Clinical and Experimental Neuropsychology, 9*, 311–322.
Njiokiktjien, C. (1988). *Pediatric behavioural neurology*. Vol. 1. *Clinical Principles*. (S. Gogal, trans.) Amsterdam: Suyi Publicaties.
Noble, C.E. (1961). Measurements of association value (a), rated associations (á), and scaled meaningfulness (ḿ) for 2,100 CVC combinations of the English alphabet. *Psychological Reports, 8*, 487–521.
Norman, R.D. (1966). A revised deterioration formula for the Wechsler Adult Intelligence Scale. *Journal of Clinical Psychology, 22*, 287–294.
Norris, C.R., Trench, J.M., & Hook, R. (1982). Delayed carbon monoxide encephalopathy: Clinical and research implications. *Journal of Clinical Psychiatry, 43*, 294–295.
North, A.J. & Ulatowska, H.K. (1981). Competence in independently living older adults: Assessment and correlates. *Journal of Gerontology, 36*, 576.-582.
Norton, J.C. (1978). The Trail Making Test and Bender Background Interference Procedure as screening devices. *Journal of Clinical Psychology, 34*, 916–922.
Noseworthy, J., Paty, D., Wonnacott, T., et al. (1983). Multiple sclerosis after age 50. *Neurology, 33*, 1537–1544.
Nottebohm, F. (1979). Origins and mechanisms in the establishment of cerebral dominance. In M.S. Gazzaniga (Ed.), *Handbook of behavioral neurobiology* (Vol. 2), *Neuropsychology*. New York: Plenum Press.
Novelly, R.A., Augustine, E.A., Mattson, R.H., et al. (1984). Selective memory improvement and impairment in temporal lobectomy for epilepsy. *Annals of Neurology, 15*, 64–67.

Nutt, J.G. (1989). Excitatory amino acids and Huntington's disease. *Genetics Northwest, 6,* 4–5.

Nutt, J.G., Hammerstad, J.P., & Gancher, S.T. (1992). *Parkinson's disease. 100 maxims.* St. Louis, MO: Mosby Year Book.

Nuwer, M.R. (1989). Uses and abuses of brain mapping. *Archives of Neurology, 46,* 1134–1135.

Nybäck, H., Nyman, H., Blomqvist, G., et al. (1991). Brain metabolism in Alzheimer's dementia: Studies of ^{11}C-deoxyglucose accumulation, CSF monoamine metabolites and neuropsychological test performance in patients and healthy subjects. *Journal of Neurology, Neurosurgery, and Psychiatry, 54,* 672–678.

Oates, J.C. (1992). The cruelest sport. *New York Review of Books,* Feb. 13, 3–6.

Ober, B.A., Dronkers, N.F., Koss, E., et al. (1986). Retrieval from semantic memory in Alzheimer-type dementia. *Journal of Clinical and Experimental Neuropsychology, 8,* 75–92.

Ober, B.A., Koss, E., Friedland, R.P., & Delis, D.C. (1985). Processes of verbal memory failure in Alzheimer-type dementia. *Brain and Cognition, 4,* 90–103.

Öberg, R.G.E., Udesen, H., Thomsen, A.M., et al. (1985). Psychogenic behavioral impairments in patients exposed to neurotoxins. Neuropsychological assessment in differential diagnosis. In *Neurobehavioural methods in occupational and environmental health.* Copenhagen: World Health Organization (Environmental Health Document 3).

Obler, L.K. & Albert, M.L. (1980). *Language and communication in the elderly.* Lexington, MA: Lexington Books.

Obler, L.K. & Albert, M.L. (1984). Language in aging. In M.L. Albert (Ed.), *Clinical neurology of aging.* New York: Oxford University Press.

Obler, L.K. & Albert, M.L. (1985). Language skills across adulthood. In J. Birren & K.W. Schaie (Eds.), *The psychology of aging.* New York: Van Nostrand Reinhold Company.

Obler, L.K., Nicholas, M., Albert, M.L., & Woodward, S. (1985). On comprehension across the adult lifespan. *Cortex, 21,* 273–280.

Obler, L.K., Woodward, S., & Albert, M.L. (1984). Changes in cerebral lateralization in aging? *Neuropsychologia, 22,* 235–240.

O'Boyle, M.W. & Benbow, C.P. (1990). Handedness and its relationship to ability and talent. In S. Coren (Ed.), *Left-handedness: Behavioral implications and anomalies.* Amsterdam: Elsevier/North Holland.

O'Brien, K. & Lezak, M.D. (1981). *Long-term improvements in intellectual function following brain injury.* Paper presented at the European meeting of the International Neuropsychological Society, Bergen, Norway.

Obrzut, J., Dalby, P., Boliek, C., & Cannon, G. (1992). Factorial structure of the Waterloo Handedness Questionnaire for control and learning-disabled adults. *Journal of Clinical and Experimental Neuropsychology, 14,* 935–950.

Obrzut, J.E. & Hynd, G.W. (Eds.) (1986a). *Child neuropsychology.* Vol. 1: *Therapy and research.* New York: Academic Press.

Obrzut, J.E. & Hynd, G.W. (Eds.) (1986b). *Child neuropsychology.* Vol. 2: *Clinical practice.* Orlando, FL: Academic Press.

O'Callaghan, C. (1985). *Lateral elongation in the Rey-Osterrieth drawings of patients with temporal lobe epilepsy.* Paper presented at the 13th annual meeting of the International Neuropsychological Society, San Diego.

O'Carroll, R. (1992). Predicting premorbid intellectual ability in dementia. *The Clinical Neuropsychologist, 6,* 113–115.

O'Carroll, R.E., Woodrow, J., & Maroun, F. (1991). Psychosexual and psychosocial sequelae of closed head injury. *Brain Injury, 5,* 303–313.

Oddy, M., Coughlan, T., Tyerman, A., & Jenkins, D. (1985). Social adjustment after closed head injury: A further follow-up seven years after injury. *Journal of Neurology, Neurosurgery, and Psychiatry, 48,* 564–568.

Oddy, M., Humphrey, M., & Uttley, D. (1978). Subjective impairment and social recovery after closed head injury. *Journal of Neurology, Neurosurgery, and Psychiatry, 41,* 611–616.

O'Donnell, B.F., Drachman, D.A., Lew, R.A., & Swearer, J.M. (1988). Measuring dementia: Assessment of multiple deficit domains. *Journal of Clinical Psychology, 44,* 916–923.

O'Donnell, B.F., Friedman, S., Squires, N.K., et al. (1990). Active and passive P3 latency in dementia: Relationship to psychometric, EEG, and CT measures. *Journal of Neuropsychiatry, Neuropsychology, and Behavioral Neurology, 3,* 164–179.

O'Donnell, B.F., Squires, N.K., Martz, M.J., et al. (1987). Evoked potential changes and neuropsychological performance in Parkinson's disease. *Biological Psychology, 24,* 23–37.

O'Donnell, J.P., Radtke, R.C., Leicht, D.J., & Caesar, R. (1988). Encoding and retrieval processes in learning-disabled, head-injured, and nondisabled young adults. *The Journal of General Psychology, 115,* 355–368.

Oepen, G., Mohr, U., Willmes, K., & Thoden, U. (1985). Huntington's disease: Visuomotor disturbance in patients and offspring. *Journal of Neu-*

rology, Neurosurgery, and Psychiatry, 48, 426–433.

O'Flynn, R.R., Monkman, S.M., & Waldron, H.A. (1987). Organic solvents and presenile dementia: A case referent study using death certificates. *British Journal of Industrial Medicine, 44*, 259–262.

Ogden, J.A. (1985a). Anterior-posterior interhemispheric differences in the loci of lesions producing visual hemineglect. *Brain and Cognition, 4*, 59–75.

Ogden, J.A. (1985b). Contralesional neglect of constructed visual images in right and left brain-damaged patients. *Neuropsychologia, 23*, 273–277.

Ogden, J.A. (1986). Neuropsychological and psychological sequelae of shunt surgery in young adults with hydrocephalus. *Journal of Clinical and Experimental Neuropsychology, 8*, 657–679.

Ogden, J.A. (1987). The "neglected" left hemisphere and its contribution to visuospatial neglect. In M. Jeannerod (Ed.), *Neurophysiological and neuropsychological aspects of spatial neglect*. Amsterdam: Elsevier.

Ogden, J.A. (1988). Language and memory functions after long recovery periods in left-hemispherectomized subjects. *Neuropsychologia, 26*, 645–659.

Ogden, J.A. (1989). Visuospatial and other "right-hemispheric" functions after long recovery periods in left hemispherectomized subjects. *Neuropsychologia, 27*, 765–776.

Ogden, J.A. (1990). Spatial abilities and deficits in aging and age-related disorders. In F. Boller & J. Grafman (Eds.), *Handbook of neuropsychology*, Vol. 4. Amsterdam: Elsevier Science Publishers.

Ogden, J.A. (1993). The psychological and neuropsychological assessment of chronic organic solvent neurotoxicity: A case series. *New Zealand Journal of Psychology, 22*, 82–93.

Ogden, J.A., Growdon, J.H., & Corkin, S. (1990). Deficits on visuospatial tests involving forward planning in high-functioning Parkinsonians. *Neuropsychiatry, Neuropsychology, and Behavioral Neurology, 3*, 125–139.

Ogden, J.A., Mee, E.W., & Henning, M. (1993). A prospective study of impairment of cognition and memory and recovery after subarachnoid hemorrhage. *Neurosurgery, 33*, 1–15.

Ojemann, G.A. (1974). Mental arithmetic during human thalamic stimulation. *Neuropsychologia, 12*, 1–10.

Ojemann, G.A. (1978). Organization of short-term verbal memory in language areas of human cortex: Evidence from electrical stimulation. *Brain and Language, 5*, 331–340.

Ojemann, G.A. (1979). Individual variability in cortical localization of language. *Journal of Neurosurgery, 50*, 164–169.

Ojemann, G.A. (1980). Brain mechanisms for language: Observations during neurosurgery. In J.S. Lockard & A.A. Ward, Jr. (Eds.), *Epilepsy: A window to brain mechanisms*. New York: Raven Press.

Ojemann, G.A. (1984). Common cortical and thalamic mechanisms for language and motor functions. *American Journal of Physiology, 246*, 901–903.

Ojemann, G.A., Cawthon, D.F., & Lettich, E. (1990). Localization and physiological correlates of language and verbal memory in human lateral temporoparietal cortex. In A.B. Scheibel & A.F. Wechsler (Eds.), *Neurobiology of higher cognitive function*. New York: Guilford Press.

Ojemann, G.A. & Dodrill, C.B. (1985). Verbal memory deficits after left temporal lobectomy for epilepsy. *Journal of Neurosurgery, 62*, 101–107.

Ojemann, G.A., Hoyenga, K.B., & Ward, A.A. (1971). Prediction of short-term verbal memory disturbance after ventrolateral thalamotomy. *Journal of Neurosurgery, 35*, 20–210.

Ojemann, G.(A.) , & Mateer, C. (1979). Human language cortex: Localization of memory, syntax, and sequential motor-phoneme identification systems. *Science, 205*, 1401–1403.

Ojemann, G.A., & Whitaker, H.A. (1978). Language localization and variability. *Brain and Language, 6*, 239–260.

Ojemann, R.G. (1966). Correlations between specific human brain lesions and memory changes. *Neurosciences Research Progress Bulletin, 4* (Suppl.), 1–70.

Okawa, M., Maeda, S., Nukui,H., & Kawafuchi, J. (1980). Psychiatric symptoms in ruptured anterior communicating aneurysms: Social prognosis. *Acta Psychiatrica Scandinavica, 61*, 306–312.

O'Keefe, J. & Nadel, L. (1978). *The hippocampus as a cognitive map*. London: Oxford University Press.

Oken, B.S. & Chiappa, K.H. (1985). Electroencephalography and evoked potentials in head trauma. In D.B. Becker & J.T. Povlishock (Eds.), *Central nervous system trauma--status report*. Washington, D.C.: NINCDS/NIH.

Oken, B.S. & Kaye, J. A. (1992). Electrophysiologic function in the healthy, extremely old. *Neurology, 42*, 519–526.

Ollo, C., Johnson, R. Jr., & Grafman, J. (1991). Signs of cognitive change in HIV disease: An event-related brain potential study. *Neurology, 41*, 209–215.

Olsen, J.H. & Dossing, M. (1982). Formaldehyde induced symptoms in day care centers. *American Industrial Hygiene Association Journal, 43*, 366–370.

Olsen, T.S., Hogenhaven, H., & Thage, O. (1987). Epilepsy after stroke. *Neurology, 37*, 1209–1211.

Olson, K.R. (1984). Carbon monoxide poisoning: Mechanisms, presentations and controversies in management. *Journal of Emergency Medicine, 1*, 233–243.

Ommaya, A.K. & Gennarelli, T.A. (1974). Cerebral concussion and traumatic unconsciousness. *Brain, 97*, 633–654.

Oppenheim, R.W. (1991). Cell death during development of the nervous system. In W.M. Cowan et al. (Eds.), *Annual review of neuroscience* (Vol. 14). Palo Alto, CA: Annual Reviews.

Oppenheimer, D.R. (1968). Microscopic lesions in the brain following head injury. *Journal of Neurology, Neurosurgery, and Psychiatry, 31*, 299–306.

Ørbaek, P. & Lindgren, M. (1988). Prospective clinical and psychometric investigation of patients with chronic toxic encephalopathy induced by solvents. *Scandinavian Journal of Work and Environmental Health, 14*, 37–44.

Orgogozo, J.M. (1976). Le syndrome de Gerstmann. *L'Encéphale, II*, 41–53.

Orgogozo, J.M. & Mazaux, J.M. (no date). Agnosies visuelles et auditives. *Encyclopédie Medico-Chirurgicale.* Paris: Neurologie, 17021 B, 4.8.03.

Ornstein, R., Herron, J., Johnstone, J., & Swencionis, C. (1979). Differential right hemisphere involvement in two reading tasks. *Psychophysiology, 16*, 398–401.

Orsini, A., Chiacchio, L., Cinque, M., et al. (1986). Effects of age, education and sex on two tests of immediate memory: A study of normal subjects from 20–99 years of age. *Perceptual and Motor Skills, 63*, 727–732.

Orsini, D.L., Satz, P., Soper, H.V., & Light, R.K. (1985). The role of familial sinistrality in cerebral organization. *Neuropsychologia, 23*, 223–232.

Orsini, D.L., Van Gorp, W.G., & Boone, K.B. (1988). *The neuropsychology casebook.* New York: Springer-Verlag.

Osborne, D.P., Jr., Brown, E.R., & Randt, C.T. (1982). Qualitative changes in memory function: Aging and dementia. In S. Corkin et al. (Eds.), *Alzheimer's disease: A report of progress. Aging* (Vol. 19). New York: Raven Press.

Oscar-Berman, M. (1980). Neuropsychological consequences of long-term chronic alcoholism. *American Scientist, 68*, 410–419.

Oscar-Berman, M. (1984). Comparative neuropsychology and alcoholic Korsakoff disease. In L.R. Squire & N. Butters (Eds.), *Neuropsychology of memory*. New York: Guilford Press.

Oscar-Berman, M. & Weinstein, A. (1985). Visual processing, memory, and lateralization in alcoholism and aging. *Developmental Neuropsychology, 1*, 99–112.

Oscar-Berman, M., Zola-Morgan, S.M., Oberg, R. G.E., & Bonner, R.T. (1982). Comparative neuropsychology and Korsakoff's syndrome. III--Delayed response, delayed alternation and DRL performance. *Neuropsychologia, 20*, 187–202.

Oscarsson, B. (Director) (1980). *Solvents in the work environment.* Stockholm: Swedish Work Environment Fund (Arbetarskyddsfonden).

O'Shanick, G.J. & Zasler, N.D. (1990). Neuropsychopharmacologica approaches to traumatic brain injury. In J.S. Kreutzer & P. Wehman (Eds.), *Community integration following traumatic brain injury*. Baltimore, MD: Paul H. Brookes.

Osterrieth, P.A. (1944). Le test de copie d'une figure complexe. *Archives de Psychologie, 30*, 206–356; translated by J. Corwin and F.W. Bylsma (1993), *The Clinical Neuropsychologist, 7*, 9–15.

Ostreicher, H. (1973). *Memory for unrelated sentences.* Unpublished manuscript.

Ostrosky, F., Canseco, E., Quintanar, L., et al. (1985). Sociocultural effects in neuropsychological assessment. *International Journal of Neuroscience, 26*, 14–26.

Overall, J.E. & Gomez-Mont, F. (1974). The MMPI-168 for psychiatric screening. *Educational and Psychological Measurement, 34*, 315–319.

Overall, J.E. & Gorham, D.R. (1962). The Brief Psychiatric Rating Scale. *Psychological Reports, 10*, 799–812.

Ovsiew, F. (1992). Bedside neuropsychiatry: Eliciting the clinical phenomena of neuropsychiatric illness. In S.C. Yudofsky & R.E. Hales (Eds.), *American Psychiatric Press textbook of neuropsychiatry* (2nd ed.). Washington, D.C.: American Psychiatric Press.

Owsley, C. & Sloane, M.E. (1990). Vision and aging. In F. Boller & J. Grafman (Eds.), *Handbook of neuropsychology.* (Vol. 4). Amsterdam: Elsevier.

Oxbury, J.M., Campbell, D.C., & Oxbury, S.M. (1974). Unilateral spatial neglect and impairments of spatial analysis and visual perception. *Brain, 97*, 551–564.

Padula, W.V., Shapiro, J.B., & Jasin, P. (1988). Head injury causing post trauma vision syndrome. *New England Journal of Optometry*, 16–21.

Pahl, J.J. (1990). Positron emission tomography in

the study of higher cognitive functions. In A.B. Scheibel & A.F. Wechsler (Eds.), *Neurobiology of higher cognitive function*. New York: Guilford.

Paivio, A., Yuille, J. C., & Madigan, S. A. (1968). Concreteness, imagery, and meaningfulness values for 925 nouns. *Journal of Experimental Psychology Monographs, 76*(1, Pt. 2).

Palermo, D. S. & Jenkins, J. J. (1964). *Word association norms*. Minneapolis: University of Minnesota Press.

Pandya, D.N. & Barnes, C.L. (1987). Architecture and connections of the frontal lobe. In E. Perecman (Ed.), *The frontal lobes revisited*. New York: IRBN Press.

Pandya, D.N. & Yeterian, E.H. (1985). Architecture and connections of cortical association areas. In A. Peters & E.G. Jones (Eds.), *Cerebral Cortex* (Vol. 4). New York: Plenum Press.

Pandya, D.N. & Yeterian, E.H. (1990). Architecture and connections of cerebral cortex: Implications for brain evolution and function. In A.B. Scheibel & A.F. Wechsler (Eds.), *Neurobiology of higher cognitive function*. New York: Guilford Press.

Pang, D. (1985). Pathophysiologic correlates of neurobehavioral syndromes following closed head injury. In M. Ylvisaker (Ed.), *Head injury rehabilitation: Children and adolescents*. San Diego: College Hill Press.

Pang, D. (1989). Physics and pathology of closed head injury. In M.D. Lezak (Ed.), *Assessment of the behavioral consequences of head trauma*. Vol. 7. *Frontiers of clinical neuroscience*. New York: Alan R. Liss.

Pang, S., Borod, J. C., Hernandez, A., et al. (1990). The auditory P300 correlates with specific cognitive deficits in Parkinson's disease. *Journal of Neural Transmission, 2*, 249–264.

Paniak, C.E. & Finlayson, A.J. (1989). Does the Halstead-Reitan Battery assess 'memory' functioning? *Journal of Clinical and Experimental Neuropsychology, 11*, 75 (abstract).

Paniak, C.E., Shore, D.L., & Rourke, B.P. (1989). Recovery of memory after severe closed-head injury: Dissociations in recovery of memory parameters and predictors of outcome. *Journal of Clinical and Experimental Neuropsychology, 11*, 631–644.

Pankratz, L. (1979). Symptom validity testing and symptom retraining: Procedures for the assessment and treatment of functional sensory deficits. *Journal of Consulting and Clinical Psychology, 47*, 409–410.

Pankratz, L. (1983). A new technique for the assessment and modification of feigned memory deficit. *Perceptual and Motor Skills, 57*, 367–372.

Pankratz, L. (1985). Deception by patients in the medical setting. *The Skeptical Inquirer, 9*, 270–275.

Pankratz, L. (1988). Malingering on intellectual and neuropsychological measures. In R. Rogers (Ed.), *Clinical assessment of malingering and deception*. New York: Guilford Press.

Pankratz, L. & Erickson, R.D. (1990). Two views of malingering. *The Clinical Neuropsychologist, 4*, 379–389.

Pankratz, L.(D.), Fausti, S.A., & Peed, S. (1975). A forced-choice treatment to evaluate deafness in the hysterical or malingering patient. *Journal of Consulting and Clinical Psychology, 43*, 421–422.

Pankratz, L. & Glaudin, V. (1980). Psychosomatic disorders. In R.H. Woody (Ed.), *Encyclopedia of Clinical Assessment*. San Francisco: Jossey-Bass.

Pankratz, L. & Kofoed, L. (1988). The assessment and treatment of geezers. *Journal of the American Medical Association, 259*, 1228–1229.

Pankratz, L. & Lezak, M.D. (1987). Cerebral dysfunction in the Munchausen syndrome. *Hillside Journal of Clinical Psychiatry, 9*, 195–206.

Pankratz, L.D., & Taplin, J.D. (1982). Issues in psychological assessment. In J.R. McNamara & A.G. Barclay (Eds.), *Critical issues, developments, and trends in professional psychology*. New York: Praeger.

Paolo, A.M. & Ryan, J.J. (1993). Test-retest stability of the Satz-Mogel WAIS-R Short Form in a sample of normal persons 75 to 87 years of age. *Archives of Clinical Neuropsychology, 8*, 397–404.

Papanicolaou, A.C. (1987). Electrophysiological methods for the study of attentional deficits in head injury. In H.S. Levin, J. Grafman, & H.M. Eisenberg (Eds.), *Neurobehavioral recovery from head injury*. New York: Oxford University Press.

Papanicolaou, A.C., Levin, H.S., & Eisenberg, H.M. (1984). Evoked potential correlates of recovery from aphasia after focal left hemisphere injury in adults. *Neurosurgery, 14*, 412–415.

Papanicolaou, A.C., Moore, B.D., Deutsch, G., et al. (1988). Evidence for right-hemisphere involvement in recovery from aphasia. *Archives of Neurology, 45*, 1025–1029.

Papez, J.W. (1937). A proposed mechanism of emotion. *Archives of Neurology and Psychiatry, 38*, 725–744.

Parasuraman, R. & Haxby, J.V. (1993). Attention and brain function in Alzheimer's disease: A review. *Neuropsychology, 7*, 242–272.

Pardue, A.M. (1975). Bender-Gestalt test and Background Interference Procedure in discernment of organic brain damage. *Perceptual and Motor Skills*, *40*, 103–109.

Parente, F.J. & Anderson, J.K. (1984). Use of the Wechsler Memory Scale for predicting success in cognitive rehabilitation. *Cognitive Rehabilitation*, *2*, 12–15.

Parikh, R.M. & Robinson, R.G. (1987). Mood and cognitive disorders following stroke. In J.T. Coyle (Ed.), *Animal models of dementia*. New York: Alan R. Liss.

Parker, E.S., Birnbaum, I.M., Weingartner, H., et al. (1980). Retrograde enhancement of human memory with alcohol. *Psychopharmacology*, *69*, 219–222.

Parker, E.S., Morihisa, J.M., Wyatt, R.J., et al. (1981). The alcohol facilitation effect on memory: A dose-response study. *Psychopharmacology*, *74*, 88–92.

Parker, E.S. & Noble, E.P. (1977). Alcohol consumption and cognitive functioning in social drinkers. *Journal of Studies on Alcohol*, *38*, 1224–1232.

Parker, J.W. (1957). The validity of some current tests for insanity. *Journal of Consulting Psychology*, *21*, 425–428.

Parker, K.C.H. (1983). Factor analysis of the WAIS-R at nine age levels between 16 and 74 years. *Journal of Consulting and Clinical Psychology*, *51*, 302–308.

Parker, K. (C.H.) (1986). Change with age, year-of-birth, cohort, age by year-of-birth cohort interaction, and standardization of the Wechsler Adult Intelligence Tests. *Human Development*, *29*, 209–222.

Parker, R.S. (1990). *Traumatic brain injury and neuropsychological impairment: Sensorimotor, cognitive, emotional, and adaptive problems of children and adults*. New York: Springer-Verlag.

Parkin, A.J. (1982). Residual learning capability in organic amnesia. *Cortex*, *18*, 417–440.

Parkin, A.J. (1984). Amnesic syndrome: A lesion-specific disorder? *Cortex*, *20*, 479–508.

Parkin, A. J. (1991). The relationship between anterograde and retrograde amnesia in alcoholic Wernicke-Korsakoff Syndrome. *Psychological Medicine*, *21*, 11–14.

Parkin, A.J., Miller, J., & Vincent, R. (1987). Multiple neuropsychological deficits due to anoxic encephalopathy: A case study. *Cortex*, *23*, 655–665.

Parkinson, D., Stephensen, S., & Phillips, S. (1985). Head injuries: A prospective, computerized study. *The Canadian Journal of Surgery*, *28*, 79–82.

Parkinson, S.R. (1979). The amnesic Korsakoff syndrome: A study of selective and divided attention. *Neuropsychologia*, *17*, 67–75.

Parks, R.W., Crockett, D.J., Tuokko, H., et al. (1989). Neuropsychological "systems efficiency" and positron emission tomography. *Journal of Neuropsychiatry*, *1*, 269–282.

Parks, R.W., Duara, R., Barker, W.W., & Kaplan, E. (1987). Boston Naming Test correlates with position emission tomography in Alzheimer's Disease and normals. *Journal of Clinical and Experimental Neuropsychology*, *9*, 75. (abstract).

Parks, R.W., Loewenstein, D.A., Dodrill, K.L., et al. (1988). Cerebral metabolic effects of a verbal fluency test: A PET scan study. *Journal of Clinical and Experimental Neuropsychology*, *10*, 565–575.

Parnas, J., Korsgaard, S., Krautwald, O., & Jensen, P.S. (1982). Chronic psychosis in epilepsy. A clinical investigation of 29 patients. *Acta Psychiatrica Scandinavica*, *66*, 282–293.

Parsons, O.A. (1975). Brain damage in alcoholics: Altered states of unconsciousness. In M.M. Gross (Ed.), *Alcohol intoxication and withdrawal. Experimental Studies No. 2*. New York: Plenum Press.

Parsons, O.A. (1977). Neuropsychological deficits in alcoholics: Facts and fancies. *Alcoholism: Clinical and Experimental Research*, *1*, 51–56.

Parsons, O.A. (1986). Cognitive functioning in sober social drinkers: A review and critique. *Journal of Studies on Alcohol*, *47*, 101–114.

Parsons, O.A. & Farr, S.P. (1981). The neuropsychology of alcohol and drug use. In S.B. Filskov & T.J. Boll (Eds.), *Handbook of clinical neuropsychology*. New York: Wiley-Interscience.

Parsons, O.A., Vega, A., Jr., & Burn, J. (1969). Differential psychological effects of lateralized brain damage. *Journal of Consulting and Clinical Psychology*, *33*, 551–557.

Pascual-Leone, A., Dhuma, A., Altafullah, I., & Anderson, D.C. (1990). Cocaine-induced seizures. *Neurology*, *40*, 404–407.

Pasquier, F., Bergego, C., & Deloche, G. (1989). Line bisection: Length of lines and performance effects in normal subjects and hemisphere damaged patients. *Journal of Clinical and Experimental Neuropsychology*, *11*, 371 (abstract).

Passafiume, D., Boller, F., & Keefe, N.C. (1986). Neuropsychological impairment in patients with Parkinson's disease. In I. Grant & K.M. Adams (Eds.), *Neuropsychological assessment of neuropsychiatric disorders*. New York: Oxford University Press.

Passingham, R.E. (1987). From where does the motor cortex get its instructions? In S.P. Wise (Ed.), *Higher brain functions*. New York: John Wiley & Sons.

Pasternak, G., Becker, C.E., Lash, A., et al. (1989).

Cross-sectional neurotoxicology study of lead-exposed cohort. *Clinical Toxicology*, *27* (1&2), 37–51.

Paterson, A. & Zangwill, O.L. (1944). Disorders of visual space perception associated with lesions of the right cerebral hemisphere. *Brain*, *67*, 331–358.

Paty, D.W. & Li, D.K.B. (1988). Neuroimaging in multiple sclerosis. In W.H. Theodore (Ed.), *Clinical neuroimaging. Frontiers of clinical neuroscience* (Vol. 4). New York: Alan R. Liss.

Paty, D.W., Li, D.K.B., the UBC MS/MRI Study Group, & the IFNB Multiple Sclerosis Study Group. (1993). Interferon beta-1b is effective in relapsing-remitting multiple sclerosis. II. MRI analysis results of a multicenter, randomized, double-blind placebo-controlled trial. *Neurology*, *43*, 662–667.

Pauker, J.D. (1977). Adult norms for the Halstead-Reitan Neuropsychological Test Battery: Preliminary data. Paper presented at the 5th annual meeting of the International Neuropsychological Society, Santa Fe, New Mexico.

Paul, D.S., Franzen, M.D., Cohen, S.H., & Fremouw, W. (1992). An investigation into the reliability and validity of two tests used in the detection of dissimulation. *International Journal of Clinical Neuropsychology*, *14*, 1–9.

Paulsen, J.S., Butters, N., Salmon, D.P., et al. (1993). Prism adaptation in Alzheimer's and Huntington's Disease. *Neuropsychology*, *7*, 73–81.

Paulson, G.W. & Dadmehr, N. (1991). Is there a premorbid personality typical for Parkinson's disease? *Neurology*, *41* (Suppl. 2), 73–76.

Payne, R.W. (1961). Cognitive abnormalities. In H.J. Eysenck (Ed.), *Handbook of abnormal psychology*. New York: Basic Books.

Payne, R.W. (1970). Disorders of Thinking. In C.G. Costello, (Ed.), *Symptoms of Psychopathology*. New York: John Wiley & Sons.

Pearce, J.M.S. (1989). Whiplash injury: A reappraisal. *Journal of Neurology, Neurosurgery, and Psychiatry*, *52*.

Pearlman, A.L. (1990). Visual system. In A.L. Pearlman & R.C. Collins (Eds.), *Neurobiology of disease*. New York: Oxford University Press.

Pearlman, A.L. & Collins, R.C. (1990). *Neurobiology of disease*. New York: Oxford University Press.

Pearlson, G.D., Rabins, P.V., Kim, W.S., et al. (1989). Structural brain CT changes and cognitive deficits in elderly depressives with and without reversible dementia ('pseudodementia'). *Psychological Medicine*, *19*, 573–584.

Pearlson, G.D., Ross, C.A., Lohr, W.D., et al., (1990). Association between family history of affective disorder and the depressive syndrome of Alzheimer's disease. *American Journal of Psychiatry*, *147*, 452–456.

Peck, D.F. (1970). The conversion of Progressive Matrices and Mill Hill Vocabulary raw scores into deviation IQ's. *Journal of Clinical Psychology*, *26*, 67–70.

Peck, E.A. & Mitchell, S.A. (1990). Normative data for 538 head injury patients across seven time periods after injury. *Journal of Clinical and Experimental Neuropsychology*, *12*, 34 (abstract).

Peck, E.A. & Warren, J.B. (1989). The neuropsychological and quality-of-life sequelae to severe head injury. In D.P. Becker & S.K. Gudeman (Eds.), *Textbook of head injury*. Philadelphia: Harcourt Brace Jovanovich.

Peeke, S.C. & Peeke, H.V.S. (1984). Attention, memory, and cigarette smoking. *Psychopharmacology*, *84*, 205–216.

Pelissier, J., Barat, M., & Mazaux, J.M. (Eds.), *Traumatisme crânien grave et médecine de rééducation*. Paris: Masson.

Pendleton, M.G. & Heaton, R.K. (1982). A comparison of the Wisconsin Card Sorting Test and the Category Test. *Journal of Clinical Psychology*, *38*, 392–396.

Pendleton, M.G., Heaton, R.K., Lehman, R.A.W., and Hulihan, D. (1982). Diagnostic utility of the Thurstone Word Fluency Test in neuropsychological evaluations. *Journal of Clinical Neuropsychology*, *4*, 307–318.

Penfield, W. (1958). Functional localization in temporal and deep sylvian areas. *Research Publication, Association for Nervous and Mental Disease*, *36*, 210–227.

Penfield, W. (1968). Engrams in the human brain. *Proceedings of the Royal Society of Medicine*, *61*, 831–840.

Penfield, W. (1969). Consciousness, memory, and man's conditioned reflexes. In K.H. Pribram (Ed.), *On the biology of learning*. New York: Harcourt, Brace, and World.

Penfield, W. & Perot, P. (1963). The brain's record of auditory and visual experience. *Brain*, *86*, 595–696.

Penfield, W. & Rasmussen, T. (1950). *The cerebral cortex of man*. New York: The MacMillan Co.

Penner, J.W. (1981). Rorschach indices of disordered thinking in elderly, nonpatient adults (Doctoral dissertation, United States International University, 1980). *Dissertation Abstracts International*, *41*, 363B-364B.

Penry, J.K. (1986). *Epilepsy: diagnosis, management, quality of life*. New York: Raven Press.

Peoples, C. & Moll, R.P. (1962). Bender-Gestalt performance as a function of drawing ability, school performance and intelligence. *Journal of Consulting Psychology, 18*, 106–107.

Perecman, E. (1987). Consciousness and the meta-functions of the frontal lobes: Setting the stage. In E. Perecman (Ed.), *The frontal lobes revisited*. New York: IRBN.

Peretz, J.A. & Cummings, J.L. (1988). Subcortical dementia. In Una Holden (Ed.), *Neuropsychology and aging*. New York: New York University Press.

Perini, G. & Mendius, R. (1984). Depression and anxiety in complex partial seizures. *Journal of Nervous and Mental Disease, 172*, 287–290.

Perlick, D. & Atkins, A. (1984). Variations in the reported age of a patient: A source of bias in the diagnosis of depression and dementia. *Journal of Consulting and Clinical Psychology, 52*, 812–820.

Perlmuter, L.C., Goldfinger, S.H., Shore, A.R., & Nathan, D.M. (1990). Cognitive function in non-insulin-dependent diabetes. In C.S. Holmes (Ed.), *Neuropsychological and behavioral aspects of diabetes*. New York: Springer-Verlag.

Perlmuter, L.C., Hakami, M.K., Hodgson-Harrington, C., et al. (1984). Decreased cognitive function in aging non-insulin-dependent diabetic patients. *The American Journal of Medicine, 77*, 1043–1048.

Perlmutter, M. (1978). What is memory aging the aging of? *Development Psychology, 14*, 330–345.

Perret, E. (1974). The left frontal lobe of man and the suppression of habitual responses in verbal categorical behaviour. *Neuropsychologia, 12*, 323–330.

Perret, E. & Birri, R. (1982). Aging, performance decrements, and differential cerebral involvement. In S. Corkin et al. (Eds.), *Alzheimer's disease: A report of progress. Aging* (Vol. 19). New York: Raven Press.

Perrine, K.R. (1985). Concept formation in the Wisconsin Card Sorting test and Halstead Category Test. *Journal of Clinical and Experimental Neuropsychology, 7*, 299 (abstract).

Perrine, K. (1993). Differential aspects of conceptual processing in the Category Test and Wisconsin Card Sorting Test. *Journal of Clinical and Experimental Neuropsychology, 15*, 461–473.

Perry, E.K., Curtis, M., Dick, D.J., et al. (1985). Cholinergic correlates of cognitive impairment in Parkinson's disease: Comparisons with Alzheimer's disease. *Journal of Neurology, Neurosurgery, and Psychiatry, 48*, 413–421.

Perry, G.G. & Kinder, B.N. (1990). The susceptibility of the Rorschach to malingering: A critical review. *Journal of Personality Assessment, 54*, 47–57.

Perry, S., Belsky-Barr, D., Barr, W.B., & Jacobsberg, L. (1989). Neuropsychological function in physically asymptomatic HIV-seropositive men. *Journal of Neuropsychiatry, 1*, 296–302.

Persaud, G. (1987). Sex and age differences on the Raven's Matrices. *Perceptual and Motor Skills, 65*, 45–46.

Peters, H.A., Levine, R.L., Matthews, C.G., et al. (1982). Carbon disulfide-induced neuropsychiatric changes in grain storage workers. *American Journal of Industrial Medicine, 3*, 373–391.

Peters, L.C., Stambrook, M., Moore, A.D., & Esses, L. (1990). Psychosocial sequelae of closed head injury: Effects on the marital relationship. *Brain Injury, 4*, 39–48.

Peters, M. (1990). Subclassification of non-pathological left-handers poses problems for theories of handedness. *Neuropsychologia, 28*, 279–289.

Peters, M. & Servos, P. (1989). Performance of subgroups of left-handers and right-handers. *Canadian Journal of Psychology, 43*, 341–358.

Petersen, R.C. (1991). Memory assessment at the bedside. In T. Yanagihara & R. C. Petersen (Eds.), *Memory disorders: Research and clinical practice*. New York: Marcel Dekker.

Petersen, R.C., Smith, G., Kokmen, E., et al. (1992). Memory function in normal aging. *Neurology, 42*, 396–401.

Petersen, R.C. & Weingartner, H. (1991). Memory nomenclature. In T. Yanagihara & R.C. Petersen (Eds.), *Memory disorders: Research and clinical practice*. New York: Marcel Dekker.

Peterson, L.R. (1966). Short-term memory. *Scientific American, 215*, 90–95.

Peterson, L.R. & Peterson, M.J. (1959). Short-term retention of individual verbal items. *Journal of Experimental Psychology, 58*, 193–198.

Peterson, R.A. & Headen, S.W. (1984). Profile of Mood States. In D.J. Keyser & R.C. Sweetland (Eds.), *Test Critiques* (Vol. 1). Kansas City, MO: Test Corporation of America.

Petit, T.L. & Markus, E.J. (1987). The cellular basis of learning and memory: The anatomical sequel to neuronal use. In N.W. Milgram & C.M. MacLeod (Eds.), *Neuroplasticity, learning and memory*. New York: Alan R. Liss.

Petrides, M. (1989). Frontal lobes and memory. In F. Boller, & J.Grafman (Eds.), *Handbook of neuropsychology* (Vol. 3). Amsterdam: Elsevier.

Petrides, M. (1990). Nonspatial conditional learning impaired in patients with unilateral frontal but not unilateral temporal lobe excisions. *Neuropsychologia, 28*, 137–149.

Petry, S., Cummings, J.L., Hill, M.A., & Shapira, J. (1988). Personality alterations in dementia of the Alzheimer type. *Archives of Neurology, 45*, 1187–1190.

Petry, S., Cummings, J.L., Hill, M.A., & Shapira, J. (1989). Personality alterations in dementia of the Alzhiemer type: A three-year follow-up study. *Journal of Geriatric Psychiatry and Neurology, 2*, 203–207.

Pettinati, H.M. & Bonner, K.M. (1984). Cognitive functioning in depressed geriatric patients with a history of ECT. *American Journal of Psychiatry, 141*, 49–52.

Peyser, J.M., Edwards, K.R., Poser, C.M., & Filskov, S.B. (1980). Cognitive function in patients with multiple sclerosis. *Archives of Neurology, 37*, 577–579.

Peyser, J.M. & Poser, C.M. (1986). Neuropsychological correlates of multiple sclerosis. In S.B. Filskov & T.J. Boll (Eds.), *Handbook of clinical neuropsychology* (Vol. 2). New York: John Wiley & Sons.

Pfeffer, R.I., Kurosaki, T.T., Chance, J.M., et al. (1984). Use of the Mental Function Index in older adults: reliability, validity, and measurement of change over time. *American Journal of Epidemiology, 120*, 922–935.

Pfeffer, R.I., Kurosaki, T.T., Harrah, C.H., Jr., et al. (1981). A survey diagnostic tool for senile dementia. *American Journal of Epidemiology, 114*, 515–527.

Pfeiffer, E. (1975). *SPMSQ*: Short Portable Mental Status Questionnaire. *Journal of the American Geriatric Society, 23*, 433–441.

Phadke, J.G. & Best, P.V. (1983). Atypical and clinically silent multiple sclerosis: A report of 12 cases discovered unexpectedly at necropsy. *Journal of Neurology, Neurosurgery, and Psychiatry, 46*, 414–420.

Phillips, C.G., Zeki, S., & Barlow, H.B. (1984). Localization of function in the cerebral cortex. *Brain, 107*, 327–361.

Phillips, D.P. (1989). The neural coding of simple and complex sounds in the auditory cortex. In J.S. Lund (Ed.), *Sensory processing in the mammalian brain*. New York: Oxford University Press.

Physician's desk reference (PDR) (published annually). Oradell, New Jersey: Medical Economics.

Piazza, D.M. (1980). The influence of sex and handedness in hemispheric specialization of verbal and nonverbal tasks. *Neuropsychologia, 18*, 163–176.

Pieniadz, J.M., Naeser, M.A., Koff, E., & Levine, H.L. (1983). CT scan cerebral hemispheric asymmetry measurements in stroke cases with global aphasia: Atypical asymmetries associated with improved recovery. *Cortex, 19*, 371–391.

Piercy, M. (1964). The effects of cerebral lesions on intellectual functions: A review of current research trends. *British Journal of Psychiatry, 110*, 310–352.

Piercy, M. & Smyth, V. (1962). Right hemisphere dominance for certain non-verbal intellectual skills. *Brain, 85*, 775–790.

Piersma, H.L. (1986). Wechsler Memory Scale performance in geropsychiatric patients. *Journal of Clinical Psychology, 42*, 323–327.

Pillon, B. (1979). Activités constructives et lésions cérébrales chez l'homme. *L'Année Psychologique, 79*, 197–227.

Pillon, B. (1981a). Négligence de l'hémi-espace gauche dans des épreuves visuo-constructives. *Neuropsychologia, 19*, 317–320.

Pillon, B. (1981b). Troubles visuo-constructifs et méthodes de compensation: Resultats de 85 patients atteints de lésions cérébrales. *Neuropsychologia, 19*, 375–383.

Pillon, B. & Dubois, B. (1992). Cognitive and behavioral impairments. In I. Litvan & Y. Agid (Eds.), *Progressive supranuclear palsy: Clinical and research approaches*. New York: Oxford University Press.

Pillon, B., Dubois, B., Bonnet, A-M., et al. (1989). Cognitive slowing in Parkinson's disease fails to respond to levodopa treatment: The 15–objects test. *Neurology, 39*, 762–768.

Pillon, B., Dubois, B., Cusimano, G., et al. (1989). Does cognitive impairment in Parkinson's disease result from non-dopaminergic lesions? *Journal of Neurology, 52*, 201–206.

Pillon, B., Dubois, B., Lhermitte, F., & Agid, Y. (1986). Heterogeneity of cognitive impairment in progressive supranuclear palsy, Parkinson's disease, and Alzheimer's disease. *Neurology, 36*, 1179–1185.

Pillon, B., Dubois, B., Ploska, A., & Agid, Y. (1991). Severity and specificity of cognitive impairment in Alzheimer's, Huntington's, and Parkinson's diseases and progressive supranuclear palsy. *Neurology, 41*, 634–643.

Pimental, P.A. & Kingsbury, N.A. (1989a). *Mini Inventory of Right Brain Injury*. Austin, TX: Pro-Ed.

Pimental, P.A. & Kingsbury, N.A. (1989b). *Neuropsychological aspects of right brain injury*. Austin, Texas: Pro-Ed.

Pincus, J.H. & Tucker, G.J. (1985). *Behavioral neurology* (3rd ed.). New York: Oxford University Press.

Piotrowski, C. & Keller, J.W. (1989). Psychological

testing in outpatient mental health facilties: a national study. *Professional Psychology, 20*, 423–425.
Piotrowski, C. & Lubin, B. (1990). Assessment practices of health psychologists: survey of APA Division 38 clinicians. *Professional Psychology: Research and Practice, 2*, 99–106.
Piotrowski, Z. (1937). The Rorschach inkblot method in organic disturbances of the central nervous system. *Journal of Nervous and Mental Disease, 86*, 525–537.
Piotrowski, Z. (1940). Positive and negative Rorschach organic reactions. *Rorschach Research Exchange, 4*, 147–151.
Pirozzolo, F.J. (1978). Disorders of perceptual processing. In E.C. Carterette & M.P. Friedman (Eds.), *Handbook of perception* (Vol. 9). New York: Academic Press.
Pirozzolo, F.J., Hansch, E.C., Mortimer, J.A., et al. (1982). Dementia in Parkinson's disease: A neuropsychological analysis. *Brain and Cognition, 1*, 71–83.
Pirozzolo, F.J., Inbody, S.B., Sims, P.A., et al. (1989). Neuropathological and neuropsychological changes in Alzheimer's disease. In F.J. Pirozzolo (Ed.), *Clinics in geriatric medicine*. Philadelphia: W.B. Saunders.
Pishkin, V., Lovallo, W.R., & Bourne, L.E., Jr. (1985). Chronic alcoholism in males: Cognitive deficit as a function of age of onset, age, and duration. *Alcoholism: Clinical and Experimental Research, 9*, 400–405.
Pizzamiglio, L. & Mammucari, A. (1989). Disturbance of facial emotional expressions in brain-damaged subjects. In G. Gainotti & C. Caltagirone (Eds.), *Emotions and the dual brain*. Berlin/Heidelberg: Springer-Verlag.
Pizzamiglio, L., Mammucari, A., & Razzano, C. (1985). Evidence for sex differences in brain organization in recovery in aphasia. *Brain and Language, 25*, 213–223.
Plourde, G., Joanette, Y., Fontaine, F., et al. (1988). The two forms of visual spatial neglect. *Journal of Clinical and Experimental Neuropsychology, 10*, 317 (abstract).
Plowman, P.N. (1987). *Neurology and psychiatry*. New York: Medical Examination Publishing Co.
Plum, F. & Caronna, J.J. (1975). Can one predict outcome of medical coma? In Ciba Foundation Symposium 34, *Outcome of severe damage to the central nervous system*. Amsterdam: Elsevier.
Plum, F. & Posner, J.B. (1980). *Diagnosis of stupor and coma* (3rd ed.). Philadelphia: F.A. Davis Co.
Poeck, K. (1969). Modern trends in neuropsychology. In A.L. Benton (Ed.), *Contributions to clinical neuropsychology*. Chicago: Aldine Publishing Co.
Poeck, K. (1983a). Ideational apraxia. *Journal of Neurology, 230*, 1–5.
Poeck, K. (1983b). What do we mean by "aphasic syndromes"? *Brain and Language, 20*, 79–89.
Poeck, K. (1986). The clinical examination for motor apraxia. *Neuropsychologia, 24*, 129–134.
Poeck, K. & Pietron, H.P. (1981). The influence of stretched speech presentation on Token Test performance of aphasic and right brain damaged patients. *Neuropsychologia, 19*, 133–136.
Poewe, W., Berger, W., Benke, T., & Schelosky, L. (1991). High-speed memory scanning in Parkinson's disease: Adverse effects of Levodopa. *Annals of Neurology, 29*, 670–673.
Poitrenaud, J. & Moreaux, C. (1975). [Responses given to the Rorschach test by a group of normal aged subjects.] *Revue de Psychologie Appliquée*, 25, 267–284. (From *Psychological Abstracts*, 1977, 58, Abstract No. 3074.)
Polich, J. & Starr, A. (1984). Evoked potentials in aging. In M.L. Albert (Ed.), *Clinical neurology of aging*. New York: Oxford University Press.
Pollack, B. (1942). The validity of the Shipley-Hartford Retreat Test for "deterioration". *Psychiatric Quarterly, 16*, 119–131.
Poloni, M., Capitani, E., Mazzini, L., et al. (1986). Neuropsychological measures in amyotrophic lateral sclerosis and their relationship with CT scan-assessed cerebral atrophy. *Acta Neurologica Scandinavica, 74*, 257–260.
Polubinski, J. P. & Melamed, L. E. (1986). Examination of the sex difference on a symbol digit substitution test. *Perceptual and Motor Skills, 62*, 975–982.
Polyakov, G.I. (1966). Modern data on the structural organization of the cerebral cortex. In A.P. Luria, *Higher cortical functions in man*. New York: Basic Books.
Ponsford, J. (1987). Towards 2000: Pragmatism in clinical neuropsychology. *Brain impairment. Proceedings of the 11th Annual Brain Impairment Conference*. Richmond, Victoria, Australia: Australian Society for the Study of Brain Impairment.
Pontius, A.A.. (1989). Subtypes of limbic system dysfunction evoking homicide in limbic psychotic trigger reaction and temporal lobe epilepsy--evolutionary constraints. *Psychological Reports, 65*, 659–671.
Pontius, A.A. & Yudowitz, B.S. (1980). Frontal lobe system dysfunction in some criminal actions as shown in the narratives test. *Journal of Nervous and Mental Disease, 168*, 111–117.

Poon, L. (Ed.)(1986). *Handbook for clinical memory assessment of older adults*. Washington, D.C.: American Psychological Association.

Pope, D.M. (1987). The California Verbal Learning Test: Performance of normal adults aged 55–91. *Journal of Clinical and Experimental Neuropsychology, 9*, 50 (abstract).

Poplack, D.G. & Brouwers, P. (1985). Adverse sequelae of central nervous system therapy. *Clinics in Oncology, 4*, 263–285.

Pöppel, E. & von Steinbüchel, N. (1992). Neuropsychological rehabilitation from a theoretical point of view. In N. von Steinbüchel, D. Y. von Cramon, & E. Pöppel (Eds.), *Neuropsychological rehabilitation*. Berlin: Springer-Verlag.

Porch, B.E. (1971). Multi-dimensional scoring in aphasia tests. *Journal of Speech and Hearing Research, 14*, 776–792.

Porch, B.E. (1983). *Porch Index of Communicative Ability. Manual*. Palo Alto, CA: Consulting Psychologists Press.

Porch, B.E., Friden, T., & Porec, J. (1977). *Objective differentiation of aphasic versus non-organic patients*. Paper presented at the 5th annual meeting of the International Neuropsychological Society, Albuquerque, NM.

Porch, B.E. & Haaland, K.Y. (1984). Neuropsychology and speech pathology: An examination of professional relationships as they apply to aphasia. In P.E. Logue & J.M. Schear (Eds.), *Clinical neuropsychology: A multidisciplinary approach*. Springfield, IL: C.C. Thomas.

Porteus, S.D. (1959). *The Maze Test and clinical psychology*. Palo Alto, CA: Pacific Books.

Porteus, S.D. (1965). *Porteus Maze Test. Fifty years' application*. New York: Psychological Corporation.

Portin, R. & Rinne, U.K. (1980). Neuropsychological responses of Parkinsonian patients to long-term levadopa treatment. In U.K. Rinne, M. Klinger, & G. Stamm (Eds.), *Parkinson's disease --current progress, problems and management*. Amsterdam: Elsevier/North-Holland Biomedical Press.

Poser, C.M. (1984). *The diagnosis of multiple sclerosis*. New York: Thieme-Stratton.

Poser, S., Kurtzke, J.G.F., Poser, W., & Schlaf, G. (1989). Survival in multiple sclerosis. *Journal of Clinical Epidemiology, 42*, 159–168.

Poser, S., Poser, W., Schlaf, G., et al. (1986). Prognostic indicators in multiple sclerosis. *Acta Neurologica Scandinavica, 74*, 387–392.

Posner, M.I. (1978). *Chronometric explorations of mind*. Hillside, NJ: Lawrence Erlbaum Associates.

Posner, M.I. (1988). Structures and functions of selective attention. In T. Boll & B.K. Bryant (Eds.), *Clinical neuropsychology and brain function: Research, measurement, and practice*. Washington, D.C.: American Psychological Association.

Posner, M.I. (1990). Hierarchical distributed networks in the neuropsychology of selective attention. In A. Caramazza (Ed.), *Cognitive neuropsychology and neurolinguistics: Advances in models of cognitive function and impairment*. Hillsdale, NJ: Lawrence Erlbaum Associates.

Posner, M.I., Walker, J.A., Friedrich, F.J., & Rafal, R.D. (1984). Effects of parietal injury on covert orienting of attention. *The Journal of Neuroscience, 4*, 1863–1874.

Post, F. (1975). Dementia, depression, and pseudodementia. In D.F. Benson & D. Blumer (Eds.), *Psychiatric aspects of neurologic disease*. New York: Grune & Stratton.

Pottash, A.L.C., Black, H.R., & Gold, M.S. (1981). Psychiatric complications of antihypertensive medications. *Journal of Nervous and Mental Disease, 169*, 430–438.

Povlishock, J.T. & Coburn, T.H. (1989). Morphopathological change associated with mild head injury. In H.S. Levin, H.M. Eisenberg, & A.L. Benton (Eds.), *Mild head injury*. New York: Oxford University Press.

Powell, A.L., Cummings, J.L., Hill, M.A., & Benson, D.F. (1988). Speech and language alterations in multi-infarct dementia. *Neurology, 38*, 717–719.

Power, D.G., Logue, P.E., McCarty, S.M., et al. (1979). Inter-rater reliability of the Russell revision of the Wechsler Memory Scale: An attempt to clarify some ambiguities in scoring. *Journal of Clinical Neuropsychology, 1*, 343–346.

Powers, W.J. (1990). Stroke. In A.L. Pearlman & R.C. Collins (Eds.), *Neurobiology of disease*. New York: Oxford University Press.

Prado, W.M. & Taub, D.V. (1966). Accurate prediction of individual intellectual functioning by the Shipley-Hartford. *Journal of Clinical Psychology, 22*, 294–296.

Prados, M. & Fried, E.G. (1947). Personality structure of the older age groups. *Journal of Clinical Psychology, 3*, 113–120.

Prather, P., Jarmulowicz, L., Brownell, H., & Gardner, H. (1992). Selective attention and the right hemisphere: A failure in integration, not detection. *Journal of Clinical and Experimental Neuropsychology, 14*, 35 (abstract).

Preston, K.A., Kramer, J.H., & Blusewicz, M.J. (1989). Prose memory in chronic alcoholics: Performance on the California Discourse Memory

Test. *Journal of Clinical and Experimental Neuropsychology, 11*, 61–62 (abstract).

Prevey, M.L., Delaney, R.C., & Mattson, R.H. (1988). Metamemory in temporal lobe epilepsy: Self-monitoring of memory functions. *Brain and Cognition, 7*, 298–311.

Pribram, K.H. (1969). The amnestic syndrome: Disturbances in coding? In G.A. Talland & N.C. Waugh (Eds.), *The pathology of memory*. New York: Academic Press.

Pribram, K.H. (1987). The subdivisions of the frontal cortex revisited. In E. Perecman (Ed.), *The frontal lobes revisited*. New York: IRBN.

Price, B.H. & Mesulam, M. (1985). Psychiatric manifestations of right hemisphere infarctions. *Journal of Nervous and Mental Disease, 173*, 610–614.

Price, L.J., Fein, G. & Feinberg, I. (1980). Neuropsychological assessment of cognitive function in the elderly. In L.W. Poon (Ed.), *Aging in the 1980's*. Washington, D.C.: American Psychological Association.

Price, R.W., Sidtis, J.J., Navia, B.A., et al. (1988). The AIDS dementia complex. In M.L. Rosenblum, R.M. Levy & D.E. Bredesen (Eds.), *AIDS and the nervous system*. New York: Raven Press.

Price, T.R.P., Goetz, K.L., & Lovell, M.R. (1992). Neuropsychiatric aspects of brain tumors. In S.C. Yudofsky & R.E. Hales (Eds.), *American Psychiatric Press textbook of psychiatry* (2nd ed.). Washington, D.C.: American Psychiatric Press.

Priddy, D.A., Mattes, D., & Lam, C.S. (1988). Reliability of self report among non-oriented head-injured adults. *Brain Injury, 2*, 249–253.

Prigatano, G.P. (1977). Wechsler Memory Scale is a poor screening test for brain dysfunction. *Journal of Clinical Psychology, 33*, 772–777.

Prigatano, G.P. (1978). Wechsler Memory Scale: A selective review of the literature. *Journal of Clinical Psychology, 34*, 816–832.

Prigatano, G.P. (1987a). Neuropsychological deficits, personality variables, and outcome. In M. Ylvisaker & E.M.R. Gobble (Eds.), *Community reentry for head injured adults*. Boston: Little, Brown & Co.

Prigatano, G. (1987b). Psychiatric aspects of head injury: Problem areas and suggested guidelines for research. In H.S. Levin, J. Grafman, & H.M. Eisenberg (Eds.), *Neurobehavioral recovery from head injury*. New York: Oxford University Press.

Prigatano, G.P. (1991a). BNI Screen for higher cerebral functions: Rationale and initial validation. *BNI Quarterly, 7*, 2–9.

Prigatano, G.P. (1991b). Disturbances of self-awareness of deficit after traumatic brain injury. In G.P. Prigatano & D.L. Schacter (Eds.), *Awareness of deficit after brain injury: Clinical and theoretical issues*. New York: Oxford University Press.

Prigatano, G.P. (1991c). The relationship of frontal lobe damage to diminished awareness: Studies in rehabilitation. In H.S. Levin, H.M. Eisenberg, & A.L. Benton (Eds.), *Frontal lobe function and dysfunction*. New York: Oxford University Press.

Prigatano, G.P. (1992). Personality disturbances associated with traumatic brain injury. *Journal of Consulting and Clinical Psychology, 60*, 360–368.

Prigatano, G.P. & Altman, I.M. (1990). Impaired awareness of behavioral limitations after traumatic brain injury. *Archives of Physical Medicine and Rehabilitation, 71*, 1–7.

Prigatano, G.P., Altman, I.M., & O'Brien, K.P. (1990). Behavioral limitations that traumatic brain-injured patients tend to underestimate. *The Clinical Neuropsychologist, 4*, 163–176.

Prigatano, G.P. & Amin, K. (1993). Digit Memory Test: Unequivocal cerebral dysfunction and suspected malingering. *Journal of Clinical and Experimental Neuropsychology, 15*, 537–546.

Prigatano, G.P. Amin, K., & Rosenstein, L.D. (1993). Validity studies on the BNI Screen for Higher Cerebral Functions. *BNI Quarterly, 9*, 2–9.

Prigatano, G.P. & Levin, D.C. (1988). Pulmonary system. In R.E. Tarter, D.H. Van Thiel, & K.L. Edwards (Eds.), *Medical neuropsychology*. New York: Plenum Press.

Prigatano, G.P. & Parsons, O.A. (1976). Relationship of age and education to Halstead test performance in different patient populations. *Journal of Consulting and Clinical Psychology, 44*, 527–533.

Prigatano, G.P., Parsons, O., Wright, E., et al. (1983). Neuropsychological test performance in mildly hypoxemic COPD patients. *Journal of Consulting and Clinical Psychology, 51*, 108–116.

Prigatano, G.P. & Pribram, K.H. (1982). Perception and memory of facial affect following brain injury. *Perceptual and Motor Skills, 54*, 859–869.

Prigatano, G.P. & Schacter, D.L. (Eds.).(1991). *Awareness of deficit after brain injury*. New York: Oxford University Press.

Prigatano, G.P., Wright, E.C., & Levin, D. (1984). Quality of life and its predictors in patients with mild hypoxemia and chronic obstructive pulmonary disease. *Archives of Internal Medicine, 144*, 1613–1619.

Prinz, P.N., Dustman, R.E., & Emmerson, R. (1990). Electrophysiology and aging. In J.E. Birren & K.W. Schaie (Eds.), *Handbook of the psychology of aging* (3rd ed.). San Diego, CA: Academic Press.

Prinz, P.N., Vitaliano, P.P., Vitiello, M.V., et al. (1982). Sleep, EEG and mental function changes in senile dementia of the Alzheimer's type. *Neurobiology of Aging, 3*, 361–370.

Pritchard, W.S. (1991). Electroencephalographic effects of cigarette smoking. *Psychopharmacology, 104*, 485–490.

Pritchard, W.S., Robinson, J.H., & Guy, T.D. (1992). Enhancement of continuous performance task reaction time by smoking in non-deprived smokers. *Psychopharmacology, 108*, 437–442.

Prohovnik, I., Smith, G., Sackeim, H.A., et al. (1989). Gray-matter degeneration in presenile Alzheimer's disease. *Annals of Neurology, 25*, 117–124.

Puente, A.E. & Gillespie, J.B. (1991). Workers' compensation and clinical neuropsychological assessment. In J. Dywan, R.D. Kaplan, & F. Pirozzolo (Eds.), *Neuropsychology and the law*. New York: Springer-Verlag.

Puente, A.E., Rodenbough, J., & Horton, A.M., Jr. (1989). Relative efficacy of the Sc-O, P-O, P-N, and Sc MMPI scales in differentiating brain-damaged schizophrenic, schizophrenic, and somatoform disorders in an outpatient setting. *Journal of Clinical Psychology, 45*, 99–105.

Purdue Research Foundation (no date). *Purdue Pegboard Test*. Lafayette, IN: Lafayette Instrument Co.

Pyke, S. & Agnew, N.M.K. (1963). Digit span performance as a function of noxious stimulation. *Journal of Consulting Psychology, 27*, 281.

Pykett, I.L. (1982). NMR imaging in medicine. *Scientific American, 246*, 78–88.

Quereshi, M.Y. (1968) The comparability of WAIS and WISC subtest scores and IQ estimates. *Journal of Psychology, 68*, 73–82.

Quereshi, M.Y. & Ostrowski, M.J. (1985). The comparability of three Wechsler adult intelligence scales in a college sample. *Journal of Clinical Psychology, 41*, 397–407.

Quesney, L.F. (1986) Seizures of frontal lobe origin. In T.A. Pedley & B.S. Meldrum (Eds.), *Recent advances in epilepsy* (No. 3). New York: Churchill Livingstone.

Quinn, N., Critchley, P., & Marsden, C.D. (1987) Young onset Parkinson's disease. *Movement Disorders, 2*, 73–91.

Rabin, I.A. (1965). Diagnostic use of intelligence tests. In B.B. Wolman (Ed.), *Handbook of clinical psychology*. New York: McGraw-Hill.

Rabins, P.V. (1990). Euphoria in multiple sclerosis. In S.M. Rao (Ed.), *Neurobehavioral aspects of multiple sclerosis*. New York: Oxford University Press.

Rabins, P.V., Brooks, B.R., O'Donnell, P., et al. (1986). Structural brain correlates of emotional disorder in multiple sclerosis. *Brain, 109*, 585–597.

Rabins, P.V., Mace, N.L., & Lucas, M.J. (1982). The impact of dementia on the family. *Journal of the American Medical Association, 248*, 333–335.

Racine, R.J., Ivy, G.O., & Milgram, N.W. (1989). Kindling: Clinical relevance and anatomical substrate. In T.G. Bolwig & M.R. Trimble (Eds.), *The clinical relevance of kindling*. Chichester, U.K./New York: John Wiley & Sons.

Rafal, R. (1992). Visually guided behavior. In I. Litvan & Y. Agid (Eds.), *Progressive supranuclear palsy: Clinical and research approaches*. New York: Oxford University Press.

Rafal, R.D., Posner, M.I., Walker, J.A., & Friedrich, F.J. (1984). Cognition and the basal ganglia. *Brain, 107*, 1083–1094.

Raghavan, S. (1961). *A comparison of the performance of right and left hemiplegics on verbal and nonverbal body image tasks*. Master's Thesis, Smith College, Northampton, MA.

Rahmani, L., Geva, N., Rochberg, J., et al. (1987). Issues in neurocognitive assessment and training. In E. Vakil, D. Hoofien, & Z. Groswasser (Eds.), *Rehabilitation of the brain injured*. London: Freund Publishing House.

Raine, C.S. (1990). Neuropathology. In S.M. Rao (Ed.), *Neurobehavioral aspects of multiple sclerosis*. New York: Oxford University Press.

Rajput, A.H. (1992). Prevalence of dementia in Parkinson's disease. In S.J. Huber & J.L. Cummings (Eds.), *Parkinson's disease. Neurobehavioral aspects*. New York: Oxford University Press.

Rajput, A.H., Offord, K.P., Beard, C.M., & Kurland, L.T. (1984). Epidemiology of Parkinsonism: Incidence, classification, and mortality. *Annals of Neurology, 16*, 278–282.

Rajput, A.H., Offord, K.P., Beard, C.M., & Kurland, L.T. (1987). A case-control study of smoking habits, dementia, and other illnesses in idiopathic Parkinson's disease. *Neurology, 37*, 226–231.

Ramier, A.-M. et Hécaen, H. (1970). Rôle respectif des atteintes frontales et de la latéralisation lésionelle dans les deficits de la "fluence verbale." *Revue Neurologique, Paris, 123*, 17–22.

Rand, Rand, M.B., Trudeau, M.D., & Nelson, L.K. (1990). Reading assessment post head injury: how valid is it? *Brain Injury, 4*, 155–160.

Randall, C.M., Dickson, A.L., & Plasay, M.T. (1988). The relationship between intellectual function and adult performance on the Benton Visual Retention Test. *Cortex, 24*, 277–289.

Randolph, C. (1991). Implicit, explicit, and semantic memory functions in Alzheimer's disease and Huntington's disease. *Journal of Clinical and Experimental Neuropsychology, 13*, 479–494.

Randolph, C., Braun, A.R., Goldberg, T.E., & Chase, T.N. (1993). Semantic fluency in Alzheimer's, Parkinson's and Huntington's Disease: Dissociation of storage and retrieval failures. *Neuropsychology, 7*, 82–88.

Randolph, C., Mohr, E., & Chase, T.N. (1993). Assessment of intellectual function in dementing disorders: Validity of WAIS-R short forms for patients with Alzheimer's, Huntington's & Parkinson's disease. *Journal of Clinical and Experimental Neuropsychology, 15*, 743–753.

Randt, C.T.& Brown, E.R. (1986). *Randt Memory Test*. Bayport, New York: Life Science Associates.

Randt, C.T., Brown, E.R., & Osborne, D.J., Jr. (1980). A memory test for longitudinal measurement of mild to moderate deficits. *Clinical Neuropsychology, 2*, 184–194.

Rao, N., Rosenthal, M., Cronin-Stubbs, D., et al. (1990). Return to work after rehabilitation following traumatic brain injury. *Brain Injury, 4*, 49–56.

Rao, S.M. (1986). Neuropsychology of multiple sclerosis: A critical review. *Journal of Clinical and Experimental Neuropsychology, 8*, 503–542.

Rao, S.M. (1990a). Multiple sclerosis. In J.L. Cummings (Ed.), *Subcortical dementia*. New York: Oxford University Press.

Rao, S.M. (Ed.) (1990b). *Neurobehavioral aspects of multiple sclerosis*. New York: Oxford University Press.

Rao, S.M. (1990c). Neuroimaging correlates of cognitive dysfunction. In S.M. Rao (Ed.), *Neurobehavioral aspects of multiple sclerosis*. New York: Oxford University Press.

Rao, S.M., Glatt, S., Hammeke, T.A., et al. (1985). Chronic progressive multiple sclerosis. *Archives of Neurology, 42*, 678–682.

Rao, S.M., Grafman, J., DiGiulio, D., et al. (1993). Memory dysfunction in multiple sclerosis: Its relation to working memory, semantic encoding and implicit learning. *Neuropsychology, 7*, 364–374.

Rao, S.M., Hammeke, T.A., McQuillen, M.P., et al. (1984). Memory disturbance in chronic progressive multiple sclerosis. *Archives of Neurology, 41*, 625–631.

Rao, S.M., Hammeke, T.A., & Speech, T.J. (1987). Wisconsin Card Sorting Test performance in relapsing-remitting and chronic-progressive multiple sclerosis. *Journal of Consulting and Clinical Psychology, 55*, 263–265.

Rao, S.M., Huber, S.J., & Bornstein, R.A. (1992). Emotional changes with multiple sclerosis and Parkinson's disease. *Journal of Consulting and Clinical Psychology, 60*, 369–378.

Rao, S.M., Leo, G.J., Bernardin, L., & Unverzagt, F. (1991). Cognitive dysfunction in multiple sclerosis. I. Frequency, patterns, and predictions. *Neurology, 41*, 685–691.

Rao, S.M., Leo, G.J., Ellington, L., et al. (1991). Cognitive dysfunction in multiple sclerosis. II. Impact on employment and social functioning. *Neurology, 41*, 692–696.

Rao, S.M., Leo, G.J., Haughton, V.M., et al. (1989). Correlation of magnetic resonance imaging with neuropsychological testing in multiple sclerosis. *Neurology, 39*, 161–166.

Rao, S.M., Leo, G.J., Haughton, V.M., et al. (1990). Brain imaging correlates of cognitive dysfunction in multiple sclerosis. In S.M. Rao (Ed.), *Neurobehavioral consequences of multiple sclerosis*. New York: Oxford University Press.

Rao, S.M., Leo, G.J., & St. Aubin-Faubert, P. (1989). On the nature of memory disturbance in multiple sclerosis. *Journal of Clinical and Experimental Neuropsychology, 11*, 699–712.

Rao, S.M., Mittenberg, W., Bernardin, L., et al. (1989). Neuropsychological test findings in subjects with leukoaraiosis. *Archives of Neurology, 46*, 40–44.

Rao, S.M., St. Aubin-Faubert, P., & Leo, G.J. (1989). Information processing speed in patients with multiple sclerosis. *Journal of Clinical and Experimental Neuropsychology, 11*, 471–477.

Rapaport, D., Gill, M.M., & Schafer, R. (1968). *Diagnostic psychological testing* (rev. ed.), Robert R. Holt (Ed.). New York: International University Press.

Rapcsak, S.Z., Arthur, S.A., Bliklen, D.A., & Rubens, A.B. (1989). Lexical agraphia in Alzheimer's disease. *Archives of Neurology, 46*, 65–68.

Rapcsak, S.Z., Kentros, M., & Rubens, A.B. (1990). Impaired recognition of meaningful sounds in Alzheimer's disease. *Journal of Clinical and Experimental Neuropsychology, 12*, 18 (abstract).

Rapoport, J.L., Jensvold, M., Elkins, R., et al. (1981). Behavioral and cognitive effects of caffeine in boys and adult males. *Journal of Nervous and Mental Disease, 169*, 726–732.

Raskin, S.A., Borod, J.C., & Tweedy, J.R. (1992). Set-shifting and spatial orientation in patients with Parkinson's disease. *Journal of Clinical and Experimental Neuropsychology, 14*, 801–821.

Raskin, S.A., Borod, J.C., Wasserstein, J., et al. (1990). Visuospatial orientation in Parkinson's disease. *International Journal of Neuroscience, 51*, 9–18.

Raskin, S.A., Sliwinski, M., & Borod, J.C. (1992). Clustering strategies on tasks of verbal fluency in Parkinson's disease. *Neuropsychologia, 30*, 95–99.
Rausch, R., Lieb, J. P., & Crandall, P. H. (1978). Neuropsychologic correlates of depth spike activity in epileptic patients. *Archives of Neurology, 35*, 699–705.
Rausch, R. & Risinger, M. (1990). Intracarotid sodium amobarbital procedure. In A.A. Boulton, G.B. Baker, & M. Hiscock (Eds.), *Neuromethods* (Vol. 17: *Neuropsychology*). Clifton, NJ: Humana Press.
Rausch, R. & Walsh, G.O. (1984). Right-hemisphere language dominance in right-handed epileptic patients. *Archives of Neurology, 41*, 1077–1080.
Raven, J.C. (1960). *Guide to the Standard Progressive Matrices*. London: H.K. Lewis.
Raven, J.C. (1965). *Guide to Using the Coloured Progressive Matrices*. London: H.K. Lewis.
Raven, J.C. (1982). *Revised manual for Raven's Progressive Matrices and Vocabulary Scale*. Windsor, U.K.: NFER Nelson.
Raven, J.C., Court, J.H. & Raven, J. (1976). *Manual for Raven's Progressive Matrices*. London: H.K. Lewis.
Raven, J.C. (no date) *Raven's Progressive Matrices*. Examination kit. Los Angeles: Western Psychological Services.
Ravensberg, C.D., van Tyldesley, D.A., Rozendal, R.H., & Whiting, H.T.A. (1984). Visual perception in hemiplegic patients. *Archives of Physical and Medical Rehabilitation, 65*, 304–309.
Rawling, P. & Brooks, N. (1990). Simulation Index: a method for detecting factitious errors on the WAIS-R and WMS. *Neuropsychology, 4*, 223–238.
Rawlings, D.B., & Crewe, N.M. (1992). Test-retest practice effects and test score changes of the WAIS-R in recovering traumatically brain-injured survivors. *The Clinical Neuropsychologist, 6*, 415–430.
Read, D.E. (1988). Age-related changes in performance on a visual closure task. *Journal of Clinical and Experimental Neuropsychology, 10*, 451–466.
Reaven, G.M., Thompson, L.W., Nahum, D., & Haskins, E. (1990). Relationship between hyperglycemia and cognitive function in older NIDDM patients. *Diabetes Care, 13*, 16–21.
Reddon, J.R., Gill, D.M., Gauk, S.E., & Maerz, M.D. (1988). Purdue Pegboard: Test-retest estimates. *Perceptual and Motor Skills, 66*, 503–506.
Reddon, J.R., Schopflocher, D., Gill, D.M., & Stefanyk, W.O. (1989). Speech Sounds Perception Test: Non-random response locations form a logical fallacy in structure. *Perceptual and Motor Skills, 69*, 235–240.
Reddon, J.R., Stefanyk, W.O., Gill, D.M., & Renney, C. (1985). Hand dynamometer: Effects of trials and sessions. *Perceptual and Motor Skills, 61*, 1195–1198.
Reder, A.T. & Antel, J.P. (1983). Clinical spectrum of multiple sclerosis. In J.P. Antel (Ed.), *Neurologic clinics: Symposium on multiple sclerosis* (Vol. 1, No. 3). Philadelphia: W.B. Saunders Co.
Redlich, F.C. & Dorsey, J.F. (1945). Denial of blindness by patients with cerebral disease. *Archives of Neurology and Psychiatry, 53*, 407–417.
Reed, B.R., Jagust, W.J., & Seab, J.P. (1988). Differences in rates and confabulatory intrusions in Alzheimer's disease and multiinfarct dementia. *Journal of Clinical and Experimental Neuropsychology, 10*, 93 (abstract).
Rees, M. (1979). Symbol Digit Modalities Test (SDMT). In F.L. Darley (Ed.), *Evaluation of appraisal techniques in speech and language pathology*. Reading, ME: Addison-Wesley Publishing Company.
Reese, H.W. & Rodeheaver, D., (1985). Problem solving and complex decision making. In J.E. Birren & K.W. Schaie (Eds.), *Handbook of the psychology of aging* (2nd ed.). New York: Van Nostrand Reinhold.
Regard, M. (1991). *The perception and control of emotions: Hemispheric differences and the role of the frontal lobes*. Habilitationsschrift. Zurich: University Hospital Department of Neurology.
Regard, M., & Landis, Th. (1988a). Persön Lichkeit und lateralität. In G. Oepen (Ed.), *Psychiatrie des rechten und linken gehirns*. Köln: Deutscher Arzte-Verlag.
Regard, M., & Landis, Th. (1988b). Procedure vs. content learning: Effects of emotionality and repetition in a new clinical memory test. *Journal of Clinical and Experimental Neuropsychology, 10*, 86 (abstract).
Regard, M., Oelz, O., Brugger, P., et al. (1989). Persistent cognitive impairment in climbers after repeated exposure to extreme altitude. *Neurology, 39*, 210–213.
Regard, M., Strauss, E., & Knapp, P. (1982). Children's production on verbal and non-verbal fluency tasks. *Perceptual and Motor Skills, 55*, 839–844.
Rehabilitation Services Administration (1984). Traumatic brain injury. *Medical Bulletin No.3*. RSA-IM-84–37. Washington, D.C.: U.S. Department of Education, Office of Special Education and Rehabilitation Services.
Reichlin, R.E. (1984). Current perspectives on Ror-

schach performance among older adults. *Journal of Personality Assessment, 48*, 71–81.

Reichman, W.E., Coyne, A.C., & Shah, A. (1993). Diagnosis of multi-infarct dementia: Predictive value of clinical criteria. *Perceptual and Motor Skills, 76*, 793–794.

Reid, W.G.J., Broe, G.A., Hely, M.R., et al. (1987). Dementia in *de novo* patients with idiopathic Parkinson's disease: A neuropsychological study. *Proceedings of the 11th annual Brain Impairment conference*. Richmond, Victoria, Australia: Australian Society for the Study of Brain Impairment.

Reidy, T.J., Bowler, R.M., Rauch, S.S., & Pedroza, G.I. (1992). Pesticide exposure and neuropsychological impairment in migrant farm workers. *Archives of Clinical Neuropsychology, 7*, 85–95.

Reifler, B.V. (1982). Arguments for abandoning the term pseudodementia. *Journal of the American Geriatric Society, 82*, 665–668.

Reifler, B.V. (1986). Mixed cognitive-affective disturbances in the elderly: A new classification. *Journal of Clinical Psychiatry, 47*, 354–356.

Reifler, B.V. (1992). Dementia versus depression in the elderly. In M. Bergener (Ed.), *Aging and mental disorders: International perspectives*. New York: Springer.

Reifler, B.V., Larson, E., & Hanley, R. (1982). Coexistence of cognitive impairment and depression in geriatric outpatients. *American Journal of Psychiatry, 139*, 623–626.

Reifler, B.V., Larson, E., Teri, L., & Poulsen, M. (1986). Dementia of the Alzheimer's type and depression. *Journal of the American Geriatrics Society, 34*, 855–859.

Reisberg, B., Borenstein, J., Franssen, E., et al. (1987). BEHAVE-AD: A clinical rating scale for the assessment of pharmacologically remediable behavioral symptomatology in Alzheimer's disease. In H.J. Altman (Ed.), *Alzheimer's Disease*, New York: Plenum.

Reisberg, B., Borenstein, J., Salob, S.P., et al (1987). Behavioral symptoms in Alzheimer's Disease: Phenomenology and treatment. *Journal of Clinical Psychiatry, 48* (5), 9–15.

Reisberg, B. & Ferris, S.H. (1982). Diagnosis and assessment of the older patient. *Hospital and Community Psychiatry, 33*, 104–110.

Reisberg, B., Ferris, S.H., Borenstein, J., et al. (1986). Assessment of presenting symptoms. In L.W. Poon (Ed.), *Handbook for clinical memory assessment of older adults*. Washington, D.C.: American Psychological Association.

Reisberg, B., Ferris, S.H., Borenstein, J., et al. (1990). Some observations on the diagnosis of dementia of the Alzheimer type. In M. Bergener & S.I. Finkel (Eds.), *Clinical and scientific psychogeriatrics*: Vol. 2. *The interface of psychiatry and neurology*. New York: Springer.

Reisberg, B., Ferris, S.H., DeLeon, M.J., & Crook, T. (1982). The Global Deterioration Scale for assessment of primary degenerative dementia. *American Journal of Psychiatry, 139*, 1136–1139.

Reisberg, B., Franssen, E., Sclan, S.G., et al (1989). Stage specific incidence of potentially remedial behavioral symptoms in aging and Alzheimer's disease. *Bulletin of Clinical Neurosciences, 54*, 95–112.

Reisberg, B., Schneck, M.K., Ferris, S.H. et al. (1983). The Brief Cognitive Rating Scale (BCRS). Findings in primary degenerative dementia (PDD). *Psychopharmacology Bulletin, 19*, 734–739.

Reischies, F.M., Baum, K., Brau, H., et al. (1988). Cerebral magnetic resonance imaging findings in multiple sclerosis. *Archives of Neurology, 45*, 1114–1116.

Reitan, R.M. (No date). *Instructions and procedures for administering the psychological test battery used at the Neuropsychology Laboratory, Indiana University Medical Center*. Indianapolis, IN: Unpublished manuscript.

Reitan, R.M. (1955). Certain differential effects of left and right cerebral lesions in human adults. *Journal of Comparative and Physiological Psychology, 48*, 474–477.

Reitan, R.M. (1958). Validity of the Trail Making Test as an indicator of organic brain damage. *Perceptual and Motor Skills, 8*, 271–276.

Reitan, R.M. (1964). Psychological deficits resulting from cerebral lesions in man. In J.M. Warren, & K. Akert (Eds.), *The frontal granular cortex and behavior*. New York: McGraw-Hill.

Reitan, R.M. (1976). Neurological and physiological bases of psychopathology. *Annual Review of Psychology, 27*, 189–216.

Reitan, R.M. (1979). Manual for administration of neuropsychological test batteries for adults and children. Tucson, AZ: Reitan Neuropsychological Laboratory.

Reitan, R.M. (1986). Theoretical and methodological bases of the Halstead-Reitan Neuropsychological Test Battery. In I. Grant & K.M. Adams (Eds.), *Neuropsychological assessment of neuropsychiatric disorders*. New York: Oxford University Press.

Reitan, R.M. & Davison, L.A. (1974). *Clinical neuropsychology: Current status and applications*. New York: Winston/Wiley.

Reitan, R.M. & Kløve, H. (1959). Hypotheses supported by clinical evidence that are under current investigation. Mimeographed paper. Indianapolis, IN: Indiana University Medical Center.

Reitan, R.M. & Wolfson, D. (1989). The Seashore Rhythm Test and brain functions. *The Clinical Neuropsychologist, 3*, 70–78.

Reitan, R.M. & Wolfson, D. (1990). A consideration of the comparability of the WAIS and WAIS-R. *The Clinical Neuropsychologist, 4*, 80–85.

Reitan, R.M. & Wolfson, D. (1993). *The Halstead-Reitan Neuropsychological Test Battery: Theory and clinical interpretation*. Tucson, AZ: Neuropsychology Press.

Reschly, D.J. (1981). Psychological testing in educational classification and placement. *American Psychologist, 36*, 1094–1102.

Reuler, J.B., Girard, D.E., & Cooney, T.G. (1985). Wernicke's encephalopathy. *New England Journal of Medicine, 312*, 1035–1039.

Rey, A. (1941). L'examen psychologique dans les cas d'encéphalopathie traumatique. *Archives de Psychologie, 28*, 286–340.

Rey, A. (1941). Psychological examination of traumatic encephalopathy. *Archives de Psychologie, 28*, 286–340; sections translated by J. Corwin, & F. W. Bylsma, *The Clinical Neuropsychologist*, 1993, 4–9.

Rey, A. (1959). Sollicitation de la mémoire de fixation par des mots et des objets presentés simultanément. *Archives de Psychologie, 37*, 126–139.

Rey, A. (1964). *L'examen clinique en psychologie*. Paris: Presses Universitaires de France.

Rey, A. (1968). Épreuves mnésiques et d'apprentissage. Neuchâtel, Switzerland: Delachaux & Niestlé.

Rey, G.J. & Benton, A.L. (no date). *MAE-S*. Iowa City, IA: AJA Associates. Distributed by the Psychological Corporation.

Rey, G.J. & Benton, A.L. (1991). Examen de Afasia Multilingue. Iowa City, IA. AJA Associates.

Rey, G.J., Pirozzolo, F.J., Levy, J., & Jankovic, J. (1988). Cognitive impairments associated with progressive supranuclear palsy. *Journal of Clinical and Experimental Neuropsychology, 10*, 31 (abstract).

Reyes, R.L., Bhattacharyya, A.K., & Heller, D. (1981). Traumatic head injury: Restlessness and agitation as prognosticators of physical and psychologic improvement. *Archives of Physical Medicine and Rehabilitation, 62*, 20–23.

Reynolds, W. M. (1987). *Wepman's Auditory Discrimination Test: Manual* (2nd ed.). Los Angeles: Western Psychological Services.

Reznikoff, M. & Tomblen, D. (1956). The use of human figure drawings in the diagnosis of organic pathology. *Journal of Consulting Psychology, 20*, 467–470.

Rice, E. & Gendelman, S. (1973). Psychiatric aspects of normal pressure hydrocephalus. *Journal of the American Medical Association, 223*, 409–412.

Richards, M., Cote, L.J., & Stern, Y. (1993). Executive function in Parkinson's disease: Set-shifting or set-maintenance? *Journal of Clinical and Experimental Neuropsychology, 15*, 266–279.

Richards, P. & Persinger, M. A. (1992). Toe graphaesthesia as a discriminator of brain impairment: The outstanding feet for neuropsychology. *Perceptual and Motor Skills, 74*, 1027–1030.

Richards, P.M. & Ruff, R.M. (1989). Motivational effects on neuropsychological functioning: Comparison of depressed versus nondepressed individuals. *Journal of Consulting and Clinical Psychology, 57*, 396–402.

Richardson, F.C. & Woolfolk, R. L. (1980). Mathematics anxiety. In I. G. Sarason (Ed.), *Test anxiety: theory, research, and applications*. Hillsdale, NJ: Lawrence Erlbaum.

Richardson, J. (1990). *Clinical and neuropsychological aspects of closed head injury*. London: Taylor & Francis.

Richardson, J.T.E. (1978). The effects of closed head injury upon memory. In M.M. Gruneberg, P.E. Morris, & R.N. Sykes (Eds.), *Practical aspects of memory*. New York: Academic Press.

Richardson, J.T.E. & Snape, W. (1984). The effects of closed head injury upon human memory: An experimental analysis. *Cognitive Neuropsychology, 1*, 217–231.

Riddell, S.A. (1962). The performance of elderly psychiatric patients on equivalent forms of tests of memory and learning. *British Journal of Social and Clinical Psychology, 1*, 70–71.

Riddoch, J. (1990). Neglect and the peripheral dyslexias. *Cognitive Neuropsychology, 7*, 369–386.

Riege, W.H., Harker, J.O., & Metter, E.J. (1986). Clinical validators: Brain lesions and brain imaging. In L.W. Poon (Ed.), *Handbook for clinical memory assessment of older adults*. Washington, D.C.: American Psychological Association.

Riege, W.H., Kelly, K., & Klane, L.T. (1981). Age and error differences on Memory-for-Designs. *Perceptual and Motor Skills, 52*, 507–513.

Riege, W.H., Metter, E.J., Kuhl, D.E., & Phelps, M.E. (1985). Brain glucose metabolism and memory functions: Age decrease in factor scores. *Journal of Gerontology, 40*, 459–467.

Riege, W.H. & Williams, M.V. (1980). *Modality and age comparisons in nonverbal memory*. Paper presented at the 88th annual convention of the American Psychological Association, Montreal.

Riklan, M. & Cooper, I.S. (1975). Psychometric studies of verbal function following thalamic lesions in humans. *Brain and Language, 2*, 45–64.

Riklan, M. & Cooper, I.S. (1977). Thalamic lateralization of psychological functions: Psychometric studies. In S. Harnad, R.W. Doty, L. Goldstein, et al. (Eds.), *Lateralization in the central nervous system.* New York: Academic Press.

Riklan, M. & Diller, L. (1961). Visual motor performances before and after chemosurgery of the basal ganglia in Parkinsonism. *Journal of Nervous and Mental Disease, 132*, 307–314.

Riklan, M. & Levita, C. (1969). *Subcortical correlates of human behavior.* Baltimore: Williams & Wilkins.

Riklan, M., Zahn, T.P., & Diller, L. (1962). Human figure drawings before and after chemosurgery of the basal ganglia in Parkinsonism. *Journal of Nervous and Mental Disease, 135*, 500–506.

Rimel, R.W., Giordani, B., Barth, J.T., et al. (1981). Disability caused by minor head injury. *Neurosurgery, 9*, 221–228.

Rimel, R.W., Giordani, B., Barth, J.T., & Jane, J.A. (1982). Moderate head injury: Completing the clinical spectrum of brain trauma. *Neurosurgery, 11*, 344–351.

Risberg, J. (1986). Regional cerebral blood flow. In H.J. Hannay (Ed.), *Experimental techniques in human neuropsychology.* New York: Oxford University Press.

Risberg, J. (1989). Regional cerebral blood flow measurements with high temporal and spatial resolution. In D. Ottoson & W. Rostëne (Eds.), *Visualization of brain functions.* London: MacMillan Press.

Risberg, J. & Hagstadius, S. (1983). Effects on the regional cerebral blood flow of long-term exposure to organic solvents. *Acta Psychiatrica Scandinavica, 67* (Suppl. 303), 92–99.

Risse, G.L., Rubens, A.B., & Jordan, L.S. (1984). Disturbances of long-term memory in aphasic patients. *Brain, 107*, 605–617.

Risser, A.H. & Spreen, O. (1985). The Western Aphasia Battery. *Journal of Clinical and Experimental Neuropsychology, 7*, 463–470.

Ritter, E.G. (1979). Review of Aphasia Language Performance Scales (ALPS), In F.L. Darley (Ed.), *Evaluation of appraisal techniques in speech and language pathology.* Reading, MA: Addision-Wesley.

Rivers, D.L. & Love, R.J. (1980). Language performance on visual processing tasks in right hemisphere lesion cases. *Brain and Language, 10*, 348–366.

Rizzolatti, G. & Camarda, R. (1987). Neural circuits for spatial attention and unilateral neglect. In M. Jeannerod (Ed.), *Neurophysiological and neuropsychological aspects of spatial neglect.* Amsterdam: Elsevier/North Holland.

Rizzolatti, G. & Gallese, V. (1988). Mechanisms and theories of spatial neglect. In F. Boller & J. Grafman (Eds.), *Handbook of neuropsychology* Vol. 1. Amsterdam/New York: Elsevier.

Roberts, A.H. (1976). Long-term prognosis of severe accidental head injury. *Proceedings of the Royal Society of Medicine, 69*, 137–140.

Roberts, G.W., Done, D.J., Bruton, C., & Crow, T.J. (1990). A "mock up" of schizophrenia: Temporal lobe epilepsy and schizophrenia-like psychosis. *Biological Psychiatry, 28*, 127–143.

Roberts, J.K.A., Robertson, M.M., & Trimble, M.R. (1982). The lateralising significance of hypergraphia in temporal lobe epilepsy. *Journal of Neurology, Neurosurgery, and Psychiatry, 45*, 131–138.

Roberts, R.J., Hamsher, K. deS., Bayless, J. D., & Lee, G. P. (1990). Presidents Test performance in varieties of diffuse and unilateral cerebral disease. *Journal of Clinical and Experimental Neuropsychology, 12*, 195–208.

Roberts, R.J., Paulsen, J. S., Marchman, J. N., & Varney, N. R. (1988). MMPI profiles of patients who endorse multiple partial seizure symptoms. *Neuropsychology, 2*, 183–198.

Roberts, R.J., Varney, N.R., Hulbert, J.R., et al. (1990). The neuropathology of everyday life: The frequency of partial seizure symptoms among normals. *Neuropsychology, 4*, 65–86.

Roberts, R.J., Varney, N.R., Paulsen, J.S., et al. (1990). Dichotic listening and complex partial seizures. *Journal of Clinical and Experimental Neuropsychology, 12*, 448–458.

Robertson, G.J. & Eisenberg, J.L. (1981). *Peabody Picture Vocabulary Test-Revised. Technical supplement.* Circle Pines, MN: American Guidance Service.

Robertson, I.H. (1990). Digit span and visual neglect: A puzzling relationship. *Neuropsychologia, 28*, 217–222.

Robertson, L.C., Lamb, M.R., & Knight, R.T. (1988). Effects of lesions of temporal-parietal junction on perceptual and attentional processing in humans. *Journal of Neuroscience, 8*, 3757–3769.

Robertson, M.M. (1988). Depression in patients with epilepsy reconsidered. In T.A. Pedley & B.S. Meldrum (Eds.), *Recent advances in epilepsy.* New York: Churchill-Livingstone.

Robiner, W.N., Dossa, D. & O'Down, W.K. (1988). Abbreviated WAIS-R procedures: Use and limitations with head-injured patients. *The Clinical Neuropsychologist, 2*, 365–374.

Robinson, A.L., Heaton, R.K., Lehman, R.A.W., and Stilson, D.W. (1980). The utility of the Wisconsin Card Sorting Test in detecting and localizing frontal lobe lesions. *Journal of Consulting and Clinical Psychology*, *48*, 605–614.

Robinson, R.G. & Benson, D.F. (1981). Depression in aphasia patients: Frequency, severity, and clinical-pathological correlations. *Brain and Language*, *14*, 282–291.

Robinson, R.G., Bolduc, P. L., Kubos, K. L., et al. (1985). Social functioning assessment in stroke patients. *Archives of Physical Medicine and Rehabilitation*, *66*, 496–500.

Robinson, R.G., Kubos, K.L., Starr, L.B., et al. (1984). Mood disorders in stroke patients. *Brain*, *107*, 81–93.

Robinson, R.G. & Price, T.R. (1982). Post-stroke depressive disorders: A follow-up study of 103 patients. *Stroke*, *13*, 635–640.

Robinson, R.G., Starr, L.B., Kubos, K.L., & Price, T.R. (1983). A two-year longitudinal study of post-stroke mood disorders: Findings during the initial evaluation. *Stroke*, *14*, 736–741.

Rocca, W.A., Amaducci, L.A., & Schoenberg, B.S. (1986). Epidemiology of clinically diagnosed Alzheimer's disease. *Annals of Neurology*, *19*, 415–424.,

Rodin, E. & Schmaltz, S. (1984). The Bear-Fedio personality inventory and temporal lobe epilepsy. *Neurology*, *34*, 591–596.

Rodriguez, G., Warkentin, S., Risberg, J., & Rosadini, G. (1988). Sex differences in regional cerebral blood flow. *Journal of Cerebral Blood Flow and Metabolism*, *8*, 783–789.

Roeltgen, D. (1993). Agraphia. In K.M. Heilman & E. Valenstein (Eds.), *Clinical neuropsychology* (3rd ed.). New York: Oxford University Press.

Roeltgen, D.P. & Heilman, K.M. (1985). Review of agraphia and a proposal for an anatomically-based neuropsychological model of writing. *Applied Psycholinguistics*, *6*, 205–230.

Roeltgen, D.P., Sevush, S., & Heilman, K.M. (1983). Pure Gerstmann's syndrome from a focal lesion. *Archives of Neurology*, *40*, 46–47.

Rogers, D. (1992). Bradyphrenia in Parkinson's disease. In S. J. Huber & J. L. Cummings (Eds.), *Parkinson's disease: Neurobehavioral aspects*. New York: Oxford University Press.

Rogers, D.L. & Osborne, D. (1984). Comparison of the WAIS and WAIS-R at different ages in a clinical population. *Psychological Reports*, *54*, 951–956.

Rogers, J.D., Brogan, D., & Mirra, S.S. (1985). The nucleus basalis of Meynert in neurological disease: A quantitative morphological study. *Annals of Neurology*, *17*, 163–170.

Roid, G.H., Prifitera, A., & Ledbetter, M. (1988). Confirmatory analysis of the factor structure of the Wechsler Memory Scale-Revised. *The Clinical Neuropsychologist*, *2*, 116–120.

Rolls, E.T. (1990). Functions of neuronal networks in the hippocampus and of back projections in the cerebral cortex in memory. In J.L. McGaugh, N.M. Weinberger, & G. Lynch (Eds.), *Brain organization and memory: Cells, systems, and circuits*. New York: Oxford University Press.

Roman, D.D., Edwall, G.E., Buchanan, R.J., & Patton, J.H. (1991). Extended norms for the Paced Auditory Serial Addition Task. *The Clinical Neuropsychologist*, *5*, 33–40.

Román, G.C., Tatemichi, T.K., Erkinjuntti, T., et al. (1993). Vascular dementia: Diagnostic criteria for research studies. *Neurology*, *43*, 250–260.

Ron, M.A. (1983). The alcoholic brain: CT scan and psychological findings. *Psychological Medicine, Monograph Supplement 3*, 1–33.

Rorschach, H. (1942). *Psychodiagnostics: A diagnostic test based on perception* (Translated by P. Lemkau & B. Kronenburg). Berne: Huber.

Rosen, G.D., Galaburda, A.M., & Sherman, G.F. (1990). The ontogeny of anatomic asymmetry: Constraints derived from basic mechanisms. In A.B. Scheibel & A.F. Wechsler (Eds.), *Neurobiology of higher cognitive function*. New York: Guilford.

Rosen, W.G. (1980). Verbal fluency in aging and dementia. *Journal of Clinical Neuropsychology*, *2*, 135–146.

Rosen, W.G. (1989). Assessment of cognitive disorders in the elderly. In E. Perecman (Ed.), *Integrating theory and practice in clinical neuropsychology*. Hillsdale, NJ: Lawrence Erlbaum Associates.

Rosen, W.G., Mohs, R.C., & Davis, K.L. (1984). A new rating scale for Alzheimer's Disease. *American Journal of Psychiatry*, *141*, 1356–1364.

Rosen, W.G., Mohs, R.C., Davis, K.L. (1986). Longitudinal changes: Cognitive, behavioral, and affective patterns in Alzheimer's disease. In L.W. Poon (Ed.), *Handbook for clinical memory assessment of older adults*. Washington, D.C.: American Psychological Association.

Rosenberg, I.H., Miller, J.W. (1992). Nutritional factors in physical and cognitive functions of elderly people. *American Journal of Clinical Nutrition*, *55*, 1237–1243.

Rosenberg, J. & Pettinati, H.M. (1984). Differential memory complaints after bilateral and unilateral ECT. *American Journal of Psychiatry*, *141*, 1071–1074.

Rosenberg, N.L., Kleinschmidt-DeMasters, B.K.,

Davis, K.A., et al. (1988). Toluene abuse causes diffuse central nervous system white matter changes. *Annals of Neurology, 23*, 611–614.

Rosenman, M.F. & Lucik, T.W. (1970). A failure to replicate an epilepsy scale of the MMPI. *Journal of Clinical Psychology, 26*, 372.

Rosenstein, L.D., Prigatano, G.P., & Amin K. (1992). Reliability studies for the BNI Screen for Higher Cerebral Functions. *BNI Quarterly, 8*, 24–28.

Rosenstein, L.D. & Van Sickle, L.F. (1991). Artificial depression of left-hand finger-tapping rates: A critical evaluation of the Halstead-Reitan neuropsychological finger tapping test instrument. *International Journal of Clinical Neuropsychology, 13*, 106–110.

Rosenthal, M. & Bond, M.R. (1990). Behavioral and psychiatric sequelae. In M. Rosenthal, E.R. Griffith, M.R. Bond, & J.D. Miller (Eds.), *Rehabilitation of the adult and child with traumatic brain injury* (2nd ed.). Philadelphia, PA: F.A. Davis.

Rosenzweig, M.R. (1984). Experience, memory and the brain. *American Psychologist, 39*, 365–376.

Rosenzweig, M.R. & Leiman, A.L. (1968). Brain functions. *American Review of Psychology, 19*, 55–98.

Ross, E.D. (1988). Prosody and brain lateralization: Fact vs. fancy or is it all just semantics? *Archives of Neurology, 45*, 338–339.

Ross, E.D. & Rush, A.J. (1981). Diagnosis and neuroanatomical correlates of depression in brain-damaged patients. *Archives of General Psychiatry, 38*, 1344–1354.

Ross, G.W., Mahler, M.E., & Cummings, J.L. (1992). The dementia syndromes of Parkinson's disease: Cortical and subcortical features. In S. J. Huber & J. L. Cummings (Eds.), *Parkinson's disease: Neurobehavioral aspects.* New York: Oxford University Press.

Ross, J.R., Cole, M., Thompson, J.S., & Kim, K.H. (1983). Boxers--computed tomography, EEG, and neurological evaluation. *Journal of the American Medical Association, 249*, 211–213.

Ross, W.D. & Ross, S. (1942). Some Rorschach ratings of clinical value. *Rorschach Research Exchange, 8*, 1–9.

Rosselli, M. & Ardila, A. (1989). Calculation deficits in patients with right and left hemisphere damage. *Neuropsychologia, 27*, 607–617.

Rosselli, M. & Ardila, A. (1991). Effects of age, education and gender on the Rey-Osterrieth Complex Figure. *The Clinical Neuropsychologist, 5*, 370–376.

Rosselli, M. Ardila, A., Florez, A., & Castro, C. (1990). Normative data on the Boston Diagnostic Aphasia Examination in a Spanish-speaking population. *Journal of Clinical and Experimental Neuropsychology, 12*, 313–322.

Rossi, G.F. & Rosadini, G. (1967). Experimental analysis of cerebral demise in man. In C.H. Millikan & F.L. Darley (Eds.), *Brain mechanisms underlying speech and language.* New York: Grune & Stratton.

Rossor, M. (1987). The neurochemistry of cortical dementias. In S.M. Stahl, S.D. Iversen, & E.C. Goodman (Eds.), *Cognitive neurochemistry.* Oxford: Oxford University Press.

Roth, D.L., Conboy, T.J., Reeder, K.P., and Boll, T.J. (1990). Confirmatory factor analysis of the Wechsler Memory Scale-Revised in a sample of head-injured patients. *Journal of Clinical and Experimental Neuropsychology, 12*, 834–842.

Roth, D.L. & Crosson, B. (1985). Memory span and long-term memory deficits in brain-impaired patients. *Journal of Clinical Psychology, 41*, 521–527.

Roth, M. (1978). Diagnosis of senile and related forms of dementia. In R. Katzman, R.D. Terry, & K.L. Bick (Eds.), *Alzheimer's disease: Senile dementia and related disorders* (*Aging*, Vol 7). New York: Raven Press.

Roth, M. (1980). Aging of the brain and dementia: An overview. In L. Amaducci, A.N. Davison, & P. Antuono (Eds.), *Aging of the brain and dementia.* New York: Raven Press.

Roth, M., Hughes, C.W., Monkowski, P.G., & Crosson, B. (1984). Investigation of validity of WAIS-R short forms for patients suspected to have brain impairment. *Journal of Consulting and Clinical Psychology, 52*, 722–723.

Rothi, L.J.G. & Horner, J. (1983). Restitution and substitution: Two theories of recovery with application to neurobehavioral treatment. *Journal of Clinical Neuropsychology, 5*, 73–82.

Rothi, L.J.G., Mack, L., & Heilman, K.M. (1986). Pantomime agnosia. *Journal of Neurology, Neurosurgery, and Psychiatry, 49*, 451–454.

Rothi, L.J.G., Mack, L., Verfaellie, M., et al. (1988). Ideomotor apraxia: Error pattern analysis. *Aphasiology, 2*, 381–388.

Rothi, L.J.G., Ochipa, C., & Heilman, K.M. (1991). A cognitive neuropsychological model of limb praxis. *Cognitive Neuropsychology, 8*, 443–458.

Rothi, L.J.G., Raymer, A.M., Maher, L., et al (1991). Assessment of naming failures in neurological communication disorders. *Clinical Communication Disorders, 1*, 7–20.

Rothrock, J.F., Rubenstein, R., & Lyden, P.D. (1988). Ischemic stroke associated with methamphetamine inhalation. *Neurology, 38*, 589–592.

Rouleau, I., Salmon, D.P., Butters, N., et al. (1992).

Quantitative and qualitative analyses of clock drawings in Alzheimer's and Huntington's disease. *Brain and Cognition, 18*, 70–87.

Rounsaville, B.J., Jones, C., Novelly, R.A., & Kleber, H. (1982). Neuropsychological functioning in opiate addicts. *Journal of Nervous and Mental Disease, 82*, 209–216.

Rounsaville, B.J., Novelly, R.A., Kleber, H.D. (1981). Neuropsychological impairment in opiate addicts: Risk factors. *Annals of the New York Academy of Science, 362*, 79–90.

Rourke, B.P. (1991). Human neuropsychology in the 1990's. *Archives of Clinical Neuropsychology, 6*, 1–14.

Rourke, B.P., Bakker, D.J., Fisk, J.L., & Strong, J.D. (1983). *Child neuropsychology: An introduction to theory, research, and clinical practice.* New York: Guilford Press.

Rourke, B.P., Costa, L., Cicchetti, D.V., et al. (Eds.) (1991). *Methodological and biostatistical foundations of clinical neuropsychology.* Amsterdam: Swets & Zeitlinger.

Rourke, B.P., Fisk, J.L., Strong, J.D., & Gates, R.D. (1981). Human neuropsychology in Canada: The 1970's. *Canadian Psychology/Psychologie Canadienne, 22*, 85–99.

Rourke, B.P. & Gates, R.D. (1981). Neuropsychological research and school psychology. In G.W. Hynd & J.E. Obrzut (Eds.), *Neuropsychological assessment and the school-age child.* New York: Grune & Stratton.

Rousseaux, M., Cabaret, M., Lesoin, F., et al. (1986). Bilan de l'amnesie des infarctus thalamiques restreints--6 cas. *Cortex, 22*, 213–228.

Rovet, J.F., Ehrlich, R.M., & Hoppe, M. (1988). Specific intellectual deficits in children with early onset diabetes mellitus. *Child Development, 59*, 226–234.

Rowan, A.J. & French, J.A. (1988). The role of the electroencephalogram in the diagnosis and management of epilepsy. In T.A. Pedley & B.S. Meldrum (Eds.), *Recent advances in epilepsy.* New York: Churchill-Livingstone.

Roy, E.A. (1981). Action sequencing and lateralized cerebral damage: Evidence for asymmetries in control. In J. Long & A. Baddeley (Eds.), *Attention and performance.* Hillsdale, N.J.: Lawrence Erlbaum Associates.

Roy, E.A. (1982). Action and performance. In A.W. Ellis (Ed.), *Normality and pathology in cognitive functions.* New York: Academic Press.

Roy, E.A. (1983). Neuropsychological perspectives on apraxia and related action disorders. In R.A. Magill (Ed.), *Memory and control of action.* Amsterdam: North-Holland Publishing Company.

Roy, E.A., Reuter-Lorenz, P., Roy, L.G., et al. (1987). Unilateral attention deficits and hemispheric asymmetries in the control of attention. In M. Jeannerod (Ed.), *Neurophysiological and neuropsychological aspects of spatial neglect.* Amsterdam: Elsevier/ North-Holland.

Roy, E.A. & Square, P.A. (1985). Common considerations in the study of limb, verbal and oral apraxia. In E.A. Roy (Ed.), *Advances in psychology.* Vol. 23, *Neuropsychological studies of apraxia and related disorders.* Amsterdam: North-Holland.

Royer, F.L. (1984). Stimulus variables in the block design task: A commentary on Schorr, Bower, and Kiernan. *Journal of Consulting and Clinical Psychology, 54*, 700–704.

Royer, F.L. & Holland, T.R. (1975a). Rotational transformation of visual figures as a clinical phenomenon. *Psychological Bulletin, 82*, 843–868.

Royer, F.L. & Holland, T.R. (1975b). Rotations of visual designs in psychopathological groups. *Journal of Consulting and Clinical Psychology, 43*, 546–556.

Rozin, P. (1976). The psychobiological approach to human memory. In M.R. Rosenzweig & E.L. Bennett (Eds.), *Neural mechanisms of learning and memory.* Cambridge, MA.: Massachusetts Institute of Technology Press.

Rubens, A.B. (1977). Anatomic asymmetries of human cerebral cortex. In S. Harnad, R.W. Doty, L. Goldstein, et al. (Eds.), *Lateralization in the nervous system.* New York: Academic Press.

Ruberg, M. & Agid, Y. (1988). Dementia in Parkinson's disease. In L.L. Iversen, S.D. Iversen, & S.H. Snyder (Eds.), *Handbook of psychopharmacology* (Vol. 20). New York: Plenum Press.

Ruberg, M., Hirsch, E., & Javoy-Agid, F. (1992). Neurochemistry. In I. Litvan, & Y. Agid (Eds.), *Progressive supranuclear palsy: Clinical and research approaches.* New York: Oxford University Press.

Rubin, E.H. & Kinscherf, D.A. (1989). Psychopathology of very mild dementia of the Alzheimer type. *American Journal of Psychiatry, 146*, 1017–1021.

Rubin, E.H., Morris, J.C., & Berg, L. (1987). The progression of personality changes in senile dementia of the Alzheimer's type. *Journal of the American Geriatrics Society, 35*, 721–725.

Rubin, E.H., Morris, J.C., Grant, E.A., & Vendegna, T. (1989). Very mild senile dementia of the Alzheimer type. I. Clinical assessment. *Archives of Neurology, 46*, 379–382.

Rubin, E.H., Morris, J.C., Storandt, M., & Berg, L.

(1987). Behavioral changes in patients with mild senile dementia of the Alzheimer's type. *Psychiatry Research*, *21*, 55–62.

Ruch, F.L., Warren, N.D., Grimsley, G., & Ford, J.S. (1963). *Employee Aptitude Survey* (*EAS*), San Diego, Calif.: Educational and Industrial Testing Service.

Ruckdeschel-Hibbard, M., Gordon, W.A., & Diller, L. (1986). Affective disturbances associated with brain damage. In S.B. Filskov & T.J. Boll (Eds.), *Handbook of clinical neuropsychology* (Vol. 2). New York: John Wiley & Sons.

Ruesch, J. & Moore, B.E. (1943). The measurement of intellectual functions in the acute stage of head injury. *Archives of Neurology and Psychiatry*, *50*, 165–170.

Ruff, R.M., Evans, R.W., & Light, R.H. (1986). Automatic detection vs controlled search: a paper and pencil approach. *Perceptual and Motor Skills*, *62*, 407–416.

Ruff, R.M., Evans, R., & Marshall, L.F. (1986). Impaired verbal and figural fluency after head injury. *Archives of Clinical Neuropsychology*, *1*, 87–101.

Ruff, R.M., Levin, H.S., Mattis, S., et al. (1989). Recovery of memory after mild head injury: A three-center study. In H.S. Levin, H.M. Eisenberg, & A.L. Benton (Eds.), *Mild head injury*. New York: Oxford University Press.

Ruff, R.M., Light, R.H., & Evans, R.W. (1987). The Ruff Figural Fluency Test: A normative study with adults. *Developmental Neuropsychology*, *3*, 37–52.

Ruff, R.M., Light, R.H., & Quayhagen, M. (1989). Selective Reminding Test: A normative study of verbal learning in adults. *Journal of Clinical and Experimental Neuropsychology*, *11*, 539–550.

Ruff, R.M. & Niemann, H. (1990). Cognitive rehabilitation versus day treatment in head-injured adults: Is there an impact on emotional and psychosocial adjustment? *Brain Injury*, *4*, 339–347.

Ruff, R.M., Niemann, H., Allen, C.C., et al. (1992). The Ruff 2 and 7 Selective Attention Test: A neuropsychological application. *Perceptual and Motor Skills*, *75*, 1311–1319.

Ruff, R.M. & Parker, S.B. (1993). Gender and age-specific changes in motor speed and eye-hand coordination in adults: Normative values for the Finger Tapping and Grooved Pegboard Tests. *Perceptual and Motor Skills*, *76*, 1219–1230.

Russell, E.W. (1972a). Effect of acute lateralized brain damage on a factor analysis of the Wechsler-Bellevue intelligence test. *Proceedings of the 80th Annual Convention of the American Psychological Association*, *7*, 421–422.

Russell, E.W. (1972b). WAIS factor analysis with brain damaged subjects using criterion measures. *Journal of Consulting and Clinical Psychology*, *39*, 133–139.

Russell, E.W. (1975a). A multiple scoring method for the assessment of complex memory functions. *Journal of Consulting and Clinical Psychology*, *43*, 800–809.

Russell, E.W. (1975b). Validation of a brain-damage vs. schizophrenia MMPI key. *Journal of Clinical Psychology*, *31*, 659–661.

Russell, E.W. (1976). The Bender-Gestalt and the Halstead-Reitan battery: A case study. *Journal of Clinical Psychology*, *32*, 355–361.

Russell, E.W. (1977). MMPI profiles of brain damaged and schizophrenic subjects. *Journal of Clinical Psychology*, *33*, 190–193.

Russell, E.W. (1980). Tactile sensation, an all-or-none effect of cerebral damage. *Journal of Clinical Psychology*, *36*, 858–864.

Russell, E.W. (1981). The chronicity effect. *Journal of Clinical Psychology*, *37*, 246–253.

Russell, E.W. (1984). Theory and development of pattern analysis methods related to the Halstead-Reitan Battery. In P. E. Logue, & J. M. Schear (Eds.), *Clinical neuropsychology: A multidisciplinary approach*. Springfield, IL: Charles C. Thomas.

Russell, E.W. (1985). Comparison of the TPT 10 and 6 hole Form Board. *Journal of Clinical Psychology*, *41*, 68–81.

Russell, E.W. (1986). The psychometric foundation of clinical neuropsychology. In S.B. Filskov & T.J. Boll (Eds.), *Handbook of clinical neuropsychology* (Vol. 2). New York: John Wiley & Sons.

Russell, E.W. (1987). Neuropsychological interpretation of the WAIS. *Neuropsychology*, *1*, 2–6.

Russell, E.W. (1988). Renorming Russell's version of the Wechsler Memory Scale. *Journal of Clinical and Experimental Neuropsychology*, *10*, 235–249.

Russell, E.W., Hendrickson, M.E., & Van Eaton, E. (1988). Verbal and figural gestalt completion tests with lateralized occipital area brain damage. *Journal of Clinical Psychology*, *44*, 217–225.

Russell, E.W. & Levy, M. (1987). Revision of the Halstead Category Test. *Journal of Consulting and Clinical Psychology*, *55*, 898–901.

Russell, E.W., Neuringer, C., & Goldstein, G. (1970). *Assessment of brain damage: A neuropsychological key approach*. New York: Wiley-Interscience.

Russell, E.W. & Starkey, R.I. *Halstead Russell Neuropsychological Evaluation System (HRNES)* (1993). Los Angeles: Western Psychological Services.

Russell, W.R. (1963). Some anatomical aspects of aphasia. *The Lancet, 1*, 1173–1177.
Russell, W.R. (1974). Recovery after minor head injury. *The Lancet*, November 30, 1314.
Russell, W.R. (1975). *Explaining the brain*. London: Oxford University Press.
Russell, W.R. & Nathan, P.W. (1946). Traumatic amnesia. *Brain, 69*, 280–300.
Russo, M. & Vignolo, L. A. (1967). Visual figure-ground discrimination in patients with unilateral cerebral disease. *Cortex, 3*, 118–127.
Rusted, J.M. & Warburton, D.M. (1992). Facilitation of memory by post-trial administration of nicotine: Evidence for an attentional explanation. *Psychophamaracology, 108*, 452–455.
Rutherford, W.H. (1989). Postconcussion symptoms: Relationship to acute neurological indices, individual differences, and circumstances of injury. In H.S. Levin, H.M. Eisenberg, & A.L. Benton (Eds.), *Mild head injury*. New York: Oxford University Press.
Rutherford, W.H., Merrett, J.D., & McDonald, J.R. (1977). Sequelae of concussion caused by minor head injuries. *The Lancet, 1*, 1–4.
Rutherford, W.H., Merrett, J.D., & McDonald, J.R. (1979). Symptoms at one year following concussions from minor head injuries. *Injury, 10*, 225–230.
Rutledge, J.N. (1989). Neuroanatomy and neuropathology. Computed tomography and magnetic resonance imaging correlates. In E. Bigler, R.A. Yeo, & E. Turkheimer (Eds.), *Neuropsychological function and brain imaging*. New York: Plenum Press.
Rutledge, L.T. (1976). Synaptogenesis: Effects of synaptic use. In M.R. Rosenzweig & E.L. Bennett (Eds.), *Neural mechanisms of learning and memory*. Cambridge, Mass.: Massachusetts Institute of Technology Press.
Ryalls, J. (1988). Concerning right-hemisphere dominance for affective language. *Archives of Neurology, 45*, 337.
Ryan, C. & Butters, N. (1980a). Further evidence for a continuum-of-impairment encompassing alcoholic Korsakoff patients and chronic alcoholics. *Alcoholism: Clinical and Experimental Research, 4*, 190–198.
Ryan, C. & Butters, N. (1980b). Learning and memory impairments in young and old alcoholics: Evidence for the premature-aging hypothesis. *Alcoholism: Clinical and Experimental Research, 4*, 288–293.
Ryan, C. & Butters, N. (1982). Cognitive effects in alcohol abuse. In B. Kissin & H. Begleiter (Eds.), *Cognitive effects in alcohol abuse*. New York: Plenum Press.
Ryan, C. & Butters, N. (1986). Neuropsychology of alcoholism. In D. Wedding, A.M. Horton, Jr., & J.S. Webster (Eds.), *The neuropsychology handbook*. New York: Springer.
Ryan, C., DiDario, B., Butters, N., & Adinolfi, A. (1980). The relationship between abstinence and recovery of function in male alcoholics. *Journal of Clinical Neuropsychology, 2*, 125–134.
Ryan, C.M. (1988). Neurobehavioral disturbances associated with disorders of the pancreas. In R.E. Tarter, D.H. Van Thiel, & K.L. Edwards (Eds.), *Medical neuropsychology*. New York: Plenum Press.
Ryan, C.M., Morrow, L.A., & Hodgson, M. (1988). Cacosmia and neurobehavioral dysfunction associated with occupational exposure to mixtures of organic solvents. *American Journal of Psychiatry, 145*, 1442–1445.
Ryan, C.M., Morrow, L., Parkinson, D., & Branet, E. (1987). Low level lead exposure and neuropsychological functioning in blue collar males. *International Journal of Neuroscience, 36*, 29–39.
Ryan, C., Vega, A., & Drash, A. (1985). Cognitive deficits in adolescents who developed diabetes early in life. *Pediatrics, 75*, 921–927.
Ryan, J.J., Farage, C.M., Mittenberg, W., & Kasprisin, A. (1988). Validity of the Luria-Nebraska Language Scales in aphasia. *International Journal of Neuroscience, 43*, 75–80.
Ryan, J.J., Geisser, M.E., & Dalton, J.E. (1988). Construct validity of the Denman Memory for Human Faces test. *International Journal of Neuroscience, 38*, 89–95.
Ryan, J.J., Georgemiller, R.J., Geisser, M.E., & Randall, D.M. (1985). Test-retest stability of the WAIS-R in a clinical sample. *Journal of Clinical Psychology, 41*, 552–556.
Ryan, J.J. & Lewis, C.V. (1988). Comparison of normal controls and recently detoxified alcoholics on the Wechsler Memory Scale-Revised. *The Clinical Neuropsychologist, 2*, 173–180.
Ryan, J.J., Morris, J., Yaffa, S., & Peterson, L. (1981). Test-retest reliability of the Wechsler Memory Scale, Form 1. *Journal of Clinical Psychology, 37*, 847–848.
Ryan, J.J. & Paolo, A.M. (1992). A screening procedure for estimating premorbid intelligence in the elderly. *The Clinical Neuropsychologist, 6*, 53–62.
Ryan, J.J., Paolo, A.M., & Brungardt, T.M. (1990). Test-retest stability of the WAIS-R in normal subjects 75 years and older. *Journal of Clinical and Experimental Neuropsychology, 12*, 58 (abstract).
Ryan, J.J., Paolo, A.M., & Brungardt, T.M. (1992). WAIS-R test-retest stability in normal persons 75

years and older. *The Clinical Neuropsychologist, 6*, 3–8.

Ryan, J.J., Paolo, A.M., Oehlert, M.E., & Coker, M.C. (1991). Relationship of sex, race, age, education, and level of intelligence to the frequency of occurrence of a WAIS-R marker for dementia of the Alzheimer's type. *Developmental Neuropsychology, 7*, 451–458.

Ryan, J.J., Prifitera, A., & Powers, L. (1983). Scoring reliability on the WAIS-R. *Journal of Consulting and Clinical Psychology, 51*, 149–150.

Ryan, J.J., Rosenberg, S.J., & Mittenberg, W. (1984). Factor analysis of the Rey Auditory-Verbal Learning Test. *The International Journal of Clinical Neuropsychology, 6*, 239–241.

Ryan, J.J. & Schneider, J.A. (1986). Factor analysis of the Wechsler Adult Intelligence Scale-Revised (WAIS-R) in a brain-damaged sample. *Journal of Clinical Psychology, 42*, 962–964.

Rzechorzek, A. (1979). Cognitive dysfunctions resulting from unilateral frontal lobe lesions in man. In M. Molloy, G.V. Stanley, & K.W. Walsh (Eds.), *Brain Impairment: Proceedings of the 1978 Brain Impairment Workshop*. Melbourne: University of Melbourne.

Sackeim, H.A., Greenberg, M.S., Weiman, A.L., et al. (1982). Hemisphere asymmetry in the expression of positive and negative emotions. *Archives of Neurology, 39*, 210–218.

Sackeim, H.A., Gur, R.C., & Saucy, M.C. (1978). Emotions are expressed more intensely on the left side of the face. *Science, 202*, 434–436.

Sackeim, H.A., Prudic, J., Devanand, D.P., et al. (1993). Effects of stimulus intensity and electrode placement on the efficacy and cognitive effects of electroconvulsive therapy. *New England Journal of Medicine, 328*, 839–846.

Sackellares, J.C., Giordani, B., Berent, S., et al. (1985). Patients with pseudoseizures: Intellectual and cognitive performance. *Neurology, 35*, 116–119.

Sacks, O. (1987). *The man who mistook his wife for a hat*. New York: Harper, Row.

Sacks, T.L., Clark, C. R., Pols, R., & Geffen, L. B. (1991). Comparability and stability of performance on six alternate forms of the Dodrill-Stroop Colour-Word Test. *The Clinical Neuropsychologist, 5*, 220–225.

Safer, M.A. & Leventhal, H. (1977). Ear differences in evaluating emotional tones of voice and verbal content. *Journal of Experimental Psychology: Human Perception and Performance, 3*, 75–82.

Saffran, E.M. (1990). Short-term memory impairment and language processing. In A. Caramazza (Ed.), *Cognitive neuropsychology and neurolinguistics: Advances in models of cognitive function and impairment*. Hillsdale, N.J.: Lawrence Erlbaum Associates.

Saffran, E.M. & Martin, N. (1990). Neuropsychological evidence for lexical involvement in short-term memory. In G. Vallar & T. Shallice (Eds.), *Neuropsychological impairments of short-term memory*. Cambridge: University Press.

Sagar, H.J. (1990). Aging and age-related neurological disease: Remote memory. In F. Boller & J. Grafman (Eds.), *Handbook of neuropsychology* (Vol. 4). Amsterdam: Elsevier.

Saint-Cyr, J.A., & Taylor, A.E. (1992). The mobilization of procedural learning: The "key signature" of the basal ganglia. In L. R. Squire & N. Butters (Eds.), *Neuropsychology of Memory* (2nd ed.). New York: Guilford Press.

Salazar, A.M., Amin, D., Vance, S.C., et al. (1987). Epilepsy after penetrating head injury: Effects of lesion location. *Advances in Epileptology, 16*, 753–757.

Salazar, A.M., Grafman, J., Jabbari, B., et al. (1987). Epilepsy and cognitive loss after penetrating head injury. *Advances in Epileptology, 16*, 627–631.

Salazar, A.M., Grafman, J., Schlesselman, S., et al. (1986). Penetrating war injuries of the basal forebrain: neurology and cognition. *Neurology, 36*, 459–465.

Salazar, A.M., Grafman, J.H., Vance, S.C., et al. (1986). Consciousness and amnesia after penetrating head injury: neurology and anatomy. *Neurology, 36*, 178–187.

Salazar, A.M., Jabbari, B., Vance, S.C., et al. (1985). Epilepsy after penetrating head injury. I. Clinical correlates: A report of the Vietnam Head Injury Study. *Neurology, 35*, 1406–1414.

Salazar, A.M., Martin, A., & Grafman, J. (1987). Mechanisms of traumatic unconsciousness. *Progress in Clinical Neurosciences, 1*, 225–239.

Saling, M.M., Berkovic, S.F., O'Shea, M.F., et al. (1993). Lateralization of verbal memory and unilateral hippocampal sclerosis: Evidence of task-specific effects. *Journal of Clinical and Experimental Neuropsychology, 15*, 608–618.

Salmaso, D. & Longoni, A.M. (1985). Problems in the assessment of hand preference. *Cortex, 21*, 533–549.

Salmon, D.P. & Butters, N. (1987). The etiology and neuropathology of alcoholic Korsakoff's syndrome: Some evidence for the role of the basal forebrain. In M. Galanter (Ed.), *Recent developments in alcoholism*, Vol 5. New York: Plenum Press.

Salmon, D.P., Granholm, E., McCullough, D., et al. (1989). Recognition memory span in mildly and moderately demented patients with Alzheimer's disease. *Journal of Clinical and Experimental Neuropsychology, 11*, 429–443.

Salmon, D.P., Kwo-on-Yuen, P.F., Heindel, W.C., et al. (1989). Differentiation of Alzheimer's disease and Huntington's disease with the Dementia Rating Scale. *Archives of Neurology, 46*, 1204–1208.

Salmon, D.P., Riekkinen, P.J., Katzman, R., et al. (1989). Cross-cultural studies of dementia: A comparison of Mini-Mental State Examination performance in Finland and China. *Archives of Neurology, 46*, 769–772.

Salthouse, T.A. (1978). The role of memory in the age decline in Digit-Symbol substitution performance. *Journal of Gerontology, 33*, 232–238.

Salthouse, T.A. (1985). A theory of cognitive aging. In G.E. Stlelmach & P.A. Vroon (Eds.), *Advances in psychology* (Vol. 28). New York: Elsevier.

Salvatore, A., Strait, M., & Brookshire, R. (1975). *Effects of patient characteristics on delivery of the Token Test commands by experienced and inexperienced examiners.* Paper presented at the Fifth Conference on Clinical Aphasiology, Santa Fe, NM.

Salzman, C. & Shader, R.I. (1979). Clinical evaluation of depression in the elderly. In A. Raskin & L. Jarvik (Eds.), *Psychiatric symptoms and cognitive loss in the elderly.* Washington, D.C.: Hemisphere Publishing Company.

Samson, S. & Zatorre, R.J. (1988). Melodic and harmonic discrimination following unilateral cerebral excision. *Brain and Cognition, 7*, 348–360.

Sanchez-Craig, M. (1980). Drinking pattern as a determinant of alcoholics' performance on the Trail-making Test. *Journal of Studies on Alcohol, 41*, 1083–1089.

Sanders, H. (1972). The problems of measuring very long-term memory. *International Journal of Mental Health, 1*, 98–102.

Sandson, J. & Albert, M.L. (1984). Varieties of perseveration. *Neuropsychologia, 22*, 715–732.

Sandson, J. & Albert, M.L. (1987). Perseveration in behavioral neurology. *Neurology, 37*, 1736–1741.

Sanes, J.N. (1985). Information processing deficits in Parkinson's disease during movement. *Neuropsychologia, 23*, 381–392.

Sano, M., Stern, Y., Williams, J., et al. (1989). Coexisting dementia and depression in Parkinson's disease. *Archives of Neurology, 46*, 1284–1286.

Santamaria, J. & Tolosa, E. (1992). Clinical subtypes of Parkinson's disease and depression. In S. J. Huber & J.L. Cummings (Eds.), *Parkinson's disease: Neurobehavioral aspects.* New York: Oxford University Press.

Saper, C.B. (1990). Hypothalamus. In A.L. Pearlman & R.C. Collins (Eds.), *Neurobiology of disease.* New York: Oxford University Press.

Sapienza, C. (1990). Parental imprinting of genes. *Scientific American, 263*, 52–61.

Sarno, J.E., Sarno, M.T., & Levita, E. (1971). Evaluating language improvement after completed stroke. *Archives of Physical Medicine and Rehabilitation, 52*, 73–78.

Sarno, M.T. (1969). The Functional Communication Profile: Manual of Directions. NY: Institute of Rehabilitation Medicine, New York University Medical Center.

Sarno, M.T. (1976). The status of research in recovery from aphasia. In Y. Lebrun & B. Hoops (Eds.), *Recovery in aphasics.* Amsterdam: Swets & Zeitlinger.

Sarno, M.T. (1980). The nature of verbal impairment after closed head injury. *Journal of Nervous and Mental Disease, 168*, 685–692.

Sarno, M.T., Buonaguro, A., & Levita, E. (1985). Gender and recovery from aphasia after stroke. *Journal of Nervous and Mental Disease, 173*, 605–609.

Sarnquist, F.H. Schoene, R.B., Hackett, P.H., & Townes, B.D. (1986). Hemodilution of polycythemic mountaineers: Effects on exercise and mental function. *Aviation, Space, and Environmental Medicine, 57*, 313–317.

Sarter, M. & Markowitsch, H.J. (1985a). The amygdala's role in human mnemonic processing. *Cortex, 21*, 7–24.

Sarter, M. & Markowitsch, H.J. (1985b). Involvement of the amygdala in learning and memory: a critical review, with emphasis on anatomical relations. *Behavioral Neuroscience, 99*, 342–380.

Sass, K.J., Sass, A., Westerveld, M., et al. (1992). Specificity in the correlation of verbal memory and hippocampal neuron loss: Dissociation of memory, language, and verbal intellectual ability. *Journal of Clinical and Experimental Neuropsychology, 14*, 662–672.

Satz, P. (1966). Specific and nonspecific effects of brain lesions in man. *Journal of Abnormal Psychology, 71*, 65–70.

Satz, P. (1993). Brain reserve capacity on symptom onset after brain injury: A formulation and review of evidence for threshold theory. *Neuropsychology, 7*, 273–295.

Satz, P., Fennell, E., & Reilly, C. (1970). Predictive validity of six neurodiagnostic tests. *Journal of Consulting and Clinical Psychology, 34*, 375–381.

Satz, P., Fletcher, J.M., & Sutker, L.S. (1976). Neuropsychologic, intellectual, and personality correlates of chronic marijuana use in native Costa Ricans. *Annals of the New York Academy of Science, 282*, 266–306.

Satz, P., Hynd, G.W., D'Elia, L., et al. (1990). A WAIS-R marker for accelerated aging and dementia, Alzheimer's type?: Base rates of the Fuld Formula in the WAIS-R standardization sample. *Journal of Clinical and Experimental Neuropsychology*, *12*, 759–765.

Satz, P. & Mogel, S. (1962). An abbreviation of the WAIS for clinical use. *Journal of Clinical Psychology*, *18*, 77–79.

Satz, P., Nelson, L., & Green, M. (1989). Ambiguous-handedness: Incidence in a non-clinical sample. *Neuropsychologia*, *27*, 1309–1310.

Satz, P., Van Gorp, W.G., Soper, H.V., & Mitrushina, M. (1987). WAIS-R marker for dementia of the Alzheimer type? An empirical and statistical induction test. *Journal of Clinical and Experimental Neuropsychology*, *9*, 767–774.

Sauerwein, H. & Lassonde, M.C. (1983). Intra-and interhemispheric processing of visual information in callosal agenesis. *Neuropsychologia*, *21*, 167–171.

Saunders, D.R. (1960a). A factor analysis of the Information and Arithmetic items of the WAIS. *Psychological Reports*, *6*, 367–383.

Saunders, D.R. (1960b). A factor analysis of the Picture Completion items of the WAIS. *Journal of Clinical Psychology*, *16*, 146–149.

Savage, R.D. (1970). Intellectual assessment. In P. Mittler (Ed.), *The psychological assessment of mental and physical handicaps*. London: Methuen.

Savage, R.D., Britton, P.G., Bolton, N., & Hall, E.H. (1973). *Intellectual functioning in the aged*. New York: Harper & Row.

Saxton, J., McGonigle-Gibson, K.L., & Swihart, A.A. (1988). An assessment device for the severely demented patient. *Journal of Clinical and Experimental Neuropsychology*, *10*, 62 (abstract).

Saxton, J., McGonigle-Gibson, K.L., Swihart, A.A., et al. (1990). Assessment of the severely impaired patient: Description and validation of a new neuropsychological test battery. *Psychological Assessment*, *2*, 298–303.

Saxton, J.A., McGonigle-Gibson, K.L., Swihart, A.A., et al. (Undated). *The Severe Impairment Battery (SIB) Manual: The neuropsychological assessment of the severely impaired elderly subject*. Unpublished manuscript. Pittsburgh, PA: Alzheimer's Disease Research Center.

Saxton, J. & Swihart, A.A. (1989). Neuropsychological assessment of the severely impaired elderly patients. In F.J. Pirozzolo (Ed.), *Clinics in geriatric medicine* (Vol 5, No.3). Philadelphia: W.B. Saunders.

Saykin, A.J., Janssen, R.S., Sprehn, G.C., et al. (1988). Neuropsychological dysfunction in HIV-infection: Characterization in a lymphadenopathy cohort. *International Journal of Clinical Neuropsychology*, *10*, 81–95.

Sazbon, L. & Groswasser, Z. (1991). Prolonged coma, vegetative state, post-comatose unawareness: Semantics or better understanding? *Brain Injury*, *5*, 1–2.

Sbordone, R.J. & Caldwell, A.B. (1979). The OBD-168: Assessing the emotional adjustment to cognitive impairment and organic brain damage. *Clinical Neuropsychology*, *4*, 36–41.

Sbordone, R.J. & Jennison, J.H. (1981). *A comparison of the OBD-168 and MMPI to assess the emotional adjustment of traumatic brain injured inpatients to their cognitive deficits*. Paper presented at the International Symposium on Traumatic Brain Injured Adults, Boston.

Scarisbrick, D.J., Tweedy, J.R., & Kuslansky, G. (1987). Hand preference and performance effects on line bisection. *Neuropsychologia*, *25*, 695–699.

Schachter, D. L. (1980). *Imagery, mnemonics, retrieval mnemonics, and the closed head injury patient*. Paper presented at the 8th annual meeting of the International Neuropsychological Society, San Francisco.

Schachter, D.L. (1986a). Amnesia and crime. How much do we really know? *American Psychologist*, *41*, 286–295.

Schachter, D.L. (1986b). Feeling-of-knowing ratings distinguish between genuine and simulated forgetting. *Journal of Experimental Psychology*, *12*, 30–41.

Schachter, D.L. (1986c). On the relation between genuine and simulated amnesia. *Behavioral Sciences and the Law*, *4*, 47–64.

Schachter, D.L. (1987). Memory, amnesia, and frontal lobe dysfunction. *Psychobiology*, *15*, 21–36.

Schachter, D.L. (1990a). Perceptual representation systems and implicit memory: Toward a resolution of the multiple memory systems debate. In A. Diamond (Ed.), *Development and neural bases of higher cognitive function*. New York: Annals of the New York Academy of Sciences.

Schachter, D.L. (1990b). Toward a cognitive neuropsychology of awareness: Implicit knowledge and anosognosia. *Journal of Clinical and Experimental Neuropsychology*, *12*, 155–178.

Schachter, D.L. (1991). Unawareness of deficit and unawareness of knowledge in patients with memory disorders. In G.P. Prigatano & D.L. Schachter (Eds.), *Awareness of deficit after brain injury: Clinical and theoretical issues*. New York: Oxford University Press.

Schachter, D.L. & Crovitz, H.F. (1977). Memory function after closed head injury: A review of the quantitative research. *Cortex*, *13*, 150–176.

Schachter, D.L., Harbluk, J.L., & McLachlan, D.R. (1984). Retrieval without recollection: An experimental analysis of source amnesia. *Journal of Verbal Learning and Verbal Behavior*, *23*, 591–611.

Schachter, D.L., Kaszniak, A.W., & Kihlstrom, J.F. (1989). Models of memory and the understanding of memory disorders. In T. Yanagihara & R.C. Peterson (Eds.), *Memory disorders: Research and clinical practice*. New York: Marcel Dekker.

Schachter, D.L., Kaszniak, A.W., Kihlstrom, J.F., & Valdiserri, M. (1991). The relation between source memory and aging. *Psychology and Aging*, *6*, 559–568.

Schachter, D.L. & Kihlstrom, J.F. (1989). Functional amnesia. In F. Boller & J. Grafman (Eds.), *Handbook of neuropsychology* (Vol. 3). Amsterdam: Elsevier.

Schachter, D.L., McAndrews, M.P., & Moscovitch, M. (1988). Access to consciousness: Dissociations between implicit and explicit knowledge in neuropsychological syndromes. In L. Weiskrantz (Ed.), *Thought without language*. Oxford: Clarendon Press.

Schachter, D.L. & Nadel, L. (1991). Varieties of spatial memory: A problem for cognitive neuroscience. In R.G. Lister & H.J. Weingartner (Eds.), *Perspectives on cognitive neuroscience*. New York: Oxford University Press.

Schachter, D.L. & Tulving, E. (1982). Memory, amnesia, and the episodic/semantic distinction. In R. Isaacson & N. Spear (Eds.), *Expression of knowledge*. New York: Plenum Press.

Schaefer, A., Brown, J., Watson, C.G., et al. (1985). Comparison of the validities of the Beck, Zung, and MMPI depression scales. *Journal of Consulting and Clinical Psychology*, *53*, 415–418.

Schaeffer, J., Andrysiak, T., & Ungerleider, J.T. (1981). Cognition and long-term use of Ganja (Cannabis). *Science*, *213*. 465–466.

Schaie, J.P. (1976). *Strategies differentiating chronic brain syndrome from depression in the elderly*. Paper presented at the 84th annual meeting of the American Psychological Association, Washington, DC.

Schaie, K.W. (1958). Rigidity-flexibility and intelligence: A cross-sectional study of the adult life span from 20 to 70 years. *Psychological Monographs*, *72*, (9, Whole No. 462).

Schaie, K.W. (1974). Translations in gerontology from lab to life: Intellectual functioning. *American Psychologist*, *29*, 802–807.

Schaie, K.W. (1988). Ageism in psychological research. *American Psychologist*, *43*, 179–183.

Schaie, K.W. (1994). The course of adult intellectual development. *American Psychologist*, *49*, 304–313.

Schalling, D. (1957). Qualitative changes in vocabulary test performance after lobotomy and selective frontal operations. *Acta Psychologica*, *13*, 279–287.

Schear, J.M. (1986). Utility of half-credit scoring of Russell's revision of the Wechsler Memory Scale. *Journal of Clinical Psychology*, *42*, 783–787.

Schear, J.M. & Craft, R.B. (1989a). Examination of the concurrent validity of the California Verbal Learning Test. *The Clinical Neuropsychologist*, *3*, 162–168.

Schear, J.M. & Craft, R.B. (1989b). A replication of the factor structure of the California Verbal Learning Test. *Journal of Clinical and Experimental Neuropsychology*, *11*, 63 (abstract).

Schear, J.M. & Sato, S.D. (1989). Effects of visual acuity and visual motor speed and dexterity on cognitive test performance. *Archives of Clinical Neuropsychology*, *4*, 25–32.

Schear, J.M. & Skenes, L.L. (1991). The interface between clinical neuropsychology and speech-language pathology in the assessment of the geriatric patient. In D. Ripich (Ed.), *Handbook of geriatric communication disorders*. Boston, MA: College-Hill Press.

Schear, J.M., Skenes, L.L., & Larson, V.D. (1988). Effect of simulated hearing loss on Speech Sounds Perception. *Journal of Clinical and Experimental Neuropsychology*, *10*, 597–602.

Scheibel, A.B. (1990). Dendritic correlates of higher cognitive function. In A.B. Scheibel & A.F. Wechsler (Eds.), *Neurobiology of higher cognitive function*. New York: Guilford Press.

Scheinberg, P. (1978). Multi-infarct dementia. In R. Katzman, R.D. Terry, & K.L. Bick (Eds.), *Alzheimer's disease: Senile dementia and related disorders* (*Aging*, Vol. 7). New York: Raven Press.

Schenk, L. & Bear, D. (1981). Multiple personality and related dissociative phenomena in patients with temporal lobe epilepsy. *American Journal of Psychiatry*, *138*, 1311–1316.

Schenkenberg, T., Bradford, D. C., & Ajax, E. T. (1980). Line bisection and unilateral visual neglect in patients with neurologic impairment. *Neurology*, *30*, 509–517.

Schenker, M.B., Weiss, S.T., & Murawski, B.J. (1982). Health effects of residence in homes with urea formaldehyde foam insulation: A pilot study. *Environment International*, *8*, 359–363.

Schenkman, M., Butler, R.B., Naeser, M.A., & Kleefield, J. (1983). Cerebral hemisphere asymmetry in CT and functional recovery from hemiplegia. *Neurology*, *33*, 473–477.

Scherer, I.W., Klett, C.J., & Winne, J.F. (1957). Psychological changes over a five year period following bilateral frontal lobotomy, *Journal of Consulting Psychology*, *21*, 291–295.

Scherer, I.W., Winn, J.F., & Baker, R.W. (1955). Psychological changes over a 3–year period of following bilateral prefrontal lobotomy. *Journal of Consulting Psychology*, *19*, 291–298.

Scherr, P.A., Albert, M.A., Funkenstein, H.H., et al. (1988). Correlates of cognitive function in an elderly community population. *American Journal of Epidemiology*, *128*, 1084–1101.

Schiffer, R.B. (1990). Disturbances of affect. In S.M. Rao (Ed.), *Neurobehavioral aspects of multiple sclerosis*. New York: Oxford University Press.

Schiffer, R.B., Weitkamp, L.R., Wineman, N.M., & Guttormsen, S. (1988). Multiple sclerosis and affective disorder: Family history, sex, and HLA-DR antigens. *Archives of Neurology*, *45*, 1345–1348.

Schlosser, D. & Ivison, D. (1989). Assessing memory deterioration with the Wechsler Memory Scale, the National Adult Reading Test, and the Shonell Graded Word Reading Test. *Journal of Clinical and Experimental Neuropsychology*, *11*, 785–792.

Schmidley, J.W. & Maas, E.F. (1990). Cerebrospinal fluid, blood-brain barrier and brain edema. In A.L. Pearlman & R.C. Collins (Eds.), *Neurobiology of disease*. New York: Oxford University Press.

Schmidt, D. (1986). Toxicity of anti-epileptic drugs. In T.A. Pedley & B.S. Meldrum (Eds.), *Recent advances in epilepsy* (No. 3). New York: Churchill Livingstone.

Schmidt, J.P., Tombaugh, T.N., & Faulkner, P. (1992). Free-recall, cued-recall and recognition procedures with three verbal memory tests: Normative data from age 20 to 79. *The Clinical Neuropsychologist*, *6*, 185–200.

Schmitt, F.A., Bigley, J.W., McKinnis, R., et al. (1988). Neuropsychological outcome of zidovudine (AZT) treatment of patients with AIDS and AIDS-related complex. *New England Journal of Medicine*, *319*, 1573–1578.

Schmitt, F.A., Ranseen, J.D., & DeKosky, S.T. (1989). Cognitive mental status examinations. In F.J. Pirozzolo (Ed.), *Clinics in geriatric medicine* (Vol. 5, No.3). Philadelphia: W.B. Saunders.

Schneck, M.K., Reisberg, B., & Ferris, S.H. (1982). An overview of current concepts of Alzheimer's disease. *American Journal of Psychiatry*, *139*, 165–173.

Schoenberg, H. (1983). Bladder and sexual dysfunction in multiple sclerosis. In J.P. Antel (Ed.), *Neurologic clinics: Symposium on multiple sclerosis* (Vol. 1, No. 3). Philadelphia: W.B. Saunders Company.

Schonen, S. de (1968). Déficit mnésique d'origine organique et niveaux d'organisation des taches à mémoriser. *Année Psychologique*, *68*, 97–114.

Schonfield, D. (1974). Translations in gerontology--from laboratory to life. *American Psychologist*, *29*, 796–815.

Schorr, D., Bower, G.H., & Kiernan, R. (1982). Stimulus variables in the block design task. *Journal of Consulting and Clinical Psychology*, *50*, 479–487.

Schott, B., Mauguiere, F., Laurent, B., et al. (1980). L'amnésie thalamique. *Revue Neurologique (Paris)*, *136*, 117–130.

Schraa, J.C., Jones, N.F., & Dirks, J.E. (1983). Bender-Gestalt recall: A review of the normative data and related issues. In J.N. Butchert & C.D. Spielberger (Eds.), *Advances in personality assessment* (Vol. 2.). Hillsdale, N.J.: Laurence Erlbaum Associates.

Schreiber, D.J., Goldman, H., Kleinman, K.M., et al. (1976). The relationship between independent neuropsychological and neurological detection and localization of cerebral impairment. *Journal of Nervous and Mental Disease*, *162*, 360–365.

Schretlen, D. (1990). A limitation of using the Wiener and Harmon Obvious and Subtle Scales to detect faking on the MMPI. *Journal of Clinical Psychology*, *46*, 782–786.

Schretlen, D., Brandt, J., Krafft, L., & Van Gorp, W. (1991). Some caveats in using the Rey 15–item Memory Test to detect malingered amnesia. *Psychological Assessment*, *31*, 667–672.

Schretlen, D., Wilkins, S.S., Van Gorp, W.G., & Bobholz, J.H. (1992). Cross-validation of a psychological test battery to detect faked insanity. *Psychological Assessment*, *4*, 77–83.

Schuell, H. (1955). Diagnosis and practice in aphasia. *A.M.A.Archives of Neurology and Psychiatry*, *74*, 308–315.

Schuell, H. (1973). *The Minnesota Test for Differential Diagnosis of Aphasia*. Minneapolis: University of Minnesota Press, (2nd edition rev.).

Schwamm, L.H., VanDyke, C., Kiernan, R.J., et al. (1987). The Neurobehavioral Cognitive Status Examination. *Annals of Internal Medicine*, *107*, 486–491.

Schwarcz, R. & Shoulson, I. (1987). Excitotoxins and Huntington's disease. In J.T. Coyle (Ed.), *Animal models of dementia*. New York: A.R. Liss.

Schwartz, A.F. & McMillan, T.M. (1989). Assessment of everyday memory after severe head injury. *Cortex*, *25*, 665–671.

Schwartz, A.S., Frey, J.L., & Luka, R.J. (1988). Risk factors in Alzheimer's disease: Is aluminum hazardous to your health? *BNI Quarterly*, *4*, 2–8.

Schwartz, A.S., Marchok, P.L., & Flynn, R.E.

(1977). A sensitive test for tactile extinction: Results in patients with parietal and frontal lobe disease. *Journal of Neurology, Neurosurgery, and Psychiatry, 40*, 228–233.

Schwartz, A.S., Marchok, P., & Kreinick, C. (1988). Relationship between unilateral neglect and sensory extinction. In G.C. Galbraith, M.L. Kietzman, & E. Donchin (Eds.), *Neurophysiology and psychophysiology: Experimental and clinical applications*. Hillsdale, N.J.: Lawrence Erlbaum Associates.

Schwartz, G.E. (1983). Development and validation of the Geriatric Evaluation by Relative's Rating Instrument (GERRI). *Psychological Reports, 53*, 479–488.

Schwartz, M., Creasey, H., Grady, C.L., et al. (1985). Computed tomographic analysis of brain morphometrics in 30 healthy men, aged 21 to 81 years. *Annals of Neurology, 17*, 146–157.

Schwartz, M.F. (1984). What the classical aphasia categories can't do for us, and why. *Brain and Language, 21*, 3–8.

Schwartz, M.F., Mayer, N.H., FitzpatrickDeSalme, E.J., & Montgomery M.W. (1993). Cognitive theory and the study of everyday action disorders after brain damage. *Journal of Head Trauma Rehabilitation, 8*, 59–72.

Scott, L.H. (1981). Measuring intelligence with the Goodenough-Harris Drawing Test. *Psychological Bulletin, 89*, 483–505.

Searleman, A. (1977). A review of right hemisphere linguistic capabilities. *Psychological Bulletin, 84*, 503–528.

Searleman, A. (1980). Subject variables and cerebral organization for language. *Cortex, 16*, 239–254.

Searleman, A., Coren, S., & Porac, C. (1989). Relationship between birth order, birth stress, and lateral preferences: A critical review. *Psychological Bulletin, 105*, 397–408.

Sears, J.D., Hirt, M.L., & Hall, R.W. (1984). A cross-validation of the Luria-Nebraska Neuropsychological Battery. *Journal of Consulting and Clinical Psychology, 52*, 309–310.

Seashore, C.E., Lewis, D., & Saetveit, D.L. (1960). *Seashore Measures of Musical Talents*, (rev. ed.). New York: The Psychological Corporation.

Segalowitz, S.J. (1986). Validity and reliability of noninvasive lateralization measures. In J.E. Obrzut & G.W. Hynd (Eds.), *Child neuropsychology* (Vol. 1). New York: Academic Press.

Segalowitz, S.J., Menna, R., & MacGregor, L. (1987). Left and right hemispheric participation in normal adults' reading: Evidence from ERP's. *Journal of Clinical and Experimental Neuropsychology, 9*, 274 (abstract).

Segalowitz, S.J., Unsal, A., & Dywan, J. (1992). CNV evidence for the distinctiveness of frontal and posterior neural processes in a traumatic brain-injured population. *Journal of Clinical and Experimental Neuropsychology, 14*, 545–565.

Seidenberg, M., Gamach, M.P., Beck, N.C., et al. (1984). Subject variables and performance on the Halstead Neuropsychological Test Battery. *Journal of Consulting and Clinical Psychology, 52*, 658–662.

Seidman, L.J. (1983). Schizophrenia and brain dysfunction: An integration of recent neurodiagnostic findings. *Psychological Bulletin, 94*, 195–238.

Seitelberger, F. & Jellinger, K. (1971). Protracted post-traumatic encephalopathy. *International symposium on head injuries*. Edinburgh: Churchill Livingstone.

Selkow, D. & Kosik, K. (1984). Neurochemical changes with aging. In M.L. Albert (Ed.), *Clinical neurology of aging*. New York: Oxford University Press.

Sellers, A.H. (1990). Norms for the Halstead-Reitan Battery through a meta-analysis. *Journal of Clinical Neuropsychology, 12*, 60 (abstract).

Selnes, O.A., Carson, K., Rovner, B., & Gordon, B. (1988). Language dysfunction in early and late-onset possible Alzheimer's disease. *Neurology, 38*, 1053–1056.

Selnes, O.A., Jacobson, L., Machado, A.M., et al. (1991). Normative data for a brief neuropsychological screening battery. *Perceptual and Motor Skills, 73*, 539–550.

Selnes, O.A., Knopman, D.S., Nicum, N., et al. (1983). Computed tomographic scan correlates of auditory comprehension deficits in aphasia. *Annals of Neurology, 13*, 558–566.

Selnes, O.A., Miller, E., McArthur, J., et al. (1990). HIV-1 infection: No evidence of cognitive decline during the asymptomatic stages. *Neurology, 40*, 204–208.

Seltzer, B., Burres, M.J.K., & Sherwin, I. (1984). Left-handedness in early and late onset dementia. *Neurology, 34*, 367–369.

Seltzer, B. & Sherwin, I. (1983). A comparison of clinical features in early and late-onset primary degenerative dementia. *Archives of Neurology, 40*, 143–146.

Semenza, C., Denes, G., D'Urso, V., et al. (1978). Analytic and global strategies in copying designs by unilaterally brain-damaged patients. *Cortex, 14*, 404–410.

Semenza, C. & Goodglass, H. (1985). Localization of body parts in brain injured subjects. *Neuropsychologia, 23*, 161–175.

Semmes, J. (1968). Hemispheric specialization: A possible clue to mechanism. *Neuropsychologia, 6*, 11–26.

Semmes, J., Weinstein, S., Ghent, L., & Teuber, H.-L. (1960). *Somatosensory changes after penetrating brain wounds in man*. Cambridge, MA: Harvard University Press.

Semmes, J., Weinstein, S., Ghent, L., & Teuber, H.-L. (1963). Correlates of impaired orientation in personal and extra-personal space. *Brain, 86*, 747–772.

Serafetinides, E.A. (1975). Psychosocial aspects of neurosurgical management of epilepsy. In D.P. Purpura, J.K. Penry, & R.D. Walter (Eds.), *Advances in neurology* (Vol. 8). NY: Raven Press.

Sergent, J. (1984). Inferences from unilateral brain damage about normal hemispheric functions in visual pattern recognition. *Psychological Bulletin, 96*, 99–115.

Sergent, J. (1987). A new look at the human split brain. *Brain, 110*, 1375–1392.

Sergent, J. (1988a). Face perception and the right hemisphere. In L. Weiskrantz (Ed.), *Thought without language*. Oxford: Clarendon Press.

Sergent, J. (1988b). Some theoretical and methodological issues in neuropsychological research. In F. Boller & J. Grafman (Eds.), *Handbook of neuropsychology* (Vol. 1). Amsterdam: Elsevier.

Sergent, J. (1989). Structural processing of faces. In A.W. Young & H.D. Ellis (Eds.), *Handbook of research on face processing*. Amsterdam/New York: Elsevier.

Sergent, J. (1990). Furtive incursions into bicameral minds. *Brain, 113*, 537–568.

Sergent, J. (1991a). Judgments of relative position and distance on representations of spatial relations. *Journal of Experimental Psychology: Human Perception and Performance, 91*, 762–780.

Sergent, J. (1991b). Processing of spatial relations within and between the disconnected cerebral hemispheres. *Brain, 114*, 1025–1043.

Sergent, J., Ohta, S., & MacDonald, B. (1992). Functional neuroanatomy of face and object processing: A positron emission tomography study. *Brain, 115*, 15–36.

Sergent, J. & Villemure, J.-G. (1989). Prosopagnosia in a right hemispherectomized patient. *Brain, 112*, 975–995.

Seron, X. (1979). *Aphasie et neuropsychologie*. Bruxelles: Pierre Mardaga.

Shalat, S.L., Seltzer, B., Pidcock, C., & Baker, E.L. (1987). Risk factors for Alzheimer's disease: A case-control study. *Neurology, 37*, 1630–1633.

Shallice, T. (1979). Neuropsychological research and the fractionation of memory systems. In L.-G. Nilsson (Ed.), *Perspectives on memory research*. Hillsdale, N.J.: Lawrence Erlbaum Associates.

Shallice, T. (1982). Specific impairments of planning. *Philosophical Transactions of the Royal Society of London, 298*, 199–209.

Shallice, T. (1988). *From neuropsychology to mental structure*. New York: Cambridge University Press.

Shallice, T. & Burgess, P. (1991). Higher-order cognitive impairments and frontal lobe lesions in man. In H.S. Levin, H.M. Eisenberg, & A.L. Benton (Eds.), *Frontal lobe function and dysfunction*. New York: Oxford University Press.

Shallice, T. & Evans, M.E. (1978). The involvement of the frontal lobes in cognitive estimation. *Cortex, 14*, 294–303.

Shallice, T. & Vallar, G. (1990). The impairment of auditory-verbal short-term storage. In G. Vallar & T. Shallice (Eds.), *Neuropsychological impairments of short-term memory*. Cambridge, UK: Cambridge University Press.

Shankweiler, D. (1966). Effects of temporal lobe damage on perception of dichotically presented melodies. *Journal of Comparative and Physiological Psychology, 62*, 115.

Shanon, B. (1980). Lateralization effects in musical decision tasks. *Neuropsychologia, 18*, 21–31.

Shanon, B. (1981). Classification of musical information presented to the right and left ear. *Cortex, 17*, 583–596.

Shanon, B. (1984). Asymmetries in musical aesthetic judgments. *Cortex, 20*, 567–573.

Shapiro, A.P., Miller, R.E., King, H.E., et al. (1982). Behavioral consequences of mild hypertension. *Hypertension, 4*, 355–360.

Shapiro, B.E. & Danly, M. (1985). The role of the right hemisphere in the control of speech prosody in positional and affective contexts. *Brain and Language, 25*, 19–36.

Shapiro, B.E., Grossman, M., & Gardner, H. (1981). Selective musical processing deficits in brain damaged populations. *Neuropsychologia, 19*, 161–169.

Shapiro, I.M., Cornblath, D.R., Sumner, A.J., et al. (1982). Neurophysiological and neuropsychological function in mercury-exposed dentists. *The Lancet, 1*, 1147–1150.

Shapiro, M.B. (1951). An experimental approach to diagnostic psychological testing. *Journal of Mental Science, 97*, 748–764.

Sharma, B.P. (1975). Cannabis and its users in Nepal. *British Journal of Psychiatry, 127*, 550–552.

Shatz, M.W. (1981). WAIS practice effects in clinical neuropsychology. *Journal of Clinical Neuropsychology, 3*, 171–179.

Shaw, D.J. & Matthews, C.G. (1965). Differential

MMPI performance of brain-damaged vs. pseudoneurologic groups. *Journal of Clinical Psychology, 21*, 405–408.
Shaw, T.G., Mortel, K.F., Meyer, J.S., et al. (1984). Cerebral blood flow changes in benign aging and cerebrovascular disease. *Neurology, 34*, 855–862.
Shearer, D.E., Emerson, R.Y., & Dustman, R.E. (1989). EEG relationship to neural aging in the elderly: Overview and bibliography. *American Journal of EEG Technology, 29*, 43–63.
Sheer, D.E. (1956). Psychometric studies. In N.D.C. Lewis, C. Landis, & H.E.King. *Studies in topectomy*. NY: Grune & Stratton.
Sheer, D.E. & Schrock, B. (1986). Attention. In H.J. Hannay (Ed.), *Experimental techniques in human neuropsychology*. New York: Oxford University Press.
Shefrin, S.L., Goodin, D.S., & Aminoff, M.J. (1988). Visual evoked potentials in the investigation of "blindsight." *Neurology, 38*, 104–109.
Shelton, J.R., Martin, R.C., & Yaffee, L.S. (1992). Investigating a verbal short-term memory deficit and its consequences for language processing. In D.I. Margolin (Ed.), *Cognitive neuropsychology in clinical practice*. New York: Oxford University Press.
Shelton, M.D., Parsons, O.A., & Leber, W.R. (1982). Verbal and visuospatial performance and aging: A neuropsychological approach. *Journal of Gerontology, 37*, 336–341.
Shelton, M.D., Parsons, O.A., & Leber, W.R. (1984). Verbal and visuospatial performance in male alcoholics: A test of the premature-aging hypothesis. *Journal of Consulting and Clinical Psychology, 52*, 200–206.
Shepherd, G.M. (1988). *Neurobiology* (2nd ed.). New York: Oxford University Press.
Shepherd, G.M. (Ed.). (1990). *The synaptic organization of the brain* (3rd ed.). New York, NY: Oxford University Press.
Shepherd, G.M. & Koch, C. (1990). Introduction to synaptic circuits. In G.M. Shepherd (Ed.), *The synaptic organization of the brain* (3rd ed.). New York: Oxford University Press.
Sherman, J.A. (1982). Sex differences in brain function. In *The brain: Recent research and its implications*. Eugene, OR: College of Education, University of Oregon.
Sherrill, R.E., Jr. (1985). Comparison of three short forms of the Category Test. *Journal of Clinical and Experimental Neuropsychology, 7*, 231–238.
Sherrington, C. (1955). *Man on his nature* (2nd ed.). Garden City, New York: Doubleday & Company, Inc.
Sherwin, I., Peron-Magnan, P., Bancaud, J., et al. (1982). Prevalence of psychosis in epilepsy as a function of the laterality of the epileptogenic lesion. *Archives of Neurology, 39*, 621–625.
Shiel, A. (1989). *An investigation of the relationship between unilateral neglect and activities of daily living*. Unpublished master's thesis, University of Southamptom, Faculty of Medicine, Southampton, England.
Shiffrin, R.M. (1973). *Short-term store: Organized active memory*. Paper presented at Midwestern Psychological Association, Chicago.
Shiffrin, R.M. & Schneider, W. (1977). Controlled and automatic human information processing: II. Perceptual learning, automatic attending, and a general theory. *Psychological Review, 84*, 127–188.
Shimamura, A.P. (1989). Disorders of memory: The cognitive science perspective. In F. Boller & J. Grafman (Eds.), *Handbook of neuropsychology* (Vol. 3). Amsterdam: Elsevier.
Shimamura, A.P., Janowsky, J.S., & Squire, L.R. (1990). Memory for the temporal order of events in patients with frontal lobe lesions and amnesic patients. *Neuropsychologia, 28*, 803–813.
Shimamura, A.P., Janowsky, J.S., & Squire, L.R. (1991). What is the role of frontal lobe damage in memory disorders? In H. S. Levin, H. M. Eisenberg, & A. L. Benton (Eds.), *Frontal lobe function and dysfunction*. New York: Oxford University Press.
Shimamura, A.P., Salmon, D.P., Squire, L.R., & Butters, N. (1987). Memory dysfunction and word priming in dementia and amnesia. *Behavioral Neuroscience, 101*, 347–351.
Shimamura, A.P. & Squire, L.R. (1987). A neuropsychological study of fact memory and source amnesia. *Journal of Experimental Psychology: Learning, Memory, and Cognition, 13*, 464–473.
Shinedling, M.M., Shinedling, T., & Smith, A. (1990). Performance on neuropsychological tests amenable to patient manipulation in suing and non-suing closed-head-injury patients. *Journal of Clinical and Experimental Neuropsychology, 12*, 393 (abstract).
Shipley, W.C. (1940). A self-administering scale for measuring intellectual impairment and deterioration. *Journal of Psychology, 9*, 371–377.
Shipley, W.C. (1946). *Institute of Living Scale*. Los Angeles: Western Psychological Services.
Shipley, W.C. & Burlingame, C.C. (1941). A convenient self-administered scale for measuring intellectual impairment in psychotics. *American Journal of Psychiatry, 97*, 1313–1325.
Shock, N.W., Greulich, R.C., Costa, P.T., Jr., et al. (1984). *Normal human aging: The Baltimore lon-*

gitudinal study of aging. Washington, D.C.: U.S. Department of Health and Human Services (NIH Publication No. 84–2450).
Shore, D. & Wyatt, R.J. (1983). Aluminum and Alzheimer's disease. *Journal of Nervous and Mental Disorders*, *171*, 553–558.
Shorr, J.S., Delis, D.C., & Massman, P.J. (1992). Memory for the Rey-Osterrieth Figure: Perceptual clustering, encoding, and storage. *Neuropsychology*, *6*, 43–50.
Shukla, S., Cook, B.L., Mukherhee, S., et al. (1987). Mania following head trauma. *American Journal of Psychiatry*, *144*, 93–96.
Shum, D.H.K., McFarland, K.A., & Bain, J.D. (1990). Construct validity of eight tests of attention: Comparison of normal and closed head injured samples. *The Clinical Neuropsychologist*, *4*, 151–162.
Shure, G.H. & Halstead, W.C. (1958). Cerebral localization of intellectual processes. *Psychology Monograph*, *72*, No. 12 (Whole No. 465).
Shuttleworth, E.C. & Huber, S.J. (1988). Utility of several rating scales in the follow-up of patients with dementia of Alzheimer type. *American Journal of Preventative Psychiatry and Neurology*, *1*, 17–18.
Sibley, W.A. (1990). The diagnosis and course of multiple sclerosis. In S.M. Rao (Ed.), *Neurobehavioral aspects of multiple sclerosis*. New York: Oxford University Press.
Sickness Impact Profile. Manual (1977). Seattle, WA: Department of Health Services (SC-37), University of Washington.
Sickness Impact Profile: A brief summary of its purpose, uses, and administration (1978). Seattle, WA: Department of Health Services (SC-37), University of Washington.
Sideman, S. & Manor, D. (1982). The dialysis dementia syndrome and aluminum intoxication. *Nephron*, *31*, 1–10.
Sidtis, J.J. & Price, R.W. (1990). Early HIV-1 infection and the AIDS dementia complex. *Neurology*, *40*, 323–326.
Signer, S., Cummings, J.L., & Benson, D.F. (1989). Delusions and mood disorders in patients with chronic aphasia. *Journal of Neuropsychiatry*, *1*, 40–45.
Signoret, J.-L. (1987). Les troubles de mémoire. In M.I. Botez (Ed.), *Neuropsychologie clinique et neurologie de comportement*. Montréal: Les Presses de l'Université de Montréal.
Silver, J.M., Yudofsky, S.C., & Hales, R.E. (1992). Neuropsychiatric aspects of traumatic brain injury. In R.E. Hales & S.C. Yudofsky (Eds.), *American Psychiatric Press textbook of neuropsychiatry*. Washington, D.C.: American Psychiatric Press.
Silver, S.M. & Kay, T. (1989). Closed head trauma: Vocational assessment. In M.D. Lezak (Ed.), *Assessment of the behavioral consequences of head trauma*. Vol. 7. *Frontiers of clinical neuroscience*. New York: Alan R. Liss.
Silverstein, A.B. (1962). Perceptual, motor, and memory functions in the Visual Retention Test. *American Journal of Mental Deficiency*, *66*, 613–617.
Silverstein, A.B. (1982). Pattern analysis as simultaneous statistical inference. *Journal of Consulting and Clinical Psychology*, *50*, 234–249.
Silverstein, A.B. (1984). Pattern analysis: the question of abnormality. *Journal of Consulting and Clinical Psychology*, *42*, 936–939.
Silverstein, A.B. (1985). Two-and four-subtest short forms of the WAIS-R: a closer look at validity and reliability. *Journal of Clinical Psychology*, *41*, 95–97.
Silverstein, A.B. (1987a). Accuracy of estimates of premorbid intelligence based on demographic variables. *Journal of Clinical Psychology*, *43*, 493–495.
Silverstein, A.B. (1987b). Two indices of subtest scatter on Wechsler's Intelligence Scales: estimated vs. empirical values. *Journal of Clinical Psychology*, *43*, 409–414.
Silverstein, A.B. (1988). Estimated vs. empirical values of scaled-score ranges on Wechsler's Intelligence Scales: a correction. *Journal of Clinical Psychology*, *44*, 259–261.
Sinforiani, E., Farina, S., Mancuso, A. et al. (1987). Analysis of higher nervous functions in migraine and cluster headaches. *Functional Neurology*, *2*, 69–77.
Singer, R. & Scott, N.E. (1987). Progression of neuropsychological deficits following toluene diisocyanate exposure. *Archives of Clinical Neuropsychology*, *2*, 135–144.
Singer, R.M. (1990). *Neurotoxicity guidebook*. New York: Van Nostrand Reinhold.
Sipe, J.C., Knobler, R.L., Braheny, S.L., et al. (1984). A neurologic rating scale (NRS) for use in multiple sclerosis. *Neurology*, *34*, 1368–1372.
Sipps, G.J., Berry, G.W., & Lynch, E.M. (1987). WAIS-R and social intelligence: a test of established assumptions that uses the CPI. *Journal of Clinical Psychology*, *43*, 499–504.
Sivak, M., Olson, P.L., Kewman, D.G., et al. (1981). Driving and perceptual/cognitive skills: Behavioral consequences of brain damage. *Archives of Physical and Medical Rehabilitation*, *62*, 476–483.

Sivan, A.B. (1992). *Benton Visual Retention Test* (5th ed.). San Antonio, TX: The Psychological Corporation.
Sivan, A.B. & Carmon, A. (1986). Information processing strategies in good and poor readers. *Developmental Neuropsychology, 2*, 41–50.
Sjögren, T., Sjögren, H., & Lindgren, A.G.H. (1952). *Morbus Alzheimer and morbus Pick. Acta Psychiatrica et Neurologica Scandinavica*, Sup. 82., 1–152.
Ska, B., Dehaut, F., & Nespoulous, J.-L. (1987). Dessin d'une figure complexe par des sujets agés. *Psychologica Belgica, 27*, 25–42.
Ska, B., Desilets, H., & Nespoulous, J.-L. (1986). Performances visuo-constructive et vieillissement. *Psychologica Belgica, 26*, 125–145.
Ska, B. & Goulet, P. (1989). *Trouble de dénomination lors du viellissement normal*. Montréal: Tapuscrits CHCN Working Papers.
Ska, B., Martin, G., Nespoulous, J.-L. (1988). Image du corps et vieillissement normal: Representation graphique et verbale. *Canadian Journal of Behavioral Science/Revue Canadienne de la Science de Comportement, 20*, 121–132.
Ska, B. & Nespoulous, J.-L. (1986). Destructuration des praxies chez le sujet agé normal. *Les Cahiers Scientifiques* (ACFAS), *46*, 173–199.
Ska, B. & Nespoulous, J.-L. (1987a). Human figure and bicycle drawings by normal aged subjects and Alzheimer type patients. *Journal of Clinical and Experimental Neuropsychology, 9*, 261 (abstract).
Ska, B. & Nespoulous, J. (1987b). Pantomines and aging. *Journal of Clinical and Experimental Neuropsychology, 9*, 754–766.
Ska, B. & Nespoulous, J.-L. (1988a). Encoding strategies and recall performance of a complex figure by normal elderly subjects. *Canadian Journal on Aging, 7*, 408–418.
Ska, B. & Nespoulous, J.-L. (1988b). Gestural praxes and normal aging. *Journal of Clinical and Experimental Neuropsychology, 10*, 316 (abstract).
Ska, B., Poissant, A., & Joanette, Y. (1988). *Production et reconnaissance visuo-spatiales lors du vieillissement normal*. Le congrès de l'Association Canadienne de Psychologie, Montreal.
Ska, B., Poissant, A., & Joanette, Y. (1990). Line orientation judgment in normal elderly and subjects with dementia of Alzheimer's type. *Journal of Clinical and Experimental Neuropsychology, 12*, 695–702.
Skilbeck, O.E. & Woods, R.T. (1980). The factorial structure of the Wechsler Memory Scale: Samples of neurological and psychogeriatric patients. *Journal of Clinical Neuropsychology, 2*, 293–300.
Sklar, M. (1963). Relation of psychological and language test scores and autopsy findings in aphasia. *Journal of Speech and Hearing Research, 6*, 84–90.
Sklar, M. (1983). *Sklar Aphasia Scale* (Rev.). *Manual*. Los Angeles: Western Psychological Services.
Skoraszewski, M.J., Ball, J.D., & Mikulka, P. (1991). Neuropsychological functioning of HIV-infected males. *Journal of Clinical and Experimental Neuropsychology, 13*, 278–290.
Slauson, T., Bayles, K., & Tomoeda, C. (1987). Communication disorders in late-stage Alzheimer's disease. *Journal of Clinical and Experimental Neuropsychology, 9*, 73 (abstract).
Small, G.W. & Jarvik, L.F. (1982). The dementia syndrome. *The Lancet, 2*, 1443–1446.
Smirni, P., Villardita, G., & Zappala, G. (1983). Influence of different paths on spatial memory performance in the Block-Tapping Test. *Journal of Clinical Neuropsychology, 5*, 355–360.
Smith, A. (1960). Changes in Porteus Maze scores of brain-operated schizophrenics after an eight-year interval. *Journal of Mental Science, 106*, 967–978.
Smith, A. (1962a). Ambiguities in concepts and studies of "brain damage" and "organicity." *Journal of Nervous and Mental Disease, 135*, 311–326.
Smith, A. (1962b). Psychodiagnosis of patients with brain tumors. *Journal of Nervous and Mental Disease, 135*, 513–533.
Smith, A. (1966). Intellectual functions in patients with lateralized frontal tumors. *Journal of Neurology, Neurosurgery, and Psychiatry, 29*, 52–59.
Smith, A. (1967a). Consistent sex differences in a specific (decoding) test performance. *Educational and Psychological Measurement, 27*, 1077–1083.
Smith, A. (1967b). The Serial Sevens Subtraction Test. *Archives of Neurology, 17*, 78–80.
Smith, A. (1968). The Symbol-Digit Modalities Test: A neuropsychologic test for economic screening of learning and other cerebral disorders. *Learning Disorders, 3*, 83–91.
Smith, A. (1971). Objective indices of severity of chronic aphasia in stroke patients. *Journal of Speech and Hearing Disorders, 36*, 167–207.
Smith, A. (1975). Neuropsychological testing in neurological disorders. In W.J. Friedlander (Ed.), *Advances in neurology* (Vol. 7). New York: Raven Press.
Smith, A. (1979). Practices and principles of neuropsychology. *International Journal of Neuroscience, 9*, 233–238.
Smith, A. (1980). Principles underlying human brain functions in neuropsychological sequelae of different neuropathological processes. In S.B. Filskov & T.J. Boll (Eds.), *Handbook of clinical neuropsychology*. New York: Wiley Interscience.

Smith, A. (1982). *Symbol Digit Modalities Test (SDMT). Manual* (Revised). Los Angeles: Western Psychological Services.

Smith, A. (1983). Clinical psychological practice and principles of neuropsychological assessment. In C.E. Walker (Ed.), *Handbook of clinical psychology: Theory, research and practice*. Homewood, IL: Dorsey Press.

Smith, A. (1984). Early and long-term recovery from brain damage in children and adults: Evolution of concepts of localization, plasticity, and recovery. In C.R. Almli & S. Finger (Eds.), *Early brain damage* (Vol. 1). New York: Academic Press.

Smith, A. (1993). Critical considerations in neuropsychological assessments of closed head (CHI) and traumatic brain (TBI) injury. In C.N. Simkins (Ed.), *Analysis, understanding, and presentation of cases involving traumatic brain injury*. Southborough, MA: National Head Injury Foundation.

Smith, A. & Kinder, E. (1959). Changes in psychological test performance of brain-operated schizophrenics after eight years. *Science*, *129*, 149–150.

Smith, B.D., Meyers, M.B., & Kline, R. (1989). For better or for worse: Left-handedness, pathology, and talent. *Journal of Clinical and Experimental Neuropsychology*, *11*, 944–958.

Smith, D.B., Craft, B.R., Collins, J., et al. (1986). Behavioral characteristics of epilepsy patients compared with normal controls. *Epilepsia*, *27*, 760–768.

Smith, E. (1974). Influence of site of impact on cognitive impairments persisting long after severe closed head injury. *Journal of Neurology, Neurosurgery, and Psychiatry*, *37*, 719–726.

Smith, G., Ivnik, R. J., Petersen, R. C., et al. (1991). Age-associated memory impairment diagnoses: Problems of reliability and concerns for terminology. *Psychology and Aging*, *6*, 551–558.

Smith, L.W., Patterson, T.L., Grant, I., & Clopton, P. (1989). A shortened MMPI useful for psychiatric screening of the non-institutionalized elderly. *Journal of Clinical Psychology*, *45*, 359–365.

Smith, M.L. (1989). Memory disorders associated with temporal-lobe lesions. In F. Boller & J. Grafman (Eds.), *Handbook of neuropsychology* (Vol. 3). Amsterdam: Elsevier.

Smith, M.L. & Milner, B. (1984). Differential effects of frontal-lobe lesions on cognitive estimation and spatial memory. *Neuropsychologia*, *22*, 697–705.

Smith, M.L. & Milner, B. (1988). Estimation of frequency of occurrence of abstract designs after frontal or temporal lobectomy. *Neuropsychologia*, *26*, 297–306.

Smith, P., Langolf, G.D., & Goldberg, J. (1983). Effects of occupational exposure to elemental mercury on short-term memory. *British Journal of Industrial Medicine*, *40*, 413–419.

Smith, W.S. & Fetz, E.E. (1987). Noninvasive brain imaging and the study of higher brain functions in humans. In S.P. Wise (Ed.), *Higher brain functions*. New York: Wiley Interscience.

Smutok, M.A., Grafman, J., Salazar, A.M., et al. (1989). The effects of unilateral brain damage on contralateral and ipsilateral upper extremity function in hemiplegia. *Physical Therapy*, *69*, 195–203.

Snell, R.S. (1987). *Clinical neuroanatomy for medical students* (2nd ed.). Boston: Little, Brown.

Snijders, J. Th., Tellegen, P. J., Laros, J. A., et al. (1989). *S.O.N.-R 5 1/2–17: Snijders-Oomen Nonverbal Intelligence Test*. Groningen, The Netherlands: Wolters-Noordhoff.

Snodgrass, J.G. & Vanderwart, M. (1980). A standardized set of 260 pictures: Norms for name agreement, image agreement, familiarity, and visual complexity. *Journal of Experimental Psychology: Human Learning and Memory*, *6*, 174–215.

Snoek, J.W., Minderhoud, J.M., & Wilmink, J.T. (1984). Delayed deterioration following mild head injury in children. *Brain*, *107*, 15–36.

Snow, R.B., Zimmerman, R.D., Gandy, S.E., & Deck, M.D.F. (1986). Comparison of magnetic resonance imaging and computed tomography in the evaluation of head injury. *Neurosurgery*, *18*, 45–52.

Snow, W.G. (1979). *The Rey-Osterrieth Complex Figure Test as a measure of visual recall*. Paper presented at the 7th annual meeting of the International Neuropsychological Society, New York.

Snow, W.G. (1985). Can you tell me where I can buy the Halstead-Reitan Test Battery? *The Ontario Psychologist*, *17*, 4–5.

Snow, W.G. (1987a). Aphasia Screening Test performance in patients with lateralized brain damage. *Journal of Clinical Psychology*, *43*, 266–271.

Snow, W.G. (1987b). Standardization of test administration and scoring criteria: Some shortcomings of current practice with the Halstead-Reitan Test Battery. *The Clinical Neuropsychologist*, *1*, 250–262.

Snow, W.G., Altman, I.M., Ridgley, B.A., & Rowed, D. (1990). Fuld's WAIS profile in normal pressure hydrocephalus. *Neuropsychology*, *4*, 113–116.

Snow, W.G., Freedman, L., & Ford, L. (1986). Lateralized brain damage, sex differences, and the Wechsler Intelligence Scales: A reexamination of the literature. *Journal of Clinical and Experimental Neuropsychology*, *8*, 179–189.

Snow, W.G. & Sheese, S. (1985). Lateralized brain damage, intelligence, and memory: A failure to find sex differences. *Journal of Consulting and Clinical Psychology, 53*, 940–941.

Snow, W.G., Tierney, M.C., Zorzitto, M.L., et al. (1988). One-year test-retest reliability of selected neuropsychological tests in older adults. *Journal of Clinical and Experimental Neuropsychology, 10*, 60 (abstract).

Snow, W.G., Tierney, M.C., Zorzitto, M.L., et al. (1989). WAIS-R test-retest reliability in a normal elderly sample. *Journal of Clinical and Experimental Neuropsychology, 11*, 423–428.

Snow, W.G. & Weinstock, J. (1990). Sex differences among non-brain-damaged adults on the Wechsler Adult Intelligence Scales: A review of the literature. *Journal of Clinical and Experimental Neuropsychology, 12*, 873–886.

Snyder, T.J. (1991). Self-rated right-left confusability and objectively measured right-left discrimination. *Developmental Neuropsychology, 7*, 219–230.

Snyder, T.J. & Jarratt, L. (1989). Adult differences in right-left discrimination according to gender and handedness. *Journal of Clinical and Experimental Neuropsychology, 11*, 70 (abstract).

Sohlberg, M.M. & Mateer, C.A. (no date). *New normative data for Mesulam's verbal and non-verbal cancellation tasks.* Unpublished manuscript, Good Samaritan Medical Center, Neuropsychological Services, Puyallup, WA.

Sohlberg, M.M. & Mateer, C.A. (1989). *Introduction to cognitive rehabilitation.* New York: Guilford Press.

Sohlberg, M.M. & Mateer, C.A. (1990). Evaluation and treatment of communicative skills. In J.S. Kreutzer & P. Wehman (Eds.), *Community integration following traumatic brain injury.* Baltimore, MD: Paul H. Brookes.

Solomon, S., Hotchkiss, E., Saraway, S.M., et al. (1983). Impairment of memory function by antihypertensive medication. *Archives of General Psychiatry, 40*, 1109–1112.

Soper, H.V., Cicchetti, D.V., Satz, P., et al. (1988). Null hypothesis disrespect in neuropsychology: Dangers of alpha and beta errors. *Journal of Clinical and Experimental Neuropsychology, 10*, 255–270.

Soper, H.V. & Satz, P. (1984). Pathological left-handedness and ambiguous handedness: A new explanatory model. *Neuropsychologia, 22*, 511–515.

Sorgato, P., Colombo, A., Scarpa, M., & Faglioni, P. (1990). Age, sex, and lesion site in aphasic stroke patients with single focal damage. *Neuropsychology, 4*, 165–173.

Sox, H.C., Jr., Blatt, M.A., Higgins, M.C., & Marton, K.I. (1988). *Medical decision making.* Boston: Butterworths.

Sparks, R.W. (1978). Parastandardized examination guidelines for adult aphasia. *British Journal of Disorders of Communication, 13*, 135–146.

Speedie, L., O'Donnell, W., Rabins, P., et al. (1990). Language performance deficits in elderly depressed patients. *Aphasiology, 4*, 197–205.

Spelberg, H.C.L. (1987). Problem-solving strategies on the Block Design task. *Perceptual and Motor Skills, 65*, 99–104.

Spellacy, F.J. & Spreen, O. (1969). A short form of the Token Test. *Cortex, 5*, 390–397.

Spennemann, D.R. (1984). Handedness data on the European neolithic. *Neuropsychologia, 22*, 613–615.

Sperry, R. (1982). Some effects of disconnecting the cerebral hemispheres. *Science, 217*, 1223–1226.

Sperry, R. (1984). Consciousness, personal identity and the divided brain. *Neuropsychologia, 22*, 661–673.

Sperry, R.W. (1974). Lateral specialization in the surgically separated hemispheres. In F.O. Schmitt & F.G. Worden (Eds.), *The neurosciences. Third Study Program.* Cambridge, MA: Massachusetts Institute of Technology Press.

Sperry, R.W. (1976). Changing concepts of consciousness and free will. *Perspectives in Biology and Medicine, 20*, 9–19.

Sperry, R.W. (1990). Forebrain commissurotomy and conscious awareness. In C.B. Trevarthen & R.W. Sperry (Eds.), *Brain circuits and functions of the mind.* Cambridge, UK: Cambridge University Press.

Sperry, R.W., Zaidel, E., & Zaidel, D. (1979). Self-recognition and social awareness in the deconnected minor hemisphere. *Neuropsychologia, 17*, 153–166.

Spielman, R.S. & Nathanson, N. (1982). The genetics of susceptibility to multiple sclerosis. *Epidemiologic Reviews, 4*, 45–65.

Spiers, P.A. (1981). Have they come to praise Luria or to bury him? The Luria-Nebraska Battery controversy. *Journal of Consulting and Clinical Psychology, 49*, 331–341.

Spiers, P.A. (1984). What more can I say? In reply to Hutchinson, one last comment from Spiers. *Journal of Consulting and Clinical Psychology, 52*, 546–552.

Spiers, P.A. (1987). Acalculia revisited: Current issues. In F. Deloche & X. Seron (Eds.), *Mathematical disabilities: A cognitive neuropsychological perspective.* Hillsdale, NJ: Lawrence Erlbaum Associates.

Spinnler, H., Della Sala, S., Bandera, R., & Baddeley, A. (1988). Dementia, aging and the structure of human memory. *Cognitive Neuropsychology*, 5, 193–212.

Spirduso, W.W. & MacRae, P.G. (1990). Motor performance and aging. In J.E. Birren & K.W. Schaie (Eds.), *Handbook of the psychology of aging* (3rd ed.). New York: Academic Press.

Spitz, H.H. (1978). Note on immediate memory for digits: invariance over the years. *Psychological Bulletin*, *78*, 183–185.

Spivack, M. & Balicki, M. (1990). Scope of the problem. In D. Corthell (Ed.), *Traumatic brain injury and vocational rehabilitation*. Menomonie, WI: Research and Training Center, University of Wisconsin-Stout.

Spreen, O. (1987). *Learning disabled children grow up: A follow-up into adulthood*. Lisse, Netherlands: Swets & Zeitlinger/Oxford University Press.

Spreen, O. & Benton, A. L. (1963). Simulation of mental deficiency on a visual memory test. *American Journal of Mental Deficiency*, *67*, 909–913.

Spreen, O. & Benton, A.L. (1965). Comparative studies of some psychological tests for cerebral damage. *Journal of Nervous and Mental Disease*, *140*, 323–333.

Spreen, O. & Benton, A.L. (1977) *Neurosensory Center Comprehensive Examination for Aphasia*. Victoria, B.C.: University of Victoria Neuropsychology Laboratory.

Spreen O. & Risser, A. (1991). Assessment of aphasia. In M.T. Sarno (Ed.), *Acquired aphasia* (2nd ed.). San Diego: Academic Press.

Spreen, O. & Strauss, E. (1991). *A compendium of neuropsychological tests*. New York: Oxford University Press.

Spreen, O., Tupper, D., Risser, A., et al. (1987). *Human developmental neuropsychology*. New York: Oxford University Press.

Springer, S.P. (1986). Dichotic listening. In H. J. Hannay (Ed.), *Experimental techniques in human neuropsychology*. New York: Oxford University Press.

Springer, S.P. & Deutsch, G. (1989). *Left brain, right brain* (3rd ed.). New York: W.H. Freeman.

Square-Storer, P. & Roy, E.A. (1989). The apraxias: Commonalities and distinctions. In P. Square-Storer (Ed.), *Acquired apraxia of speech in aphasic adults*. Hove & London, UK: Lawrence Erlbaum Associates.

Squire, L.R. (1974). Remote memory as affected by aging. *Neuropsychologia*, *12*, 429–435.

Squire, L.R. (1986). Mechanisms of memory. *Science*, *232*, 1612–1619.

Squire, L.R. (1987). *Memory and brain*. New York: Oxford University Press.

Squire, L.R. & Chace, P.M. (1975). Memory functions six to nine months after electroconvulsive therapy. *Archives of General Psychiatry*, *32*, 1557–1564.

Squire, L.R., Haist, F., & Shimamura, A.P. (1989). The neurology of memory: Quantitative assessment of retrograde amnesia in two groups of amnesic patients. *Journal of Neuroscience*, *9*, 828–839.

Squire, L. R. & Shimamura, A.P. (1986). Characterizing amnesic patients for neurobehavioral study. *Behavioral Neuroscience*, *100*, 866–877.

Squire, L.R., Shimamura, A.P., & Amaral, D.G. (1989). Memory and the hippocampus. In J.H. Byrne & W.O. Berry (Eds.), *Neural models of plasticity*. New York: Academic Press.

Squire, L.R. & Slater, P.C. (1978). Bilateral and unilateral ECT: Effects on verbal and nonverbal memory. *American Journal of Psychiatry*, *135*, 1316–1320.

Squire, L.R., Wetzel, C.D., & Slater, P.C. (1979). Memory complaint after electroconvulsive therapy: Assessment with a new self-rating instrument. *Biological Psychiatry*, *14*, 791–801.

Squire, L.R. & Zola-Morgan, S. (1985). The neuropsychology of memory: New links between humans and experimental animals. In D. Olton, S. Corkin, & E. Gamzu (Eds.), *Memory dysfunctions. Annals of the New York Academy of Sciences*, *444*, 137–149.

SRA Industrial Test Development Staff (1968). *SRA Reading Index*. Rosemont, IL: Science Research Associates/London House.

Stacy, M. & Jankovic, J. (1992). Clinical and neurobiological aspects of Parkinson's disease. In S. J. Huber, & J. L. Cummings (Eds.), *Parkinson's disease: Neurobehavioral aspects*. New York: Oxford University Press.

Stahl, S.M., Iversen, S.D., & Goodman, E.C. (1987). *Cognitive neurochemistry*. Oxford: Oxford University Press.

Stambrook, M. (1983). The Luria-Nebraska neuropsychological battery: A promise that may be partly fulfilled. *Journal of Clinical Neuropsychology*, *5*, 247–269.

Stambrook, M. Gill, D.D., Cardoso, E.R., & Moore, A.D. (1993). Communicating (normal-pressure) hydrocephalus. In R.W. Parks, R.F. Zec, & R.S. Wilson (Eds.), *Neuropsychology of Alzheimer's disease and other dementias*. New York: Oxford University Press.

Stambrook, M., Moore, A.D., Lubrusko, A.A., et al. (1993). Alternatives to the Glasgow Coma Scale as a quality of life predictor following traumatic brain injury. *Archives of Clinical Neuropsychology*, *8*, 95–103.

Stambrook, M., Moore, A.D., Peters, L.C., et al. (1990). Effects of mild, moderate and severe closed head injury on long-term vocational status. *Brain Injury*, *4*, 183–190.

Stanley, B. & Howe, J.G. (1983). Identification of multiple ssclerosis using double discrimination scales derived from the Luria-Nebraska Neuropsychological Battery: an attempt at cross-validation. *Journal of Consulting and Clinical Psychology*, *51*, 420–423.

Stanton, B.A., Jenkins, C.D., Savageau, J.A., et al. (1984). Age and educational differences on the Trail Making Test and Wechsler Memory Scales. *Perceptual and Motor Skills*, *58*, 311–318.

Starkstein, S.E. (1992). Cognition and hemiparkinsonism. In S. J. Huber, & J. L. Cummings (Eds.), *Parkinson's disease: Neurobehavioral aspects.* New York: Oxford University Press.

Starkstein, S.E., Brandt, J., Folstein, S., et al. (1988). Neuropsychological and neuroradiological correlates in Huntington's disease. *Journal of Neurology, Neurosurgery, and Psychiatry*, *51*, 1259–1263.

Starkstein, S. (E.), Leiguarda, R., Gershanik, O., & Berthier, M. (1987). Neuropsychological disturbances in hemiparkinson's disease. *Neurology*, *37*, 1762–1764.

Starkstein, S.E. & Robinson, R.G. (1992). Neuropsychiatric aspects of cerebral vascular disorders. In S.C. Yudofsky & R.E. Hales (Eds.), *Textbook of neuropsychiatry* (2nd ed.). Washington, D.C.: American Psychiatric Press.

Starkstein, S.E., Robinson, R.G., Berthier, M.L., et al. (1988). Differential mood changes following basal ganglia vs. thalamic lesions. *Archives of Neurology*, *45*, 725–730.

St. Clair, D., Blackburn, I., Blackwood, D., & Tyrer, G. (1988). Measuring the course of Alzheimer's disease. *British Journal of Psychiatry*, *152*, 48–54.

Stebbins, G.T., Gilley, D.W., Wilson, R.S., et al. (1990). Effects of language disturbances on premorbid estimates of IQ in mild dementia. *The Clinical Neuropsychologist*, *4*, 64–68.

Stebbins, G.T., Wilson, R.S., Gilley, D.W., et al. (1990). Use of the National Adult Reading Test to estimate premorbid IQ in dementia. *The Clinical Neuropsychologist*, *4*, 18–24.

Steenhuis, R.E. & Bryden, M.P. (1989). Different dimensions of hand preference that relate to skilled and unskilled activities. *Cortex*, *25*, 289–304.

Steenhuis, R.E., Bryden, M.P., Schwartz, M., & Lawson, S. (1990). Reliability of hand preference items and factors. *Journal of Clinical and Experimental Neuropsychology*, *12*, 921–930.

Stein, D.G. (1989). Development and plasticity in the central nervous system: Organismic and environmental influences. In A. Ardila & F. Ostrosky-Solis (Eds.), *Brain organization of language and cognitive processes.* New York: Plenum.

Stein, J. (Ed.) (1966). *The Random House dictionary of the English language. The unabridged edition.* New York: Random House.

Stein, J.F. (1985). The control of movement. In C.W. Coen (Ed.), *Functions of the brain*. Oxford: Clarendon Press.

Stein, J.F. (1991). Space and the parietal association areas. In J. Paillard (Ed.), *Brain and space.* Oxford: Oxford University Press.

Stein, M.I. (1955). *The Thematic Apperception Test. An introductory manual for clinical use with adults* (Rev. ed.) Reading, MA: Addison-Wesley.

Stein, S. & Volpe, B.T. (1983). Classical "parietal" neglect syndrome after subcortical right frontal lobe infarction. *Neurology*, *33*, 797–799.

Steinmeyer, C.H. (1984). Are the rhythm tests of the Halstead-Reitan and Luria-Nebraska Batteries differentially sensitive to right temporal lobe lesions? *Journal of Clinical Psychology*, *40*, 1464.

Steinmeyer, C.H. (1986). A meta-analysis of Halstead-Reitan test performances of non-brain damaged subjects. *Archives of Clinical Neuropsychology*, 1, 301–307.

Steriade, M., Jones, E.G., & Llinás, R.R. (1990). *Thalamic oscillations and signaling.* New York/ Chichester: John Wiley & Sons.

Stern, Y., Andrews, H., Pittman, J., et al. (1992). Diagnosis of dementia in a heterogeneous population: Development of a neuropsychological paradigm-based diagnosis of dementia and quantified correction for the effects of education. *Archives of Neurology*, *49*, 453–460.

Stern, Y., Hesdorffer, D., Sano, M., & Mayeux, R. (1990). Measurement and prediction of functional capacity in Alzheimer's disease. *Neurology*, *40*, 8–14.

Stern, Y. & Langston, J.W. (1985). Intellectual changes in patients with MPTP-induced parkinsonism. *Neurology*, *35*, 1506–1509.

Stern, Y., Marder, K., Bell, K., et al. (1991). Multidisciplinary baseline assessment of homosexual men with and without human immunodeficiency virus infection. *Archives of General Psychiatry*, *48*, 131–138.

Stern, Y., Mayeux, R., & Rosen, J. (1984). Contribution of perceptual motor dysfunction to construction and tracing disturbances in Parkinson's disease. *Journal of Neurology, Neurosurgery, and Psychiatry*, *47*, 983–989.

Stern, Y., Mayeux, R., Sano, M., et al. (1987). Predictors of disease course in patients with probable Alzheimer's disease. *Neurology*, *37*, 1649–1653.

Stern, Y., Sano, M., & Mayeux, R. (1987). Comparisons of dementia and intellectual change in Parkinson's and Alzheimer's disease. *Journal of Clinical and Experimental Neuropsychology*, *9*, 66 (abstract).

Stern, Y., Tetrud, J.W., Martin, W.R.W., et al. (1990). Cognitive change following MPTP exposure. *Neurology*, *40*, 261–264.

Sternberg, D.E. & Jarvik, M.E. (1976). Memory functions in depression. *Archives of General Psychiatry*, *33*, 219–224.

Sterne, D.M. (1966). The Knox Cubes as a test of memory and intelligence with male adults. *Journal of Clinical Psychology*, *22*, 191–193.

Steuer, J., Bank, L., Olsen, E.J., & Jarvik, L.F. (1980). Depression, physical health and somatic complaints in the elderly: a study of the Zung Self-Rating Depression Scale. *Journal of Gerontology*, *35*, 683–688.

Stevens, J.R. (1991). Psychosis and the temporal lobe. In D. Smith, D. Treiman, and M. Trimble (Eds.), *Advances in neurology*. New York: Raven Press.

Stevenson, J.D., Jr. (1986). Alternate form reliability and concurrent validity of the PPVT-R for referred rehabilitation agency adults. *Journal of Clinical Psychology*, *42*, 650–653.

Stone, C.P., Girdner, J., & Albrecht, R. (1946). An alternate form of the Wechsler Memory Scale. *Journal of Psychology*, *22*, 199–206.

Storandt, M. (1976). Speed and coding effects in relation to age and ability level. *Developmental Psychology*, *12*, 177–178.

Storandt, M. (1990). Longitudinal studies of aging and age-associated dementias. In F. Boller & J. Grafman (Eds.), *Handbook of neuropsychology* (Vol. 4). Amsterdam: Elsevier.

Storandt, M., Botwinick, J., & Danziger, W.L. (1986). Longitudinal changes: Patients with mild SDAT and matched healthy controls. In L.W. Poon (Ed.), *Handbook for clinical memory assessment of older adults*. Washington, D.C.: American Psychological Association.

Storandt, M., Botwinick, J., Danziger, W.L., et al. (1984). Psychometric differentiation of mild senile dementia of the Alzheimer type. *Archives of Neurology*, *41*, 497–499.

Storandt, M. & Futterman, A. (1982). Stimulus size and performance on two subtests of the Wechsler Adult Intelligence Scale by younger and older adults. *Journal of Gerontology*, *37*, 602–603.

Storandt, M. & Hill, R.D. (1989). Very mild senile dementia of the Alzheimer type: II. Psychometric test performance. *Archives of Neurology*, *46*, 383–386.

Storck, P.A. & Looft, W.R. (1973). Qualitative analysis of vocabulary responses from persons aged six to sixty-six plus. *Journal of Educational Psychology*, *65*, 192–197.

Story, T.B. (1991). Cognitive rehabilitation services in home and community settings. In J.S. Kreutzer and P.H. Wehman (Eds.), *Cognitive rehabilitation for persons with traumatic brain injury*. Baltimore, MD: Paul H. Brookes.

Strange, P.G. (1992). *Brain biochemistry and brain disorders*. Oxford: Oxford University Press.

Strauss, B.S., Hartman, D.E., & Soper, H.V. (1985). Cautions in alternate-form presentation of aural test material: Speech Sounds Perception Test. *Perceptual and Motor Skills*, *61*, 899–902.

Strauss, E. & Goldsmith, S.M. (1987). Lateral preferences and performance on nonverbal laterality tests in a normal population. *Cortex*, *23*, 495–503.

Strauss, E., LaPointe, J.S., Wada, J.A., et al. (1985). Language dominance: Correlation of radiological and functional data. *Neuropsychologia*, *23*, 415–420.

Strauss, E., Moscovitch, M., & Olds, J. (1979). *Functional hemispheric asymmetries and depression: Preliminary findings of cognitive correlates of electroconvulsive therapy*. Paper presented at the 7th annual meeting of the International Neuropsychological Society, New York.

Strauss, E., Risser, A., & Jones, M.W. (1982). Fear responses in patients with epilepsy. *Archives of Neurology*, *39*, 626–630.

Strauss, E. & Wada, J. (1983). Lateral preferences and cerebral speech dominance. *Cortex*, *19*, 165–177.

Strauss, E. & Wada, J. (1987). Hand preference and proficiency and cerebral speech dominance determined by the carotid amytal test. *Journal of Clinical and Experimental Neuropsychology*, *9*, 169–174.

Strauss, E., Wada, J., & Kosaka, B. (1984). Writing hand posture and cerebral dominance for speech. *Cortex*, *20*, 143–147.

Strauss, M.E. & Brandt, J. (1985). Is there increased WAIS pattern variability in Huntington's disease. *Journal of Clinical and Experimental Neuropsychology*, *7*, 122–126.

Strauss, M.E. & Brandt, J. (1986). Attempt at preclinical identification of Huntington's disease using the WAIS. *Journal of Clinical and Experimental Neuropsychology*, *8*, 210–218.

Strauss, M.E. & Brandt, J. (1990). Are there neuropsychologic manifestations of the gene for Huntington's disease in asymptomatic, at-risk individuals? *Archives of Neurology*, *47*, 905–908.

Street, R.F. (1931). *A Gestalt Completion Test*. Contributions to Education: No. 481. New York: Bureau of Publications, Teachers College, Columbia University.

Street, R.F. (1944). In L.L. Thurstone, A factorial study of perception. *Psychometric Monographs*, No. 4.

Streiner, D.L. & Miller, H.R. (1986). Can a good short form of the MMPI ever be developed? *Journal of Clinical Psychology*, *42*, 109–113.

Strich, S.J. (1961). Shearing of nerve fibers as a cause of brain damage due to head injury. *The Lancet*, *ii*, 446–448.

Strich, S.J. (1969). The pathology of brain damage due to blunt head injuries. In A.E. Walker, W.F. Caveness, & M. Critchley, *The late effects of head injury*. Springfield: C.C. Thomas.

Stroop, J.R. (1935). Studies of interference in serial verbal reactions. *Journal of Experimental Psychology*, *18*, 643–662.

Strub, R.L. (1989). Frontal lobe syndrome in a patient with bilateral globus pallidus lesions. *Archives of Neurology*, *46*, 1024–1027.

Strub, R.L. & Black, F.W. (1985). *Mental status examination in neurology* (2nd ed.). Philadelphia: F.A. Davis.

Strub, R.L. & Black, F.W. (1988). *Neurobehavioral disorders. A clinical approach*. Philadelphia: F.A. Davis.

Strub, R.L. & Wise, M.G. (1992). Differential diagnosis in neuropsychiatry. In S.C. Yudofsky & R.E. Hales (Eds.), *American Psychiatric Association textbook of neuropsychiatry* (2nd ed.). Washington, D.C.: American Psychiatric Press.

Struben, E.A.M. & Tredoux, C.G. (1989). *The estimation of premorbid intelligence: The National Adult Reading Test in South Africa*. Paper presented at the 4th national congress of the Brain and Behaviour Society, Durban, South Africa.

Stuart, I. (1990). *Spatial orientation in the congenitally blind*. Doctoral dissertation. Melbourne: University of Melbourne.

Stumpf, H. & Klieme, E. (1989). Sex-related differences in spatial ability: More evidence for convergence. *Perceptual and Motor Skills*, *69*, 915–921.

Stuss, D.T. (1987). Contribution of frontal lobe injury to cognitive impairment after closed head injury: Methods of assessment and recent findings. In H.S. Levin, J. Grafman, & H.M. Eisenberg (Eds.), *Neurobehavioral recovery from head injury*. New York: Oxford University Press.

Stuss, D.T. (1991a). Interference effects on memory functions in postleukotomy patients: an attentional perspective. In H.S. Levin, H.M. Eisenberg, & A.L. Benton (Eds.), *Frontal lobe function and dysfunction*. New York: Oxford University Press.

Stuss, D.T. (1991b). Self-awareness and the frontal lobes: A neuropsychological perspective. In G.R. Goethals & J. Strauss (Eds.), *The self: An interdisciplinary approach*. New York: Springer-Verlag.

Stuss, D.T. (1993). Assessment of neuropsychological dysfunction in frontal lobe degeneration. *Dementia*, *4*, 220–225.

Stuss, D.T. & Benson, D.F. (1984). Neuropsychological studies of the frontal lobes. *Psychological Bulletin*, *95*, 3–28.

Stuss, D.T. & Benson, D.F. (1986). *The frontal lobes*. New York: Raven Press.

Stuss, D.T. & Benson, D.F. (1987). The frontal lobes and control of cognition and memory. In E. Perecman (Ed.), *The frontal lobes revisited*. New York: IRBN.

Stuss, D.T. & Benson, D.F. (1990). The frontal lobes and language. In E. Goldberg (Ed.), *Contemporary neuropsychology and the legacy of Luria*. Hillsdale, NJ: Lawrence Erlbaum Associates.

Stuss, D.T., Benson, D.F., Kaplan, E.F., et al. (1983). The involvement of orbitofrontal cerebrum in cognitive tasks. *Neuropsychologia*, *21*, 235–248.

Stuss, D.T. & Buckle, L. (1992). Traumatic brain injury: Neuropsychological deficits and evaluation at different stages of recovery and in different pathologic subtypes. *Journal of Head Trauma Rehabilitation*, *7*, 40–49.

Stuss, D.T. & Cummings, J.L. (1990). Subcortical vascular dementias. In J.L. Cummings (Ed.), *Subcortical dementia*. New York: Oxford University Press.

Stuss, D.T., Ely, P., Hugenholtz, H., et al. (1985). Subtle neuropsychological deficits in patients with good recovery after closed head injury. *Neurosurgery*, *17*, 41–47.

Stuss, D.T., Eskes, G.A., & Foster, J.K. (1994). Experimental neuropsychological studies of frontal lobe functions. In F. Boller & J. Grafman (Eds.), *Handbook of neuropsychology* (Vol. 9). Amsterdam: Elsevier.

Stuss, D.T. & Gow, C.A. (1992). "Frontal dysfunction" after traumatic brain injury. *Neuropsychiatry, Neuropsychology, and Behavioral Neurology*, *5*, 272–282.

Stuss, D.T., Gow, C.A., Hetherington, C.R. (1992). "No longer Gage": Frontal lobe dysfunction and emotional changes. *Journal of Consulting and Clinical Psychology, 60*, 349–359.

Stuss, D.T., Guberman, A., Nelson, R., & Larochelle, S. (1988). The neuropsychology of paramedian thalamic infarction. *Brain and Cognition, 8*, 348–378.

Stuss, D.T., Kaplan, E.F., Benson, D.F., et al. (1981). Long-term effects of prefrontal leucotomy--An overview of neuropsychologic residuals. *Journal of Clinical Neuropsychology, 3*, 13–32.

Stuss, D.T., Kaplan, E.F., Benson, D.F., et al. (1982). Evidence for the involvement of orbitofrontal cortex in memory functions: An interference effect. *Journal of Comparative and Physiological Psychology, 96*, 913–925.

Stuss, D.T., Stethem, L.L., Hugenholtz, H., & Richard, M.T. (1989). Traumatic brain injury. *The Clinical Neuropsychologist, 3*, 145–156.

Stuss, D.T., Stethem, L.L., Hugenholtz, H., et al. (1989). Reaction time after head injury: Fatigue, divided and focused attention, and consistency of performance. *Journal of Neurology, Neurosurgery, and Psychiatry*, 52, 742–748.

Stuss, D.T., Stethem, L.L., & Pelchat, G. (1988). Three tests of attention and rapid information processing: an extension. *The Clinical Neuropsychologist, 2*, 246–250.

Stuss, D.T., Stethem, L.L., Picton, T.W., et al. (1989). Traumatic brain injury, aging and reaction time. *Canadian Journal of Neurologic Sciences, 16*, 161–167.

Stuss, D.T., Stethem, L.L., & Poirier, C.A. (1987). Comparison of three tests of attention and rapid information processing across six age groups. *The Clinical Neuropsychologist, 1*, 139–152.

Suinn, R.M. (1969). *The predictive validity of projective measures.* Springfield, IL: C.C. Thomas.

Sulkava, R., Haltia, M., Paetau, A., et al. (1983). Accuracy of clinical diagnosis in primary degenerative dementia: Correlation with neuropathological findings. *Journal of Neurology, Neurosurgery, and Psychiatry, 46*, 9–13.

Sullivan, C.B., Visscher, B.R., & Detels, R. (1984). Multiple sclerosis and age at exposure to childhood diseases and animals: cases and their friends. *Neurology, 34*, 1144–1148.

Sullivan, E.T., Clark, W.N., & Tiegs, E.W. (1963). *California Short-Form Test of Mental Maturity.* 1963 Revision. New York: McGraw-Hill.

Sullivan, E.V., Corkin, S., & Growdon, J.H. (1986). Verbal and nonverbal short-term memory in patients with Alzheimer's disease and in healthy elderly subjects. *Developmental Neuropsychology, 2*, 387–400.

Sullivan, E.V. & Sagar, H.J. (1988). Nonverbal short-term memory impairment in Parkinson's disease. *Journal of Clinical and Experimental Neuropsychology, 10*, 34 (abstract).

Sullivan, E.V., Sagar, H.J., Cooper, J.A., & Jordan, N. (1993). Verbal and nonverbal short-term memory impairment in untreated Parkinson's disease. *Neuropsychology, 7*, 396–405.

Sullivan, E.V., Sagar, H.J., Gabrieli, J.D.E., et al. (1989). Different cognitive profiles on standard behavioral tests in Parkinson's disease and Alzheimer's disease. *Journal of Clinical and Experimental Neuropsychology, 11*, 799–820.

Sundberg, N.D. (1977). *Assessment of persons.* Englewood Cliffs, NJ: Prentice-Hall.

Sunderland, A., Harris, J. E., & Gleave, J. (1984). Memory failures in everyday life following severe head injury. *Journal of Clinical Neuropsychology, 6*, 127–142.

Sunderland, A., Watts, K., Baddeley, A.D., & Harris, J.E. (1986). Subjective memory assessment and test performance in elderly adults. *Journal of Gerontology, 41*, 376–384.

Sunderland, T., Hill, J.L., Mellow, A.M., et al. (1989). Clock drawing in Alzheimer's disease. *Journal of the American Geriatrics Society, 37*, 725–729.

Sundet, K., Finset, A., & Reisberg, I. (1988). Neuropsychological predictors in stroke rehabilitation. *Journal of Clinical and Experimental Neuropsychology, 10*, 363–379.

Sungaila, P. & Crockett, D.J. (1993). Dementia and the frontal lobes. In R.W. Parks, R.F. Zec,, & R.S. Wilson (Eds.). *Neuropsychology of Alzheimer's disease and other dementias.* New York: Oxford University Press.

Surridge, D. (1969). An investigation into some psychiatric aspects of multiple sclerosis. *British Journal of Psychiatry, 115*, 749–764.

Sutton, L.R. (1983). The effects of alcohol, marijuana and their combination on driving ability. *Journal of Studies on Alcohol, 44*, 438–445.

Swan, G. E., Morrison, E., & Eslinger, P. J. (1990). Interrator agreement on the Benton Visual Retention Test. *The Clinical Neuropsychologist, 4*, 37–44.

Swartz, J.D. (1985). Quick Test (review). In D.J. Keyser & R.C. Sweetland (Eds.), *Test critiques* (Vol. I). Kansas City, MO: Test Corporation of America.

Swearer, J.M., Drachman, D.A., O'Donnell, B.F., & Mitchell, A.L. (1988). Troublesome and disruptive behaviors in dementia. *Journal of the American Geriatric Society, 36*, 784–790.

Sweeney, J.A., Meisel, L., Walsh, V.L., & Castrovinci, D. (1989). Assessment of cognitive functioning in poly-substance abusers. *Journal of Clinical Psychology, 45*, 346–351.

Sweeney, J.E. (1992). Nonimpact brain injury: Grounds for clinical study of the neuropsychological effects of acceleration forces. *The Clinical Neuropsychologist, 6*, 443–457.

Sweet, J.J. (1983). Confounding effects of depression on neuropsychological testing: Five illustrative cases. *Clinical Neuropsychology, 5*, 103–109.

Sweet, J.J., Moberg, P.J., & Tovian, S.M. (1990). Evaluation of Wechsler Adult Intelligence Scale-Revised premorbid IQ formulas in clinical populations. *Psychological Assessment, 2*, 41–44.

Swenson, W.M. (1961). Structured personality testing in the aged: An MMPI study of the gerontic population. *Journal of Clinical Psychology, 17*, 302–304.

Swenson, W.M. (1985). An aging psychologist assesses the impact of age on MMPI profiles. *Psychiatric Annals, 15*, 554–557.

Swiercinsky, D.P. (1978). *Manual for the adult neuropsychological evaluation*. Springfield, IL: C.C. Thomas.

Swiercinsky, D.P. & Warnock, J.K. (1977). Comparison of the neuropsychological key and discriminant analysis approaches in predicting cerebral damage and localization. *Journal of Consulting and Clinical Psychology, 45*, 808–814.

Swihart, A.A., Baskin, D.S., & Pirozzolo, F.J. (1989). Somatostatin and cognitive dysfunction in Alzheimer's disease. *Developmental Neuropsychology, 5*, 159–168.

Swihart, A.A., Becker, J.T., & Boller, F. (1987). Semantics, syntactics, and the Token Test in Alzheimer's disease. *Journal of Clinical and Experimental Neuropsychology, 9*, 20 (abstract).

Swihart, A.A., Panisett, M., Becker, J.T., et al. (1989). The Token Test: Validity and diagnostic power in Alzheimer's disease. *Developmental Neuropsychology, 5*, 69–78.

Swihart, A.A. & Pirozzolo, F.J. (1988). The neuropsychology of aging and dementia: Clinical issues. In H.A. Whitaker (Ed.), *Neuropsychological studies of nonfocal brain damage*. New York: Springer-Verlag.

Swisher, L. (1979). Functional Communication Profile (FCP) (Review). In F.L. Davley (Ed.), *Evaluation of appraisal techniques in speech and language pathology*. Reading, MA: Addison-Wesley.

Syndulko, K. & Tourtellotte, W.W. (1989). What is neurologically normal? In T.L. Munsat (Ed.), *Quantification of neurologic deficit*. Stoneham, Mass.: Butterworth Publishers.

Szmukler, G.I., Andrewes, D., Kingston, K., et al. (1992). Neuropsychological impairment in anorexia nervosa: Before and after refeeding. *Journal of Clinical and Experimental Neuropsychology, 14*, 347–352.

Talland, G.A. (1963). Psychology's concern with brain damage. *Journal Nervous and Mental Disease, 136*, 344–351.

Talland, G.A. (1965). *Deranged memory*. New York: Academic Press.

Talland, G.A. (1965b). Three estimates of the word span and their stability over the adult years. *Quarterly Journal of Experimental Psychology, 17*, 301–307.

Talland, G.A. & Ekdahl, M. (1959). Psychological studies of Korsakoff's psychosis: IV. The rate and mode of forgetting narrative material. *Journal of Nervous and Mental Disease, 129*, 391–404.

Talland, G.A. & Schwab, R.S. (1964). Performance with multiple sets in Parkinson's disease. *Neuropsychologia, 2*, 45–53.

Tamkin, A.S. (1983). Impairment of cognitive functioning in alcholics. *Military Medicine, 148*, 793–795.

Tamkin, A.S. & Dolenz, J.J. (1990). Cognitive impairment in alcoholics. *Perceptual and Motor Skills, 70*, 816–818.

Tan, S.-Y. (1986). Psychosocial functioning of adult epileptic and MS patients and adult normal controls on the WPSI. *Journal of Clinical Psychology, 42*, 528–534.

Tanahashi, N., Meyer, J.S., Ishikawa, Y., et al. (1985). Cerebral blood flow and cognitive testing correlates in Huntington's disease. *Archives of Neurology, 42*, 1169–1175.

Tanner, C.M. (1989). The role of environmental toxins in the etiology of Parkinson's disease. *Trends in Neurosciences, 12*, 49–53.

Tanner, C.M. & Langston, J.W. (1990). Do environmental toxins cause Parkinson's disease? A critical review. *Neurology, 40* (Suppl. 3), 17–31.

Tanridag, O. & Kirshner, H.S. (1985). Aphasia and agraphia in lesions of the posterior internal capsule and putamen. *Neurology, 35*, 1797–1801.

Tapley, S.M. & Bryden, M.P. (1985). A group test for the assessment of performance between the hands. *Neuropsychologia, 23*, 215–221.

Tartaglione, A., Benton, A.L., Cocito, L., et al. (1981). Point localization in patients with unilateral brain damage. *Journal of Neurology, Neurosurgery, and Psychiatry, 44*, 935–941.

Tarter, R.E. (1972). Intellectual and adaptive functioning in epilepsy. *Diseases of the Nervous System, 33*, 759–770.

Tarter, R.E. (1973). An analysis of cognitive deficits in chronic alcoholics. *Journal of Nervous and Mental Disease, 157*, 138–147.

Tarter, R.E. (1976). Neuropsychological investigations of alcoholism. In G. Goldstein & C. Neuringer (Eds.), *Empirical studies of alcoholism.* Cambridge, MA: Ballinger Publishing Co.

Tarter, R.E. & Alterman, A.I. (1984). Neuropsychological deficits in alcoholics: etiological considerations. *Journal of Studies on Alcohol, 45*, 1–9.

Tarter, R.E., Goldstein, G., Alterman, A., et al. (1983). Alcoholic seizures: Intellectual and neuropsychological sequelae. *Journal of Nervous and Mental Disease, 171*, 123–125.

Tarter, R.E. & Parsons, O.A. (1971). Conceptual shifting in chronic alcoholics. *Journal of Abnormal Psychology, 77*, 71–75.

Tate, R.L., Lulham, J.M., Broe, G.A., et al. (1989). Psychosocial outcome for the survivors of severe blunt head injury. *Journal of Neurology, Neurosurgery, and Psychiatry, 52*, 1128–1134.

Tatemichi, T.K., & Mohr, J.P. (1986). Migraine and stroke. In H.J.M. Bennett, et al. (Eds.), *Stroke. Pathophysiology, diagnosis, and management.* New York: Churchill-Livingstone.

Taylor, A.E., & Saint-Cyr, J.A. (1992). Executive function. In S.J. Huber, & J.L. Cummings (Eds.), *Parkinson's disease: Neurobehavioral aspects.* New York: Oxford University Press.

Taylor, A.E., Saint-Cyr, J.A., & Lang, A.E. (1986a). Frontal lobe dysfunction in Parkinson's disease. *Brain, 109*, 845–883.

Taylor, A.E., Saint-Cyr, J.A., Lang, A.E., & Kenny, F.T. (1986b). Parkinson's disease and depression: A critical reevaluation. *Brain, 109*, 279–292.

Taylor, D.C. (1989). Affective disorders in epilepsies: A neuropsychiatric review. *Behavioural Neurology, 2*, 49–68.

Taylor, E.M. (1959). *Psychological appraisal of children with cerebral deficits.* Cambridge, MA: Harvard University Press.

Taylor, H.G. & Hansotia, P. (1983). Neuropsychological testing of Huntington's patients. *Journal of Nervous and Mental Disease, 171*, 492–496.

Taylor, J.M., Goldman, H., Leavitt, J., & Kleimann, K.M. (1984). Limitations of the brief form of the Halstead Category Test. *Journal of Clinical Neuropsychology, 6*, 341–344.

Taylor, J.R. & Combs-Orne, T. (1985). Alcohol and strokes in young adults. *American Journal of Psychiatry, 142*, 116–118.

Taylor, J.S. & Elliott, T. (1989). *Neuropsychological evidence on appeal.* Eau Claire, WI: Professional Educational Systems.

Taylor, L.B. (1979). Psychological assessment of neurosurgical patients. In T. Rasmussen & R. Marino (Eds.), *Functional neurosurgery.* New York: Raven Press.

Taylor, M.L. (1965). A measurement of functional communication in aphasia. *Archives of Physical Medicine and Rehabilitation, 46*, 101–107.

Taylor, R.L. (1990). *Mind or body: Distinguishing psychological from organic disorders.* New York: Springer.

Teasdale, G. & Jennett, B. (1974). Assessment of coma and impaired consciousness. *Lancet, ii*, 81–84.

Teasdale, G. & Mendelow, D. (1984). Pathophysiology of head injuries. In N. Brooks (Ed.), *Closed head injury. Psychological, social and family consequences.* Oxford: Oxford University Press.

Tellegen, A. (1965). The performance of chronic seizure patients on the General Aptitude Test Battery. *Journal of Clinical Psychology, 21*, 180–184.

Tellier, A., Adams, K.M., Walker, A.E., & Rourke, B.P. (1990). Long-term effects of severe penetrating head injury on psychosocial adjustment. *Journal of Consulting and Clinical Psychology, 58*, 531–537.

Templer, D.I. & Drew, R.H. (1992). Non-contact sports. In D.I. Templer, L.C. Hartledge, & W.G. Cannon (Eds.), *Preventable brain damage: Brain vulnerability and brain health.* New York: Springer.

Teng, E.L. & Chui, H.C. (1987). The Modified Mini-Mental State (3MS) examination. *Journal of Clinical Psychiatry, 48*, 314–318.

Teng, E.L., Chui, H.C., & Saperia, D. (1990). Senile dementia: Performance on a neuropsychological test battery. *Recent Advances in Cardiovascular Disease, 11*, 27–34.

Teng, E.L., Chui, H.C., Schneider, L.S., & Metzger, L.E. (1987). Alzheimer's dementia: Performance on the Mini-Mental State Examination. *Journal of Consulting and Clinical Psychology, 55*, 96–100.

Teng, E.L., Wimer, C., Roberts, E., et al. (1989). Alzheimer's dementia: Performance on parallel forms of the Dementia Assessment Battery. *Journal of Clinical and Experimental Neuropsychology, 11*, 899–912.

Teri, L., Borson, S., Kiyak, A., & Yamagishi, M. (1989). Behavioral disturbance, cognitive dysfunction, and functional skill: Prevalence and relationship in Alzheimer's disease. *Journal of the American Geriatrics Society, 37*, 109–116.

Teri, L., Larson, E.B., & Reifler, B.V. (1988). Behavioral disturbance in dementia of the Alzhei-

mer's type. *Journal of the American Geriatrics Society, 36*, 1–6.
Teri, L. & Wagner, A. (1992). Alzheimer's disease and depression. *Journal of Consulting and Clinical Psychology, 60*, 379–391.
Terman, L.M. (1916). *The measurement of intelligence*. Boston: Houghton-Mifflin Co.
Terman, L.M. & Merrill, M.A. (1973). *Stanford-Binet Intelligence Scale. Manual for the Third Revision, Form L-M*. Boston: Houghton-Mifflin Co.
Terry, R.D. (1980). Structural changes in senile dementia of the Alzheimer type. In L. Amaducci, A.N. Davison, & P. Antuono (Eds.), *Aging of the brain and dementia*. New York: Raven Press.
Terry, R.D., Hansen, L.A., DeTeresa, R., et al. (1987). Senile dementia of the Alzheimer type without neocortical neurofibrillary tangles. *Journal of Neuropathology and Experimental Neurology, 46*, 262–268.
Terry, R.D. & Katzman, R. (1983). Senile dementia of the Alzheimer type. *Annals of Neurology, 14*, 497–506.
Terry, R.D., Masliah, E., Salmon, D.P., et al. (1991). Physical basis of cognitive alterations in Alzheimer's disease: Synapse loss is the major correlate of cognitive impairment. *Annals of Neurology, 30*, 572–580.
Tesznev, A., Tzavaras, A., Gruner, J., & Hécaen, H. (1972). L'asymétrie droite-gauche du *planum temporale*; á propos de l'étude anatomique de 100 cerveaux. *Revue Neurologique, 126*, 444–449.
Tetrud, J.W. (1991). Preclinical Parkinson's disease: detection of motor and nonmotor manifestations. *Neurology, 41* (Suppl. 2), 69–71.
Teuber, H.-L. (1948). Neuropsychology. In M.R. Harrower (Ed.), *Recent advances in diagnostic psychological testing*. Springfield, IL: C.C. Thomas.
Teuber, H.-L. (1955). Physiological psychology. *Annual Review of Psychology, 6*, 267–296.
Teuber, H.-L. (1959). Some alterations in behavior after cerebral lesions in man. In A.D. Bass (Ed.), *Evolution of nervous control*. Washington, D.C.: American Association for the Advancement of Science.
Teuber, H.-L. (1962). Effects of brain wounds implicating right or left hemisphere in man. Discussion in V.B. Mountcastle (Ed.), *Interhemispheric relations and cerebral dominance*. Baltimore: Johns Hopkins Press.
Teuber, H.-L. (1964). The riddle of frontal lobe function in man. In J.M. Warren & K. Abert (Eds.), *The frontal granular cortex and behavior*. New York: McGraw Hill.
Teuber, H.-L. (1968). Alterations of perception and memory in man. In L. Weiskrantz (Ed.), *Analysis of behavioral change*. New York: Harper & Row.
Teuber, H.-L. (1969). Neglected aspects of the posttraumatic syndrome. In A. Walker, F. Caveness, & M. Critchley (Eds.), *The late effects of head injury*. Springfield, IL: C.C. Thomas.
Teuber, H.-L. (1975). Effects of focal brain injury on human behavior. In D.B. Tower (Ed.), *The nervous system* (Vol. 2). *The clinical neurosciences*. New York: Raven Press.
Teuber, H.-L., Battersby, W.S., & Bender, M.B. (1951). Performance on complex visual tasks after cerebral lesion. *Journal of Nervous and Mental Disease, 114*, 413–429.
Teuber, H. L., Battersby, W.S., & Bender, M.B. (1960). *Visual field defects after penetrating missile wounds at the brain*. Cambridge, MA: Harvard University Press.
Teuber, H. L. & Weinstein, S. (1954). Performance on a form board task after penetrating brain injury. *Journal of Psychology, 38*, 177–190.
Thach, W.T., Jr. & Montgomery, E.B., Jr. (1990). Motor system. In A.L. Pearlman & R.C. Collins (Eds.), *Neurobiology of disease*. New York: Oxford University Press.
Tharion, W.J., Kobrick, J.L., Lieberman, H.R., & Fine, B.J. (1993). Effects of caffeine and diphenhydramine on auditory evoked cortical potentials. *Perceptual and Motor Skills, 76*, 707–715.
Thatcher, R.W. & John, E.R. (1977). *Foundations of cognitive processes*. Hillsdale, NJ: Lawrence Erlbaum Associates.
Theodor, L.J. & Benson, D.M. (1989). *Verbal facilitation: How 'pure' are the WMS-R visual memory subtests?* Poster presented at the 9th annual meeting of the National Academy of Neuropsychologists, Washington, DC.
Theodore, W.H. (Ed.), (1988a). *Clinical neuroimaging. Frontiers of Neuroscience* (Vol. 4). New York: Alan R. Liss.
Theodore, W.H. (1988b). Introduction. In W.H. Theodore (Ed.), *Clinical neuroimaging*. Vol. 7. *Frontiers of neuroscience*. New York: Liss.
Theodore, W.H., Porter, R.J., & Penry, J.K. (1983). Complex partial seizures: Clinical characteristics and differential diagnosis. *Neurology, 33*, 1115–1121.
Thiery, E., Dietens, E., & Vandereecken, H. (1982). La récupération spontaneé: Ampleur et limites. In X. Seron & C. Laterre (Eds.), *Rééduquer le cerveau*. Brussels: Pierre Mardaga.
Thomas, J.C., Fozard, J.L., & Waugh, N.C. (1977). Age-related differences in naming latency. *American Journal of Psychology, 90*, 499–509.
Thompson, I.M. (1988). Communication changes in

normal and abnormal aging. In Una Holden (Ed.), *Neuropsychology and aging*. New York: New York University Press.

Thompson, L.L. & Heaton, R.K. (1989). Comparison of different versions of the Boston Naming Test. *The Clinical Neurospsychologist, 3*, 184–192.

Thompson, L.L. & Heaton, R.K. (1991). Pattern of performance on the Tactual Performance Test. *The Clinical Neuropsychologist, 5*, 322–328.

Thompson, L.L., Heaton, R.K., Grant, I., & Matthews, C.G. (1989). Comparison of the WAIS and WAIS-R using T-Score conversions that correct for age, education, and sex. *Journal of Clinical and Experimental Neuropsychology, 11*, 478–488.

Thompson, L.L., Heaton, R.K., Matthews, C.G., & Grant, I. (1987). Comparison of preferred and nonpreferred hand performance on four neuropsychological motor tasks. *The Clinical Neuropsychologist, 1*, 324–334.

Thompson, L.L. & Parsons, O.A. (1985). Contribution of the TPT to adult neuropsychological assessment: a review. *Journal of Clinical and Experimental Neuropsychology, 7*, 430–444.

Thompson, L.W., Gong, V., Haskins, E., & Gallagher, D. (1987). Assessment of depression and dementia during the late years. In K.W. Schaie (Ed.), *Annual review of gerontology and geriatrics*. New York: Springer.

Thompson, P.J. & Trimble, M.R. (1982). Anticonvulsant drugs and cognitive functions. *Epilepsia, 23*, 531–544.

Thompson, P.J. & Trimble, M.R. (1983). Anticonvulsant serum levels: Relationship to impairments of cognitive functioning. *Journal of Neurology, Neurosurgery, and Psychiatry, 46*, 227–233.

Thompson, R., Crinella, F.M., & Yu, J. (1990). *Brain mechanisms in problem solving and intelligence*. New York: Plenum Press.

Thompson, R.F. (1976). The search for the engram. *American Psychologist, 31*, 209–227.

Thompson, R.F. (1988). Brain substrates of learning and memory. In T. Boll & B.K. Bryant (Eds.), *Clinical neuropsychology and brain function: Research, measurement, and practice*. Washington, D.C.: American Psychological Association.

Thompson, R.F., Patterson, M.M., & Teyler, T.J. (1972). The neurophysiology of learning. *Annals of Research Psychology, 23*, 73–104.

Thomsen, A.M., Borgesen, S.E., Bruhn, P., & Gjerris, F. (1986). Prognosis of dementia in normal-pressure hydrocephalus after a shunt operation. *Annals of Neurology, 20*, 304–309.

Thomsen, I.V. (1984). Late outcome of very severe blunt head trauma: A 10–15 year second follow-up. *Journal of Neurology, Neurosurgery, and Psychiatry, 47*, 260–268.

Thomsen, I.V. (1989). Do young patients have worse outcomes after severe blunt head trauma? *Brain Injury, 3*, 157–162.

Thomsen, I.V. (1990). Recognizing the development of behaviour disorders. In R.L. Wood (Ed.), *Neurobehavioral sequelae of traumatic brain injury*. Bristol, PA: Taylor & Francis.

Thorndike, R.L., Hagen, E.P., & Sattler, J.M. (1986). *Stanford-Binet Intelligence Scale* (4th ed.). Chicago, IL: Riverside Publishing Co.

Thorp, T.R. & Mahrer, A.R. (1959). Predicting potential intelligence. *Journal of Clinical Psychology, 15*, 286–288.

Thurstone, L.L. (1938). *Primary mental abilities*. Chicago: University Chicago Press.

Thurstone, L.L. (1944). *A factorial study of perception*. Chicago, IL: University of Chicago Press.

Thurstone, L.L. & Jeffrey, T.E. (1982). *Closure Flexibility (Concealed Figures)*. Rosemont, IL: London House.

Thurstone, L.L. & Jeffrey, T.E. (1983). *Closure Speed (Gestalt Completion)*. Rosemont, IL: London House.

Thurstone, L.L. & Jeffrey, T.E. (1984). *Space Thinking (Flags)*. Rosemont, IL: London House.

Thurstone, L.L. & Jeffrey, T.E. (1987). *Perceptual Speed (Identical Forms)*. Rosemont, IL: London House.

Thurstone, L.L & Thurstone, T.G. (1962). *Primary Mental Abilities* (Rev.) Chicago: Science Research Associates.

Thurstone, T.G. (1992). *Understanding Communication*. Rosemont, IL: London House.

Tierney, M.C., Fisher, R.H., Lewis, A.J., et al. (1988). The NINCDS-ADRDA work group criteria for the clinical diagnosis of probable Alzheimer's disease. *Neurology, 38*, 359–364.

Tiffin, J. (1968). *Purdue Pegboard Examiner's Manual*. Rosemont, IL: London House.

Tinkcom, M., Obrzut, J.E., & Poston, C.S.L. (1983). Spatial lateralization: The relationship among sex, handedness and familial sinistrality. *Neuropsychologia, 21*, 683–686.

Tinson, D.J. & Lincoln, N.B. (1987). Subjective memory impairment after stroke. *International Disability Studies, 9*, 6–9.

Tippin, J., Adams, H.P., & Smoker, W.R.K. (1984). Early computed tomographic abnormalities following profound cerebral hypoxia. *Archives of Neurology, 41*, 1098–1100.

Tissot, R., Lhermitte, F., & Ducarne, B. (1963). État intellectual des aphasiques. *Encéphale, 52*, 286–320.

Tobin, A.J. (1990). Genetic disorders: Huntington's disease. In A.L. Pearlman & R.C. Collins (Eds.), *Neurobiology of disease*. New York: Oxford University Press.

Toglia, M. P. & Battig, W. F. (1978). *Handbook of semantic word norms*. Hillsdale, NJ: Lawrence Erlbaum Associates.

Tognola, G. & Vignolo, L.A. (1980). Brain lesions associated with oral apraxia in stroke patients: A clinico-neuroradiological investigation with the CT scan. *Neuropsychologia, 18*, 257–272.

Tollman, S.G. & Msengana, N.B. (1990). Neuropsychological assessment: Problems in evaluating the higher mental functioning of Zulu-speaking people using traditional western techniques. *South African Journal of Psychology, 20*, 20–24.

Tolor, A. (1956). A comparison of the Bender-Gestalt Test and the Digit-Span Test as measures of recall. *Journal of Consulting Psychology, 20*, 305–309.

Tolor, A. (1958). Further studies on the Bender-Gestalt Test and the Digit-Span as measures of recall. *Journal of Clinical Psychology, 14*, 14–18.

Tombaugh, T.N., Faulkner, P., & Hubley, A.M. (1992). Effects of age on the Rey-Osterrieth and Taylor complex figures: Test-retest data using an intentional learning paradigm. *Journal of Clinical and Experimental Neuropsychology, 14*, 647–661.

Tombaugh, T.N. & Hubley, A.M. (1991). Four studies comparing the Rey-Osterrieth and Taylor Complex Figures. *Journal of Clinical and Experimental Neuropsychology, 13*, 587–599.

Tombaugh, T.N. & McIntyre, N.J. (1992). The Mini-Mental State Examination: A comprehensive review. *Journal of The American Geriatrics Society, 40*, 922–935.

Tombaugh, T.N. & Schmidt, J.P. (1992). The Learning and Memory Battery (LAMB): Development and standardization. *Psychological Assessment, 4*, 193–206.

Tombaugh, T.N., Schmidt, J.P., & Faulkner, P. (1992). A new procedure of administering the Taylor Complex Figure: Normative data over a 60–year age span. *The Clinical Neuropsychologist, 6*, 63–79.

Toone, B. (1986). Sexual disorders in epilepsy. In T.A. Pedley & B.S. Meldrum (Eds.), *Recent advances in epilepsy* (No. 3). New York: Churchill-Livingstone.

Torack, R. M. (1978). *The pathologic physiology of dementia*. New York: Springer-Verlag.

Tow, P.M. (1955). *Personality changes following frontal leucotomy*. London: Oxford University Press.

Townes, B.D., Hornbein, T.F., Schoene, R.B., et al. (1984). Human cerebral function at extreme altitude. *High altitude and man*. Washington, D.C.: American Physiological Society.

Trahan, D.E. (1985). Analysis of gender differences in verbal and visual memory. *Journal of Clinical and Experimental Neuropsychology, 7*, 640–641 (abstract).

Trahan, D.E. (1988). *Expanded Paired Associates Test: Professional Manual*. Unpublished manuscript.

Trahan, D.E. (1992). Analysis of learning and rate of forgetting in age-associated memory differences. *The Clinical Neuropsychologist, 6*, 241–246.

Trahan, D.E., Goethe, K.E., & Larrabee, G.J. (1989). An examination of verbal supraspan in normal adults and patients with head trauma or unilateral cerebrovascular accident. *Neuropsychology, 3*, 81–90.

Trahan, D.E. & Larrabee, G.J. (1984). *Construct validity and normative data for some recently developed measures of visual and verbal memory*. Paper presented at the 12th annual meeting of the International Neuropsychological Society, Houston, TX.

Trahan, D.E. & Larrabee, G.J. (1985). Visual recognition memory in patients with closed head trauma, Alzheimer's type dementia, and amnestic syndrome. *Journal of Clinical and Experimental Neuropsychology, 7*, 640 (abstract).

Trahan, D.E. & Larrabee, G.J. (1988). *Continuous Visual Memory Test*. Odessa, FL: Psychological Assessment Resources.

Trahan, D.E., Larrabee, G.J., & Levin, H.S. (1986). Age-related differences in recognition memory for pictures. *Experimental Aging Reserch, 12*, 147–150.

Trahan, D.E., Larrabee, G.J., Quintana, J.W., et al. (1989). Development and clinical validation of an Expanded Paired Associate Test with delayed recall. *The Clinical Neuropsychologist, 3*, 169–183.

Trahan, D.E., Larrabee, G.J., & Quintana, J.W. (1990). Visual recognition memory in normal adults and patients with unilateral vascular lesions. *Journal of Clinical and Experimental Neuropsychology, 12*, 857–872.

Trahan, D.E., Patterson, J., Quintana, J., & Biron, R. (1987). The Finger Tapping Test: A reexamination of traditional hypotheses regarding normal adult performance. *Journal of Clinical and Experimental Neuropsychology, 9*, 52 (abstract).

Trahan, D.E., Quintana, J., Willingham, A.C., & Goethe, K.E. (1988). The Visual Reproduction subtest: Standardization and clinical validation of a delayed recall procedure. *Neuropsychology, 2*, 29–39.

Tranel, D. (1992). Functional neuroanatomy: Neuropsychological correlates of cortical and subcortical damage. In S.C. Yudofsky & R.E. Hales (Eds.), *American Psychiatric Press textbook of neuropsychiatry* (2nd ed.). Washington, D.C.: American Psychiatric Press.

Tranel, D. & Damasio, A.R. (1985). Knowledge without awareness: An autonomic index of facial recognition by prosopagnosics. *Science, 228*, 1453–1454.

Tranel, D. & Damasio, A.R. (1988). Nonconscious face recognition in patients with face agnosia. *Behavioural Brain Research, 30*, 235–249.

Tranel, D., Damasio, A.R., & Damasio, H. (1988). Intact recognition of facial expression, gender, and age in patients with impaired recognition of face identity. *Neurology, 38*, 690–696.

Tranel, D. & Hyman, B. T. (1990). Neuropsychological correlates of bilateral amygdala damage. *Archives of Neurology, 47*, 349–355.

Traub, G.S. & Spruill, J. (1982). Correlations between the Quick Test and Wechsler Adult Intelligence Scale-Revised. *Psychological Reports, 51*, 309–310.

Treiman, D.M. (1986). Epilepsy and violence: Medical and legal issues. *Epilepsia, 27*, S77–S104.

Trenerry, M.R., Crosson, B., DeBoe, J., & Leber, W.R. (1989). *The Stroop Neuropsychological Screening Test*. Odessa, FL: Psychological Assessment Resources.

Trenerry, M.R., Crosson, B., DeBoe, J., & Leber, W.R. (1990). *Visual Search and Attention Test*. Odessa, Florida: Psychological Assessment Resources.

Trevarthen, C. (1990). Integrative functions of the cerebral commissures. In F. Boller & J. Grafman (Eds.), *Handbook of neuropsychology* (Vol. 4). Amsterdam: Elsevier.

Trexler, L.E. & Zappala, G. (1988). Re-examining the determininats of recovery and rehabilitation of memory defects following traumatic brain injury. *Brain Injury, 2*, 187–203.

Triandis, H.C. & Brislin, R.W. (1984). Cross-cultural psychology. *American Psychologist, 39*, 1006–1016.

Triebig, G. (1989). Occupational neurotoxicology of organic solvents and solvent mixtures. *Neurotoxicology and Teratology, 11*, 575–578.

Triebig, G., Claus, D., Csuzda, I., et al. (1988). Cross-sectional epidemiological study on neurotoxicity of solvents in paints and lacquers. *International Archives of Occupational and Environmental Health, 60*, 233–241.

Trimble, M.R. (1983). Personality disturbances in epilepsy. *Neurology, 33*, 1332–1340.

Trimble, M.R. (Ed.) (1986). *New brain imaging techniques and psychopharmacology*. New York: Oxford University Press.

Trimble, M.R. (1989). Kindling, epilepsy and behavior. In T.G. Bolwig & M.R. Trimble (Eds.), *The clinical relevance of kindling*. Chichester, U.K./New York: John Wiley & Sons.

Trimble, M.R. & Thompson, P.J. (1984). Sodium valproate and cognitive function. *Epilepsia, 25* (Suppl. 1), S60–S64.

Trimble, M.R. & Thompson, P.J. (1986). Neuropsychological aspects of epilepsy. In I. Grant & K.M. Adams (Eds.), *Neuropsychological assessment of neuropsychiatric disorders*. New York: Oxford University Press.

Tromp, E. & Mulder, T. (1991). Slowness of information processing after traumatic head injury. *Journal of Clinical and Experimental Neuropsychology, 13*, 821–830.

Troost, B.T. (1992). Neuro-ophthalmological aspects. In I. Litvan & Y. Agid (Eds.), *Progressive supranuclear palsy: Clinical and research approaches*. New York: Oxford University Press.

Tross, S. & Hirsch, D.A. (1988). Psychological distress and neuropsychological complications of HIV infection and AIDS. *American Psychologist, 43*, 929–934.

Tröster, A.I., Butters, N., Salmon, D.P., et al. (1993). The diagnostic utility of savings scores: Differentiating Alzheimer's & Huntington's disease with the Logical Memory and Visual Reproduction Tests. *Journal of Clinical and Experimental Neuropsychology, 15*, 773–788.

Tröster, A.I., Jacobs, D., Butters, N., et al. (1989). Differentiating Alzheimer's disease with the Wechsler Memory Scale-Revised. In F.J. Pirozzolo (Ed.), *Clinics in geriatric medicine* (Vol. 5, No 3). Philadelphia: W.B. Saunders.

Trostle, J.A., Hauser, W.A., & Sharbrough, F.W. (1989). Psychological and social adjustment to epilepsy in Rochester, Minnesota. *Neurology, 39*, 633–637.

Truelle, J.-L. (1987). Le traumatisme crânien grave: un handicap singular. *Réadaptation*, Novembre, *No. 344*, 6–8.

Truelle, J.-L., Fardoun, R., Delestre, F., et al. (1979). L'apraxie d'origine frontale. *Comptes Rendus du Congrès de Psychiatrie et de Neurologie de Langue Francaise*. LXXVIIIe Session. Paris: Masson.

Truelle, J.-L., Le Gall, D., Joseph, P.A., et al. (1988). L'évaluation des séquelles mentales. Difficulté de l'expertise des traumatismes crâniens graves. *Revue Française de Dommage Corporel, 14*, 153–165.

Truelle, J.L. & Robert-Pariset, A. (1990). Questionnaire assessment of neurobehavioral problems: European Head Injury Evaluation Chart. In R.L. Wood (Ed.), *Neurobehavioral sequelae of traumatic brain injury*. Bristol, PA: Taylor & Francis.

Trunkey, D.D. (1983). Trauma. *Scientific American, 249*, 28–35.

Tsushima, W.T. and Bratton, J.C. (1977). Effects of geographic region upon Wechsler Adult Intelligence Scale results: A Hawaii-mainland United States comparison. *Journal of Consulting Clinical Psychology, 45*, 501–502.

Tsushima, W.T. & Towne, W.S. (1977). Effects of paint sniffing on neuropsychological test performance. *Journal of Abnormal Psychology, 86*, 402–407.

Tsushima, W.T. & Wedding, D. (1979). A comparison of the Halstead-Reitan Neuropsychological Battery and computerized tomography in the identification of brain disorder. *Journal of Nervous and Mental Disease, 167*, 704–707.

Tucker, Daniel M., Watson, R.T., & Heilman, K.M. (1977). Discrimination and evocation of affectively intoned speech in patients with right parietal disease. *Neurology, 27*, 947–950.

Tucker, David M., Roeltgen, D.P., Tully, R., et al. (1988). Memory dysfunction following unilateral transection of the fornix. *Cortex, 24*, 465–472.

Tucker, Don M. (1981). Lateral brain function, emotion, and conceptualization. *Psychological Bulletin, 89*, 19–46.

Tucker, Don M. (1986). Neural control of emotional communication. In P. Blanck, R. Buch, & R. Rosenthal (Eds.), *Nonverbal communication in the clinical context*. University Park, PA: Pennsylvania State Press.

Tucker, Don M. & Roth, D.L. (1984). Factoring the coherence matrix: Patterning of the frequency-specific covariance in a multichannel EEG. *Psychophysiology, 21*, 228–236.

Tucker, Don M. & Williamson, P.A. (1984). Asymmetric neural control systems in human self-regulation. *Psychological Review, 91*, 185–215.

Tulving, E. (1985). How many memory systems are there? *American Psychologist, 40*, 385–398.

Tuokko, H. & Crockett, D. (1987). Central cholinergic deficiency: WAIS profiles in a nondemented aged sample. *Journal of Clinical and Experimental Neuropsychology, 9*, 225–227.

Tuokko, H., Crockett, D. (1989). Cued recall and memory disorders in dementia. *Journal of Clinical and Experimental Neuropsychology, 11*, 278–294.

Tuokko, H., Gallie, K. A., & Crockett, D. J. (1990). Patterns of memory deterioration in normal and memory impaired elderly. *Developmental Neuropsychology, 6*, 291–300.

Tupper, D.E., Wiggs, E.A., & Cicerone, K.D. (1989). *Executive functions in the head injured: Some observations on Lezak's Tinkertoy Test.* Paper presented at the annual meeting of the National Academy of Neuropsychologists, Washington, D.C.

Turkheimer, E., Yeo, R.A., & Bigler, E. D. (1990). Basic relations among lesion laterality, lesion volume and neuropsychological performance. *Neuropsychologia, 28*, 1011–1019.

Turkheimer, E., Yeo, R.A., Jones, C.L., & Bigler, E.D. (1990). Quantitative assessment of covariation between neuropsychological function and location of naturally occurring lesions in humans. *Journal of Clinical and Experimental Neuropsychology, 12*, 549–565.

Turner, D.A. & McGeachie, R.E. (1988). Normal pressure hydrocephalus and dementia--evaluation and treatment. *Clinics in Geriatric Medicine, 4*, 815–831.

Tweedy, J.R., Langer, K.G, & McDowell, F.H. (1982). Effect of semantic relations on the memory deficit associated with Parkinson's disease. *Journal of Clinical Neuropsychology, 4*, 235–248.

Tzavaras, A., Hécaen, H., & Le Bras, H. (1970). Le problème de la spécificité du déficit de la reconnaissance du visage humain lors des lésions hémispheriques unilatérales. *Neuropsychologia, 8*, 403–416.

Ulatowska, H.K., Allard, L., Donnell, A., et al. (1988).
Discourse performance in subjects with dementia of the Alzheimer type. In H.A. Whitaker (Ed.), *Neuropsychological studies of nonfocal brain damage: Dementia and trauma.* New York: Springer-Verlag.

Unkenstein, A.E. & Bowden, S.C. (1991). Predicting the course of neuropsychological status in recently abstinent alcoholics: A pilot study. *The Clinical Neuropsychologist, 5*, 24–32.

Unterharnscheidt, F.J. & Higgins, L.S. (1969). Neuropathologic effects of translational and rotational acceleration of the head in animal experiments. In A.E. Walker, W.F. Caveness, & M. Critchley (Eds.), *The late effects of head injury*. Springfield, IL: C.C. Thomas.

U'Ren, R.C., Riddle, M.C., Lezak, M.D., & Bennington-Davis, M. (1990). The mental efficiency of the elderly person with Type II diabetes mellitus. *Journal of the American Geriatrics Society, 38*, 505–510.

U.S. Congress, Office of Technology Assessment (1987). *Losing a million minds: Confronting the tragedy of Alzheimer's disease and other demen-*

tias (OTA-BA-323). Washington, D.C.: U.S. Government Printing Office.

Uzzell, B.P. (1986). Pathophysiology and behavioral recovery. In B. Uzzell & Y. Gross (Eds.), *Clinical neuropsychology of intervention.* Boston: Martinus Nijhoff.

Uzzell, B.P. (1988). Neuropsychological functioning after mercury exposure. *Neuropsychology, 2,* 19–27.

Uzzell, B.P., Dolinskas, C.A., & Langfitt, T.W. (1988). Visual field defects in relation to head injury severity. A neuropsychological study. *Archives of Neurology, 45,* 420–424.

Uzzell, B.P., Dolinskas, C.A., & Wiser, R.F. (1990). Relation between intracranial pressure, computed tomographic lesion, and neuropsychological outcome. *Advances in Neurology, 52,* 269–274.

Uzzell, B.P., Dolinskas, C.A., Wiser, R.F., & Langfitt, T.W. (1987). Influence of lesions detected by computed tomography on outcome and neuropsychological recovery after severe head injury. *Neurosurgery, 20,* 396–402.

Uzzell, B.P., Langfitt, T.W., & Dolinskas, C.A. (1987). Influence of injury severity on quality of survival after head injury. *Surgical Neurology, 27,* 419–429.

Uzzell, B.P., Obrist, W.D., Dolinskas, C.A., & Langfitt, T.W. (1986). Relationship of acute CBF and ICP findings to neuropsychological outcome in severe head injury. *Journal of Neurosurgery, 65,* 630–635.

Uzzell, B.P., Obrist, W.D., Dolinskas, C.A., et al. (1987). Relation of visual field defects to neuropsychological outcome after closed head injury. *Acta Neurochirurgica (Wien), 86,* 18–24.

Uzzell, B.P. & Oler, J. (1986). Chronic low-level mercury exposure and neuropsychological functioning. *Journal of Clinical and Experimental Neuropsychology, 8,* 581–593.

Vakil, E., Arbell, N., Gozlan, M. et al. (1992). Relative importance of informational units and their role in long-term recall by closed-head-injured patients and control groups. *Journal of Consulting and Clinical Psychology, 60,* 802–803.

Vakil, E. & Blachstein, H. (1993). Rey Auditory-Verbal Learning Test: Structure analysis. *Journal of Clinical Psychology, 49,* 883–890.

Vakil, E., Blachstein, H., & Hoofien, D. (1991). Automatic temporal order judgement: The effect of intentionality of retrieval on closed-head-injured patients. *Journal of Clinical and Experimental Neuropsychology, 13,* 291–298.

Vakil, E., Blachstein, H., Sheleff, P., & Grossman, S. (1989). BVRT--scoring system and time delay in the differentiation of lateralized hemispheric damage. *International Journal of Clinical Neuropsychology, 11,* 125–128.

Vakil, E., Hoofien, D., & Blachstein, H. (1992). Total amount learned versus learning rate of verbal and nonverbal information, in differentiating left- from right-brain injured patients. *Archives of Clinical Neuropsychology, 7,* 111–120.

Valdois, S., Joanette, Y., Poissant, A., et al. (1990). Heterogeneity in the cognitive profiles of normal elderly. *Journal of Clinical and Experimental Neuropsychology, 12,* 587–596.

Vallar, G. & Perani, D. (1986). The anatomy of unilateral neglect after right-hemisphere stroke lesions. A clinical/CT-scan correlation study in man. *Neuropsychologia, 24,* 609–622.

Vallar, G. & Perani, D. (1987). The anatomy of spatial neglect in humans. In M. Jeannerod (Ed.), *Neurophysiological and neuropsychological aspects of spatial neglect.* Amsterdam: Elsevier/North-Holland.

Vallar, G. & Shallice, T. (Eds.) (1990). *Neuropsychological impairments of short-term memory.* Cambridge, UK: Cambridge University Press.

Vandenberg, S.G. & Kuse, A.R. (1978). Mental rotations, a group test of three-dimensional spatial visualization. *Perceptual and Motor Skills, 47,* 599–604.

Van den Burg, W., van Zomeren, A.H., & Minderhoud, J.M. (1987). Cognitive impairment in patients with multiple sclerosis. *Archives of Neurology, 44,* 494–501.

Van der Feen, B., Van Balen, E., & Eling, P. (1989). Assessing everyday memory in rehabilitation, a validation study. *Journal of Clinical and Experimental Neuropsychology, 11,* 345–346 (abstract).

Vanderplas, J.M. & Garvin, E.A. (1959). The association of value of random shapes. *Journal of Experimental Psychology, 57,* 147–154.

Van der Vlugt, H. (1979). Aspects of normal and abnormal neuropsychological development. In M.S. Gazzaniga (Ed.), *Handbook of behavioral neurobiology* (Vol. 2), *Neuropsychology.* New York: Plenum Press.

Vanderzant, C.W., Giordani, B., Berent, S., et al. (1986). Personality of patients with pseudoseizures. *Neurology, 36,* 664–667.

Van Gorp, W.G. & Cummings, J.L. (1989). Assessment of mood, affect, and personality. In F.J. Pirozzolo (Ed.), *Clinics in Geriatric Medicine* (Vol. 5, No.3). Philadelphia: W.B. Saunders.

Van Gorp, W.G., Hinkin, C., Satz, P., et al. (1993). Subtypes of HIV-related neuropsychological functioning: A cluster analysis approach. *Neuropsychology, 7,* 62–72.

Van Gorp, W.G. & Mahler, M. (1990). Subcortical features of normal aging. In J. Cummings (Ed.),

Subcortical dementia. New York: Oxford University Press.

Van Gorp, W.G., Miller, E.N., Satz, P., & Visscher, B. (1989). Neuropsychological performance in HIV-1 immunocompromised patients: A preliminary report. *Journal of Clinical and Experimental Neuropsychology, 11*, 763–773.

Van Gorp, W.G., Mitrushina, M., Cummings, J.L., et al. (1989). Normal aging and the subcortical encephalopathy of AIDS: A neuropsychological comparison. *Neuropsychiatry, Neuropsychology, and Behavioral Neurology, 2*, 5–20.

Van Gorp, W.G., Satz, P., Kiersch, M.E., & Henry, R. (1986). Normative data on the Boston Naming Test for a group of normal older adults. *Journal of Clinical and Experimental Neuropsychology, 8*, 702–705.

Van Gorp, W.G., Satz, P., & Mitrushina, M. (1990). Neuropsychological processes associated with normal aging. *Developmental Neuropsychology, 6*, 279–290.

Van Hoesen, G.W. (1990). The dissection by Alzheimer's disease of cortical and limbic neural systems relevant to memory. In J.L. McGaugh, N.M. Weinberger, & G. Lynch (Eds.), *Brain organization and memory: Cells, systems, and circuits*. New York: Oxford University Press.

Van Hoesen, G.W. & Damasio, A.R. (1987). Neural correlates of cognitive impairment in Alzheimer's disease. In F. Plum (Ed.), *Handbook of physiology* (Vol. 5). *The nervous system*. New York: Oxford University Press.

Vanier, M., Gauthier, L., Lambert, J., et al. (1990). Evaluation of left visuospatial neglect: Norms and discrimination power of two tests. *Neuropsychology, 4*, 87–96.

Van Lancker, D. (1990). The neurology of proverbs. *Behavioural Neurology, 3*, 169–187.

Van Lancker, D.R., Cummings, J.L., Kreiman, J., & Dobkin, B.H. (1988). Phonagnosia: A dissociation between familiar and unfamiliar voices. *Cortex, 24*, 195–209.

Van Lancker, D. & Nicklay, C.K.H. (1992). Comprehension of personally relevant (PERL) versus novel language in two globally aphasic patients. *Aphasiology, 6*, 37–61.

Van Lancker, D.R., Kreiman, J., & Cummings, J. (1989). Voice perception deficits: Neuroanatomical correlates of phonagnosia. *Journal of Clinical and Experimental Neuropsychology, 11*, 665–674.

Van Lancker, D. & Sidtis, J. J. (1992). The identification of affective-prosodic stimuli by left and right hemisphere damaged subjects: all errors are not created equal. *Journal of Speech and Hearing Research, 35*, 963–970.

Vannieuwkirk, R.R. & Galbraith, G.G. (1985). The relationship of age to performance on the Luria-Nebraska Neuropsychological Battery. *Journal of Clinical Psychology, 41*, 527–532.

Varney, N.R. (1982). Colour association and 'colour amnesia' in aphasia. *Journal of Neurology, Neurosurgery, and Psychiatry, 45*, 248–252.

Varney, N.R. (1986). Somesthesis. In H. J. Hannay (Ed.), *Experimental techniques in human neuropsychology*. New York: Oxford University Press.

Varney, N.R. (1988). Prognostic significance of anosmia in patients with closed-head in trauma. *Journal of Clinical and Experimental Neuropsychology, 10*, 250–254.

Varney, N.R. & Damasio, H. (1987). Locus of lesion in impaired pantomime recognition. *Cortex, 23*, 699–703.

Varney, N.R., Damasio, H., & Adler, S. (1989). The role of individual difference in determining the nature of comprehension defects in aphasia. *Cortex, 25*, 47–55.

Varney, N.R., Martzke, J.S., & Roberts, R.J. (1987). Major depression in patients with closed head injury. *Neuropsychology, 1*, 7–9.

Varney, N.R. & Menefee, L. (1993). Psychosocial and executive deficits following closed head injury: Implications for orbital frontal cortex. *Journal of Head Trauma Rehabilitation, 8*, 32–44.

Varney, N.R. & Risse, G.L. (1993). Locus of lesion in defective color association. *Neuropsychology, 7*, 548–552.

Varney, N.R. & Shepherd, J.S. (1991a). Minor head injury and the post-concussive syndrome. In J. Dywan, R. D. Kaplan, & F. Pirozzolo (Eds.), *Neuropsychology and the law*. New York: Springer-Verlag.

Varney, N.R. & Shepherd, J.S. (1991b). Predicting short-term memory on the basis of temporal orientation. *Neuropsychology, 5*, 13–17.

Vaughan, H.G. Jr., & Costa, L.D. (1962). Performance of patients with lateralized cerebral lesions. II. Sensory and motor tests. *Journal of Nervous and Mental Disease, 134*, 237–243.

Vega, A., Jr. & Parsons, O.A. (1967). Cross-validation of the Halstead-Reitan tests for brain damage. *Journal of Consulting Psychology, 31*, 619–623.

Velasco, F., Velasco, M., Ogarrio, C., & Olvera, A. (1986). Neglect induced by thalamotomy in humans: A quantitative appraisal of the sensory and motor deficits. *Neurosurgery, 19*, 744–751.

Verduyn, W. H., Hilt, J., Roberts, M. A., & Roberts, R. J. (1992). Multiple partial seizure-like symptoms following 'minor' closed head injury. *Brain Injury, 6*, 245–260.

Verhoff, A. E., Kaplan, E. Albert, M. L., et al.

(1979). *Aging and dementia in the Framingham Heart Study population: Preliminary prevalence data and qualitative analysis of visual reproductions*. Paper presented at the 7th annual meeting of the International neuropsychological Society, New York.

Vernea, J. (1978). Considerations on certain tests of unilateral spatial neglect. In G.V. Stanley, & K.W. Walsh (Eds.), *Brain impairment: Proceedings of the 1977 Brain Impairment Workshop*. Parkville, Victoria, Australia: Neuropsychology Group, Dept. of Psychology, University of Melbourne.

Vernon, M. (1989). Assessment of older persons with hearing disabilities. In T. Hunt & C.J. Lindley (Eds.), *Testing older adults: A reference guide for geropsychological assessment*. Austin, Texas: Pro-ed.

Vernon, P.A. (1985). Multidimensional Aptitude Battery. In D.J. Keyser & R.C. Sweetland (Eds.), *Test Critiques* (Vol. II). Kansas City, Missouri: Test Corporation of America.

Vernon, P.E. (1950). *The structure of human abilities*. New York: Wiley.

Vernon, P.E. (1979). *Intelligence: Heredity and environment*. San Francisco: W.H. Freeman.

Victor, M., Adams, R.D., & Collins, G.H. (1971). *The Wernicke-Korsakoff syndrome*. Philadelphia: F.A. Davis.

Vignolo, L.A. (1969). Auditory agnosia: A review and report of recent evidence. In A.L. Benton (Ed.), *Contributions to clinical neuropsychology*. Chicago: Aldine Publishing Co.

Vigouroux, R.P., Baurand, C., Naquet, R., et al. (1971). A series of patients with cranio-cerebral injuries studied neurologically, psychometrically, electroencephalographically and socially. *International symposium on head injuries*. Edinburgh: Churchill-Livingstone.

Vilkki, J. (1978). Effects of thalamic lesions on complex perception and memory. *Neuropsychologia, 16*, 427–437.

Vilkki, J. (1979). *Effects of thalamic lesions on cognitive functions in man. A neuropsychological study of thalamic surgery*. Doctoral dissertation. Helsinki: University of Helsinki.

Vilkki, J. (1984). Visual hemi-inattention after ventrolateral thalamotomy. *Neuropsychologia, 22*, 399–408.

Vilkki, J. (1988). Problem solving deficits after focal cerebral lesions. *Cortex, 24*, 119–127.

Vilkki, J. & Holst, P. (1988). Frontal lobe damaged patients: Negligence in intentional learning. *Journal of Clinical and Experimental Neuropsychology, 10*, 79 (abstract).

Vilkki, J. & Holst, P. (1989). Deficient programming in spatial learning after frontal lobe damage. *Neuropsychologia, 27*, 971–976.

Vilkki, J., Holst, P., Ohman, J., et al. (1989). Cognitive deficits related to computed tomographic findings after surgery for a ruptured intracranial aneurysm. *Neurosurgery, 25*, 166–172.

Vilkki, J. & Laitinen, L.V. (1974). Differential effects of left and right ventrolateral thalamotomy on receptive and expressive verbal performances and face-matching. *Neuropsychologia, 12*, 11–19.

Vilkki, J. & Laitinen, L.V. (1976). Effects of pulvinotomy and ventrolateral thalamotomy on some cognitive functions. *Neuropsychologia, 14*, 67–78.

Villardita, C. (1985). Raven's Progressive Matrices and intellectual impairment in patients with focal brain damage. *Cortex, 21*, 627–634.

Villardita, C., Smirni, P., & Zappala, G. (1983). Visual neglect in Parkinson's disease. *Archives of Neurology, 40*, 737–739.

Vincent, K.R. (1979). The modified WAIS: An alternative to short forms. *Journal of Clinical Psychology, 35*, 624–625.

Visser, R.S.H. (1973). *Manual of the Complex Figure Test*. Amsterdam: Swets & Zeitlinger.

Vitaliano, P.P., Breen, A.R., Albert, M.S., et al. (1984). Memory, attention, and functional status in community-residing Alzheimer type dementia patients and optimally healthy aged individuals. *Journal of Gerontology, 39*, 58–64.

Vitaliano, P.P., Breen, A.R., Russo, J., et al. (1984). The clinical utility of the Dementia Rating Scale for assessing Alzheimer patients. *Journal of Chronic Disorders, 37*, 743–753.

Vivian, T.N., Goldstein, G., & Shelly, C. (1973). Reaction time and motor speed in chronic alcoholics. *Perceptual and Motor Skills, 36*, 136–138.

Vogel, W. (1962). Some effects of brain lesions on MMPI profiles. *Journal of Consulting Psychology, 26*, 412–415.

Vogenthaler, D.R. (1987). An overview of head injury: Its consequences and rehabilitation. *Brain Injury, 1*, 113–127.

Vogenthaler, D.R., Smith, K.R., & Goldfader, P. (1989). Head injury, an empirical study: Describing long-term productivity and independent living outcome. *Brain Injury, 3*, 355–368.

Vollhardt, B. R., Bergener, M., & Hesse, C. (1992). Psychotropics in the elderly. In M. Bergener, K. Hasegawa, S. I. Finkel, & T. Nishimura (Eds.), *Aging and mental disorders: International perspectives*. New York: Springer.

Volow, M.R. (1986). Pseudoseizures: An overview. *Southern Medical Journal, 79*, 600–607.

Volpe, B.T. & Hirst, W. (1983). The characterization of an amnesic syndrome following hypoxic ischemic injury. *Archives of Neurology, 40*, 436–440.

Von Dras, D. D. & Lichty, W. (1990). Correlates of depression in diabetic adults. *Behavior, Health, and Aging, 1*, 79–84.
Vriezen, E.R. & Moscovitch, M. (1990). Memory for temporal order and conditional associative-learning in patients with Parkinson's disease. *Journal of Clinical and Experimental Neuropsychology, 12*, 24 (abstract).

Waber, D.P. & Bernstein, J.H. (1989). Remembering the Rey-Osterrieth Complex Figure: A dual-code, cognitive neuropsychological model. *Developmental Neuropsychology, 5*, 1–15.
Waber, D.P. & Holmes, J.M. (1985). Assessing children's copy production of the Rey-Osterrieth Complex Figure. *Journal of Clinical and Experimental Neuropsychology, 7*, 264–280.
Waber, D.P. & Holmes, J.M. (1986). Assessing children's memory productions of the Rey-Osterrieth Complex Figure. *Journal of Clinical and Experimental Neuropsychology, 8*, 563–580.
Wada, J.A., Clarke, R., & Hamm, A. (1975). Cerebral hemispheric asymmetry in humans. *Archives of Neurology, 32*, 239–246.
Wada, J. & Rasmussen, T. (1960). Intra-carotid injection of sodium anytal for the lateralization of cerebral speech dominance. *Journal of Neurosurgery, 17*, 266–282.
Waddel, P.A. & Squires, C.M. (1987). Scoring the Wechsler Memory Scale: Some issues examined in a New Zealand normative study. *The Clinical Neuropsychologist, 1*, 263–266.
Wade, D.T., Hewer, R.L., & Wood, V.A. (1984). Stroke: Influence of patient's sex and side of weakness on outcome. *Archives of Physical Medicine and Rehabilitation, 65*, 513–516.
Wagner, E.E. & Gianakos, I. (1985). Comparison of WAIS and WAIS-R scaled scores for an outpatient clinic sample retested over extended intervals. *Perceptual and Motor Skills, 61*, 87–90.
Wagner, M.T. & Zacchigna, L.J. (1988). *Comparison of cognitive versus physical disabilities on psychosocial functioning following stroke.* Paper presented at the annual meeting of the American Academy of Physical Medicine and Rehabilitation/American Congress of Rehabilitation Medicine, Seattle, WA.
Walker, A.E. & Blumer, D. (1977). Long-term behavioral effects of temporal lobectomy for temporal lobe epilepsy. *McLean Hospital Journal*, Special Issue, 85–103.
Walker, A.E. & Blumer, D. (1989). The fate of World War II veterans with posttraumatic seizures. *Archives of Neurology, 46*, 23–26.
Walker, A.E. & Jablon, S. (1961). *A follow-up study of head wounds in World War II.* Washington, D.C.: VA Medical Monograph.
Walker, A.E., Robins, M., & Weinfeld, F.D. (1985). Epidemiology of brain tumors: The national survey of intracranial neoplasms. *Neurology, 35*, 219–226.
Walker, D.E., Blankenship, V., Ditty, J.A., & Lynch, K.P. (1987). Prediction of recovery for close-head-injured adults: An evaluation of the MMPI, the Adaptive Behavior Scale, and a "Quality of Life" Rating Scale. *Journal of Clinical Psychology, 43*, 699–707.
Walker, M.L., Hannay, H.J., & Davidson, K. (1992). PAI and the prediction of level of vocational/academic outcome post-CHI. *Journal of Clinical and Experimental Neuropsychology, 14*, 29 (abstract).
Walker, R.E., Hunt, W.A., & Schwartz, M.L. (1965). The difficulty of WAIS Comprehension scoring. *Journal of Clinical Psychology, 21*, 427–429.
Walker, S. (1992). Assessment of language dysfunction. In J. R. Crawford, D. M. Parker, & W. W. McKinlay (Eds.), *A handbook of neuropsychological assessment.* Hove, UK: Lawrence Erlbaum Associates.
Wallack, E. (1976). Selective limbic deficits after encephalitis. *Southern Medical Journal, 69*, 669–671.
Wallesch, C.-W. (1985). Two syndromes of aphasia occurring with ischemic lesions involving the left basal ganglia. *Brain and Language, 25*, 357–361.
Wallesch, C.-W., Henriksen, L., Kornhuber, H.-H., & Paulson, O.B. (1985). Observations on regional cerebral blood flow in cortical and subcortical structures during language production in normal man. *Brain and Language, 25*, 224–233.
Wallesch, C.-W., Kornhuber, H.-H., Brunner, R.J., & Kunz, T. (1983). Lesions of the basal ganglia, thalamus, and deep white matter: Differential effects on language functions. *Brain and Language, 20*, 286–304.
Walsh, K.W. (1978). Frontal lobe problems. In G.V. Stanley & K.W. Walsh (Eds.), *Brain impairment. Proceedings of the 1976 Brain Impairment Workshop.* Parkville, Victoria, Australia: Neuropsychology Group, Dept. of Psychology, University of Melbourne.
Walsh, K.W. (1985). *Understanding brain damage.* Edinburgh: Churchill-Livingstone.
Walsh, K.W. (1987). *Neuropsychology* (2nd ed.). Edinburgh: Churchill-Livingstone.
Walsh, K. W. (1992). Some gnomes worth knowing. *The Clinical Neuropsychologist, 6*, 119–133.
Walton, J.N. (1994). *Brain's diseases of the nervous system* (10th ed.). Oxford: Oxford University Press.

Walton, N.H., Bowden, S.C., & Walsh, K.W. (1987). Social drinking fails to influence cognitive performance. *Proceedings of the 11th annual Brain Impairment conference.* Richmond, Victoria, Australia: Australian Society for the Study of Brain Impairment.

Wang, P.L. (1977). Visual organization ability in brain-damaged adults. *Perceptual and Motor Skills, 45*, 723–728.

Wang, P.L. (1984). *Modified Vygotsky Concept Formation Test manual.* Chicago: Stoeling.

Wang, P.L. (1987). Concept formation and frontal lobe function. In E. Perecman (Ed.), *The frontal lobes revisited.* NY: IRBN Press.

Wang, P.L. & Ennis, K.E. (1986a). *The Cognitive Competency Test.* Toronto: Mt. Sinai Hospital, Neuropsychology Laboratory.

Wang, P.L. & Ennis, K.E. (1986b). Competency assessment in clinical populations: An introduction to the Cognitive Competency Test. In B. Uzzell & Y. Gross (Eds.), *Clinical neuropsychology of intervention.* Boston: Martinus Nijhoff.

Wang, P.L. & Goltz, M.D. (1991). *Hypoawareness versus hyperawareness of deficits in a head injured population.* Paper presented at the annual convention of the Canadian Psychological Association, Calgary, Canada.

Wang, P.L. & Uzzell, B.P. (1978). *Hemispheric function and temporal disorientation.* Paper presented at the 86th annual meeting of the American Psychological Association, Toronto.

Wapner, W., Hamby, S., & Gardner, H. (1981). The role of the right hemisphere in the apprehension of complex linguistic materials. *Brain and Language, 41*, 15–33.

Warburton, D.M. (1987). Drugs and the processing of information. In S.M. Stahl, S.D. Iverson, & E.C. Goodman (Eds.), *Cognitive neurochemistry.* Oxford: Oxford University Press.

Warburton, D.M., Rusted, J.M., & Fowler, J. (1992). A comparison of the attentional and consolidation hypotheses for the facilitation of memory by nicotine. *Psychopharmacology, 108*, 443–447.

Warburton, D.M., Rusted, J.M., & Muller, C. (1992). Patterns of facilitation of memory by nicotine. *Behavioral Pharmacology, 3*, 375–378.

Ward, C.D., Duvoisin, R.C., Ince, S.E., et al. (1983). Parkinson's disease in 65 pairs of twins and in a set of quadruplets. *Neurology, 33*, 815–824.

Ward, C.D., Hess, W.A., & Calne, D.B. (1983). Olfactory impairment in Parkinson's disease. *Neurology, 33*, 943–946.

Ward, L.C., Selby, R.B., & Clark, B.L. (1987). Subtest administration times and short forms of the Wechsler Adult Intelligence Scale-Revised. *Journal of Clinical Psychology, 43*, 276–278.

Warren, S. (1990). The role of stress in multiple sclerosis. In S.M. Rao (Ed.), *Neurobehavioral aspects of multiple sclerosis.* New York: Oxford University Press.

Warrington, E.K. (1970). Neurological deficits. In P. Mittler (Ed.), *The psychological assessment of mental and physical handicaps.* London: Methuen & Co.

Warrington, E.K. (1982). The fractionation of arithmetical skills: A single case study. *Quarterly Journal of Experimental Psychology, 34A*, 31–51.

Warrington, E.K. (1984). *Recognition Memory Test.* Windsor, U.K.: NFER-Nelson.

Warrington, E.K. (1986). Visual deficits associated with occipital lobe lesions in man. *Experimental Brain Research.* Supplementum Series 11. Berlin: Springer-Verlag.

Warrington, E.K. & James, M. (1967a). Disorders of visual perception in patients with localized cerebral lesions. *Neuropsychologia, 5*, 253–266.

Warrington, E.K. & James, M. (1967b). An experimental investigation of facial recognition in patients with unilateral cerebral lesions. *Cortex, 3*, 317–326.

Warrington, E.K. & James, M. (1986). Visual object recognition in patients with right-hemisphere lesions: Axes or features? *Perception, 15*, 355–366.

Warrington, E.K. & James, M. (1991). *Visual Object and Space Perception Battery.* Bury St. Edmunds, Suffolk, England: Thames Valley Test Co.; Gaylord, MI: National Rehabilitation Sevices.

Warrington, E.K., James, M., & Kinsbourne, M. (1966). Drawing disability in relation to laterality of cerebral lesion. *Brain, 89*, 53–82.

Warrington, E.K., James, M., & Maciejewski, C. (1986). The WAIS as a lateralizing and localizing diagnostic instrument. *Neuropsychologia, 24*, 223–239.

Warrington, E.K. & McCarthy, R.A. (1987). Categories of knowledge. Further fractionations and an attempted integration. *Brain, 110*, 1273–1296.

Warrington, E.K. & McCarthy, R.A. (1988). The fractionation of retrograde amnesia. *Brain and Cognition, 7*, 184–200.

Warrington, E.K. & Pratt, R.T.C. (1981). The significance of laterality effects. *Journal of Neurology, Neurosurgery, and Psychiatry, 44*, 193–196.

Warrington, E.K. & Rabin, P. (1970). Perceptual matching in patients with cerebral lesions. *Neuropsychologia, 8*, 475–487.

Warrington, E.K. & Sanders, H.I. (1971). The fate of old memories. *Quarterly Journal of Experimental Psychology, 23*, 432–442.

Warrington, E.K. & Shallice, T. (1984). Category specific semantic impairments. *Brain, 107*, 829–854.

Warrington, E.K. & Silberstein, M. (1970). A questionnaire technique for investigating very long term memory. *Quarterly Journal of Experimental Psychology, 22*, 508–512.

Warrington, E.K. & Taylor, A.M. (1973). The contribution of the right parietal lobe to object recognition. *Cortex, 9*, 152–164.

Warrington, E.K. & Weiskrantz, L. (1968). A study of learning and retention in amnesic patients. *Neuropsychologia, 6*, 283–292.

Warrington, E.K. & Weiskrantz, L. (1982). Amnesia: A disconnection syndrome? *Neuropsychologia, 20*, 233–248.

Washton, A.M. & Stone, N.S. (1984). The human cost of chronic cocaine use. *Medical Aspects of Human Sexuality, 18*, 36–44.

Wasserstein, J., Thompson, A.L., Sorman, P., & Barr, W. (1982). *Age related changes in closure tests: Right hemisphere aging or decline in low spatial frequency perception?* Paper presented at the 5th European conference of the International Neuropsychological Society, Deauville, France.

Wasserstein, J., Weiss, E., Rosen, J., et al. (1980). *Reexamination of Gestalt Completion Tests: Implications for right hemisphere assessment.* Paper presented at the 8th annual meeting of the International neuropsychological Society, San Francisco.

Wasserstein, J., Zappulla, R., Rosen, J., & Gerstman, L. (1984). Evidence for differentiation of right hemisphere visual-perceptual functions. *Brain and Cognition, 3*, 51–56.

Wasserstein, J., Zappulla, R., Rosen, J., et al. (1987). In search of closure: Subjective contour illusions, gestalt completion tests, and implications. *Brain and Cognition, 6*, 1–14.

Watkins, M.J. (1974). Concept and measurement of primary memory. *Psychological Bulletin, 81*, 695–711.

Watson, C.G. (1936). An MMPI scale to separate brain-damaged from schizophrenic men. *Journal of Consulting and Clinical Psychology, 36*, 121–125.

Watson, C.G. & Plemel, D. (1978). An MMPI Scale to separate brain-damaged from functional psychiatric patients in neuropsychiatric settings. *Journal of Consulting and Clinical Psychology, 46*, 1127–1132.

Watson, C.G., Plemel, D., & Jacobs, L. (1978). An MMPI sign to separate organic from functional psychiatric patients. *Journal of Clinical Psychology, 34*, 398–400.

Watson, J.S., Matsuyama, S.S., Dirham, P.M., et al. (1987). Relatives' descriptions of changes in symptoms of dementia of the Alzheimer type: A comparison of retrospective and concurrent ratings. *Alzheimer Disease and Associated Disorders, 1*, 98–102.

Watson, P.J. (1978). Nonmotor functions of the cerebellum. *Psychological Bulletin, 85*, 944–967.

Watson, R.T. & Heilman, K.M. (1979). Thalamic neglect. *Neurology, 29*, 690–694.

Watson, R.T., Valenstein, E., & Heilman, K.M. (1981). Thalamic neglect. *Archives of Neurology, 38*, 501–506.

Waxman, S.G. & Geschwind, N. (1975). The interictal behavior syndrome of temporal lobe epilepsy. *Archives of General Psychiatry, 32*, 1580–1586.

Weber, A.M. (1988). A new clinical measure of attention: The Attentional Capacity Test. *Neuropsychology, 2*, 59–71.

Weber, A.M. & Bradshaw, J.L. (1981). Levy and Reid's neurological model in relation to writing hand/posture: An evaluation. *Psychological Bulletin, 90*, 74–88.

Weber, A.M., & Bradshaw, J.L. (1987). Handwriting posture and cerebral organization. In A. Glass (Ed.), *Individual differences in hemispheric specialization*. New York: Plenum Press.

Webster, J.S., Godlewski, M.C., Hanley, G.L., & Sowa, M.V. (1992). A scoring method for Logical Memory that is sensitive to right-hemisphere dysfunction. *Journal of Clinical and Experimental Neuropsychology, 14*, 222–238.

Wechsler, A.F., Verity, M.A., Rosenschein, S., et al. (1982). Pick's disease. *Archives of Neurology, 39*, 287–290.

Wechsler, D. (1939). *The measurement of adult intelligence*. Baltimore: Williams and Wilkins.

Wechsler, D. (1945). A standardized memory scale for clinical use. *Journal of Psychology, 19*, 87–95.

Wechsler, D. (1955). *WAIS manual*. New York: The Psychological Corporation.

Wechsler, D. (1958). *The measurement and appraisal of adult intelligence* (4th ed.). Baltimore: Williams & Wilkins.

Wechsler, D. (1974). *Wechsler Memory Scale manual*. San Antonio, TX: The Psychological Corporation.

Wechsler, D. (1981). *WAIS-R manual*. New York: The Psychological Corporation.

Wechsler, D. (1987). *Wechsler Memory Scale-Revised manual*. San Antonio, TX: The Psychological Corporation.

Wechsler, D. (1991). *Wechsler Intelligence Scale for Children* (3rd ed.). San Antonio, TX: The Psychological Corporation.

Wechsler, D. & Stone, C.P. (1974). *Wechsler Mem-*

ory Scale II manual. New York: The Psychological Corporation.

Wedding, D. (1979). *A comparison of statistical, actuarial and clinical models used in predicting presence, lateralization, and type of brain damage in humans*. Unpublished doctoral dissertation, University of Hawaii.

Wedding, D. (1983). Clinical and statistical prediction in neuropsychology. *Clinical Neuropsychology*, *5*, 49–55.

Wedding, D. (1988). Screening for brain impairment: Beyond the mental status examination. In P.A. Keller & S.R. Heyman (Eds.), *Innovations in clinical practice: a sourcebook*. Sarasota, FL: Professional Resources Exchange.

Wedding, D. & Faust, D. (1989). Clinical judgment and decision making in neuropsychology. *Archives of Clinical Neuropsychology*, *4*, 233–265.

Weigl, E. (1941). On the psychology of so-called processes of abstraction. *Journal of Normal and Social Psychology*, *36*, 3–33.

Weinberg, J. & Diller, L. (1968). On reading newspapers by hemiplegics—denial of visual disability. *Proceedings of the 76th annual convention of the American Psychological Association*, *3*, 655–656.

Weinberg, J., Diller, L., Gerstman, L., & Schulman, P. (1972). Digit span in right and left hemiplegics. *Journal of Clinical Psychology*, *28*, 361.

Weinberger, D.R. (1984). Brain disease and psychiatric illness: When should a psychiatrist order a CT scan? *American Journal of Psychiatry*, *141*, 1521–1527.

Weinberger, D.R., Berman, K.F., & Daniel, D.G. (1991). Prefrontal cortex dysfunction in schizophrenia. In H.S. Levin, H.M. Eisenberg, & A.L. Benton (Eds.), *Frontal lobe function and dysfunction*. New York: Oxford University Press.

Weiner, I.B. (1977). Approaches to Rorschach validation. In M.A. Rickers-Ovsiankina (Ed.), *Rorschach psychology*. Huntington, New York: Robert E. Krieger.

Weingartner, H. (1968). Verbal learning in patients with temporal lobe lesions. *Journal of Verbal Learning and Verbal Behavior*, *7*, 520–526.

Weingartner, H. (1984). Psychobiological determinants of memory failures. In L. Squire & N. Butters (Eds.), *Neuropsychology of memory*. New York: Guilford.

Weingartner, H. (1986). Automatic and effort-demanding cognitive processes in depression. In L.W. Poon (Ed.), *Handbook for clinical memory assessment of older adults*. Washington, D.C.: American Psychological Association.

Weingartner, H., Adefris, W., Eich, J.E., & Murphy, D.L. (1976). Encoding-imagery specificity in alcohol state-dependent learning. *Journal of Experimental Psychology*, *2*, 83–87.

Weingartner, H., Burns, S., Diebel, R., & LeWitt, P.A. (1984). Cognitive impairments in Parkinson's disease: Distinguishing between effort-demanding and automatic cognitive processes. *Psychiatry Research*, *11*, 223–235.

Weingartner, H., Caine, E.D., & Ebert, M.H. (1979a). Encoding processes, learning, and recall in Huntington's disease. In T.N. Chase, N.S. Wexler, & A. Barbeau (Eds.), *Advances in neurology* (Vol. 23). New York: Raven Press.

Weingartner, H., Caine, E.D., & Ebert, M.H. (1979b). Imagery, encoding, and retrieval of information from memory: Some specific encoding-retrieval changes in Huntington's disease. *Journal of Abnormal Psychology*, *88*, 52–58.

Weingartner, H., Cohen, R.M., Murphy, D.L., et al. (1981). Cognitive processes in depression. *Archives of General Psychiatry*, *38*, 42–47.

Weingartner, H., Eckardt, M., Grafman, J., et al. (1993). The effects of repetition on memory performance in cognitively impaired patients. *Neuropsychology*, *7*, 385–395.

Weingartner, H., Faillace, L.A., & Markley, H.G. (1971). Verbal information retention in alcoholics. *Quarterly Journal of the Study of Alcoholism*, *32*, 293–303.

Weingartner, H., Galanter, M., Lemberger, L., et al. (1972). *Effect of marijuana and synthetic Δ^9-THC on information processing*. Proceedings of the 80th annual convention of the American Psychological Association, 813–814.

Weingartner, H., Grafman, J., & Newhouse, P. (1987). Toward a psychobiological taxonomy of cognitive impairments. In G.G. Glenner & R.J. Wurtman (Eds.), *Advancing frontiers in Alzheimer's disease research*. Austin, TX: University of Texas Press.

Weingold, H.P., Dawson, J.G., & Kael, H.C. (1965). Further examination of Hovey's "Index" for identification of brain lesions: Validation study. *Psychological Reports*, *16*, 1098.

Weinstein, C.S., Kaplan, E., Casey, M.B., & Hurwitz, I. (1990). Delineation of female performance on the Rey-Osterrieth Complex Figure. *Neuropsychology*, *4*, 117–128.

Weinstein, S. (1964). Deficits concomitant with aphasia or lesions of either cerebral hemisphere. *Cortex*, *1*, 154–169.

Weinstein, S. (1978). Functional cerebral hemispheric asymmetry. In M. Kinsbourne (Ed.), *Asymmetrical function of the brain*. Cambridge, England: Cambridge University Press.

Weinstein, S., Semmes, J., Ghent, L., & Teuber, H.L. (1956). Spatial orientation in man after ce-

rebral injury: II. Analysis according to concomitant defects. *Journal of Psychology*, *42*, 249–263.
Weintraub, S., Mesulam, M.-M., & Kramer, L. (1981). Disturbances in prosody. A right-hemisphere contribution to language. *Archives of Neurology*, *38*, 742–744.
Weisberg, L., Strub, R.L., & Garcia, C. (1989). *Essentials of clinical neurology* (2nd ed.). Rockville, MD: Aspen.
Weisberg, L.A. (1985). Computed tomography in benign intracranial hypertension. *Neurology*, *35*, 1075–1078.
Weiskrantz, L. (1986). *Blindsight*. Oxford: Clarendon Press.
Weiskrantz, L. (1991). Dissociations and associates in neuropsychology. In R.G. Lister & H.J. Weingartner (Eds.), *Perspectives on cognitive neuroscience*. New York: Oxford University Press.
Weiss, B. (1983). Behavioral toxicology and environmental health science. *American Psychologist*, *38*, 1174–1187.
Weiss, G.H., Caveness, W.F., Einsiedel-Lechtape, H., & McNeel, M.I. (1982). Life expectancy and causes of death in a group of head-injured veterans of World War I. *Archives of Neurology*, *39*, 741–743.
Weiss, G.H., Salazar, A.M., Vance, S.C., et al. (1986). Predicting posttraumatic epilepsy in penetrating head injury. *Archives of Neurology*, *43*, 771–773.
Welford, A.T. (1989). Effects of concentration in relation to sex and age. *Developmental Neuropsychology*, *5*, 261–265.
Weller, R.O. (1984). *Color atlas of neuropathology*. New York: Oxford University Press.
Wells, C.E. (1977). Symptoms and behavioral manifestions. In C.E. Wells (Ed.), *Dementia* (2nd ed.). Philadelphia: F.A. Davis.
Wells, F.L. & Ruesch, J. (1969). *Mental examiner's handbook* (Rev. ed.). New York: The Psychological Corporation.
Wepman, J.M. (1976). Aphasia: Language without thought or thought without language? *Journal of the American Speech and Hearing Association*, *18*, 131–136.
Wepman, J.M. & Jones, L.V. (1967). Aphasia: Diagnostic description and therapy. In W.S. Fields & W.A. Spencer (Eds.), *Stroke rehabilitation*. St. Louis, MO: W.H. Green.
Wepman, J.M. & Reynolds, W.M. (1987). *Wepman's Auditory Discrimination Test* (2nd ed.). Los Angeles: Western Psychological Services.
Wepman, J.M. & Turaids, D. (1975). *Spatial Orientation Memory Test*. Wood Dale, IL: Stoelting.
Werdelin, L. & Juhler, M. (1988). The course of transient ischemic attacks. *Neurology*, *38*, 677–680.
Werner, B., Back, W., Åkerblom, H., & Barr, P.O. (1985). Two cases of acute carbon monoxide poisoning with delayed neurological sequelae after a "free" interval. *Clinical Toxicology*, *23*, 249–265.
Wertheim, N. & Botez, M. I. (1961). Receptive amusia: A clinical analysis. *Brain*, *84*, 19–30.
Wertz, R.T. (1979a). Review of the Token Test (TT), In F.L. Darley (Ed.), *Evaluation of appraisal techniques in speech and language pathology*. Reading, Maine: Addison-Wesley.
Wertz, R.T. (1979b). Review of Word Fluency measure (WF), In F.L. Darley (Ed.), *Evaluation of appraisal techniques in speech and language pathology*. Reading, Maine: Addison-Wesley.
West, R.L. (1986). Everyday memory and aging. *Developmental Neuropsychology*, *2*, 323–344.
Wetter, M.W., Baer, R.A., Berry, D.T.R., et al. (1992). Sensitivity of MMPI-2 validity scales to random responding and malingering. *Psychological Assessment*, *4*, 369–374.
Wetzel, L. & Boll, T.J. (1987). *Short Category Test, Booklet Format*. Los Angeles, CA: Western Psychological Services.
Wetzel, L. & Murphy, S.G. (1991). Validity of the use of a discontinue rule and evaluation of the Hooper Visual Organization Test. *Neuropsychology*, *5*, 119–122.
Whelihan, W.M. & Lesher, E.L. (1985). Neuropsychological changes in frontal functions with aging. *Developmental Neuropsychology*, *1*, 371–380.
Whelihan, W.M., Lesher, E.L., Kleban, M.H., & Granick, S. (1984). Mental status and memory assessment as predictors of dementia. *Journal of Gerontology*, *39*, 572–576.
Whitaker, J.N. & Benveniste, E.N. (1990). Demyelinating diseases. In A.L. Pearlman & R.C. Collins (Eds), *Neurobiology of disease*. New York: Oxford University Press.
White, R.F., Diamond, R., Proctor, S., et al. (1993). Residual cognitive deficits 50 years after lead poisoning during childhood. *British Journal of Industrial Medicine*, *50*, 613–622.
White, R.F., Feldman, R.G., & Proctor, S.P. (1992). Neurobehavioral effects of toxic exposures. In R.F. White, *Clinical syndromes in adult neuropsychology: The practitioner's handbook*. New York: Elsevier.
White, R.F., Feldman, R.G., & Travers, P.H. (1990). Neurobehavioral effects of toxicity due to metals, solvents, and insecticides. *Clinical Neuropharmacology*, *13*, 392–412.
White, R.F. & Proctor, S.P. (1992). Research and

clinical criteria for development of neurobehavioral test batteries. *Journal of Occupational Medicine*, *34*, 140–148.

Whitehouse, P.J. (1986). The concept of subcortical and cortical dementia: Another look. *Annals of Neurology*, *19*, 1–6.

Whitfield, K. & Newcomb, R.A. (1992). A normative sample using the Loong Computerized Tapping Program. *Perceptual and Motor Skills*, *74*, 861–862.

Whitman, S. & Hermann, B.P. (Eds.), (1986). *Psychopathology in epilepsy. Social dimensions*. New York: Oxford University Press.

Whitman, S., King, L.N., & Cohen, R.L. (1986). Epilepsy and violence: A scientific and social analysis. In S. Whitman & B.P. Hermann (Eds.), *Psychopathology in epilepsy*. New York: Oxford University Press.

Wickelgren, W.A. (1981). Human learning and memory. *Annual Review of Psychology*, *32*, 21–52.

Wiebe-Velazquez, S. & Hachinski, V. (1991). Overview of clinical issues in stroke. In R. A. Bornstein (Ed.), *Neurobehavioral aspects of cerebrovascular disease*. New York: Oxford University Press.

Wiens, A.N., Bryan, J.E., & Crossen, J.R. (1993). Estimating WAIS-R FSIQ from the National Adult Reading Test-Revised in normal subjects. *The Clinical Neuropsychologist*, *7*, 70–84.

Wiens, A.N., McMinn, M.R., & Crossen, J.R. (1988). Rey Auditory-Verbal Learning Test: Development of norms for healthy young adults. *The Clinical Neuropsychologist*, *2*, 67–87.

Wieser, H.G. (1986). Psychomotor seizures of hippocampal-amygdalar origin. In T.A. Pedley & B.S. Meldrum (Eds.), *Recent advances in epilepsy* (No. 3). New York: Churchill-Livingstone.

Wiggins, E.C. & Brandt, J. (1988). The detection of simulated amnesia. *Law and Human Behavior*, *12*, 57–77.

Wiig, E.H., Alexander, E.W., & Secord, W. (1988). Linguistic competence and level of cognitive functioning in adults with traumatic closed head injury. In H.A. Whitaker (Ed.), *Neuropsychological studies of nonfocal brain damage*. New York: Springer-Verlag.

Wild, K.V., Kaye, J.A., & Oken, B.S. (1991). *A new instrument for the measurement of early personality changes in dementia*. Paper presented at the American Geriatrics Society meeting, Chicago.

Wild, K.V., Kaye, J.A., & Oken, B.S. (1994). Early non-cognitive change in Alzheimer's disease and healthy aging. *Journal of Geriatric Psychiatry and Neurology* (in press).

Wild, K.V., Lezak, M.D., Whitham, R.H., & Bourdette, D.N. (1991). Psychosocial impact of cognitive impairment in the multiple sclerosis patient. *Journal of Clinical and Experimental Neuropsychology*, *13*, 74 (abstract).

Wilkie, F.L., Eisdorfer, C., Morgan, R., et al. (1990). Cognition in early human immunodeficiency virus infection. *Archives of Neurology*, *47*, 433–440.

Wilkie, F.L., Eisdorfer, C., & Nowlin, J.B. (1976). Memory and blood pressure in the aged. *Experimental Aging Research*, *2*, 3–16.

Wilkinson, D.G. (1981). Psychiatric aspects of diabetes mellitus. *British Journal of Psychiatry*, *138*, 1–9.

Wilkinson, R.T. & Allison, S. (1989). Age and simple reaction time: Decade differences for 5,325 subjects. *Journal of Gerontology: Psychological Sciences*, *44*, 29–35.

Willer, B., Abosch, S., & Dahmer, E. (1990). Epidemiology of disability from traumatic brain injury. In R.L. Wood (Ed.), *Neurobehavioural sequelae of traumatic brain injury*. Bristol, PA: Taylor & Francis.

Williams, H.L. (1952). The development of a caudality scale for the MMPI. *Journal of Clinical Psychology*, *8*, 293–297.

Williams, J.M. (1991). *Cognitive Behavior Rating Scale*. Odessa, FL: Psychological Assessment Resources.

Williams, J.M. (1992). Neuropsychological assessment of traumatic brain injury in the intensive care and acute care environment. In C.E. Long & L.K. Ross (Eds.), *Handbook of head trauma*. New York: Plenum Press.

Williams, J.M., Klein, K., Little, M., & Haban, G. (1986). Family observations of everyday cognitive impairment in dementia. *Archives of Clinical Neuropsychology*, *1*, 103–109.

Williams, J.M., Little, M.M., Scates, S., & Blockman, N. (1987). Memory complaints and abilities among depressed older adults. *Journal of Consulting and Clinical Psychology*, *55*, 595–598.

Williams, J.R., Spencer, P.S., Stahl, S.M., et al. (1987). Interactions of aging and environmental agents: The toxicological perspective. In S.R. Baker & M. Rogul (Eds.), *Environmental toxicity and the aging process*. New York: A.R. Liss.

Williams, M. (1965). *Mental testing in clinical practice*. Oxford: Pergamon.

Williams, M. (1977). Memory disorders associated with electroconvulsive therapy. In C.W.M. Whitty & O.L. Zangwill (Eds.), *Amnesia* (2nd ed.). London: Butterworths.

Williams, M. (1979). *Brain damage, behaviour, and the mind*. Chichester, England: John Wiley & Sons.

Williams, S.M. (1986). Factor analysis of the Edinburgh Handedness Inventory. *Cortex*, *22*, 325–326.
Williams, S.M. (1991). Handedness inventories: Edinburgh versus Annett. *Neuropsychology*, *5*, 43–48.
Williamson, P.D., Spencer, D.D., Spencer, S.S., et al. (1985). Complex partial seizures of frontal lobe origin. *Annals of Neurology*, *18*, 497–504.
Willingham, D.B., Nissen, M.J., Bullemer, P. (1989). On the development of procedural knowledge. *Journal of Experimental Psychology: Learning, Memory, and Cognition*, *15*, 1047–1060.
Willis, W.G. (1984). Reanalysis of an actuarial approach to neuropsychological diagnosis in consideration of base rates. *Journal of Consulting and Clinical Psychology*, *52*, 567–569.
Willoughby, E.W., & Paty, D.W. (1990). Brain imaging. In S.M. Rao (Ed.), *Neurobehavioral aspects of multiple sclerosis*. New York: Oxford University Press.
Wilson, B.A. (1986). *Rehabilitation of memory*. New York: Guilford.
Wilson, B.(A.)(1988). Future directions in rehabilitation of brain injured people. In A.-L. Christensen & B.P. Uzzell (Eds.), *Neuropsychological rehabilitation*. Boston: Kluwer.
Wilson, B.A., Cockburn, J., & Baddeley, A. (1985). *The Rivermead Behavioral Memory Test*. Reading, England: Thames Valley Test Co.; Gaylord, MI: National Rehabilitation Services.
Wilson, B.(A.), Cockburn, J., Baddeley, A., & Hiorns, R. (1989). Development and validation of a test battery for detecting and monitoring everyday memory problems. *Journal of Clinical and Experimental Neuropsychology*, *11*, 855–870.
Wilson, B.(A.), Cockburn, J., & Halligan, P. (1987a). *Behavioural Inattention Test*. Titchfield, Fareham, Hants, England: Thames Valley Test Co.; Gaylord, MI: National Rehabilitation Services.
Wilson, B. (A.), Cockburn, J., & Halligan, P. (1987b). Development of a behavioral test of visuospatial neglect. *Archives of Physical Medicine and Rehabilitation*, *68*, 98–102.
Wilson, B.(A.), Vizor, A., & Bryant, T. (1991). Predicting severity of cognitive impairment after severe head injury. *Brain Injury*, *5*, 189–197.
Wilson, B.C. (1986). An approach to the neuropsychological assessment of the preschool child with developmental deficits. In S.B. Filskov & T.J. Boll (Eds.), *Handbook of clinical neuropsychology* (Vol. 2). New York: John Wiley & Sons.
Wilson, J.T.L. (1990a). Review: The relationship between neuropsychological function and brain damage detected by neuroimaging after closed head injury. *Brain Injury*, *4*, 349–364.
Wilson, J.T.L. (1990b). Significance of MRI in clarifying whether neuropsychological deficits after head injury are organically based. *Neuropsychology*, *4*, 261–269.
Wilson, J.T.L., Wiedmann, K.D., Hadley, D.M., et al. (1988). Early and late magnetic resonance imaging and neuropsychological outcome after head injury. *Journal of Neurology, Neurosurgery, and Psychiatry*, *51*, 391–396.
Wilson, R.S., Bacon, L.D., Kaszniak, A.W., & Fox, J.H. (1982). The episodic-semantic memory distinction and paired associate learning. *Journal of Consulting and Clinical Psychology*, *50*, 154–155.
Wilson, R.S., Como, P.G., Garron, D.C., et al. (1987). Memory failure in Huntington's disease. *Journal of Clinical and Experimental Neuropsychology*, *9*, 147–154.
Wilson, R.S., Fox, J.H., Huckman, M.S., et al. (1982). Computed tomography in dementia. *Neurology*, *32*, 1054–1057.
Wilson, R.S. & Kaszniak, A.W. (1986). Longitudinal changes: Progressive idiopathic dementia. In L. W. Poon (Ed.), *Handbook for clinical memory assessment of older adults*. Washington, DC: American Psychological Association.
Wilson, R.S., Kaszniak, A.W., Bacon, L.D., et al. (1982). Facial recognition memory in dementia. *Cortex*, *18*, 329–336.
Wilson, R.S., Kaszniak, A.W., & Fox, J.H. (1981). Remote memory in senile dementia. *Cortex*, *17*, 41–48.
Wilson, R.S., Kaszniak, A.W., Fox, J.H., et al. (1981). *Language deterioration in dementia*. Paper presented at the 9th annual meeting of the International Neuropsychological Society, Atlanta, GA.
Wilson, R.S., Kaszniak, A.W., Klawans, H.L., Jr., & Garron, D.C. (1980). High speed memory scanning in Parkinsonism. *Cortex*, *16*, 67–72.
Wilson, R.S., Rosenbaum, G., & Brown, G. (1979). The problem of premorbid intelligence in neuropsychological assessment. *Journal of Clinical Neuropsychology*, *1*, 49–54.
Winick, M. (1976). *Malnutrition and brain development*. New York: Oxford University Press.
Winocur, G. (1982). The amnesic syndrome: A deficit in cue utilization. In L.S. Cermak (Ed.), *Human memory and amnesia*. Hillsdale, NJ: Lawrence Erlbaum Associates.
Winograd, C.H. (1984). Mental status tests and the capacity for self-care. *Journal of American Geriatrics Society*, *32*, 49–55.
Winogrond, I.R. & Fisk, A.A. (1983). Alzheimer's disease: Assessment of functional status. *Journal*

of the American Geriatrics Society, 31, 780–785.

Winterling, D., Crook, T., Salama, M., & Gobert, J. (1986). A self-rating scale for assessing memory loss. In J. Cahn, S. Hoyer, et al. (Eds.), *Senile dementia: Early detection*. London-Paris: John Libbey Eurotext.

Wisniewski, K.E., Dalton, A.J., McLachlan, D.R.C., et al. (1985). Alzheimer's disease in Down's syndrome. *Neurology, 35*, 957–961.

Witelson, S.F. (1976). Sex and the single hemisphere: Specialization of the right hemisphere for spatial processing. *Science, 193*, 425–427.

Witelson, S.F. (1980). Neuroanatomical asymmetry in left-handers: A review and implications for functional asymmetry. In J. Herron (Ed.), *Neuropsychology of left-handedness*. New York: Academic Press.

Witelson, S.F. (1985). The brain connection: The corpus callosum is larger in left-handers. *Science, 229*, 665–668.

Witelson, S.F. (1989). Hand and sex differences in the isthmus and genu of the human corpus callosum. *Brain, 112*, 799–835.

Witelson, S.F. (1990). Structural correlates of cognition in the human brain. In A.B. Scheibel & A.F. Wechsler (Eds.), *Neurobiology of higher cognitive function*. New York: Guilford Press.

Witelson, S.F. (1991). Neural sexual mosaicism: Sexual differentiation of the human temporo-parietal region for functional asymmetry. *Psychoneuroendocrinology, 16*, 131–153.

Witelson, S.F. & Goldsmith, C.H. (1991). The relationship of hand preference to anatomy of the corpus callosum in men. *Brain Research, 545*, 175–182.

Witelson, S.F. & Kiger, D.L. (1987). Individual differences in the anatomy of the corpus callosum: Sex, hand preference, schizophrenia and hemisphere specialization. In A. Glass (Ed.), *Individual differences in hemisphere specialization*. NATO ASI series, Life Sciences. New York: Plenum Press.

Witelson, S.F. & Kiger, D.L. (1988). Asymmetry in brain function follows asymmetry in anatomical form: Gross, microscopic, postmortem and imaging studies. In F. Boller & J. Grafman (Eds.), *Handbook of neuropsychology* (Vol. 1). Amsterdam: Elsevier.

Witelson, S.F. & Swallow, J.A. (1988). Neuropsychological study of the development of spatial cognition. In J. Stiles-Davis, M. Kritchevsky, & U. Bellugi (Eds.), *Spatial cognition. Brain bases and development*. Hillsdale, NJ: Lawrence Erlbaum Associates.

Witt, E.D., Ryan, C., & Hsu, L.K.G. (1985). Learning deficits in adolescents with anorexia nervosa. *Journal of Nervous and Mental Disease, 173*, 182–184.

Witt, E.D., Ryan, C.M., & Hsu, L.K.G. (1986). *Visuoconstructional disturbances associated with anorexia nervosa*. Paper presented at the 2nd annual International Conference of Eating Disorders, New York.

Wolber, G. & Lira, F.T. (1981). Relationship between Bender designs and basic living skills of geriatric psychiatric patients. *Perceptual and Motor Skills, 52*, 16–18.

Wolber, G., Romaniuk, M., Eastman, E., & Robinson, C. (1984). Validity of the Short Portable Mental Status Questionnaire with elderly psychiatric patients. *Journal of Consulting and Clinical Psychology, 52*, 712–713.

Wolf, P.A., Kannel, W.B., & McGee, D.L. (1986). Epidemiology of strokes in North America. In H.J.M. Bennett, B.M. Stein, J.P. Mohr, & F.M. Yatsu (Eds.), *Stroke. Pathophysiology, diagnosis, and management*. New York: Churchill-Livingstone.

Wolf, P.A., Kannel, W.B., & Verter, J. (1984). Cerebrovascular diseases in the elderly: Epidemiology. In M.L. Albert (Ed.), *Clinical neurology of aging*. New York: Oxford University Press.

Wolfe, N., Linn, R., Babikian, V.L., et al. (1990). Frontal systems impairment following multiple lacunar infarcts. *Archives of Neurology, 47*, 129–132.

Wolff, A.B., Radecke, D.D., Kammerer, B.L., & Gardner, J.K, (1989). Adaptation of the Stroop Color and Word Test for use with deaf adults. *The Clinical Neuropsychologist, 3*, 369–374.

Wolff, P.H., Hurvitz, I., Imamura, S., & Lee, K.W. (1983). Sex differences and ethnic variations in speed of automatized naming. *Neuropsychologia, 21*, 283–288.

Wolf-Klein, G.P., Silverstone, F.A., Levy, A.P., et al. (1989). Screening for Alzheimer's disease by clock drawing. *Journal of the American Geriatrics Society, 37*, 730–734.

Woltman, H.W. (1942). Late neurological complications of injury to the nervous system. *Wisconsin Medical Journal, 41*, 385–391.

Wood, F.B., Ebert, V., & Kinsbourne, M. (1982). The episodic-semantic memory distinction in memory and amnesia: Clinical and experimental observations. In L. Cermak (Ed.), *Memory and amnesia*. Hillsdale, NJ: Lawrence Erlbaum Associates.

Wood, F.B., McHenry, L.C., & Stump, D.A. (1981). *Memory and related neurobehavioral deficits in*

TIA patients: Behavioral, rCBF, and outcome measures. (NIH Research Protocol No. 188–18–8951.) Unpublished manuscript, Bowman Gray School of Medicine.

Wood, R.L. (1984). Behaviour disorders following severe brain injury: Their presentation and psychological management. In N. Brooks (Ed.), *Closed head injury. Psychological, social, and family consequences.* Oxford: Oxford University Press.

Wood, R.L. (1986). Neuropsychological assessment in brain injury rehabilitation. In M.G. Eisenburg & R.C. Grzesiak (Eds.), *Advances in clinical rehabilitation.* New York: Springer.

Wood, R.L. (1990). Disorders of attention and their treatment in traumatic brain injury rehabilitation. In E.D. Bigler (Ed.), *Traumatic brain injury.* Austin, TX: Pro-ed.

Wood, R.L. (1991). Critical analysis of the concepts of sensory stimulation for patients in vegetative states. *Brain Injury, 5,* 401–409.

Wood, R.L. & Cope, D.N. (1989). Behavioral problems and treatment after head injury. *Physical Medicine and Rehabilitation: State of the Art Reviews, 3,* 123–142.

Woodcock, R.W. (1990). Theoretical foundations of the WJ-R measures of cognitive ability. *Journal of Psychoeducational Assessment, 8,* 231–258.

Woodcock, R.W. & Johnson, M.B. (1989). *Woodcock-Johnson Psycho-Educational Battery-Revised.* Allen, TX: DLM Teaching Resources.

Woodcock, R.W. & Mather, N. (1989). *Woodcock-Johnson Tests of Cognitive Ability. Manual.* Allen, TX: DLM Teaching Resources.

Woodward, J.A., Bisbee, C.T., & Bennett, J.E. (1984). MMPI correlates of relatively localized brain damage. *Journal of Clinical Psychology, 40,* 961–969.

Wooten, A.J. (1983). Failure of the Hs-Pt Index to distinguish organic from functional patients. *Journal of Clinical Psychology, 39,* 551–553.

Wooten, G.F. (1990). Parkinsonism. In A.L. Pearlman & R.C. Collins (Eds.), *Neurobiology of disease.* New York: Oxford University Press.

Wragg, R.E. & Jeste, D.V. (1989). Overview of depression and psychosis in Alzheimer's disease. *American Journal of Psychiatry, 146,* 577–587.

Wright, D.F. & Brown, E.R., (1984). *Memory versus intelligence in the Randt Memory Test and the Wechsler Memory Scale.* Paper presented at the 12th annual meeting of the International Neuropsychological Society, Houston.

Wright, L. (1970). The meaning of IQ scores among professional groups. *Professional Psychology, 1,* 265–269.

Wright, M.J., Burns, R.J., Geffen, G.M., & Geffen, L.B. (1990). Covert orientation of visual attention in Parkinson's disease: An impairment in the maintenance of attention. *Neuropsychologia, 28,* 151–159.

Wrightsman, L.S. (1962). The effects of anxiety, achievement maturation and task importance on intelligence test performance. *Journal of Educational Psychology, 53,* 150–156.

Yacorzynski, G.K. (1965). Organic mental disorders. In B.B. Wolman (Ed.) *Handbook of Clinical Psychology.* NY: McGraw-Hill.

Yamadori, A., Osumi, Y., Masuhara, S., & Okubo, M. (1977). Preservation of singing in Broca's aphasia. *Journal of Neurology, Neurosurgery, and Psychiatry, 40,* 221–224.

Yamamoto, T. & Hirano, A. (1985). Nucleus raphe dorsalis in Alzheimer's disease: Neurofibrillary tangles and loss of large neurons. *Annals of Neurology, 17,* 573–577.

Yanagihara, T. (1991a). Memory disorders associated with brain tumors, hydrocephalus, and neurosurgical procedures. In T. Yanagihara & R. C. Petersen (Eds.), *Memory disorders: Research and clinical practice.* New York: Marcel Dekker.

Yanagihara, T. (1991b). Memory disorders in encephalitides, encephalopathies, and demyelinating diseases. In T. Yanagihara & R.C. Petersen (Eds.), *Memory disorders: Research and clinical practice.* New York: Marcel Dekker.

Yarnell, P.R. & Rossie, G.V. (1988). Minor whiplash head injury with major debilitation. *Brain Injury, 2,* 255–258.

Yates, A.J. (1954). The validity of some psychological tests of brain damage. *Psychological Bulletin, 51,* 359–379.

Yates, A.J. (1966). Psychological deficit. *Annual Review of Psychology, 17,* 111–144.

Yatsu, F.M. (1986). Atherogenesis and stroke. In H.J.M. Bennett, et al. (Eds), *Stroke. Pathophysiology, diagnosis, and management.* New York: Churchill-Livingstone.

Yeo, R.A., Turkheimer, E., & Bigler, E.D. (1984). *The influence of sex and age on unilateral cerebral lesion sequelae.* Paper presented at the 12th annual meeting of the International Neuropsychological Society, Houston, Texas.

Yesavage, J.A. (1986). The use of self-rating depression scales in the elderly. In L.W. Poon (Ed.), *Handbook for clinical memory assessment of older adults.* Washington, D.C.: American Psychological Association.

Yeudall, L.T., Fromm, D., Reddon, J.R., & Stefanyk,

W.O. (1986). Normative data stratified by age and sex for 12 neuropsychological tests. *Journal of Clinical Psychology, 42*, 918–946.

Yeudall, L.T., Reddon, J.R., Gill, D.M., & Stefanyk, W.O. (1987). Normative data for the Halstead-Reitan neuropsychological tests stratified by age and sex. *Journal of Clinical Psychology, 43*, 346–367.

Yntema, D.B. & Trask, F.P. (1963). Recall as a search process. *Journal of Verbal Learning and Verbal Behavior, 2*, 65–74.

Young, A.C., Saunders, J., & Ponsford, J.R. (1976). Mental change as an early feature of multiple sclerosis. *Journal of Neurology, Neurosurgery, and Psychiatry, 39*, 1008–1013.

Young, A.W. (1988). Functional organization of visual recognition. In L. Weiskrantz (Ed.), *Thought without language*. Oxford: Clarendon Press.

Young, H.A., Gleave, J. R. W., Schmidek, H. H., & Gregory, S. (1984). Delayed traumatic intracerebral hematoma: report of 15 cases operatively treated. *Neurosurgery, 14*, 22–25.

Young, J.Z. (1985). What's in a brain? In C.W. Coen (Ed.), *Functions of the brain*. Oxford: Clarendon Press.

Young, R.C., Manley, M.W., & Alexopoulos, G.S. (1985). "I don't know" responses in elderly depressives and in dementia. *Journal of the American Geriatrics Society, 33*, 253–257.

Youngjohn, J.R. & Crook, T.H. (1993). Stability of everyday memory in age-associated memory impairment: A longitudinal study. *Neuropsychology, 7*, 406–416.

Youngjohn, J.R., Larrabee, G.J., & Crook, T.H. (1992). Test-retest reliability of computerized every day memory measures and traditional tests. *The Clinical Neuropsychologist, 3*, 276–286.

Youngjohn, J.R., Larrabee, G.J., & Crook, T.H. (1993). New adult age-and education-correction norms for the Benton Visual Retention Test. *The Clinical Neuropsychologist, 7*, 155–160.

Yozawitz, A. (1986). Applied neuropsychology in a psychiatric center. In I. Grant & K.M. Adams (Eds.), *Neuropsychological assessment of neuropsychiatric disorders*. New York: Oxford University Press.

Yudofsky, S.C. & Hales, R.E. (Eds.) (1992). *American Psychiatric Press textbook of neuropsychiatry* (2nd ed.). Washington, D.C.: American Psychiatric Press.

Zachary, R.A. (1986). *Shipley Institute of Living Scale. Revised manual*. Los Angeles: Western Psychological Services.

Zachary, R.A., Crumpton, E., & Spiegel, D.E. (1985). Estimating WAIS-R IQ from the Shipley Institute of Living Scale. *Journal of Clinical Psychology, 41*, 532–540.

Zagar, R., Arbit, J., Stuckey, M., & Wengel, W.W. (1984). Developmental analysis of the Wechsler Memory Scale. *Journal of Clinical Psychology, 40*, 1466–1473.

Zaidel, D.W. (1990). Long-term semantic memory in the two cerebral hemispheres. In C. Trevarthen (Ed.), *Brain circuits and functions of the mind*. Cambridge, U.K./New York: Cambridge University Press.

Zaidel, E. (1978a). Concepts of cerebral dominance in the split brain. In P.A. Buser & A. Rougeul-Buser (Eds.), *Cerebral correlates of conscious experience*. INSERM Symposium No. 6. Amsterdam: Elsevier/North Holland.

Zaidel, E. (1978b). Lexical organization in the right hemisphere. In P.A. Buser & A. Rougeul-Buser (Eds.), *Cerebral correlates of conscious experience*. INSERM Symposium No. 6. Amsterdam: Elsevier/North Holland.

Zaidel, E. (1979). Performance on the ITPA following cerebral commissurotomy and hemispherectomy. *Neuropsychologia, 17*, 259–280.

Zaidel, E., Clarke, J.M., & Suyenobu, B. (1990). Hemispheric independence: A paradigm case for cognitive neuroscience. In A. Scheibel & A. Wechsler (Eds.), *Neurobiological foundations of higher cognitive function*. New York: Guilford Press.

Zaidel, E. & Schweiger, A. (1984). On wrong hypotheses about the right hemisphere: Commentary on K. Patterson & D. Besner, "Is the right hemisphere literate?" *Cognitive Neuropsychology, 1*, 351–364.

Zaidel, E., Zaidel, D.W. & Sperry, R.W. (1981) Left and right intelligence: Case studies of Raven's Progressive Matrices following brain bisection and hemidecortication. *Cortex, 17*, 167–186.

Zajano, M.J. & Gorman, A. (1986). Stroop interference as a function of percentage of congruent items. *Perceptual and Motor Skills, 63*, 1087–1096.

Zangwill, O.L. (1966). Psychological deficits associated with frontal lobe lesions. *International Journal of Neurology, 5*, 395–402.

Zappalá, G., Martini, E., Crook, T., & Amaducci, L. (1989). Ecological memory assessment in normal aging. In F.J. Pirozzolo (Ed.), *Clinics in Geriatric Medicine*. (Vol. 5, No. 3.) Philadelphia: W.B. Saunders.

Zappoli, R. (1988). Event-related potentials' changes in the normal presenium and in patients with initial presenile idiopathic cognitive decline. In D.

Giannitrapani & L. Murri (Eds.), *The EEG of mental activities*. Basel, Switzerland: Karger.

Zarit, S.H., Miller, N.E., & Kahn, R.L. (1978). Brain function, intellectual impairment and education in the aged. *Journal of the American Geriatrics Society, 26*, 58–67.

Zasler, N.D. (1993). Sexuality issues after traumatic brain injury: Clinical and research perspectives. In F.P. Haseltine, S.S. Cole, & D.B. Gray (Eds.), *Reproductive issues for persons with physical disabilities*. Baltimore, MD: Paul H. Brookes.

Zasler, N.D. & Kreutzer, J.S. (1991). Family and sexuality after traumatic brain injury. In J.M. Williams & T. Kay (Eds.), *Head injury: A family matter*. Baltimore: Paul H. Brookes.

Zatorre, R.J. (1984). Musical perception and cerebral functions: a critical review. *Music Perception, 2*, 196–221.

Zatorre, R.J. (1989). Effects of temporal neocortical excisions on musical processing. *Contemporary Music Review, 4*, 265–277.

Zatorre, R.J. & Jones-Gotman, M. (1990). Right-nostril advantage for discrimination of odors. *Perception and Psychophysics, 47*, 526–531.

Zatorre, R.J. & Jones-Gotman, M. (1991). Human olfactory discrimination after unilateral frontal or temporal lobectomy. *Brain, 114*, 71–84.

Zatz, L.M., Jernigan, T.L., & Ahumada, A.J., Jr. (1982). White matter changes in cerebral computed tomography related to aging. *Journal of Computer Assisted Tomography, 6*, 19–23.

Zec, R.F. (1993). Neuropsychological functioning in Alzheimer's disease. In R.W. Parks, R.F. Zec, and R.S. Wilson (Eds.), *Neuropsychology of Alzheimer's disease and other dementias*. New York: Oxford University Press.

Zec, R.F., Andrise, A., Vicari, S. et al. (1990). A comparison of phonemic and semantic word fluency in Alzheimer patients and elderly controls. *Journal of Clinical and Experimental Neuropsychology, 12*, 18 (abstract).

Zeldow, P.R. & Pavlou, M. (1984). Physical disability, life stress, and psychosocial adjustment in multiple sclerosis. *Journal of Nervous and Mental Disease, 172*, 80–84.

Zelinski, J.J. (1986). Selected psychiatric and psychosocial aspects of epilepsy as seen by an epidemiologist. In S. Whitman & B.P. Hermann (Eds.), *Psychopathology in epilepsy*. New York: Oxford University Press.

Zelinski, E.M., Gilewski, M.J., & Thompson, L.W. (1980). Do laboratory tests relate to self-assessment of memory ability in the young and old? In L.W. Poon, J.L. Fozard, et al. (Eds.), *New directions in memory and aging*. Hillsdale, NJ: Lawrence Erlbaum Associates.

Zihl, J. (1989). Cerebral disturbances of elementary visual functions. In J.W. Brown (Ed.), *Neuropsychology of visual perception*. New York: IRBN Press.

Zihl, J., Roth, W., Kerkhoff, G., & Heywood, C.A. (1988). The influence of homonymous visual field disorders on colour sorting performance in the FM 100–hue test. *Neuropsychologia, 2*, 869–876.

Zihl, J., Von Cramon, D., & Mai, N. (1983). Selective disturbance of movement vision after bilateral brain damage. *Brain, 106*, 313–340.

Zillmer, E.A., Fowler, P.C., Gutnick, H.N. & Becker, E. (1990). Comparison of two cognitive bedside screening instruments in nursing home residents: A factor analytic study. *Journal of Gerontology, 45*, 69–74.

Zillmer, E.A., Fowler, P.C., & Newman, A.C. (1988). Relationships between the WAIS and neuropsychological measures for neuropsychiatric inpatients. *Archives of Clinical Neuropsychology, 3*, 33–45.

Zillmer, E.A., Waechtler, C., Harris, B., & Kahn (1992). The effects of unilateral and multifocal lesions on the WAIS-R: A factor analytic study of stroke patients. *Archives of Clinical Neuropsychology, 7*, 29–40.

Zimet, C.N. & Fishman, D.B. (1970). Psychological deficit in schizophrenia and brain damage. *Annual Review of Psychology, 21*, 113–154.

Zimmerman, I.L. (1965). Residual effects of brain damage and five MMPI items. *Journal of Consulting Psychology, 29*, 394.

Zimmerman, I.L. & Woo-Sam, J.M. (1973). *Clinical interpretation of the Wechsler Adult Intelligence Scale*. New York: Grune & Stratton.

Zola-Morgan, S., Cohen, N.J., & Squire, L.R. (1983). Recall of remote episodic memory in amnesia. *Neuropsychologia, 21*, 487–500.

Zola-Morgan, S.M. & Squire, L.R. (1990). The primate hippocampal formation: Evidence for a time-limited role in memory storage. *Science, 250*, 288–290.

Zomeren, A.H. van, & Brouwer, W.H. (1987). Head injury and concepts of attention. In H.S. Levin, J. Grafman, & H.M. Eisenberg (Eds), *Neurobehavioral recovery from head injury*. New York: Oxford University Press.

Zomeren, A.H. van, & Brouwer, W.H. (1990a). Assessment of attention. In J. Crawford, W. McKinlay, & D. Parker (Eds.), *Principles and practice of neuropsychological assessment*. London: Taylor & Francis.

Zomeren, A.H., van & Brouwer, W.H. (1990b). Attentional deficits after closed head injury. In B.G. Deelman, R.J. Saan, & A.H. van Zomeren (Eds.), *Traumatic brain injury: Clinical, social and rehabilitation aspects*. Amsterdam: Swets & Zeitlinger.

Zomeren, A.H., van & Brouwer, W.H. (1992). Assessment of attention. In J.R. Crawford, D.M. Parker, & W.W. McKinlay (Eds.), *A handbook of neuropsychological assessment*. Hove, U.K.: Lawrence Erlbaum Associates.

Zomeren, A.H., van, Brouwer, W.H., & Deelman, B.G. (1984). Attentional deficits: The riddle of selectivity, speed, and alertness. In N. Brooks (Ed.), *Closed head injury*. Oxford: Oxford University Press.

Zomeren, A.H., van & Deelman, B.G. (1978). Long-term recovery of visual reaction time after closed head injury. *Journal of Neurology, Neurosurgery, and Psychiatry*, *41*, 452–457.

Zubenko, G.S. & Moossy, J. (1988). Major depression in primary dementia: clinical and neuropathologic correlates. *Archives of Neurology*, *45*, 1182–1186.

Zubenko, G.S., Sullivan, P. Nelson, J.P. et al. (1990). Brain imaging abnormalities in mental disorders of late life. *Archives of Neurology*, *47*, 1107–1111.

Zubrick, A. & Smith, A. (1978). *Factors affecting BVRT performances in adults with acute focal cerebral lesions*. Paper presented at the 6th annual meeting of the International Neuropsychological Society.

Zubrick, A. & Smith, A. (1979). The Minnesota Test for Differential Diagnosis of Aphasia (MTDDA) (Review). In F.L. Darley (Ed.), *Evaluation of appraisal techniques in speech and language pathology*. Reading, MA: Addison-Wesley.

Zung, W.W.K. (1965). A Self-rating Depression Scale. *Archives of General Psychiatry*, *12*, 63–70.

Zung, W.W.K. (1967). Factors influencing the Self-rating Depression Scale.

Zytowski, D.G. & Hudson, J. (1965). The validity of split-half abbreviations of the WAIS. *Journal of Clinical Psychology*, *21*, 292–294.

レザック神経心理学的検査集成

Muriel Deutsch Lezak　著
総監修　鹿島晴雄
監　訳　三村　將・村松太郎

2005年5月7日　　第1版第1刷発行
2011年3月18日　　第1版第2刷発行

発行者　山田禎一
発行所　社会福祉法人新樹会　創造出版
〒151-0053 東京都渋谷区代々木1-37-4
長谷川ビル
tel 03-3299-7335　fax 03-3299-7330
E-mail sozo@gol.com
URL http://www.sozo-publishing.com
振替 00120-2-58108
印刷所　社会福祉法人新樹会　創造印刷

落丁・乱丁はお取り替えします　ISBN4-88158-296-8